Lehrbuch Kognitive Neurowissenschaften

Lehrbuch Kognitive Neurowissenschaften

Lutz Jäncke

Lutz Jäncke

Lehrbuch Kognitive Neurowissenschaften

4., überarbeitete Auflage

hogrefe

Prof. Dr. rer. nat. Lutz Jäncke
Zürich, Schweiz
E-Mail: lutz.jaencke@uzh.ch

Bibliografische Information der Deutschen Nationalbibliothek
Die Deutsche Nationalbibliothek verzeichnet diese Publikation in der Deutschen Nationalbibliografie; detaillierte bibliografische Daten sind im Internet über http://www.dnb.de abrufbar.

Anregungen und Zuschriften bitte an:
Hogrefe AG
Lektorat Psychologie
Länggass-Strasse 76
3012 Bern
Schweiz
Tel. +41 31 300 45 00
info@hogrefe.ch
www.hogrefe.ch

Lektorat: Dr. Susanne Lauri
Herstellung: René Tschirren
Umschlagabbildung: Getty Images/Yuichiro Chino
Satz: Claudia Wild, Konstanz
Druck und buchbinderische Verarbeitung: Finidr s. r. o., Český Těšín
Printed in Czech Republic

4., überarbeitete Auflage 2024

(E-Book-ISBN_PDF 978-3-456-96346-4)
ISBN 978-3-456-86346-7
https://doi.org/10.1024/86346-000

Inhaltsverzeichnis

Vorwort zur 4. Auflage

Liebe Leserinnen und Leser,*

es ist mir eine besondere Freude, Ihnen die 4. Auflage meines „Lehrbuchs Kognitive Neurowissenschaften“ vorstellen zu dürfen. In den vergangenen Jahren haben wir kontinuierlich an diesem Werk gearbeitet, um sicherzustellen, dass es auf dem neuesten Stand der Forschung bleibt und Ihnen einen Einstieg in die faszinierende Welt der kognitiven Neurowissenschaften bietet.

Die kognitiven Neurowissenschaften haben in den vergangenen 30 Jahren eine enorme Entwicklung erfahren und sich zu einer eigenständigen Disziplin entwickelt. Diese Disziplin hat erhebliche Einflüsse auf die kognitive Psychologie, die Neurobiologie, die Neurologie und die Psychiatrie entfaltet, die in den 1990er-Jahren nicht absehbar waren. Ich bin mir sicher, dass diese Entwicklung weiter voranschreiten und sich insbesondere auf die Anwendung im klinischen Alltag positiv auswirken wird.

In dieser neuen Auflage haben wir nicht nur kleinere Fehler korrigiert und Aktualisierungen vorgenommen, sondern auch ein gänzlich neues Kapitel hinzugefügt, das sich mit einem äußerst relevanten und aktuellen Thema beschäftigt: dem Altern und den damit verbundenen anatomischen und kognitiven Veränderungen. Unsere Gesellschaft altert unaufhörlich, und somit gewinnt die Erforschung des Alterns und seiner Auswirkungen auf unser Gehirn und unsere kognitiven Fähigkeiten zunehmend an Bedeutung. Dieses neue Kapitel bietet Ihnen einen Einblick in die spannenden Entwicklungen auf diesem Gebiet und zeigt, wie die kognitiven Neurowissenschaften dazu beitragen, unser Verständnis des Alterns zu vertiefen.

Mein Dank gilt allen, die an der Entstehung dieser Auflage beteiligt waren: den Kollegen und Forschern, den Studierenden und Lesern und Frau Dr. Lauri, die mich immer angespornt hat, eine weitere Auflage auf den Weg zu bringen. Ihr Engagement und ihre Leidenschaft für die kognitiven Neurowissenschaften sind die treibende Kraft hinter diesem Buch.

Abschließend möchte ich Sie ermutigen, dieses Lehrbuch als Werkzeug zu nutzen, um Ihr Verständnis für die faszinierende Welt der kognitiven Neurowissenschaften zu vertiefen. Möge es Ihnen helfen, neue Erkenntnisse zu gewinnen, Fragen zu beantworten und Ihren eigenen Forschungspfad zu gestalten. Denn in der Welt der kognitiven Neurowissenschaften gibt es immer noch so viel zu entdecken.

Vielen Dank für Ihr Interesse an den kognitiven Neurowissenschaften und viel Erfolg auf Ihrer Reise durch dieses spannende Forschungsfeld.

Lutz Jäncke
Zürich, im Januar 2024

* Aus Gründen der Lesbarkeit wird in diesem Buch auf eine gendergerechte Sprache verzichtet. Mit der männlichen Form (z. B. Partner) sind immer Frauen, Männer und nicht-binäre Personen gemeint.

Vorwort zur 3. Auflage

Mit dieser 3. Auflage haben wir die Gelegenheit genutzt, um Ergänzungen und Verbesserungen im Vergleich zur 2. Auflage einzufügen. Wie immer bemühen wir uns, Fehler zu identifizieren und sie zu eliminieren. Einige haben wir entdeckt und entsprechend korrigiert. Es sind auch neue Abbildungen hinzugekommen, andere wurden angepasst, verbessert und korrigiert. Ich hatte eigentlich vorgehabt, ein eigenes Kapitel zur Neurowissenschaft des Bewusstseins hinzuzufügen. Dies habe ich aber nach reiflicher Überlegung unterlassen und lediglich einige Absätze zum Bewusstsein im Kapitel Aufmerksamkeit hinzugefügt. Das Thema Neurowissenschaften und Bewusstsein ist eigentlich zu breit und wenig fokussiert, um es in einem Lehrbuch zur Einführung in die Neurowissenschaften zu besprechen. Hinzugekommen sind neue und interessante Befunde zur Neuroplastizität, zur Hemisphärenasymmetrie, Methoden und Neuroanatomie. Wie auch immer, wir hoffen, dass wir mit der 3. Auflage wichtige Ergänzungen und Verbesserungen hinzugefügt haben, die dem Studierenden helfen, sich in dieses faszinierende Gebiet hineinzuarbeiten.

Lutz Jäncke
Zürich, im August 2020

Vorwort zur 2. Auflage

„Kognitive Neurowissenschaft" ist ein Sammelbegriff, unter dem verschiedene Wissenschaftsdisziplinen, die sich alle mit dem Zusammenhang zwischen Gehirn und Verhalten auseinandersetzen, zusammengefasst werden. Jede dieser Disziplinen (z. B. Neuroanatomie, Neurophysiologie, Bildgebung, Kognitive Psychologie etc.) hat sich in den letzten 10 Jahren enorm entwickelt. Viele dieser Disziplinen erleben methodische, technische und inhaltliche Weiterentwicklungen, welche außer in den Ingenieur- und Computerwissenschaften in kaum einer anderen Wissenschaftsdisziplin anzutreffen sind. Im Zuge dieser Entwicklung werden ständig neue Befunde berichtet, andere werden bestätigt oder gar verworfen. Insofern ist eine enorme Dynamik in dieser Forschungsdisziplin zu vermerken.

In der vorliegenden 2. Auflage sind deshalb einige neue Befunde aufgenommen worden, um dieser rasanten Entwicklung Rechnung zu tragen. Da vor allem die EEG-Technologie einen enormen Fortschritt und Aufschwung erfahren hat, habe ich insbesondere neue Informationen aus diesem Methodenbereich aufgenommen. Des Weiteren wurde ein neues Kapitel eingefügt, in dem ich die Bedeutung des „Ruhezustandes" des Gehirns dargestellt habe. Ein großer Teil der aktuellen neurowissenschaftlichen Arbeiten konzentriert sich auf die neurophysiologischen Grundlagen und Begleiterscheinungen dieses Zustandes, da er viele interessante Informationen über die Arbeitsweise und Organisation des Gehirns liefert.

Natürlich haben wir uns auch bemüht, Fehler zu identifizieren und sie zu eliminieren. Trotz aller Mühe schleichen sich immer wieder Rechtschreib-, Interpunktions- oder Grammatikfehler ein, die nicht gerne gefunden werden wollen, insbesondere nicht vom Autor. Wir haben allerdings einige entdeckt, die wir entsprechend korrigiert haben. Auch einige Abbildungen sind angepasst, verbessert und korrigiert worden. Hierfür danke ich insbesondere meinen Studierenden in Zürich, die immer wieder Ungereimtheiten und Fehler entdecken.

Ich hoffe, dass mit der 2. Auflage ein interessantes und für den Studierenden hilfreiches Werk vorliegt, mit dem man einen Einstieg in die faszinierende Welt der Kognitiven Neurowissenschaften findet.

Lutz Jäncke
Zürich, im April 2017

Vorwort zur 1. Auflage

Dieses Lehrbuch beruht auf den Einführungsvorlesungen zur kognitiven Neurowissenschaft, die ich an der Universität Zürich und an der ETH Zürich in den Jahren 2002 bis 2012 gehalten habe. Der Leser sollte berücksichtigen, dass dies ein Einführungsbuch ist. Ich betone das, weil sich die kognitiven Neurowissenschaften in den letzten 25 Jahren enorm entwickelt und viele Zweige eingeschlagen und verfolgt haben, die meines Erachtens nicht zusammengefasst in einem Lehrbuch dargestellt werden können. In diesem Lehrbuch habe ich mich v.a. auf die kognitive Neurowissenschaft aus dem Blickwinkel des Menschen konzentriert. Tierversuche und Ergebnisse daraus wurden weitgehend ausgeklammert und nur jene ausgewählt, die für das Verständnis der kognitiven Neurowissenschaften des Menschen wichtig sind. Viele interessante Bereiche der modernen kognitiven Neurowissenschaften konnten aus Platzgründen, aber auch aus Gründen der Didaktik nicht dargestellt werden. Dazu gehören die kognitive Psychopharmakologie, die Genetik, die vielen Befunde aus der Molekularbiologie und v.a. aus dem sich derzeit schnell entwickelnden Gebiet der mathematisch orientierten kognitiven Neurowissenschaften. Ich habe auch vermieden, die klinische Neuropsychologie und Neurologie zu stark zu betonen, sondern mich v.a. auf die normale Funktion des Gehirns konzentriert. Trotz allem oder vielleicht gerade deswegen denke ich, dass der Leser einen Überblick über das neue Gebiet der kognitiven Neurowissenschaften erhält.

Lehrbücher und insbesondere Einführungsbücher „leben" von den Befunden, die viele Wissenschaftler der Gemeinschaft zur Verfügung gestellt haben. Nicht alle konnten berücksichtigt werden und ich habe die aus meiner Sicht wichtigen dargestellt. Dies ist keine Wertung, sondern nur dem selektiven Blick geschuldet, den man bei der Flut der vielen Befunde einnehmen muss. Insofern entschuldige ich mich bereits an dieser Stelle bei den Kollegen, deren Arbeiten ich in diesem Lehrbuch nicht angemessen würdigen konnte, aber eigentlich hätte aufnehmen müssen.

Für die Durchsicht bestimmter Kapitel bedanke ich mich bei Klaus Oberauer (Arbeitsgedächtnis), Renate Drechsler (Exekutive Funktionen) und Kai Lutz (Motorik). Ebenso bedanke ich mich bei Frau Susanne Richli, die viele Kapitel gelesen hat, um diese aus Sicht eines Studierenden zu beurteilen. Mein besonderer Dank gilt Frau Edelmann, die die Abbildungen entweder völlig neu gezeichnet oder anhand von Vorlagen modifiziert und nachgezeichnet hat. In einigen Abbildungen habe ich ein Standardgehirn aus dem Programm MriCro von Chris Rorden genutzt. Ich danke Chris für seine Zustimmung hierzu.

Für Hinweise auf etwaige Fehler, Miss- und Unverständlichkeiten bin ich dankbar.

Lutz Jäncke
Zürich, im Juni 2013

1. Kognitive Neurowissenschaft – Was ist das?

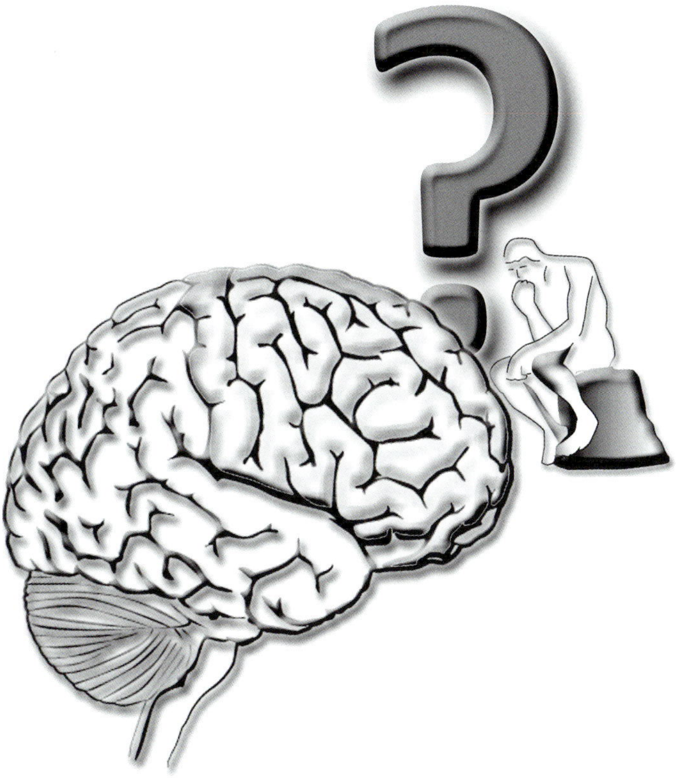

1.1. Einführung

Die kognitive Neurowissenschaft ist eine junge Disziplin. Einer Anekdote zufolge wurde der Begriff von Michael Gazzaniga spontan erfunden, als er während einer U-Bahn-Fahrt in Paris von einem Mitfahrenden gefragt wurde, in welchem Wissenschaftsbereich er arbeite. Ungeachtet dessen, ob diese Anekdote wahr ist, haben sich die kognitiven Neurowissenschaften als Kombination aus kognitiver Psychologie und den Neurowissenschaften in den späten 1980er Jahren entwickelt. Die kognitive Psychologie untersucht seit Ende der 1960er Jahre die internen psychischen Vorgänge, die im Zusammenhang mit den kognitiven Funktionen wirksam sind. Herauszufinden, wie Denken, Lernen, Gedächtnis, Aufmerksamkeit, Wahrnehmung, Motorik, mentale Repräsentation, Sprache, Emotion und Motivation beim Menschen funktionieren, ist das Hauptanliegen. Während die kognitive Psychologie klar umschrieben ist und vorwiegend von Psychologen betrieben wird, arbeiten in den **Neurowissenschaften** Wissenschaftler unterschiedlicher Disziplinen zusammen, denen die Erforschung des Gehirns bzw. des zentralen Nervensystems gemeinsam ist und die mittels biologischer, physikalischer, chemischer und mathematischer Methoden das Gehirn von Menschen und Tieren untersuchen. Teildisziplinen sind Neurobiologie, Neurophysiologie, Neuropsychologie und klinisch-medizinische Fächer, die sich mit den Fehlfunktionen des Gehirns befassen (**Tab. 1-1**).

Insbesondere durch die Entwicklung der bildgebenden Verfahren (z.B. funktionelle Magnetresonanztomografie, fMRT; Kap. 5) zu Beginn der 1990er Jahre ist der Zusammenschluss von kognitiver Psychologie und Neuro-

Tabelle 1-1: Neurowissenschaften und die dazugehörigen Teildisziplinen.

Neurobiologie	• beschäftigt sich mit den molekularen und zellbiologischen Grundlagen der Neurowissenschaften • Teildisziplinen sind Biochemie, Molekularbiologie, Genetik, Epigenetik, Histologie, Anatomie und die Zellbiologie • arbeitet oft mit Tiermodellen
Neurophysiologie	• gilt als zentrale Disziplin der Neurowissenschaften und untersucht die Aktivität der Nervenzellen • gilt als zentral, da die Aktivität der Neuronen allgemein als «Sprache der Nervenzellen» aufgefasst wird • Teildisziplinen sind Elektrophysiologie, Neuropharmakologie, Neuroendokrinologie und Toxikologie • arbeitet oft mit Tiermodellen oder mit physiologischen Präparaten. • wird auch beim Menschen angewendet; es werden v.a. elektroenzephalografische und elektromyografische Methoden zur Registrierung menschlicher Funktionen eingesetzt
kognitive Neurowissenschaft	• befasst sich mit den neuronalen Mechanismen, die kognitiven und psychischen Funktionen zugrunde liegen • arbeitet vorwiegend humanbiologisch und interessiert sich deshalb in erster Linie für das menschliche Gehirn und dessen Kontrolle von psychischen Funktionen • Tiermodelle werden eingeschränkt herangezogen

klinisch-medizinische Disziplinen	• beschäftigen sich mit der Pathogenese, Diagnose und Therapie der Gehirnerkrankungen beim Menschen • Teildisziplinen sind Neurologie, Neuropathologie, Neurochirurgie, Neuroradiologie, biologische Psychiatrie und klinische Neuropsychologie
Neuropsychologie	• Teildisziplin der Psychologie und der Neurowissenschaften • Ziel ist es, Verhalten und Erleben aufgrund physiologischer Prozesse zu beschreiben und zu erklären • arbeitet am Menschen und mit Tiermodellen • Methoden sind Läsions- und Interventionsstudien (Arzneimittel, TMS etc.), Registrierung von Hirnaktivitäten während des Durchführens von psychischen Tätigkeiten

wissenschaften beschleunigt worden. Bereits vor Einführung der fMRT hatte sich eine Forschungsdisziplin innerhalb der Psychologie etabliert, die als **kognitive Psychophysiologie** bezeichnet wird. Sie nutzt elektrophysiologische Methoden, um kognitive Vorgänge zu untersuchen (z. B. Elektroenzephalografie oder Methoden zur Messung peripherer physiologischer Vorgänge). In dieser Disziplin wurde insbesondere die Technik der evozierten Potenziale entwickelt, mit der Erkenntnisse bezüglich der Funktion des menschlichen Gehirns sowie psychischer Funktionen gewonnen werden.

Zusammenfassend ist festzuhalten, dass sich die kognitive Neurowissenschaft mit den neuronalen Mechanismen auseinandersetzt, die kognitiven und psychischen Funktionen zugrunde liegen (**Abb. 1-1**). Sie arbeitet vorwiegend humanbiologisch und befasst sich daher hauptsächlich mit dem menschlichen Gehirn und dessen Kontrolle von psychischen Funktionen. In diesem Sinn beschäftigt sie sich mit dem in der Philosophie seit Langem diskutierten **Leib-Seele-Problem**.

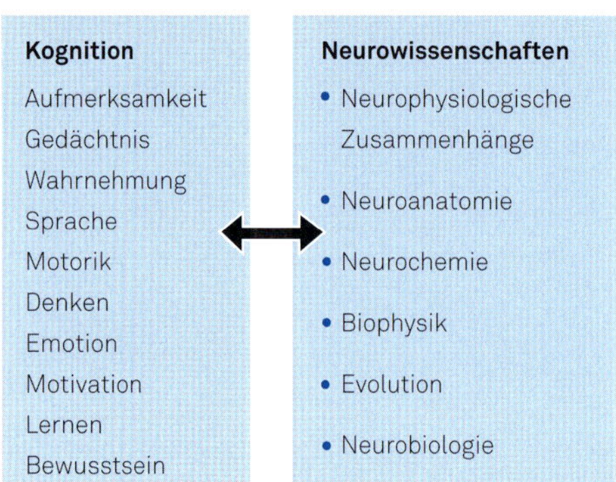

Abbildung 1-1 : Schematische Darstellung des Zusammenhangs zwischen kognitiver Psychologie (Kognition) und den Neurowissenschaften.

1.2. Geschichte der kognitiven Neurowissenschaften

Die wohl älteste Nennung des Wortes „Gehirn" findet sich in den „Edwin-Smith-Papyrus-Rollen" (**Abb. 1-2**), die wahrscheinlich um 1700 v. Chr. erstellt worden sind. Archäologen gehen davon aus, dass die dort beschriebenen Inhalte bis in die Zeit 2500–3000 v. Chr. zurückreichen. In diesen Papyrus-Rollen sind 48 klinische Fälle beschrieben, darunter 27 Hirnverletzungen (Nunn, 1996).

In der Antike bestand nur während einer kurzen Periode Interesse am menschlichen Gehirn, was im Wesentlichen auf das Tabu, menschliche Leichen zu sezieren, zurückzuführen ist. Dieses Tabu brachen im 3. Jahrhundert v. Chr. in Alexandria die beiden Forscher **Herophilus und Erasistratos**, die

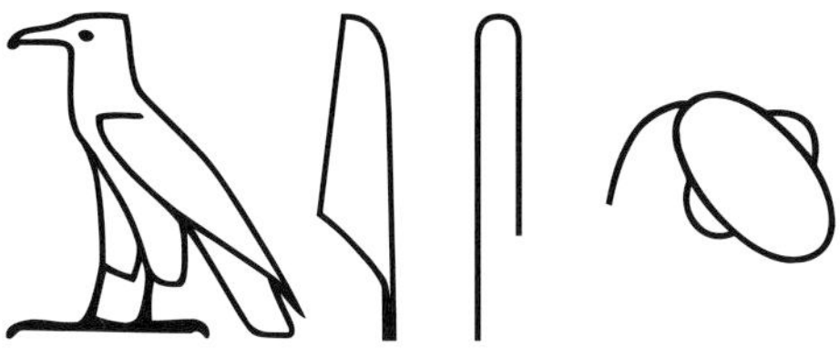

Abbildung 1-2: Hieroglyphisch geschriebenes Wort mit der Bedeutung „Gehirn“. Nachgezeichnet nach Nunn (1996).

anatomische und physiologische Studien an den Leichen Hingerichteter durchführten (Diels & Kranz, 1952). Es wird vermutet, dass sie Vivisektionen auch an zum Tode Verurteilten vornahmen. Leider sind nur Teile ihrer Arbeiten erhalten geblieben, der größte Teil ihrer Schriften wurde beim großen Brand der Bibliothek von Alexandria 47 v. Chr. vernichtet.

Nach dem Tod dieser Forscher sind in der Antike wahrscheinlich keine weiteren Sektionen durchgeführt worden und das Interesse am menschlichen Gehirn nahm ab, was insbesondere durch den berühmten Philosophen **Aristoteles** (384–322 v. Chr.) befördert wurde (von Staden, 1989). Aristoteles sah im Gehirn nicht mehr als ein Kühlaggregat für das vom Kreislauf erhitzte Blut; für ihn war das Herz das zentrale Organ des Menschen. Diese Ansicht blieb lange Zeit sehr einflussreich und hat in unserer Alltagssprache Spuren hinterlassen, nehmen wir uns doch z. B. Dinge „zu Herzen“ und nicht „zu Hirne“. Eine gewisse Hinwendung zum Gehirn ist in dem wunderschönen Werk von **Andreas Vesalius** zu erkennen. In seiner Lehr- und Forschungszeit als Professor für Chirurgie an der Universität Padua schuf er sein anatomisches Lebenswerk *De humani corporis fabrica* – Über den Bau des menschlichen Körpers, das er 1543 veröffentlichte. Darin vertrat er, entgegen der vorherrschenden Meinung, die Ansicht, allein die menschliche Leiche sei ein zuverlässiger Weg, Erkenntnisse über den Körperbau zu erlangen – damals eine ungeheure und für die Kirche unerträgliche Sichtweise. Vesalius hat beeindruckende Zeichnungen des menschlichen Gehirns angefertigt, die auch heutzutage nicht an Ausdruckskraft verloren haben.

Diese Zeichnungen sind in einer Zeit entstanden, in der die **ventrikuläre Lokalisationshypothese** (nach Aristoteles) noch sehr populär war. Im Rahmen dieser Theorie wird den Ventrikeln eine besondere funktionelle Bedeutung zugeschrieben, der zufolge das psychische „Pneuma“ in ihnen zirkulieren und über das Ventrikelsystem quasi in den Körper gepumpt werden soll. Das Gehirn fungiert gemäß dieser Hypothese lediglich als Stützkörper und bestimmte Ventrikelbereiche sind auf verschiedene psychische Funktionen spezialisiert. Illustrationen dieser Hypothese haben

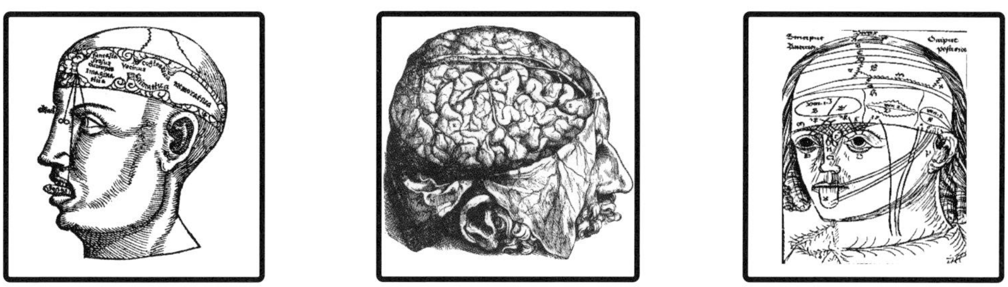

Gregor Reisch
1504

Vesalius
1543

Markus Hundt
1501

Abbildung 1-3: Historische Hirn- und Schädelzeichnungen von Vesalius, Hundt und Reisch. Die Bilder sind dem Buch von Walsh (1978) entnommen und leicht modifiziert worden.

die Mönche Gregor Reisch (1504) und Magnus Hundt (1501) erstellt **(Abb. 1-3)**. So wird z.B. dem ersten Ventrikel (der nicht gleichzusetzen ist mit dem heute als 1. Ventrikel bezeichneten Hohlkörper) die Fähigkeit zugeschrieben, Fantasie und Imagination zu kontrollieren. Der zweite Ventrikel ist demnach für das Denken und der dritte für das Gedächtnis zuständig. Somit war das Gehirn als möglicher „Sitz" wichtiger psychischer Funktionen aus dem Blick der zeitgenössischen Intellektuellen geraten. Ein Umstand, der auch durch den Einfluss der christlichen Kirche gefördert wurde.

Eine (allerdings falsche) Reorientierung auf das Gehirn als zentrales Organ für die Kontrolle psychischer Funktionen, zumindest in populärwissenschaftlichen Kreisen, erfolgte durch die **Phrenologie**. Die beiden Hauptvertreter dieser Richtung, Franz Josef Gall und sein Schüler Johann Spurzheim, versuchten aus den Unebenheiten der Schädeloberfläche (Beulen; engl. = bumps) auf die Beschaffenheit des darunterliegenden Hirngewebes zu schließen und diese anatomischen Eigenarten mit bestimmten psychischen Funktionen in Beziehung zu setzen. Mittels dieser Methode wurden detaillierte Karten zur Lokalisation psychischer Funktionen erstellt **(Abb. 1-4)**. Aus heutiger Sicht hat sich dieser Ansatz als Irrweg erwiesen. Anhand der Schädelverformung kann nicht zweifelsfrei auf die Größe des darunterliegenden Hirngewebes geschlossen werden. Des Weiteren haben die Phrenologen mit psychischen Funktionen und Charaktereigenschaften gearbeitet, die schwer bis gar nicht operationalisierbar sind; typische Beispiele sind: Spiritualität, Idealismus oder Hang zum Geld **(Abb. 1-4)**.

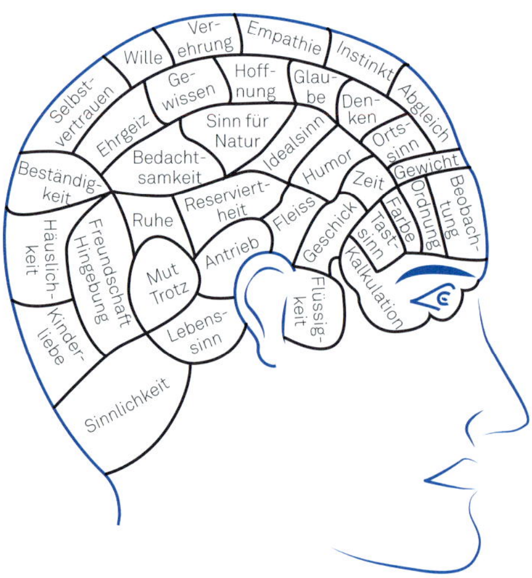

Abbildung 1-4: Beispiel für phrenologische Lokalisationen von bestimmten Charaktereigenschaften. Nachgezeichnet nach Bilz (1894).

Aus der Phrenologie ist die **Kraniometrie** („Lehre von der Schädelvermessung") hervorgegangen, die als Werkzeug der Rassenkunde pervertiert wurde. Sie wurde Anfang des 20. Jahrhunderts, v.a. im Zusammenhang mit rassistischen Theorien, populär. Kraniometrische Vermessungen waren in der Anthropologie und Ethnologie weit verbreitet. Heutzutage werden sie, außer bei der Beurteilung von tierischen Schädelknochen, nur noch in der Archäologie eingesetzt, um Erkenntnisse über die Evolution der menschlichen Spezies zu gewinnen.

Obwohl die Phrenologie als wissenschaftlicher Irrweg der Neurowissenschaften bewertet werden kann, hat diese Disziplin ihre Spuren hinterlassen und äußert sich in dem Versuch, psychische Funktionen bestimmten Hirngebieten zuzuordnen (**Lokalisationsansatz**). Bedeutend waren die Fallbeschreibungen der Neurologen Paul Broca und Carl Wernicke. Beide belegten erstmalig, dass bestimmte Hirnfunktionen (Sprachexekution, Sprachwahrnehmung) an die Intaktheit bestimmter Hirngebiete gebunden sind. Sie begründeten damit die Tradition der präzisen neurologisch-neuropsychologischen Fallbeschreibungen, die insbesondere zu Beginn des 20. Jahrhunderts von Neurologen wie z.B. Karl Kleist (ein Schüler Wernickes) weiterverfolgt wurden. Kleist wurde nach Ausbruch des Ersten Weltkriegs 1914 Militärarzt und konnte während seiner Tätigkeit wichtige Erfahrungen mit Hirnverletzten sammeln. Im Zusammenhang mit der Analyse von Schussverletzungen entwickelte er die nach ihm benannten Gehirnkarten, in denen er im Sinne der Phrenologie bestimmten Hirngebieten bestimmte psychische Funktionen zuordnete **(Abb. 1-5)**.

Diese eher lokalisationstheoretischen Ansätze wurden von dem Neuropsychologen Karl S. Lashley in seinem 1929 erschienenen Buch *Brain Mechanisms and Intelligence* stark kritisiert (Lashley, 1929). Lashley konnte in seinen Rattenexperimenten zeigen, dass die Größe der induzierten Hirnläsionen den Schweregrad der Verhaltensbeeinträchtigung bestimmt. Je größer die Hirnläsion, desto stärker ist das Verhalten beeinträchtigt. Er bezeichnete diesen Zusammenhang, der insbesondere für den Erwerb neuer Verhaltensweisen hoch war, als das **Gesetz der Massenaktion**. Lashley beschrieb des Weiteren die individuellen Unterschiede der Versuchstiere und die Bedeutung der prämorbiden Lerngeschichte für das Verständnis des Verhaltens nach der Hirnschädigung. Im Wesentlichen betonte er mit seinen Arbeiten und Interpretationen, dass höhere Hirnfunktionen nicht

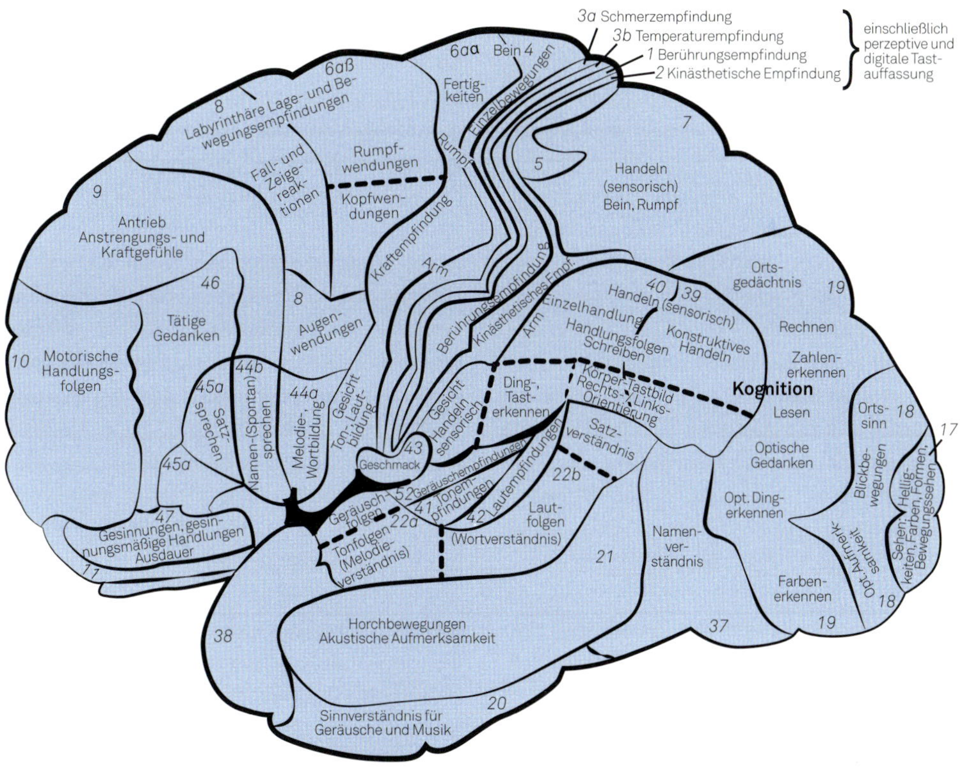

Abbildung 1-5: Kortikale Lokalisation von Hirnfunktionen. Dargestellt ist die linke Hemisphäre. (Diese Karte basiert auf den Arbeiten von Kleist und ist auf der Grundlage der Abbildung 8-16 in Duus 2001 nachgezeichnet worden.)

von lokalisierbaren Hirnstrukturen abhängen, sondern durch eine dynamische Organisation des gesamten Gehirns (oder einiger Teile) zu erklären sind.

Der Frankfurter Neurologe Kurt Goldstein hat eine ähnliche Interpretation der Hirnfunktionen vertreten. Er war der herausragende Kritiker eines an Hirnkarten Kleist'scher Prägung orientierten Verständnisses von Hirnfunktionen. In den Symptomen von Hirnverletzten sah er nicht nur die Funktionsausfälle, sondern auch den Versuch des Gesamtorganismus, bei läsionsbedingt reduzierter Gehirnleistung ein neues biologisches Gleichgewicht zu finden. Ein weiterer wichtiger Beitrag Goldsteins ist die Betonung des **Netzwerkcharakters** des Gehirns. Hierbei wird das Gehirn als dynamisches Netzwerk aufgefasst, wobei verschiedene Hirngebiete interagieren, um bestimmte psychische Funktionen zu kontrollieren. Diese Sichtweise war durch die damals moderne Gestaltpsychologie motiviert („Das Ganze ist mehr als die Summe der Einzelteile.").

Dieser holistische Ansatz wird durch eine Arbeit des kanadischen Psychologen Donald O. Hebb mit dem Titel *What Psychology is about* unterstützt (Hebb, 1974). Bekannt geworden ist Hebb durch seine Arbeiten zu Zellverbänden (cell assemblies) und deren durch Lernen bedingten Aufbau (Hebb-Synapse). Er hat darüber hinaus die **Aufgabe der Psychologie** definiert, die er in der Entwicklung eines objektiven Verständnisses psychischer Prozesse als eine integrative Leistung des Gehirns sieht. Hebb hielt fest, dass die Neuropsychologie nicht in der Lage sei, Menschen in schwierigen psychischen Situationen zu helfen, und eher ungeeignet, um den Menschen zu verstehen. Für die Klärung existenzieller menschlicher Fragen sind laut Hebb die Geisteswissenschaften (Literatur und Kunst) wichtig. Hebbs, Lashleys und Goldsteins Denkansätze sind wichtige Beiträge zu modernen Konzepten in den Neurowissenschaften, die das Gehirn als ein dynamisches, selbstorganisierendes System auffassen. Trotz der großen Fortschritte blieb die Neuropsychologie lange eine randständige psychologische und neurologische Disziplin.

Dies änderte sich mit der Entwicklung der **bildgebenden Verfahren** (Positronen-Emissions-Tomografie, PET; strukturelle Magnetresonanztomografie, sMRT; funktionelle Magnetresonanztomografie, fMRT), die neue Möglichkeiten zur Untersuchung des menschlichen Gehirns eröffneten. Das Faszinierende dieser Methoden besteht darin, dass individuelle Gehirne während bestimmter psychischer Tätigkeiten untersucht werden können und dies auf Hirnbildern festgehalten werden kann. Weitere wichtige Neuentwicklungen sind die Magnetenzephalografie (MEG), moderne EEG-Technologien sowie die transkranielle Magnet- (TMS) und die transkranielle Gleichstromstimulation (tDCS), mit denen von außen das Gehirn erregt oder gehemmt werden kann. Eine neue Methodenvariante der Neuropsychologie sind Verfahren, die einen direkten Dialog zwischen Mensch und Maschine ermöglichen (sogenannte Brain-Computer-Interface-Techniken, BCI). Hierzu wird in der Regel die elektrische Hirnaktivität in Form des Elektroenzephalogramms (EEG) genutzt und diese Signale werden nach entsprechender Vorverarbeitung wieder zurück zum Generator der Aktivität (dem Menschen) übermittelt, der mittels dieser Signale entweder sein Gehirn regulieren oder andere Maschinen oder Steuereinrichtungen manipulieren soll.

Mit dem Fortschreiten der kognitiven Neurowissenschaft hat sich auch ein zunehmendes Interesse an einem Kernproblem der Philosophie des Geistes entwickelt, dem Leib-Seele-Problem. Aus diesem Grund finden sich mittlerweile sehr häufig Beiträge von Neurowissenschaftlern zu Themen, die das Bewusstsein und den freien Willen betreffen.

1.3. Beziehung zwischen Psychologie und Hirnforschung

Obwohl mit der kognitiven Neurowissenschaft Psychologie und Neurowissenschaften zumindest teilweise zu verschmelzen scheinen, ist das Verhältnis zwischen beiden Disziplinen nicht ungetrübt (Jäncke & Petermann, 2010; Jäncke, 2010). So wird häufig die Frage gestellt, ob die Neurowissenschaft die Psychologie braucht oder umgekehrt. Einige deutschsprachige Neurowissenschaftler haben 2004 ein sogenanntes Manifest über die Zukunft der Hirnforschung verfasst, in dem sie bemerkenswerte Zukunftsszenarien aus dem Blickwinkel der Neurowissenschaften zeichnen (Meyer et al., 2004). In diesem Zusammenhang könnte der Eindruck entstehen, dass die Psychologie zunehmend randständig wird. Dieser Eindruck wird durch die enorme Medienpräsenz der kognitiven Neurowissenschaft verstärkt, die offenbar durch die faszinierenden Hirnbilder und Aktivierungskarten motiviert ist. Die Neurowissenschaft, insbesondere die kognitive Neurowissenschaft, ist *die* Modewissenschaft der letzten 15 Jahre. Zu bemerken ist jedoch, dass mittlerweile vieles, was aus diesem Forschungsbereich als „Ergebnisse" berichtet wird, insbesondere vom Laienpublikum unreflektiert als „wahr" angenommen wird.

Weisberg et al. (2008) haben drei Gruppen von Versuchspersonen Erklärungen für psychologische Phänomene präsentiert (Laien, Studenten, die in einem neurowissenschaftlichen Seminar arbeiteten, und erfahrenen Neurowissenschaftlern). Die Erklärungen waren entweder gut (logisch und in sich schlüssig) oder schlecht (nicht logisch und nicht nachvollziehbar). Den Versuchspersonen wurden einige dieser Erklärungen für die psychologischen Phänomene im Zusammenhang mit Phrasen wie „Bildgebungsstudien haben gezeigt, dass ..." präsentiert oder es wurde in den Erklärungen direkt Bezug auf Hirnstrukturen oder physiologische Prozesse genommen. Es zeigte sich, dass Laien gerade die „schlechten" Erklärungen, die mit neurowissenschaftlichen Phrasen versehen waren, für glaubwürdiger hielten. Neurowissenschaftlich gebildete Studenten und ausgebildete Neurowissenschaftler ließen sich dadurch nicht beirren.

„Neuro" ist ein Modewort (besser Präfix) geworden, das durch die Erfolge der modernen Hirnforschung in aller Munde ist. In diesem Sog hat sich eine Reihe von „Bindestrichwissenschaften" entwickelt, deren theoretische Fundierung und Ziele vielen Fachleuten verschlossen bleibt. Typische Beispiele sind **Neuro-Marketing**, **Neuro-Pädagogik**, **Neuro-Jura**, **Neuro-Theologie** und **Neuro-Philosophie**, um nur einige zu nennen. Eine besonders kreative Neuschöpfung ist **Neuro-Didaktik**.

Ein grundsätzliches Problem der kognitiven Neurowissenschaft besteht darin, dass diese Wissenschaftsdisziplin nicht nur das Gehirn verstehen und erklären will, sondern darüber zum Verständnis psychologischer Phänomene auf der Basis neurowissenschaftlicher Befunde beitragen soll. Geht das überhaupt? Die Expertenmeinungen zu dieser Frage tendieren aktuell auf eine Antwort: Sofern neurowissenschaftliche Ergebnisse herangezogen werden sollen, um psychologische Phänomene zu erklären, müssen diese Ergebnisse in ein theoretisches Gebäude eingeordnet werden können. Das kann z.B. eine psychologische Theorie oder eine Theorie der Gehirnfunktionen sein. Aus diesem Blickwinkel betrachtet sind die Ergebnisse aus neurowissenschaftlichen Untersuchungen nur ein Teil der Datenmenge, die in die Theorien eingeordnet werden kann, andere Datenquellen haben gleichwertige Bedeutung (z.B. Reaktionszeiten, Trefferraten, Daten aus Verhaltensbeobachtungen, Introspektion oder andere physiologische Befunde). Das Gesamtbild der psychologischen Theorie setzt sich demzufolge aus den vielen Mosaiksteinen zusammen, die durch unterschiedliche Datenquellen geliefert werden (**Abb. 1-6**).

Vor diesem Hintergrund kommt der Planung von kognitiv-neurowissenschaftlichen Experimenten eine immer größere Bedeutung zu. Der Harvard-Psychologe Steven Kosslyn (1999) hat dies in einer Arbeit auf den Punkt gebracht, indem er formulierte: „If brain imaging is the answer what is the question?" Neurowissenschaftliche Untersuchungen und die darin erhobenen Daten können neue Forschungsfelder erschließen, die mit konventionellen experimentalpsychologischen Methoden nicht untersuchbar sind. Ein typisches Beispiel für neue Inhalte, die mit den bildgebenden Verfahren untersucht werden, ist die **unbewusste Wahrnehmung**. Einer der wichtigen Befunde zu diesem Thema wurde 1998 im *Journal of Neuroscience* publiziert und beschreibt die Ergebnisse einer fMRT-Arbeit (Whalen et al., 1998). Die Autoren konnten nachweisen, dass unbemerkt präsentierte Bilder von furchtverzerrten Gesichtern zu starken Durchblutungszunahmen im Mandelkern (Amygdala) führten. Dieses Hirngebiet ist eine wichtige Verarbeitungszentrale für emotionale Informationen, insbesondere für stark aktivierende und negative Emotionen wie Furcht. Ähnliche Befunde, die belegen, dass wichtige emotionale Informationen in unsere emotionsverarbeitenden Zentren gelangen, ohne dass wir dessen gewahr werden, konnten im Zusammenhang mit dem unbewussten Lernen von Gesichtsbildern erhoben werden. Das bedeutet auch, dass diese Informationen prinzipiell für weitere Verarbeitungsschritte zur Verfügung stehen. Wahrscheinlich werden viele Denktätigkeiten durch unbewusst aufgenommene emotionale Informationen beeinflusst. Mittlerweile ist auch belegt, dass beim Lernen von Bild- und Sprachmaterial unbewusste Lernprozesse ablaufen, die zur Aktivierung von Hirnstrukturen führen, die an der Konsolidierung von Gedächtnisinformationen beteiligt sind.

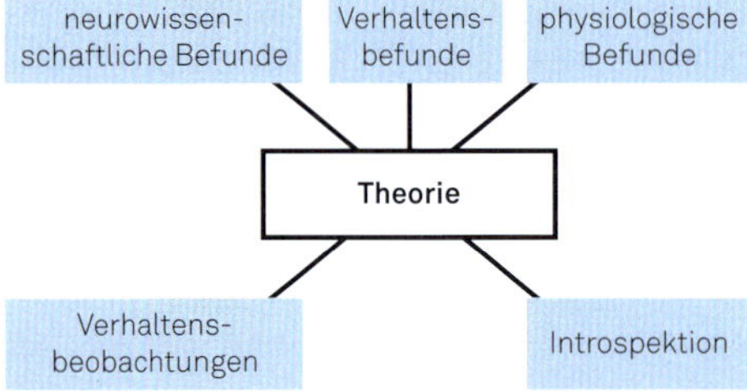

Abbildung 1-6: Zusammenwirken der unterschiedlichen Datenquellen.

Illusionen, Halluzinationen, Déjà-vu-Erlebnisse, mentale Vorstellungen, Tagträume und Sinnestäuschungen sind Beispiele menschlicher Wahrnehmung, die nicht selten als Hirngespinste oder Einbildungen interpretiert wurden. Die moderne kognitive Neurowissenschaft konnte jedoch belegen, dass diese Phänomene mit dezidierten neuronalen Erregungen verbunden und als Produkte der neuronalen Erregung bestimmter Hirngebiete aufzufassen sind. In diesem Zusammenhang konnte gezeigt werden, dass unser Gehirn als ein vernetztes System anzusehen ist, in dem verschiedene Funktionsmodule auf unterschiedlichen Ebenen miteinander kommunizieren. Unser Gehirn kann offenbar bestimmte Wahrnehmungsinhalte (und die damit verbundenen Hirnaktivierungen), die sich uns als Illusionen, mentale Vorstellungen oder Träume offenbaren, selbstständig erzeugen. Neuere Arbeiten zeigten auch, dass unser Gehirn ständig und automatisch assoziiert. Werden z. B. visuelle Reize wahrgenommen, die normalerweise mit akustischen Informationen gekoppelt sind, die jedoch fehlen (z. B. sehen wir ein Video von einem Wasserfall, in dem der Ton abgeschaltet ist), ist automatisch auch der Hörkortex aktiv. Die erstellten Assoziationen sind individuell und erfahrungsabhängig, sodass die resultierenden Wahrnehmungen subjektiv sind.

Bemerkenswerte Befunde hat die Neuropsychologie hinsichtlich der **Plastizität** des Gehirns beigetragen. Noch vor ca. 20 Jahren war es praktisch undenkbar, dass das erwachsene menschliche Gehirn durch erfahrungsbedingte Einflüsse strukturell bzw. anatomisch modifiziert werden könnte. Mit den neuen bildgebenden Verfahren wurde jedoch gezeigt, dass kognitive und motorische Lernerfahrungen nicht nur zu Verhaltensänderungen, sondern auch zu markanten strukturellen (anatomischen) Veränderungen des Gehirns führen. Professionelle Musiker zeichnen sich z. B. durch vergrößerte sensorische und motorische Areale aus, wobei das Ausmaß der strukturellen Veränderung mit der Dauer und Intensität des Musiktrainings zusammenhängt. Das posteriore Hippocampusareal, das in räumliches Lernen eingebunden ist, ist bei Londoner Taxifahrern deutlich größer, wobei die Größe mit der Dauer des Taxifahrens korreliert (je länger das Training, desto mehr graue Substanz im Hippocampus). Interessant ist in diesem Zusammenhang auch ein neuerer Befund, wonach dreimonatiges Jongliertraining zu einer Zunahme der Dichte der grauen Substanz im Bewegungswahrnehmungsareal MT führt.

Neben diesen Erkenntnissen zu erfahrungsbedingten Hirnveränderungen sind neue Einblicke in die **Reifung** des menschlichen Gehirns gewonnen worden. So konnte gezeigt werden, dass sich insbesondere das Stirnhirn (Frontalkortex), in dem wichtige Kontrollfunktionen (sogenannte exekutive Funktionen) lokalisiert sind, in den ersten zwei Lebensdekaden massiv anatomisch verändert. Dies ist umso bemerkenswerter, als auch bekannt ist, dass gerade pubertierende Jugendliche enorme Probleme haben, ihre exekutiven Funktionen zu beherrschen. Ihnen gelingt es vergleichsweise schlecht, sich zu disziplinieren, zu motivieren, sich in andere hineinzuversetzen oder ihr Handeln zu planen, was möglicherweise mit dem noch nicht voll ausgereiften Stirnhirn zusammenhängt.

Seit einigen Jahren arbeiten verschiedene Forschungsgruppen an Methoden, die einen direkten Dialog zwischen Mensch und Maschine ermöglichen sollen. Dieser Dialog zwischen Gehirn und Computer wird mittels spezifischer Techniken realisiert (**Brain-Computer-Interface-Techniken**, BCI), die es ermöglichen, dass der Nutzer seine eigene Hirnaktivität manipuliert oder mit seiner Hirnaktivität externe Maschinen steuert. Das Funktionsprinzip beruht darauf, dass bestimmte Gedanken mit spezifischen Hirnaktivitätsmustern gekoppelt sind. Sofern der Rechner diese Aktivitätsmuster korrekt erkennt, kann er sie in spezifische Signale umwandeln. Bislang konnte dies insbesondere im Zusammenhang mit Hirnaktivitäten während der Bewegungsvorstellung realisiert werden. Wenn eine Versuchsperson z. B. daran denkt, die rechte Hand zu einer Faust zu ballen (ohne es auch wirklich zu tun), ist diese Vorstellung mit einer spezifischen Hirnaktivität verbunden. Eine andere Bewegungsvorstellung (z. B. Heben des Beins) führt ebenfalls zu einem bestimmten Hirnaktivierungsmuster. Diese unterschiedlichen Hirnaktivierungsmuster werden vom Computer erkannt und in Steuersignale umgewandelt, die für die Kontrolle von externen Maschinen oder künstlichen Gelenken genutzt werden können.

Diese Technologie eröffnet neue Möglichkeiten der neurologischen Rehabilitation, wie in einer Publikation gezeigt werden konnte: Die Wissenschaftler um den Neurophysiologen John Donoghue haben einem querschnittsgelähmten Patienten 96 Minielektroden in das Handmotorareal eingesetzt, mit denen sie die Aktivität der Nervenzellen in diesem Hirngebiet kontinuierlich registrierten (Hochberg et al., 2006). Der Patient lernte das Aktivitätsmuster dieses Hirngebiets durch seine Gedanken zu kontrollieren und unterschiedliche Signalmuster zu generieren. Ein Computer erkannte diese Signale und wandelte sie in Steuersignale um. Mit dieser Technik lernte der Patient, anhand seiner eigenen gedanklichen Tätigkeit einen Computer zu bedienen, seine E-Mails abzurufen, einen Roboterarm oder ein künstliches Gelenk zu betätigen. Andere Versuche bestätigen, dass nicht zwangsläufig Elektroden in das Gehirn implantiert werden müssen, sondern die elektrische Hirnaktivität mittels Elektroenzephalogramm an der Schädeloberfläche kontinuierlich gemessen werden kann und bestimmte Aktivierungsmuster vom Computer erkannt werden können. Auch so konnten Patienten trainiert werden, externe Geräte zu steuern. Mittlerweile werden solche BCI-Techniken auch erfolgreich eingesetzt, um den Trainierenden eine neue Möglichkeit zur Veränderung ihrer Hirnaktivität zu bieten. Typische Beispiele hierfür sind die Verbesserung von Aufmerksamkeits- und Gedächtnisleistungen, die sich nach erfolgreichem BCI-Training bestimmter Hirngebiete einstellen.

Berücksichtigt werden muss jedoch, dass das Forschungsfeld der kognitiven Neurowissenschaften eines der komplexesten ist. Verschiedene Forschungsebenen, die hinsichtlich genutzter Methoden, Theorien und Interpretationsstrategien höchst unterschiedlich sind, müssen miteinander verbunden werden (**Abb. 1-7**). Einige dieser Forschungsebenen sind uns noch verborgen, während andere bereits gut bekannt sind. Diese Ebenen zu einem Bild zusammenzutragen, wird die zukünftige Aufgabe der kognitiven Neurowissenschaften sein.

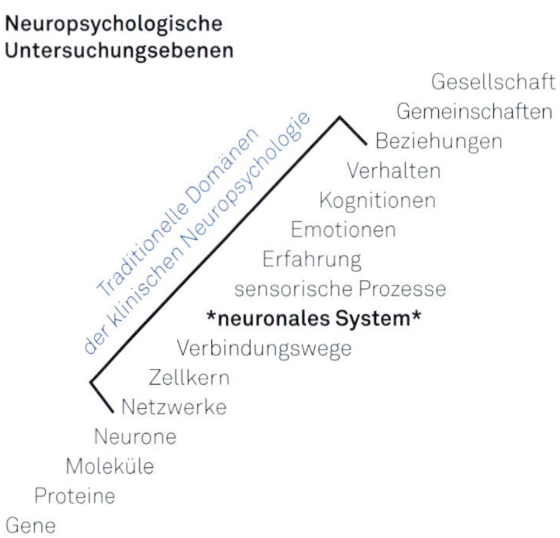

Abbildung 1-7: Forschungsebenen der kognitiven Neurowissenschaften. Eingetragen sind auch die Forschungsebenen, mit denen sich die traditionelle klinische Neuropsychologie auseinandergesetzt hat. (Nachgearbeitet nach Bigler, 2003)

1.4. Zusammenfassung

- Die kognitive Neurowissenschaft ist eine neue Disziplin, die sich mit den neuronalen Mechanismen befasst, die kognitiven und psychischen Funktionen zugrunde liegen.
- Sie arbeitet vorwiegend humanbiologisch und befasst sich deshalb in erster Linie mit dem menschlichen Gehirn und dessen Kontrolle von psychischen Funktionen.
- Es werden jedoch auch eingeschränkt Tiermodelle herangezogen.
- Erste Zeugnisse für das Interesse am Gehirn finden sich bei den Ägyptern, die bereits ein Schriftzeichen für das Gehirn benutzten, um Operationsanweisungen am menschlichen Schädel und Gehirn zu beschreiben.
- Aristoteles definierte psychische Funktionen als **Mentalismen**, die sich naturwissenschaftlichen Untersuchungen entziehen würden.
- Im Mittelalter kehrte die aristotelische Sichtweise in Form der **ventrikulären Lokalisationshypothese** wieder. Hierbei werden die Ventrikel quasi als „Sitz" der mentalen Vorgänge interpretiert.
- Die **Phrenologie** markiert den Beginn der Lokalisationsforschung. Bei diesem phrenologischen Ansatz wird davon ausgegangen, dass anhand bestimmter Schädelausbuchtungen auf die Größe des darunterliegenden Hirngewebes geschlossen werden

könne. Er ist jedoch ein wissenschaftlicher Irrtum.

- In der Folge haben Neurologen wie Paul Broca und Carl Wernicke anhand von Läsionsstudien wichtige Beiträge zur Lokalisation von Hirnfunktionen erbracht (**Lokalisationshypothesen**).
- Karl Kleist hat nach dem Ersten Weltkrieg „Gehirnkarten" auf der Basis seiner Untersuchungen von Schussverletzungen erstellt.
- Der Neurologe und Neuropsychologe Kurt Goldstein betonte den **Netzwerkcharakter** des Gehirns. Das Gehirn wird als dynamisches Netzwerk aufgefasst, wobei verschiedene Hirngebiete interagieren, um bestimmte psychische Funktionen zu kontrollieren.
- Wichtige Gegenbewegungen zu den Lokalisationstheorien führten zur **Massenaktionshypothese**. Sie besagt, dass das Ausmaß von (induzierten) Hirnläsionen das Ausmaß der beeinträchtigten Verhaltensweisen bestimmt. Je größer die Hirnläsion, desto stärker ist das Verhalten beeinträchtigt. Ein wichtiger Vertreter ist der Neuropsychologe Karl S. Lashley.
- Die eher holistischen Ansätze von Goldstein und Lashley wurden durch die Arbeiten des kanadischen Psychologen Donald O. Hebb unterstützt. Er betonte die Bedeutung von **Zellverbänden** (cell assemblies) und deren erfahrungsbedingte Modifikation.
- Psychologie und psychologische Theorien werden durch die kognitive Neurowissenschaft nicht ersetzt, sondern eher wichtiger. Benötigt werden geeignete (v.a. psychologische) Theorien, um die neurowissenschaftlichen Befunde im Zusammenhang mit kognitionspsychologischen Untersuchungen einzuordnen und zu erklären.
- Mit den Methoden der kognitiven Neurowissenschaft wird es möglich, psychologische Prozesse zu untersuchen, die mit herkömmlichen Mitteln der Experimentalpsychologie nicht oder nur schwer untersuchbar sind. Beispiele sind unbewusste Wahrnehmungsprozesse sowie Illusionen und Halluzinationen. Darüber hinaus eröffnen sich neue Forschungsbereiche (z.B. Hirnplastizität und Hirnreifung und deren Einflüsse auf das Verhalten).

1.5. Fragen und Aufgaben

- Was wird unter kognitiver Neurowissenschaft verstanden und wie lässt sie sich von anderen Disziplinen abgrenzen?
- Differenzieren Sie Aristoteles' Ansicht vom Gehirn von derjenigen der Phrenologen.
- Was war bei den Arbeiten von Donald O. Hebb neu und bemerkenswert?
- Warum sind psychologische Modelle bei Befunden aus der kognitiven Neurowissenschaft sehr wichtig?
- Warum ist bei der Interpretation von Befunden der kognitiven Neurowissenschaft Vorsicht geboten?
- Welche neuen Gebiete und Entwicklungen erschließen sich aus der kognitiven Neurowissenschaft?

1.6. Weiterführende Literatur

Breidbach, O. (1997). Die Materialisierung des Ichs. Zur Geschichte der Hirnforschung im 19. und 20. Jahrhundert. Frankfurt am Main: Suhrkamp.

Budde, T., Meuth, S. (2003). Fragen und Antworten zu den Neurowissenschaften. Bern: Huber.

Chalmers, D. „Mind papers". Bibliografie mit über 18000 Einträgen zum Gehirn. http://consc.net/mindpapers/

Goss, C.M. (1966). On anatomy of nerves by Galen of Pergamon. Am J Anat. 118(2): 327–35.

Hagner, M. (2000). Homo cerebralis. Der Wandel vom Seelenorgan zum Gehirn. Frankfurt am Main: Insel.

Hagner, M. (2006). Der Geist bei der Arbeit. Historische Untersuchungen zur Hirnforschung. Göttingen: Wallstein.

Hagner, M. (2007). Geniale Gehirne. Zur Geschichte der Elitegehirnforschung. München: Dtv.

Janich, P. (2009). Kein neues Menschenbild: Zur Sprache der Hirnforschung. Frankfurt am Main: Suhrkamp.

Meyer, H., Rösler, F., Roth, G., Scheich, H., Singer, W., Elger, C. E. et al. (2004). Das Manifest. Gehirn und Geist, 6, 30–32.

Nunn, F.F. (1996) Ancient Egyptian Medicine. University of Oklahoma Press: Norman, 217.

Prigatano,G. P. (2004). Zu den historischen Wurzeln der Prinzipien neuropsychologischer Rehabilitation. In G. P. Prigatano (Ed.), Neuropsychologische Rehabilitation. Berlin, Heidelberg, New York: Springer-Verlag.

Rösler, F. (2011). Psychophysiologie der Kognition: Eine Einführung in die kognitive Neurowissenschaft. Heidelberg: Spektrum Akademischer Verlag.

Schleim, S. (2010). Die Neurogesellschaft: Wie die Hirnforschung Recht und Moral herausfordert. Hannover: Heise.

2. Das menschliche Gehirn: Eine kurze Einführung

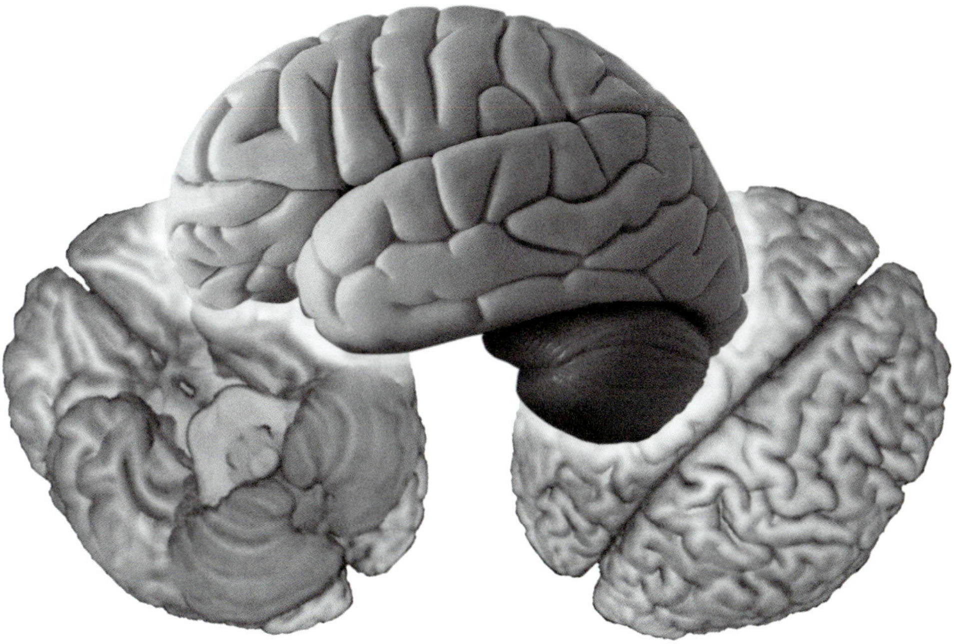

2.1. Orientierung im Gehirn

Zur Orientierung in Gehirnabbildungen werden Schnittebenen und in Bezug zu diesen Schnittebenen bestimmte Begriffe verwendet. Die Schnittebenen sind die **Sagittal-**, **Horizontal-** und **Frontalebene**. Wichtige Orientierungsgrößen sind Achsen, die durch das Gehirn gelegt werden können. Unterschieden werden zwei Achsen, deren Lage sich im Verlauf der Evolution des Menschen verändert hat. Infolge des aufrechten Gangs kommt es beim Menschen zu einer Abknickung des Neuralrohrs, wodurch die Achse des Rückenmarks annähernd senkrecht (**Meynert-Achse**) verläuft, die des Vorderhirns horizontal (**Forel-Achse**; **Abb. 2-1**). An diesen Achsen orientieren sich wesentliche Lagebezeichnungen für die Hirnstrukturen. Orientiert man sich an der Forel-Achse, die horizontal durch das Gehirn verläuft, dann wird oben als superior und unten (also Richtung Hirnstamm) als inferior bezeichnet. Für diese Achse gilt aufgrund der Abknickung der Achsen, dass inferior = ventral und superior = dorsal ist. Für die Orientierung nach vorne entlang der Forel-Achse gilt anterior = oral und posterior = caudal. Für den Hirnstamm gilt die Meynert-Achse, somit ist im Hirnstamm inferior = kaudal, superior = oral, posterior = dorsal und anterior = ventral.

Die **Sagittalebene** erstreckt sich in der Körperlängsachse vom Rücken zum Bauch (**Abb. 2-2**, **Abb. 2-3**). Man schaut dabei seitlich auf oder in den Körper. Sagittal bedeutet entsprechend „von vorne nach hinten verlaufend". Sagittalebenen können von lateral nach medial „bewegt" werden. Der Sagittalschnitt, der genau in der Mitte liegt, ist ein **Medianschnitt.**

Als **Frontalebene** (auch Koronalebene) wird die bei einer Vorderansicht des Menschen sichtbare Ebene bezeichnet (**Abb. 2-2**). Die Frontalebene teilt den Körper in vorn und hinten. Bewegungen in dieser Vorn-hinten-Ebene erfolgen also von vorne nach hinten. In diesem Zusammenhang wird von *anterior* (vorn) und *posterior* (hinten) gesprochen. Auch hier müssen die beiden Körperachsen berücksichtigt werden (Meynert- und Forel-Achse, s.o.).

Als **Horizontalebene** oder auch Axial- oder Transaxialebene wird in der Neuroanatomie eine Ebene senkrecht zur Längsachse bezeichnet (**Abb. 2-2**), beim stehenden Menschen also eine horizontale Ebene. Je nach Lage des jeweiligen Horizontalschnitts spricht man von superior und inferior, die beiden Körperachsen müssen ebenfalls berücksichtigt werden. Für die Forel-Achse existiert der Begriff basal, der „nach unten, zur Hirnbasis gelegen" bedeutet. Insofern sind bei der Forel-Achse die Begriffe *basal, inferior und ventral* gleichzusetzen (**Abb. 2-2**; **Tab. 2-1**).

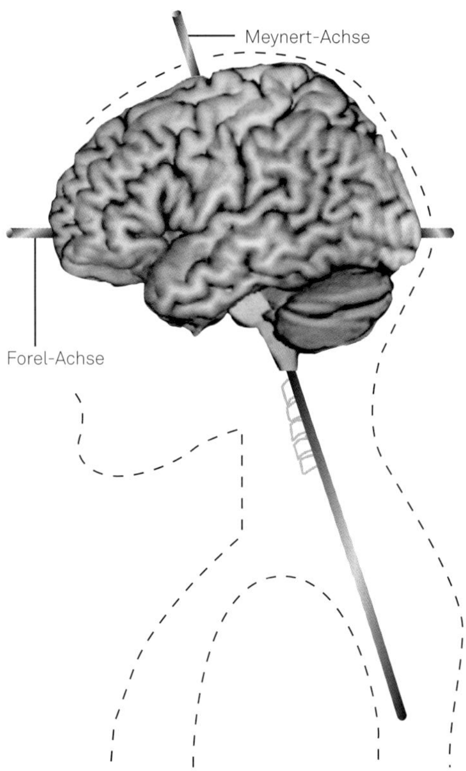

Abbildung 2-1: Schematische Darstellung der Meynert- und der Forel-Achse. (Nachgezeichnet nach Abbildung B auf S. 5 in Kahle et al., 1986)

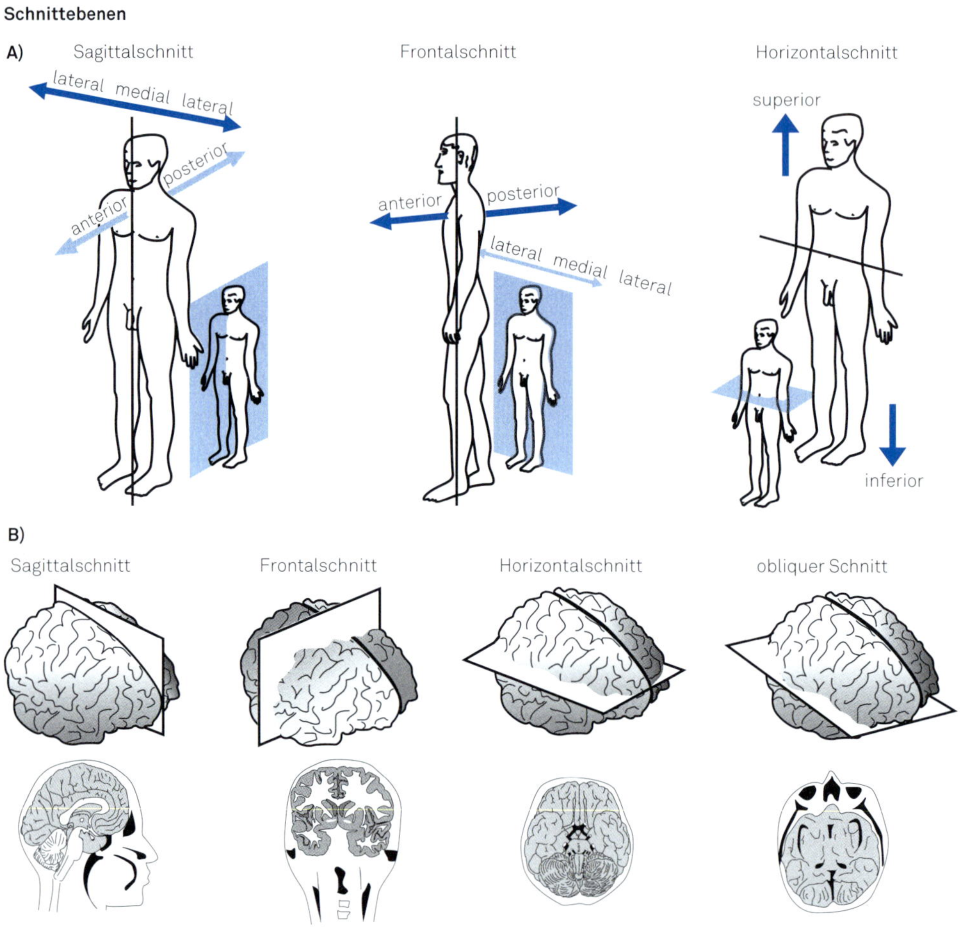

Abbildung 2-2: Schematische Darstellung der anatomischen Schnittebenen. A) Schnittebenen bezogen auf den Gesamtkörper. B) Schnittebenen bezogen auf das Gehirn.

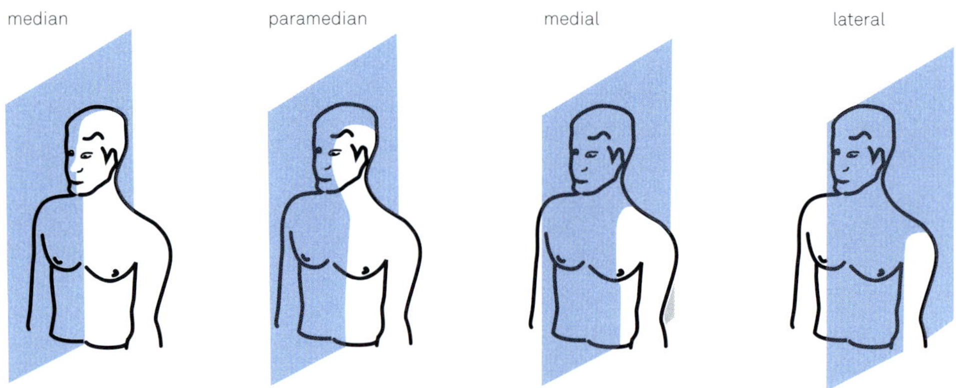

Abbildung 2-3: Verschiedene Positionen von Sagittalschnitten.

Tabelle 2-1: Zusammenfassung der Orientierungsebenen im Gehirn und die dazugehörigen ergänzenden Begriffe.

Ebene	Adjektive und Präfixe	Erläuterung
Sagittalebene		
	lateral	zur Seite gelegen
	medial	zur Mitte gelegen
	median	in der Mittellinie liegend
	para-	neben
	paramedian	unmittelbar neben der Mittellinie liegend
Frontalebene		
	anterior	vorne
	posterior	hinten
	prä-	vor
	post-	hinter
	oral rostral	mundwärts, schnabelwärts beide Lagerungen werden oft gleichsinnig benutzt
	kaudal	hinten, schwanzwärts
Horizontalebene		
	superior	oben
	inferior	unten
	dorsal	oben vor allem für die Forel-Achse!
	ventral	unten vor allem für die Forel-Achse!
	kaudal	unten vor allem für die Meynert-Achse!
	basal	nach unten, zur Hirnbasis gelegen vor allem für die Forel-Achse!
	supra-	über, oberhalb von
	infra-	unter, unterhalb von
	sub-	unter
	hypo-	unter

Die **oblique Schnittebene** bezeichnet eine leicht aus der Horizontalebene abgewinkelte Schichtführung.

2.2. Grobe Einteilung des menschlichen Gehirns

2.2.1. Graue Substanz, weiße Substanz und das Ventrikelsystem

In Gehirnpräparaten Verstorbener wie auch auf MRT-Bildern sind dunklere von helleren Bereichen zu unterscheiden. Die Hirnbereiche, welche die dunkleren Gebiete ausmachen, werden als **graue Substanz** bezeichnet. Die graue Substanz umfasst im Wesentlichen die Zellkörper der Nervenzellen und die Dendriten, während die **weiße Substanz** aus Axonen und Gliazellen besteht (Abb. 2-4). Des Weiteren ist die Zerebrospinalflüssigkeit zu erkennen, die sich vorwiegend in den Ventrikeln (Kammern) befindet. Vier Ventrikel werden unterschieden: zwei laterale, die besonders groß sind und sich in den Hemisphären befinden, der dritte Ventrikel zwischen den beiden Thalami und der vierte Ventrikel, der am hinteren Teil des Hirnstamms liegt (Abb. 2-5).

Die graue Substanz macht ca. 55 %, die weiße Substanz ca. 27 % und die Zerebrospinalflüssigkeit 18 % der gesamten Hirnmasse aus.

Die weiße Substanz besteht aus Axonen, die sich zu größeren Fasersystemen, auch Faserbündeln, zusammenschließen und verschiedene Hirngebiete miteinander verbinden. Unterschieden werden Kabelsysteme, die Hirngebiete innerhalb einer Hemisphäre verbinden (**Assoziationsfasern**, Abb. 2-6), von Kabelsystemen, die Hirngebiete zwischen den beiden Hemisphären verbinden (sogenannte **Kommissuren**). Die größte Kommissur ist das **Corpus callosum**, das ca. 2–3 % aller kortikalen Nervenzellen beider Hemisphären verbindet. Kleinere Kommissuren sind die Commissura anterior und die Habenulae (Abb. 2-7).

Graue und weiße Substanz

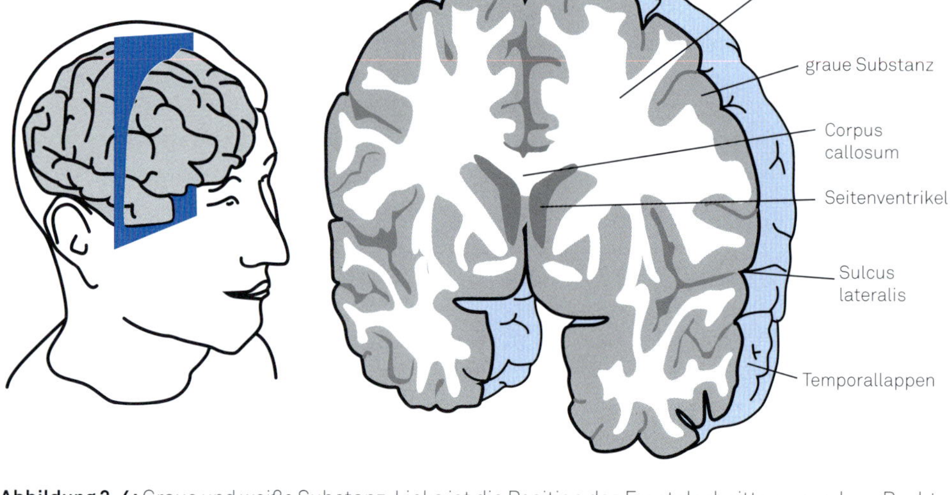

Abbildung 2-4: Graue und weiße Substanz. Links ist die Position des Frontalschnitts angegeben. Rechts erkennt man den Frontalschnitt. Die graue Substanz ist im Frontalschnitt grau dargestellt. (Nachgezeichnet nach der Abbildung 2-8 aus Kolb & Whishaw, 2001)

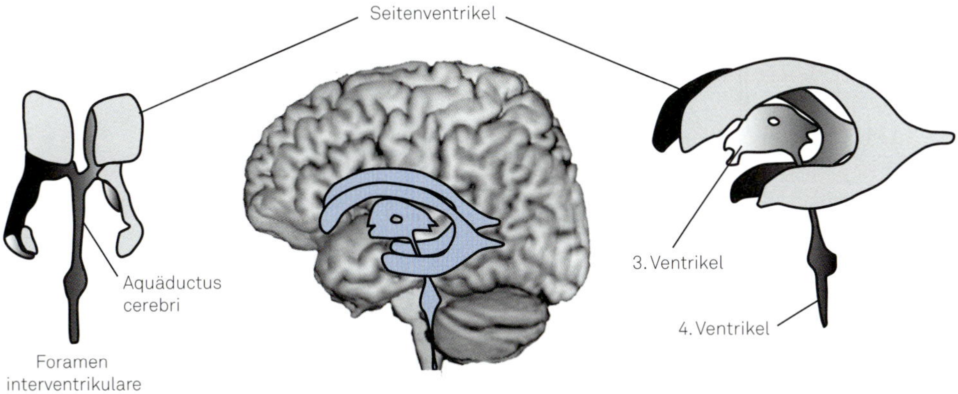

Abbildung 2-5: Das Ventrikelsystem ist in das Gehirn hinein platziert. Links und rechts neben dem Gehirn ist das Ventrikelsystem von vorne (links) und von der Seite (rechts) erkennbar.

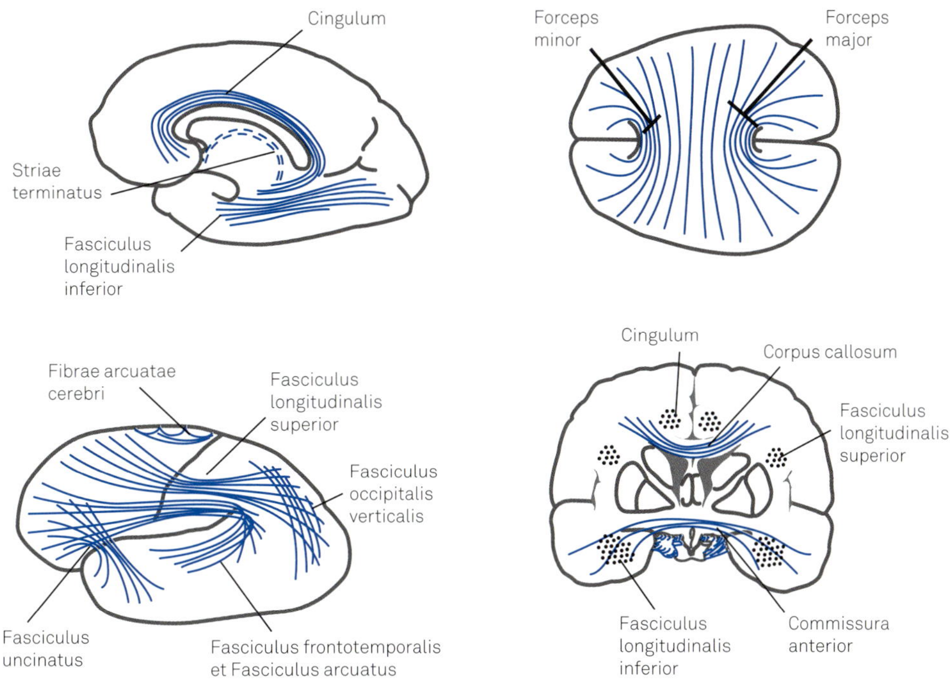

Abbildung 2-6: Assoziationsbahnen, Kommissuren und das Corpus callosum. (Nachgezeichnet nach der Abbildung 8-15 aus Duus, 2001)

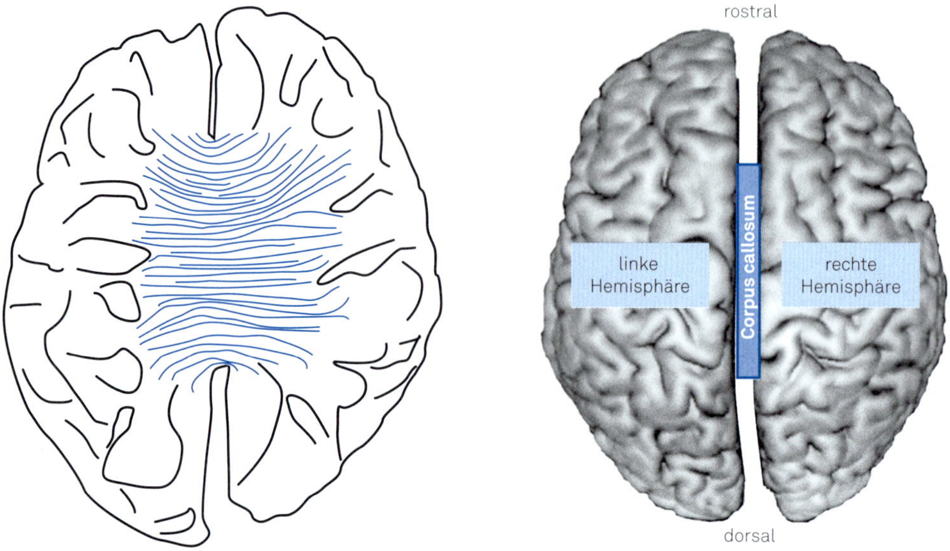

Abbildung 2-7: Das Corpus callosum. Links erkennt man schematisch die Fasern des Corpus callosums; rechts sind die beiden Hemisphären und das sie verbindende Corpus callosum dargestellt.

2.2.2. Hierarchische Organisation des zentralen Nervensystems

Bezüglich der Einteilung des Nervensystems existieren unterschiedliche Vorschläge. Nach morphologischen und topografischen Kriterien (also die Lage betreffend) werden das **zentrale** (ZNS) und das **periphere Nervensystem** (PNS) unterschieden. Das ZNS umfasst das Gehirn und das Rückenmark. Das PNS besteht aus Nervengewebe außerhalb des ZNS, sodass auch die Hirn- und Rückenmarksnerven, sobald sie aus den Rückenmarksegmenten oder dem Hirnstamm ausgetreten sind, sowie Ganglien und Rezeptoren, die außerhalb des ZNS liegen, dazu gezählt werden. Nach funktionellen Kriterien wird das Nervensystem in das **animale** (zerebrospinale) und das **vegetative Nervensystem** unterteilt.
Das Gehirn wird wie folgt eingeteilt:

- Encephalon = Gehirn
  - Prosencephalon = Vorderhirn
    - Telencephalon = Endhirn
    - Diencephalon = Zwischenhirn
  - Truncus cerebri = Hirnstamm
    - Mesencephalon = Mittelhirn
    - Rhombencephalon = Rautenhirn
    - Metencephalon
      - Pons = Brücke
      - Cerebellum = Kleinhirn
    - Myelencephalon = Nachhirn, Medulla oblongata

2.2.3. Zerebraler Kortex

Der zerebrale Kortex (auch: Großhirnrinde) bildet die größte Außenfläche des Gehirns und besteht aus einer linken und einer rechten Hemisphäre, in der eine Schicht grauer Substanz die weiße Substanz umgibt. Die Oberfläche des Kortex ist beim Menschen stark gefaltet, wodurch eine große Fläche und ein großes Volumen entstehen. Durch diese Faltung haben sich Gyri (Singular: **Gyrus**) gebildet, die durch tiefe Furchen, die sogenannten Sulci (Singular: **Sulcus**), getrennt sind.

Der Kortex ist ca. 3 mm dick und besteht aus mehreren Schichten, die jedoch nur in entsprechenden Präparaten unter dem Mikroskop zu erkennen sind. In den unterschiedlichen Kortexschichten finden sich verschiedene Gruppierungen von Nervenzellen und Axonen. Der größte Teil des Kortex, der auch als Neokortex bezeichnet wird, besteht aus sechs kortikalen Schichten. Weitere kortikale Regionen sind der Mesokortex (mit dem Gyrus cinguli, dem Gyrus parahippocampalis und der Insel) und der Allokortex (zu dem der Hippocampus, das Subiculum und der Gyrus dentatus gehören). Diese Hirnbereiche weisen andere Schichtstrukturen auf als der Neokortex.

Die laterale Oberfläche des Kortex beider Hemisphären ist in vier Lobi (Singular: Lobus = Lappen) unterteilt: Frontal-, Parietal-, Temporal- und der Okzipitallappen. Die Lobi sind anhand anatomischer Landmarken zu unterscheiden.

In der **Lateralansicht** kann der Frontallappen vom Temporallappen anhand zweier Furchen unterschieden werden (**Abb. 2-8**). Vor dem Sulcus centralis und oberhalb der Sylvischen Fissur (auch Sulcus Lateralis genannt) liegt der Frontallappen; unterhalb der Sylvischen Fissur befindet sich der Temporallappen. Der Parietallappen liegt hinter dem Sulcus centralis. Er ist in der Lateralansicht vom Okzipitallappen nicht eindeutig anhand anatomischer Landmarken abzugrenzen. In der Mediananansicht können diese beiden Lobi jedoch anhand des Sulcus parietooccipitalis unterschieden werden.

An der lateralen Oberfläche des Gehirns sind markante **Gyri** zu unterscheiden (**Abb. 2-9**). Im **Frontallappen** finden sich folgende:

- Gyrus praecentralis
- Gyrus frontalis superior
- Gyrus frontalis medius
- Gyrus frontalis inferior
  - pars orbitalis
  - pars triangularis
  - pars opercularis
- Gyri orbitalis
- Gyrus rectus.

Der Gyrus praecentralis liegt vor dem Sulcus centralis und verläuft parallel zu ihm. Vor dem Gyrus praecentralis verlaufen die drei großen Gyri des Frontallappens: Gyrus frontalis superior, Gyrus frontalis medius, Gyrus frontalis inferior. Der Gyrus frontalis inferior wird weiter in (von anterior nach posterior) pars orbitalis, pars triangularis und pars opercularis unterteilt. Der untere Teil des Gyrus frontalis inferior, der wie ein „Deckel" die dahinter liegende Insel abdeckt, wird auch als „Operculum" (Deckelchen) bezeichnet. Dieses Operculum zieht sich vom Frontalcortex bis zum Parietallappen. Das vordere Operculum wird auch als Operculum frontale bezeichnet. Das hintere, in den Parietallappen ragende, wird als Operculum frontoparietale bezeichnet.

In der Lateralansicht des **Temporallappens** finden sich folgende Gyri (von superior nach inferior angeordnet):

- Gyrus temporalis superior
- Gyrus temporalis medius
- Gyrus temporalis inferior.

In der Lateralansicht des **Parietallappens** können folgende Gyri unterschieden werden:

- Gyrus postcentralis
- Lobulus parietalis superior
- Lobulus parietalis inferior
- Gyrus supramarginalis
- Gyrus angularis.

Hinter dem Sulcus centralis liegt parallel zum Gyrus praecentralis der Gyrus postcentralis. Der Parietallappen wird in zwei kleinere „Lappen" (Singular: Lobulus; Plural: Lobuli) eingeteilt: Lobulus parietalis superior und Lobulus parietalis. Der Lobulus parietalis inferior besteht aus dem Gyrus supramarginalis und dem Gyrus angularis.

In der **Mediananansicht** (**Abb. 2-10**) des Gehirns sind im Frontalkortex der Gyrus frontalis superior und ventral der Gyrus rectus zu

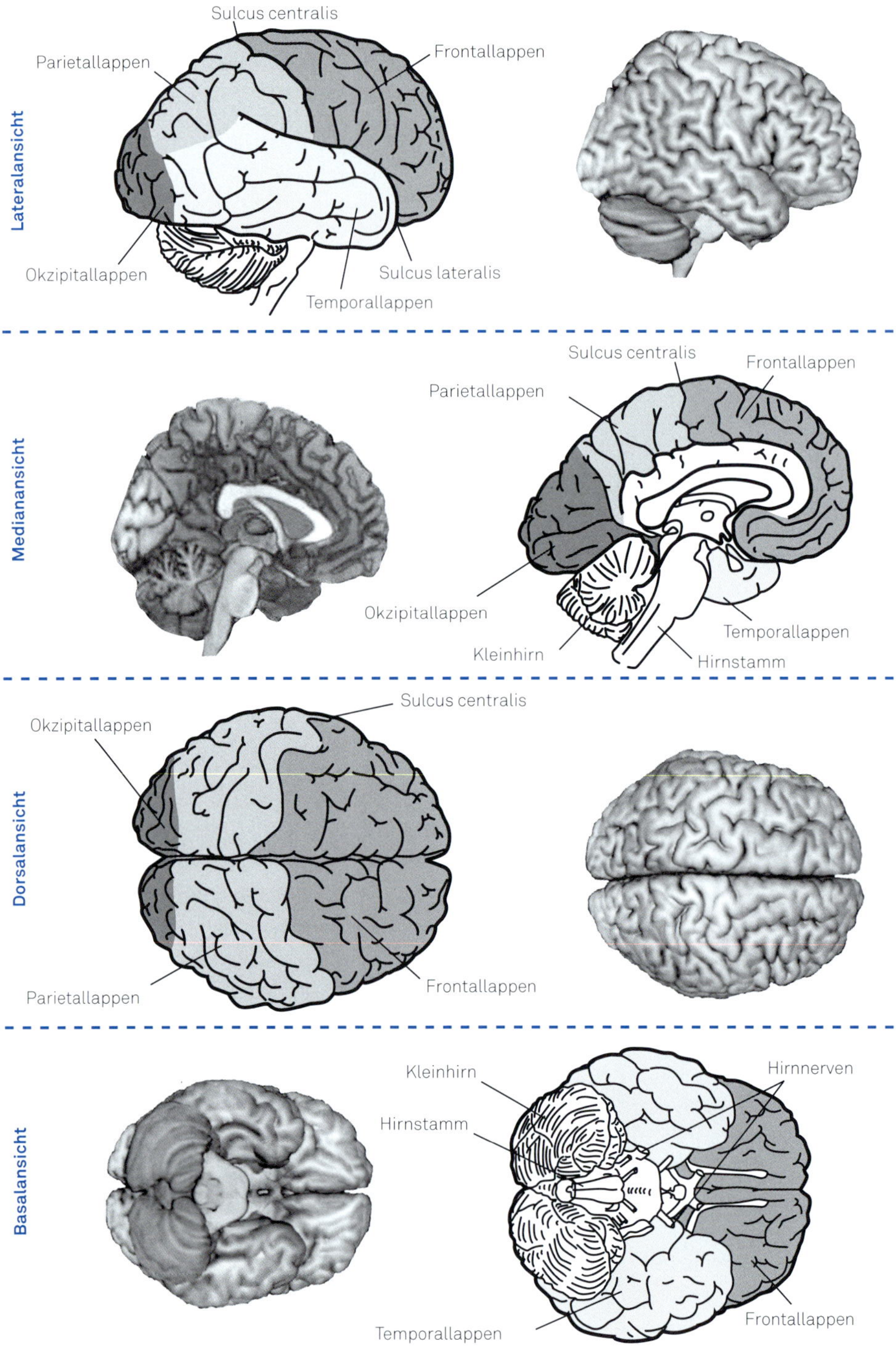

Abbildung 2-8: Einteilung des Gehirns in Lobi. Oben ist die Lateralansicht dargestellt, darunter die Medianansicht, dann die Dorsalansicht; ganz unten die Basalansicht. (Diese Abbildung ist der Abbildung 2-6 aus Kolb & Whishaw, 2001, nachempfunden. Die schematischen Hirnbilder sind neu gezeichnet worden.)

Lateralansicht des Gehirns

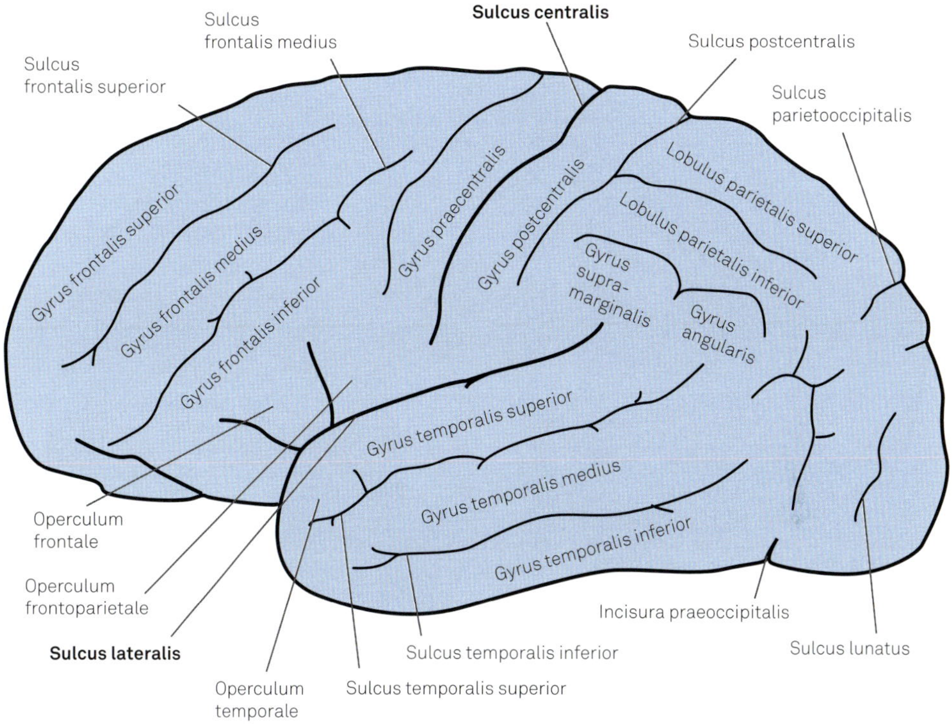

Abbildung 2-9: Lateralansicht der linken Gehirnhemisphäre. Eingetragen sind die wesentlichen Gyri und Sulci, die in der Lateralansicht erkennbar sind. (Nachgezeichnet nach Abbildung 8-9 aus Duus, 2001)

erkennen. Etwas dorsal zum Gyrus rectus unterhalb des Rostrums des Corpus callosum liegt die Area subcallosa, die u. a. für Geruchsfunktionen wichtig ist. Dorsal findet sich der Gyrus paracentralis, der so bezeichnet wird, weil er um den Sulcus centralis herum liegt. Ferner ist ein kleiner Teil des Gyrus praecentralis zu erkennen. Am ventralen Boden liegt der Gyrus rectus, der in der Basalansicht des Gehirns besser zu erkennen ist. Im Parietallappen ist der Praekuneus zu erkennen. Nach ventral wird dieser durch den Sulcus parietooccipitalis vom Cuneus getrennt, der wiederum nach unten vom Sulcus calcarinus begrenzt wird. Im Sulcus calcarinus liegt der primäre visuelle Kortex. In der Mediansicht sind darüber hinaus der Gyrus parahippocampalis, weiter ventral der Gyrus occipitotemporalis medialis und der Gyrus occipitotemporalis lateralis zu erkennen. Am posterioren Ende des Gyrus parahippocampalis befindet sich der Gyrus lingualis. Anterior am Gyrus parahippocampalis leicht dorsal findet sich der Uncus.

In der Mitte liegt auch der anteriore Teil des Gyrus cinguli, der gelegentlich abgekürzt als Cingulum bezeichnet wird. Das Cingulum umgibt das Corpus callosum bogenartig. Der vordere Teil des Corpus callosum wird als Rostrum und der geknickte Teil als Genu bezeichnet. Hinter dem Genu liegt der Truncus (Stamm) des Corpus callosum. Das posteriore Ende des Corpus callosum wird als Splenium bezeichnet.

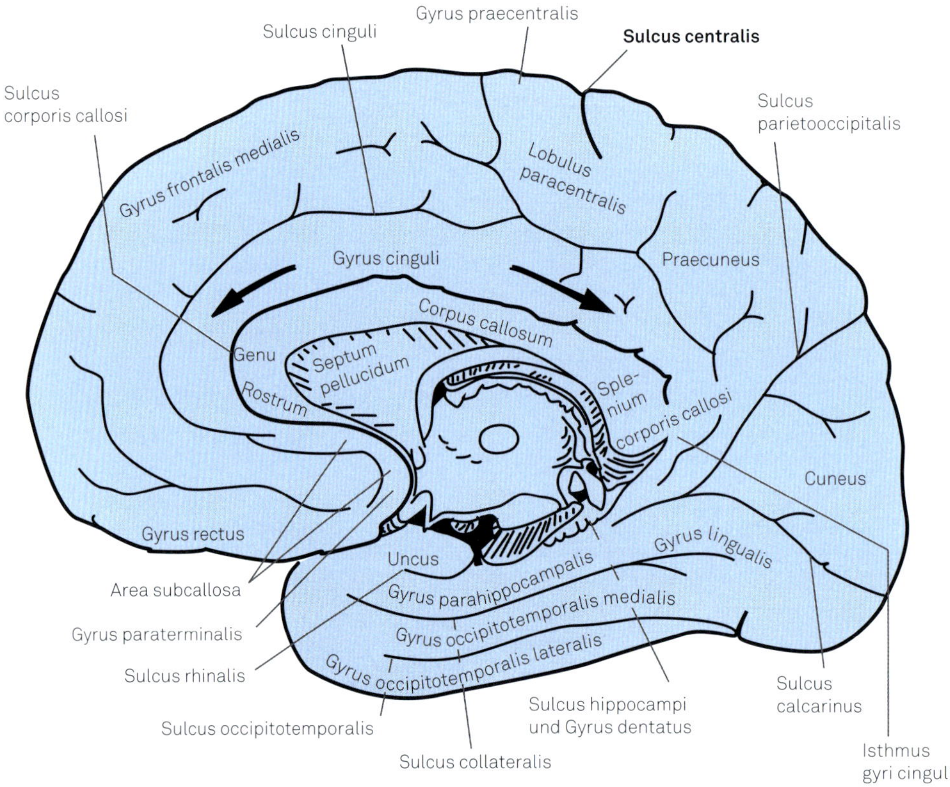

Abbildung 2-10: Mediansicht des Gehirns. Eingetragen sind die wesentlichen Gyri und Sulci, die in der Mediansicht erkennbar sind. (Nachgezeichnet nach Abbildung 8-5 aus Duus, 2001)

Folgende Hirngebiete sind in der Medianansicht zu erkennen:

- Gyrus frontalis superior
- Lobulus paracentralis
- Gyrus praecentralis
- Gyrus cinguli – Cingulum
- Gyrus rectus
- Praecuneus – Parietallappen
- Cuneus – Okzipitallappen
- Gyrus parahippocampalis – Gyrus lingualis
- Gyrus occipitotemporalis medialis
- Gyrus occipitotemporalis lateralis.

In der **Basalansicht** (**Abb. 2-11**) des Gehirns sind folgende Gyri zu erkennen:

- Gyri orbitales
- Gyrus rectus
- Uncus
- Gyrus parahippocampalis
- Gyrus lingualis
- Gyrus occipitotemporalis medialis
- Gyrus occipitotemporalis lateralis.

Die Gyri orbitales machen den gesamten unteren Teil des Frontalkortex aus, der auch **Orbitofrontalkortex** genannt wird. Neben den Hirnstrukturen, die auch in anderen Ansichten zu erkennen sind, ist zwischen dem Gyrus lingualis und dem Gyrus occipitotemporalis medialis der Gyrus fusiformis zu sehen. Tief innerhalb der Sylvischen Fissur (auch Sulcus lateralis genannt) liegt ferner das Inselgebiet (**Abb. 2-12**).

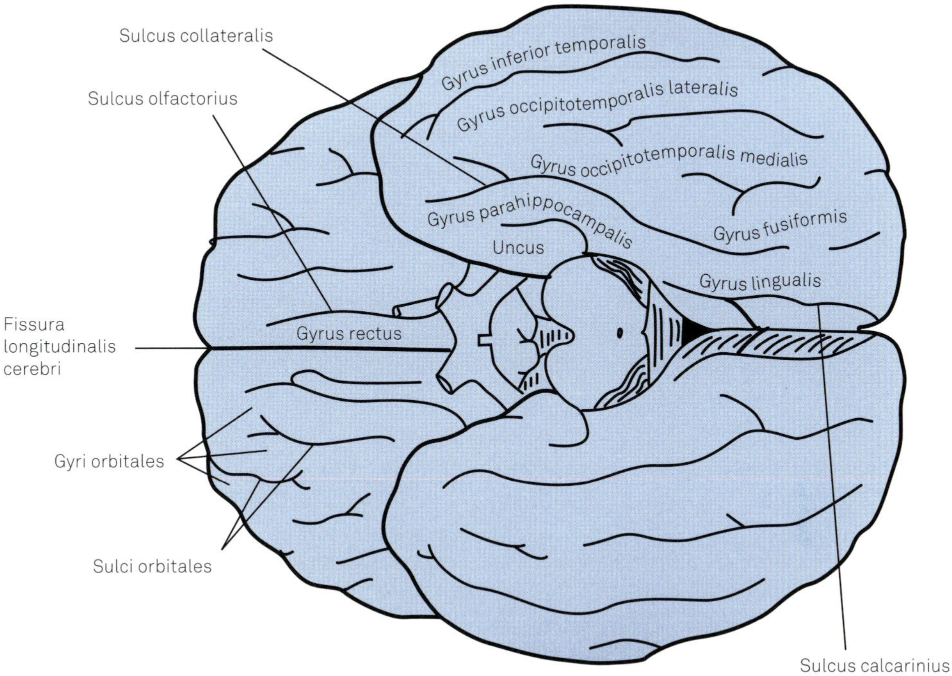

Abbildung 2-11: Basalansicht des Gehirns. Eingetragen sind die wesentlichen Gyri und Sulci, die in der Basalansicht erkennbar sind. (Nachgezeichnet nach Abbildung 8-8 aus Duus, 2001)

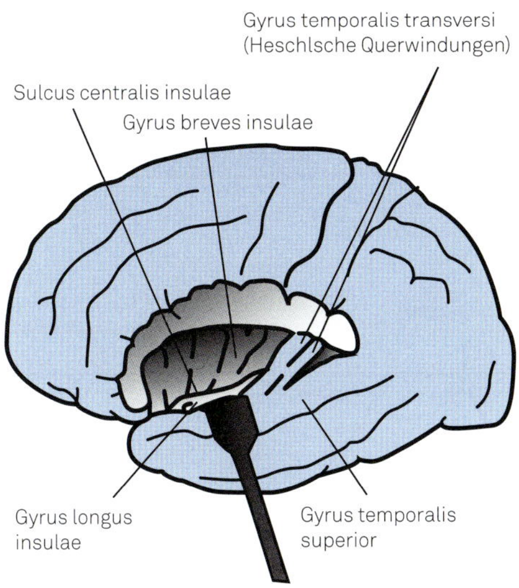

Abbildung 2-12: Das Inselgebiet. (Nachgezeichnet nach Abbildung 8-7 aus Duus, 2001)

2.2.4. Basalganglien

Die Basalganglien liegen im basalen Teil des Gehirns und sind von weißer Substanz umgeben. Während der Hirnentwicklung sind diese Nervenzellgruppen praktisch am basalen Boden des Gehirns liegen geblieben. Sie umgeben den Thalamus und sind evolutionär alte Hirnstrukturen. Eingebunden sind sie in motorische, aber auch kognitive Kontrollprozesse. Störungen der Basalganglienfunktionen sind typischerweise mit motorischen Beeinträchtigungen assoziiert, die sich entweder als hyperkinetische (Übermaß an Bewegungen) oder hypokinetische (Verminderung von Bewegungen) Störungen äußern (Kap. 12). Die Basalganglien sind auch in das Lernen von Regeln und kognitiven Fertigkeiten involviert.

Die wesentlichen Strukturen, die die Basalganglien ausmachen, sind **(Abb. 2-13)**:

- Nucleus caudatus
- Putamen
- Globus pallidus.

Im weiteren Sinn wird auch die Amygdala den Basalganglien zugeordnet. Der Nucleus caudatus ist eine langgezogene Struktur, die sich wie ein „Schweifkörper" zangenartig von vorne nach hinten entwickelt. Das Putamen (Schälchen) ist eine nach lateral gewölbte Struktur, in die sich medial der Globus pallidus einfügt. Zwischen dem Nucleus caudatus und dem Putamen befinden sich Nervenzellbrücken, die diesem Komplex ein streifenförmiges Aussehen geben.

2.2.5. Limbisches System

Das limbische System besteht aus verschiedenen Hirngebieten, denen gemeinsam ist, dass sie evolutionär gesehen alt und überwiegend in emotionale Kontrollprozesse eingebunden sind. Da Emotionen für das Gedächtnis von besonderer Bedeutung sind, sind limbische Strukturen auch für die Kontrolle des Gedächtnisses wesentlich. Zusammengefasst kann es als ein System aufgefasst werden, das den Organismus in die Lage versetzt, seine Bedürfnisse (angezeigt durch Emotionen) mit der gegenwärtigen, vergangenen und zukünftigen Umwelt in Einklang zu bringen. Zum limbischen System, in dem einige Strukturen kreisförmig angeordnet sind, gehören folgende Hirngebiete **(Abb. 2-14)**:

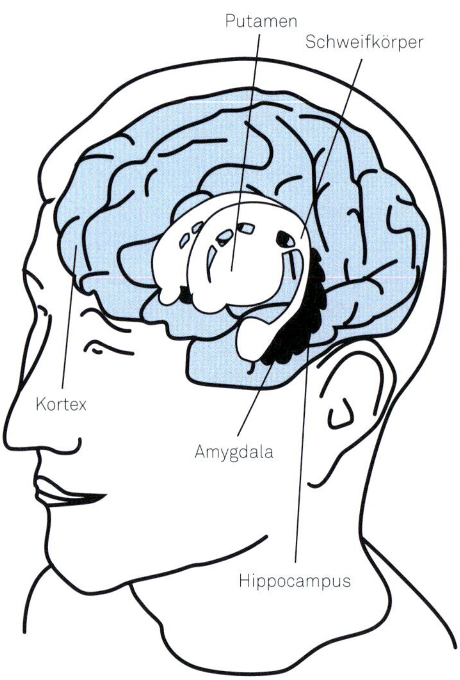

Abbildung 2-13: Basalganglien, in ein Gehirn projiziert. (Nachgezeichnet nach Abbildung 2-20 aus Kolb & Whishaw, 2001)

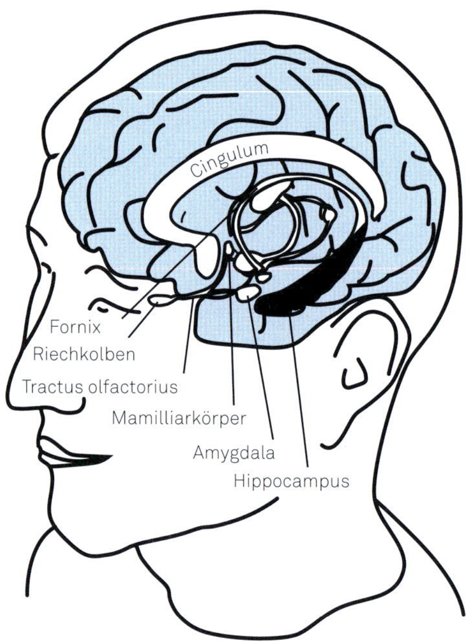

Abbildung 2-14: Das limbische System mit dem Cingulum, dem Hippocampus, der Amygdala, dem Mamillarkörper, dem Tractus olfactorius und der Fornix.

- Amygdala
- Hippocampus
- Fornix
- Cingulum (Gyrus cinguli)
- Corpora mamillare
- Septum
- Bulbus olfactorius.

Zum **mesolimbischen System** (also in der Mitte liegend) werden folgende Strukturen gezählt:
- Nucleus accumbens
- präfrontaler Assoziationskortex (hier besonders der Orbitofrontalkortex und der ventromediale Präfrontalkortex).

Die mesolimbischen Bahnen bestehen aus dopaminergen Faserprojektionen (Neurotransmitter zur Signalübertragung ist Dopamin) vom ventralen Tegmentum (im Mittelhirn) in den Kortex und in die limbischen Strukturen. Insbesondere der Nucleus accumbens wird als wichtiges Gebiet für die Vermittlung von Belohnung aufgefasst. Gelegentlich wird diese Struktur auch als **Belohnungszentrum** bezeichnet.

2.2.6. Zwischenhirn

Das Zwischenhirn setzt sich aus zwei Hauptstrukturen, dem **Thalamus** und dem **Hypothalamus**, zusammen (**Abb. 2-15**).

Der **Thalamus** besteht aus zwei miteinander verbundenen eiförmigen Strukturen, die beidseitig in der Mitte des Gehirns liegen. Er

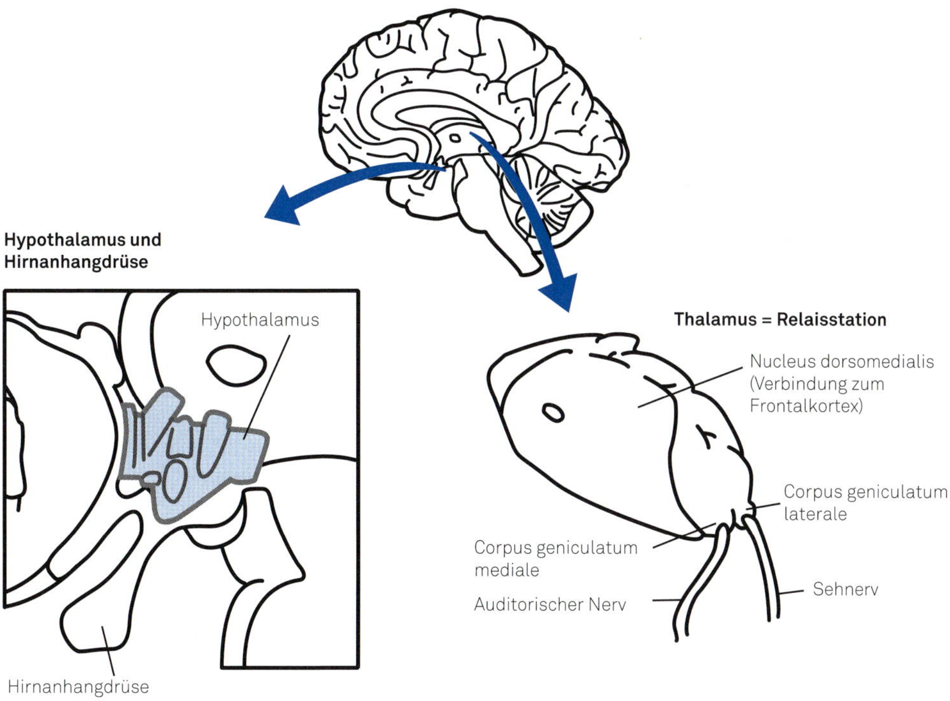

Abbildung 2-15: Links ist der Hypothalamus, rechts der Thalamus dargestellt. Beim Hypothalamus erkennt man auch die Hirnanhangdrüse. Beim Thalamus sind der Nucleus dorsomedialis, das Corpus geniculatum laterale und das Corpus geniculatum mediale ebenfalls dargestellt. (Nachgezeichnet nach Abbildung 2-19 aus Kolb & Whishaw, 2001)

ist die wichtigste Umschaltstation für die sensorischen Eingänge aus dem Körper und verbindet das Sensorium mit dem Kortex. Alle sensorischen Informationen (außer dem Geruch) werden im Thalamus umgeschaltet („Der Thalamus heißt Thalamus, weil alles durch den Thalamus muss"). Vom Thalamus laufen Projektionen zum Kortex und zu den Basalganglien. Am hinteren unteren Ende des Thalamus befinden sich die Kniehöcker (Corpus geniculatum laterale und mediale). Das Corpus geniculatum laterale (CGL) ist die thalamische Umschaltstation des Sehnervs, während das Corpus geniculatum mediale (CGM) die Umschaltstation für den Hörnerv ist.

Der **Hypothalamus** liegt unterhalb des Thalamus und besteht aus Kerngebieten, die für verschiedene Funktionen spezialisiert sind. Typische Funktionen, in deren Kontrolle der Hypothalamus eingebunden ist, sind die Regulation der Körpertemperatur, des Hungers und Durstes, des Sexualverhaltens sowie endokriner Funktionen. Tumore in diesem Hirngebiet können zu schwerwiegenden Ess- und Trinkstörungen führen, aber auch Wachstumsstörungen und Beeinträchtigungen der Sexualfunktionen hervorrufen.

2.2.7. Hirnstamm

Der Hirnstamm besteht aus vielen kleineren Strukturen. Unterschieden wird zunächst das Mittelhirn (Mesencephalon) vom Rautenhirn (Rhombencephalon) und Nachhirn (Medulla oblongata oder Myelencephalon). Das Rautenhirn besteht aus der Brücke (Pons), dem Kleinhirn (Cerebellum) und dem Myelencephalon (auch verlängertes Rückenmark genannt). Pons und Cerebellum werden auch als Metencephalon zusammengefasst.

Im **Mittelhirn** befindet sich posterior die Vierhügelplatte, auch **Tectum** genannt (**Abb. 2-16**), die aus vier kleinen Hügeln besteht, die Colliculi genannt werden. Das obere Pärchen wird als Colliculi superior, das untere als

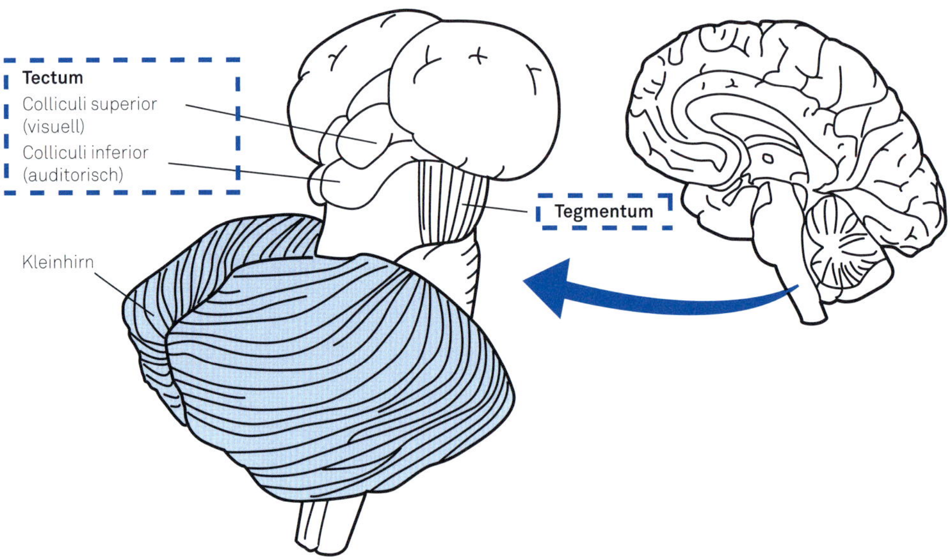

Abbildung 2-16: Darstellung des Mittelhirns mit der Vierhügelplatte (Tectum) und dem Tegmentum. Ansicht von hinten, sodass das Kleinhirn gut zu erkennen ist. Über dem Mittelhirn befindet sich beidseitig der Thalamus. (Nachgezeichnet nach Abbildung 2-18 aus Kolb & Whishaw, 2001)

Colliculi inferior bezeichnet. Die Colliculi superior sind wichtige Umschaltstationen für das Sehsystem, während die Colliculi inferior Umschaltstationen für das auditorische System darstellen. Colliculi superior und inferior sind Bestandteile evolutionär alter Informationspfade, die alternative Informationswege zum Kortex bzw. zu den primären visuellen und auditorischen Kortexgebieten darstellen, die für schnelle Anpassungsprozesse wichtig sind (z.B. für Orientierungsreaktionen). Diese beiden Kerngebiete sind auch in die Kontrolle von Aufmerksamkeitsfunktionen eingebunden.

Im Mittelhirn befindet sich darüber hinaus die **Substantia nigra**, ein dopaminerges Nervenzentrum, das eng mit den Basalganglien – verbunden ist. Mit den Basalganglien und hier insbesondere mit dem ventralen Striatum (auch Nucleus accumbens genannt) – bildet die Substantia nigra ein wichtiges Netzwerk der motorischen Kontrolle.

Das **Kleinhirn** (Cerebellum = kleines Gehirn) ist unterhalb des Okzipitallappens dem Hirnstamm hinten aufgelagert. Beim Menschen hat dieses Hirnteil das zweitgrößte Volumen. Die Kleinhirnoberfläche ist stark gefaltet und soll über eine größere Nervenzelldichte als der Kortex verfügen. Das Kleinhirn erfüllt wichtige Aufgaben bei der Steuerung der Motorik: Es ist zuständig für Koordination, Feinabstimmung, unbewusste Planung und das Erlernen von Bewegungsabläufen. Zudem wird ihm eine Rolle bei zahlreichen höheren kognitiven Prozessen zugeschrieben. Bei bilateralen Läsionen treten markante Sprech- und Bewegungsstörungen auf. Eine Schädigung oder Funktionsstörung des Kleinhirns führt je nach Lage und Ausdehnung des betroffenen Areals zu charakteristischen Symptomen, in der Mehrzahl Ataxien. Bei einer Läsion der medianen (vermalen) Zone des **Spinocerebellums** resultiert eine Stand- und Gangataxie. Bei Läsionen der intermediären oder paravermalen Zone des Spinocerebellums steht dagegen die mangelnde Kontrolle und Koordination der Bewegungsdurchführung im Vordergrund. Charakteristisch bei Läsionen der medianen Zone ist ein unsicherer, wankender Stand und Gang (Stand- und Gangapraxie) wie beim Betrunkenen. Bei Läsionen intermediärer oder paravermaler Kleinhirnbereiche sind mangelnde Kontrolle und Koordination der Bewegungsdurchführung zu beobachten. Diese Auffälligkeiten äußern sich durch Störungen der Zielmotorik (Hypermetrie und Dysmetrie: über das Ziel hinaus- bzw. am Ziel vorbeischießende Bewegungen), einen Intentionstremor (d.h. ein Zittern, das umso stärker wird, je näher die Hand dem Ziel kommt), die Unfähigkeit, schnell nacheinander und abwechselnd antagonistische Bewegungen durchzuführen (Dysdiadochokinese), und motorische Sprechprobleme (Dysarthrie). Bei Läsionen des **Pontocerebellums** treten Probleme in der Bewegungsplanung auf (Asynergie: nicht aufeinander abgestimmt und Folge von Muskelaktivitäten).

Ein wesentliches Kennzeichen des Kleinhirns ist die Integration sensorischer Informationen aus der Peripherie mit Informationen aus dem Kortex (Integration von Bottom-up- mit Top-down-Informationen). Das Kleinhirn kontrolliert nicht nur Bewegungen, sondern auch kognitive Funktionen; v.a. in die Kontrolle des klassischen Konditionierens ist es eingebunden. Man spricht auch vom „Satellitenrechner" des Großhirns, der quasi parallel zum Großhirn Berechnungen durchführt.

Die **Brücke** (Pons) ist ein Bindeglied zwischen dem Klein- und dem Großhirn. Sie wird in einen vorderen Abschnitt, die Basis, und einen hinteren Teil, die Brückenhaube, unterschieden. An der Basis befinden sich zwei „Säulen", die **Pyramidenbahnen** (Tractus pyramidalis). In der zwischen den beiden Pyramidenbahnen liegenden Rinne (Sulcus basilaris) verläuft die Arteria basilaris. Hinter dem Pons liegt das **Corpus trapezoideum** (Trapezkörper), in dem die Hörbahn verläuft und an dem der VI. und VIII. Hirnnerv an die Oberfläche treten (Kap. 9). Der Bereich zwischen dem Kleinhirn und dem Unterrand des ventral davorliegenden Pons wird als **Kleinhirnbrückenwinkel** bezeichnet. Dort treten nach schräg ventral die beiden Hirnnerven Nervus facialis und Nervus vestibulocochlearis aus. Im Kleinhirnbrückenwinkel können Kleinhirnbrückenwinkeltumore (Akustikusneurinome) entstehen. An der Seite der Brücke tritt beidseitig der V. Hirnnerv, der Trigeminus, aus.

Überwiegend im Pons lokalisiert ist ein ausgedehntes, diffuses Neuronennetzwerk, das sich von der Medulla oblongata bis zum Mittelhirn erstreckt: die **Formatio reticularis** (von lateinisch formatio = „Gestaltung", „Bildung" und reticularis = „netzartig"); **Abb. 2-17**. Sie setzt sich nach vorn in das mediale Vorderhirnbündel fort. Neben der diffusen Anordnung der Neurone können abgrenzbare Kerngruppen unterschieden werden: die **Raphékerne** und der **Locus coeruleus**. Die aus der Formatio reticularis aufsteigenden Afferenzen haben sensorische, die absteigenden Efferenzen motorische Funktionen. Die wichtigste

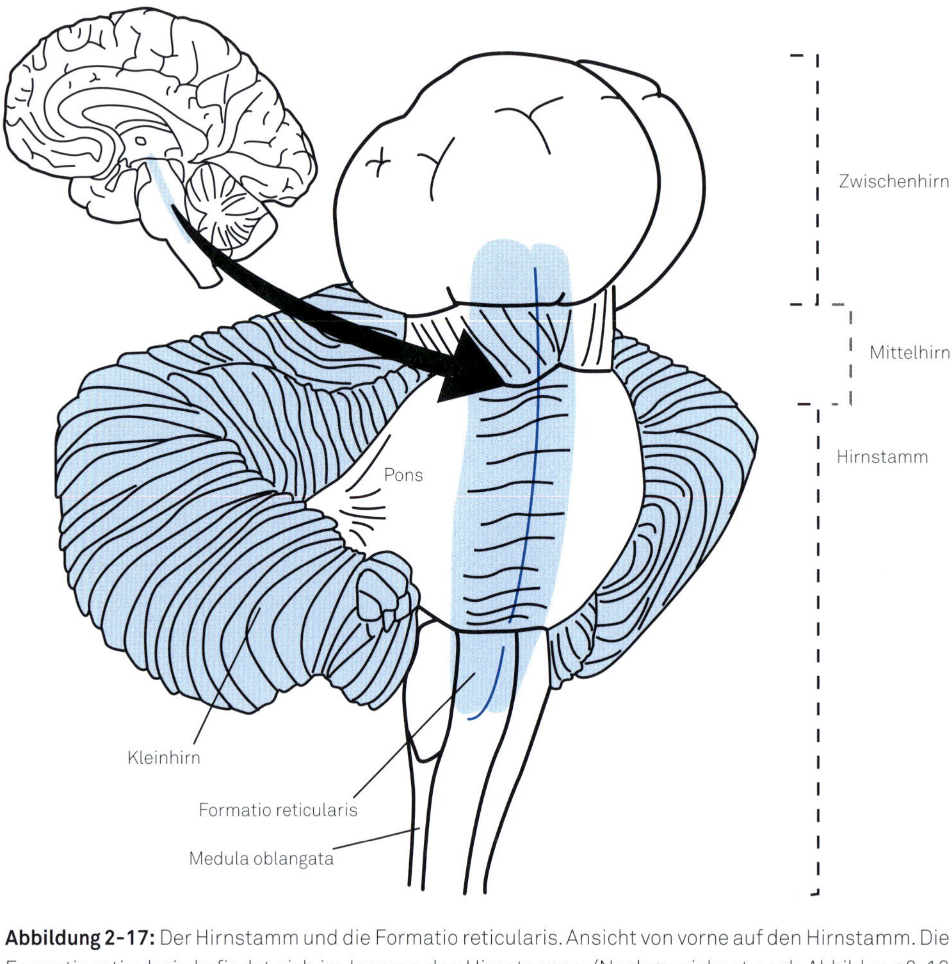

Abbildung 2-17: Der Hirnstamm und die Formatio reticularis. Ansicht von vorne auf den Hirnstamm. Die Formatio reticularis befindet sich im Inneren des Hirnstamms. (Nachgezeichnet nach Abbildung 2-16 aus Kolb & Whishaw, 2001)

Funktion dieses Netzwerks ist jedoch die unspezifische Aktivitätskontrolle des Gehirns, die durch ein in die Formatio reticularis eingebettetes System, das **aufsteigende retikuläre aktivierende System** (ARAS), ausgeübt wird. Über dieses Netzwerk werden der Thalamus und der Kortex aktiviert und funktional die Aufmerksamkeit, Wachheit und das Bewusstsein moduliert.

Die **Medulla oblongata** (auch verlängertes Rückenmark genannt) liegt unter der Brücke und geht in das Rückenmark über. Diese Hirnstruktur beinhaltet Nervenzellen, die in die Regulation von vitalen Funktionen eingebunden sind (z.B. Atmung, Schlucken, Herzfrequenzkontrolle und Schlaf-wach-Rhythmus).

2.2.8. Hirnnerven

Als Hirnnerven werden die Nerven bezeichnet, die aus Hirnnervenkernen im Gehirn entspringen (**Tab. 2-2**). Die meisten Hirnnervenkerne liegen im Hirnstamm. Andere Nerven entspringen aus dem Rückenmark. Eine Ausnahme bildet der Nervus accessorius (s.u.): Er gilt als Hirnnerv, obwohl er z.T. dem Rückenmark entspringt. Die ersten beiden Hirnnerven

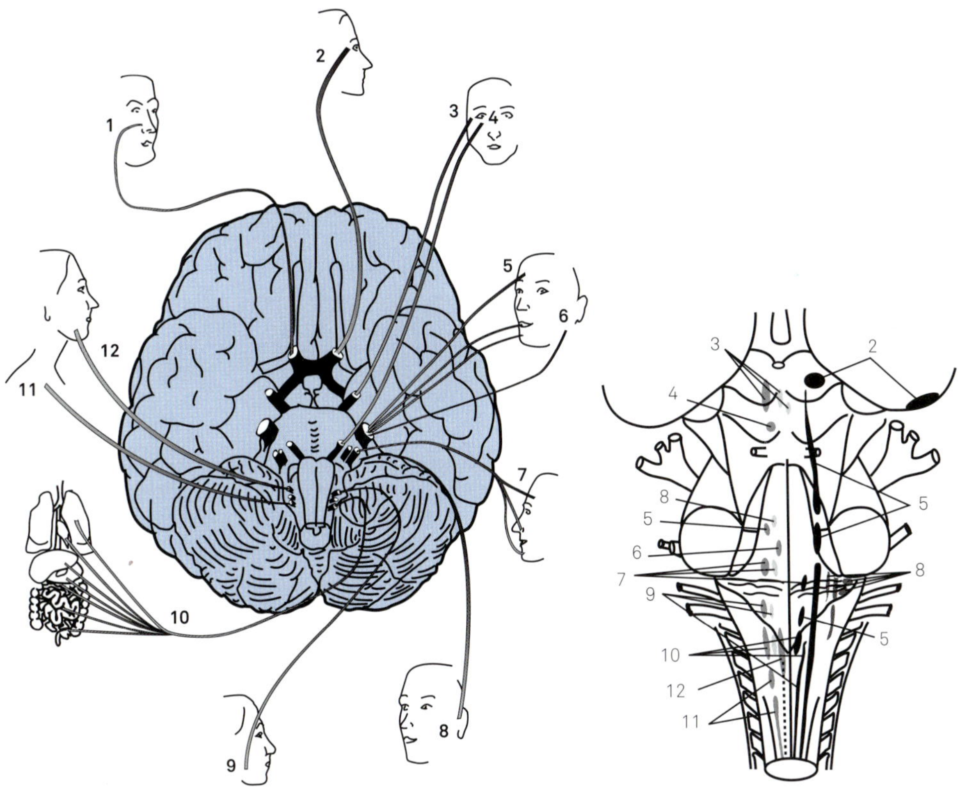

Abbildung 2-18: Die Lage der Hirnnerven ist links im Bild bezogen auf die Basalansicht des Gehirns dargestellt. Im rechten Bildteil ist nur ein Ausschnitt des Hirnstamms (von dorsal) abgebildet. Die einzelnen Hirnnerven sind mit ihren zugehörigen Nummern versehen. (Nachgezeichnet nach Abbildung 2-14 aus Kolb & Whishaw, 2001)

(Riech- und Sehnerv) sind keine peripheren Nerven, sondern Teile des Gehirns, sie werden aufgrund der traditionellen Sicht dennoch weiterhin als Hirnnerven bezeichnet. Ein Hirnnerv kann alle Faserqualitäten führen: somatomotorische, somatosensible und vegetative Fasern. Die Hirnnerven versorgen den Kopfbereich, den Hals und über parasympathische Fasern auch die Organe im Rumpfbereich.

Tabelle 2-2: Tabellarische Darstellung der Hirnnervenkerne.

Nr.	Name	Versorgungsgebiet
I	Nervus olfactorius (Riechnerv)	leitet Signale von der Nase zum Gehirn
II	Nervus opticus (Sehnerv)	leitet die Signale der Netzhaut zum Gehirn
III	Nervus oculomotorius (Augenbewegungsnerv)	steuert Augen- und Lidbewegung sowie die Regenbogenhaut (Iris)
IV	Nervus trochlearis (Augenrollnerv)	steuert den schrägen oberen Augenmuskel
V	Nervus trigeminus (Drillingsnerv)	leitet sensible Informationen aus dem ganzen Gesichtsbereich zum Gehirn und innerviert die Kaumuskulatur; besteht aus: 1. Augennerv 2. Oberkiefernerv 3. Unterkiefernerv
VI	Nervus abducens (Augenabziehnerv)	innerviert den lateralen Augenmuskel
VII	Nervus facialis (Gesichtsnerv)	• mimische Muskulatur • Geschmackswahrnehmung in den vorderen zwei Dritteln der Zunge • Innervation aller Kopfdrüsen außer der Ohrspeicheldrüse
VIII	Nervus vestibulocochlearis (Hör- und Gleichgewichtsnerv)	Weiterleitung der Informationen aus der Gehörschnecke und dem Gleichgewichtsorgan
IX	Nervus glossopharyngeus (Zungen-Rachen-Nerv)	• Weiterleitung von Signalen aus dem hinteren Zungenabschnitt zum Gehirn • Innervation der Muskeln des Rachens (Kontrolle des Schluckaktes) • innerviert auch die Ohrspeicheldrüse
X	Nervus vagus („umherschweifender" Nerv)	• Hauptnerv des Parasympathikus • an der Regulation der Tätigkeit vieler innerer Organe beteiligt
XI	Nervus accessorius („zusätzlicher" Nerv)	• versorgt motorisch die Nackenmuskulatur (Musculus trapezius, Musculus sternocleidomastoideus) • entspringt aus dem Rückenmark, wird aber zu den Hirnnerven gezählt
XII	Nervus hypoglossus (Unterzungennerv)	kontrolliert die Zungenbewegung

2.3. Hirnhäute

Das Gehirn befindet sich im Kopfschädel (Schädelkalotte) und ist von Hirnhäuten umgeben, die in der Neurologie und Neuroanatomie als Meningen bezeichnet werden **(Abb. 2-19)**. Unterschieden werden drei Hirnhäute, eine sogenannte harte und zwei weiche. Die äußere Hirnhautschicht, auch Dura mater genannt, schützt das Gehirn nach außen gegen die Schädelkalotte. Unter ihr dem Gehirn zugewandt liegt die Arachnoidea mater encephali (Spinnhaut). Eng um den Kortex schmiegt sich die Pia mater. Zwischen der Arachnoidea und der Pia mater befindet sich der Subarachnoidalraum, in dem zahlreiche Blutgefäße verlaufen. Ausgefüllt ist dieser Raum mit Rückenmarksflüssigkeit (Liquor cerebrospinalis, Zerebrospinalflüssigkeit), er wird auch als äußerer Liquorraum bezeichnet.

2.4. Zusammenfassung

- Zur Orientierung im Gehirn werden die Sagittal-, Horizontal- und Frontalebene genutzt.
- Unterschieden werden die Meynert- und die Forel-Achse. Die Forel-Achse verläuft vom Frontalpol des Gehirns zum Okzipitalpol. Die Meynert-Achse ist die Längsachse des Hirnstamms.
- Zur Orientierung im Gehirn werden **Lagebezeichnungen** verwendet, die sich teilweise an den Schnittebenen und an den Achsen orientieren. Das Vorderende der Forel- und der Meynert-Achse wird als oral oder rostral (mundwärts) und das Hinterende als kaudal (schwanzwärts) bezeichnet. Damit gelten für das Vorderhirn anterior = oral, posterior = kaudal, inferior = ventral und posterior = dorsal. Für den Hirnstamm gilt die Meynert-Achse. Somit ist im Hirnstamm inferior = kaudal, superior = oral, posterior = dorsal und anterior = ventral.
- Die graue Substanz umfasst im Wesentlichen die Zellkörper der Nervenzellen, wäh-

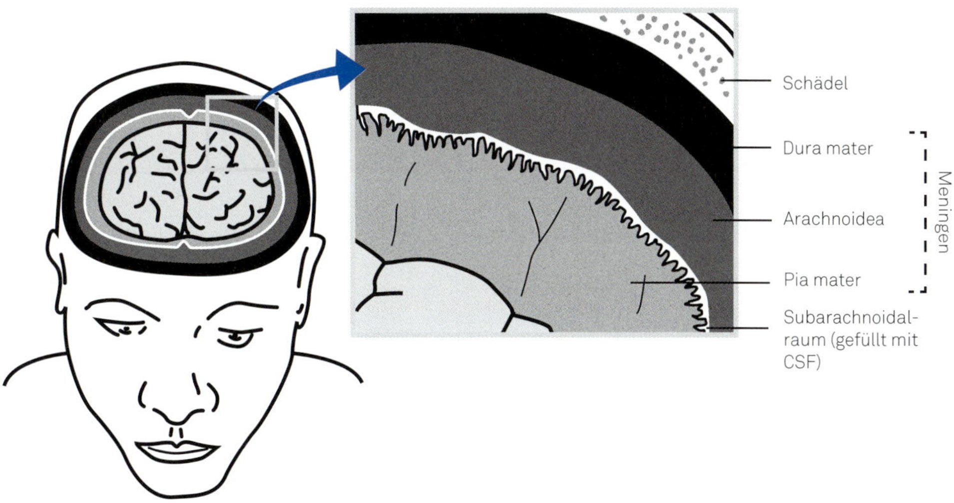

Abbildung 2-19: Dargestellt sind die drei Hirnhäute Dura mater, Arachnoidea und die Pia mater. Zwischen Pia mater und Arachnoidea befindet sich der Subarachnoidalraum, der die Zerebrospinalflüssigkeit (CSF) enthält. (Nachgezeichnet nach der Abbildung 2-5 aus Kolb & Whishaw, 2001)

rend die weiße Substanz aus Axonen und Gliazellen besteht.

- Zwei große **Kabelsysteme** werden unterschieden: Die Assoziationsfasern verbinden Hirngebiete innerhalb einer Hemisphäre. Die Kommissuren verbinden Hirngebiete zwischen den beiden Hemisphären. Die größte Kommissur ist das Corpus callosum, das ca. 2–3 % aller kortikalen Nervenzellen beider Hemisphären miteinander verbindet. Als kleinere Kommissuren sind die Commissura anterior und die Habenulae bekannt.
- Nach morphologischen und topografischen Kriterien werden das **zentrale** (ZNS) und das **periphere Nervensystem** (PNS) unterschieden. Das ZNS umfasst das Gehirn und das Rückenmark. Das PNS besteht aus Nervengewebe außerhalb des ZNS. Nach funktionellen Kriterien wird das Nervensystem in das **animale** (zerebrospinale) und das **vegetative Nervensystem** eingeteilt.
- Zum vegetativen Nervensystem zählen das sympathische und das parasympathische Nervensystem.
- Das gesamte Gehirn wird als Encephalon bezeichnet, das in das Prosencephalon und den Truncus cerebri unterschieden wird. Das Prosencephalon besteht aus dem Telencephalon und dem Diencephalon. Dem Truncus cerebri werden das Mesencephalon und das Rhombencephalon zugerechnet. Das Rhombencephalon besteht aus dem Pons, dem Cerebellum und dem Myelencephalon.
- Die laterale Oberfläche des **Kortex** beider Hemisphären ist in Frontal-, Parietal-, Temporal- und Okzipitallappen unterteilt. Die Lobi sind anhand anatomischer Landmarken recht gut zu unterscheiden.
- Die **Basalganglien** setzen sich zusammen aus: Nucleus caudatus, Putamen und Globus pallidus. Anatomisch gehört auch die Amygdala dazu.
- Das **limbische System** besteht aus der Amygdala, dem Hippocampus, der Fornix, dem Cingulum (Gyrus cinguli), den Corpora mamillare, dem Septum und dem Bulbus olfactorius.
- Zum **mesolimbischen System** werden Nucleus accumbens und präfrontaler Assoziationskortex (hier besonders der Orbitofrontalkortex und der ventromediale Präfrontalkortex) gezählt.
- Das **Zwischenhirn** besteht aus dem Thalamus und dem Hypothalamus.
- Der **Hirnstamm** besteht aus vielen kleineren Strukturen. Unterschieden wird zunächst das Mittelhirn (Mesencephalon) vom Rautenhirn (Rhombencephalon) und Nachhirn (Medulla oblongata oder Myelencephalon). Das Rautenhirn besteht aus der Brücke (Pons) und dem Kleinhirn (Cerebellum). Diese beiden Teile werden auch als Metencephalon zusammengefasst.
- Überwiegend im Pons lokalisiert befindet sich die **Formatio reticularis**, die sich nach vorn in das mediale Vorderhirnbündel fortsetzt.
- 12 **Hirnnerven** werden unterschieden: I. Nervus olfactorius (Riechnerv), II. Nervus opticus (Sehnerv), III. Nervus oculomotorius (Augenbewegungsnerv), IV. Nervus trochlearis (Augenrollnerv), V. Nervus trigeminus (Drillingsnerv), VI. Nervus abducens (Augenabziehnerv), VII. Nervus facialis (Gesichtsnerv), VIII. Nervus vestibulocochlearis (Hör- und Gleichgewichtsnerv), IX. Nervus glossopharyngeus (Zungen-Rachen-Nerv), X. Nervus vagus („umherschweifender" Nerv), XI. Nervus accessorius („zusätzlicher" Nerv), XII. Nervus hypoglossus (Unterzungennerv).

2.5. Fragen und Aufgaben

- Mit welchen Schnittebenen orientieren wir uns im Gehirn?

- Beschreiben Sie die Forel- und die Meynert-Achse und die Konsequenzen für die Orientierung im Gehirn.
- Erläutern Sie, was graue und weiße Substanz ist.
- Was sind Kommissuren und Assoziationsfasern?
- Wie wird das Gehirn eingeteilt?
- Welche Lobi können unterschieden werden? Erklären Sie die wesentlichen Landmarken zur Einteilung.
- Beschreiben Sie die wesentlichen Gyri und Sulci, die in der Lateralansicht des Gehirns zu erkennen sind.
- Beschreiben Sie die wesentlichen Gyri und Sulci, die in der Mediananansicht des Gehirns zu erkennen sind.
- Beschreiben Sie die wesentlichen Gyri und Sulci, die in der Basalansicht des Gehirns zu erkennen sind.
- Was sind die Basalganglien und welche Hirngebiete werden ihnen zugeordnet?
- Welche Hirngebiete gehören zum limbischen System?
- Beschreiben Sie das Zwischenhirn und erläutern Sie, welche Gebiete dazugehören.
- Was gehört zum Hirnstamm?
- Warum ist die Formatio reticularis so interessant?
- Wie viele Hirnnerven werden unterschieden? Welche Funktionen haben die einzelnen Hirnnerven?

2.6. Weiterführende Literatur

Duus, P. (2001). Neurologisch-topische Diagnostik. 7. Aufl. Stuttgart: Thieme.

Sitzer, M., Steinmetz, H. (2011). Lehrbuch Neurologie. München: Urban & Fischer.

Zilles, K., Rehkämper, G. (1998). Funktionelle Neuroanatomie. Lehrbuch und Atlas. 3. Aufl. Heidelberg: Springer.

3. Nervenzellen, Module, Kabel und Netzwerke

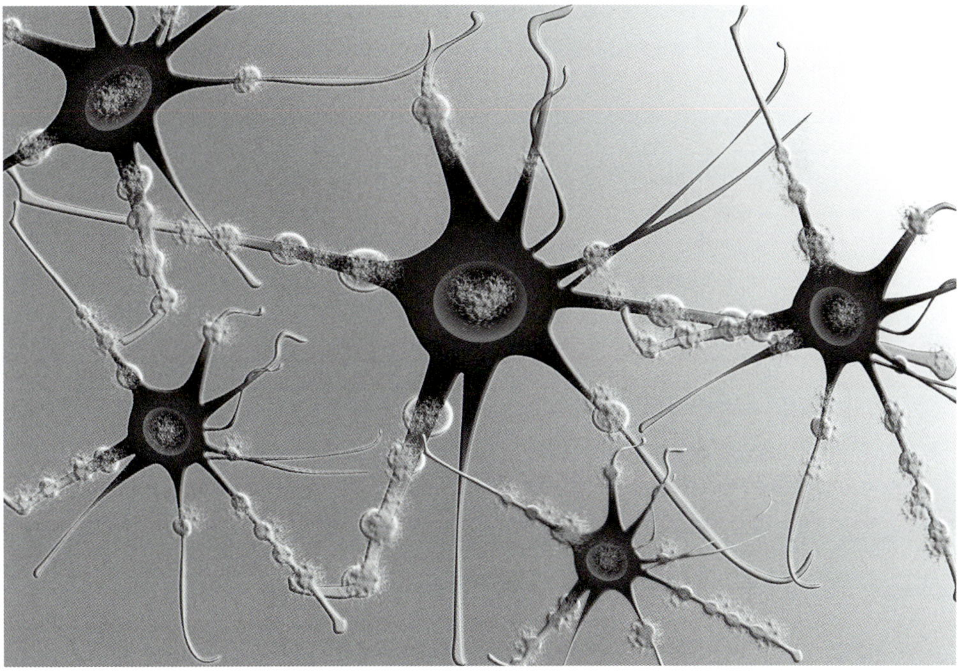

3.1. Einführung

Der Mensch verfügt über viele bemerkenswerte Fähigkeiten, die aus Sicht der Neurowissenschaften durch die besondere Architektur des Gehirns bedingt sind. Im Zuge der Evolution hat sich das Gehirn des Menschen (genauer: des Hominiden) stark verändert. Vor ca. 4–5 Millionen Jahren ging aus gemeinsamen Vorfahren mit affenähnlichen Wesen der erste Hominide, der **Australopithecus afarensis**, hervor. Über verschiedene Zwischenformen von Australopithecen (Australopithecus africanus und Australopithecus robustus) entwickelten sich die Hominiden mit dem Homo habilis (lateinisch: „geschickt", „befähigt", „begabt") und dem Homo erectus (lateinisch: „aufgerichtet") weiter. Der Homo habilis bevölkerte vor ca. 2–1,5 Millionen Jahren die Erde. Der Zeitraum, in dem der Homo erectus lebte, wird auf 1,5 Millionen bis 300000 Jahre vor heute datiert. Es folgte der Neandertaler, der vor ca. 300000–40000 Jahren lebte. Der moderne Mensch (**Homo sapiens**; lateinisch: der „weise", „kluge" Mensch) erschien erst vor ca. 200000 Jahren; offenbar lebte er eine Zeit lang gemeinsam mit dem Neandertaler. Anhand von Schädelfunden kann die jeweilige Gehirngröße der Hominiden geschätzt werden (**Tab. 3-1**). Diese Schätzungen zeigen, dass sich das Gehirnvolumen im Verlauf der Evolution stark vergrößert hat.

3.2. Enzephalisationsquotient

Der Paläontologe und Neuroanatom Jerison hat in seinen Werken (1973, 2000) dargelegt, dass die Hirngröße (gemessen als Hirnvolumen oder -gewicht) als Kennwert für die Größe der Gehirnoberfläche und die Anzahl der Nervenzellen dienen kann. Er diskutiert auch, inwieweit die Gehirngröße als Indikator für die Intelligenz gewertet werden kann, wobei er zu dem Schluss kommt, dass Gehirngröße und Intelligenz zumindest im Vergleich zwischen den Arten nicht zusammenhängen. Dies verdeutlicht folgende Überlegung: Das Gehirn eines Pottwals wiegt ungefähr 8000 Gramm und ist demzufolge etwa 6-mal so schwer wie das Gehirn eines Menschen. Niemand würde daraus ableiten, dass der Pottwal über eine höhere „Intelligenz" verfügt als der Mensch. Offenbar muss bei der Beurteilung der Gehirngröße die Körpergröße berücksichtigt werden: Das Gehirngewicht des Pottwals macht 0,021 % der Gesamtkörpermasse aus, beim Menschen sind es ungefähr 2,1 %. Jedoch scheint diese Art der Datendarstellung nicht zu eindeutigen Erklärungen zu führen. So würde etwa eine Spitzmaus auf einen Wert von 3,2 % kommen, dennoch würde man sie nicht als besonders „intelligent" bezeichnen. Um diese Probleme zu umgehen, schlug Jerison den Enzephalisationsquotienten (abgekürzt: EQ) vor. Der EQ drückt das Verhältnis der „er-

Tabelle 3-1: Geschätzte Volumina der Gehirne von Hominiden. Angegeben ist auch der Zeitraum, in dem diese Hominiden gelebt haben.

Australopithecus africanus	ca. vor 3–1,5 Millionen Jahren	500 cm^3
Homo habilis	ca. vor 2–1,5 Millionen Jahren	700 cm^3
Homo erectus	ca. vor 1,5 Millionen – 300000 Jahren	1000 cm^3
Homo neanderthalensis	ca. vor 400000–40000 Jahren	1400 cm^3
Homo sapiens	ca. vor 200000 Jahren – heute	1300 cm^3

warteten Hirnmasse“[1] im Verhältnis zur wirklichen Gehirnmasse aus. Für die Berechnung des EQ ist die **allometrische Beziehung** zwischen Gehirngewicht (G) und Körpergewicht (K) wichtig, die für viele Tierarten mittels des Cephalisationsfaktors (C) beschrieben werden kann:

(1) $C = G / K^{2/3}$

Diesem Kennwert liegt die Beobachtung zugrunde, dass über viele Arten hinweg das Hirngewicht mit zunehmendem Körpergewicht relativ kleiner wird.[2] Das bedeutet, dass kleine Tiere mit einem geringen Körpergewicht relativ große Gehirne haben. Große Tiere mit einem hohen Körpergewicht haben dagegen ein relativ kleines Gehirn mit einem niedrigen Gehirngewicht. Diese mathematische Beziehung ist anhand eines Diagramms sehr gut zu erkennen, in dem Gehirngewichte und Körpergewichte verschiedener Spezies dargestellt sind (**Abb. 3-1**). Das Gehirngewicht (in g) wird auf der Ordinate und das Körpergewicht (in g) auf der Abszisse dargestellt. Diese Punktwolke kann mathematisch mittels einer exponentiellen Funktion beschrieben werden, sodass das Gehirngewicht (G) anhand des Körpergewichts (K) vorhergesagt werden kann. Die Arbeiten von Jerison und anderen Wissenschaftlern haben ergeben, dass diese Funktion in der Regel einen Exponenten von 2/3 (also 0.666) aufweist. Dieser Exponent ist typisch für allometrische Beziehungen zwischen verschiedenen anatomischen Massen. Die grundsätzliche Formel für die mathematische Beschreibung des Zusammenhangs zwischen Gehirngewicht (G) und Körpergewicht (K) ist die folgende (k ist eine Konstante):

(2) $G = k * K^{2/3}$

(3) $\log(G) = \log(k) + 2/3 * \log(K)$

(4) $G = C * K^{2/3}$

Formel 4 steht in direkter Beziehung zu den Formeln 2 und 3. Hier wird der Cephalisationsfaktor für die Schätzung des Hirngewichts aufgrund des Körpergewichts genutzt. Der **Cephalisationsfaktor** (C) kann für jede Art berechnet und auch für die Berechnung des EQ verwendet werden. Der Cephalisationsfaktor einer Art wird mit dem einer repräsentativen (meist „durchschnittlichen“) Art für die Vergleichsstichprobe verglichen. Wenn beispielsweise der Cephalisationsfaktor für eine bestimmte Säugetierart berechnet werden soll, muss demzufolge der Cephalisationsfaktor (C) des interessierenden Säugers mit dem Cephalisationsfaktor (C’) des „durchschnittlichen“ Säugers verglichen werden:

(5) $EQ = C/C'$

Für Säuger wird in diesem Zusammenhang meist auf den Cephalisationsfaktor der Katze zurückgegriffen, die über ein durchschnittliches Hirn- und Körpergewicht verfügt, weshalb sie einen EQ von 1 hat. Für Reptilien beträgt der Cephalisationsfaktor 0.007 und für Dinosaurier wird er mit 0.005 angenommen. Für Säugetiere wird der Cephalisationsfaktor auf 0.13 (manchmal auch auf 0.12) festgelegt. Für Vögel hat man sich auf einen C von 0.10 geeinigt. Unter Verwendung dieser Cephalisationsfaktoren können bei Kenntnis der Körpergewichte unter Verwendung von Formel (4) die Hirngewichte für verschiedene Arten recht gut geschätzt werden.

In **Abbildung 3-1** ist der Zusammenhang zwischen Körper- und Hirngewicht für 18 Ar-

1 „Erwartet“ bedeutet in diesem Zusammenhang, dass die Hirnmasse aufgrund einer statistischen Vorannahme berechnet wurde. Für die Schätzung der „erwarteten“ Hirnmasse werden die bekannten Körpergrößen und Hirnmassen vieler Spezies genutzt.

2 Mit zunehmendem Körpergewicht nimmt zwar das Hirngewicht zu, die Zunahme erfolgt jedoch nicht proportional, sondern unterproportional. Dies kann man ausdrücken, indem man das Verhältnis von Gehirngewicht und Körpergewicht in Abhängigkeit vom Körpergewicht skaliert. Mit zunehmendem Körpergewicht wird dieses Verhältnis kleiner.

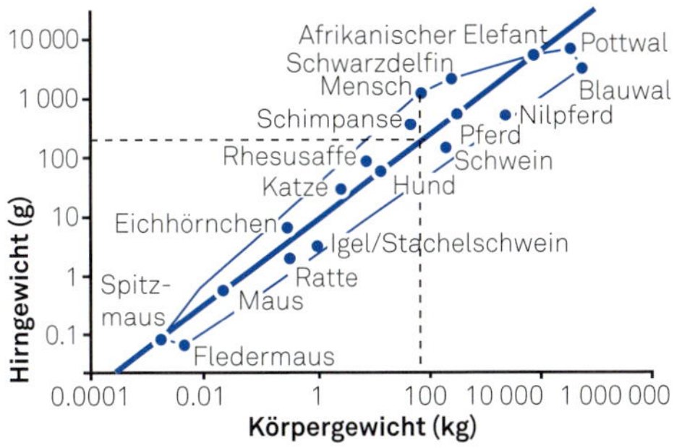

Abbildung 3-1: Zusammenhang zwischen Hirngewicht und Körpergewicht. Die Werte sind logarithmiert, um eine lineare Beziehung zu erhalten. Die Regressionsgerade ist nach Formel 3 berechnet worden. Für die Maus sind zwei Werte angegeben. (Nachgezeichnet nach Roth & Dicke, 2005)

ten dargestellt. Hirngewicht und Körpergewicht sind logarithmiert worden, sodass der Zusammenhang jetzt nicht mehr exponentiell, sondern linear ist. Die Steigung des linearen Zusammenhangs ist gleich dem Exponenten 0.666 (oder 2/3 in der exponentiellen Gleichung, die hier nicht dargestellt ist).

Grafisch kann der EQ auch als Abweichung des gemessenen vom geschätzten Gehirngewicht (aus der Formel 2 oder 3) aufgefasst werden. Anhand der Formel 3 kann aus dem Körpergewicht das jeweilige Hirngewicht abgleitet werden. Das geschätzte Hirngewicht läge dann auf der Regressionsgeraden korrespondierend zum zugeordneten Körpergewicht. Das geschätzte Hirngewicht für den Menschen findet man, indem ein plausibles Körpergewicht identifiziert wird (hier z. B. 90 kg). Von dort zieht man eine Senkrechte nach oben zur Regressionsgeraden. Würde man von dort eine horizontale Linie zur Ordinate ziehen, käme man zum geschätzten Hirngewicht von ca. 160 g. Das tatsächliche Hirngewicht (ca. 1 200 g) des Menschen ist jedoch ca. 7-mal größer als das geschätzte. Insofern kann die Abweichung von dieser Geraden als ein Maß für den EQ aufgefasst werden. Deshalb kann für die Schätzung des EQ auch das Verhältnis zwischen *tatsächlichem* (G) und *erwartetem* **Hirngewicht** (G') verwendet werden:

(6) EQ = G/G'

Wie oben dargestellt, repräsentiert der EQ also das Verhältnis von tatsächlichem zu erwartetem Hirnvolumen. Grafisch ist dies anhand der Position des jeweiligen empirisch ermittelten Datenpunkts in Bezug zum durch die Körpergröße bestimmten Punkt auf der Regressionsgeraden erkennbar. Die Maus, das Pferd und der Hund liegen genau auf der Geraden, was bedeutet, dass sie jeweils ein Gehirngewicht aufweisen, das so groß wie erwartet ist. Beim Blauwal ist das tatsächlich gemessene Gehirngewicht kleiner als aus dem Körpergewicht geschätzt.

In **Tabelle 3-2** sind Gehirn- und Körpergewichte, berechnete Cephalisationsfaktoren und geschätzte EQ für verschiedene Tierarten aufgeführt. Für alle Tierarten wurde der Cephalisationsfaktor der Katze als Bezugspunkt verwendet. Zu erkennen ist, dass der Mensch über den größten Cephalisationsfaktor verfügt. Setzt man den Cephalisationsfaktor des Menschen mit dem der Katze in Beziehung, erhält man den EQ für den Menschen (EQ_{Mensch} = 0.91/0.13 = 7.03).

Jerison diskutiert den EQ als Ausdruck der „Möglichkeit" zu intelligentem Verhalten. Das bedeutet, dass ein großer EQ die Voraussetzung für intelligentes Verhalten darstellt, da das Gehirn offenbar größer als grundsätzlich nötig ist. Das „zusätzliche" Hirnvolumen ermöglicht, dass mehr Nervenzellen „untergebracht" werden können. Durch die größere Anzahl von Nervenzellen soll das Gehirn dann mehr Berechnungen durchführen können, was mit besseren kognitiven Leistungen einhergehen soll.

In der **Tabelle 3-2** ist zu erkennen, dass der Mensch über den größten EQ verfügt. Allerdings kann für den Delfin auch ein großer EQ

Tabelle 3-2: Gehirngewichte (in g), Körpergewichte (in g), berechnete Cephalisationsfaktoren und geschätzte EQ für die aufgeführten Tierarten. Für alle Tierarten wurde der Cephalisationsfaktor der Katze als Bezugspunkt verwendet. Die Gehirngewichte wurden teilweise aus der Arbeit von Roth & Dicke (2005) entnommen. Sofern in der Arbeit von Roth und Dicke Bereiche von Gehirngewichten angegeben wurden, wurde ein geschätzter Mittelwert verwendet. Einige Arten sind zusätzlich aufgenommen worden (Baboon, Blauwal, Pottwal). Die Körpergewichte wurden anhand verschiedener Quellen geschätzt und sind deshalb als Annäherungen aufzufassen. Der Cephalisationsfaktor wurde mit der Formel 4 berechnet; der EQ anhand von Formel 5.

Art	Gehirngewicht (g)	Körpergewicht (g)	Cephalisationsfaktor	EQ
Mensch	**1400**	**60 000**	**0.91**	**7.03**
Delfin	1700	160 000	0.58	4.44
Schimpanse	400	50 000	0.29	2.27
Kapuzineraffe	60	3000	0.29	2.22
afrikanischer Elefant	4200	2 300 000	0.24	1.85
Rhesusaffe	88	7000	0.24	1.85
Fuchs	53	6500	0.15	1.17
Pferd	510	200 000	0.15	1.15
Gorilla	500	200 000	0.15	1.12
Baboon	140	30 000	0.15	1.12
Hund	64	10 600	0.13	1.02
Katze	**30**	**3500**	**0.13**	**1.00**
Kamel	762	529 000	0.12	0.90
Walross	1130	1 000 000	0.11	0.87
Killerwal	3650	6 000 000	0.11	0.85
Igel	3,3	180	0.10	0.80
Löwe	260	200 000	0.08	0.58
Opossum	7,6	1000	0.08	0.58
Eichhörnchen	7	900	0.08	0.58
Blauwal	3000	10 000 000	0.06	0.50
Hase	11	2500	0.06	0.46
Pottwal	8000	50 000 000	0.06	0.45
Ratte	2	700	0.03	0.20
Maus	0,3	90	0.01	0.11

von 4.44 berechnet werden. Der Elefant mit seinem großen Gehirn kommt auf einen EQ von 1.85. Kapuzineraffen und Schimpansen verfügen bereits über EQ, die größer als 2 sind, was bedeutet, dass ihre Gehirne deutlich größer als erwartet sind.

3.3. Neurone und Gliazellen

Die These, dass der EQ eine Grundlage für das intelligente Verhalten des Menschen ist, wird derzeit diskutiert und infrage gestellt. Aktuell wird eher die absolute Anzahl der Neurone als wesentliche Grundlage der Intelligenz aufgefasst: Je mehr Neurone, desto mehr Potenzial für intelligentes Verhalten wird dem Organismus zugesprochen.

Der Mensch verfügt nach neueren Schätzungen über ca. 86 Milliarden Nervenzellen und in etwa über die gleiche Anzahl von Nichtnervenzellen (z. B. Gliazellen; Herculano-Houzel, 2009; Roth & Dicke, 2005). Diese Schätzungen weichen deutlich von jenen ab, die in vielen Lehrbüchern berichtet werden (z. B. 100–150 Milliarden Nervenzellen und 10-mal mehr Gliazellen). Allerdings verteilen sich die Nervenzellen auf Kortex und Cerebellum unterschiedlich. Obwohl der Kortex ca. 82 % der gesamten Hirnmasse ausmacht, finden sich dort lediglich 19 % aller Nervenzellen (also ca. 16 Milliarden[3]). Die meisten Nervenzellen – ca. 81 % – befinden sich im Kleinhirn (insgesamt ca. 69 Milliarden), das lediglich ca. 10 % des gesamten Hirnvolumens ausmacht. Die **Dichte der Nervenzellen** beträgt für den menschlichen Kortex 30–80 000 Neurone/mg. Im Kleinhirn ist die Nervenzelldichte erheblich größer und variiert von 400 000 bis 600 000 Neurone/mg.

Die Dichte der Nervenzellen im menschlichen Gehirn ist in etwa gleich hoch wie bei Primaten. Bei Nagern ist sie erheblich geringer und liegt für den Nager-Kortex bei ca. 1000 Nervenzellen/mg und für das Nager-Kleinhirn bei ca. 64 000 Nervenzellen/mg. Auch für andere Tiergattungen können geringere Packungsdichten der Nervenzellen identifiziert werden. Hohe Packungsdichten der Nervenzellen ermöglichen es, dass viele Nervenzellen auf relativ kleinem Raum Platz finden. Die größere Packungsdichte der Nervenzellen beim Menschen und den Primaten ist wahrscheinlich der evolutionär bedingte Vorteil, den beide gegenüber anderen Tiergattungen erworben haben.

Wenn die Packungsdichte der Nervenzellen im Gehirn bei Primaten und Menschen in etwa gleich groß ist, dann bedeutet das, dass das menschliche Gehirn eine größere Variante eines Primatengehirns ist. Damit würde sich das Menschengehirn (außer in der absoluten Größe) nicht grundsätzlich vom Primatengehirn unterscheiden. Der einzige, aber wahrscheinlich wesentliche Unterschied zwischen dem Primaten- und Menschengehirn bestünde dann darin, dass der Mensch insgesamt über mehr Nervenzellen verfügt als jedes Primatengehirn. Insofern ist die absolute Anzahl der Neurone der wesentliche Faktor.

Weiterhin wird angenommen, dass jedes Neuron ca. 29 000 Synapsen aufweist und der Dendritenbaum eines Neurons mit 100 000 bis 200 000 Nervenfasern in Verbindung treten kann. Vermutlich ist eine Nervenzelle im Durchschnitt mit 10 000 anderen Nervenzellen verbunden. Insgesamt belegen diese Zahlen, dass das menschliche Gehirn ein gigantisches Netzwerk ist (**Tab. 3-3**). Allein die Anzahl der Neurone (86 Milliarden im Gehirn und 16 Milliarden im Kortex) liegt in der Größenordnung einer mittelgroßen Galaxie. Die Milchstraße, die als sehr große Galaxie gilt, umfasst ca. 300 Milliarden Sterne (**Tab. 3-4**).

3 Roth & Dicke (2005) kommen zu etwas geringeren Werten (s. Tab. 3-3).

Tabelle 3-3: Gehirnmasse und geschätzte Anzahl der Neurone in den Gehirnen unterschiedlicher Arten (nach Roth & Dicke, 2005).

Art	Gehirnmasse (g)	Anzahl Neurone (Mio.)
Homo sapiens	1400	11 500[a] 16 000[b]
Killerwal	3650	10 500
afrikanischer Elefant	4200	11 000
Schimpanse	330–430	6200
Delphin	1350	5800
Gorilla	430–570	4300
Rhesusaffe	88	480
Katze	25	300
Hund	64	160
Opossum	7,6	27
Ratte	2	15
Maus	0,3	4

[a] nach Roth & Dicke (2005); [b] nach Herculano-Houzel (2009)

Tabelle 3-4: Kortexoberfläche (in cm^2), Anzahl der Neurone pro Flächeneinheit (in Millionen Neurone/cm^2) und Anzahl der Neurone pro Gewichtseinheit (in Millionen Neurone/g). Die Oberflächen wurden anhand der in Tabelle 3-3 dargestellten Hirngewichte mit der Formel zur Berechnung der Oberflächen von Jerison (1991) berechnet (Formel 1, S. 39; $S = 3.749 * E^{0.913}$; S = Oberfläche, E = Hirngewicht). Diese Daten sind der Tabelle von Roth und Dicke (2005) entlehnt. Da es sich hier um Schätzungen handelt, korrespondieren diese Daten nicht mit den Schätzungen von Herculano-Houzel (2009).

Art	Oberfläche (cm^2)	Millionen Neurone/cm^2	Millionen Neurone/g
Homo sapiens[a]	2795	4,1	8,2
Homo sapiens[b]	2795	5,7	11,4
Killerwal	6703	1,6	2,9
afrikanischer Elefant	7620	1,4	2,6
Schimpanse	890	7,0	15,5
Delfin	2703	2,1	4,3
Gorilla	1092	3,9	8,6
Rhesusaffe	223	2,1	5,5
Katze	71	4,2	12,0
Hund	167	1,0	2,5
Opossum	24	1,1	3,6
Ratte	7	2,1	7,5
Maus	1	3,2	13,3

Anzahl der Neurone [a] nach Roth & Dicke (2005); [b] nach Herculano-Houzel (2009)

3.4. Brodmann-Areale

Der deutsche Neuroanatom und Psychiater Korbinian Brodmann (1909) hat das Gehirn einer verstorbenen Frau post mortem hinsichtlich seines zytoarchitektonischen Aufbaus analysiert. Für die einzelnen Hirngebiete hat er den Zellaufbau, die Anzahl und Art der Zellen sowie die Besonderheiten der Nervenfasern untersucht und kategorisiert. Er identifizierte 52 zytoarchitektonische Felder, die heute als Brodmann-Areale bezeichnet werden und mit dem Akronym BA versehen und von 1 bis 52 durchnummeriert sind (**Abb. 3-2**).[4] Die zytoarchitektonischen Besonderheiten sind an einigen Arealen eindrücklich darstellbar. Der primäre Motorkortex z.B. ist durch eine große Schicht von Purkinje-Zellen in den Schichten 3 und 5 charakterisiert. Im visuellen Kortex im Okzipitallappen finden sich v.a. in der Schicht 4 viele Zellen, die auf die Weiterverarbeitung von afferenten Informationen spezialisiert sind. Die Schichten 3 und 5, die typischerweise für die Efferenzen wichtig sind, sind hier eher spärlich besetzt. Die Brodmann-Areale können als Module aufgefasst werden, die aufgrund ihres besonderen anatomischen Aufbaus für bestimmte Aufgaben spezialisiert sind.

Diese zytoarchitektonische Einteilung wird heute noch in der Bildgebung verwendet, um die Aktivierungen einzelnen Hirngebieten zuzuordnen (Zilles & Amunts, 2010). Im Folgenden sind die wichtigsten Hirngebiete mit den jeweiligen Brodmann-Areal-Nummern dargestellt (**Tab. 3-5**).

Das Problem dieser Einteilung besteht darin, dass sie anhand nur eines Gehirns erstellt wurde. Mittlerweile ist jedoch bekannt, dass die Brodmann-Areale hinsichtlich Größe und Form nicht bei jedem Gehirn gleich sind. Aktuell wird versucht, dieser Variabilität mittels sogenannter **Wahrscheinlichkeitskarten** gerecht zu werden (**Abb. 3-3**). Hierbei werden die entsprechenden Areale auf individuellen Post-mortem-Gehirnen kartiert und im nächsten Schritt mit den entsprechenden Arealen stereotaktisch normalisiert. Das bedeutet, dass die unterschiedlichen Gehirne hinsichtlich ihrer Außenmaße angeglichen werden; alle anderen inividuellen Unter-

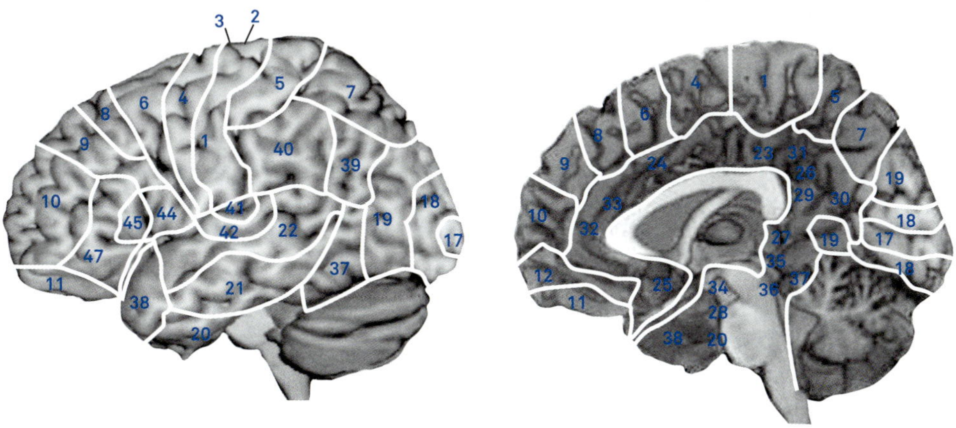

Abbildung 3-2: Brodmann-Areale.

4 Einige Areale wurden weiter unterteilt, z.B. das Areal 23 in die Areale 23a und 23b.

Tabelle 3-5: Darstellung wichtiger Hirnstrukturen mit den zugehörigen Brodmann-Nummern.

sensomotorischer Kortex, Gyrus postcentralis	1, 2, 3
primärer Motorkortex, Gyrus praecentralis	4
Prämotorkortex	6
frontales Augenfeld	8
dorsolateraler Präfrontalkortex	9, 46
unterer Teil des Frontallappens, auf der linken Seite das Broca-Areal	44, 45
primärer visueller Kortex, Sulcus calcarinus	17
sekundärer visueller Kortex, Gyri occipitalis	18, 19
Lobulus parietalis superior	5,7
Gyrus supramarginalis	39
Gyrus angularis	40
primärer Hörkortex, Heschlscher Gyrus	41
sekundärer Hörkortex, lateraler Teil des Heschlschen Gyrus, Gyrus temporalis superior	22

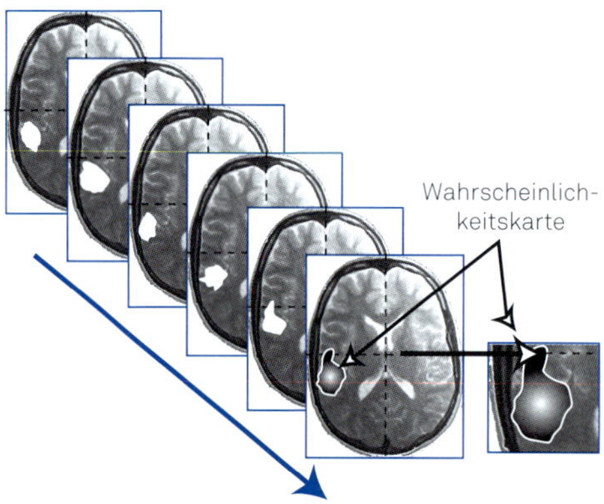

Abbildung 3-3: Schematische Darstellung der Berechnung von Wahrscheinlichkeitskarten. Dargestellt sind fünf Horizontalschnitte durch den Hörkortex. Jeder Schnitt stammt von einer anderen Person. Für jede Person ist der Hörkortex auf dem Horizontalschnitt markiert. Die so markierten Hörkortexbereiche werden übereinandergelegt. Man kann dann für jeden Punkt im Hörkortex berechnen, bei wie viel Personen an diesem Punkt auch ein Hörkortex vorliegt. So kann man für jeden Punkt des Hörkortex die Wahrscheinlichkeit bestimmen, dass in einer Population an genau diesem Punkt ein Hörkortexbereich vorliegt.

schiede bleiben jedoch erhalten. Anschließend werden die Gehirne bzw. die entsprechenden zytoarchitektonischen Areale gemittelt oder überlagert. Es kann dann identifiziert werden, mit welcher Wahrscheinlichkeit an einer bestimmten Stelle des Gehirns ein ganz bestimmtes zytoarchitektonisches Areal zu finden ist. Diese Arbeiten sind insbesondere von der Arbeitsgruppe um den Düsseldorfer Neuroanatomen Karl Zilles durchgeführt worden (Scheperjans et al., 2008).

3.5. Von der Phrenologie zu Netzwerken

Zu Zeiten der Phrenologie und auch noch, als die Kleist-Gehirnkarten (s. **Abb. 1-5**) populär waren, war die Neurologie bzw. Neuropsychologie darauf eingestellt, spezifische Hirngebiete zu identifizieren, die für bestimmte Funktionen spezialisiert sind (Lokalisation). Die Gegenbewegungen haben sich auf das Zusammenwirken verschiedener Hirngebiete zur Funktionskontrolle spezialisiert.

Aktuell hat sich die Sichtweise nach einer fast schon phrenologischen Phase zu Beginn der Bildgebung in den 1990er Jahren zu einer netzwerkorientierten Sicht der Hirnfunktionen verlagert. Diese Verlagerung wird bereits seit den 1950er Jahren diskutiert. Meilensteine sind in diesem Zusammenhang die Arbeiten der Neuropsychologen Karl S. Lashley (1929) und Donald O. Hebb (1949). Beide haben darauf hingewiesen, dass die einzelnen Hirngebiete miteinander interagieren müssen, um die verschiedenen psychischen Funktionen zu kontrollieren. In den 1970er Jahren erhielt der „Netzwerkgedanke" neue Unterstützung insbesondere durch die Überlegungen zum **Binding**, das als neurophysiologisches Grundprinzip für das Zusammenschalten verschiedener Hirngebiete zu einer funktionalen Einheit vorgeschlagen wurde (Engel et al., 2001). Unter dem Begriff *Binding* wird je nach Sichtweise ein psychologisches oder neurophysiologisches Phänomen verstanden (s. a. Kap. 7).

Aus der Sicht der Psychologie bedeutet es, dass zwei oder mehrere psychische Funktionen zusammengeschaltet werden, um eine kohärente Wahrnehmung zu ermöglichen. Dies passiert z. B. bei der Wahrnehmung eines roten Kreises, bei der die Farbe Rot mit dem Objekt Kreis verbunden werden muss. Eindrücklich erfolgt dieser Bindungsprozess bei der Farbsynästhesie. Ein Graphem-Farb-Synästhet sieht bestimmte Buchstaben immer in bestimmten Farben; er verbindet automatisch und nicht unterdrückbar Grapheme und Farben miteinander. Physiologisch setzt dieses „psychologische Binding" das Zusammenschalten der beteiligten Hirngebiete voraus. Bei der Wahrnehmung eines farbigen Kreises muss das Farbwahrnehmungsareal (präziser: die neuronalen Netze zur Analyse von Farben) mit den Objektwahrnehmungszentren (also den entsprechenden neuronalen Netzwerken) funktional zusammengeführt werden. Es wird vermutet, dass diese Synchronisation in einem bestimmten Frequenzbereich erfolgt, dem Gamma-Band (30–80 Hz). Inzwischen liegen zahlreiche Befunde vor, die diese Überlegung bestätigen (Herrmann et al., 2010). Die **Gamma-Band-Aktivität** tritt nicht nur bei einfachen Wahrnehmungen (wie in unserem Beispiel) auf, sondern auch bei komplexen Wahrnehmungen, Gedächtnisprozessen, beim Denken und auch, wenn uns verschiedene Aspekte bewusst werden. Die mit diesen Prozessen assoziierte Gamma-Band-Aktivität tritt nicht nur lokal (also in ganz bestimmten Hirngebieten), sondern verteilt über das ganze Hirn auf. Das Gehirn scheint bei diesen Prozessen verteilt (also viele Hirngebiete einschließend) in die Gamma-Band-Aktivität überzugehen. Das bedeutet aber auch, dass zumindest die oben aufgeführten psychischen Funktionen von der gemeinsamen (wahrscheinlich synchronisierten) Aktivität verschiedener Hirngebiete abhängen.

Aufgrund der sich verfestigenden Erkenntnis, dass das Gehirn als Netzwerk agiert, werden aktuell verschiedene Forschungsansätze verfolgt, um die **Netzwerkarchitektur** des Gehirns zu charakterisieren. Ein Ansatz besteht darin, die elektrischen oder magnetischen Aktivitäten mittels Sensoren (Elektroden oder Magnetsensoren) an der Schädeloberfläche abzuleiten und anschließend die Kohärenz (ein ähnliches Maß wie die Korrelation) zwischen den mit diesen Sensoren gemessenen Hirnaktivitäten zu bestimmen. Diese Form der Netzwerkanalyse hat Einblicke in die funktionelle Netzwerkarchitektur des Gehirns in Ruhe oder während des Durchführens bestimmter Aufgaben ermöglicht (**Abb. 3-4**; Kap. 16). Neuere Varianten arbeiten nicht mehr mit den Informationen, die an der Kortexoberfläche gemessen werden, sondern mit den geschätzten intrazerebralen Quellen dieser Oberflächenaktivität[5] (Lehmann et al., 2006). An-

5 Bei dieser Methode werden die elektrischen Aktivitäten im Inneren des Gehirns unter Nutzung von komplexen mathematischen Verfahren auf der Basis

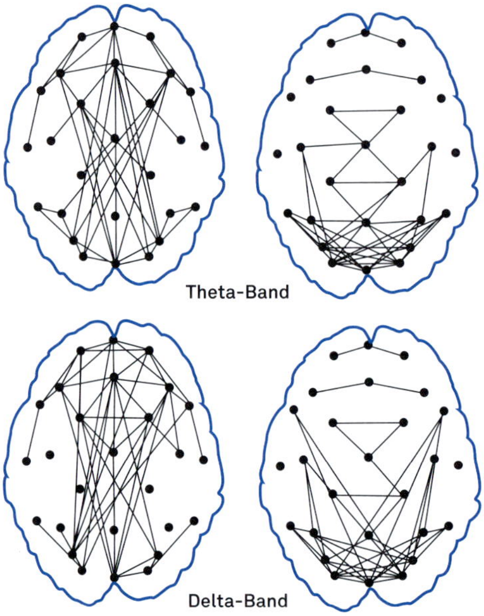

Abbildung 3-4: Kohärenzen[6] anhand des gemessenen Oberflächen-EEG für verschiedene EEG-Bänder. Dargestellt sind die 50 stärksten Kohärenzen für das Theta- und Delta-Band. In der ersten Spalte sind die kohärent miteinander oszillierenden Signale verschiedener Oberflächenelektroden dargestellt. Die Kohärenzen sind als Linien zwischen den Elektrodenpositionen gekennzeichnet. In der zweiten Spalte sind die Kohärenzen für intrazerebrale Quellen zu erkennen. Diese intrazerebralen Quellen liegen unterhalb der Oberflächenelektroden im Gehirngewebe. (Nachgezeichnet nach Lehmann et al., 2006)

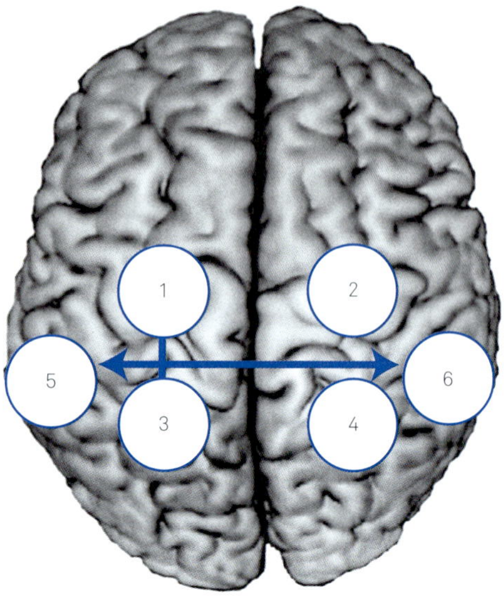

Abbildung 3-5: Beispiel der sich verändernden Kohärenzen im Alpha-Band während des Lernens einer motorischen Aufgabe (nach Blum et al., 2007). Die markierten Hirngebiete verändern im Laufe eines motorischen Trainings ihre Kohärenz. Dargestellt sind der primäre Motorkortex (1: links, 2: rechts), der superiore Parietallappen (3: links, 4: rechts) und der inferiore Parietallappen (5: links, 6: rechts). Die Pfeile zeigen, welche dieser Hirngebiete ihre Kohärenzen durch das Training verändern. Zu erkennen ist, dass sich insbesondere die Kohärenz zwischen den inferioren Parietallappenbereichen verändert. Veränderungen findet man auch für die Kohärenz zwischen dem linksseitigen Motorkortex und dem superioren Parietallappen.

hand dieser Daten werden Konnektivitäts- und Netzwerkanalysen berechnet. Mit diesen Analysen kann auch überprüft werden, inwieweit sich lernabhängige Veränderungen einstellen (**Abb. 3-5**; Blum et al., 2007).

Eine Variante sind **Zeitreihenanalysen**, insbesondere die sogenannten Granger-Analysen. Mittels dieser Analysen können gerichtete Hypothesen untersucht und es kann überprüft werden, ob ein Hirngebiet ein anderes statistisch beeinflusst (**Abb. 3-6**). In einem Experiment wurden Stromdichten im Prämotorkortex und im auditorischen Kortex anhand

der Verteilung der elektrischen Aktivität am Schädel geschätzt (s. a. Kap. 5).

6 Unter Kohärenz versteht man grob ausgedrückt die Ähnlichkeit von EEG-Oszillationen, die an verschiedenen Sensoren oder in verschiedenen Hirngebieten gemessen werden.

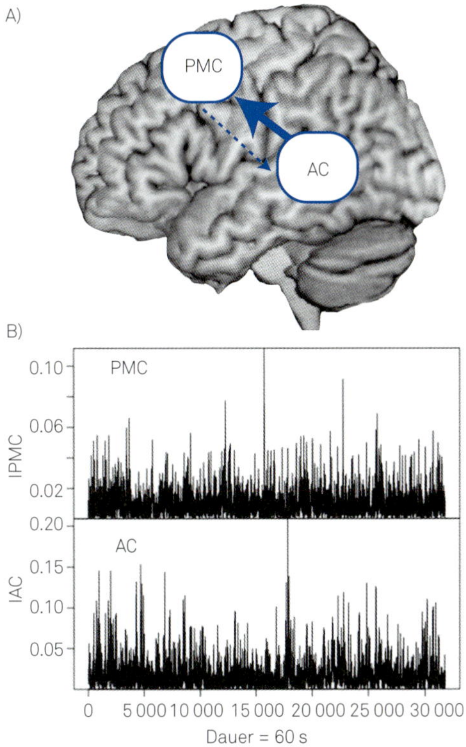

Abbildung 3-6: Granger-Zeitreihenanalyse der Stromdichten im auditorischen Kortex (AC) und im Prämotorkortex (PMC). In (A) ist schematisch die Position der beiden interessierenden Hirngebiete dargestellt. Darunter (in B) befinden sich die Zeitreihen von Stromdichtewerten aus dem linksseitigen Prämotorkortex (PMC) und dem linksseitigen auditorischen Kortex (AC). Der dicke Pfeil vom auditorischen Kortex (AC) zum Prämotorkortex (PMC) zeigt an, dass die Aktivität im auditorischen Kortex die Aktivität im Prämotorkortex sehr gut vorhersagt. Der dünne Pfeil vom Prämotorkortex zum auditorischen Kortex zeigt, dass der statistische Einfluss vom Prämotorkortex zum auditorischen Kortex geringer ist (Jäncke, 2012).

der Oberflächenverteilung des EEG während des Klavierspielens gemessen. Hierbei zeigte sich, dass die Stromdichten des auditorischen Kortex statistisch einen großen Einfluss auf die Stromdichten des Prämotorkortex ausüben. Umgekehrt war der Einfluss des Prämotorkortex auf den auditorischen Kortex deutlich geringer, teilweise sogar nicht existent (Jäncke, 2012).

Mit dem Aufkommen der funktionellen Magnetresonanztomografie werden zunehmend die Zeitreihen der **BOLD-Signaländerungen**[7] genutzt, die in Ruhe oder während der jeweiligen psychologischen Aufgaben gemessen werden. Solche Zeitreihen werden für einzelne Hirngebiete erfasst und miteinander korreliert. Aus diesen Zusammenhängen lässt sich erschließen, welche Hirngebiete miteinander (zumindest statistisch) interagieren. Das Problem dieser Form der Netzwerkanalyse besteht darin, dass das BOLD-Signal sehr langsam ist und daher die Zeitreihenanalyse schnelle Prozesse (die Grundlage psychologischer Prozesse sind) nicht entsprechend abbilden kann. Ferner ist die Richtung der jeweiligen Beziehung zwischen den Hirngebieten nicht aus diesen Daten ersehbar. Ein anderer Ansatz nutzt **Wahrscheinlichkeitsaussagen**. So kann z. B. die Wahrscheinlichkeit berechnet oder geschätzt werden, mit der ein bestimmtes Hirngebiet aktiviert ist, wenn eines oder mehrere andere aktiviert sind (z. B. unter Nutzung des Bayes-Theorems).

Auch anhand neuroanatomischer Daten werden Netzwerkanalysen durchgeführt. Mittels **Diffusion-Tensor-Imaging** (DTI) werden die Kabelsysteme des Gehirns sichtbar gemacht, sodass sie vermessen werden können **(Abb. 3-7)**. Auf diese Weise kann z. B. überprüft werden, ob sich bestimmte Kabelsysteme expertiseabhängig unterschiedlich entwickelt haben (z. B. bei Musikern, die ja viele Übungsstunden mit ihrem Instrument absolviert haben) oder ob sie bei bestimmten neurologischen Erkrankungen überhaupt noch vorhanden oder geschrumpft sind.

7 BOLD (Blood oxygen level dependent) ist das Signal, das im Rahmen der funktionellen Magnetresonanztomografie (fMRT) gemessen wird (Kap. 5).

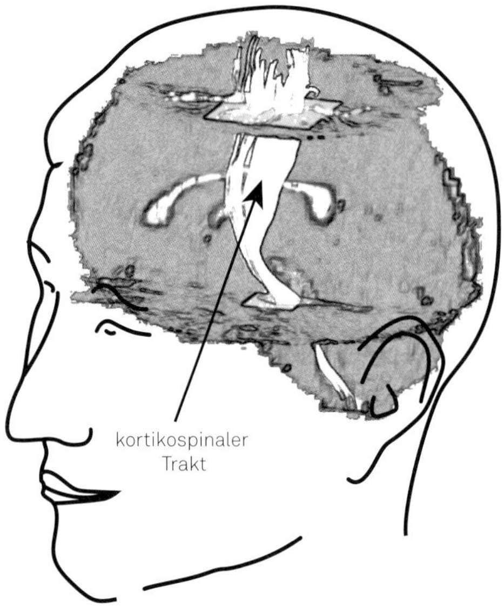

Abbildung 3-7: Beispiel für die Modellierung des kortikospinalen Trakts anhand von DTI-Aufnahmen. Zu erkennen ist der senkrecht im Inneren des Gehirns verlaufende Kortikospinaltrakt, der den Motorkortex mit dem Rückenmark verbindet.

Neuerdings werden anatomische und funktionale Netzwerke mittels grafentheoretischer Modelle analysiert und beschrieben. Eines dieser Modelle ist das **Small-world-Modell** (Watts & Strogatz, 1998), das einer Hypothese entlehnt ist, die der Sozialpsychologe Stanley Milgram zur Beschreibung der sozialen Vernetzung von Menschen vorgeschlagen hat (1967). Er nahm an, dass jeder Mensch auf der Welt mit jedem anderen über eine Kette von wenigen Bekanntschaftsbeziehungen verbunden ist. Diese Vernetzungsüberlegung wurde auch auf andere, insbesondere biologische Netzwerke wie das Gehirn übertragen (Bullmore & Sporns, 2009). Interessant an diesem Modell für die Neurowissenschaft ist, dass auf dessen Basis bestimmte Kennwerte berechnet und genutzt werden können, mit denen die Eigenschaften der jeweiligen neuroanatomischen und -physiologischen Netzwerke charakterisiert werden. So können z. B. Netzwerkknoten (sogenannte Hubs) identifiziert, ihr Verbindungsgrad zu den Nachbarknoten (anhand von sogenannten Pfadlängen) charakterisiert und das Ausmaß ihrer „Verbindung“ mit Nachbarknoten (anhand des Degree-Maßes) quantifiziert werden. Diese Kennwerte sind beispielsweise genutzt worden, um anatomische Netzwerke bei speziellen Versuchspersonengruppen zu charakterisieren oder zu überprüfen, wie sich diese Netzwerke durch bestimmte Trainingsmaßnahmen verändern. In **Abbildung 3-8** ist ein funktionelles Netzwerk dargestellt, das anhand eines hochauflösenden EEG berechnet wurde. Dieses Netzwerk hat sich während eines Arbeitsgedächtnistrainings hinsichtlich der Eigenschaften der Hubs und der Verbindungen zwischen den Hubs verändert. Auch interindividuelle Unterschiede in diesen Netzwerken lassen sich herausarbeiten. Ein Beispiel hierfür sind unterschiedliche funktionelle Netzwerke im Ruhezustand des Gehirns bei Synästheten und Nichtsynästheten (**Abb. 3-9**; Jancke & Langer, 2011). Auch für anatomische Kennwerte sind interindividuelle Unterschiede aufgedeckt worden (**Abb. 3-10**).

3.6. Zusammenfassung

- Angenommen wird, dass der besondere Aufbau des menschlichen Gehirns die Grundlage der menschlichen Intelligenz ist.
- Dabei wird der **Enzephalisationsquotient** (EQ) von vielen Theoretikern angeführt. Der EQ gibt an, wie stark die Gehirngröße einer Art von der erwarteten Gehirngröße abweicht. Zwar gibt es verschiedene Zugänge, den EQ zu parametrisieren, aber prinzipiell kann der EQ als Verhältnis von tatsächlicher zu erwarteter Gehirngröße aufgefasst werden.
- Der Mensch verfügt über einen besonders großen EQ von 7. Delfine verfügen über

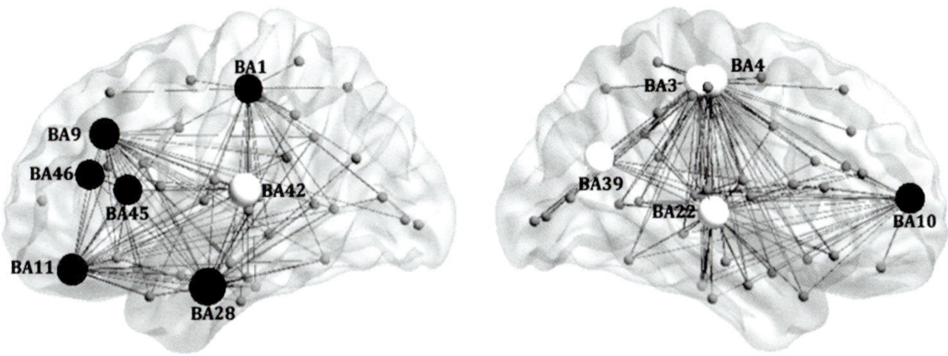

Abbildung 3-8: Dargestellt ist ein funktionelles Netzwerk, das sich im Verlauf eines 14-tägigen Arbeitsgedächtnistrainings verändert. Die Kreise kennzeichnen Knoten (Hubs), wobei große Kreise Hubs darstellen, die viele Verbindungen zu Nachbar-Hubs aufweisen. Dunkle Kreise sind Hubs, die nach dem Training eine geringere Verbindung mit Nachbar-Hubs zeigen, helle dagegen repräsentieren Hubs mit zunehmenden Verbindungen nach dem Training. Grundlage dieses Netzwerkes sind intrazerebrale Stromquellen, die anhand von hochauflösenden EEG-Ableitungen berechnet wurden. (Nach Langer et al., 2013)

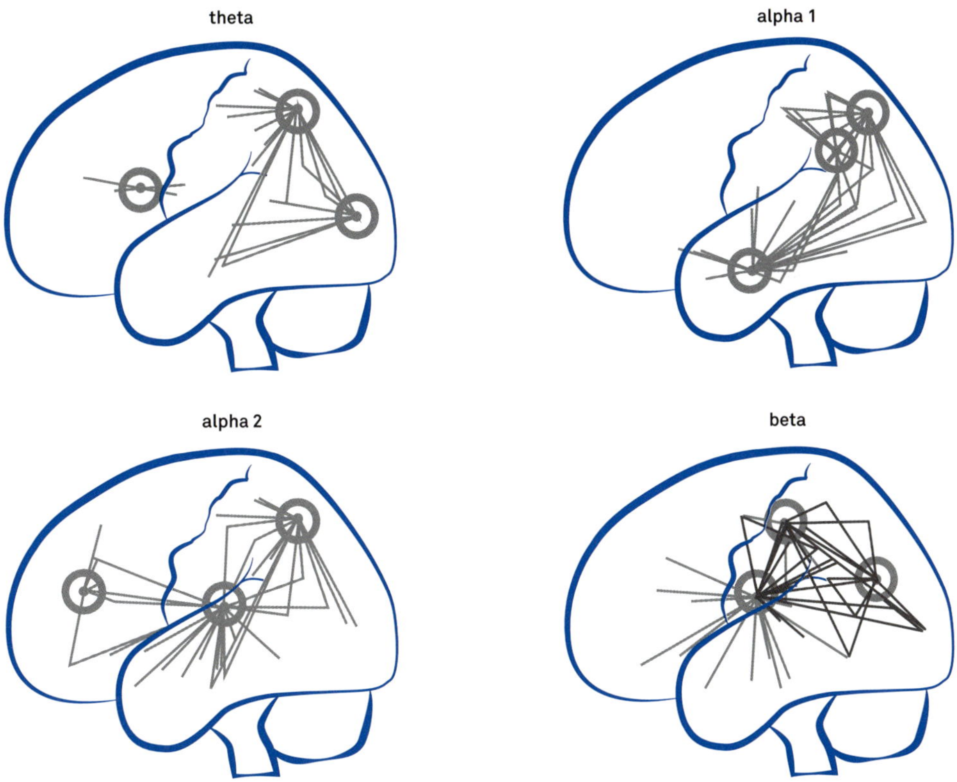

Abbildung 3-9: Dargestellt sind die wichtigsten Hubs, wo Synästheten eine stärkere Vernetzung mit Nachbar-Hubs aufweisen. Die jeweiligen Netzwerke sind anhand des Ruhe-EEGs für verschiedene EEG-Frequenzbänder geschätzt worden (Jäncke & Langer, 2011).

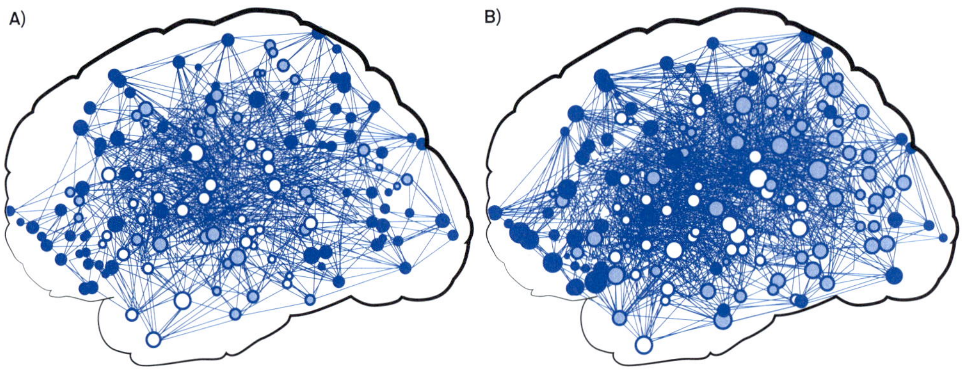

Abbildung 3-10: Netzwerke, die anhand des anatomischen Kennwerts kortikale Dicke bestimmt wurden. Links oben (A) ist das Netzwerk für absolut hörende Musiker; in (B) ist ein Netzwerk für relativ hörende Musiker dargestellt. (Nach Jäncke et al., 2012)

einen EQ von 5. Die meisten Affen weisen einen EQ von ca. 2 auf. Bei der Katze ist der EQ gleich 1.

- Die Berechnung des EQ ist immer von der Anzahl und der Zusammensetzung der in die Berechnung einbezogenen Arten abhängig.
- In aktuellen Arbeiten wird nicht mehr der EQ als Indikator für die besondere Form der menschlichen Intelligenz aufgefasst, sondern vielmehr die Anzahl der Neurone, die im Gehirn lokalisiert sind.
- Der Mensch verfügt nach neuesten Schätzungen über ca. 86 Milliarden Nervenzellen und in etwa genauso viele Gliazellen (ca. 85 Millionen).
- Der größte Teil der Neurone befindet sich im Kleinhirn (ca. 82 % = 69 Milliarden). Im Kortex finden sich nur 18 % der Neurone (16 Milliarden).
- Obwohl die meisten Neurone im Kleinhirn lokalisiert sind, macht es nur ca. 10 % der Hirnmasse aus.
- Das menschliche Gehirn weist eine besonders hohe **Packungsdichte** der Neurone auf, die in etwa so groß ist wie bei den Primaten. Deshalb wird vermutet, dass das menschliche Gehirn eigentlich ein hochskaliertes Affengehirn ist.
- Die Packungsdichte der Neurone im Kortex des Menschen beträgt ca. 30–80 000 Neurone/mg.
- Die Packungsdichte der Neurone im Kleinhirn des Menschen beträgt ca. 400–600 000 Neurone/mg.
- Ein Neuron des Menschengehirns verfügt im Durchschnitt über 29 000 Synapsen.
- Über die Dendriten können die Neurone mit bis zu 200 000 Nervenfasern in Verbindung treten.
- Es wird vermutet, dass jedes Neuron im Menschengehirn durchschnittlich mit ca. 10 000 anderen Neuronen verbunden ist. Damit ist das Gehirn ein ungemein stark vernetztes System.
- Nager und andere Arten verfügen über deutlich geringere Packungsdichten im Kortex und Kleinhirn.
- Im Menschengehirn können auch dickere Fasern festgestellt werden, was mit schnelleren Übertragungszeiten innerhalb des Gehirns einhergeht.
- Der Neuroanatom und Psychiater Korbinian Brodmann hat ein Postmortem-Gehirn zytoarchitektonisch untersucht und das Gehirn in zytoarchitektonische Felder, die sogenannten **Brodmann-Areale**, eingeteilt.

- Die Brodmann-Areale können als einzelne Funktionsmodule aufgefasst werden, denn ihr spezifischer anatomischer Aufbau spezialisiert diese Hirnbereiche für bestimmte Funktionen (Beispiel: visueller Kortex oder primärer Motorkortex).
- In jüngster Zeit werden die zytoarchitektonischen Areale in verschiedenen Hirnen bestimmt, über mehrere Gehirne zusammengefasst und daraus sogenannte **Wahrscheinlichkeitskarten** von zytoarchitektonischen Feldern erstellt. Damit können die interindividuellen Unterschiede der Größe und Form der zytoarchitektonischen Areale, aber auch die Gebiete identifiziert werden, die mit großer Wahrscheinlichkeit einem bestimmten zytoarchitektonischen Areal zuzuordnen sind.
- Neue Forschungsansätze thematisieren den **Netzwerkcharakter** des Gehirns. Dazu werden die statistischen Zusammenhänge zwischen den Aktivierungen unterschiedlicher Hirngebiete berechnet und als Grundlage für die Schätzung von Netzwerken genutzt.
- In EEG- und MEG-Studien werden v.a. Kohärenzen und Granger-Korrelationen berechnet.
- In jüngster Zeit werden neuroanatomische und neurophysiologische Netzwerke anhand von Kennwerten bestimmt, die den Small-world-Modellen entlehnt sind. Solche Netzwerkanalysen sind erfolgreich im Zusammenhang mit hochauflösenden EEG- und fMRT-Untersuchungen, aber auch mittels anatomischer Kennwerte (z.B. mit dem Kennwert kortikale Dicke) bestimmt worden.
- Anhand dieser Netzwerkkennwerte sind Trainingseffekte auf die Netzwerke und expertiseabhängige interindividuelle Unterschiede identifiziert worden (z.B. Unterschiede zwischen Synästheten und Nichtsynästheten sowie zwischen Musikern und Nichtmusikern).

3.7. Fragen und Aufgaben

- Wie hat sich das Hirnvolumen im Verlauf der Evolution des Menschen entwickelt?
- Erläutern Sie den Enzephalisationsquotienten.
- Was können Sie zu der Anzahl von Neuronen, Gliazellen und den jeweiligen Verbindungen im menschlichen Gehirn sagen?
- Erläutern Sie, was Brodmann-Areale sind.
- Welche wichtigen Brodmann-Areale kennen Sie?
- Diskutieren Sie den Gegensatz zwischen Phrenologie und dem „Netzwerkansatz" zum Verständnis des Gehirns.
- Was versteht man unter Binding und wie soll es physiologisch realisiert werden?
- Welche Forschungsansätze zur Untersuchung der Netzwerkarchitektur des Gehirns kennen Sie?

3.8. Weiterführende Literatur

Azevedo, F.A., Carvalho, L.R., Grinberg, L.T., Farfel, J.M., Ferretti, R.E., Leite, R.E., Jacob Filho, W., Lent, R., Herculano-Houzel, S. (2009). Equal numbers of neuronal and nonneuronal cells make the human brain an isometrically scaled-up primate brain. J Comp Neurol, 513, 532–541.

Bullmore, E., Sporns, O. (2009). Complex brain networks: graph theoretical analysis of structural and functional systems. Nat Rev Neurosci, 10(3), 186–198.

Herculano-Houzel, S. (2009). The human brain in numbers: a linearly scaled-up primate brain. Frontiers in human neuroscience, 3, 31.

Jerison, H.J. (1991). Brain size and the evolution of mind. New York: American Museum of Natural History.

Roth, G, Dicke, U. (2005). Evolution of the brain and intelligence. Trends Cogn Sci, 9, 250–257.

Zilles, K., Amunts, K. (2010). Centenary of Brodmann's map-conception and fate. Nat Rev Neurosci, 11(2), 139–145.

4. Reifung des Gehirns

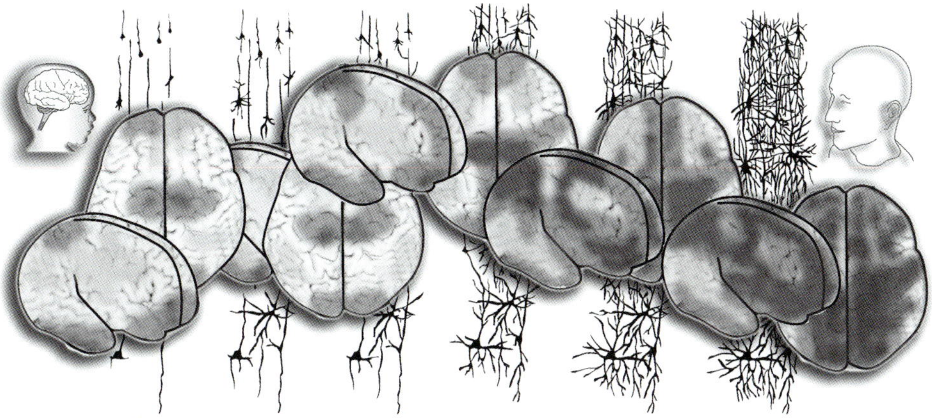

4.1. Allgemeines zur Reifung und Entwicklung des Gehirns

Die Entwicklung des Nervensystems ist ein kontinuierlicher Prozess, der pränatal beginnt und sich bis ins hohe Erwachsenenalter vollzieht (**Abb. 4-1**). In der frühen Reifung sind **kritische Phasen** auszumachen, die für die weitere Entwicklung des Gehirns entscheidend sind. Im Zusammenhang mit der Erforschung der anatomischen und neurophysiologischen Grundlagen der Gehirnreifung wird immer wieder die Frage aufgeworfen, welche der Reifungsprozesse durch Umwelt oder Genetik kontrolliert werden. Grob lässt sich feststellen, dass in den frühen Entwicklungsphasen genetische Einflüsse am stärksten sind. Mit zunehmendem Alter nimmt der genetische Einfluss immer mehr ab und der Einfluss der Umwelt bzw. der Erfahrung wird wichtiger (s. a. Kap. 17). Zu den Umwelterfahrungen werden auch biologische Einflüsse gezählt, die nicht zwingend der Genetik zuzuordnen sind, z. B. können Veränderungen des biologischen Milieus während der embryonalen Entwicklung massive Reifungsstörungen des Gehirns verursachen. Beispiele hierfür sind die alkoholbedingte mentale Retardierung, aber auch Sauerstoffmangel oder andere Vergiftungserscheinungen, die die Embryonalentwicklung des Gehirns nachhaltig beeinflussen können.

Mit der Reifung und Entwicklung des Gehirns hängen Veränderungen des Verhaltens zusammen. Viele Verhaltensveränderungen sind durch reifungsbedingte anatomische Veränderungen erklärbar. Ein typisches Beispiel ist der späte Beginn koordinierter feinmotorischer Bewegungen, die ein Mindestausmaß an Myelinisierung der Kabelsysteme erfordern. Auch die während und vor der Pubertät zu beobachtenden Verhaltensweisen hängen mit der Reifung, insbesondere des Frontalkortex, zusammen.

Aus der Sicht der biologisch orientierten Psychologie und der modernen Plastizitätsforschung sind psychologische Einflüsse auf das Gehirn (Lernen oder psychische Traumata) als ebenso stark einzustufen wie biologische und genetische Faktoren. Insofern beeinflussen immer, selbst während der Embryonalentwicklung, Interaktionen zwischen Anlage und Umwelt die Gehirnreifung. Reifung ist eine faszinierende biologische „Leis-

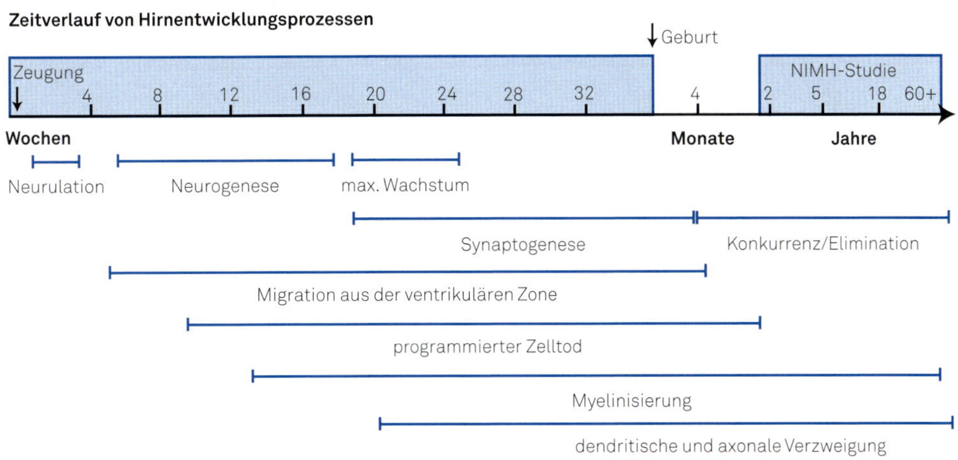

Abbildung 4-1: Reifungsphasen des Gehirns.

tung“, da letztlich aus einem kleinen Zellhaufen das wahrscheinlich komplexeste biologische Organ entsteht.

4.2. Embryonalentwicklung

Während der Embryonalentwicklung werden wichtige **Reifungsphasen** unterschieden:

- Neurulation (Bildung des Neuralrohrs)
- Neurogenese (Bildung der Neurone)
- Migration der Neuronenvorläufer in die Kortexschicht
- dendritische und axonale Arborisierung (Bildung der Dendriten und der Verzweigungen an den Axonen)
- Synaptogenese (Bildung von Synapsen)
- programmierter Zelltod (Eliminierung zu viel gebildeter Neuronen)
- Myelinisierung (Bildung der Myelinschichten um die Axone).

4.2.1. Von der Neurulation zum Gehirn

Das befruchtete Ei entwickelt sich durch wiederholte Zellteilung von der Morula zum Blastozyten. In der 2.–3. Woche differenziert sich der Blastozyt zu einem größeren Zellkomplex aus, der Gastrula, die aus Endoderm, Mesoderm und Ektoderm besteht. Das Gehirn und

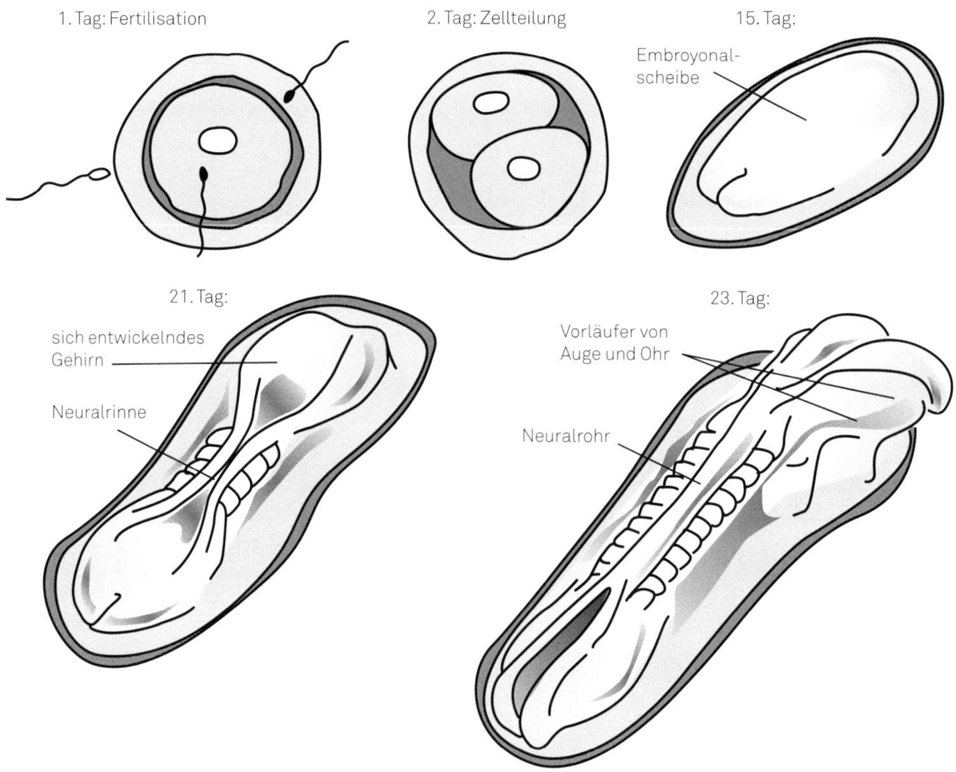

Abbildung 4-2: Von der Morula zum Neuralrohr. Tag 1–23 der Embryonalentwicklung. Nach der Befruchtung (Tag 1; Zygote) beginnt sich die Zygote zu teilen. Am 15. Tag hat sich bereits die Embryonalplatte gebildet. Am 21. Tag beginnt sich die Neuralrinne zu bilden, die sich am 23. Tag zum Neuralrohr schließt. (Nachgezeichnet und modifiziert nach der Abbildung 7-5 aus Kolb & Whishaw, 2001)

das übrige Nervensystem entwickeln sich aus dem Ektoderm, der äußeren Schicht. Etwa am 20. Tag der Embryogenese beginnt die Differenzierung des Ektoderms, die sogenannte **Neurulation**. In dieser Phase entwickelt das Ektoderm eine **Neuralplatte**, die sich schließlich in der Mitte zur **Neuralrinne** faltet, die sich im weiteren Entwicklungsverlauf zu einem geschlossenen Rohr, dem **Neuralrohr,** ausformt (**Abb. 4-2** und **Abb. 4-3**). Aus diesem Neuralrohr entwickeln sich das Gehirn und das Rückenmark. Der vordere (rostrale) Teil des Neuralrohrs bildet drei Bläschen (auch Vesikel genannt) aus, aus denen letztlich Kortex, Mittelhirn und Hirnstamm entstehen (**Drei-Bläschen-Stadium**). In diesem Stadium (bereits ab dem 28. Tag) sind die Anlagen für das Vorder-, Mittel- und das Rautenhirn zu erkennen (**Abb. 4-4**).

Ab ca. dem 35. Tag vergrößert sich v. a. das vordere Bläschen. Vom 2. Monat an differenziert sich das Gehirn zu fünf Bläschen aus (**Fünf-Bläschen-Stadium**). In dieser Phase entstehen die Anlagen für das Zwischenhirn. Die Hirnstammanlagen differenzieren sich in das verlängerte Rückenmark (Myelencephalon) und das Hinterhirn (Metencephalon). Diese Phase ist durch eine hohe Zellteilungsrate gekennzeichnet (Bildung von bis zu 250000 Zellen/Minute). Nach 100 Tagen ist das Vorderhirn bereits sehr groß, weist aber noch keine Faltung auf. Etwa ab dem 5.–6. Monat bildet sich die Sylvische Fissur, um die herum (perisylvisch) für die Sprache und andere psychische Funktionen wichtige neuronale Zellgruppierungen liegen. Nach dieser ersten Einfaltung des Kortex nimmt die Faltung ebenso wie das Volumen des Gehirns zu.

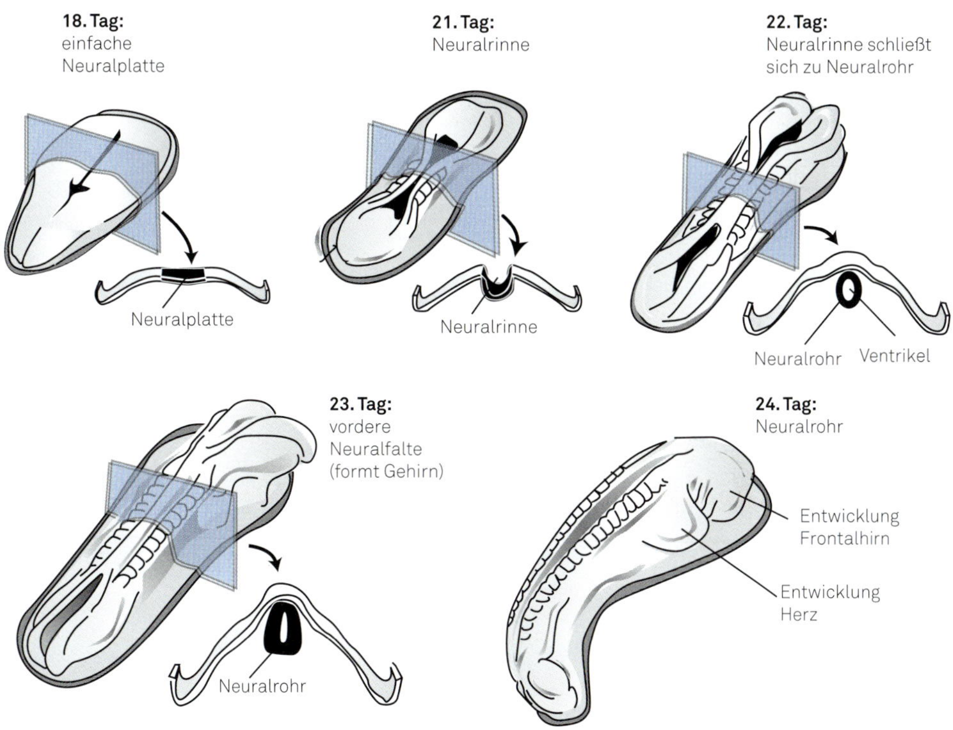

Abbildung 4-3: Detaillierte Darstellung der Entwicklung des Nervensystems vom 18. bis zum 24. Tag. (Nachgezeichnet und modifiziert nach der Abbildung 7-6 aus Kolb & Whishaw, 2001)

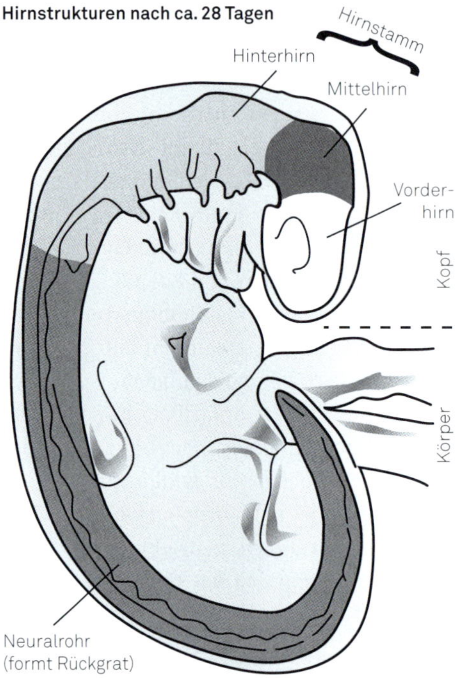

Abbildung 4-4: Drei-Bläschen-Stadium des Embryonalgehirns nach 28 Tagen. Man erkennt die Anlage für das Vorderhirn (Prosencephalon), Mittelhirn und den Hirnstamm. Der hintere Teil des Neuralrohrs formt sich zum Rückenmark.

Kurz vor der Geburt ist das fetale Gehirn in vielen Aspekten dem Erwachsenengehirn sehr ähnlich, aber immer noch nicht voll entwickelt. Es wiegt nun ca. 400–450 Gramm **(Abb. 4-5)**.

4.2.2. Neurogenese

In der Proliferationsphase zwischen der 5. und 18. Woche werden neue Nervenzellen gebildet. Die Zellen des Neuralrohrs sind noch undifferenziert und werden als neuronale **Stammzellen** bezeichnet. Sie sind teilungsfähig und können sich zu Glia- oder Nervenzellen entwickeln. Aus diesen neuronalen Stammzellen entstehen Vorläuferzellen, aus denen im weiteren Verlauf die spezialisierten Neuro- und Glioblasten hervorgehen **(Abb. 4-6)**. Aus ihnen entwickeln sich im menschlichen Gehirn bis zu 100 Milliarden Nervenzellen (Kap. 2) und eine vielfache Anzahl Gliazellen. Die meisten dieser Zellen werden in der 6.–8. Woche gebildet, was bedeutet, dass beinahe alle Zellen, die im späteren Leben Denken und

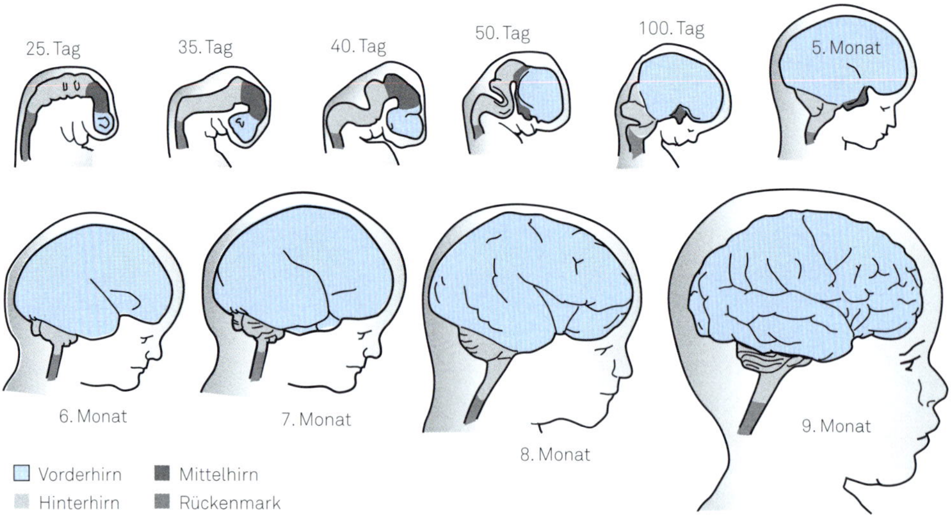

Abbildung 4-5: Entwicklung des menschlichen Gehirns bis zur Geburt. (Nachgezeichnet und modifiziert nach der Abbildung 7-8 aus Kolb & Whishaw, 2001)

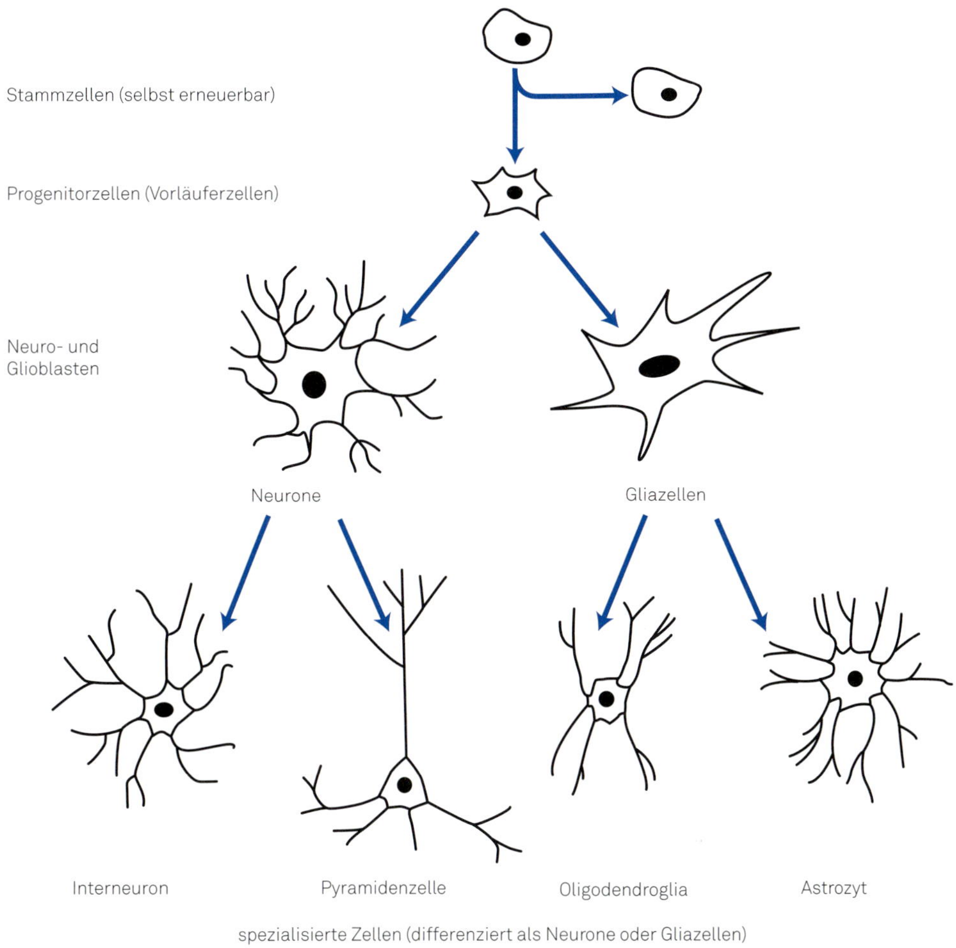

Abbildung 4-6: Entwicklungsverlauf der Nerven- und Gliazellen. Die neuronalen Stammzellen sind Zellen, die noch teilungsfähig sind und aus denen sich Nervenzellen oder Gliazellen entwickeln können. Aus den Stammzellen entwickeln sich die Neuroblasten oder Gliablasten. Neurotrophe Faktoren entscheiden, ob sich aus einer Vorläuferzelle Neuro- oder Gliablasten entwickeln. Bei Vorhandensein des entsprechenden neurotrophen Faktors kann sich jeder Neuroblast zu spezifischen Nervenzellen entwickeln. (Nachgezeichnet nach der Abbildung 7-10 aus Kolb & Whishaw, 2001)

Handeln bestimmen, bereits in den ersten acht Wochen entstehen.

Einige der Neuroblasten spalten sich ab und bilden später das autonome Nervensystem. Aus den Glioblasten entwickeln sich die Gliazellen. Wichtige Glioblasten sind die Oligodendroglia und die Astrozyten. Chemische Substanzen, sogenannte **neurotrophe Faktoren**[8], greifen in die Differenzierung der neuronalen Stammzellen sowie der Neuro- und Glioblasten ein. Sie bestimmen, ob aus einer

8 Typische neurotrophe Faktoren sind der Nerve growth factor (NGF), der Brain-derived neurotrophic factor (BDNF), Neurotrophin-3, -4 und -5 (NT-3 bis -5).

Stammzelle eine Nerven- oder Gliazelle, ob aus einem Neuroblasten ein Interneuron oder eine Pyramidenzelle wird (**Abb. 4-6**). Sind die Nervenzellen gebildet, verlieren sie ihre Teilungsfähigkeit.

4.2.3. Migration

Das menschliche Gehirn besteht aus bis zu 100 Milliarden Nervenzellen (nach neueren Schätzungen 86 Milliarden; s. Kap. 3) und einer vielfachen Anzahl Gliazellen. Um diese große Zellmenge zu produzieren, werden ca. 250 000 Nervenzellen pro Minute neu gebildet. Diese Neurogenese ist nach 20–24 Wochen abgeschlossen, danach werden nur noch wenige Nervenzellen gebildet. Ab diesem Zeitpunkt haben auch Frühgeborene eine Überlebenschance (etwa ab dem 5. Monat). Neugebildete Nervenzellen müssen vom Ort ihrer Entwicklung zu ihrem Zielort „wandern" (**Migration**), wo sich die Nerven- und Gliazellen differenzieren und anpassen (Differenzierung) sowie Axone, Dendriten und Synapsen ausbilden (Synaptogenese).

Die Zellmigration setzt unmittelbar nach dem Beginn der Neurogenese ein und dauert ca. 6 Wochen. Sie beginnt an der wie ein primitiver Kortex organisierten ventrikulären Zone, die der um die Ventrikel liegende Teil des Neuralrohrs ist. Von dort bewegen sich die jungen Neurone in die äußeren Schichten (marginale Zone), um sich in den Empfangsgebieten zu spezialisierten Neuronen zu entwickeln. Dabei werden sie von Gliazellen unterstützt (**Radialglia**), an denen sich diese Neurone quasi „nach oben schlängeln" (**Abb. 4-7**). Die zurückgelegte Entfernung kann bis zu 1000-mal länger als der Durchmesser des wandernden Neurons sein. Nervenzellen, die sich früh entwickeln, bleiben in den unte-

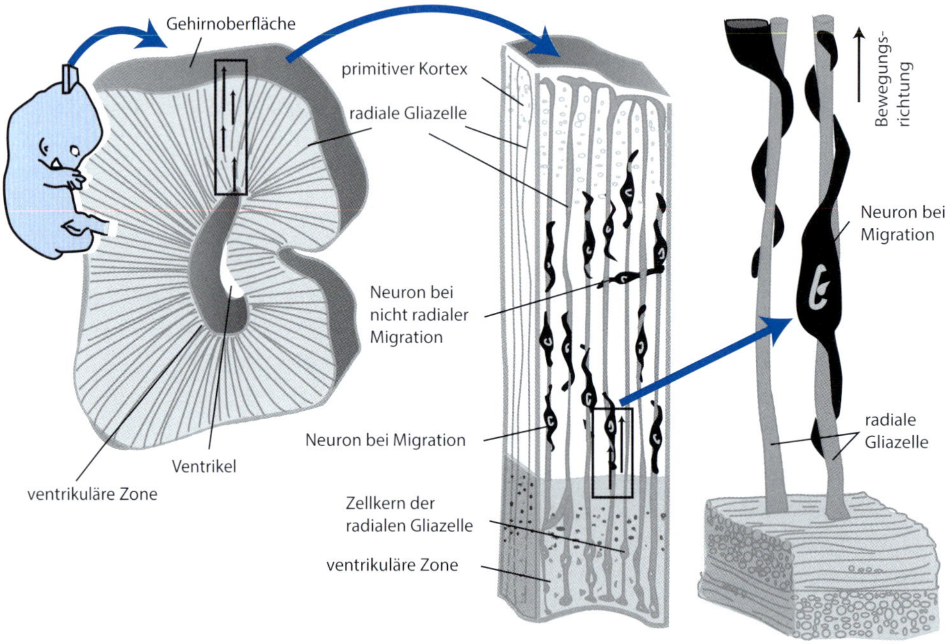

Abbildung 4-7: Migration der Neurone in den primitiven Kortex. (Nachgezeichnet und modifiziert nach der Abbildung 7-12 aus Kolb & Whishaw, 2001)

ren (basalen) Schichten des Gehirns liegen. Die sich später entwickelnden Neurone wandern in die äußeren Schichten und tragen zur Entwicklung des Kortex bei.

4.2.4. Verknüpfung der Neurone und Dendritisierung

Nachdem die Vorläuferzellen ihre Zielposition erreicht haben, beginnen sie sich zu differenzieren und ihre speziellen Funktionen zu übernehmen. Diese **Differenzierung** ist mit genetischen Prozessen verbunden, wobei bestimmte Gene ab- und andere angeschaltet werden. Sie äußert sich in den Transmittern, welche die jeweilige Zelle bildet, den Rezeptortypen und in der Art, wie Aktionspotenziale generiert werden. Ist ein Neuron einmal zu seinem Bestimmungsort gewandert, folgen oft andere Zellen, wodurch strukturelle und vermutlich auch funktionelle Einheiten gebildet werden. Die Mechanismen, die der dazu notwendigen Zellerkennung zugrunde liegen, sind noch nicht vollständig bekannt. Ein solcher Vorgang erfordert jedoch, dass die jeweiligen Zellen ihre gegenseitige Zugehörigkeit erkennen bzw. unterscheiden können. Spezielle Moleküle scheinen für solche Erkennungsaufgaben spezialisiert zu sein. Eines dieser Moleküle ist das „Neural-cell-adhesion-Molekül" (NCA-Molekül), das etwa wie ein Magnet wirkt, der Zellen aneinander bindet. Ein anderer biochemischer Nervenwachstumsfaktor ist der Nerve growth factor (NGF).

Während der Wanderung der Neurone bildet sich auch die typische Schichtung des Kortex aus. Zellen in den unteren Kortexschichten werden zu anderen Neuronen ausgebildet als Zellen, die in den oberen Schichten angelangt sind. Man spricht in diesem Zusammenhang auch vom **Inside-out-Gradienten**. Chemische Erkennungsmechanismen und zeitlich-räumliche Faktoren (z. B. Geburtstag und -ort einer Zelle) sind für diese schichtspezifische Ausdifferenzierung verantwortlich und bestimmen somit die wichtigsten Charakteristika der späteren Funktion.

Im weiteren Verlauf beginnen sich die Neurone zu vernetzen (**Abb. 4-8**). Axone und Dendriten werden ausgebildet. Das Axon entsteht meistens bereits in der Migrationsphase und das Neuron zieht es ähnlich einem „Schwanz" hinter sich her. Dendriten wachsen erst, wenn das Neuron seinen Bestimmungsort gefunden hat. Die unterschiedlichen Wachstumsgeschwindigkeiten von Axonen und Dendriten sind wichtig, denn die schneller wachsenden Axone können an ihren Zielzellen Kontakte knüpfen, bevor die Neurone ihre komplette Dendritisierung erreicht haben. Die Dendriten entwickeln sich aus dem Zellkörper und verzweigen sich zunehmend. Diese Verzweigung wird immer komplexer und nimmt die Gestalt von „Bäumen" an. Man spricht deshalb auch von einer **Arborisierung** der Dendriten.

Unter mechanischer und chemischer Führung beginnt dann die Vernetzung der Neurone. Eine besondere Rolle spielen hierbei die sogenannten **Wachstumskegel**, d. h. die Spitze der sich entwickelnden Axone und Dendriten. Die Axonspitze ist mit Filopodien (Füßchen) zur Exploration der unmittelbaren Umgebung ausgestattet (**Abb. 4-9**). Derzeit ist nicht geklärt, wie der Wachstumskegel seine unmittelbare Umgebung erkennt und wodurch er weiß, in welche Richtung er sein Wachstum lenken soll.

Bislang sind einige chemische Substanzen entdeckt worden, die diese Wachstumsorientierung modulieren und unterstützen können; es handelt sich dabei v. a. um **Neurotropine**. Unterschieden werden annäherungsinduzierende und annäherungshemmende Substanzen oder Moleküle.[9] Aus der Kombination

9 Insgesamt sind dies neurotrope Faktoren. Sie dienen zur „Wegfindung" und „locken" Axone an die richtigen Orte. Neurotrope Faktoren (z. B. Neurotro-

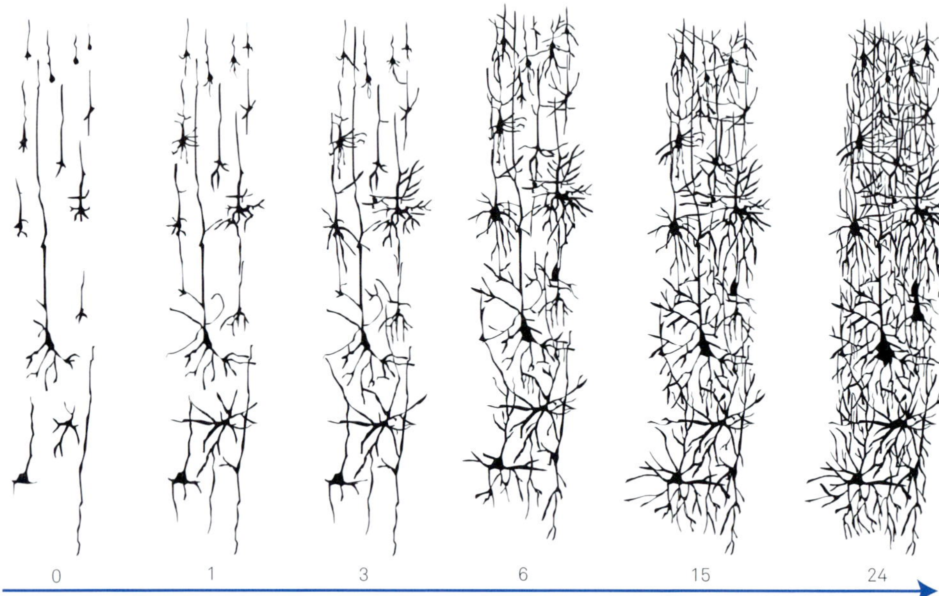

Abbildung 4-8: Differenzierung der Dendriten im Verlauf der postnatalen Entwicklung. Mit zunehmendem Alter nimmt die Dendritisierung immer mehr zu. Diese Beispiele sind aus Gewebeproben des Broca-Areals gewonnen. (Nachgezeichnet nach Lenneberg, 1967)

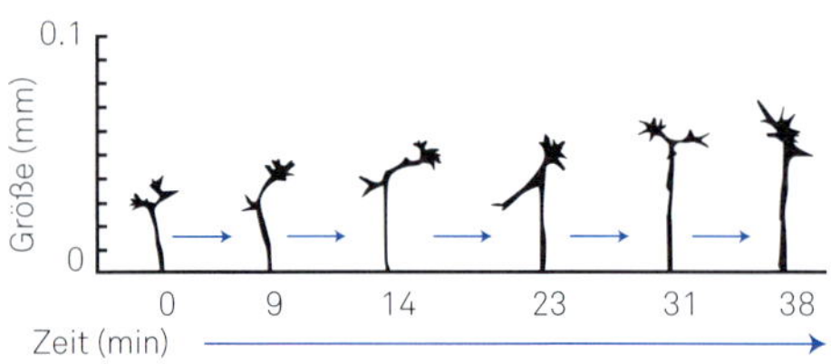

Abbildung 4-9: Sich entwickelnde Filopodien eines Neurons. (Nachgezeichnet nach der Abbildung 7-15 aus Kolb & Whishaw, 2001)

dieser Substanzen kann so etwas wie ein chemischer „Pfad" entstehen, der die Wachstumsrichtung durch Hemmung oder Anziehung determiniert. Diskutiert werden auch Sexualhormone, die bei der Verknüpfung von Gehirnstrukturen eine wesentliche Rolle spielen könnten. Das Hormon Testosteron z. B. beeinflusst die Wachstumsrate von Axonen und Dendriten insbesondere bei den „geschlechtsspezifischen" Neuronen[10] und kann die Länge des Axons und die Größe des Dendritenbaums bestimmen. Des Weiteren sind Sexualhormone beteiligt, wenn bestimmte synaptische Verbindungen eingegangen werden, und können die Wachstumsrichtung der auf sie empfindlich reagierenden Neurone ändern. Testosteron kann ferner den Zelltod bestimmter Neurone verhindern, indem es ihnen quasi Wettbewerbsvorteile um synaptische Kontakte verschafft.

pine) müssen von neurotrophen Faktoren unterschieden werden. Dies sind Faktoren, die das Wachstum der Neurone beeinflussen.

10 Spezielle Neurone, die besonders stark auf Geschlechtshormone ansprechen.

4.2.5. Synaptogenese und programmierter Zelltod

Nachdem die Axone ihre Zielpositionen (Muskeln, andere Neurone oder Drüsen) erreicht haben, bilden sie Synapsen aus. Dieser Prozess wird als **Synaptogenese** bezeichnet. Er beginnt ca. am 20. Tag und dauert im Grunde bis zum Lebensende. Die Anzahl der Synapsen im menschlichen Kortex wird auf ca. 10^{14} geschätzt. Diese große Zahl kann nicht ausschließlich genetisch determiniert werden, sie entsteht vielmehr aus der Interaktion zwischen Anlage- und Umwelteinflüssen. Einfache synaptische Kontakte existieren beim Menschen bereits im 5. Schwangerschaftsmonat und vermehren sich bis zur Geburt erheblich. Nach der Geburt nimmt die Anzahl der Synapsen drastisch und schnell bis zum 1. Lebensjahr zu. Diese Phase der Überproduktion wird **Blooming** genannt. Darauf folgt die Phase der selektiven Elimination der überschüssigen Synapsen, ein Vorgang, der als **Pruning** bezeichnet wird (**Abb. 4-10**). Diese Abnahme von synaptischen Verbindungen geht mit dem Zelltod von Nervenzellen einher. Offenbar werden mehr Synapsen und Neurone gebildet, als gebraucht werden.

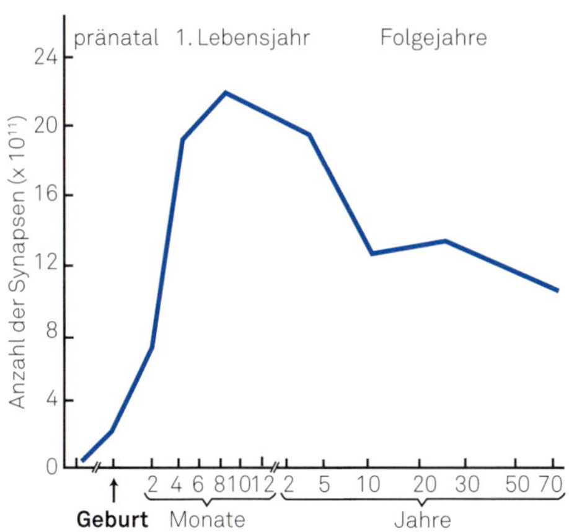

Abbildung 4-10: Anzahl der Synapsen im visuellen Kortex des Menschen über einen weiten Altersbereich. (Nachgezeichnet nach der Abbildung 7-16 aus Kolb & Whishaw, 2001)

Dieses Zellsterben und die Abnahme der Synapsen beginnt bereits in der embryonalen Phase (ca. am 20. Tag), erreicht jedoch postnatal seinen Höhepunkt. Die Ursachen für diese Prozesse sind noch nicht vollständig bekannt, ein wichtiger Faktor ist jedoch sehr wahrscheinlich der „Gebrauch“ oder „Nichtgebrauch“ der Synapsen. Bereits Donald O. Hebb hatte darauf hingewiesen, dass Synapsen ihre Verbindungen verstärken, wenn sie häufig genutzt werden (*fire together wire together*; s.a. Kap. 13). Werden Synapsen selten genutzt, verstärken sie ihre Verbindungen nicht und sterben schließlich. Dass auch Neurone absterben, könnte darin begründet sein, dass Neurone, die Synapsen bilden, auch von ihren Kontakten zu anderen Neuronen abhängig werden. Sterben die Verbindungen zu den anderen Neuronen ab, ist es möglich, dass die Neurone, ihrer Verbindung beraubt, ebenfalls absterben. Möglich ist auch, dass viele Neurone um eine begrenzte Anzahl von neurotrophen Faktoren konkurrieren: Die wenigen Neurone, denen es gelingt, neurotrophe Faktoren an sich zu binden, überleben. Der Zelltod von Neuronen aufgrund des Mangels an neurotrophen Faktoren muss vom Zelltod unterschieden werden, der durch Krankheiten oder Verletzungen ausgelöst wird. Möglich ist, dass der Mangel an neurotrophen Faktoren bestimmte Gene abschaltet, sodass die Nervenzelle letztlich stirbt. Dieser Zelltod wird auch **Apoptose** genannt.

4.2.6. Myelinisierung

Parallel zur Differenzierung der Nervenzellen beginnt die Differenzierung der Gliazellen. Eine wichtige Gruppe sind die **Oligodendrogliazellen**, die zur Myelinisierung der Nervenfasern beitragen. Sie bilden die Fettummantelung der Nervenfasern, die dazu führt, dass die elektrische Signalleitung schneller wird (**saltatorische Erregungsleitung**). Die Myelinisierung beginnt ca. am 12. Tag und erstreckt sich bis in das hohe Erwachsenenalter.

4.2.7. Zusammenfassung der wichtigsten Entwicklungsschritte in der Embryonalphase

In **Abbildung 4-11** sind die wichtigsten Entwicklungsabläufe zusammengefasst. In der Embryonalphase findet die Neurulation mit der Entwicklung des Neuralrohrs statt. Daran schließen sich die Proliferation und die Migration der Neurone an. Die folgende Synaptogenese (mit Blooming und Pruning) und Dendritisierung beginnt teilweise schon vorgeburtlich, bleibt aber ein Leben lang aktiv. Die Synaptogenese verläuft in verschiedenen Hirngebieten unterschiedlich schnell und beginnt zu unterschiedlichen Zeitpunkten. Im sensomotorischen Kortex beginnt sie sehr früh und erreicht bis kurz vor der Geburt ihr Maximum. Das Pruning dauert im sensomotorischen Kortex bis etwa zum 4. Lebensjahr. Im Parietallappen erreicht die Synaptogenese ihr Maximum ca. im 8. Schwangerschaftsmonat und das Pruning dauert bis zum 8. Lebensjahr an. Im Präfrontalkortex wird das Maximum der Synaptogenese ca. im 4. Lebensjahr erreicht; das Pruning zieht sich bis zum 16. Lebensjahr hin (**Abb. 4-11**; Casey et al., 2005). Die Myelinisierung beginnt ebenfalls bereits in der Embryonalphase, erstreckt sich aber bis in das späte Erwachsenenalter.

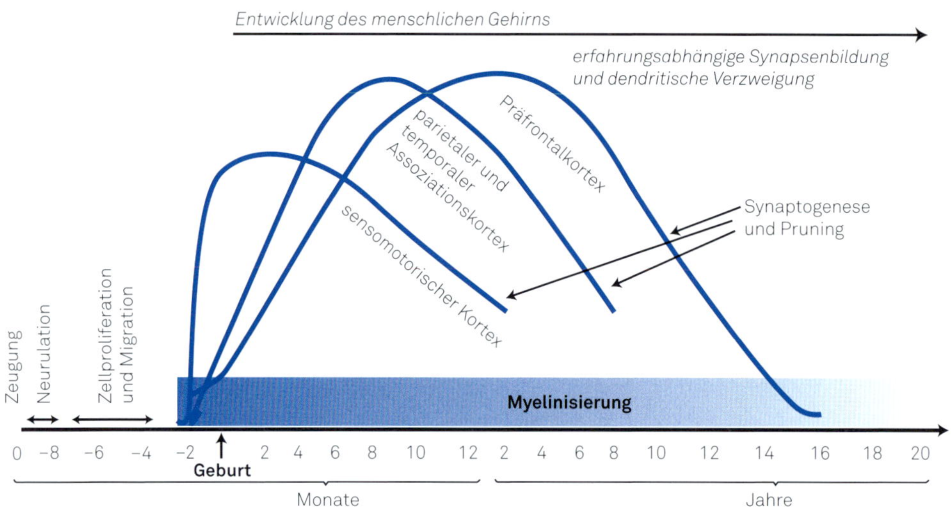

Abbildung 4-11: Zeitlicher Ablauf der wesentlichen reifungsbedingten Veränderungen des menschlichen Gehirns. In der embryonalen Phase erfolgen die Neurulation, die Zellproliferation und die Migration. Vor der Geburt beginnen auch die Synaptogenese und die Myelinisierung. Der Verlauf der Synaptogenese ist für verschiedene Gebiete unterschiedlich. Dargestellt sind die Verläufe für den sensomotorischen Kortex, für den parietalen Assoziations- und den Präfrontalkortex, der sehr spät den Höhepunkt der Synaptogenese erreicht. Alle Hirngebiete weisen allerdings nach dem Höhepunkt der Synaptogenese deutliche Reduktionen der Synapsendichte auf (Pruning; nachgezeichent nach Casey et al., 2005).

4.3. Gehirnentwicklung in den ersten Lebensjahren bis zur Adoleszenz

Nach der Geburt wiegt das Gehirn ca. 400–450 g und nimmt in den folgenden Jahren rasch an Gewicht zu. Im 2. Lebensjahr beträgt das Gehirngewicht bereits 80 % des Gewichts eines Erwachsenengehirns. Im Alter von 5 Jahren hat es 90 % des Gewichts eines Erwachsenengehirns erreicht (**Abb. 4-12**). Die hier referierten Daten entstammen älteren Arbeiten, in denen ausschließlich Gehirne Verstorbener analysiert wurden. Bei der Analyse von Post-mortem-Daten muss berücksichtigt werden, dass es sich meist um Gehirne von erkrankten Personen handelt, sodass nicht auszuschließen ist, dass diese Gehirngrößenschätzungen nicht den typischen und gesunden Wachstumsverlauf des Gehirns wiedergeben.

Moderne Untersuchungen nutzen die Magnetresonanztomografie (MRT) und messen die Gehirngrößen von gesunden Kindern und Jugendlichen im Längsschnitt oder kombiniert im Längs- und Querschnitt. Mittels der MRT ist es auch möglich, detailliertere Analysen durchzuführen, z. B. die getrennte Analyse der grauen und weißen Substanz. Zu Beginn der kindlichen Hirnentwicklung müssen sich zunächst Axone ausbilden und myelinisieren. Auf magnetresonanztomografischen Bildern von Kindern im Alter von 1 bis ca. 9 Monaten sind kaum myelinisierte Faserbahnen zu sehen. Die großen Faserbahnen (Kommissuren und Assoziationsbahnen) sind erst ab dem 7. Monat zu erkennen (**Abb. 4-13**). Die nach der Geburt noch nicht ausreichende Myelinisierung ist z. B. dafür verantwortlich, dass Kinder in diesem Alter nur schwerlich in der Lage sind, koordinierte Bewegungen durchzuführen. Je besser die Myelinisierung, desto besser sind auch die sensomotorischen Leistungen.

In einer Studie wurden 13 gesunde Versuchspersonen vom 5. bis zum 20. Lebensjahr untersucht. Das Gehirn jeder Versuchsperson wurde alle zwei Jahre mittels Magnetresonanztomografie vermessen (Gogtay et al., 2004). Nach stereotaktischer Normalisierung der Gehirne haben die Autoren den **Reifungsverlauf**

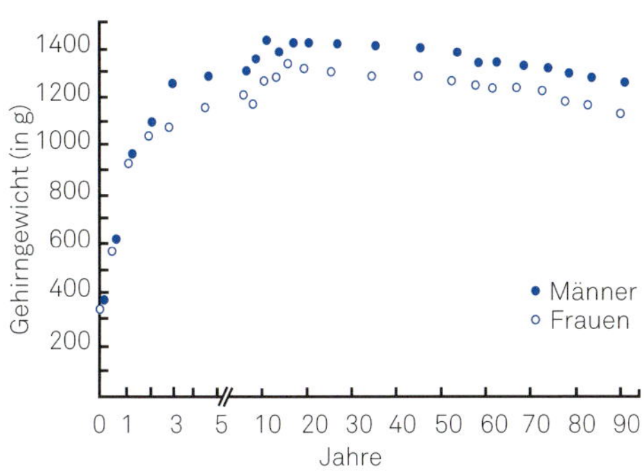

Abbildung 4-12: Entwicklung der Gehirngröße von der Kindheit bis ins Erwachsenenalter. Die Gehirngrößen wurden anhand der Gehirne von Verstorbenen geschätzt.

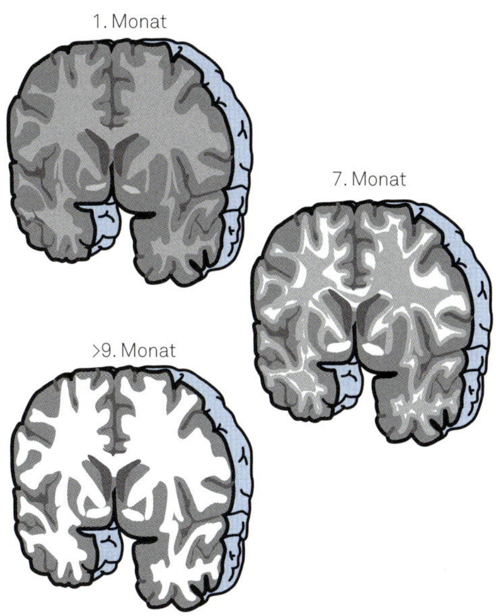

Abbildung 4-13: Zunehmende Myelinisierung bei Kindern im Alter von 1 bis ca. 9 Monaten.

der Dichte der grauen und weißen Substanz analysiert und grafisch dargestellt (**Abb. 4-14**).

In der **Abbildung 4-14** ist zu erkennen, dass mit zunehmendem Alter das Gehirn immer dunkler wird. Je dunkler die Grautönung, desto geringer ist der Anteil der grauen Substanz. Damit einhergehend nimmt das relative Volumen der weißen Substanz zu. Die einzelnen Hirngebiete reifen jedoch unterschiedlich schnell. Der Motorkortex, Teile des Parietallappens, der primäre visuelle Kortex und der Frontalpol weisen schon recht früh einen Verlust des relativen Volumens der grauen Substanz auf. Bei anderen Hirngebieten dagegen stellt sich der relative Verlust der grauen Substanz erst später ein, typischerweise im lateralen Frontalkortex und in den perisylvischen Hirngebieten. Betrachtet man den in **Abbildung 4-14** dargestellten zeitlichen Ablauf genauer, erkennt man auch, dass noch im 15. Lebensjahr (drittes Gehirnbild in der Zeitreihe) für fast den gesamten lateralen Frontalkortex und für fast die gesamte perisylvische Hirnregion keine nennenswerte Reduktion des relativen Volumens der grauen Substanz auszumachen ist. Auch im 18. Lebensjahr (viertes Gehirnbild in der Zeitreihe) sind diese Hirngebiete noch nicht gänzlich ausgereift. Obwohl die Reifung des lateralen Frontalkortex bereits recht weit vorangeschritten ist, sind immer noch Teilgebiete zu erkennen, die nicht den adulten Zustand erreicht haben. Selbst im 20. Lebensjahr (fünftes Gehirnbild in der Zeitreihe) sind Teilbereiche der perisylvischen Hirnregion noch nicht vollständig ausgereift. Die spät reifenden Hirngebiete (die perisylvische Hirnregion und der laterale Frontalkortex) sind in die Kontrolle komplexer psychischer Funktionen eingebunden, die auch sehr viel Übung erfordern.

Der weitere Verlauf der Hirnentwicklung konnte durch Längsschnitt- und kombinierte Längs- und Querschnittuntersuchungen herausgearbeitet werden (NIH-Studie: Giedd et

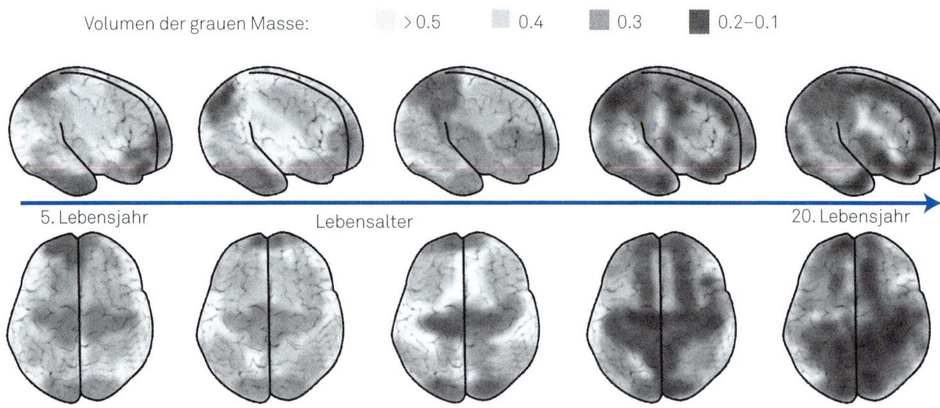

Abbildung 4-14: Reifungsverlauf der grauen Substanz vom 5. bis zum 20. Lebensjahr. Je dunkler die Hirngebiete markiert sind, desto geringer ist das relative Volumen der grauen Substanz. Alle Gehirne sind stereotaktisch normalisiert (also künstlich in einen Standardraum transponiert worden). Das bedeutet, dass mit größer werdendem Gehirn der Anteil der grauen Substanz abnimmt. Das Volumen der weißen Substanz nimmt dagegen zu. Es ist zu beachten, dass die Hirngebiete nicht gleichsinnig reifen, sondern einige früher und andere später. Auffällig ist, dass die perisylvische Hirnregion und Teile des lateralen Frontalkortex sehr spät reifen. Das Volumen der grauen Substanz ist in arbiträren Werten angegeben. (Nachgezeichnet nach Gogtay et al., 2004)

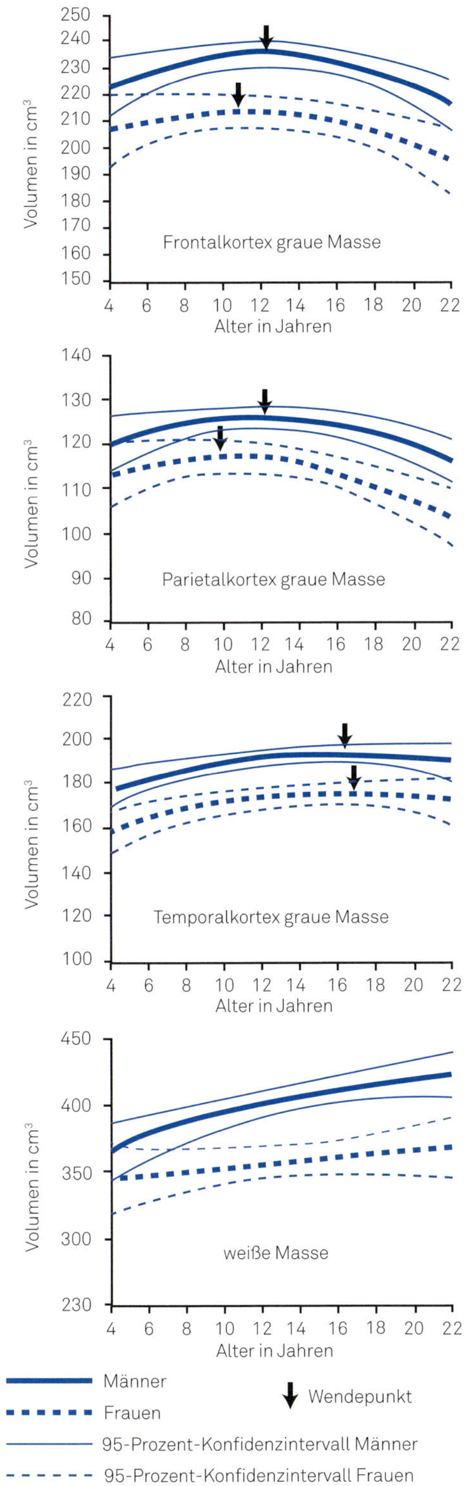

al., 1999). Das Wachstum der grauen Substanz verläuft im Frontal-, Parietal- und Temporalkortex umgekehrt u-förmig. Besonders markant ist dieser Reifungsverlauf im Frontalkortex, wo das Volumen der grauen Substanz bei Jungen bis zum Alter von 12,5 und bei Mädchen bis zum Alter von 11,5 Jahren deutlich zunimmt, um dann wieder abzunehmen. Die Abnahme der grauen Substanz nach diesen „Wendepunkten" ist wahrscheinlich auf eine Reduktion der synaptischen Verbindungen zurückzuführen, möglicherweise bauen sich nicht benötigte Verbindungen ab (in Umkehrung der Hebb-Regel „fire together wire together = don't fire together don't wire together"). Ähnliche Reifungsverläufe finden sich auch im Parietal- und Temporalkortex. Im Parietalkortex setzt die Abnahme des Volumens der grauen Substanz etwas früher als im Frontalkortex ein – im Temporalkortex dagegen etwas später. Das Volumen der weißen Substanz dagegen nimmt bis zum 22. Lebensjahr kontinuierlich zu.

Traditionell wird in der Biologie Reifung als ein Vorgang aufgefasst, bei dem ein Organ oder auch eine (angeborene) Verhaltensweise sich praktisch ohne Übung vervollkommnet. Diese Annahme ist in den modernen Neurowissenschaften jedoch nicht mehr haltbar. Vielmehr muss davon ausgegangen werden, dass Reifung im klassischen Sinn mit den durch Erfahrung induzierten Veränderungen (**Hirnplastizität**) interagiert. Dies ist anhand der oben erläuterten Befunde gut erklärbar: Einer der Mechanismen, der für den Reifungsprozess der grauen Substanz im lateralen Fron-

Abbildung 4-15: Reifungsverlauf des Volumens der grauen und weißen Substanz vom 4. bis zum 22. Lebensjahr. Der Reifungsverlauf des Volumens der grauen Substanz ist hier getrennt für den Frontal-, den Parietal- und den Temporalkortex dargestellt. (Nachgezeichnet nach Giedd et al., 1999) talkortex und im perisylvischen Hirngebiet verantwortlich ist, ist der „Gebrauch“ bzw. „Nichtgebrauch“ bestimmter Synapsen. Wahrscheinlich baut das Gehirn mehr graue Substanz auf, als letztlich benötigt wird. Die nicht benötigten synaptischen Verbindungen werden nicht durch einen aktiven „Beschneidungsprozess“ durchtrennt, sondern es muss vielmehr davon ausgegangen werden, dass sie sich mit der Zeit abbauen. Andererseits ist bekannt, dass mit zunehmender Beanspruchung eines neuronalen Netzes die Anzahl und die Stärke der synaptischen Kontakte zunehmen. In Tierversuchen konnte darüber hinaus gezeigt werden, dass die Dendritisierung der Neurone von der Komplexität der Umwelterfahrung abhängt. Werden Mäuse in „anregenden“ Käfigen aufgezogen, in denen viele Betätigungsmöglichkeiten für die Tiere vorliegen, verfügen ihre Neurone über eine reichhaltigere Dendritisierung als die von Mäusen, die in „kargen“ Käfigen aufwachsen (**Abb. 4-16**).

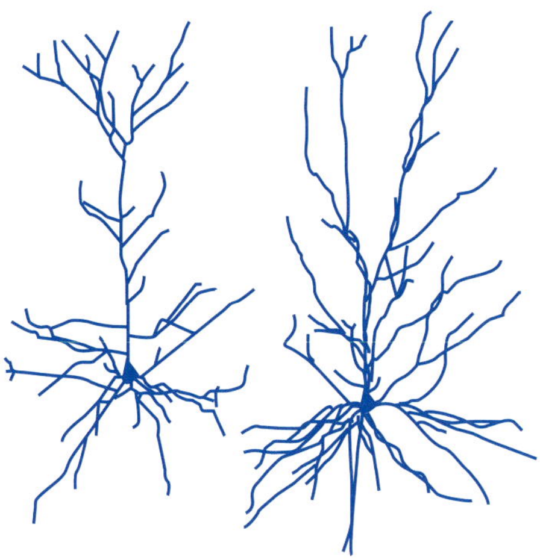

Abbildung 4-16: Schematische Darstellung von zwei Neuronen, welche Tieren entstammen, die entweder in einer „kargen“ Laborumgebung oder in einer Umgebung mit vielen Erfahrungsmöglichkeiten aufgezogen worden sind. Die sogenannte „karge“ Laborhaltung entspricht der typischen Laborhaltung von Mäusen in Forschungsinstituten. Jene Labortiere, die in Käfigen gehalten wurden, die ihnen viele Möglichkeiten zum „Spielen“ oder Interagieren mit verschiedenen Objekten boten (z.B. mit Spielzeug, Leitern, Kletterseilen und vielem mehr), zeichneten sich durch vielfältiger verzweigte Dendriten ihrer Neurone aus. (Nachgezeichnet nach der Abbildung 7-22 aus Kolb & Whishaw, 2001)

Angesichts dieser Befunde liegt es nahe, dass die reifungsbedingten anatomischen Veränderungen im lateralen Frontalkortex und in den perisylvischen Hirnregionen (jene Hirnregionen, die sehr spät reifen) nicht allein durch einen genetisch determinierten Prozess kontrolliert werden. Es ist vielmehr davon auszugehen, dass auch erfahrungsbedingte und andere Einflüsse die Reifung dieser Hirngebiete unterstützen – eben der „Gebrauch“ und „Nichtgebrauch“ von synaptischen Verbindungen.

4.4. Gehirnentwicklung in der Adoleszenz

In neueren Arbeiten werden die Gehirne von neurologisch und psychiatrisch gesunden Personen magnetresonanztomografisch im Querschnitt untersucht. In einer dieser Arbeiten wurden die Gehirne von 547 Personen im Alter von 19 bis 86 Jahren analysiert (Ziegler et al., 2011). Die Autoren haben für jeden Voxel die altersabhängige Veränderung (genauer die Verringerung) des Volumens der grauen Substanz berechnet. Für viele Hirngebiete kann eine mit dem Alter zunehmend lineare Abnahme des Volumens der grauen Substanz festgestellt werden. Dieser **„lineare Alterseffekt“** ist v.a. in kortikalen Hirnstrukturen auffällig (**Abb. 4-17**) – und hier insbesondere im Frontalkortex und im Parietallappen. Insbesondere frontomediale und insuläre Regionen, der inferiore Frontalkortex und der inferiore Parietallappen zeigen die stärksten „linearen Alterseffekte“. Schwächer oder nicht

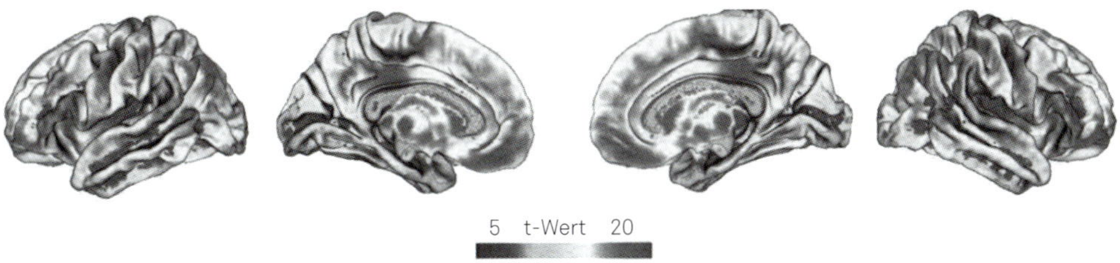

Abbildung 4-17: Lineare Alterseffekte für das Volumen der grauen Substanz (lineare Abnahme des Volumens der grauen Substanz). Die unterschiedlichen Graustufen indizieren unterschiedlich hohe Korrelationen. Je dunkler die Graustufe, desto größer ist der negative lineare Alterseffekt (nach Ziegler et al., 2011).

vorhanden sind sie in weiten Teilen des Temporal- und Okzipitallappens. Zusätzlich zu diesen Effekten haben die Autoren nichtlineare Volumenabnahmen identifiziert, die in **Abbildung 4-18** für einige Hirngebiete dargestellt sind. Zu erkennen ist, dass der Hippocampus-Amygdala-Komplex etwa bis zum 50. Lebensjahr keine Volumenänderung aufweist und danach erhebliche Volumenabnahmen erfährt. Eine ähnliche nichtlineare Volumenabnahme zeigen das Kleinhirn und das Striatum. Der gesamte Neokortex weist dagegen nur eine schwache nichtlineare Volumenabnahme auf.

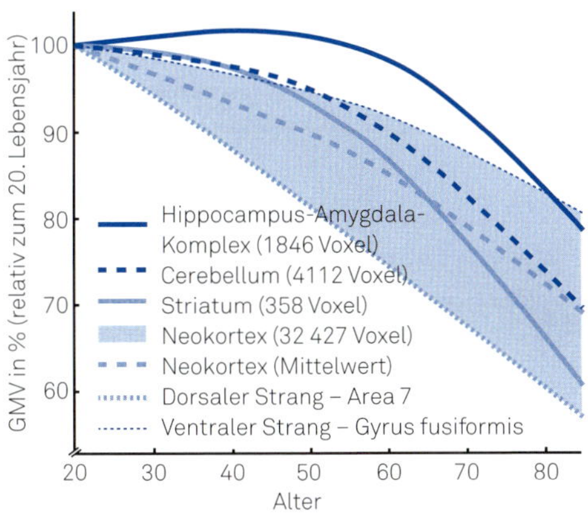

Abbildung 4-18: Prozentuale Verringerung des Volumens der grauen Substanz über das Alter für verschiedene Hirngebiete. Die Volumina sind auf das mittlere Volumen im Alter von 20 Jahren (= 100 %) bezogen. Die Schattierung zwischen den Kurven für den dorsalen Strang mit BA 7 (ausschließlich linearer Verlauf) und dem ventralen Strang mit dem Gyrus fusiformis soll die Spannweite der Entwicklungsverläufe der neokortikalen Regionen darstellen. Eingezeichnet ist auch der mittlere nichtlineare Verlauf aller neokortikalen Hirnstrukturen. GMV: Volumen der grauen Substanz. (Nachgezeichnet nach Ziegler et al., 2011)

In **Tabelle 4-1** sind die nichtlinearen Volumenabnahmen für verschiedene Hirngebiete dargestellt. Das maximale Volumen der grauen Substanz wird in den verschiedenen Hirngebieten zwischen dem 23. (parietales Operculum) und dem 41. Lebensjahr (Hippocampus-Amygdala-Komplex) erreicht. Im Kleinhirn werden die maximalen Volumina kurz nach dem 30. Lebensjahr erreicht. Interessant ist v. a. der Altersbereich, in dem die **maximale Volumenänderung** (genauer: die maximale Volumenabnahme) erfolgt; dieser Bereich liegt für alle Hirngebiete zwischen dem 50. und 59. Lebensjahr.

Die Autoren haben den **Hippocampus-Amygdala-Komplex** detaillierter untersucht, da dieser Hirnbereich besonders wichtig für explizite Gedächtnisfunktionen ist. Hierzu haben sie den Hippocampus-Amygdala-Komplex in wichtige Teilkomponenten aufgeteilt: Cornu ammonis (CA), entorhinaler Kortex (EC), Gyrus dentatus (GD), Subiculum (SUB) und Amygdala (AMG). Für alle Teilgebiete bis

Tabelle 4-1: Hirngebiete mit nichtlinearer Abnahme des Volumens der grauen Substanz über das Alter. Dargestellt ist die durch Nichtlinearität zusätzlich zum „linearen Alterseffekt" erklärte Varianz (3. Spalte). In den beiden letzten Spalten findet sich noch das Lebensalter, in dem das maximale Volumen der grauen Substanz gemessen werden konnte, und das Lebensalter, in dem die maximale Volumenabnahme der grauen Substanz auftritt (nach Ziegler et al., 2011).

Hirnregion	Hemisphäre	erklärte Varianz durch nichtlinearen Trend	Alter, in dem das maximale Volumen der grauen Substanz erreicht wird	Alter, in dem die maximale Volumenänderung der grauen Substanz erreicht wird
Hippocampus/ Amygdala	links	14	41,3	59
Hippocampus/ Amygdala	rechts	11	40,2	59
Striatum	rechts	6	32,5	56
parietales Operculum	rechts	5	26,6	55
parietales Operculum	links	4	23,1	50
Orbitofrontalkortex	links	7	34,5	59
Nucleus caudatus	links	4	30,5	55
Putamen	links	5	30,2	52
Kleinhirn-Lobulus V/VI	rechts	7	30,8	54
Kleinhirn-Lobulus VII	rechts	7	33,2	57
Kleinhirn-Lobulus VI/VII	links	6	31,8	55
Kleinhirn-Lobulus VII	links	5	33,3	54
Kleinhirn-Lobulus VIII	rechts	5	33,4	57

auf das Subiculum wurden nichtlineare Volumenabnahmen gefunden **(Abb. 4-19)**. Im Vergleich zum 20. Lebensjahr weisen 80-Jährige einen Volumenverlust der grauen Substanz auf, der zwischen 9,7 und 22,5 % variiert. Bedenkt man, welche Bedeutung diese Hirngebiete für das explizite Gedächtnis haben, liegt die Vermutung nahe, dass diese Volumenabnahme für die im Alter auftretenden Gedächtniseinschränkungen wesentlich ursächlich sein könnte.

Auch bei diesen Arbeiten muss man beachten, dass die aktuelle kognitive und motorische Leistungsfähigkeit bei den untersuchten Personen nicht berücksichtigt wurde. Manchen Menschen mag es aufgrund intensiven kognitiven und motorischen Trainings gelingen, noch bis ins hohe Alter einer Degeneration bestimm-

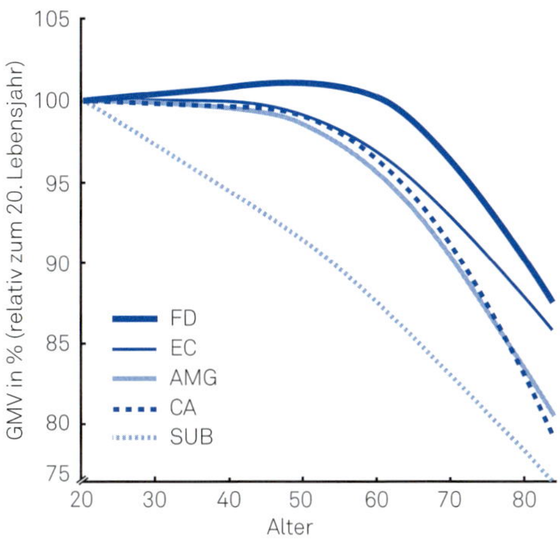

Abbildung 4-19: Prozentuale Verringerung des Volumens der grauen Substanz über das Alter für den Hippocampus-Amygdala-Komplex. Die Volumina sind auf das mittlere Volumen im Alter von 20 Jahren (= 100 %) bezogen. CA: Cornu ammonis des Hippocampus, GD: Gyrus dentatus des Hippocampus, SUB: Subiculum, EC: entorhinaler Kortex, AMG: Amygdala, FD: Fascica dentata. (Nachgezeichnet nach Ziegler et al., 2011)

ter Hirngebiete vorzubeugen. Berücksichtigen muss man auch, dass es sich um eine Querschnittstudie handelt und die älteren Gehirne von Personen stammen, die über ein leicht geringeres Bildungsniveau verfügen.

4.5. Entwicklung des Gehirns und neurophysiologische Aktivität

Mit der neuroanatomischen Entwicklung des Gehirns ändert sich auch die neurophysiologische Aktivität. Die neurophysiologische Aktivität des menschlichen Gehirns kann man recht gut mittels der Elektroenzephalographie (EEG) und/oder der Magnetenzephalographie (MEG) nicht-invasiv untersuchen. Beide Verfahren werden im Kapitel 5 noch ausführlicher dargestellt. Mit dem EEG misst man an der Schädeloberfläche elektrische Potentialschwankungen, die auf intrakortikale Erregungen des Gehirns zurückzuführen sind. Diese Potentialschwankungen werden sehr häufig frequenzbezogenen Analysen unterzogen. Damit kann man verschiedene Frequenzbänder unterscheiden (siehe hierzu auch Abbildung 5-13 auf Seite 127). Wichtige Frequenzbänder sind: (1) das Delta-Band (0.5–4 Hz), (2) das Theta-Band (4–8 Hz), (3) das Alpha-Band (8–13 Hz) und (4) das Beta-Band (13–30 Hz). Weitere Frequenzbänder werden wir in Kapitel 5 noch näher kennenlernen. Jedes dieser Frequenzbänder ist mit bestimmten psychologischen Prozessen und Bewusstseinszuständen assoziiert. Im Zuge der Reifung des Gehirns verändert sich das EEG in charakteristischer Art und Weise. Um den Entwicklungsverlauf des EEGs zu analysieren, berechnet man zum Beispiel die Power (also die Energie) in den verschiedenen Frequenzbändern bei Menschen unterschiedlichen Alters. Dies macht man insbesondere im Ruhezustand des Gehirns, wenn der Proband keine spezifische Aufgabe zu absolvieren hat, sondern seinen Gedanken freien Lauf lassen kann. In diesen Ruhezuständen (Englisch: *Resting state*) wird enorm viel Energie umgesetzt und die in diesen Zuständen gemessenen EEG-Charakteristika werden oft zur Beurteilung von pathologischen Prozessen herangezogen. Die Veränderung des Ruhe-EEGs hat zum Beispiel eine russische Arbeitsgruppe um Juri Kropotov (Tereshchenko et al., 2010) anhand von 885 gesunden Personen im Alter von 7–89 Jahren untersucht. Sie haben die Powerwerte für die vier wichtigsten Frequenzbänder berechnet und diese Powerwerte nach einer weiteren mathematischen Operation bestimmten Elektrodenpositionen auf der Schädeloberfläche zugewiesen. Letztendlich haben sie damit berechnen können, wie sich die Powerwerte zum Beispiel frontal oder parietal über die Lebensspanne entwickeln. In Abbildung 4-20 sind diese Reifungsverläufe für pa-

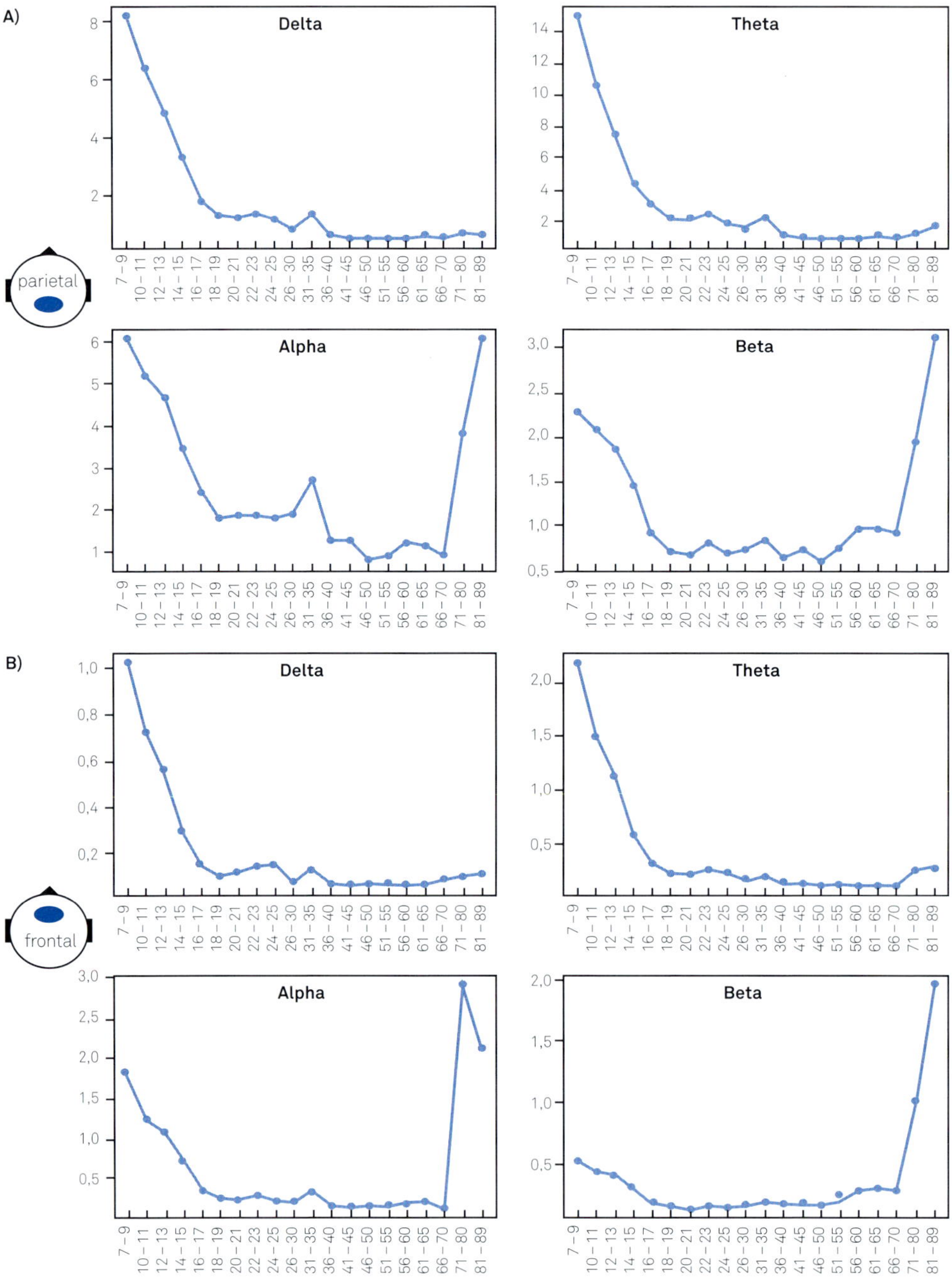

Abbildung 4-20: Power in den Frequenzbändern Delta, Theta, Alpha und Beta über die Lebensspanne. Die Powerwerte wurden nach der Berechnung mit einer ICA (independent component analysis) geschätzt. Diese ICA ergab Schwerpunkte für die Powerwerte an bestimmten Elektrodenpositionen. Dargestellt sind Powerwerte für (a) die parietale Elektrode Pz und (b) die frontale Elektrode Fz. Die Daten wurden anhand der Arbeit von Tereshenko und Kollegen (2010) berechnet. Man erkennt die mit dem Alter geringer werdende Power in allen Frequenzbändern. Lediglich im sehr hohen Alter nimmt die Power im Alpha- und Beta-Band zu.

rietale und frontale Elektrodenpositionen dargestellt. Man erkennt hier, dass die Power in allen Frequenzbändern in früher Kindheit sehr groß ist und mit zunehmendem Alter prinzipiell abnimmt (siehe **Abb. 4-20**).

Die Ursachen für die abnehmende Energie über das Alter in allen Frequenzbändern sind noch nicht gänzlich geklärt. Die meisten Wissenschaftler, die sich mit diesem Thema auseinandersetzen, gehen aber davon aus, dass diese Powerabnahme mit dem synaptischen Pruning zusammenhängt, das sich während der frühen Kindheit und Jugend im Cortex entfaltet. Diese Hypothese wird unter anderem auch durch aktuelle Studien belegt, die einen statistischen Zusammenhang zwischen der Volumenabnahme der corticalen grauen Substanz und der Power in den Frequenzbändern feststellen konnten (Whitford et al., 2007). Eine Volumenabnahme der grauen Substanz wird mit Volumenverringerungen der Neurone, einer Verringerung des Neuropils und vor allem mit einer Verringerung der synaptischen Kontakte in Verbindung gebracht. Diese alterskorrelierten Veränderungen passen recht gut zu alterskorrelierten Veränderungen der corticalen Dicke (Shaw et al., 2006) oder der Hirndurchblutung (Chugani, 1998; Taki et al., 2011).

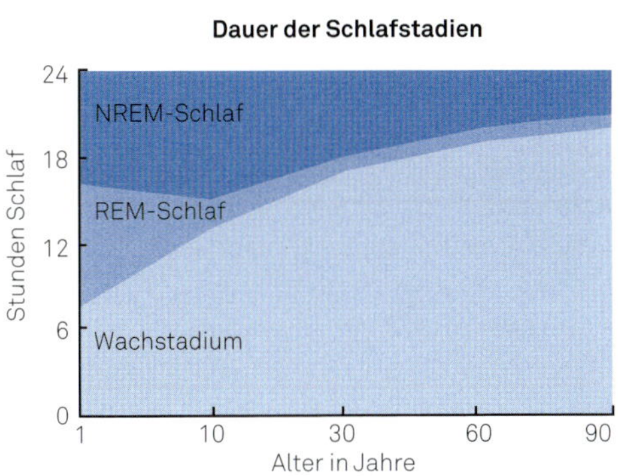

Abbildung 4-21: Dauer der Schlafstadien und der Wachheit für verschiedene Altersbereiche. Man erkennt die Abnahme des REM-Schlafes über das Alter. Gleichzeitig nimmt der Anteil des Wachstadiums mit zunehmendem Alter zu. Die Skalierung des Alters ist logarithmisch (nachgezeichnet nach Kolb & Whishaw, 2001, Figure 12-15).

Reifungsbedingte Veränderungen findet man auch bei bestimmten Aspekten des Schlafes. Der Anteil des REM-Schlafes ist bei jungen Kindern besonders hoch und nimmt mit zunehmendem Alter ab. Der NREM-Schlaf, also jene Schlafstadien, in denen keine typischen Kennzeichen des REM-Schlafes zu finden sind, bleibt bis zirka zur dritten Lebensdekade mehr oder weniger konstant, um dann rapide abzunehmen (Roffwarg, Muzio, & Dement, 1966). Die Folge dieser Entwicklungen ist, dass wir mit zunehmendem Alter immer länger wach bleiben. Die Ursachen dieser Veränderungen sind bislang noch nicht eindeutig geklärt. Möglicherweise hängt diese Entwicklung auch mit dem synaptischen Pruning in der Kindheit und der Adoleszenz zusammen.

4.6. Hirnentwicklung und Verhalten

Es wurde bereits darauf hingewiesen, dass die Hirnentwicklung in jedem Alter nicht nur von genetischen oder biologischen Einflüssen, sondern auch von der Erfahrung beeinflusst wird. Wie eine französische Arbeitsgruppe vor einigen Jahren belegen konnte, ist das kindliche Gehirn sehr früh für die **Sprachverarbeitung** vorbereitet (Dehaene-Lambertzet al., 2006). Die Wissenschaftler untersuchten drei Monate alte Babys im Magnetresonanztomografen, wobei sie ihnen Sprache vorwärts und rückwärts vorspielten. Es zeigten sich bei der Präsentation sowohl von rückwärts wie auch von vorwärts[11] dargebotener

11 „Vorwärts" dargebotene Sprache entspricht dem normalen Sprachfluss. Bei „rückwärts" dargebotener Sprache werden die Sprachsignale von „hinten" nach „vorne" abgespielt. Dies erreicht man recht

Tabelle 4-2: Kennwerte des nichtlinearen Volumenabbaus der grauen Substanz im Hippocampus-Amygdala-Komplex (nach Ziegler et al., 2011).

Hirnregion	erklärte Varianz durch nichtlinearen Trend	Alter, in dem die maximale Volumenänderung der grauen Substanz erreicht wird	relativer Verlust des Volumens an grauer Substanz vom 20. zum 80. Lebensjahr (in %)
Hippocampus Cornu ammonis	7	62	17,12
Hippocampus Gyrus dentatus	5	62	9,75
Hippocampus Subiculum	1	55	22,51
entorhinaler Kortex	4	58	12,45
Amygdala	6	57	16,5

Sprache starke Durchblutungszunahmen ausschließlich im linksseitigen oberen Temporallappen (**Abb. 4-22**). Die vorwärts dargebotene Sprache aktivierte v.a. das Planum temporale, also den oberen Teil des Temporallappens. Darüber hinaus fanden sich Durchblutungszunahmen im rechtsseitigen Frontalkortex und im linksseitigen Okzipitotemporalkortex. Rückwärts dargebotene Sprache dagegen aktivierte stärker ventrale Bereiche des Temporallappens im Sulcus temporalis superior. Diese Befunde belegen, dass Babys vorwärts dargebotene Sprache, die ja natürlich klingt, anders neuronal verarbeiten als rückwärts dargebotene Sprache, die unnatürlich klingt. Es liegt offenbar eine Art Prädisposition für die besondere Verarbeitung von Sprache vor.

Obwohl eine Prädisposition zur Sprachwahrnehmung im menschlichen Gehirn besteht, müssen sich die neuronalen Netzwerke auf die jeweils spezifische Sprache einstellen, die in dem kulturellen Umfeld gesprochen wird, in dem das Kind aufwächst. Durch diese Erfahrung erwirbt das Kind bereits ab dem

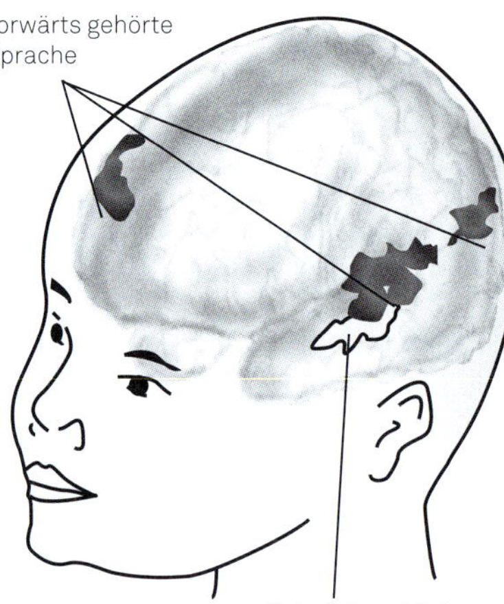

Abbildung 4-22: Schematische Darstellung der Befunde von Dehaene-Lambertz et al. (2006). Die Autoren haben 3 Monate alten Babys Sprache vorwärts oder rückwärts dargeboten. Die bei diesen Präsentationen gemessenen Durchblutungszunahmen sind hier dargestellt. Bietet man die Sprache vorwärts (also normal und wie gewohnt) dar, zeigen sich signifikante Durchblutungszunahmen im linksseitigen Planum temporale, im rechtsseitigen Frontalkortex und im linksseitigen Occipitotemporalkortex. Wird die Sprache rückwärts dargeboten, zeigen sich v.a. Durchblutungszunahmen im Sulcus temporalis superior mit Übergriff auf den Gyrus temporalis medius. (Nachgezeichnet nach Dehaene-Lambertz et al., 2006)

---

einfach mit digitalisierter Sprache. Die digitalisierten Sprachsignale können dann im Rechner einfach „umgedreht" und so von digital zu analog gewandelt werden.

6. Monat die Fähigkeit, sprachspezifische Aspekte aus dem Sprachstrom herauszufiltern. Zu diesem Zeitpunkt können z. B. schwedische Babys typische schwedische Vokale erkennen. Mit dem 8. Monat werden auch sprachspezifische Betonungsmuster erkannt. Ab dem 9. Monat werden sprachspezifische Lautmuster diskriminiert und im 11. Monat erkennt das Baby typische Phoneme. In diesem Alter ist z. B. bei japanischen Kindern (bzw. bei in Japan aufgewachsenen Kindern) bereits die Fähigkeit verloren gegangen, ein /r/ von einem /l/ zu unterscheiden. Neben der Sprachwahrnehmung entwickelt sich auch die **Fähigkeit zu sprechen**. Bereits im 3. Monat produzieren Kinder Vokale und im 10.–12. Monat beginnen sie mit der Wortproduktion. In den folgenden zwei Jahren baut das Kind einen immer größer werdenden Wortschatz auf und entwickelt zunehmend Kenntnisse über die Syntax der zu lernenden Sprache.

Diese sprachspezifischen Erfahrungen wirken sich auf bestimmte Konfigurationen von neuronalen Netzwerken aus (Kap. 17), sie sind jedoch auch abhängig von den anatomischen und neurophysiologischen Grundlagen. So ist z. B. die Myelinisierung noch nicht abgeschlossen, wodurch die Informationsübertragung recht langsam erfolgt. Bei Kindern im Alter von 7 Jahren sind die im hinteren Temporallappen lokalisierten Sprachareale (Wernicke-Areal) über zwei Faserbahnen mit frontalen Hirngebieten (Broca-Areal) verbunden: dem oberhalb der Sylvischen Fissur angeordneten Fasciculus arcuatus und einem ventralen Faserweg, der über die Capsula extrema verläuft (**Abb. 4-24**; Brauer et al., 2011).

Diese anatomischen Gegebenheiten beeinflussen wahrscheinlich die Art, wie Kinder Sprache verarbeiten. Möglicherweise sind in solchen neuroanatomischen Randbedingungen auch die Gründe für interindividuelle Unterschiede im Verhalten und in der Kognition zu suchen.

Erste Hinweise hierzu hat die Arbeit von Shaw und Kollegen (Shaw et al., 2006) erbracht. Die Autoren haben bei einer Stichprobe von 307 Kindern, Jugendlichen und jungen Erwachsenen (Altersspanne 3,8–29 Jahre) die kortikale Dicke magnetresonanztomografisch

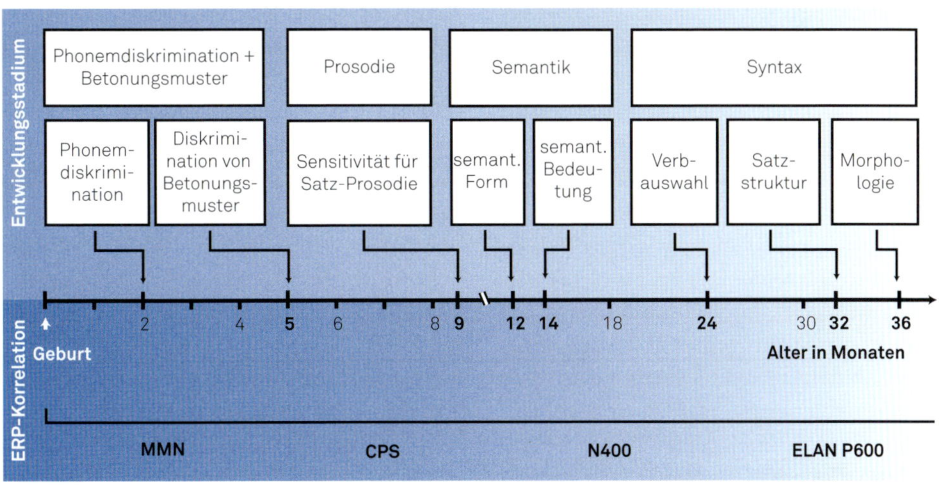

Abbildung 4-23: Schematische Darstellung der Entwicklungsstadien beim Erwerb der Sprachwahrnehmung. Unterhalb der Zeitachse sind typische EEG-Kennwerte dargestellt, mit denen sich die jeweils erworbenen Sprachwahrnehmungsfertigkeiten erkennen lassen: MMN: Mismatch negativity, CPS: Closure positive shift, N400, ELAN: Early late anterior negativity, P600. Nachgezeichnet nach Friederici (2005)

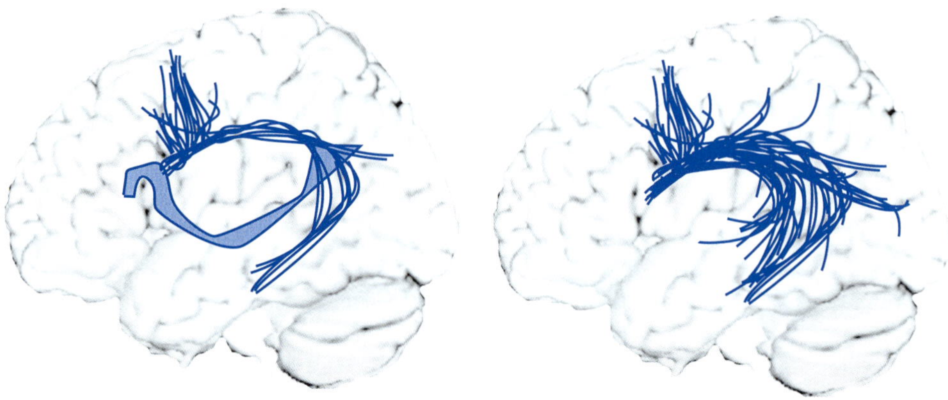

Abbildung 4-24: Schematische Darstellung der beiden Faserbahnen, die das Wernicke-Areal im hinteren Teil des Temporallappens mit dem frontalen Sprachareal (Broca-Areal) verbinden. Bei Kindern im Alter von 7 Jahren sind diese beiden Faserwege noch vorhanden, während bei Erwachsenen nur noch der dorsale Weg über den Fasciculus arcuatus besteht. (Nachgezeichnet nach Brauer et al., 2011)

gemessen und diesen anatomischen Kennwert mit der **psychometrischen Intelligenz** in Verbindung gesetzt. Die kortikale Dicke beträgt je nach Messmethode 2–4 mm und ist von der Anzahl der Neurone und Interneurone sowie von den kurzen Faserverbindungen zu kortikalen Nachbargebieten abhängig. Die psychometrische Intelligenz wurde mit der Lang- oder Kurzform des Wechsler-Intelligenztests gemessen. Es zeigte sich, dass in der frühen Kindheit (3,8–8,4 Jahre) die psychometrische Intelligenz negativ mit der kortikalen Dicke korrelierte – v.a. mit der kortikalen Dicke im Frontalkortex und im unteren Teil des Temporallappens **(Abb. 4-25)**. Das bedeutet, je intelligenter die Kinder waren, desto dünner ist der Kortex in diesen Hirngebieten. Bei den etwas älteren Kindern (8,6–11,7 Jahre) kehrte sich die Korrelation zwischen kortikaler Dicke und Intelligenz um. Je intelligenter die Kinder waren, desto dicker war der Kortex. Die positive Korrelation zwischen IQ und kortikaler Dicke bleibt dann für die gleichen Hirngebiete bis zum frühen Erwachsenenalter erhalten. Je intelligenter also die älteren Kinder, Heranwachsenden oder jungen Erwachsenen waren, desto größer war die kortikale Dicke, insbesondere im lateralen Frontalkortex und im unteren Temporallappen.

Von der frühen bis späten Kindheit scheint sich intelligenzabhängig die kortikale Dicke massiv zu verändern. Dies haben die Autoren näher untersucht, indem sie die Veränderungen der kortikalen Dicke für exemplarische Hirnregionen in Abhängigkeit von der Intelligenz über den gesamten Altersbereich berechnet haben. Hierzu wurden die Versuchspersonen in drei Gruppen eingeteilt: (1) überragende Intelligenz (IQ 121–149), (2) hohe Intelligenz (IQ 109–120) und (3) durchschnittliche Intelligenz (IQ 83–108), und getrennt für diese Gruppen der Entwicklungsverlauf der kortikalen Dicke berechnet. Dieser Entwicklungsverlauf zeichnete sich bei den sehr intelligenten Personen dadurch aus, dass in der frühen Kindheit die kortikale Dicke besonders gering war und bis zum Alter von 11 Jahren deutlich zunahm. Nach dem 11. Lebensjahr nahm sie in dieser Gruppe kontinuierlich bis zum 20. Lebensjahr ab. Test-

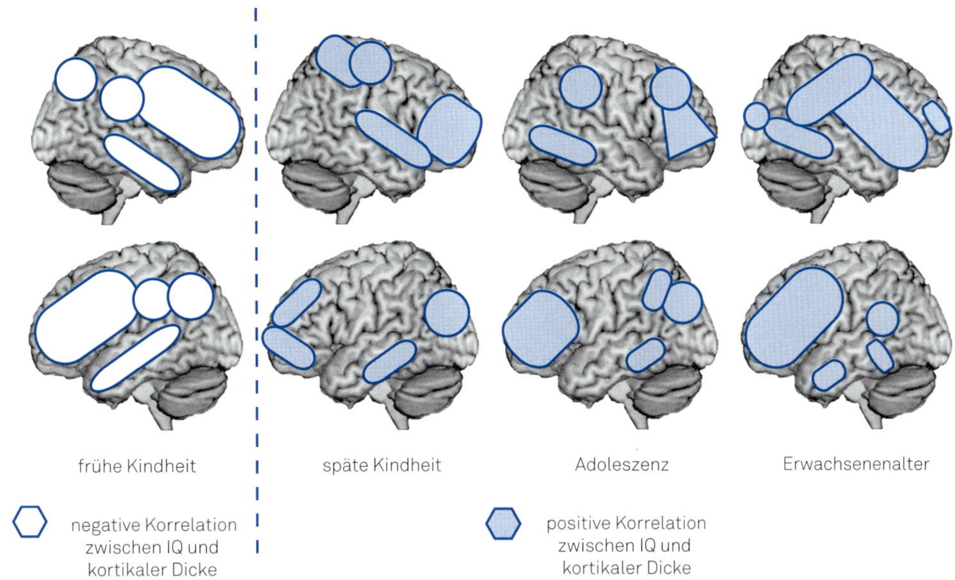

Abbildung 4-25: Korrelation zwischen psychometrischer Intelligenz und kortikaler Dicke, getrennt für die vier unterschiedlichen Gruppen von Testpersonen. Bei sehr jungen Kindern im Alter von 3,8 bis 8,4 Jahren korrelierte die psychometrische Intelligenz negativ mit der kortikalen Dicke. Das bedeutet, dass hohe Intelligenz mit geringer kortikaler Dicke korreliert. Diese negative Korrelation ist insbesondere im Frontalkortex und im Temporallappen zu beobachten. In der späten Kindheit kehrt sich die Korrelation zwischen psychometrischer Intelligenz und kortikaler Dicke um. Das bedeutet, dass hohe Intelligenz mit einer hohen kortikalen Dicke korreliert. Dieser positive Zusammenhang bleibt bis zum frühen Erwachsenenalter (17–29 Jahre) erhalten. Die Hirngebiete, für welche die Korrelationen besonders stark ausfallen, sind insbesondere der laterale Frontalkortex und der untere Temporallappen. (Nachgezeichnet nach Shaw et al., 2006)

personen mit durchschnittlicher und hoher Intelligenz wiesen bereits in früher Kindheit – verglichen mit Personen mit überragender Intelligenz – größere kortikale Dicken auf. Im Grunde zeichneten sich diese beiden Intelligenzgruppen durch eine mehr oder weniger kontinuierliche Verdünnung der Kortexschicht aus.

Diese intelligenzabhängige Veränderung der kortikalen Dicke kann auch als Veränderungsrate (Millimeter pro Jahr) dargestellt werden **(Abb. 4-27)**. Wird dieser Kennwert genutzt, ist zu erkennen, dass sich die besonders intelligenten Testpersonen durch eine bemerkenswert hohe Veränderungsrate der kortikalen Dicke im Alter von 6 bis ca. 12 Jahren auszeichnen. Bei außergewöhnlich intelligenten Testpersonen stellen sich offenbar in der äußeren Kortexschicht früher und v.a. schneller erhebliche Veränderungen der kortikalen Architektur ein. Welche Prozesse sich hier genau abspielen und ob sie unabhängig von externen Erfahrungseinflüssen sind, müssen weitere Untersuchungen zeigen.

Dass die Hirnentwicklung kein passiver Prozess ist, sondern sich abhängig von spezifischen Umwelterfahrungen sehr individuell entfalten kann, hat die Bostoner Arbeitsgruppe um Gottfried Schlaug belegen können (Hyde et al., 2009). Sie haben Kinder im Alter von 6 bis 6,5 Jahren im Rahmen einer Längsschnittstudie über einen Zeitraum von mehr als einem

Jahr untersucht. Die Kinder wurden per Zufall in zwei Gruppen eingeteilt: Eine Gruppe erhielt über den Zeitraum von 15 Monaten einmal pro Woche eine halbe Stunde Klavierunterricht. Die Kinder der anderen Gruppe absolvierten einmal pro Woche einen 40 Minuten dauernden Gruppenmusikunterricht, bei dem sie sangen, Schlagzeug oder das Glockenspiel spielten. Hinsichtlich des sozioökonomischen Status, der Intelligenz und der Schulleistungen waren die Probanden nahezu identisch. Bei beiden Gruppen wurden zu Beginn der Studie und nach 15 Monaten magnetresonanztomografische Bilder des Gehirns aufgezeichnet und die Prä-post-Unterschiede der beiden Gruppen verglichen. Dabei haben die Autoren festgestellt, dass bei den Kindern, die individuellen Klavierunterricht erhalten hatten, nach 15 Monaten im primären Hörkortex (Heschl-Gyrus), im primären Motorkortex und im hinteren Corpus callosum markante Formveränderungen vorlagen. Diese Hirngebiete sind beim Musizieren und insbesondere beim Klavierspielen stark aktiviert und haben sich offenbar infolge des zusätzlichen

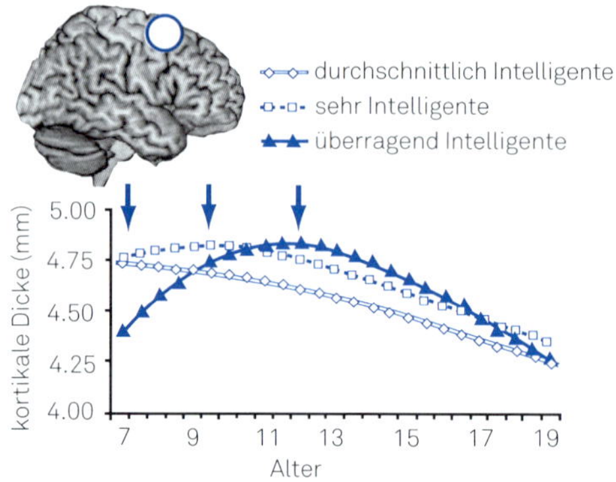

Abbildung 4-26: Geschätzter Entwicklungsverlauf der kortikalen Dicke für die drei Intelligenzgruppen (überragende Intelligenz, hohe Intelligenz und durchschnittliche Intelligenz). Man erkennt, dass bei den Testpersonen mit überragender Intelligenz der Kortex im Alter von 7 Jahren bemerkenswert dünn ist und bis zum 11. Lebensjahr deutlich dicker wird. Danach verdünnt sich zunehmend die Kortexschicht bei dieser Intelligenzgruppe. Bei den beiden anderen Intelligenzgruppen ist der Kortex bereits im Alter von 7 Jahren erheblich dicker und verdünnt sich fortwährend bis zum 20. Lebensjahr. (Nachgezeichnet nach Shaw et al., 2006)

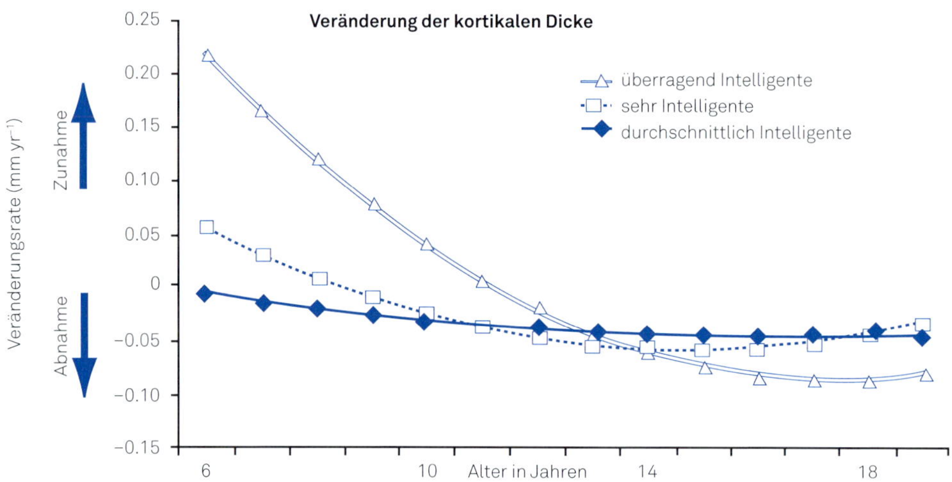

Abbildung 4-27: Veränderungsrate der kortikalen Dicke (Millimeter pro Jahr) über den Altersbereich von 6 bis 20 Jahren, getrennt für die drei unterschiedlichen Intelligenzgruppen. Man erkennt, dass die überragend intelligenten Testpersonen über eine hohe Veränderungsrate der kortikalen Dicke im Altersbereich von 6 bis ca. 12 Jahren verfügen. (Nachgezeichnet nach Shaw et al., 2006)

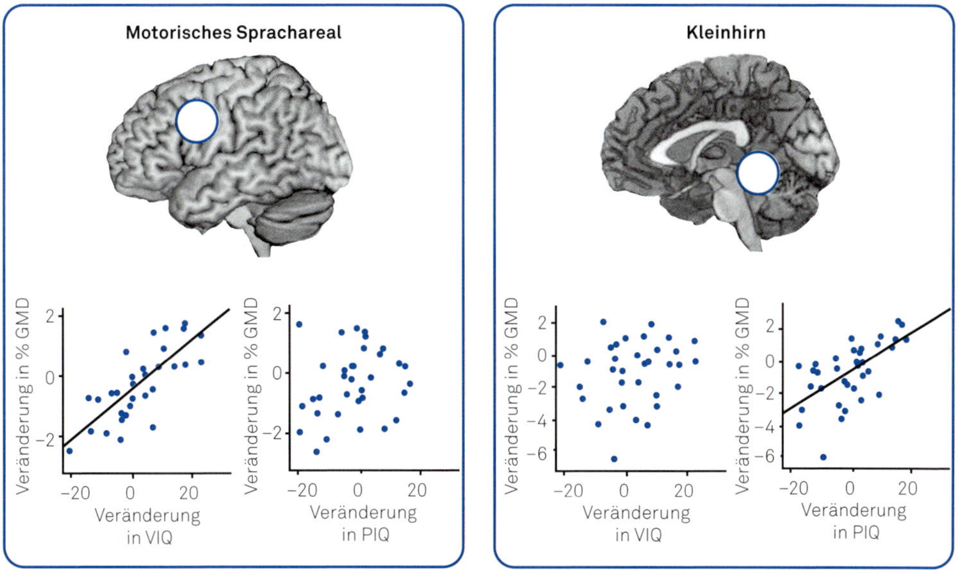

Abbildung 4-28: Darstellung der Befunde von Ramsden et al. (2011). Jugendliche, die eine Verbesserung des Verbal-IQ (VIQ) innerhalb eines Zeitraums von dreieinhalb Jahren zeigten, zeigten auch eine Zunahme der Dichte der grauen Substanz in einem Hirngebiet, das typischerweise in die Kontrolle motorischer Sprachfunktionen eingebunden ist (Gyrus praecentralis). Kinder, die eine Verbesserung des Handlungs-IQ (PIQ) über diesen Zeitraum zeigten, fielen durch eine Zunahme der Dichte der grauen Substanz, v. a. im Kleinhirn, auf. GMD: Dichte der grauen Substanz. (Nachgezeichnet und modifiziert nach Ramsden et al., 2011)

Klavierspielens anatomisch verändert. Ein eindrücklicher Beleg für den modulierenden Einfluss der individuellen Erfahrung auf die Entwicklung des menschlichen Gehirns.

Häufig besteht der Eindruck, dass sich die Intelligenz in der Kindheit und im Teenageralter kontinuierlich verbessert. Viele Untersuchungen haben jedoch gezeigt, dass die **Intelligenzentwicklung** bei Kindern erheblichen intraindividuellen Schwankungen unterliegen kann. Eine Londoner Arbeitsgruppe, geleitet von der Neuropsychologin Cathy Price, hat 14- bis 18-jährige Jugendliche über einen Zeitraum von ca. dreieinhalb Jahren untersucht und die Schwankungen der psychometrischen Intelligenz mittels Standardintelligenztests erfasst (**Abb. 4-28**; Ramsden et al., 2011). Darüber hinaus hat die Gruppe zu Beginn und am Ende der Untersuchung magnetresonanztomografische Bilder des Gehirns angefertigt und überprüft, ob und wo sich die Dichte der grauen Substanz im Verlauf dieser dreieinhalb Jahre verändert hat. Dabei konnte festgestellt werden, dass Jugendliche, die in diesem Zeitraum ihre verbale Intelligenz verbesserten, auch eine Zunahme der Dichte der grauen Substanz in motorischen Spracharealen (unterer Teil des Gyrus praecentralis) aufwiesen. Andererseits zeigten Jugendliche, die ihren Handlungs-IQ verbesserten, eine Zunahme der Dichte der grauen Substanz im Kleinhirn.

Bemerkenswert ist auch die Entwicklung der exekutiven Funktionen (bzgl. der exekutiven Funktionen siehe auch Kapitel 11). Wichtige Hirngebiete für die Kontrolle der exekutiven Funktionen befinden sich im Frontalkortex. Die Funktionsfähigkeit dieser Hirngebiete entwickelt sich mit zunehmendem Alter, wobei diese Funktionen in der Kindheit und frühen Adoleszenz noch nicht voll ausgereift sind. Typische Aufgaben zum Untersuchen dieser exekutiven Funktionen sind Go-/No-go-Aufgaben. Im Prinzip bestehen diese Aufgaben aus Reizen, auf welche die Versuchspersonen reagieren müssen (sogenannte Go-Reize) und solchen, auf die sie eine Reaktion unterlassen sollen (sogenannte No-go-Reaktionen). Solche Aufgaben können mitunter so gestaltet werden, dass in der No-go-Situation kognitive Konflikte ausgelöst werden, so dass die Reaktionszeiten in der No-go-Situation teilweise erheblich ansteigen. Wir werden solche Aufgaben noch in Kapitel 11 näher kennenlernen. Im Prinzip geht es bei diesen Aufgaben darum, vorbereite Reaktionen zu Gunsten anderer Reaktionen zu hemmen. Wendet man solche Aufgaben bei Personen unterschiedlichen Alters an, stellt man fest, dass die Reaktionszeiten in den NoGo-Bedingungen bei Kindern im Alter von 7–12 Jahren bedeutend länger ausfallen als bei Jugendlichen im Alter von 15–19 Jahren. Kinder im Alter von 7 Jahren benötigen ungefähr 700 ms, um in der No-go-Situation zu reagieren, während Jugendliche im Alter von 16 Jahren in der gleichen Situation lediglich 400 ms benötigen. Erst im Alter von 17 und 18 Jahren werden Reaktionszeiten erreicht, die denen der Erwachsenen ähnlich sind.

Solche Aufgaben werden auch sehr häufig im Zusammenhang mit EEG-Untersuchungen durchgeführt. Dabei kann man bei inkorrekten Reaktionen ein evoziertes Potential registrieren, welches man als „Fehlerbezogene Negativität" bezeichnet (im Englischen Error-Related-Negativity: ERN). Diese ERN ist ein negatives Potential, das zirka 80 ms nach der Fehlreaktion und zirka 220 ms nach dem Stimulus auftritt. Die Amplitude dieses Potentials (bezogen auf die vorangehende P3)

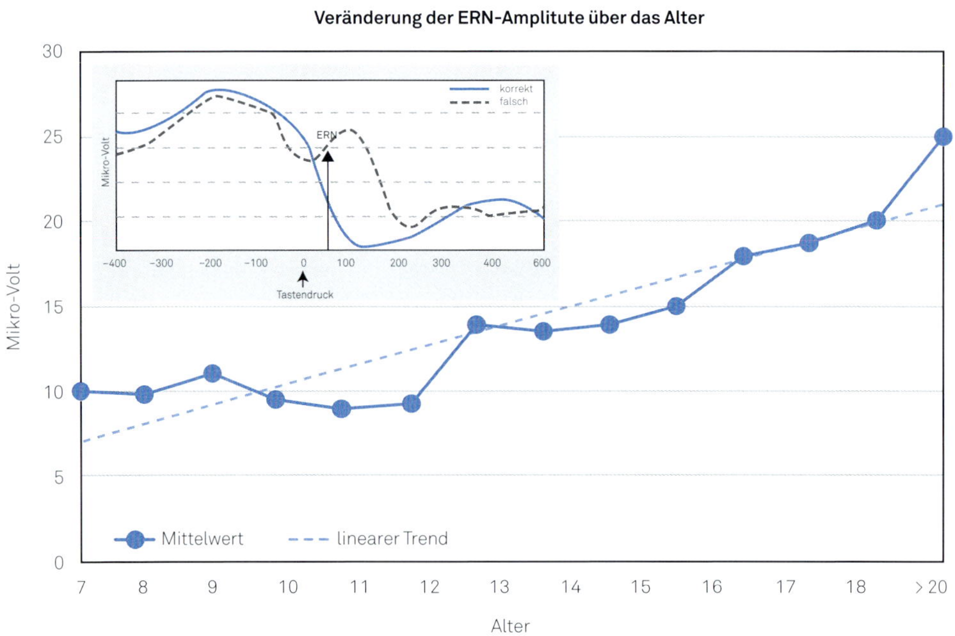

Abbildung 4-29: Abhängigkeit der ERN-Amplituden vom Alter der Versuchspersonen. Man erkennt, dass mit zunehmendem Alter die Amplituden immer grösser werden (Die Abbildung ist anhand der Daten von Davies, Segalowitz & Gavin (2004) neu gestaltet worden).

nimmt mit zunehmendem Alter zu (siehe Abbildung 4-28). Weiterführende Untersuchungen haben gezeigt, dass diese neurophysiologische Reaktion vor allem über das vordere Cingulum und den angrenzenden Frontalkortexstrukturen generiert wird. Offenbar hängt die Stärke dieser Reaktion vom aktuellen Reifungszustand des Frontalkortex ab.

4.7. Kritische Phasen

Ethologen haben das Konzept der **Prägung** in die Biologie eingeführt. Sie verstanden darunter einen irreversiblen Lernvorgang, der in bestimmten „kritischen" Phasen stattfindet. Ein typisches Beispiel ist die Prägung eines Grauganskükens auf das erste Objekt, das sich nach dem Schlüpfen aus dem Ei von ihm fortbewegt. In der Regel ist das das Muttertier, das das Ei ausbrütet, bis das Küken schlüpft. Konrad Lorenz hat in seinen Experimenten die Mutter durch verschiedene Objekte oder den Menschen ersetzt. Bewegte sich ein Ball nach dem Schlüpfen des Kükens von ihm fort, folgte das Küken diesem Ball ein Leben lang – es war also auf den Ball geprägt. Berühmt wurde Konrad Lorenz mit Versuchen, in denen er sich selbst als Prägungsobjekt anbot. Bewegte er sich nach dem Schlüpfen vom Nest fort, waren die Küken entweder auf sein Gesicht oder (je nach Versuchsanordnung) auf seine Gummistiefel geprägt. Prägung erfolgt nur zu einem bestimmten Zeitpunkt und ist danach nicht mehr möglich; sie ist auch nicht mehr umkehrbar. Offenbar kann das Gehirn der Graugansküken zu einer bestimmten Entwicklungszeit sehr schnell und irreversibel auf bestimmte Objekte oder Lebewesen geprägt werden. Es existiert eine kritische Phase für diese besondere Form der Organisation des Nervensystems.

Kritische Phasen können zu verschiedenen Zeitpunkten auch bei der Entwicklung des menschlichen Gehirns ausgemacht werden. Jede der oben besprochenen Reifungsphasen repräsentiert kritische Phasen. Treten in diesen Reifungsphasen Störungen auf, können erhebliche Folgen für die weitere Entwicklung des Gehirns resultieren. Wenn sich z. B. während der Neurulation das Neuralrohr nicht vollständig schließt, können Fehlbildungen des Rückens entstehen. Bei der **Spina bifida** (Wirbelspalt, Spaltwirbel oder „offener Rücken") beispielsweise handelt es sich um eine Neuralrohrfehlbildung, die unterschiedlich ausgeprägt sein kann und deren Schweregrad entsprechend variiert. Die Migration der Neurone an ihre Bestimmungsorte kann durch verschiedene Einflüsse gestört werden, sodass irreversible Folgen eintreten können. Ein typisches Beispiel ist die **Lissenzephalie.** Diese Fehlbildung des Gehirns tritt in verschiedenen Formen auf: als Agyrie (völliges Fehlen der Gyrierung), Mikrogyrie (Verkleinerung der Hirnwindungen), Makrogyrie (Vergrößerung der Hirnwindungen) und Pachygyrie (reduzierte Gyrierung mit verdickten und vergröberten Hirnwindungen). Als Folge haben diese Gehirne eine relativ glatte Oberfläche. Diese Entwicklungsstörungen sind nicht mehr kompensierbar. Ein anderes Beispiel für eine Migrationsstörung ist die **Heterotopie.** Sie ist dadurch gekennzeichnet, dass einige Neurone bei der Migration nicht ihr Zielgebiet erreichen und praktisch „auf halber Strecke stecken bleiben". Heterotopien im perisylvischen Hirnbereich werden als mögliche Ursachen der Dyslexie diskutiert (Galaburda & Kemper, 1979).

Das Gehirn ist insbesondere während der frühen Entwicklungsphasen sehr verletzlich und v. a. durch toxische Substanzen und Infektionen gefährdet. Erkrankung der Mutter an Syphilis und Röteln, Mangel an Jod in der Ernährung und v. a. Alkoholismus der Mutter während der Schwangerschaft sind Risikofaktoren für die Hirnentwicklung des Fötus. Alkoholkonsum der Mutter kann beim Fötus und dem geborenen Kind zum **fetalen Alkoholsyndrom** führen. Die Neugeborenen leiden je nach Schweregrad unter Hyperaktivität, verminderter Wachsamkeit, geistiger Retardierung, motorischen Problemen, abnormen Gesichtszügen und Herzschäden. Es wird auch über eine weniger ausgeprägte Dendritisierung bei diesen Kindern berichtet. Das Fazit lautet: Je mehr die Mutter trinkt, desto schlechter ist dies für die Hirnentwicklung des Fötus. Die in diesen frühen Phasen induzierten Hirnentwicklungsstörungen sind im Jugend- und Erwachsenenalter nicht mehr kompensierbar.

Die durch **Hirnläsionen** (z.B. durch Schlaganfälle oder Hirntumore) ausgelösten Verhaltens- und Kognitionsänderungen, die in früher Kindheit auftreten, sind recht gut kompensierbar, da das kindliche Gehirn noch sehr plastisch ist. Leidet z.B. ein 5- bis 10-jähriges Kind an einer Aphasie, ist die Prognose sehr gut, denn die nicht befallenen Hirngebiete übernehmen recht flexibel Sprachfunktionen. Auch Läsionen in motorischen Arealen (z.B. im Kleinhirn) können viel besser als bei Erwachsenen kompensiert werden.

In späteren Entwicklungsphasen vermindert sich die anfängliche enorme Plastizität des Gehirns. Das bedeutet nicht, dass im Alter keine plastischen Prozesse mehr möglich sind, aber sie sind deutlich eingeschränkter. So nimmt mit zunehmendem Alter des Gehirns die Fähigkeit zum Axonenwachstum ab. Je besser die neuronalen Netze mittels synaptischer Kontakte geknüpft worden sind, desto schwieriger wird es, diese Netzwerke zu verändern.

4.8. Zusammenfassung

- Das Gehirn befindet sich ständig in einem Umbauprozess, der sich bis in das Erwachsenenalter erstreckt. Insofern „entwickelt“ sich das Gehirn ständig.
- Die ersten Entwicklungsschritte vollziehen sich noch fast vollständig unter genetischer Kontrolle, wobei zusätzlich weitere biologische Faktoren wirksam werden können (z.B. Sauerstoffkonzentration, Vorhandensein von toxischen Substanzen). In späteren Phasen beeinflussen Erfahrung und Lernen die Hirnentwicklung zunehmend.
- Während der Embryonalentwicklung können folgende wichtige **Reifungsphasen** unterschieden werden: (1) Neurulation (Bildung des Neuralrohrs), (2) Neurogenese (Bildung der Neurone), (3) Proliferation der Neurone und Migration der Vorläuferzellen in die Kortexschicht, (4) dendritische und axonale Arborisierung (Bildung der Dendriten und der Verzweigungen an den Axonen), (5) Synaptogenese (Bildung von Synapsen), (6) programmierter Zelltod (Eliminierung zu viel gebildeter Neuronen), (7) Myelinisierung (Bildung der Myelinschichten um die Axone).
- Am 20. Tag nach der Befruchtung beginnt die Differenzierung des Ektoderms. Es entwickelt sich die Neuralrinne und später das Neuralrohr. Aus dem vorderen Teil des Neuralrohrs bilden sich am 28. Tag drei Bläschen (**Drei-Bläschen-Stadium**) mit den Anlagen für das Vorderhirn, das Mittelhirn und das Rautenhirn.
- Während der **Neurogenese** werden in den ersten acht Wochen fast alle Neurone gebildet. Ausgangspunkt der Neurogenese sind neuronale Stammzellen, aus denen sich Neuro- und Glioblasten entwickeln. Aus den Glioblasten entwickeln sich Gliazellen und aus den Neuroblasten Nervenzellen. Ob eine neuronale Stammzelle sich zu einem Neuron oder einer Gliazelle entwickelt, wird durch neurotrophe Faktoren bestimmt.
- Die neu entstandenen Nervenzellen müssen vom Ort ihrer Entwicklung zu ihrem Zielort „wandern“. Dieser Vorgang wird als **Migration** bezeichnet. Am jeweiligen Zielort müssen sich die Nerven- und Gliazellen differenzieren und dem Zielort anpassen (Differenzierung). Die Nervenzellen bilden dann Axone, Dendriten und Synapsen aus

(Synaptogenese). Die Zellmigration setzt unmittelbar nach dem Beginn der Neurogenese ein und dauert ca. 6 Wochen.

- Nachdem die Neurone ihren Zielort erreicht haben, beginnen sie sich zu differenzieren und ihre speziellen Funktionen zu übernehmen.
- Die Axone und Dendriten gehen Kontakte mit Nachbarneuronen ein. Dazu müssen sie Synapsen bilden. Diese **Synaptogenese** beginnt ca. am 20. Tag und dauert im Grunde bis an das Lebensende.
- Einfache synaptische Kontakte existieren beim Menschen bereits im 5. Schwangerschaftsmonat und vermehren sich bis zur Geburt erheblich. Nach der Geburt nimmt die Anzahl der Synapsen dramatisch und schnell bis zum 1. Lebensjahr zu (Phase der Überproduktion = Blooming). Danach folgt (postnatal) die Phase der selektiven Elimination der überschüssigen Synapsen (= Pruning). Diese Abnahme von synaptischen Verbindungen geht mit dem Zelltod von Nervenzellen einher. Ein wichtiger Faktor, der das Pruning beeinflusst, ist sehr wahrscheinlich der „Gebrauch" oder „Nichtgebrauch" der Synapsen.
- Die Oligodendrogliazellen tragen zur Myelinisierung der Nervenfasern bei.
- Nach der Geburt beträgt das Gehirngewicht ca. 400–450 g und nimmt in den nächsten Jahren rasch zu. Im 2. Lebensjahr beträgt das Gehirngewicht des Kindes bereits 80 % des Gehirngewichts eines Erwachsenen. Im Alter von 5 Jahren ist es schon auf 90 % des Erwachsenengehirns angestiegen.
- Bei Kindern im Alter von 1 bis ca. 9 Monaten sind wenige myelinisierte Faserbahnen auszumachen. Die großen Faserbahnen (Kommissuren und Assoziationsbahnen) sind erst ab dem 7. Monat zu erkennen.
- Die Längsschnittstudie von Gogtay et al. hat gezeigt, dass die einzelnen Hirngebiete nicht gleichsinnig reifen, sondern dass v. a. die primär motorischen und sensorischen Hirngebiete mit Ausnahme des auditorischen Kortex sehr früh reifen. Die **Reifung** äußert sich in einer relativen Abnahme der grauen Substanz bei gleichzeitiger relativer Zunahme der weißen Substanz. Auffallend ist, dass der laterale Frontalkortex und perisyvische Hirngebiete erst sehr spät im Alter von ca. 18–20 Jahren reifen.
- Kombinierte Längs- und Querschnittuntersuchungen haben gezeigt, dass der **Wachstumsverlauf des Volumens** der grauen Substanz für den Frontal-, den Parietal- und den Temporalkortex umgekehrt u-förmig erfolgt. Besonders markant ist der Reifungsverlauf für den Frontalkortex, wo das Volumen der grauen Substanz bei Jungen bis zum Alter von 12,5 und bei Mädchen bis zum Alter von 11,5 Jahren deutlich zunimmt, um dann wieder abzunehmen. Die Reduktion der grauen Substanz nach diesen „Wendepunkten" ist wahrscheinlich auf eine Reduktion der synaptischen Verbindungen zurückzuführen. Möglicherweise bauen sich nicht benötigte Verbindungen ab (in Umkehrung der Hebb-Regel „fire together wire together = don't fire together don't wire together"). Ähnliche Reifungsverläufe finden sich mit kleinen Unterschieden auch für den Parietal- und Temporalkortex. Das Volumen der weißen Substanz dagegen nimmt bis zum 22. Lebensjahr kontinuierlich zu.
- Die Reifungsprozesse in der frühen Kindheit werden durch Erfahrung moduliert. Wichtig hierbei ist der „Gebrauch" oder „Nichtgebrauch" bestimmter Synapsen (*use it or lose it*).
- Im Erwachsenenalter nimmt das Volumen vieler Hirngebiete ab dem 23. bzw. dem 42. Lebensjahr ab. Die maximalen Volumenabnahmen sind etwa ab dem 52. Lebensjahr festzustellen.
- Der **Hippocampus-Amygdala-Komplex**, der besonders für explizite Gedächtnisfunktionen wichtig ist, weist nichtlineare

Volumenabnahmen im Zusammenhang mit dem Alter auf. Im Vergleich zum 20. Lebensjahr zeigen 80-Jährige einen Volumenverlust der grauen Substanz, der zwischen 9,7 und 22,5 % variiert. Die EEG-Aktivität verändert sich mit zunehmendem Alter. Die Power in den Frequenzbändern Delta, Theta, Alpha und Beta nimmt mit zunehmendem Alter ab. Bei den Senioren findet man wieder Powerzunahmen.

- Über das Alter verändert sich die Dauer einiger Schlafstadien. Insbesondere die Dauer des REM-Schlafes nimmt über das Alter ab. Damit verbunden ist auch eine altersbedingte Zunahme des Wachstadiums.
- Babys im Alter von 3 Monaten können offenbar bereits **Sprachsignale** verarbeiten. Spielt man ihnen Sprache vorwärts (also normal) vor, dann sind das Planum temporale, der rechtsseitige Frontalkortex und der Okzipitotemporalkortex stärker durchblutet. Bei rückwärts dargebotener Sprache ist der Sulcus temporalis superior stärker durchblutet.
- Bei Kindern im Alter von 7 Jahren ist das Wernicke-Sprachareal über zwei Faserbahnen mit frontalen Hirngebieten (Broca-Areal) verbunden: dem oberhalb der Sylvischen Fissur angeordneten Fasciculus arcuatus und einem ventralen Faserweg, der über die Capsula extrema verläuft. Bei Erwachsenen und Jugendlichen ist der ventrale Weg nicht mehr so stark ausgeprägt.
- Kinder erwerben bereits ab dem 6. Monat die Fähigkeit, sprachspezifische Aspekte aus dem Sprachstrom herauszufiltern. Mit dem 8. Monat können auch sprachspezifische Betonungsmuster erkannt werden. Ab dem 9. Monat werden sprachspezifische Lautmuster diskriminiert und im 11. Monat erkennt das Baby typische Phoneme für die Sprache, die das Kind häufig hört. Neben der Sprachwahrnehmung entwickelt sich auch die Fähigkeit zu sprechen. Bereits im 3. Monat produzieren Babys Vokale und im 10.–12. Monat beginnen sie mit der Wortproduktion. In den folgenden zwei Jahren baut das Kind einen immer größer werdenden Wortschatz auf und entwickelt zunehmend Kenntnisse über die Syntax der zu lernenden Sprache.
- In der frühen Kindheit (3,8–8,4 Jahre) korreliert die psychometrische Intelligenz negativ mit der kortikalen Dicke – v.a. im Frontalkortex und im unteren Teil des Temporallappens. Je intelligenter also die Kinder, desto dünner ist der Kortex in diesen Hirngebieten. Bei etwas älteren Kindern und Jugendlichen (8,6–20 Jahre) kehrt sich die Korrelation zwischen kortikaler Dicke und Intelligenz um. Je intelligenter die Kinder, desto dicker der Kortex. Wird die Veränderungsrate der kortikalen Dicke berechnet (Millimeter pro Jahr), fallen die besonders intelligenten Testpersonen durch eine bemerkenswert hohe Veränderungsrate der kortikalen Dicke bis zum Alter von 6 bis ca. 12 Jahren auf.
- Wenn Kinder im Alter von ca. 8 Jahren 15 Monate lang ca. eine Stunde pro Woche Instrumentalunterricht erhalten, verformen sich anatomisch jene Hirngebiete, die in die Kontrolle des Musizierens eingebunden sind: primärer Hörkortex, primärer Motorkortex und das Corpus callosum.
- Im Teenageralter verändert sich die **psychometrische Intelligenz**. Die Veränderung der verbalen Intelligenz korreliert mit anatomischen Veränderungen im motorischen Sprachareal, während die Veränderung der Handlungsintelligenz mit anatomischen Veränderungen im Kleinhirn zusammenhängt.
- Insbesondere in den frühen Phasen der Entwicklung ist das Gehirn sehr anfällig für nicht mehr kompensierbare Beeinträchtigungen. Sind diese ersten Entwicklungsphasen überwunden, zeichnet sich das kindliche Gehirn durch ein hohes Maß an **Plastizität** aus. Durch Hirnläsionen aus-

gelöste Verhaltens- oder Kognitionsbeeinträchtigungen können viel besser als bei Erwachsenen kompensiert werden.
- Die Reaktionszeiten bei Go-/No-go-Aufgaben hängen vom Alter der Versuchspersonen ab. Je jünger die Versuchspersonen, desto länger sind die Reaktionszeiten.
- Die ERN-Amplituden werden mit zunehmendem Alter immer größer.

4.9. Fragen und Aufgaben

- Welche Phasen der Embryonalentwicklung können unterschieden werden?
- Beschreiben Sie Neurulation, Migration, Synaptogenese und Myelinisierung!
- Was versteht man unter dem Drei-Bläschen-Stadium?
- Welche wichtigen Entwicklungsstadien können in den ersten Lebensjahren unterschieden werden?
- Wie entwickelt sich das Gehirngewicht bzw. -volumen nach der Geburt bis zum Erwachsenenalter?
- Welche markanten Entwicklungsschritte der Hirnanatomie treten vom 5. bis zum 20. Lebensjahr auf?
- Wie unterscheiden sich Neurone, die von Tieren stammen, die in einer anregenden oder weniger anregenden Umgebung gehalten werden?
- Welche linearen und nichtlinearen Alterseffekte im Hinblick auf die Hirnanatomie sind berichtet worden?
- Zu welchen Durchblutungsänderungen führt vorwärts oder rückwärts dargebotene Sprache bei 3 Monate alten Babys? Was kann man aus diesen Befunden ableiten?
- Welche „Meilensteine“ der Sprachentwicklung in den ersten Lebensjahren kennen Sie?
- Wie hängt die Entwicklung der psychometrischen Intelligenz mit der Entwicklung spezifischer Merkmale der Hirnanatomie zusammen?
- In welchem Zusammenhang steht die Entwicklung der kortikalen Dicke mit der psychometrischen Intelligenz?
- Gibt es kritische Entwicklungsperioden des Gehirns?
- Welche typischen alterskorrelierten Veränderungen des EEGs kennen Sie?
- Wie verändern sich die ERN-Amplituden mit dem Alter und welchen Grund hat dies?
- Was können Sie zur Hirnplastizität in den unterschiedlichen Entwicklungsphasen des Gehirns sagen?

4.10. Weiterführende Literatur

Dosenbach, N.U., Nardos, B., Cohen, A.L., Fair, D.A., Power, J.D., Church, J.A., Schlaggar, B.L. (2010). Prediction of individual brain maturity using fMRI. Science, 329(5997), 1358–1361.

Low, L.K., Cheng, H.J. (2006). Axon pruning: an essential step underlying the developmental plasticity of neuronal connections. Philos Trans R Soc Lond B Biol Sci, 361 (1473), 1531–1544.

Toga, A.W., Thompson, P.M., Sowell, E.R. (2006). Mapping brain maturation. Trends Neurosci, 29(3), 148–159.

5. Methoden der kognitiven Neurowissenschaften

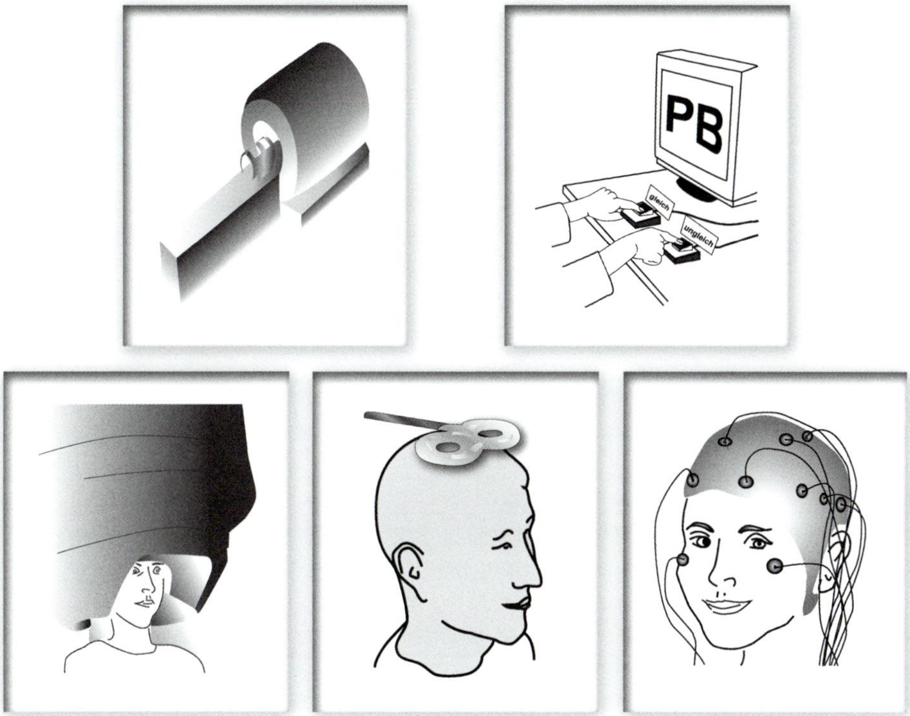

5.1. Einleitung

Methoden sind für jede Wissenschaftsdisziplin wichtig. Mit jeder Methodenentwicklung gehen Erkenntnisschübe für die jeweilige Wissenschaftsdisziplin einher. Oft entwickeln die Methoden für eine bestimmte Periode eine Eigendynamik, insbesondere wenn sie neu und attraktiv sind. Gerade in den kognitiven Neurowissenschaften haben in den letzten Jahren neue Methoden große Wirkung erreicht. Die Methoden (MRT, PET, EEG, MEG, TMS, tDCS, NIRS), die in diesem Kapitel dargestellt werden, werden nicht nur in den kognitiven Neurowissenschaften eingesetzt, sondern insbesondere in der medizinischen Forschung, aber auch im medizinischen Alltag.

Bewusst wird im Folgenden auf die Darstellung der neurowissenschaftlichen Methoden verzichtet, die in Tierexperimenten eingesetzt werden.

5.2. Klassische Methoden aus der kognitiven Psychologie

In der kognitiven Psychologie und den kognitiven Neurowissenschaften geht es v.a. darum, die kognitiven Prozesse des Menschen zu verstehen. Trotz der technischen Fortschritte, die im Zusammenhang mit der Erforschung des menschlichen Gehirns erreicht wurden, muss immer wieder auf die Theorien und Methoden der kognitiven Psychologie zurückgegriffen werden. Insofern zählen auch die Methoden der kognitiven Psychologie zum Methodeninventar der kognitiven Neurowissenschaften.

Im Wesentlichen werden in der kognitiven Psychologie Methoden zur Registrierung des menschlichen Verhaltens eingesetzt. Hierzu gehören Versuchsanordnungen, mit denen Reaktionszeiten und Erkennensraten im Zusammenhang mit bestimmten kognitiven Aufgaben gemessen werden. Auch die Registrierung der Augenbewegungen kann Erkenntnisse für die kognitive Psychologie liefern. So sind z.B. viele Befunde und Theorien aus dem Bereich der Leseforschung und der Verkehrspsychologie durch Augenbewegungsanalysen bereichert worden. Auch die Simulation realen Verhaltens durch Anwendungen aus der virtuellen Realität gewinnt zunehmend an Bedeutung, z.B. Fahrsimulatoren für die verkehrspsychologische Forschung (**Abb. 5-1**). Mit Szenarien aus der virtuellen Realität kann das menschliche Verhalten in Extremsituationen studiert, aber auch trainiert werden. Weiterhin zählen Verhaltensbeobachtungen zum Methodeninventar der kognitiven Neurowissenschaften. Da diese Methoden ausführlich in anderen, eher kognitionspsychologischen Lehrbüchern beschrieben werden, werden sie in diesem Lehrbuch nicht näher dargestellt.

Nicht außer Acht gelassen werden darf, dass mit den eher klassischen Methoden der kognitiven Psychologie Theorien entwickelt wurden, die für die Gestaltung und Interpretation von Experimenten der kognitiven Neurowissenschaften bedeutsam sind. Wichtig ist auch, dass viele Methoden aus der kognitiven Psychologie für die Anwendung mit den modernen neurowissenschaftlichen Methoden nutzbar gemacht werden. Ein weiterer, noch zu wenig betriebener Forschungsbereich ist die Modellierung von Verhalten und Neuronensystemen. In diesem Forschungsbereich werden mithilfe von mathematischen Methoden Simulationen durchgeführt, die auch für die kognitiven Neurowissenschaften wichtig sind; Beispiele sind Arbeiten zu künstlichen und realen neuronalen Netzen und zur Modellierung menschlichen Verhaltens (Bischof, 1998; Dörner, 2003; Kalveram, 1998).

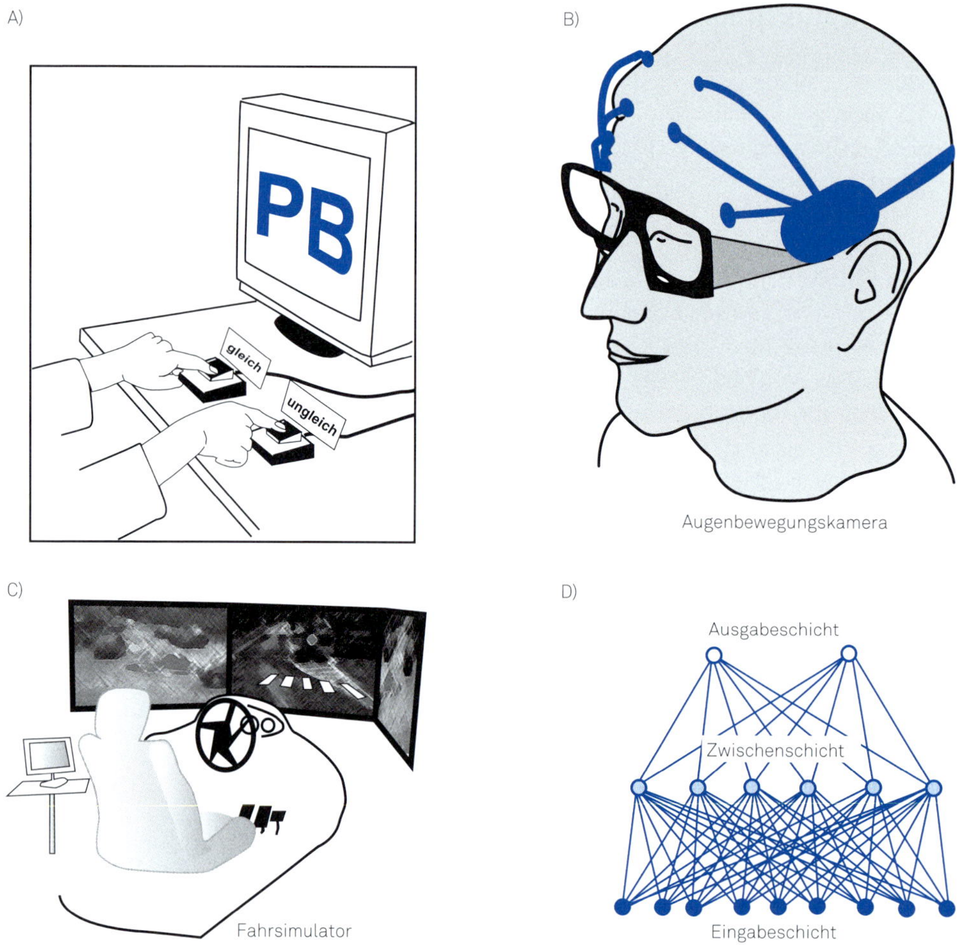

Abbildung 5-1: Typische Versuchsanordnungen in Verhaltensexperimenten. A) Computergesteuertes Verhaltensexperiment; B) Brille zur Analyse von Augenbewegungen. Zusätzlich dargestellt sind einige EEG-Elektroden; C) Fahrsimulator; D) systemtheoretische Modellierung.

5.3. Bildgebung

Unter dem Begriff „bildgebende Verfahren“ werden Methoden zusammengefasst, die es erlauben, hirnanatomische Strukturen anhand bestimmter Messwerte zu rekonstruieren und möglichst präzise dreidimensional zu visualisieren. Des Weiteren werden darunter Methoden subsumiert, die den zeitlichen Ablauf eines physiologischen Prozesses (z.B. lokale Veränderung der Hirndurchblutung oder Stoffwechselvorgänge) auf anatomische Strukturen beziehen. Mit bildgebenden Verfahren können aber auch Rezeptorbesetzungen von Medikamenten im Gehirn dargestellt werden. Typische bildgebende Verfahren sind

- Magnetresonanztomografie (MRT oder englisch: Magnetic Resonance Imaging, MRI),
- Diffusion Tensor Imaging (DTI),
- Sonografie (Messung von Schallreflexionen),

- Computertomografie (CT, Messung der Röntgen-Absorption),
- Szintigrafie (Aktivität eines Tracers),
- Positronen-Emissions-Tomografie (PET, Messung der Tracerkonzentration),
- Spektroskopie,
- optische Bildgebung mittels Nahinfrarotspektroskopie (NIRS).

Ein wichtiges Prinzip der Bildgebung ist die Rekonstruktion der anatomischen Strukturen anhand bestimmter Messwerte, sodass immer ein mehr oder weniger komplexer Transformationsprozess zwischen den zwei- und dreidimensionalen Bildern und den Messwerten vorgenommen werden muss. Methoden, die es erlauben, bestimmte physiologische Vorgänge zu visualisieren, ohne dass ein direkter bzw. präziser Bezug zu anatomischen Strukturen hergestellt wird, werden traditionell nicht zu den bildgebenden Verfahren gerechnet. Typische Beispiele solcher Methoden sind das Elektromyogramm (EMG), das Elektroenzephalogramm (EEG) und die Magnetenzephalografie (MEG). Diese Verfahren erlauben zwar eine zeitlich hochaufgelöste Visualisierung neurophysiologischer Vorgänge, sie liefern jedoch keine genauen Informationen bezüglich der anatomischen Strukturen, die den neurophysiologischen Vorgängen zugrunde liegen.

Insbesondere für die EEG- und MEG-Technologie werden derzeit mathematische Modelle entwickelt, die es erlauben, die gemessenen neurophysiologischen Vorgäng0e auf die jeweiligen anatomischen Strukturen zu beziehen, die an der Generierung der physiologischen Aktivität beteiligt sind. Die hierzu verwendeten Modelle sind teilweise komplex und bergen eine Reihe von Problemen. Die mathematischen Weiterentwicklungen zur (annähernden) Lösung dieser Probleme sind derzeit so weit fortgeschritten, dass die EEG- und die MEG-Technologie zunehmend zu den bildgebenden Verfahren gezählt werden können. Des Weiteren ist festzustellen, dass durch die verbesserten Registrier- und Analysemethoden das EEG immer interessanter für die kognitiven Neurowissenschaften wird.

In den Verhaltenswissenschaften kommt der funktionellen und der strukturellen Magnetresonanztomografie (fMRT und sMRT) eine bedeutende Rolle zu, einerseits, weil sie zur Entwicklung der Psychologie in den letzten Jahren einen wesentlichen Beitrag geleistet haben, andererseits, weil durch sie in der Zukunft ein bedeutsamer Erkenntnisgewinn zu erwarten ist. Die PET-Technologie hat den bildgebenden Verfahren in den Verhaltenswissenschaften zwar zum Durchbruch verholfen, nimmt aber derzeit eher eine (allerdings zweifellos wichtige) Randstellung ein. Die neurowissenschaftliche Bildgebung kann grundsätzlich in zwei Teilbereiche unterschieden werden: (1) die strukturelle und (2) die funktionelle Bildgebung. Das Grundprinzip dieser beiden Ansätze soll im Folgenden näher erläutert werden.

5.3.1. Magnetresonanztomografie – das Grundprinzip

Die meisten Magnetresonanztomografen können nicht nur zum Messen der Hirnanatomie, sondern auch zur Untersuchung anderer Organe eingesetzt werden. Neuerdings werden auch sogenannte Kopftomografen angeboten, die nur für die Messung des Kopfes vorgesehen sind. Prinzipiell besteht ein Magnetresonanztomograf aus einer Röhre, die von einem Magnetfeld mit hoher Feldstärke (1–7 Tesla) umgeben ist. Der Proband wird auf einer Liege in diese Röhre hineingeschoben, sodass er sich in dem Magnetfeld befindet. Der Kopf ist in einer Spule fixiert, um Kopfbewegungen zu vermeiden bzw. zu minimieren **(Abb. 5-2)**. Da die Messungen in einer magnetischen Umgebung erfolgen, müssen die im MR-Scanner nutzbaren Geräte wie Reaktionstasten, Kopfhörer, Brillen

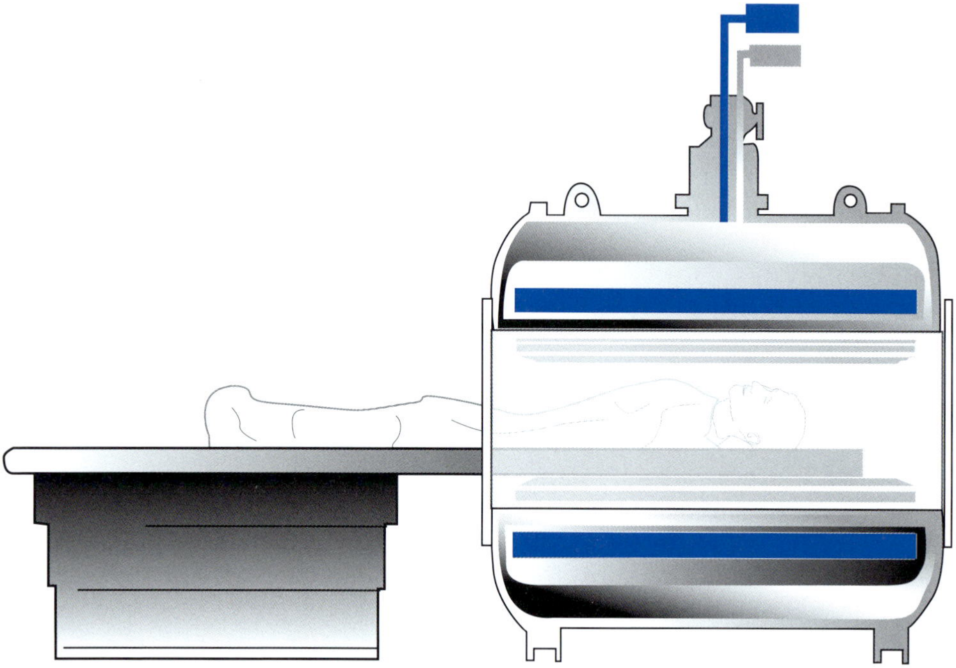

Abbildung 5-2: Schematische Darstellung eines Magnetresonanztomografen.

oder andere spezielle Versuchsgeräte antimagnetisch sein. Mittlerweile sind auf pneumatischer Basis funktionierende Pedalsysteme und Apparaturen erhältlich, mit denen kontinuierliche Armbewegungen gemessen werden können. Ferner ist von einem MRT-kompatiblen Klavier berichtet worden. Wichtig ist auch, dass während der Messung am und im Körper des Probanden keine metallischen Objekte angebracht sind. Dies könnte einerseits zu Messfehlern, andererseits aber auch zu lebensgefährlichen Verletzungen führen. Personen mit Herzschrittmacher können daher nicht im MR-Scanner untersucht werden. Durchschnittlich dauern MRT-Messungen im Rahmen von psychologischen Experimenten ca. 30 Minuten bis 2 Stunden. Die Probanden befinden sich während des gesamten Versuchs in einer relativ engen Röhre und nicht wenige Versuchspersonen empfinden diese Situation als unangenehm.

(i) Das physikalische Grundprinzip

Grundlage der MRT, die in den meisten kognitionswissenschaftlichen Studien verwendet wird, ist der „Kernspin" des Wasserstoffatoms (H). Der Kernspin ist eine Grundeigenschaft von Elementarteilchen und prinzipiell nichts anderes als ein Drall bzw. eine Drehung (englisch: to spin = sich drehen). Um diesen Spin zu verstehen, muss man sich die Grundstruktur des Wasserstoffatoms vorstellen. Wasserstoffatome besitzen einen Kern, der nur aus einem Teilchen, dem Proton, besteht. Um dieses Proton kreist das Elektron. Das Proton ist positiv, das Elektron negativ geladen und das ganze Atom ist somit elektrisch neutral. Unter dem Spin wird die Eigendrehung des Protons verstanden – das Proton dreht sich also um seine eigene Achse wie ein Kreisel. Da das Proton eine rotierende Ladung besitzt, verhält es sich wie ein kleiner Stabmagnet (**Abb. 5-3**), was zur Folge hat, dass es von Magnetfeldern

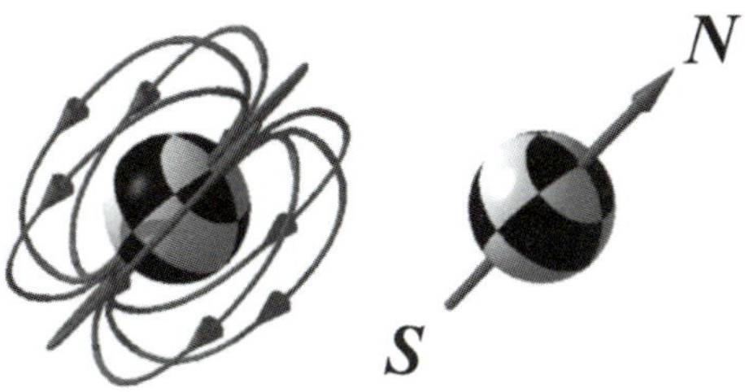

Abbildung 5-3: Schematische Darstellung eines Protons, dass infolge seines Spins ein magnetisches Feld aufbaut. N und S stehen für Nord und Süd und repräsentieren die jeweiligen Pole des Magnetfeldes.

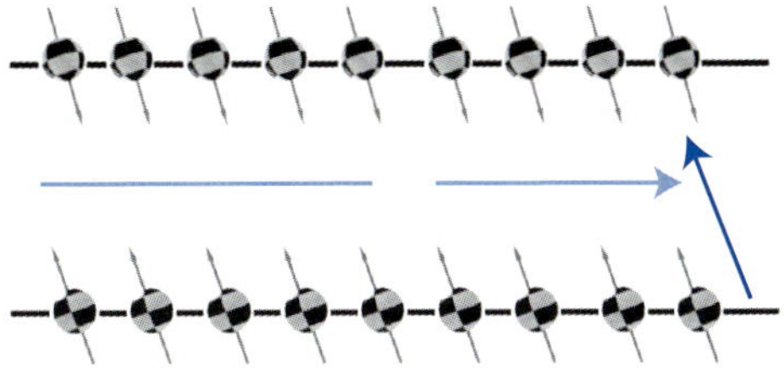

Abbildung 5-4: Sind die Protonen in einem Magnetfeld platziert, orientieren sie sich entweder „parallel" oder „antiparallel".

und elektromagnetischen Wellen beeinflusst wird. Gleichzeitig kann durch die Bewegung des Protons in einer Empfangsspule eine Spannung induziert werden, die letztlich als MR-Signal dient.

Fassen wir zusammen: Die Drehung des Protons (Spin) erzeugt ein schwaches Magnetfeld, sodass sich das drehende Proton wie ein kleiner Stabmagnet verhält. Dieser kleine Stabmagnet kann durch ein äußeres Magnetfeld beeinflusst werden. Die Bewegung des Protons erzeugt letztlich ein messbares Signal.

Anhand dieser physikalischen Grundeigenschaft lässt sich erklären, wie in der Magnetresonanztomografie gemessen wird. Werden Spins in ein starkes Magnetfeld gebracht, sind verschiedene für die MRT wichtige Phänomene zu beobachten. Wie erwähnt, sind Spins gewissermaßen Kreisel: Wirkt eine äußere Kraft auf einen Kreisel ein, um die Lage der Rotationsachse zu verändern, macht der Kreisel eine Ausweichbewegung, die als Präzessionsbewegung bezeichnet wird. Wirken ständig Kräfte auf die Spitze des Kreisels ein, entsteht eine Reibung, die dem Kreisel Energie entzieht und ihn bremst. Dadurch neigt sich die Drehachse zunehmend, bis der Kreisel quasi „umfällt".

Durch ein von außen angelegtes Magnetfeld richten sich die Spins entlang des Magnetfeldes aus. Die entstehenden Kreiselbewegungen der Spins erfolgen mit einer charakteristischen Frequenz, die als Larmorfrequenz[12] bezeichnet wird. Diese Frequenz ist proportional zur Stärke des äußeren Magnetfelds (je größer die Magnetfeldstärke, desto höher die Larmorfrequenz). Mit der Zeit richten sich die Spins parallel zum äußeren Magnetfeld aus.

Die in einem Magnetfeld präzessierenden Spins „beruhigen" sich und streben einen stabilen Zustand an, in dem alle Spins mehr oder weniger entlang der magnetischen Achse ausgerichtet sind. Das heißt, mit zunehmender Ausrichtung der Spins in dem Magnetfeld baut sich eine Längsmagnetisierung (Mz) auf. Um eine große Längsmagnetisierung zu erhalten, muss ein starkes Magnetfeld anliegen. Handelsübliche MR-Tomografen generieren sehr starke Magnetfelder, die wesentlich stärker (20 000- bis 100 000-mal) als die Erdanziehungskraft sind.

Sind die Spins durch ein äußeres Magnetfeld entlang der Magnetfeldlinie ausgerichtet worden, befinden sie sich in einem relativ stabilen Zustand **(Abb. 5-4)**. Wird diesem stabilen Zustand (der als Spin-Spin-System bezeichnet wird) mittels eines Hochfrequenzimpulses (elektromagnetische Welle hoher Frequenz)

12 Die Larmorfrequenz ist die Präzessionsfrequenz eines Spins in einem Magnetfeld. Die Larmorfrequenz ist proportional zur Magnetfeldstärke (B0) und ergibt sich aus der Larmorgleichung.

Energie zugeführt, wird dieses System gestört. Die „eingestrahlte" elektromagnetische Welle wird durch einen sehr starken Radiosender erzeugt und mit einer geeigneten Spule auf das Gehirn fokussiert.

Durch diese Energiezufuhr werden die Spins quasi „umgeklappt" bzw. „gekippt". Dieser Vorgang wird auch als Anregung des Spin-Spin-Systems bezeichnet. Durch die Wahl geeigneter Hochfrequenzimpulse (Dauer und Leistung sind wichtige Parameter) kann die „Kippart" sehr präzise beeinflusst werden. Einige Hochfrequenzimpulse erreichen eine Auslenkung der Längsmagnetisierung um genau 90° (90°-Impulse); andere Impulse können eine Auslenkung von 60° oder 50° erreichen. Damit werden alle Spins und mit ihnen die gesamte Magnetisierung „umgeklappt", sodass eine Quermagnetisierung (M_{xy}) entsteht. Die Spins haben jedoch die Tendenz, wieder in die Ausgangslage (M_z) zurückzukehren **(Abb. 5-5)**. Im Fachjargon wird dieser Vorgang Erholung oder Relaxation genannt.

Fassen wir zusammen: Die Spins richten sich in einem starken äußeren Magnetfeld längs des Magnetfeldes aus: Längsmagnetisierung (M_z). Durch Applikation eines hochfrequenten Impulses können sich die Spins zum „Umklappen" in die Horizontale bewegen: Dies ist die Quermagnetisierung (M_{xy}). Nach dem Hochfrequenzimpuls bewegen sich die Spins wieder in die Ausgangslage zur Längsmagnetisierung zurück: Dieser Vorgang wird Relaxation genannt.

Die Rotation der Spins in der Horizontalebene (M_{xy}) schwächt sich zunehmend ab und die Spins kehren wieder zum Ausgangszustand (M_z) zurück. Zwei Vorgänge sind an diesem „Rückbildungsprozess" beteiligt: die Spin-Gitter-Wechselwirkung und die Spin-Spin-Wechselwirkung. Die Spin-Gitter-Wechselwirkung wird auch als T1-Relaxation (Längsrelaxation) und die Spin-Spin-Wechselwirkung als T2-Relaxation (Querrelaxation) bezeichnet.[13]

Für die anatomischen Messungen sind die Relaxationszeiten sehr wichtig. Jeder Gewebetyp verfügt über typische Relaxationszeiten, was bedeutet, dass sich je nach Gewebe die Quer- und Längsmagnetisierungen unterschiedlich schnell zurückbilden. Anhand der typischen Relaxationszeiten kann berechnet werden, welcher spezifische Gewebetyp (graue oder weiße Substanz) „angeregt" wurde. Der jeweils angeregte Gewebetyp wird als Graustufe in den digitalen Bildern dargestellt.

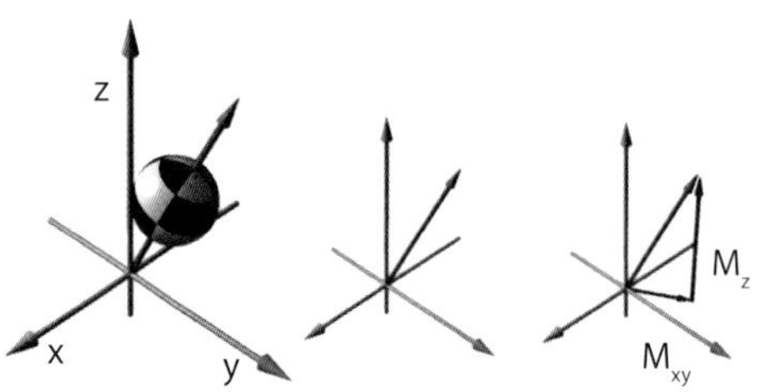

Abbildung 5-5: Dargestellt sind die drei Dimensionen (auch Ebenen genannt), die zur Beschreibung des Magnetfeldes herangezogen werden. M_z ist die Longitudinalmagnetisierung und M_{xy} die Quermagnetisierung. Nach der Anregung „kippt" der Spin aus der Längsrichtung in die Querrichtung.

Strukturelle Bildgebung

Unter dem Begriff „strukturelle Bildgebung" wird die Analyse von neuroanatomischen Daten verstanden, die mittels Magnetresonanztomografie erhoben wurden. Die strukturelle Bildgebung hat interessante Befunde v. a. im Zusammenhang mit der Plastizitätsforschung erbracht, z. B. konnten neuroanatomische Veränderungen infolge von Lernprozessen, von Reifung oder im Zusammenhang mit neurologischen und psychiatrischen Erkrankungen

13 Bislang wurden die Spins und die zugehörigen physikalischen Effekte für Wasserstoffatome beschrieben. Natürlich können ähnliche Effekte auch für andere Elemente mit ungerader Ladungszahl gefunden werden.

Tabelle 5-1: Relaxationszeiten (in ms) für bestimmte Hirnkompartimente bei 1 Tesla (T) (aus Jäncke, 2005).

Gewebe	T2 [ms]	T1 [ms] bei 1.0 T
graue Hirnsubstanz	101	810
weiße Hirnsubstanz	92	680
Fett	84	250
Zerebrospinalflüssigkeit	1400	2500

dargestellt werden. Während in den Anfängen der strukturellen Bildgebung einzelne anatomische Strukturen manuell segmentiert werden mussten, werden gegenwärtig komplexe mathematische Methoden angewendet, um die anatomischen Analysen automatisch durchzuführen. Diese Analysen (Computational Neuroanatomy) können auf unterschiedliche Art erfolgen:

- Stereotaktische Normalisierung des gemessenen Gehirns in einen „Standardraum"; dieser stereotaktische „Standardraum" wird entweder nach den Vorgaben der Neurochirurgen Talairach und Tornoux (1988) oder nach den Vorgaben des Montreal Neurological Institute (MNI) durchgeführt;
- Segmentierung der grauen und weißen Substanz (Hirnanteile, die der grauen und weißen Substanz zuzuordnen sind, werden voneinander getrennt);
- Modellierung von lokalen und globalen Formaspekten des Gehirns (bei diesem Verarbeitungsschritt werden die Gesamtform des Gehirns und die lokalen Hirnbereiche modelliert);
- Modellierung der Form und des Verlaufs von markanten Sulci;
- Schätzung der Kortexdicke oder der Gyrifizierung (Faltungsgrad).

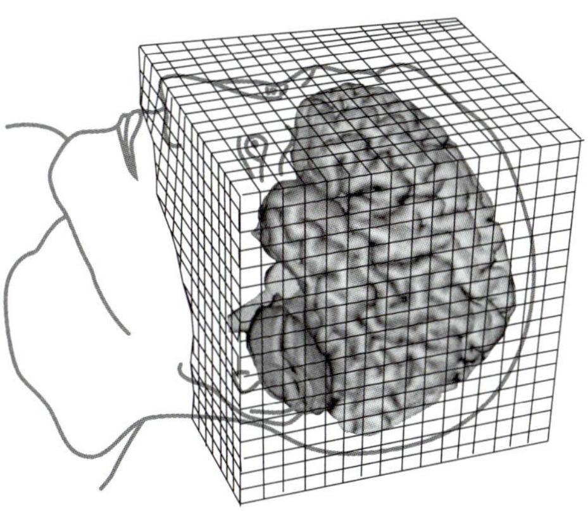

Abbildung 5-6: Digitale Rekonstruktion des Gehirns und Schädels mittels kleiner Würfel (Voxel).

Zur digitalen Weiterverarbeitung der registrierten Gehirne werden diese in kleine Würfel zerlegt, sogenannte Voxel[14] (**Abb. 5-6** und **Abb. 5-7**), die unterschiedlich groß sein können. In der strukturellen Bildgebung haben diese Voxel meist eine Kantenlänge von 1 mm, was bedeutet, dass sie ein Volumen von 1 mm^3 aufweisen. Jeder Voxel codiert bestimmte anatomische Kennwerte (z.B. die Dichte der grauen oder weißen Substanz oder die Anisotropie von Kabelsystemen). Nach erfolgreicher Transformation in den Standardraum kann jeder einzelne Voxel statistisch analysiert werden (sog. **Voxel-basierte-Morphometrie**, VBM).

14 Der Begriff Voxel setzt sich aus den Wörtern „volumetric" und „pixel" zusammen. Hierbei handelt es sich um das dreidimensionale Äquivalent eines Pixels („Volumenpixel"). In diesen Voxeln sind Farbwerte (oder Grauwerte) gespeichert, die im Rahmen der Bildgebung zur Rekonstruktion der anatomischen Bilder genutzt werden.

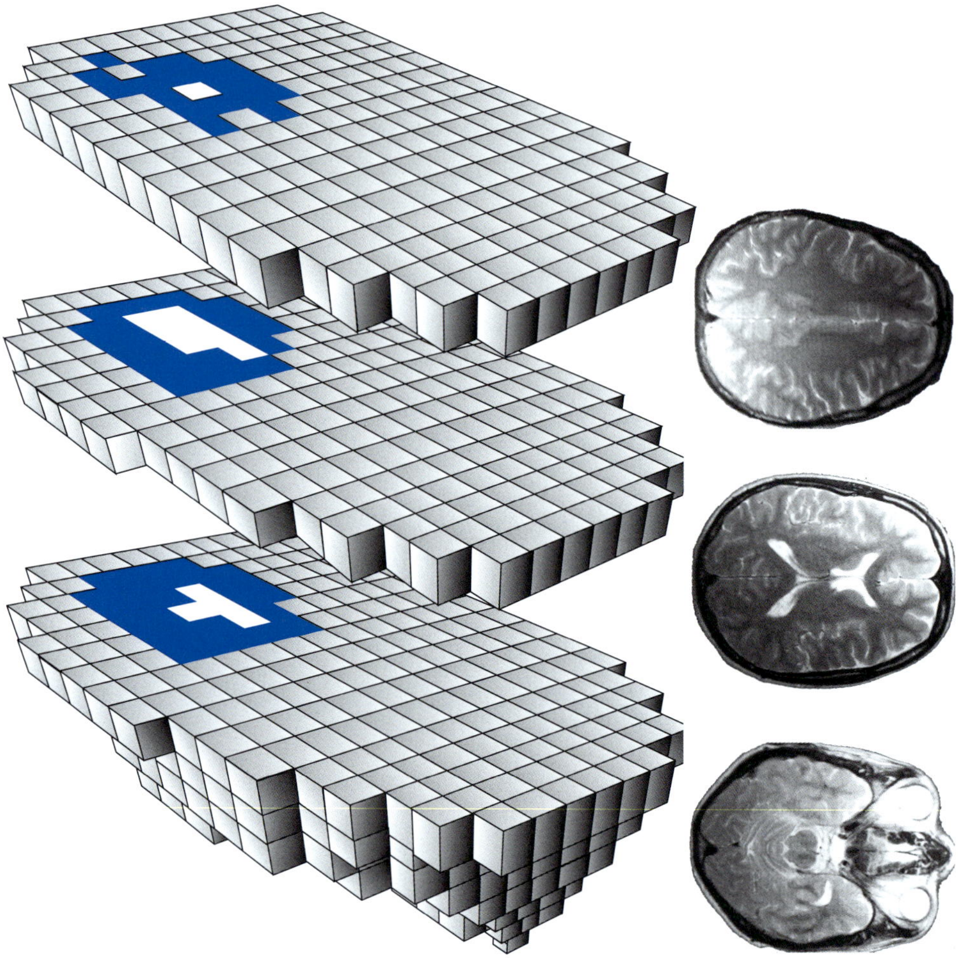

Abbildung 5-7: Voxel auf Horizontalschnitten. Eingezeichnet sind auch noch Voxel mit besonderen Eigenschaften.

Die VBM-Methode beinhaltet verschiedene Schritte. Zunächst müssen die digitalen Gehirne in einen stereotaktischen Standardraum transformiert werden. Anschließend erfolgt die statistische Analyse getrennt für jeden einzelnen Voxel, wobei statistische Probleme auftreten: Für jeden Voxel der grauen und weißen Substanz ist ein Grauwert codiert. Will man zwei Personengruppen miteinander vergleichen, wird jeder Voxel der einen Gruppe mit dem korrespondierenden Voxel der anderen Gruppe mittels eines t-Tests verglichen. Wenn der anatomische Datensatz mit einer räumlichen Auflösung von 1 mm^3 gemessen wurde, dann folgen daraus mehr als 1 Million (!) t-Tests, da mehr als 1 Million Voxel mit einem Volumen von 1 mm^3 in diesem Volumendatensatz enthalten sind. Wird ein räumlicher Glättungsfaktor von 8 mm^3 verwendet, gehen in die Berechnung eines geglätteten Voxels 381 Voxel ein. Durch die „räumliche Glättung" reduziert sich die Anzahl der unabhängigen „Voxel" in Abhängigkeit des Glättungsfaktors. Diese so neu berechneten unabhängigen Voxel nennt man „Resel“ (1 Resel = 381,00 Voxel). Um die Inflation des Alpha-Fehlers zu vermeiden, muss eine Korrektur dieses Fehlers erfolgen, was über die Korrektur des Signifikanzniveaus anhand der Anzahl der Resel erreicht wird. D.h., die statistischen Tests sind anhand der Anzahl der Resel (voneinander unabhängige Volumina) korrigiert. Mit größerem räumlichen Glättungsfaktor nimmt die Anzahl der Resel ab und damit die Aussagekraft des statistischen Tests zu.

VBM-Analysen werden anhand von Grauwerten, Kennwerten der Iso- bzw. der Anisotropie, der kortikalen Dicke und von Deformationskennwerten an der Kortexoberfläche berechnet. Hervorzuheben sind die anatomischen Kennwerte „Anisotropie“ und „kortikale Dicke“, die in jüngster Zeit sehr erfolgreich zur Vermessung anatomischer Besonderheiten eingesetzt worden sind (Imfeld et al., 2009). Die kortikale Dicke und die kortikale Fläche sind sehr wahrscheinlich Marker für unterschiedliche Phänomene. Während die kortikale Fläche durch die Faltung des Kortex bereits in der fetalen Entwicklung (ab dem 5. Monat) beeinflusst, wenn nicht gar festgelegt wird, kann sich die kortikale Dicke im Laufe eines Lebens teilweise erheblich verändern. Wichtige Einflussgrößen für die kortikale Dicke sind neben der Reifung, Lernen und Erfahrung aber auch krankheitsbedingte Einflüsse.

Bei der diffusionsgewichteten MRT (Diffusion Tensor Imaging, DTI) werden Unterschiede in der Diffusion der Wassermoleküle innerhalb des Zentralnervensystems gemessen. Die Diffusion repräsentiert die zufällige thermische Bewegung der Moleküle, die auch als Brownsche Molekularbewegung bekannt ist. Die Diffusion innerhalb des Zentralnervensystems ist durch eine Vielzahl von Faktoren einschließlich der Architektur der Mikroumgebung determiniert. Sie ist z.B. innerhalb des Liquors weniger eingeschränkt als die Diffusion der Moleküle innerhalb des Intra- und Interzellularraums. Durch Verwendung geeigneter MR-Sequenzen, die für die Diffusion sensitiv sind, können diese Unterschiede genutzt werden, um Signalunterschiede in der Bildgebung zu erzeugen. Quantifiziert wird v.a. die „Anisotropie“[15], d.h. der Grad der Einschränkung der Diffusion. Sie ist in den Kabelsystemen des Gehirns am größten und in den Ventrikeln am geringsten (**Abb. 5-8**). Mit neuen mathematischen Methoden kann anhand der Grauwertverteilung der gemessenen anatomischen Bilder die kortikale Dicke berechnet werden. Anhand dieses Parameters wurden bemerkenswerte Funktionszusammenhänge aufgedeckt (Shaw et al., 2006).

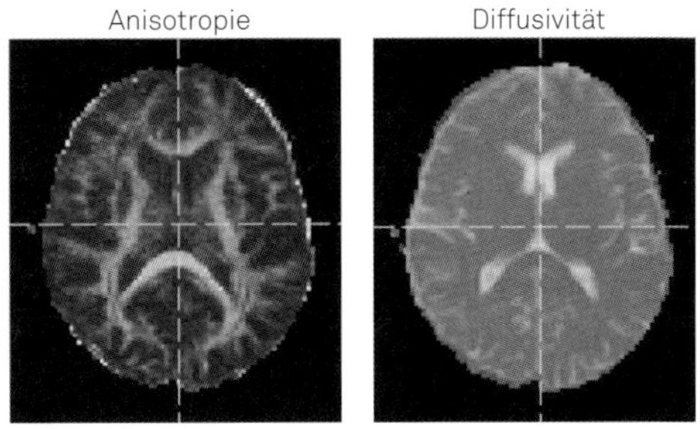

Abbildung 5-8: Darstellung einer DTI- Aufnahme (Diffusion Tensor Imaging). In der Abbildung links ist die Anisotropie dargestellt. Man erkennt in Weiß die kortikalen Assoziationsbahnen und Kommissuren. Rechts ist die Diffusivität dargestellt. Dieser Kennwert repräsentiert das Ausmaß der Diffusion in einem Kompartiment. Man erkennt, dass die Diffusivität in den Ventrikeln am größten ist (starke Weißfärbung).

Die strukturelle Bildgebung hat immense Fortschritte gemacht und bemerkenswerte Befunde erbracht, die für die Psychologie und die kognitiven Neurowissenschaften von großer Bedeutung sind. Besonders erwähnenswert sind Ergebnisse, welche die anatomische

15 Isotrop bedeutet, dass die Diffusion mehr oder weniger gleichmäßig in alle Richtungen verläuft. Anisotrop bezeichnet dagegen eine Diffusion nur in eine oder einige Richtungen.

Plastizität nach kurz- und langfristigem Lernen verschiedener Inhalte belegen. Des Weiteren konnten bislang anatomische Reifungsverläufe, strukturelle Veränderungen bei psychiatrischen und psychischen Störungen sowie anatomische Besonderheiten bei herausragenden Musikern herausgearbeitet werden (Jäncke, 2009; May, 2011).

Funktionelle Bildgebung

Funktionelle Magnetresonanztomografie (fMRT)

Bei der funktionellen Bildgebung werden physiologische Prozesse auf die Hirnanatomie bezogen. Bei der funktionellen Magnetresonanztomografie wird die in Abhängigkeit von der neuronalen Erregung sich verändernde lokale Gewebedurchblutung genutzt. Abhängig von der fokalen neuronalen Aktivität nimmt die Durchblutung des neural aktivierten Gewebes zu, wobei ein lokaler Überschuss an sauerstoffreichem Blut (oxygeniertes Blut) entsteht. Als Folge dieses Überschusses nimmt die Konzentration des sauerstoffarmen Bluts (deoxygeniertes Blut mit angereichertem Deoxyhämoglobin) ab.[16] Durch den Überschuss an sauerstoffreichem Blut wird die relative Konzentration des Deoxyhämoglobins reduziert und damit die gemessene Signalintensität stärker. Wesentliche Grundlage der Signalintensität ist die Konzentration des Deoxyhämoglobins. Deoxyhämoglobin ist leicht magnetisch, weil es bereits ein Sauerstoffatom an die Umgebung abgegeben hat. Wenn in einem lokalen Gewebeteil vermehrt leicht magnetisches Deoxyhämoglobin vorhanden ist, stört dies das MR-Signal. Für die MRT bedeutet dies konkret, dass die MR-Signalstärke abnimmt, wenn im Gewebe die Konzentration des Deoxyhämoglobins zunimmt, umgekehrt nimmt die Signalstärke zu, wenn die Konzentration des Deoxyhämoglobins abnimmt. Dieser Reaktionsablauf (**blood oxygenation level dependent, BOLD**) ist die Grundlage der meisten fMRT-Messungen in den kognitiven Neurowissenschaften (**Abb. 5-9**).

In der Literatur wird die BOLD-Reaktion häufig als „Aktivierung" bezeichnet, obwohl das eigentlich nicht ganz korrekt ist, denn es handelt sich nur um ein indirektes Aktivierungsmaß. Korrekterweise müsste von einer hämodynamischen Reaktion gesprochen wer-

16 Das ist ein nicht einfach zu verstehendes Phänomen. Wenn in den Neuronen Energie verbraucht wird, dann wird auch Sauerstoff nötig. Diesen Sauerstoff gewinnt das System über die Abspaltung von Sauerstoff vom Hämoglobin, es entsteht Deoxyhämoglobin. Das bedeutet, dass beim Energieverbrauch absolut mehr Deoxyhämoglobin entsteht. Weil aber leicht zeitverzögert ein Überschuss an oxygeniertem Blut in das Gewebe einfließt, nimmt die Konzentration des Deoxyhämoglobins (trotz Zunahme der absoluten Menge) ab.

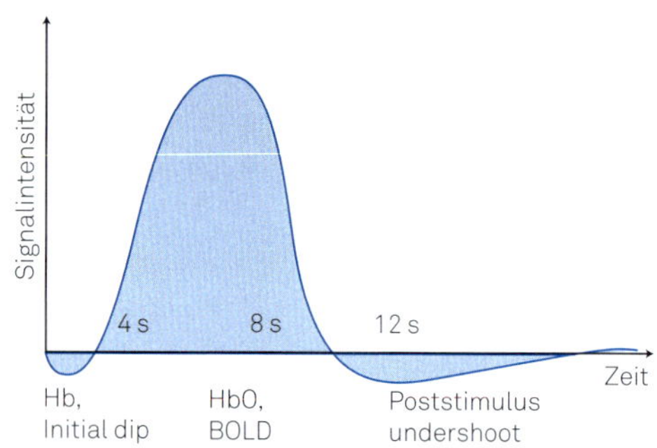

Abbildung 5-9: Schematische Darstellung der BOLD-Reaktion auf einen externen Reiz. Etwa 500 ms nach Reizpräsentation kann eine Abnahme der Signalintensität gemessen werden, was auf die Zunahme der Konzentration des paramagnetischen Deoxyhämoglobin im aktivierten Hirngebiet zurückzuführen ist. Danach beginnt der kompensatorische Einstrom von sauerstoffreichem Blut in das aktivierte Hirngewebe, was zu einem Anstieg der Signalintensität führt, der bis zu 8 s andauert, um dann wieder abzunehmen. Danach ist eine Abnahme der Signalintensität ca. 12 s nach dem Stimulusbeginn zu erkennen. Ungefähr 20 s nach Reizpräsentation hat sich der Blutfluss wieder normalisiert.

den, denn letztlich wird eine Durchblutungsveränderung gemessen. Im Übrigen ist der Zusammenhang zwischen dieser hämodynamischen Reaktion und der zugrunde liegenden neuronalen Aktivität nicht perfekt. Neue Untersuchungen zeigen, dass die hämodynamischen Reaktionen bereits vor der durch äußere Reize evozierten neuronalen Aktivität beginnen können und dass die Korrelationen zwischen diesen und den zugrunde liegenden neuronalen Aktivitäten nur im Bereich von $r = 0.5–0.7$ liegen. Insofern ist bei der Interpretation von fMRT-Experimenten Vorsicht geboten (Logothetis, 2008). Diese BOLD-Reaktion ist relativ langsam und erreicht ca. 4–8 s nach Beginn der neuronalen Erregung ihr Reaktionsmaximum; danach benötigt sie ca. 8–15 s, um sich wieder abzuschwächen und auf das Ausgangsniveau zurückzukehren. Das bedeutet, dass mit der BOLD-Reaktion nur langsame „Hirnaktivierungen“ ausgelöst werden können.

Aus der kognitiven Psychologie ist bekannt, dass sich die psychologischen Prozesse im Millisekundenbereich entfalten und daher mittels fMRT nicht aufgelöst werden können. Anhand ausgeklügelter mathematischer Modelle wird aktuell versucht, den Anstieg und das Plateau der BOLD-Reaktion genau zu messen und die zeitliche Auflösung zu verbessern. Manche Autoren berichten von zeitlichen Auflösungen im Bereich von 100 ms bei Verwendung spezieller Messsequenzen und der Messung kleiner Hirnbereiche. Bislang konnten diese Angaben allerdings nicht präzisiert und verifiziert werden. Ein großer Vorteil der fMRT ist allerdings die hohe räumliche Auflösung, die bei Verwendung geeigneter Messsequenzen bei 1–4 mm^3 liegt. Mit neuen 7-Tesla-Geräten können, zumindest für die strukturelle Bildgebung, räumliche Auflösungen unterhalb von 1 mm^3 erreicht werden. Trotz der prinzipiell hohen räumlichen Auflösung darf nicht außer Acht gelassen werden, dass diese Auflösung bei der statistischen Analyse wieder stark reduziert wird, denn in der Regel werden sogenannte räumliche Filter von 4 bis 16 mm^3 eingesetzt, um Artefakte zu vermindern, was die räumliche Auflösung erheblich einschränkt.

In kognitionswissenschaftlichen Experimenten werden prinzipiell zwei unterschiedliche fMRT-Paradigmen angewendet: das „Block-Design“ und das „Event-related-Design“. Bei einem **„Block-Design“** wird eine Serie von fMRT-Bildern aufgenommen, bei der die experimentelle Bedingung nicht realisiert wird (Off-Bedingung oder Kontrollbedingung), gefolgt von einer Bildserie, bei der die experimentelle Bedingung realisiert wird (On-Bedingung, Experimentalbedingung). Durch geeignete statistische Subtraktion können die beiden Bedingungen miteinander verrechnet und jene Hirngebiete identifiziert werden, die in den jeweiligen Bedingungen stärkere hämodynamische Reaktionen zeigen. Bei **„Event-related-Designs“** (Event-related Functional Magnetic Resonance Imaging, efMRI) werden die experimentellen Reize gemäß dem gewählten Versuchsplan randomisiert dargeboten. Bei entsprechend gewählten Interstimulusintervallen ist es dann möglich, für jede Stimulusklasse hämodynamische Reaktionen zu berechnen. Voraussetzung ist lediglich, dass ein entsprechend langes Interstimulusintervall (ISI) gewählt wird, um die hämodynamischen Reaktionen zu berechnen. Prinzipiell ist diese Form der Datengewinnung sehr ähnlich der Datengewinnung beim evozierten Potenzial; auch bei dieser Methode werden einzelne EEG-Ereignisse gesammelt und dann gemittelt.

Eine besondere Herausforderung stellt die statistische Analyse der fMRT-Daten dar. Grundsätzlich umfasst sie zwei Schritte: Im ersten Schritt wird für jede Versuchsperson statistisch überprüft, ob sich in Abhängigkeit vom experimentellen Paradigma signifikante Veränderungen der BOLD-Reaktion eingestellt haben. Das Grundprinzip der statistischen Auswertung besteht darin, dass der

Zeitverlauf der MRT-Signalveränderung modelliert wird. Unter „Modellieren" versteht man, dass das experimentelle Paradigma als lineares Modell definiert wird. Daraus wird eine Modellzeitreihe definiert, die mit dem tatsächlichen Signalverlauf eines jeden Voxels korreliert wird. Für jeden Voxel wird mittels eines t-Werts (oder anderer Statistiken) codiert, wie gut die BOLD-Reaktion in diesem Voxel dem Modell entspricht. Für Gruppenanalysen werden dann die Befunde zu Gruppenstatistiken zusammengefasst. Grundsätzlich muss auch bei der Auswertung von fMRT-Daten berücksichtigt werden, dass simultan sehr viele Voxel statistisch analysiert werden. Aus diesem Grund ist wie bei der VBM-Analyse eine Korrektur der Wahrscheinlichkeiten anhand der Anzahl der durchgeführten statistischen Tests zwingend notwendig. Derzeit zeichnen sich Weiterentwicklungen in der statistischen Analyse von fMRT-Daten ab. Hervorzuheben sind die verschiedenen Varianten von Konnektivitätsanalysen (Stephan & Friston, 2010).

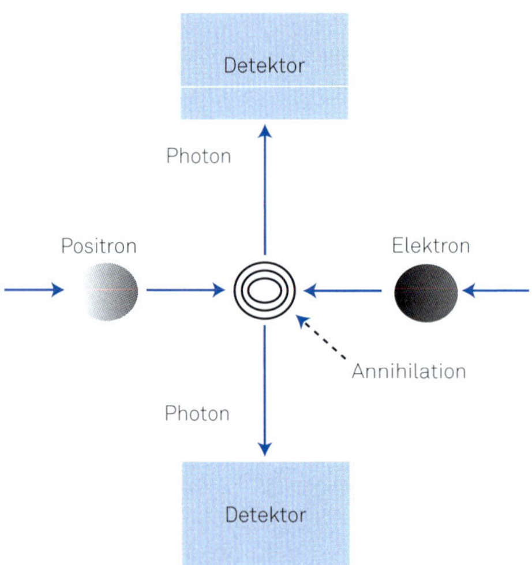

Abbildung 5-10: Schematische Darstellung eines strahlenden Photonenpaars. Man erkennt links ein Positron und rechts ein Elektron. Beide bewegen sich aufeinander zu, um sich nach Kollision zu annihilieren. Es entsteht ein Photonenpaar, das sich jeweils in die entgegengesetzte Richtung entfernt und von entsprechenden Detektoren gemessen wird.

Positronen-Emissions-Tomografie

Mit der Positronen-Emissions-Tomografie (PET) werden lokale Konzentrationen von radioaktiv markierten Substanzen in bestimmten Hirngebieten gemessen. Ist ein bestimmtes Hirngebiet neuronal erregt, nimmt die Durchblutung zu. Dies hat zur Folge, dass die radioaktiv markierten Substanzen in diesen Hirngebieten mit höherer Konzentration vorliegen. Radioaktive Marker werden dem Organismus von außen über die Blutbahn als organische Moleküle zugeführt, die Atome beinhalten, die Isotope ihrer natürlichen Ursprungsform sind. Solche Isotope senden (emittieren) positiv geladene Teilchen (Positronen), die mit negativ geladenen Teilchen (Elektronen) interagieren und dabei Photonen produzieren (**Abb. 5-10**). Diese Photonen werden mit entsprechenden Sensoren gemessen, die um den Kopf des Probanden herum angeordnet sind. Der Proband liegt wie im Magnetresonanztomografen in einer

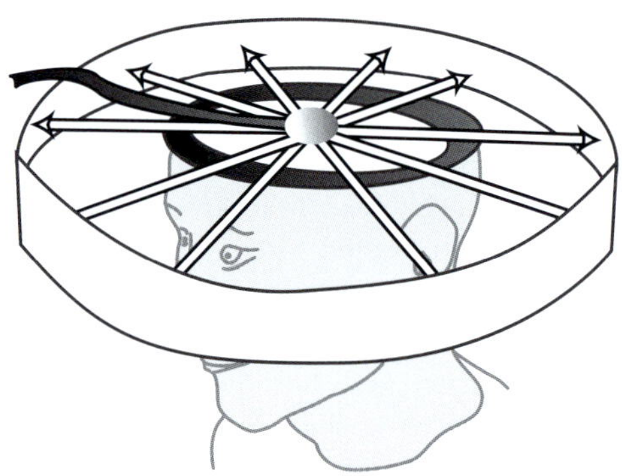

Abbildung 5-11: Schematische Darstellung von Detektoren, die um den Kopf des Probanden herum angeordnet sind. Diese Detektoren messen die Photonenstrahlung.

Röhre und ist von den Sensoren umgeben (Abb. 5-11).

Die Positronen emittierenden Isotope werden in speziellen Teilchenbeschleunigern (den Cyclotronen) hergestellt. Anschließend werden diese Isotope mit anderen chemischen Substanzen kombiniert, um organische Moleküle zu schaffen, welche die natürlich im Organismus vorkommenden (nicht radioaktiven) Substanzen ersetzen können. Typische Substanzen sind radioaktiv markiertes Wasser, 2-Fluoro-2-deoxy-8-glucose (FDG) und 6-Fluoro-L-DOPA. Radioaktiv markierte Substanzen werden im Englischen „probes" oder auch „tracer" genannt. Durch das Zuführen dieser radioaktiven Substanzen sind Wiederholungsmessungen an den gleichen Versuchspersonen innerhalb kurzer Zeitabstände ethisch und medizinisch nicht vertretbar.

Anhand der räumlichen Verteilung der emittierten Photonen kann auf den anatomischen Ursprungsort der Photonenstrahlung geschlossen werden. Die räumliche Präzision moderner PET-Scanner liegt bei ca. 2–8 mm^3. Die Halbwertszeit der verwendeten Isotope bestimmt im Wesentlichen die zeitliche Auflösung. Damit ist die zeitliche Auflösung der PET-Messung auf einen Zeitbereich von einigen Minuten beschränkt.

Seit dem Aufkommen der fMRT-Technologie werden klassische Kognitionsfragestellungen zunehmend eher mit dieser neuen nichtinvasiven Technik bearbeitet.

Der größte Vorteil der PET ist in der kortikalen Lokalisierung von Neurotransmittern und deren Rezeptoren zu sehen. So ist es z. B. möglich, nicht nur die räumliche Verteilung der klassischen Neurotransmitter (und deren Rezeptoren) wie Dopamin und Serotonin zu kartieren, sondern auch die Verteilung der Opiat- und Benzodiazepin-Rezeptoren. Solche Analysen sind besonders bedeutsam für psychiatrische, aber auch neurologische Fragestellungen.

5.4. Elektrophysiologie

Der deutsche Psychiater Hans Berger hat 1920 eine Methode entwickelt (1929 publiziert), mit der Hirnströme[17] gemessen werden können. Diese Methode ist heute unter dem Namen Elektroenzephalografie (EEG) bekannt und immer noch die am häufigsten in den kognitiven Neurowissenschaften genutzte Methode. Was Hans Berger als „Hirnströme" bezeichnet hat, sind die elektrischen Signale, welche die Nervenzellen generieren. Im Rahmen von Humanexperimenten werden diese Signale in der Regel an der Schädeloberfläche abgeleitet. Selten werden intrazerebrale Ableitungen durchgeführt, meist im Zusammenhang mit neurochirurgischen Eingriffen, wobei der Schädel geöffnet wird und die Elektroden entweder direkt auf der Kortexoberfläche (Elektrokortikogramm) angebracht oder in das Gewebe eingeführt werden.

EEG-Registrierungen werden mit einer unterschiedlichen Anzahl von Elektroden (19 bis 256) durchgeführt. Die Elektrodenanordnung auf der Kopfoberfläche orientiert sich an dem internationalen 10-20-System (Jasper, 1958). Bei mehr als 32 Elektroden wird das System von Oostenveld und Praamstra (2001) herangezogen (Abb. 5-12). Hierbei wird die Position jeder Elektrode mit Buchstaben und Nummern gekennzeichnet. Großbuchstaben indizieren die grobe anatomische Position bezogen auf die unter dem Schädel lokalisierten Gehirnlappen (F: frontal, T: temporal, P: parietal, O: okzipital). Eine Ausnahme bildet die Position C, die sich ungefähr an der Position des Sulcus centralis orientiert. Diese Buchstaben werden mit Nummern versehen, um ihre genaue Position zu kennzeichnen, wobei den über der linken Hemisphäre lokalisierten Elek-

17 Berger spricht in seiner Originalpublikation manchmal von „Strömen" oder auch von „Kurven" (Berger, 1929).

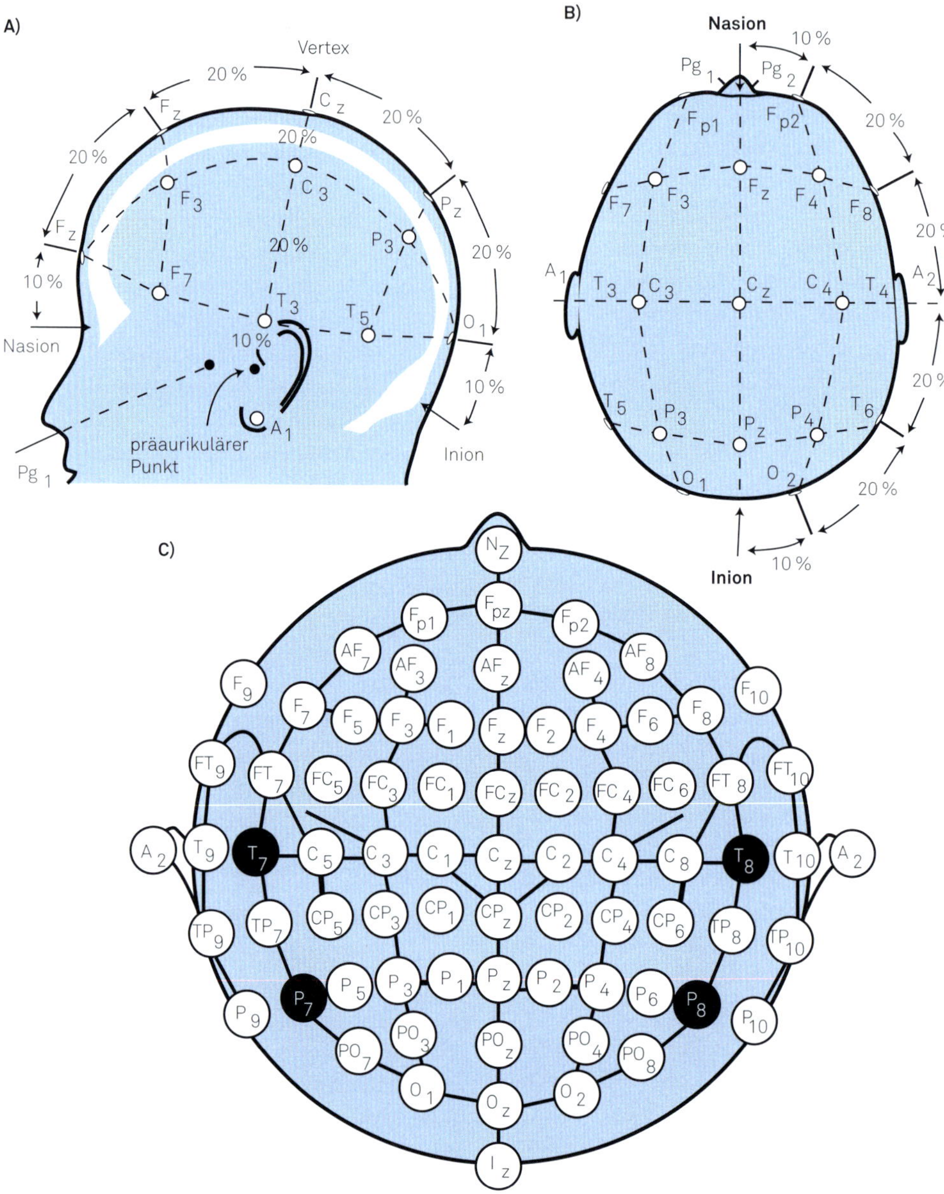

Abbildung 5-12: Im oberen Bildteil ist ein 10-20-Montage dargestellt. Im unteren Teil erkennt man eine 10-10-Montage für 64 Elektroden.

troden ungerade und den über der rechten Hemisphäre lokalisierten Elektroden gerade Zahlen zugeordnet werden. Die auf der Zentrallinie platzierten Elektroden erhalten das Suffix z (Fz, Cz, Pz).

Eine 10-20-Montage beinhaltet 19 EEG-Elektroden, die in der Regel durch 2 zusätzliche EOG-Elektroden zur Aufzeichnung von Augenbewegungen komplettiert werden. Erweiterte EEG-Systeme verwenden 128 oder

256 Elektrodenpositionen. Zum Anbringen der Elektroden sind Elektrodenkappen entwickelt worden, die den Vorgang erheblich erleichtern.

Die Analyse des EEG kann unterschiedlich erfolgen. Grundsätzlich wird zwischen amplituden- und frequenzbezogenen Analysen sowie der Analyse von **ereigniskorrelierten Potenzialen** (EKP) unterschieden. Bei den selten durchgeführten amplitudenbezogenen Analysen werden durchschnittliche Amplitudenwerte für EEG-Sequenzen berechnet. So könnte z. B. ein Stimulus dargeboten und für die folgenden zwei Sekunden das EEG registriert werden. Über diese zwei Sekunden könnte dann die mittlere Amplitude berechnet werden. Für die gängigen Fragestellungen innerhalb der kognitiven Neurowissenschaften hat sich diese Analyse allerdings nicht durchgesetzt. Gebräuchlicher sind frequenzbezogene sowie EKP-Analysen.

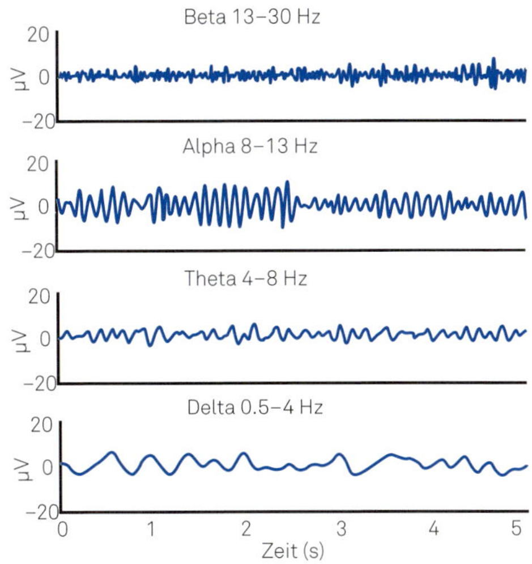

Abbildung 5-13: Typische Frequenzbänder des EEGs.

5.4.1. Frequenzbezogene Analysen

Hierzu werden für interessierende EEG-Abschnitte Spektralanalysen anhand der Fourier-Analyse berechnet. In der Regel wird die Energie für bestimmte Frequenzbänder berechnet **(Abb. 5-13)**:

- **Delta-Rhythmus** (δ-Rhythmus): Der langsame Delta-Rhythmus (unter 4 Hz) tritt v. a. in tiefen Schlafstadien auf, wobei der Anteil des Delta-Rhythmus mit zunehmendem Alter abnimmt. Die Amplituden sind von variabler Größe. Sind Delta-Wellen auch im wachen Zustand zu beobachten, indizieren sie häufig pathologische Prozesse. Es sind allerdings auch Arbeiten publiziert worden, die diesen EEG-Rhythmus mit bestimmten Kognitionen in Verbindung bringen.
- **Theta-Rhythmus** (τ-Rhythmus): Theta-Wellen sind langsam (4–8 Hz) und weisen hohe Amplituden auf. Starke Theta-Band-Aktivitäten werden je nach der räumlichen Verteilung auf der Schädeloberfläche und dem zeitlichen Verlauf mit unterschiedlichen psychologischen Zuständen in Verbindung gebracht. (1) Die weit verteilte und an vielen Elektroden zu messende Theta-Band-Aktivität tritt vor allen Dingen dann auf, wenn die Müdigkeit zunimmt, was zum Beispiel bei Schlafentzug auftreten kann. (2) Die vorwiegend frontal in der Mittellinie zu messende Theta-Band-Aktivität (frontale Mittellinienaktivität: Fm-Theta) tritt vor allem dann auf, wenn Aufgaben bearbeitet werden, die Konzentration erfordern (Gevins, Smith, McEvoy & Yu, 1997). So kann man zum Beispiel starke Fm-Theta-Aktivitäten während des Bearbeitens von Arbeitsgedächtnisaufgaben, beim Rechnen und Lernen, während der Verarbeitung von Fehlern und während der Meditation messen. Oft wird die Fm-Theta-Aktivität auch als objektiver Indikator der subjektiven Arbeitsbelastung herangezogen. (3) Veränderungen der Theta-Band-Aktivität treten auch im Zusammenhang mit Gedächtnisprozessen auf (Sauseng et al., 2006). (4) Vor

allem frontale Theta-Band-Aktivitäten sind auch während positiver Emotionen gemessen worden (Sammler, Grigutsch, Fritz & Koelsch, 2007). Übermäßig starke Theta-Aktivität in der Kindheit und Adoleszenz wird oft mit einer Reifungsverzögerung des Gehirns in Verbindung gebracht (Gasser, Rousson & Schreiter Gasser, 2003).

- **Alpha-Rhythmus** (α-Rhythmus): Der fast gleichmäßige, nicht immer sinusoidale Rhythmus ist schon für das bloße Auge gut zu erkennen. Er tritt insbesondere im Wachzustand und bei geschlossenen Augen bei geringer kognitiver Belastung mit okzipitoparietaler Dominanz auf. Die typische Frequenz liegt zwischen 8 und 13 Hz und die Amplituden betragen ca. 10–150 µV. Gelegentlich wird das Alpha-Band aus inhaltlichen Gründen in einen unteren (lower Alpha: 7–9,8 Hz) und einen oberen (upper Alpha: 10,8–11,8 Hz) Bereich unterteilt. Bei zunehmender Konzentration und Aufmerksamkeit wird der Alpha-Rhythmus blockiert (**Alpha-Blockade**) und geht bei den meisten Menschen in den höherfrequenten Beta-Rhythmus über. Obwohl der spontane Alpha-Rhythmus mit okzipitoparietaler Dominanz auftritt, ist die Alpha-Blockade lokal durchaus unterschiedlich stark ausgeprägt. Die Alpha-Band-Aktivität wird ebenfalls mit unterschiedlichen psychologischen Prozessen in Verbindung gebracht. (1) Die posterior gemessene Alpha-Aktivität (vor allem über posterior-occipitalen Elektroden) hängt sehr stark mit Aufmerksamkeitsfunktionen zusammen. (2) Der sogenannte Rolandische Mu-Rhythmus, der speziell über zentralen Elektroden (C3, Cz, C4) gemessen wird und der überwiegend durch Generatoren im somatosensorischen Kortex generiert wird, tritt vor allem bei Bewegungen und/oder Bewegungsvorbereitungen auf. (3) Der sogenannte Tau-Alpha-Rhythmus wird der Aktivität des auditorischen Kortex zugerechnet. (4) Die Aktivität in vielen Hirngebieten (zum Beispiel gemessen anhand der BOLD-Reaktion) korreliert negativ mit der Power im Alpha-Band (Laufs et al., 2003; Sadaghiani et al., 2010). (5) Positiv korreliert die Alpha-Band-Aktivität (vor allem an posterioren Elektroden) mit der Aktivität des tonischen Alertness-Netzwerkes (anteriores Cingulum, anteriore Insel, anteriorer Präfrontalcortex und Thalamus) (Sadaghiani et al., 2010). (6) Generell wird der Alpha-Aktivität eine eher hemmende Funktion zugeschrieben (Klimesch, Sauseng & Hanslmayr, 2007). Das bedeutet, dass Hirngebiete, welche vorrangig Alpha-Aktivität zeigen, aktiv Hemmung ausüben.
- **Beta-Rhythmus** (β-Rhythmus): Der Beta-Rhythmus ist durch höhere Frequenzen gekennzeichnet (13–30 Hz). Die Amplituden sind wesentlich kleiner als beim Alpha-Rhythmus. Die Beta-Band-Aktivität tritt vor allem bei erhöhter Alertness und während kognitiver Aktivität auf (Steriade, 1999). Während des Schlafs nimmt die Beta-Band-Aktivität ab, während gleichzeitig die Delta-Band-Aktivität zunimmt. Einige Studien belegen auch eine Zunahme der Beta-Band-Aktivität im Zusammenhang mit zunehmender emotionaler Erregung (Aftanas, Varlamov, Pavlov, Makhnev & Reva, 2001). Beta-Band-Aktivitäten über zentralen Elektroden (C3, Cz, C4) korrelieren mit der Aktivität des motorischen supplementärmotorischen Kortex (Ritter, Moosmann & Villringer, 2009).
- **Gamma-Rhythmus** (γ-Rhythmus): Frequenzen über 30 Hz werden auch als Gamma-Wellen oder 40-Hz-Oszillationen bezeichnet. Diese Wellen zeichnen sich durch extrem kleine Amplituden (1–10 µV) und eine hohe lokale Spezifität aus. Sie werden mit synchronen lokalen Oszillationen in Verbindung gebracht. In der kognitiven Neurowissenschaft spielen sie zunehmend

eine wichtige Rolle, vor allem im Zusammenhang mit der Erforschung des Bewusstseins und der Wahrnehmung (Herrmann & Kaiser, 2011).

Im Rahmen dieses Lehrbuchs wird an verschiedenen Stellen auf die einzelnen Frequenzbänder und deren Bedeutung für spezifische psychische Funktionen eingegangen. Typischerweise werden bestimmte Frequenzbänder während des Durchführens bestimmter Tätigkeiten und während Ruhe (als Kontrollbedingung) berechnet. Hierbei wird die Energie (Power) des interessierenden EEG-Frequenzbandes vor der Aufgabe ($Power_{Ruhe}$) und während der Aufgabe ($Power_{Aktivierung}$) bestimmt und die Werte subtrahiert, um die sogenannte aufgabenbezogene Energie zu erhalten (Task-related power, TRPow):

(1): $TRPow = Power_{Aktivierung} - Power_{Ruhe}$

Zur statistischen Analyse empfiehlt es sich allerdings, die Power-Werte vorher zu logarithmieren, um die Fehlervarianzen zu stabilisieren und eine Normalverteilung der Daten zu erreichen:

(2): $\log TRPow = \log (Power_{Aktivierung}) - \log (Power_{Ruhe})$

Andere Autoren berechnen prozentuale Veränderungsmasse:

(3): $ERD/ERS = (Power_{Ruhe} - Power_{Aktivierung}) * 100/Power_{Ruhe}$

ERD (**Event-related desynchronisation**) bedeutet, dass während der Aufgabenbearbeitung die Energie des entsprechenden Frequenzbandes abnimmt. ERS (**Event-related synchronisation**) indiziert, dass bei der Durchführung der Aufgabe die Energie im entsprechenden Frequenzband zunimmt.

Bedingt durch das zunehmende Interesse an der Untersuchung der Netzwerkarchitektur des menschlichen Gehirns werden Kohärenzanalysen berechnet, bei denen statistische Zusammenhänge zwischen den EEG-Signalen verschiedener Elektrodenpositionen ermittelt werden. Meist sind diese Zusammenhänge linearer Natur, derzeit wird jedoch auch an nichtlinearen Modellen gearbeitet. Eine hohe Korrelation zwischen zwei Elektroden bedeutet, dass die EEG-Signale an beiden Elektroden hinsichtlich der Frequenz sehr ähnlich sind. Kohärenzanalysen sind insbesondere hilfreich, wenn die Analyse der funktionellen Koppelung zwischen den Hemisphären oder zwischen verschiedenen Hirngebieten einer Hemisphäre im Vordergrund steht (s. auch Kap. 2).

5.4.2. Ereigniskorrelierte Potenziale

Unter ereigniskorrelierten Potenzialen (EKP) werden alle elektrokortikalen Potenziale verstanden, die vor, während und nach einem sensorischen, motorischen oder sonstigen psychischen Ereignis im EEG messbar sind. EKP sind in der Regel sehr viel kleiner als das Roh-EEG (1–40 μV), sodass sie ohne weitere Verarbeitung im „Rauschen" des EEG nicht zu entdecken sind. Um diese kleinen Signale sichtbar zu machen, wird die „Mittelungstechnik" angewandt.

Bei Wiederholung eines Reizes, einer Reaktion oder eines psychischen Zustands wird davon ausgegangen, dass der zugrunde liegende neurophysiologische kortikale Prozess mehr oder weniger identisch ist bzw. unverändert bleibt. Die Hintergrund-EEG-Aktivität hingegen ist eher zufällig verteilt. Durch Mittelung von EEG-Segmenten, die zeitbezogen zu den auslösenden Ereignissen (d.h. ereigniskorreliert) sind, lässt sich dann das zufällig verteilte Hintergrund-EEG „herausmitteln" und die ereigniskorrelierte neurophysiologische Aktivität aufsummieren. Mit zunehmender Anzahl der gemittelten EEG-Segmente tritt das EKP-Signal immer deutlicher hervor,

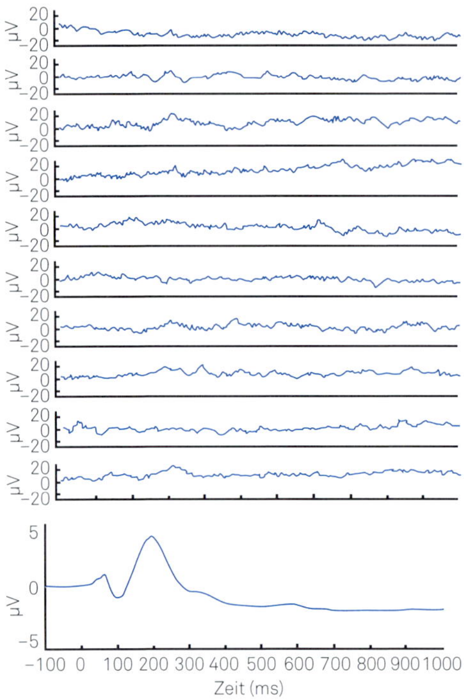

Abbildung 5-14: Beispiel für die Mittelung des EEGs zu einem EKP.

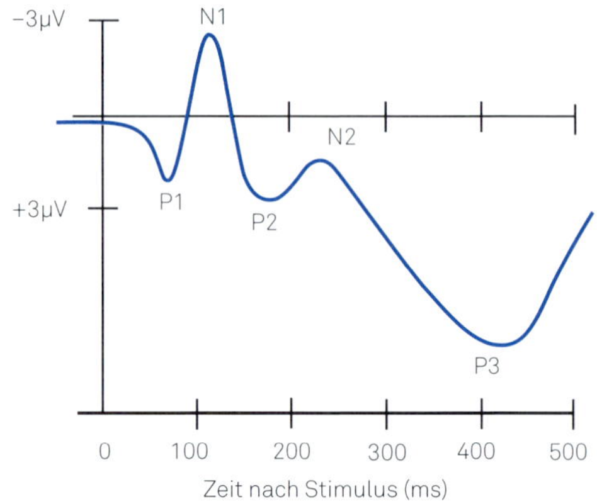

Abbildung 5-15: Typisches EKP.

während das zufällig verteilte Hintergrund-EEG immer kleiner wird (d.h. gegen null tendiert; **Abb. 5-14**). Die Deutlichkeit, mit der ein EKP-Signal erkennbar wird, kann mit dem Signal/Rauschen-Verhältnis beschrieben werden. Dieses Verhältnis verbessert sich zunehmend mit der Anzahl der in die Mittelung eingegangenen EEG-Segmente ($\sqrt{n}$, n = Anzahl der Mittelungen). Nach Mittelung des EEG auf einen Reiz oder eine Reaktion zeigt sich meist eine komplexe Aufeinanderfolge von Wellen, die unterschiedliche neurophysiologische und psychologische Vorgänge repräsentieren. **Abbildung 5-15** zeigt einen typischen Potenzialverlauf eines EKP für einen wiederholt aufgetretenen akustischen Reiz.

Das EKP ist durch Potenzialschwankungen in negativer und positiver Richtung charakterisiert. Jede Komponente hat eine bestimmte Latenz bezogen auf den sie auslösenden Reiz. EKP-Komponenten werden anhand ihrer Polarität und des Zeitpunktes ihres Auftretens klassifiziert. Typische und für die kognitiven Neurowissenschaften sehr wichtige Komponenten sind P1, N1 und P3: P und N indizieren die Polarität (P = positiv, N = negativ), die Zahl den Auftretenszeitpunkt. Der Auftretenszeitpunkt kann entweder als Latenzmaß in Millisekunden oder als ordinale Ordnungszahl angegeben werden. Das heißt, die 1 bei N1 als ordinale Ordnungszahl indiziert die erste Negativierung und die 3 bei P3 die dritte Positivierung. EKP-Komponenten werden häufig auch mit ihren typischen Latenzen beschrieben. So wird von der N100 gesprochen, da diese Komponente ca. 100 ms nach dem auslösenden Reiz auftritt. Gleichfalls spricht man auch von der P300, also einer Positivierung ca. 300 ms nach dem auslösenden Reiz. Im Übrigen bezeichnen N1 und N100 sowie P3 und P300 jeweils die gleichen Komponenten. Grundsätzlich gilt, dass die Amplitude einer EKP-Komponente mit der Anzahl aktiver Neurone (bzw. mit der Anzahl der Generatorneurone) korreliert. Das Fehlen, die Reduktion oder das Überschießen einer bestimmten Amplitude erlaubt daher Aussagen über den Funktionszustand des Nervensystems.

Klassischerweise wird zwischen **endogenen** und **exogenen** EKP-Komponenten unterschieden. Exogene Komponenten sind jene, die bis ca. 100–200 ms nach Reizeinsatz auftreten, endogene Komponenten erscheinen nach 100–200 ms und können sich bis ca. 500–1000 ms erstrecken. Exogene Komponenten reflektieren die initiale neuronale Verarbeitung der physikalischen Eigenschaften eines Reizes. Auch die besondere Beschaffenheit der neuronalen Netzwerke, die in die Reizverarbeitung eingebunden sind, beeinflusst die exogenen Komponenten. So konnte z. B. gezeigt werden, dass bei Musikern die frühen Verarbeitungsstufen anders ablaufen, was sich in unterschiedlichen exogenen Komponenten niederschlägt (Ott et al., 2011). Typische exogene Komponenten sind die auditorischen Hirnstammpotenziale, Komponenten mit mittlerer (10–50 ms nach Reizpräsentation: N0, P0, Na, Pa, Nb) und mit langer Latenz (ca. 70–300 ms nach Reizpräsentation: P1, N1, P2).

Endogene Komponenten dagegen werden im Rahmen komplexer Prozesse evoziert und verlangen deshalb besondere Aufmerksamkeit und Mitarbeit der Versuchsperson. Deshalb benötigen sie zur Evozierung höhere kognitive Prozesse wie Aufmerksamkeit, Gedächtnis oder Mustererkennung. Typische endogene Komponenten sind die schon beschriebenen langsamen Potenziale im Zusammenhang mit CNV-Experimenten. Ein anderes Beispiel ist die P3. Diese Potenziale nennt man deswegen endogen, da man davon ausgeht, dass sie von Prozessen „innerhalb" der Person determiniert werden. Sie sind nicht von den physikalischen Eigenschaften des Reizes abhängig. Bemerkenswert ist auch, dass diese Komponenten meistens ihre größten Amplituden über zentralen oder parietalen Elektrodenpositionen aufweisen. Typische endogene Komponenten sind die Processing Negativity (PN), die schon erwähnte P3 (oder auch P300 genannt) und die N400. Auf die einzelnen Komponenten wird im Rahmen dieses Lehrbuches in den entsprechenden inhaltlichen Kapiteln näher eingegangen.

Eine gewisse Sonderstellung nimmt die Mismatch Negativity (MMN) ein. Die MMN ist eine EKP-Komponente, die im Zusammenhang mit Orientierungsreaktionen, dem Gedächtnisaufbau und dem sensorischen Gedächtnis auftritt. Sie wird durch eine Diskrepanz zwischen einer gerade aufgebauten Gedächtnisspur und einem neuen, unerwarteten Reiz (auch beim Ausbleiben eines Reizes) ausgelöst **(Abb. 5-17)**. Das Bemerkenswerte an

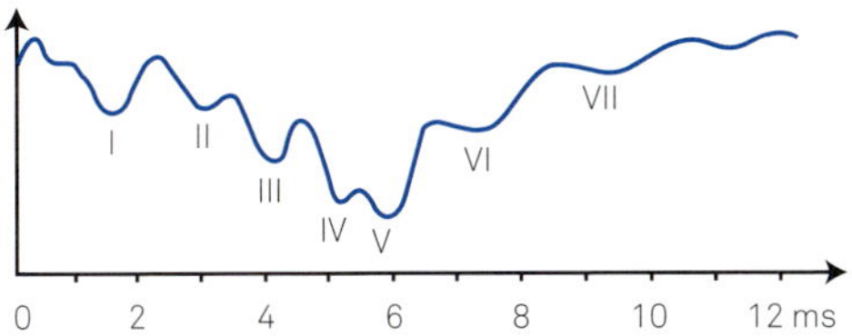

Abbildung 5-16: Beispiel für Hirnstammpotenziale. Jede einzelne „Welle" kennzeichnet eine Umschaltung im Hirnstamm innerhalb der Hörbahn (s. auch Kap. 9).

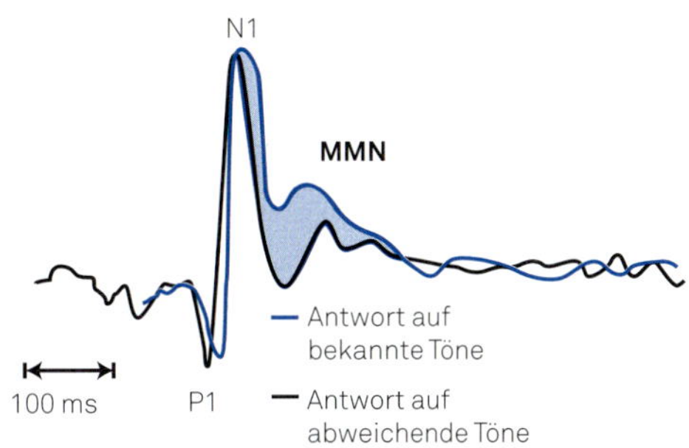

Abbildung 5-17: Typische MMN. In einem typischen MMN-Experiment werden häufig Standardreize (standards) und selten Vergleichsreize (deviants) präsentiert. Für jeden dieser Reize wird ein EKP berechnet. Diese beiden EKP werden voneinander abgezogen und die Differenzwelle weist um 100–150 ms eine deutliche Negativierung auf. Dies ist die MMN.

der MMN ist, dass sie offenbar automatisch auftritt und keine aufmerksame und kontrollierte Zuwendung zu den Reizen von der Versuchsperson erfordert. Deshalb wird vermutet, dass die MMN einen präattentiven Vergleichsprozess reflektiert, in dem ein neuronales Gedächtnismodell mit dem gerade dargebotenen Reiz verglichen wird. Interessant ist, dass individuelle Unterschiede hinsichtlich der Fähigkeit zur Ausbildung solcher neuronalen Modelle bestehen.

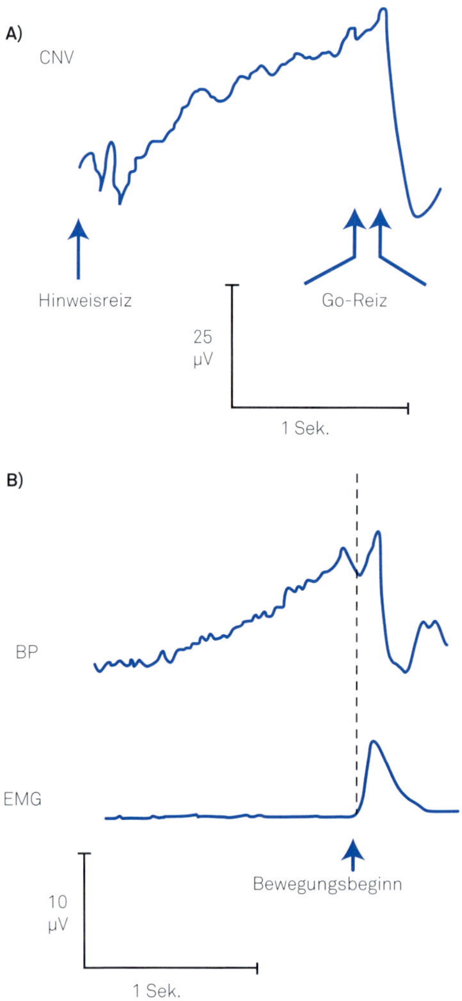

Abbildung 5-18: Beispiele für eine CNV (A) und ein Bereitschaftspotenzial (B). Beim Bereitschaftspotenzial ist auch das Elektromyogramm (EMG) eingezeichnet, das den Beginn der Bewegung indiziert. Bei der CNV ist auch der Beginn des Hinweis- (S1) und des Go-Reizes (S2) angegeben.

Des Weiteren können noch langsame Potenziale vor bestimmten Reizen oder Reaktionen unterschieden werden. Ein typisches Potenzial dieser Gruppe ist die **CNV** (Contingent Negative Variation; **Abb. 5-18**). Sie tritt typischerweise in einer Warteperiode zwischen einem Warnreiz (S1) und einem imperativen Stimulus (S2, auch Go-Reiz genannt) auf. Typischerweise nimmt die Negativierung zwischen dem S1 und S2 zu und erreicht ihr Maximum unmittelbar vor dem S2. Wenn der S2 ein Reiz ist, welcher der Versuchsperson signalisiert, so schnell wie möglich eine Reaktion zu tätigen, dann entspricht die Negativierung vor dem S2 im Wesentlichen dem Bereitschaftspotenzial, das kurz vor motorischen Reaktionen v.a. über Cz[18] abzuleiten ist. Wird das Warteintervall zwischen S1 und S2 lang genug gewählt, dann kann man die langsamen Potenzialverschiebungen in diesem Zeitintervall mindestens in zwei Komponenten aufteilen: eine frühe Negativierung, welche die neurophysiologische Reaktion auf den Warnreiz (S1) widerspiegelt, und eine späte Negativierung, welche die motorische Vorbereitung reflektiert. Das CNV-Paradigma wurde sehr häufig im Zusammenhang mit motorischen Vorbereitungsprozessen untersucht.

5.4.3. Elektrophysiologische Grundlage von EEG und ERP

Die an der Schädeloberfläche zu messenden Signale entstehen an den Dendriten und Synapsen der kortikalen Neurone. Die Neurone (meist Pyramidenzellen) sind mit ihren Dendriten senkrecht zur Kortexoberfläche angeordnet und die Dendriten orientieren sich

18 Cz ist die Vertex-Elektrodenposition (**Abb. 5-12**).

nach oben. Diese Dendriten werden daher auch als apikale Dendriten bezeichnet (apex = Spitze, auf die Spitze bezogen). An diesen Dendriten enden Afferenzen vom Thalamus und anderen kortikalen Bereichen. Werden über diese Afferenzen die apikalen Dendriten erregt, tritt Na^+ in die Dendriten ein. Der extrazelluläre Raum um diese Dendriten wird dann negativ (negatives Feldpotenzial), es entsteht ein exzitatorisches postsynaptisches Potenzial (EPSP). Über diese Afferenzen können die Dendriten auch gehemmt werden. In diesem Fall treten aus dem Inneren der Dendriten Cl^--Ionen aus und K^+-Ionen diffundieren ins Zellinnere, sodass der Extrazellulärraum positiv wird (positives Feldpotenzial) und ein inhibitorisches postsynaptisches Potenzial (IPSP) entsteht. Das EPSP und das IPSP breiten sich elektrotonisch entlang der Dendriten aus und führen zu Potenzialschwankungen an der Kortexoberfläche. Positive Potenzialschwankungen entstehen durch positive Aktivitäten (EPSP) in tieferen Schichten oder

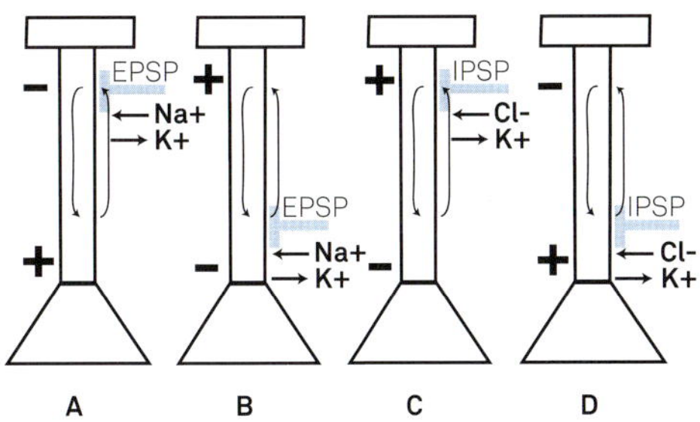

Abbildung 5-19: Schematische Darstellung der Neurone und Dendriten in der Kortexschicht. Die Ladungen der für die EEG-Signale wichtigen Feldpotenziale (elektrische Ladungen der Extrazellularräume) sind durch ein + oder – gekennzeichnet. Positive Feldpotenziale in der Nähe der Kortexoberfläche (B und C) erzeugen positive Potenzialschwankungen im EEG. Positive Feldpotenziale in der Nähe der Zellkörper führen zu negativen Feldpotenzialen an der Kortexoberfläche und damit zu negativen Potenzialen im EEG (A und D).

durch IPSP an oberflächlichen Schichten und umgekehrt **(Abb. 5-19)**.

Durch die vertikale Lage der Pyramidenzellen im Neokortex und die dort herrschenden elektrischen Widerstandsverhältnisse kommt es zu einer Phasenverschiebung zwischen Zellkörper und den apikalen Dendriten. Man kann sich dieses System wie eine dynamische Batterie vorstellen, die je nach aktueller Ladungsverteilung an der Spitze positiv und am unteren Ende negativ geladen ist. Die Ladungsverteilung kann sich aber auch umorientieren, sodass die Spitze negativ geladen ist, während der untere Teil positiv geladen ist. Von dieser Potenzialverteilung leitet sich die Bezeichnung Dipol ab. Die beschriebenen Ionenbewegungen generieren Feldpotenziale, die auch von weiter entfernt liegenden Elektroden aufgefangen werden können. Wichtig zum Verständnis ist, dass v.a. die extrazellulären Ströme wesentlich zum EEG beitragen.

5.5. Dipolanalysen und elektrische Tomografie

Die intrazerebralen Quellen (Dipole) der an der Schädeloberfläche gemessenen elektrischen Signale können anhand geeigneter mathematischer Verfahren geschätzt werden. Eine Voraussetzung hierfür ist, dass diese Signale mit möglichst vielen Elektroden an der Schädeloberfläche registriert wurden. Empfohlen werden hierbei mindestens 32 Elektroden, eine höhere Anzahl ist jedoch besser. Für diese Schätzung muss allerdings das „inverse Problem“ zumindest ansatzweise gelöst werden **(Abb. 5-20)**: Anhand der Verteilung der elektrischen und/oder magnetischen Aktivität über dem Schädel kann mathematisch nicht eindeutig auf die zugrunde liegende neuronale Aktivität geschlossen werden. Um dieses Problem zumindest annähernd zu lösen, sind verschiedene mathematische Verfahren entwickelt worden (z.B. Modellierung von äqui-

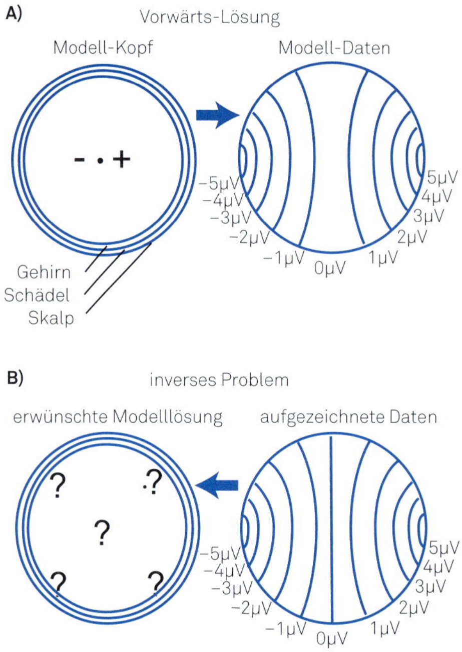

Abbildung 5-20: Darstellung des inversen Problems. In A) ist eine Kugel dargestellt, die grob die Leitungseigenschaften des Gehirns mit Schädel, Haut und Gehirngewebe dargestellt. Platziert man in dieser Kugel einen Dipol, kann man anhand der Kenntnis der Leitungseigenschaften präzise die elektrische Verteilung an der Kugeloberfläche vorhersagen (Vorwärtsproblem). B) Anders ist es, wenn man nur die Verteilung der elektrischen Signale an der Kugeloberfläche kennt. Dann kann man die Position des Dipols in der Kugel nicht eindeutig berechnen (inverses Problem).

valenten Dipolen oder Schätzung mehrerer simultaner Dipole). Die Lokalisationsgenauigkeit der intrazerebralen Quellen ist mit diesen relativ neuen mathematischen Methoden gut, sofern eine artefaktfreie Datenaufnahme mit möglichst vielen Elektroden erfolgt. Die räumliche Genauigkeit liegt je nach Anzahl der genutzten Elektroden und der Hirngebiete, für welche die Quellen geschätzt werden, zwischen 20 und 10 mm^3 und reicht damit an die fMRT-Technik heran (sofern der räumliche Glättungsfaktor berücksichtigt wird). Vor Kurzem ist es sogar gelungen, Quellen im Hippocampus während des Durchführens von Gedächtnisaufgaben anhand von EKP zu schätzen (James et al., 2009).

Obwohl das EEG eine begrenzte räumliche Auflösung mit sich bringt, ist es hinsichtlich der zeitlichen Auflösung unübertroffen. Sie liegt im Millisekundenbereich und ist geeignet, zeitlich kurz nacheinander auftretende physiologische Prozesse abzubilden. Ein weiterer Vorteil gegenüber fMRT und PET besteht darin, dass mit dem EEG die neuronalen Korrelate kurzfristig auftretender Ereignisse erfasst werden können. Im fMRT und PET sind viele solcher Ereignisse notwendig, damit interpretierbare hämodynamische Reaktionen ausgelöst werden, wodurch es praktisch unmöglich ist, kurzfristige und transiente Ereignisse im fMRT und PET zu quantifizieren.

5.6. Magnetenzephalografie (MEG)

Das Gehirn generiert schwache magnetische Felder, die mit hochempfindlichen Detektoren, sogenannten **Superconducting quantum interference devices (SQUID)**, gemessen werden können, die etwa 10–15 mm von der Kopfoberfläche entfernt angebracht sind. Die Magnetfelder entstehen als Folge der elektrischen Ladungsverschiebungen im Kortex. Das Verfahren, mit dem diese Magnetfelder gemessen werden, ist die Magnetenzephalografie (MEG; **Abb. 5-21**). Die im MEG gemessenen Magnetfelder liegen unterhalb eines pT (pico Tesla); ihre Stärke beläuft sich damit auf weniger als den hundertmillionsten Teil der Stärke der durch das Erdfeld hervorgerufenen Magnetfelder.

Die vom MEG gemessenen Magnetfelder werden ausschließlich durch die **intrazellulären Ströme** generiert. Darüber hinaus können die Leitfähigkeitsunterschiede der verschiedenen Gewebetypen des Kopfes vernachläs-

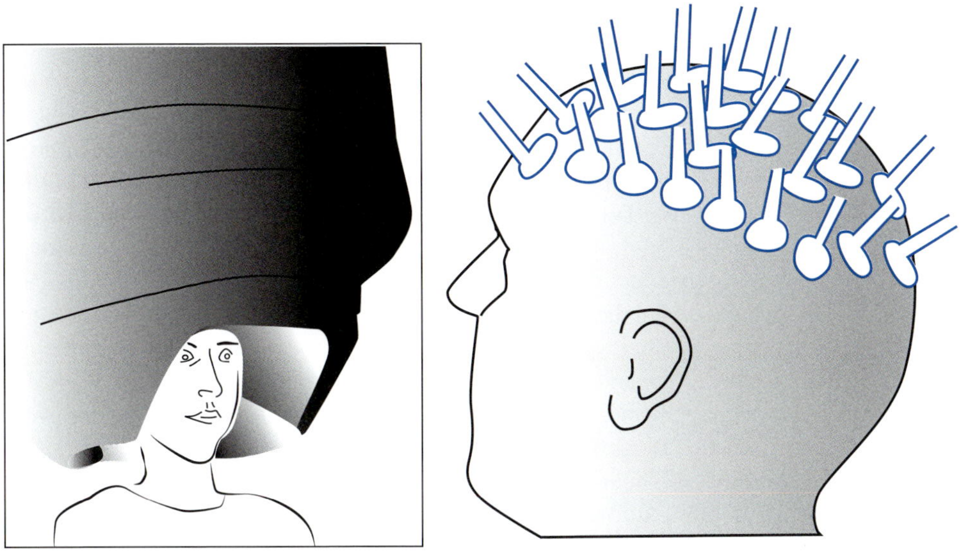

Abbildung 5-21: Dargestellt ist eine prinzipielle Anordnung eines Magnetenzephalografen. Rechts ist schematisch die Anordnung der Magnetometer (der Sensoren) über dem Schädel dargestellt.

sigt werden, denn die Magnetfelder breiten sich unabhängig vom umgebenden Gewebe und dem Schädel aus. Dieser Umstand verbessert die Voraussetzungen für die Schätzung der Dipollokalisation. Ein weiterer wichtiger Unterschied zum EEG besteht darin, dass beim MEG nur tangentiale Dipole, die längs der Kortexoberfläche angeordnet sind und deren Magnetfeldlinien vertikal aus dem Schädel austreten, ein Feld produzieren, das außerhalb des Kopfes messbar ist **(Abb. 5-22)**. Insofern können EEG und MEG als sich ergänzende Methoden zur Lokalisation hirnelektrischer Quellen aufgefasst werden. Eine neue Arbeit zeigt allerdings, dass der MEG gegenüber dem modernen hochauflösenden EEG (mit mehr als 64 Elektroden) keinen nennenswerten Vorteil mehr besitzt (Malmivuo, 2011). Die magnetischen Feldlinien, die von den tangential am Kortex anliegenden Dipolen generiert werden, breiten sich praktisch ohne Beeinflussung durch das Gewebe oder die Knochen bis an die Kopfoberfläche aus. Dort können sie mit spezifischen Sensoren

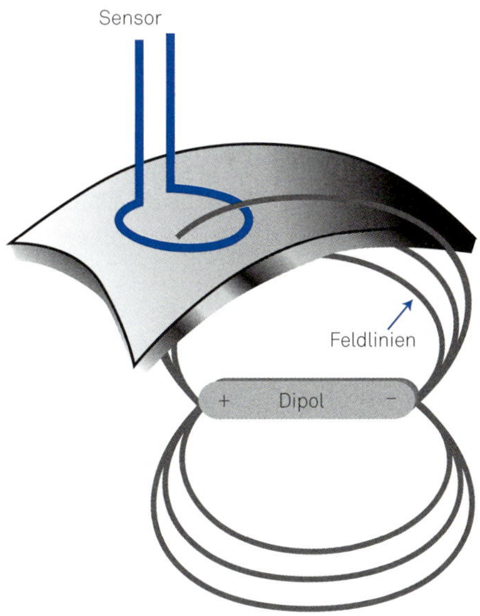

Abbildung 5-22: Teil des Schädels und ein Sensor. Darunter ist ein tangential angeordneter Dipol dargestellt. Die magnetischen Feldlinien sind ebenfalls dargestellt. Ein senkrecht angeordneter Dipol würde magnetische Feldlinien generieren, die mehr oder weniger parallel zur Schädeloberfläche verlaufen. Diese Feldlinien wären nicht messbar.

(den Magnetometern) erfasst werden. Ein Magnetometer ist eine Spule, die direkt über der Kopfoberfläche angebracht wird, etwa so wie in **Abbildung 5-22**.

Die induzierten Ströme innerhalb des Magnetometers sind extrem klein, weshalb diese Signale enorm verstärkt werden müssen. Konventionelle Verstärker sind dazu nicht in der Lage, da ihr wärmebedingtes intrinsisches Rauschen zu groß ist, um diese niedrigen Ströme zu verstärken. Daher werden für diesen Zweck entwickelte Verstärker, die sogenannten *Superconducting quantum interference devices*, verwendet. Derzeit werden MEG-Geräte verwendet, in denen bis zu 300 Magnetometer im MEG-Aufnehmer untergebracht sind. Diese große Anzahl von Magnetometern ermöglicht die simultane und räumlich hochauflösende Aufzeichnung von MEG-Signalen.

Die extrem geringe Stärke des hirneigenen Magnetfeldes hat zur Folge, dass die Messung durch externe Magnetfelder, insbesondere in der Nähe befindliche Stromverbraucher (Lampen, Elektromotoren, Aufzüge, Straßenbahnen etc.), die ihrerseits Magnetfelder erzeugen, massiv gestört werden kann. Weiterhin können größere Eisenteile (in Klinken z.B. Patientenbetten mit Eisenrahmen, fahrende Autos) sowie ferromagnetische Materialien am oder im Patienten zu einer Verzerrung des Magnetfeldes führen. Die genannten Artefakte übersteigen in der Regel erheblich die Feldstärke des MEG. Ohne geeignete Maßnahmen zur Störunterdrückung ist daher eine erfolgreiche MEG-Registrierung unmöglich. Aus diesem Grund werden MEG-Untersuchungen ausnahmslos in elektrisch und magnetisch besonders abgeschirmten Messkabinen durchgeführt.

5.7. Nahinfrarotspektroskopie

Neben der fMRT-Technik können lokale Blutflussänderungen auch mit einer nichtinvasiven Technik gemessen werden, die mit Lichtstrahlen im Bereich von 650 bis 950 nm arbeitet, die auf das Gehirn projiziert werden. Da sich diese Lichtstrahlung im infraroten Bereich befindet, wird sie auch als Nahinfrarotspektroskopie bezeichnet. Das Licht hat die Eigenschaft, relativ ungehindert durch das Gehirngewebe zu dringen. Auf seinem Weg durch das Gehirn werden bestimmte Lichtkomponenten absorbiert oder reflektiert. Diese Lichtsignale werden durch Sensoren an der Schädeloberfläche gemessen und mittels spektroskopischer Verfahren analysiert. Anhand dieser Analyse ist es dann möglich, auf die Konzentration von oxygeniertem und deoxygeniertem Blut zu schließen. Des Weiteren erlaubt dieses Verfahren die Messung des zerebralen Blutflusses (CBV).

Zur Messung werden kleine Laserdioden am Schädel der Probanden angebracht. Die Anzahl und Anordnung dieser Lampen variiert abhängig von der Fragestellung. Die Detektoren des reflektierten Lichts werden meistens 1–2 cm von den Dioden entfernt angebracht (**Abb. 5-23**). Die Hälfte der Dioden emittiert Licht im Wellenbereich von 690 nm, die andere Hälfte Licht im Wellenbereich von 830 nm. Die Anzahl der Detektoren entspricht der Anzahl der Dioden. Aus dem detektierten Lichtsignal wird die lokale Konzentration von Oxyhämoglobin, Deoxyhämoglobin und die Gesamtmenge von Hämoglobin geschätzt. Insofern können ähnliche Kennwerte wie bei der fMRT und der PET erhoben werden. Interessant ist, dass die Kennwerte nichtinvasiv und kontinuierlich (im Millisekundenbereich) erfasst werden. Der einzige unangenehme Nebeneffekt ist die Temperaturzunahme an den Laserdioden. Gelegentlich muss die Messung nach 20–30 Minuten wegen Überhitzung

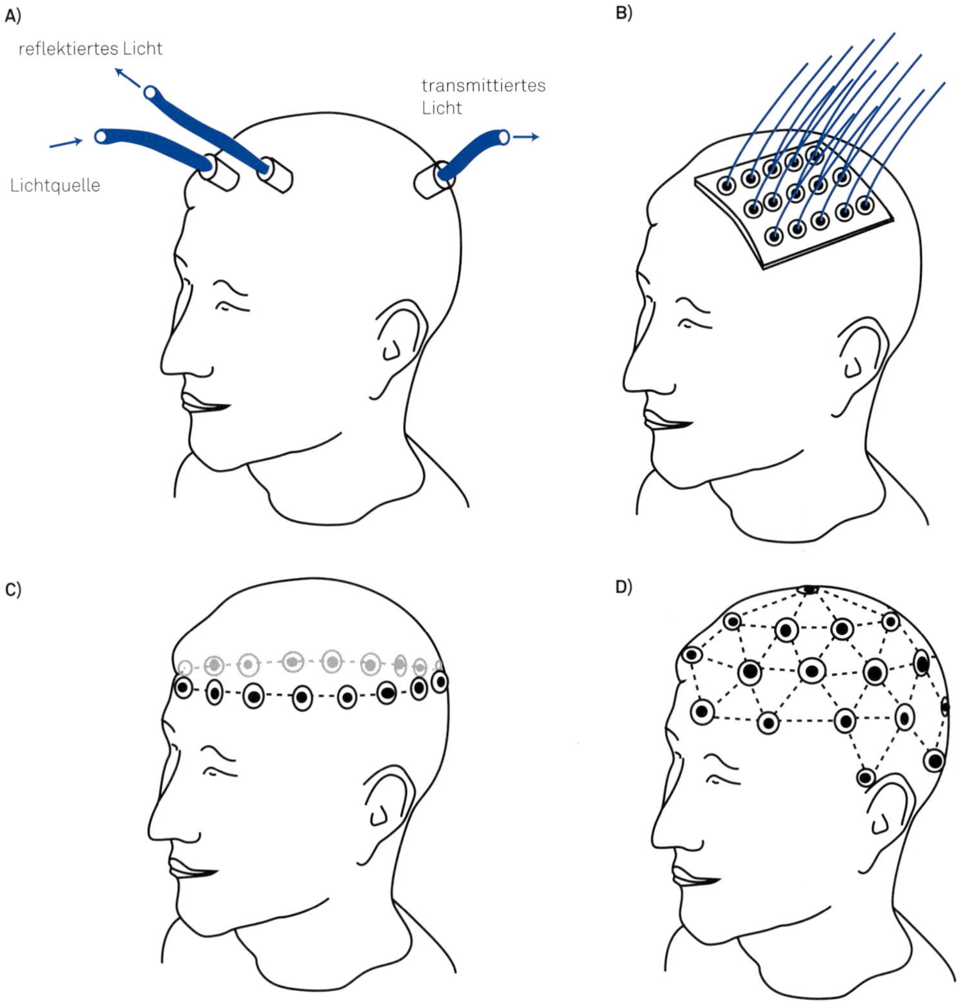

Abbildung 5-23: Messanordnung für NIRS. Schematische Darstellung der Anordnung von Laserdioden (Lichtquelle) und Detektoren an der Schädeloberfläche. In A) sind die beiden Prinzipien der NIS-Messung dargestellt. Die eine Methode beruht auf der Messung des vom Gehirngewebe reflektierten Lichts, während die andere Methode auf der Messung des durch das Gehirngewebe durchgetretenen Lichts beruht (transmittiertes Licht). In B) ist eine Anordnung der Lichtquellen und Detektoren in Form eines Rechtecks dargestellt. Zu sehen sind 18 Kanäle, die 9 Lichtquellen und 9 Detektoren enthalten können. In C) und D) sind andere Anordnungen zu sehen, die prinzipiell möglich sind.

abgebrochen werden, sie kann allerdings nach kurzer Unterbrechung weitergeführt werden. NIRS können am besten bei Babys und Kleinkindern durchgeführt werden. An den Schädeln von Erwachsenen ist die Registrierung v. a. wegen der dicken Kopfhaut und der Haare meist problematisch.

5.8. Biofeedback von kortikaler Aktivität

Zunehmend werden neurowissenschaftliche Methoden für Therapien und Rehabilitationen genutzt. Eine Variante dieser Methoden besteht darin, die Hirnaktivitäten von Probanden zu messen und sie ihnen mit geringer Zeitverzögerung zurückzumelden. Anhand dieses Feedbacks sollen die Probanden lernen, ihre Hirnaktivität zu beeinflussen. Diese Verfahren werden als Neurofeedbackverfahren bezeichnet. In jüngster Zeit werden die so gemessenen Hirnsignale auch genutzt, um externe Geräte zu steuern. Dieser Ansatz wird in Abgrenzung zum Neurofeedback als **Brain-Computer-Interface-Technik** (BCI) bezeichnet.

Die einfachste Anordnung für ein Neurofeedback nutzt einige wenige EEG-Elektroden, die über markanten Hirngebieten platziert sind. Mit diesen Elektroden wird die EEG-Aktivität gemessen und einem Computer zugeführt, der bestimmte EEG-Kennwerte berechnet (z.B. die Energie im Alpha-Band), die dann auf einem Computerbildschirm präsentiert werden (**Abb. 5-24**). Die sich ständig verändernde Alpha-Band-Energie z.B. kann als Balken dargestellt werden. Bei geringer Alpha-Band-Energie ist der Balken klein und bei großer Energie hoch. Der Proband hat die Aufgabe, die Alpha-Band-Energie in einem bestimmten Bereich zu halten. Der zu erreichende Energiebereich wird vom Therapeuten aufgrund bestimmter theoretischer Überlegungen vorher festgelegt. Der Proband muss also trainieren, seine Hirnaktivität der-

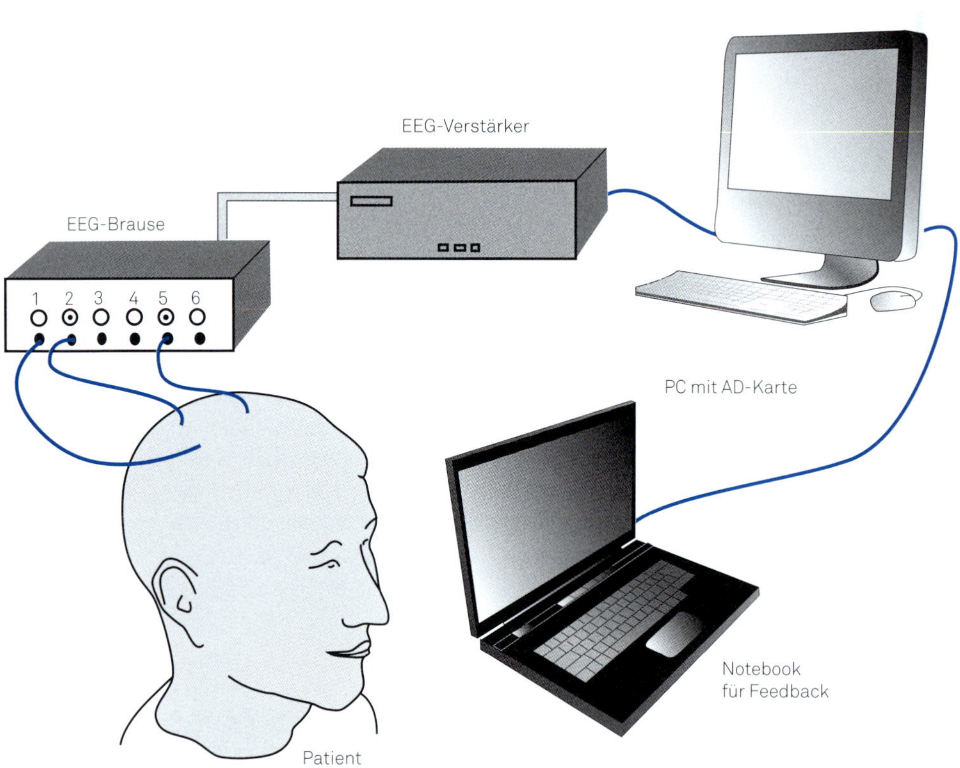

Abbildung 5-24: Darstellung einer einfachen Neurofeedbackanordnung.

art zu beeinflussen, dass er die angestrebte Alpha-Band-Energie erreicht. In der Praxis werden verschiedene EEG-Kennwerte in Abhängigkeit vom Trainingsziel verwendet. Trainiert werden unter anderem Verhältnisse zwischen verschiedenen Frequenzbändern (Alpha/Theta), das Beta-Band oder bestimmte EKP-Komponenten (z.B. die P300).

Diese Art des Neurofeedbacks ist mittlerweile sehr weit verbreitet und wird für verschiedene Therapien eingesetzt. Je nach genutzter Elektrodenanordnung und trainierten EEG-Kennwerten sind interessante psychologische Effekte berichtet worden. So konnte z.B. gezeigt werden, dass Aufmerksamkeits-Hyperaktivitäts-Störungen (AHS) günstig auf Neurofeedbacktraining ansprechen (Arns et al., 2009). Auch für die bewusste Kontrolle bzw. Verhinderung von epileptischen Anfällen hat sich das Neurofeedback als hilfreich erwiesen.

Zu berücksichtigen ist, dass während des Trainings die Artefakte unterdrückt bzw. kontrolliert werden müssen (Muskel- und Augenbewegungen, elektrische Einstreuungen von anderen elektrischen Spannungsquellen). Ferner arbeiten die meisten kommerziell zu erwerbenden Neurofeedbackgeräte mit einigen wenigen Elektroden, sodass der Proband nur einen kleinen Teil seiner Hirnaktivität trainieren kann. In neueren Arbeiten wird mit mehr Elektroden gearbeitet, um ein differenzierteres Aktivierungsbild des Gehirns zurückzumelden und trainieren zu lassen.

Bei den BCI-Techniken werden die gemessenen Hirnsignale genutzt, um externe Geräte anzusteuern. So ist gezeigt worden, dass mit EEG-Signalen Avatare in virtuellen Welten gesteuert werden können. Therapeutisch interessant sind Arbeiten, in denen neurologische Patienten über solche BCI-Techniken ihre gelähmten Arme wieder ansteuern können der lernen, externe Geräte zu bedienen.

Für Furore in der wissenschaftlichen Welt sorgte eine Untersuchung, bei der einem querschnittsgelähmten Mann eine Elektrodenmatrix (5 mm^2) mit 99 kleinen Elektroden in den Motorkortex eingesetzt wurde (Hochberg et al., 2006; **Abb. 5-25**). Mit diesen Elektroden konnten die Wissenschaftler die neurophysiologischen Entladungen des Motorkortex messen. Der Proband lernte nun, sich bestimmte Hand- und Armbewegungen vorzustellen, die jeweils mit unterschiedlichen neuronalen Entladungsmustern im Motorkortex assoziiert sind. Diese Muster lernte ein Computerprogramm zu erkennen und in Signale umzusetzen, mit denen externe Geräte angesteuert werden konnten. Mit dieser Anordnung lernte der Patient eine Handprothese und die Fern-

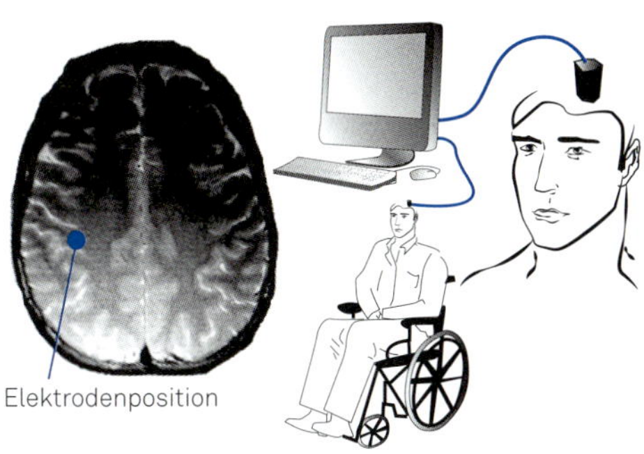

Abbildung 5-25: Versuchsanordnung aus dem Versuch von Hochberg et al. (Nachgezeichnet nach Hochberg et al., 2006)

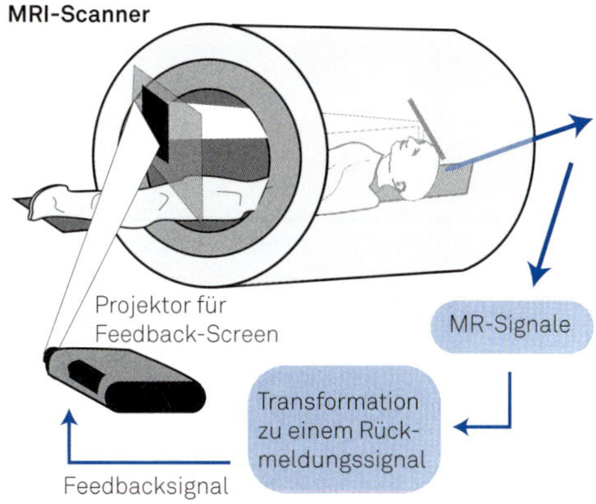

Abbildung 5-26: Anordnung für Echtzeit-fMRT.

bedienung eines Fernsehers zu benutzen, Computerspiele zu spielen und einen Roboterarm zu manipulieren. Diese Technik eröffnet neue therapeutische Spielräume. Es bleibt abzuwarten, wie sich dieser Ansatz in Zukunft entwickeln wird.

Derzeit wird untersucht, ob Biofeedbackanordnungen auch mit der fMRT-Technik realisiert werden können. Im Prinzip funktioniert diese Technik wie das oben beschriebene Neurofeedback, nur dass beim fMRT die trägen hämodynamischen Reaktionen zurückgemeldet werden (**Abb. 5-26**). Vor dem Versuch wird eine bestimmte Hirnregion gewählt, für welche die hämodynamischen Werte dem Probanden zurückgemeldet werden sollen. Diese Werte werden kontinuierlich gemessen und statistisch aufbereitet, bevor sie wie beim Neurofeedback zurückgemeldet werden. Dieses Vorgehen wird in der Literatur als Echtzeit-fMRT (Real-time fMRI) bezeichnet. Allerdings beträgt die Verzögerung der Rückmeldung ca. 10–15 Sekunden, sodass es für den Probanden schwierig wird, den Zusammenhang zwischen der neuronalen Aktivität und seinen Einwirkungen zu realisieren. Ob diese Technik zu anwendbaren Resultaten führen wird, muss sich noch erweisen.

5.9. Beeinflussung des Gehirns

Das Gehirn in seiner Aktivität und damit auch das Verhalten von außen zu beeinflussen, ist eine interessante Überlegung. Hierzu bieten sich zwei Methoden an: die **transkranielle Magnetstimulation** (TMS) und die **transkranielle Gleichstromstimulation** (tDCS). Die TMS-Technik basiert auf dem Prinzip der elektromagnetischen Induktion. Mittels einer geeigneten Spule (**Abb. 5-27**) wird über dem interessierenden Hirngebiet ein elektromagnetischer Impuls appliziert, der das darunterliegende Hirngewebe beeinflusst. Durch dieses kurzzeitig aufgebaute magnetische Feld[19] werden elektrische Ströme unterhalb der Spule induziert. Die Induktion beeinflusst direkt das Hirngewebe, das ca. 2 cm unterhalb der Schädelposition liegt, an der der magnetische Impuls appliziert wird. Indirekt werden jedoch über elektrische Ausbreitung und andere Mechanismen auch weiter entfernte Hirngebiete erreicht (Eisenegger et al., 2008). Im Wesentlichen werden drei TMS-Strategien angewendet:

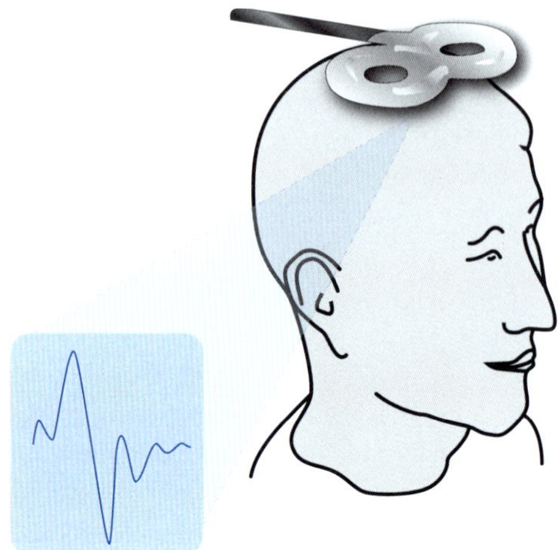

Abbildung 5-27: TMS-Versuchsanordnung.

1. Bei der niederfrequenten wiederholten TMS-Applikation (Slow Repetitive TMS, srTMS) werden mit niedriger Wiederholungsrate (≤ 1 Hz) die TMS-Impulse über einen längeren Zeitraum (10–30 Minuten) appliziert. Diese Darbietungsform führt in der Regel zu einer kurzzeitigen und vorübergehenden neuronalen Hemmung des so beeinflussten Gewebes. Das ausgelöste Phänomen wird auch als „virtuelle Läsion" bezeichnet, um zum Ausdruck zu bringen, dass vorübergehend ein bestimmter Hirnbereich in seiner Aktivität eingeschränkt ist. Ein Beispiel hierfür ist die

19 Dieses Magnetfeld kann größer als 1 Tesla werden.

kurzzeitige Hemmung des primären Motorkortex, sodass die von diesem Hirnbereich kontrollierten Fingerbewegungen etwas langsamer sind als im unbeeinflussten Zustand (Jäncke et al., 2004).

2. Das Hirngewebe kann auch erregt bzw. aktiviert werden. Dazu werden die TMS-Impulse für eine kurze Periode (2–20 s) hochfrequent (2–40 Hz) auf die interessierende Hirnregion appliziert. Eindrücklich wurde der aktivierende Einfluss von Klimesch und Kollegen (Klimesch et al., 2003) nachgewiesen. Die Wissenschaftler stimulierten den Parietallappen für 2 Sekunden mit TMS-Impulsen im Alpha-Frequenzbereich (ca. 10 Hz) und „zwangen" damit diesem Hirngebiet diese Frequenz auf. Als Folge oszillierte dieses Hirngebiet im Alpha-Band und die von diesem Hirngebiet kontrollierte psychische Funktion (hier: mentales Rotieren von Objekten) wurde von den Versuchspersonen besser bearbeitet.

3. Werden kurzfristig Impulse auf Hirngebiete appliziert, während diese in die Vorbereitung oder Kontrolle bestimmter Hirnfunktionen eingebunden sind, können diese Funktionen gestört werden. Solche Störungsexperimente geben Aufschluss darüber, zu welchem Zeitpunkt der Informationsverarbeitung bestimmte psychische Prozesse bearbeitet werden.

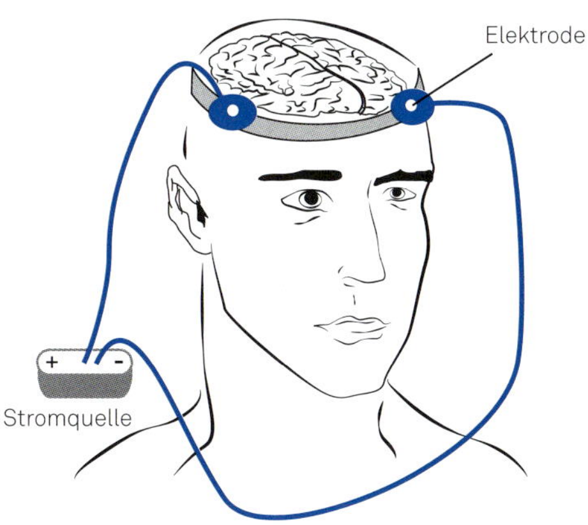

Abbildung 5-28: tDCS an einer Modellperson.

Das Hauptproblem dieser Techniken besteht darin, dass sie nicht bei Personen anwendbar sind, die zu epileptischen Anfällen neigen. Mitunter können die TMS-Impulse auch schmerzhaft sein, v. a. dann, wenn sie über den lateralen Hirngebieten appliziert werden, da gleichzeitig die Gesichtsmuskeln stimuliert werden, was zu Muskelzuckungen führt. Ein weiterer ungünstiger Aspekt, v. a. im Zusammenhang mit experimentellen Untersuchungen, ist die Tatsache, dass die Probanden die TMS-Applikation praktisch immer bemerken, was eine echte Kontrollstimulation praktisch unmöglich macht.

Als Alternative bietet sich die transkranielle Gleichstromstimulation an (Transcranial Direct Current Stimulation, tDCS). Diese Technik arbeitet mit zwei großflächigen Schwammelektroden (ca. 20 cm^2), über die schwache Gleichströme (ca. 1–2 mA) geleitet werden. Eine Elektrode wird über dem interessierenden Hirngebiet angebracht, während die andere über einer Kontrollregion platziert wird (**Abb. 5-28**). Je nach Stromrichtung kann die interessierende Elektrode zu einer **Anode** oder einer **Kathode** werden. Ist die interessierende Elektrode die Anode, dann erregt man das darunterliegende Hirngewebe (**anodale Stimulation**), während das unter der Kathode liegende Hirngewebe gehemmt wird (**kathodale Stimulation**). Mit dieser Technik ist eine Reihe von Befunden aus dem Bereich der Grundlagenforschung, aber auch für die therapeutische Anwendung berichtet worden. Als Beispiel soll hier die Verbesserung von motorischen Trainings bei Schlaganfallpatienten genannt werden (Bolognini et al., 2011).

5.10. Läsionsstudien

Die Untersuchung von hirngeschädigten Patienten war lange Zeit der wichtigste Ansatz zur Untersuchung der neuronalen Grundlagen von menschlichen Kognitionen. Im Rahmen dieses Versuchsansatzes werden die Hirnläsionen zunächst so genau wie möglich identifiziert und kartografiert und anschließend die Verhaltensänderungen bei dem entsprechenden Patienten oder bei Gruppen von Patienten mit ähnlichen Läsionen gemessen. Sofern Verhaltensveränderungen oder Veränderungen in bestimmten kognitiven Bereichen auftreten, können diese unter bestimmten Voraussetzungen mit der Läsion in Verbindung gebracht werden.

Häufig wird nach dem Prinzip der **einfachen Dissoziation** vorgegangen. Hierbei wird die Läsion direkt mit dem Verhaltensausfall oder der kognitiven Beeinträchtigung in Verbindung gebracht. Wenn z. B. ein Patient eine Läsion im Gyrus fusiformis aufweist, ist er in der Regel nicht mehr in der Lage, Gesichter zu erkennen. Er leidet unter einer **Prosopagnosie**. Es ist allerdings nicht zweifelsfrei sicher, dass der Gyrus fusiformis wirklich für die Gesichtswahrnehmung verantwortlich ist. Daher müsste jetzt ein Patient oder eine Patientengruppe gefunden werden, die unter einer anderen Läsion und damit unter einem anderen psychischen Ausfall leidet. Man spricht dann von einer **doppelten Dissoziation**. Liegt eine solche doppelte Dissoziation vor, lässt sich die Unabhängigkeit von zwei verschiedenen Dissoziationen nachweisen. Der eine Patient zeigt Beeinträchtigungen bei der Aufgabe A, aber nicht bei Aufgabe B. Der andere Patient oder die andere Gruppe zeigt Beeinträchtigungen bei der Aufgabe B, kann aber Aufgabe A problemlos bewältigen. Wenn eine solche Konstellation vorliegt, wird belegt, dass die beiden Aufgaben von zwei voneinander unabhängig funktionierenden Prozessen verarbeitet werden und in unterschiedlichen Hirnarealen ablaufen. Ist die Lokalisation der Läsionen bekannt, kann auf den Ort der Verarbeitung zurückgeschlossen werden.

Das Prinzip der doppelten Dissoziation ist auf die Befunde der funktionellen Bildgebung anwendbar. Wenn bei unterschiedlichen Aufgaben unterschiedliche Aktivierungsmuster auftreten, spricht man ebenfalls von einer doppelten Dissoziation. Allerdings ist dies nur eine schwache doppelte Dissoziation, denn die Unabhängigkeit der beiden Prozesse (und der sie kontrollierenden Hirngebiete) ist nicht zweifelsfrei mit der funktionellen Bildgebung belegbar, da die gemessenen Aktivierungsmuster nur korrelativ sind. Das bedeutet, aus diesen Daten ist nicht zu erkennen, ob die Aktivierungen in den jeweiligen Hirngebieten für die Durchführung der jeweiligen Aufgabe wirklich kausal wichtig sind.

5.11. Weiterführende Methoden

Die Methodenentwicklung in den kognitiven Neurowissenschaften hat in den letzten Jahren eine rasante Geschwindigkeit angenommen. Insbesondere die Weiterentwicklung mathematischer und statistischer Algorithmen zur Auswertung der doch recht großen Datenmengen, die bei der Bildgebung und den neurophysiologischen Verfahren anfallen, hat enorme Fortschritte gemacht. Dies ist auch durch die technischen Fortschritte der Computertechnologie bedingt. Während noch vor 25 Jahren äußerst teure Workstations notwendig waren, um die großen Datenmengen sinnvoll auszuwerten, sind heute schon durchschnittlich ausgestattete Computer oder Laptops in der Lage, die komplexen Analysen durchzuführen. Besonders iterative Analysen, die zeit- und speicherintensiv sind, werden zunehmend verwendet. Eine mittlerweile sehr gebräuchliche Technik ist die Independent-Component-Analyse (ICA). Die ICA ist ein iteratives Verfahren, das ähnlich wie die Hauptkomponentenanalyse mehrdimensionale Datensätze in voneinander unabhängige Komponenten zerlegt. Dies ist für die Auswertung von EEG- und MEG-Daten, aber auch für die Auswertung von fMRT-Daten außerordentlich nützlich, denn man kann nicht nur recht elegant Artefakte, sondern auch raumzeitliche Aktivierungsmuster erkennen.

Die **Abbildung 5-29** zeigt ein typisches Beispiel einer ICA-Analyse eines EEG-Datensatzes. Hier wurden kontinuierlich aufgenommene EEGs während der Ruhe, des Hörens und des Spielens von Musik berechnet. Man erkennt raumzeitliche Aktivierungsmuster für die Powerwerte in den verschiedenen Frequenzbändern. Sie reflektieren unterschiedliche Hirnaktivierungsmuster, die bei diesen drei Bedingungen beteiligt sind. Solche Analysen sind gerade für komplexe Daten höchst nützlich, denn mit ihnen kann man Ordnung in die doch recht großen Datenmengen bringen. Auch die verschiedenen Maschinenlernalgorithmen, die für verschiedene Klassifizierungsaufgaben entwickelt wurden, werden zunehmend in der modernen Bildgebung eingesetzt. Für Aufsehen sorgte eine neue Arbeit, in der es den Forschern gelang, auf der Basis kortikaler Aktivierungsmuster zu erkennen, welche auditorischen Sprachreize diese speziellen Aktivierungsmuster hervorgerufen hatten. Dazu hatten sie Patienten, die für neurochirurgische Operationen vorbereitet wurden, Elektroden auf die Kortexoberfläche platziert und damit die neurophysiologischen Aktivierungsmuster gemessen, die beim Präsentieren von Sätzen hervorgerufen wurden. In anderen

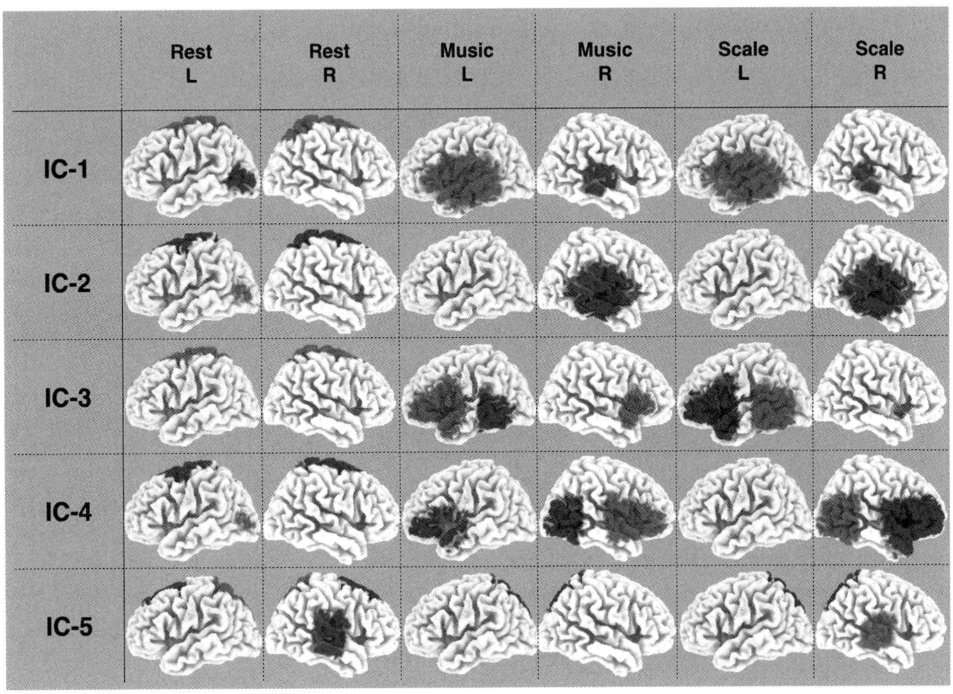

Abbildung 5-29: Ergebnisse einer ICA-Analyse von EEG-Daten. Die EEGs wurden in drei Bedingungen registriert: Ruhe, Hören von Musik und Spielen des gehörten Musikstückes (Scale) auf dem Klavier. Dargestellt sind fünf unterschiedliche ICs, die jeweils unterschiedliche Anteile der Gesamtvarianz repräsentieren. Die unterschiedlichen Graustufen repräsentieren gegensätzliche Aktivierungen (hellgrau: Aktivitätszunahme, dunkelgrau: Aktivitätsabnahme). Die Hirngebiete, welche in gleicher Graustufe dargestellt sind, sind kohärent, also gleichsinnig aktiviert (nach Jäncke & Alahmadi, 2016b).

Worten: Sie konnten anhand der Hirnaktivierungen erkennen, welche akustischen Sprachreize das Gehirn gerade verarbeitet (Makin et al., 2020). Die Präzision dieses Brain-Readings war mit circa 40 % Treffergenauigkeit bemerkenswert hoch und lässt vermuten, welche Möglichkeiten sich mit diesen Methoden in Zukunft anbieten. Ähnliche mathematische Methoden sind auch verwendet worden, um anhand von EEG-Aktivierungen und hirnanatomischen Besonderheiten einzelne Personen (Valizadeh et al., 2018, 2019) oder das biologische Alter zu identifizieren (Valizadeh et al., 2017). Die Verwendung solcher Methoden lassen für die Zukunft interessante Ansätze für die Entwicklung von Biomarkern zur Diagnose psychischer Erkrankungen und für die präzisere Justierung von psychopharmakologischen Interventionen vermuten.

Interessante Neuentwicklungen deuten sich auch im Bereich der EEG-Technologie an. So wird derzeit an der Entwicklung von Trockenelektroden gearbeitet, mit denen die Elektroden schneller und wahrscheinlich auch weniger belastend für die Probanden auf der Kopfoberfläche angebracht werden können. Es werden auch Methoden getestet, mit denen man mit wenig Elektroden möglichst viel Informationen über die neurophysiologische Aktivität des Gehirns gewinnen kann (https://www.neurovigil.com). Solche Techniken könnten dann die mobile Nutzung des EEGs vorantreiben und damit auch für die Diagnostik und Therapie von neurologischen und psychiatrischen Störungen nutzbar werden.

5.12. Übersicht über die Methoden der kognitiven Neurowissenschaften

Die dargestellten Methoden können im Hinblick auf ihre räumliche und zeitliche Auflösung sowie ihre Invasivität unterteilt werden. Hinsichtlich der zeitlichen Auflösung sind EEG und MEG unerreicht gut (**Abb. 5-30**). Mit diesen Methoden ist eine zeitliche Auflösung im Millisekundenbereich möglich, was insbesondere für physiologische Prozesse entscheidend ist, die in die Kontrolle psychischer Funktionen eingebunden sind. Die funktionelle Magnetresonanztomografie hat hinsichtlich der zeitlichen Auflösung gegenüber EEG und MEG einen erheblichen Nachteil, denn die BOLD-Reaktion entfaltet sich im Sekundenbereich mit einem Reaktionsmaximum von ca. 4–8 s nach Reizpräsentation. Der Vorteil der fMRT liegt in der räumlichen Auflösung, die 4–16 mm^3 erreicht. Bei EEG und MEG ist die räumliche Auflösung etwas weniger gut, es wird eine Genauigkeit von ca. 10–20 mm^3 erreicht. Mit der PET-Technik sind ähnliche räumliche Auflösungen wie bei der funktionellen Magnetresonanztomografie möglich. Hinsichtlich der zeitlichen Auflösung ist die PET allerdings ungenau und liegt lediglich im Minutenbereich, was für psychologische Prozesse eher unbefriedigend ist.

PET und die elektrokortikalen Ableitungen setzen erhebliche Eingriffe in den Organismus des Probanden voraus. Auch die TMS- und tDCS-Technik sind invasiv, sie sind bei sachgemäßer Anwendung und bei Einhaltung der Sicherheitskriterien allerdings sichere Verfahren ohne nennenswerte gesundheitliche Risiken. Die Methoden unterscheiden sich auch hinsichtlich ihres Investitions- und Betreuungsaufwands. MRT und PET sind die teuersten und aufwendigsten Verfahren. Ein recht günstiges Verfahren ist das EEG, mit dem unter Ausnutzung der zur Verfügung stehenden sehr guten Analysetechniken hervorragende Resultate erzielt werden können.

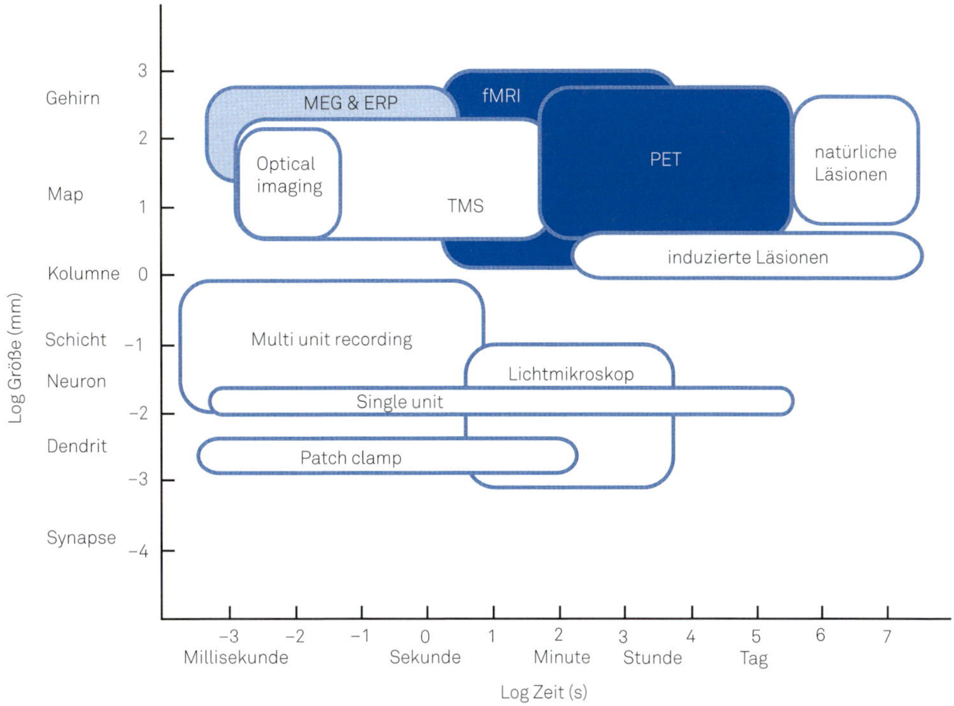

Abbildung 5-30: Räumliche (Ordinate) und zeitliche Auflösung (Abszisse) der einzelnen bildgebenden Verfahren. Die klassischen bildgebenden Verfahren sind in dunkler Schattierung dargestellt. EEG, MEG und ERP sind in heller Schattierung dargestellt, da diese Verfahren nicht eindeutig als bildgebende Verfahren aufgefasst werden können. Neben den klassischen bildgebenden Verfahren sind zur Orientierung auch noch die räumlich-zeitlichen Auflösungen von Läsionen und anderen neurophysiologischen Methoden dargestellt (z. B. Patch-clamp, Einzelzellableitungen). TMS = transkranielle Magnetstimulation, die als Ergänzung zu den bildgebenden Verfahren aufgefasst wird. (Nachgezeichnet und modifiziert nach Abbildung 4-36 aus Gazzaniga et al., 2002)

5.13. Zusammenfassung

- Die kognitiven Neurowissenschaften haben von Methodenentwicklungen enorm profitiert. Diese Methoden werden nicht nur in der Forschung im Bereich der kognitiven Neurowissenschaften genutzt, sondern v. a. auch in der medizinischen Forschung. Aktuell machen kognitionsrelevante Themen ca. 20 % der publizierten Studien aus, die mit diesen Methoden arbeiten.
- Methoden, die typischerweise in Kognitionsexperimenten genutzt werden, sind auch die Grundlage für neurowissenschaftliche Experimente, die sich mit Kognitionen auseinandersetzen. Typische Versuchsanordnungen sind Reaktionszeitexperimente, Augenbewegungsanalysen, Arbeiten mit Simulatoren und virtuellen Realitäten, aber auch systemtheoretische Modellierungen.
- Unter dem Begriff **„Bildgebung“** werden Methoden subsumiert, die letztlich die Re-

konstruktion anatomischer Strukturen (in den Neurowissenschaften die Rekonstruktion des Gehirns) erlauben. Dazu gezählt werden auch Methoden, die neurophysiologische Prozesse (z. B. Durchblutungsveränderungen oder neurophysiologische Aktivierungen) auf anatomische Strukturen beziehen.

- Typische **bildgebende Verfahren** sind Magnetresonanztomografie (MRT), Diffusion Tensor Imaging (DTI), Sonografie (Messung von Schallreflexionen), Computertomografie (CT, Messung der Röntgen-Absorption), Szintigrafie (Aktivität eines Tracers), Positronen-Emissions-Tomografie (PET, Messung der Tracerkonzentration), Spektroskopie und die optische Bildgebung mittels Nahinfrarotspektroskopie (NIRS). EEG und MEG werden zunehmend im Sinne von bildgebenden Verfahren genutzt.
- Die **Magnetresonanztomografie** ist das bildgebende Verfahren, das in den letzten Jahren die kognitiven Neurowissenschaften am meisten beeinflusst hat. Ein Magnetresonanztomograf besteht im Prinzip aus einem starken Magneten (von 1–7 Tesla), in dem der Proband platziert wird.
- Für die Magnetresonanztomografie ist der Spin des Protons wesentlich. Die Drehung des Protons (Spin) erzeugt ein schwaches Magnetfeld, sodass sich das Proton wie ein kleiner Stabmagnet verhält, der durch ein äußeres Magnetfeld beeinflusst werden kann. Die Bewegung des Protons erzeugt letztlich ein messbares Signal. Die Spins richten sich in einem starken äußeren Magnetfeld längs des Magnetfeldes aus (Längsmagnetisierung). Durch Applikation eines hochfrequenten Impulses können die Spins zum „Umklappen“ in die Horizontale bewegt werden (Quermagnetisierung). Nach dem Hochfrequenzimpuls bewegen sich die Spins wieder in die Ausgangslage zur Längsmagnetisierung zurück (Relaxation).
- Für anatomische Messungen sind die Relaxationszeiten entscheidend. Jeder Gewebetyp verfügt über typische Relaxationszeiten, anhand derer berechnet wird, welcher Gewebetyp (graue oder weiße Substanz) „angeregt“ wurde. Der jeweils angeregte Gewebetyp wird als Graustufe in den digitalen Bildern dargestellt.
- Unter dem Begriff **„strukturelle Bildgebung“** wird die Analyse von neuroanatomischen Daten verstanden, die mittels Magnetresonanztomografie erhoben wurden.
- Die Analyse struktureller Daten kann folgendermaßen durchgeführt werden: (1) stereotaktische Normalisierung des gemessenen Gehirns in einen „Standardraum“; (2) Segmentierung der grauen und weißen Substanz; (3) Modellierung von lokalen und globalen Formaspekten des Gehirns; (4) Modellierung der Form und des Verlaufs von markanten Sulci; (5) Schätzung der Kortexdicke oder der Gyrifizierung (Faltungsgrad). Grundlage dieser Analysen ist die „Zerlegung“ des Gehirns in viele kleine digitale Voxel.
- Bei der **Diffusion-Tensor-Imaging-Technik** (DTI) werden Unterschiede in der Diffusion der Wassermoleküle innerhalb des Zentralnervensystems gemessen, v. a. die „Anisotropie“, d. h. der Grad der Einschränkung der Diffusion. Isotrop bedeutet, dass die Diffusion mehr oder weniger gleichmäßig in alle Richtungen verläuft. Anisotrop bezeichnet dagegen eine Diffusion nur in eine oder einige Richtungen.
- Grundlage der **funktionalen Magnetresonanztomografie** ist der BOLD-Effekt. Im Wesentlichen wird er durch einen vorübergehenden und lokalen Überschuss an sauerstoffreichem Blut bedingt. Ausgelöst wird dieser Überschuss an oxygeniertem Blut durch die lokale neuronale Erregung. Vor diesem Überschuss an oxygeniertem Blut entsteht zunächst mehr deoxygeniertes Blut, da Sauerstoff zur

Deckung des Energiehaushaltes notwendig ist.

- Die **BOLD-Reaktion** verläuft sehr langsam und erreicht ihr Maximum ca. 4–8 s nach der Reizpräsentation. Nach ca. 10–12 s wird wieder ein Normalniveau erreicht. In der Literatur wird diese Reaktion häufig auch als „Aktivierung" bezeichnet, obwohl der Begriff „hämodynamische Reaktion" angemessener wäre. Die räumliche Auflösung liegt bei ca. 1-12 mm^3.
- Die statistische Analyse von fMRT-Daten muss sehr sorgfältig durchgeführt werden. In diesem Zusammenhang ist die Korrektur für multiple statistische Tests sehr wichtig, da bei der statistischen Analyse dieser Daten in der Regel sehr viele statistische Tests durchgeführt werden müssen.
- Mit der **PET-Methode** werden lokale Konzentrationen von radioaktiv markierten Substanzen in bestimmten Hirngebieten gemessen. Ist ein bestimmtes Hirngebiet neuronal erregt, nimmt lokal die Durchblutung zu. Dies hat zur Folge, dass die radioaktiv markierten Substanzen in diesen Hirngebieten mit höherer Konzentration vorliegen. Diese Technik ist für die kognitiven Neurowissenschaften heutzutage eher von randständiger Bedeutung.
- Das **EEG** ist die am häufigsten genutzte Methode in den kognitiven Neurowissenschaften. Gemessen wird die elektrische Aktivität des Gehirns, vorrangig an der Schädeloberfläche. Seltener genutzte Varianten messen die elektrische Aktivität mittels Elektroden, die direkt in das Hirngewebe eingeführt werden.
- Zur Analyse können die Frequenzbänder oder die ereigniskorrelierten Potenziale ausgewertet werden. Typische Frequenzbänder sind (1) der Delta-Rhythmus (<4 Hz), (2) der Theta-Rhythmus (4–7 Hz), (3) der Alpha-Rhythmus (8–12 Hz), (4) der Beta-Rhythmus (13–30 Hz), (5) der Gamma-Rhythmus (>30 Hz) und (6) der sensomotorische Rhythmus (10–15 Hz) über den Motorregionen.
- **Ereigniskorrelierte Potenziale** (EKP) werden durch Mittelung vieler EEG-Segmente in Bezug zu einem Triggerreiz berechnet. Sie können in endogene und exogene Komponenten unterteilt werden. Wichtige exogene Komponenten sind auditorische Hirnstammpotenziale, Komponenten mit mittlerer (10–50 ms nach Reizpräsentation: N0, P0, Na, Pa, Nb) und mit langer Latenz (ca. 70–300 ms nach Reizpräsentation: P1, N1, P2). Die Mismatch negativity (MMN) kann ebenfalls dazu gerechnet werden. Zu den endogenen Komponenten werden die Processing-negativity (PN), die P3 (oder auch P300 genannt) und die N400 gezählt. Auch die langsamen Gleichspannungsverschiebungen vor motorischen Reaktionen wie die Contingent negative Variation (CNV) und das Bereitschaftspotenzial gehören zu den endogenen Komponenten.
- Die an der Schädeloberfläche gemessenen Signale entstehen an den Dendriten und Synapsen der kortikalen Neurone. Negative Feldpotenziale in der Nähe der Kortexoberfläche bedingen negative EEG-Potenziale. Positive Feldpotenziale an der Kortexoberfläche resultieren dagegen in positiven EEG-Potenzialen. Die an der Schädeloberfläche gemessenen EEG-Potenziale sind Summenpotenziale vieler kortikaler Neurone.
- Der Rückschluss von der Verteilung der elektrischen Aktivität an der Schädeloberfläche auf die intrazerebralen Quellen ist ein prinzipiell unlösbares Problem (das inverse Problem). Aktuell werden Schätzmethoden genutzt, mit denen unter der Annahme bestimmter Randbedingungen gute Ergebnisse hinsichtlich der Schätzung intrazerebraler Quellen erzielt werden. Die intrazerebralen Quellen werden als Dipole aufgefasst. Die räumliche Auflösung, die

mit diesen Methoden erzielt wird, hängt ab von der Anzahl der genutzten Elektroden (je mehr, desto besser), vom Hirngebiet, für das die Schätzung vorgenommen wird, und von der Qualität der EEG-Daten. Es werden räumliche Auflösungen von ca. 10–20 mm^3 erreicht.

- Mit der **Magnetenzephalografie** (MEG) werden die vom Gehirn generierten schwachen Magnetfelder gemessen. Die im MEG gemessenen Magnetfelder liegen unterhalb eines pT (pico Tesla), ihre Stärke beläuft sich damit auf weniger als den hundertmillionsten Teil der Stärke der durch das Erdfeld hervorgerufenen Magnetfelder. Sie werden ausschließlich durch die **intrazellulären Ströme** generiert.
- Die **Nahinfrarotspektroskopie** (NIRS) arbeitet mit Lichtstrahlen im Bereich von 650 bis 950 nm, die auf das Gehirn projiziert werden. Das vom Gehirngewebe reflektierte Licht wird gemessen. Anhand der spektroskopischen Analyse ist es dann möglich, auf die Konzentration von oxygeniertem und deoxygeniertem Blut zu schließen. Des Weiteren erlaubt dieses Verfahren auch die Messung des zerebralen Blutflusses (CBV). Die Messung ist aber insbesondere bei Erwachsenen noch problematisch; bei Babys dagegen wird sie erfolgreich eingesetzt.
- In jüngster Zeit werden Neurofeedback, Brain-Computer-Interface und Echtzeit-fMRT für therapeutische Anwendungen interessant.
- Die Hirnaktivität kann von außen mittels der transkraniellen Magnetstimulation (TMS) und der transkraniellen Gleichstromstimulation (tDCS) beeinflusst werden.
- Bei der **TMS-Technik** werden im Wesentlichen drei Varianten unterschieden: die niederfrequente wiederholte TMS-Applikation (Slow Repetitive TMS, srTMS) zur funktionalen Hemmung des Hirngewebes, die hochfrequente kurzfristige TMS-Applikation (2–20 s mit 2–40 Hz) zur funktionalen Erregung und die kurze Präsentation von Einzelimpulsen zur kurzen Störung neurophysiologischer Prozesse.
- Bei der transkraniellen Gleichstromstimulation (Transcranial Direct Current Stimulation, tDCS) werden zwei großflächige Schwammelektroden (ca. 20 cm^2) verwendet, über die schwache Gleichströme (ca. 1–2 mA) geleitet werden. Hirngewebe unter der Anode wird erregt (**anodale Stimulation**), während das unter der Kathode liegende Hirngewebe gehemmt wird (**kathodale Stimulation**).
- **Läsionsstudien** sind die klassischen Methoden, um die Bedeutung einzelner Hirngebiete für die Kontrolle und Generierung von psychischen Funktionen nachzuweisen. Bei einer einfachen Dissoziation wird versucht, die Läsion eines Patienten mit dem Verhaltensausfall in Verbindung zu bringen. Bei einer doppelten Dissoziation werden Patienten gesucht, die bei einer bestimmten Läsion A immer einen bestimmten Verhaltensausfall A’ zeigen, ohne dass ein anderes Verhalten B’ beeinträchtigt wird. Diese Patienten werden von Patienten mit Läsionen in einem anderen Hirngebiet B unterschieden, die einen bestimmten Verhaltensausfall B’ zeigen, ohne dass das Verhalten A’ beeinträchtigt wird.
- Die dargestellten Verfahren unterscheiden sich hinsichtlich der zeitlichen und räumlichen Auflösung und im Hinblick auf ihre Invasivität. EEG und MEG können physiologische Prozesse im Millisekundenbereich auflösen. Die räumliche Auflösung für die geschätzten intrazerebralen Quellen variiert zwischen 10 und 20 mm^3. fMRT und PET weisen eine sehr gute räumliche Auflösung von 4–16 mm^3 auf. Die zeitliche Auflösung ist bei diesen Verfahren allerdings mäßig, wobei die fMRT im Sekundenbereich und PET im Minutenbereich auflöst.

- Aktuell arbeiten verschiedene Forschergruppen an neuen Methoden, um die neurophysiologischen und neuroanatomischen Analysen zu verbessern. Zu nennen sind hier neue Techniken wie die ICA, die Nutzung von Maschinenlernalgorithmen oder die Entwicklung von mobilen EEG-Registriertechniken.

5.14. Fragen und Aufgaben

- Nennen Sie die wichtigsten Methoden, die in den kognitiven Neurowissenschaften genutzt werden.
- Welche Bedeutung haben die klassischen Methoden der kognitiven Psychologie für die kognitiven Neurowissenschaften?
- Welche Methoden werden zu den bildgebenden Verfahren gerechnet?
- Erläutern Sie das Grundprinzip der Magnetresonanztomografie.
- Wie werden anhand der MRT-Daten die einzelnen Gewebekompartimente geschätzt (z. B. graue und weiße Substanz)?
- Was versteht man unter der voxelbasierten Morphometrie?
- Erklären Sie die BOLD-Reaktion.
- Erläutern Sie das Grundprinzip der Positronen-Emissions-Tomografie (PET).
- Erläutern Sie, wie EEG-Elektroden auf der Schädeloberfläche angebracht werden.
- Welche EEG-Rhythmen (oder Frequenzbänder) kennen Sie?
- Was sind ereigniskorrelierte Potenziale (EKP)?
- Beschreiben Sie ein typisches EKP.
- Was sind Hirnstammpotenziale?
- Worin unterscheiden sich endogene von exogenen EKP?
- Erläutern Sie die elektrophysiologischen Grundlagen des EEG und der EKP.
- Was sind Dipole und wie kann man sie schätzen?
- Erläutern Sie das Grundprinzip der Magnetenzephalografie.
- Erläutern Sie das Grundprinzip der Nahinfrarotspektroskopie.
- Was ist Neurofeedback?
- Beschreiben Sie das Prinzip der Brain-Computer-Interface-Technik.
- Was versteht man unter Echtzeit-fMRT? Kommentieren Sie diese Anwendung.
- Beschreiben Sie das Grundprinzip des TMS.
- Welche Varianten des TMS kennen Sie?
- Beschreiben Sie das Grundprinzip des tDCS.
- Was versteht man unter einer doppelten Dissoziation?
- Was versteht man unter ICA (Independent-Component-Analyse)?

5.15. Weiterführende Literatur

Hüsing, B., Jäncke, L., Tag, B. (2006). Impact Assessment of Neuroimaging: Final Report. Zürich: Vdf Hochschulverlag.

Jäncke, L. (2005). Methoden der Bildgebung in der Psychologie und den kognitiven Neurowissenschaften. Stuttgart: Kohlhammer.

Michel, C. M., Koenig, T., Brandeis, D., Gianotti, L. R. R., Wackermann, J. (2009). Electrical Neuroimaging. Cambridge: University Press.

Nitsche, M. A., Paulus, W. (2011). Transcranial direct current stimulation – update 2011. Restor Neurol Neurosci, 29(6), 463–492.

Ridding, M. C., Rothwell, J. C. (2007). Is there a future for therapeutic use of transcranial magnetic stimulation? Nat Rev Neurosci, 8(7), 559–567.

Rösler, F. (2011). Psychophysiologie der Kognition: Eine Einführung in die kognitive Neurowissenschaft. Heidelberg: Spektrum Akademischer Verlag.

Seifert, J. (2005). Ereigniskorrelierte EEG-Aktivität. Oberhaching: Dustri.

6. Hemisphärenasymmetrie

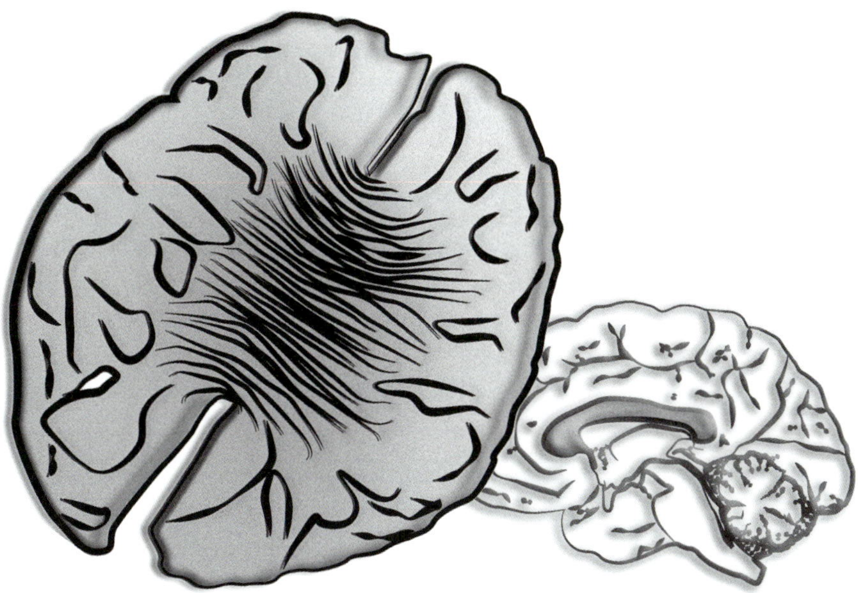

6.1. Allgemeines

Unter dem Begriff Hemisphärenasymmetrie (auch Lateralisierung genannt) werden anatomische und funktionale Unterschiede zwischen der linken und rechten Hirnhemisphäre zusammengefasst. Anatomische Links-rechts-Unterschiede können im Volumen bestimmter Hirnareale, in der Gyrifizierung sowie in der Form und Länge bestimmter Sulci bestehen. Neben diesen makroskopischen Unterschieden können auch Links-rechts-Asymmetrien hinsichtlich der Anzahl und des Volumens von Neuronen und Gliazellen sowie des Ausmaßes der intrahemisphärischen Verkabelung festgestellt werden. Unter funktionaler Lateralisierung wird verstanden, dass homotope Hirnareale der linken und rechten Hemisphäre entweder gänzlich andere Funktionen ausüben oder bestimmte Funktionen in beiden Hemisphären unterschiedlich effizient ablaufen. Eng verbunden mit der anatomischen und funktionalen Lateralisierung ist der interhemisphärische Informationsaustausch über das Corpus callosum.

6.2. Funktionelle Links-rechts-Asymmetrien

6.2.1. Sprachlateralisierung

Sprachlateralisierung bedeutet, dass perzeptive und expressive Sprachfunktionen bevorzugt oder effizienter von einer Hemisphäre verarbeitet werden. Die für die Verarbeitung der Sprachfunktionen effizientere Hemisphäre wird allgemein auch als „sprachdominante" Hemisphäre bezeichnet. Im Rahmen umfangreicher neurologischer Studien konnte die linkshemisphärische Verarbeitungs- bzw. Kontrolldominanz für Sprachmaterial differenziert belegt werden. So wurde z.B. die Prävalenz der Aphasie bei Vorliegen von rechts- und linkshemisphärischer Läsion in Abhängigkeit von der Händigkeit der Patienten überprüft.

Befunde zur Sprachlateralisierung werden häufig mit dem sogenannten **Wada-Test** erhoben. Hierbei wird den Patienten ein sehr schnell und kurzzeitig wirkendes Barbiturat (Natrium-Amobarbital) in die Arteria carotis interna injiziert. Infolge der Injektion treten Halbseitenlähmungen (Hemiparesen) und je nach Injektionsseite und Sprachlateralisierung des Patienten aphasische Symptome auf. Zeigen sich z.B. bei Hemmung der linken Hemisphäre aphasische Symptome, kann davon ausgegangen werden, dass der Patient deutlich linkshemisphärisch sprachdominant ist. An neurologisch gesunden, aber endogen depressiven Patienten wurden während der Elektrokrampftherapie Befunde erhoben, die ebenfalls Rückschlüsse auf die Sprachlateralisierung erlauben. Den Patienten wurden unilateral Elektroschocks an der linken und rechten Kopfhälfte appliziert und nachfolgende Dysphasien (Sprachstörungen) registriert. Zusammengefasst konnte in all diesen Studien zur Sprachlateralisierung festgestellt werden, dass fast alle Rechtshänder über eine linkshemisphärische Sprachdominanz verfügen. Hinsichtlich der Sprachlateralisierung von Linkshändern sind die Befunde heterogen. Die Schätzungen für linkshemisphärische Sprachdominanz bei Linkshändern schwanken zwischen 23 und 78 %, während eine bihemisphärische Sprachorganisation nur bei 9–66 % und eine rechtshemisphärische Sprachorganisation bei 11–19 % der Linkshänder festgestellt wird. Mit der nichtinvasiven transkraniellen Dopplersonographie hat eine Forschungsgruppe aus Münster bei einer großen Gruppe von gesunden Personen (n = 326) den Zusammenhang zwischen Händigkeit und Sprachdominanz elegant untersuchen können (Knecht et al., 2000). Dabei kamen sie zu dem Ergebnis, dass nur sehr wenige Rechtshänder über reine rechtshemisphärische Sprachdominanz ver-

Tabelle 6-1: Zusammenhang zwischen Händigkeit und kortikaler Sprachdominanz. (Die Daten sind aus der Publikation von Knecht et al., 2000, entnommen.)

	Sprachdominanz, getestet mit der nichtinvasiven transkraniellen Dopplersonographie	
Händigkeit	**rechte Hemisphäre**	**linke Hemisphäre**
Starke Rechtshänder	4 %	96 %
Moderate Rechtshänder	6 %	94 %
Schwache Rechtshänder	10 %	90 %
Beidhänder	11 %	89 %
Schwache Linkshänder	22 %	78 %
Moderate Linkshänder	27 %	73 %
Starke Linkshänder	27 %	73 %

fügen (4–6 %). Bei den Linkshändern dagegen sind es bereits 27 %, die rechtshemisphärisch sprachdominant sind. Diese Befunde sind besonders aussagekräftig, da hier ausschließlich neurologisch gesunde Personen untersucht worden sind, so dass krankheitsbedingte Veränderungen der Asymmetrie ausgeschlossen werden können (**Tab. 6-1**).

6.2.2. Händigkeit

Die Händigkeit ist die am häufigsten untersuchte und offensichtlichste funktionale Asymmetrie. Die Mehrzahl aller Menschen gebraucht vorwiegend die rechte Hand für alltägliche Verrichtungen. Lediglich ein kleiner Prozentsatz benutzt mehrheitlich die linke Hand oder beide Hände gleich gut bzw. häufig.

Verlässliche Schätzungen der **Händigkeitsprävalenz** liefern zwei große Studien. Eine Arbeit bezieht sich auf eine Umfrage der Zeitschrift *National Geographic*, bei der ca. 1,2 Millionen US-Amerikaner nach der bevorzugten Schreib- und Wurfhand befragt wurden (Gilbert & Wysocki, 1992). Eine neuere Arbeit hat im Rahmen einer von der BBC organisierten Internetumfrage ca. 255 000 Personen bezüglich der genutzten Hand untersucht (Peters et al., 2006; **Tab. 6-2**). Die Autoren haben nicht nur nach der vorwiegend genutzten Schreibhand gefragt, sondern auch die Stärke der Rechtshändigkeitspräferenz angeben lassen. Durchschnittlich ca. 10 % der Frauen und ca. 11–12 % der Männer gaben an, mit der linken Hand zu schreiben. Auffallend ist auch, dass in der älteren Arbeit die älteren Personen seltener angaben, mit der linken Hand zu schreiben. In der neuen Arbeit dagegen nimmt die Linkshändigkeitspräferenz weniger stark mit zunehmendem Alter ab. Die altersabhängige Reduktion der Linkshändigkeitsprävalenz wird mit zwei Aspekten in Verbindung gebracht: (i) einem in der Vergangenheit vorhandenen stärkeren sozialen Druck, die rechte Hand für alltägliche Tätigkeiten zu benutzen, obwohl eine Veranlagung zur Linkshändigkeit bestand, und (ii) einer vermeintlich höheren Mortalitätsrate von Linkshändern (Halpern & Loren, 1988; Loren & Halpern, 1991). Schulkinder wurden noch bis zum vorigen Jahrzehnt v. a. in Europa und den USA zur Rechtshändigkeit umerzogen, auch wenn eine Veranlagung zur Linkshändigkeit bestand. Die leicht erhöhte Sterberate von Linkshändern wird mit verschiedenen Gesundheitsrisiken (z. B. Immunerkrankungen, Brustkrebs, Alkoholismus, mentale Retardierung, Hyperaktivität und Geburtskomplikationen) und einem erhöhten Unfallrisiko in

Tabelle 6-2: Händigkeitsprävalenz (in %) für das Benutzen der linken Hand zum Schreiben, geschätzt aus zwei Arbeiten. Die Prävalenz zum Benutzen der rechten Hand ist die Komplementärsumme. In der Studie von Gilbert & Wysocki (1992) wurden 1,2 Millionen US-Amerikaner hinsichtlich ihrer bevorzugten Schreib- und Wurfhand befragt. Angegeben ist auch die Prävalenz der Subgruppe von Personen, die mit der rechten Hand schreiben, aber mit der linken Hand werfen. Der in den rechten Spalten angegebene Datensatz (Peters et al., 2006) gibt die Linkshändigkeitsprävalenz für Männer und Frauen an.

	links schreiben (Gilbert & Wysocki, 1992)		rechts schreiben/ links werfen (Gilbert & Wysocki, 1992)		links schreiben (Peters et al., 2006)	links schreiben (Peters et al., 2006)
Alter in Jahren	**M**	**F**	**M**	**F**	**M**	**F**
10–20	13,5	10,8	1,8	1,5	11,5	9,5
21–30	13,2	10,8	1,8	1,3	11,4	9,1
31–40	13,3	10,2	1,8	1,3	12,2	10,7
41–50	12	9,8	1,9	1,5	12,2	10,3
51–60	9	7	2,2	2	11,8	10,6
61–70	6	5	3,8	2,9	10,9	9,2
71+	4	4	4	3,2	10,4	8,5

M: Männer, F: Frauen

Verbindung gebracht. Das höhere Unfallrisiko kann damit zusammenhängen, dass sich Linkshänder in der Regel in einer für Rechtshänder konzipierten Welt zurechtfinden müssen, was gelegentlich zu Problemen führen kann, die mit einem erhöhten Unfallrisiko verbunden sind. Diese Auffassung ist allerdings nicht unwidersprochen geblieben und stimuliert derzeit Diskussionen (Harris, 1993).

Des Weiteren haben beide Studien festgestellt, dass Männer etwas häufiger linkshändig sind als Frauen. Dieser Befund wurde bereits häufiger berichtet. Auffallend ist jedoch, dass diese Geschlechtsunterschiede in anderen ethnischen Gruppen stärker oder auch schwächer ausfallen. Insofern ist es möglich, dass kulturelle Faktoren modulierend wirksam geworden sind.

Die Händigkeitspräferenz wird in der Regel anhand diverser **Fragebogen** getestet, die Fragen bezüglich bestimmter Tätigkeiten nutzen. Alle Fragebogen beinhalten Items, die überprüfen, mit welcher Hand vorwiegend geschrieben, geworfen, eine Zahnbürste gehalten oder eine Schere benutzt wird. Häufig verwendet wird das Edinburgh Handedness Inventory (**Tab. 6-3**). Zur Auswertung wird die Beantwortung jedes Items gleichwertig aufsummiert und zu einem Gesamthändigkeitsindex verrechnet. Zu kritisieren ist hieran, dass nicht jede unimanuale Tätigkeit gleichwertig zur „Gesamthändigkeit" beiträgt. Gelegentlich werden auch Tätigkeiten abgefragt, die von den befragten Personen nie oder nur höchst selten durchgeführt werden (z. B. eine Schere halten). Aus diesem Grund schlägt Marian Annett vor, zur Händigkeitspräferenzmessung die Items unterschiedlich zu gewichten (Annett, 1970). Die wichtigsten sind die ersten 5 bzw. 6 Items. Darüber hinaus sind die Versuchspersonen aufgefordert, die erfragten Tätigkeiten dem Versuchsleiter vorzuführen (**Tab. 6-4**), wodurch die kognitive Belastung reduziert wird. Annett schlägt vor, die Personen

Tabelle 6-3: Deutsche Version des Edinburgh Handedness Inventory (nach Oldfield, 1971).

	links	rechts	keine Präferenz	Nutzen Sie jemals die andere Hand?
1. schreiben				
2. malen				
3. werfen				
4. eine Schere benutzen				
5. eine Zahnbürste benutzen				
6. ein Messer benutzen				
7. einen Löffel halten				
8. einen Kamm durchs Haar führen				
9. ein Streichholz anzünden				
10. eine Dose öffnen (den Deckel halten)				

Tabelle 6-4: Deutschsprachige Version des Händigkeitspräferenzfragebogens von Marian Annett. Im Unterschied zum Edinburgh Handedness Inventory müssen die Versuchspersonen die jeweiligen Tätigkeiten vormachen (nach Annett, 1970).

Bitte zeigen Sie, wie Sie ...	links	rechts
1. einen Brief schreiben		
2. einen Ball aufs Ziel werfen		
3. einen Tennisschläger halten		
4. ein Streichholz beim Anzünden halten		
5. einen Hammer halten		
6. eine Zahnbürste benutzen		
7. eine Schere benutzen		
8. einen Faden durchs Nadelöhr führen		
9. einen Besenstiel beim Fegen oben anfassen		
10. Spielkarten austeilen		
11. einen Schaufelstiel oben anfassen		
12. den Deckel einer Dose abschrauben		

in konsistent Rechts- und Linkshändige sowie Gemischthändige einzuteilen. Wenn z. B. alle wichtigen ersten 6 Items (manchmal auch nur die ersten 5) mit „rechts“ beantwortet werden, wird die betreffende Person als konsistent rechtshändig eingestuft (analog „links“). Dies hat sich in der neuropsychologischen Forschung als sehr fruchtbar erwiesen.

Ein grundsätzliches Problem dieser Händigkeitsfragebogen besteht darin, dass die

Probanden aufgefordert sind, sich vorzustellen, mit welcher Hand sie die Tätigkeiten ausführen würden, was gewisse Fähigkeiten und den Willen zur Visualisierung erfordert. Es darf auch nicht außer Acht gelassen werden, dass v.a. bezahlte Probanden geneigt sein könnten, die Fragebogen im Sinne einer vermuteten sozialen Erwünschtheit auszufüllen.

Gerade diese unerwünschten Einflussgrößen führten zur Etablierung objektiverer Testverfahren, v.a. **Geschicklichkeitstests** (auch Leistungstests genannt), bei denen die Probanden aufgefordert werden, verschiedene Tätigkeiten mit der rechten und linken Hand durchzuführen. Zur Berechnung der Händigkeit wird die Leistung der linken Hand von der Leistung der rechten Hand abgezogen, wobei diese Differenz auch häufig an der Gesamtleistung normiert wird. Der so ermittelte Kennwert wird als Lateralisierungskoeffizient bezeichnet. Diese Handleistungstests sind aus verschiedenen Gründen sehr gut zur Messung der Händigkeit geeignet:

- Sie sind objektiv und erlauben die Händigkeitsmessung auf einer kontinuierlichen Skala.
- Sie sind robuster gegenüber sozialen Einflussfaktoren.
- Sie erfordern keine besondere Vorstellungsfähigkeit von Tätigkeiten, die selten durchgeführt werden.
- Sie erlauben die Untersuchung von Personengruppen, die den Händigkeitspräferenzfragen intellektuell nicht folgen können (z.B. Kinder).
- Trainingseinflüsse auf die Handleistung können beurteilt werden (z.B. nach neurologischen Schädigungen).

Neben der Händigkeit fällt bei den meisten Menschen auch eine Bevorzugung eines Fußes auf (z.B., wenn man einen Ball schießt, einen Gegenstand mit den Zehen greift oder mit dem Fuß etwas zertritt). Dieses Phänomen wird analog zur Händigkeit als **Fußpräferenz** oder „Füßigkeit" bezeichnet. Leider existieren zu diesem Phänomen vergleichsweise wenige Studien (Peters, 1988). Dennoch lässt sich festhalten, dass Rechtshänder eine deutliche Präferenz für den rechten Fuß beim Treten (einen Ball forttreten) aufweisen, während für Linkshänder als Gruppe keine deutliche Fußpräferenz festzustellen ist (Fußpräferenz für den rechten Fuß bei Rechtshändern: 96–100 %, bei Linkshändern: 16–59 %). Neben der Fußpräferenz fällt eine Leistungsdominanz der Augen hinsichtlich der Sehschärfe und/oder der Dominanz z.B. beim Anvisieren von entfernten Objekten und beim Zeigen auf ein entferntes Objekt auf. Etwa 70 % aller Menschen bevorzugen das rechte Auge, wobei auch bei dieser funktionalen Asymmetrie ein Zusammenhang mit der Händigkeit festgestellt werden kann (Bourassa et al., 1996).

Eine Befragung, an der mehr als 170 000 Personen teilnahmen, ergab, dass das Verhältnis der Länge des Indexfingers (2. Finger) zum Ringfinger (4. Finger) mit der Händigkeit zusammenhängt (Manning & Peters, 2009). Das Verhältnis von Index- zu Ringfinger ist für die dominante und subdominante Hand unterschiedlich. Bei der dominanten Hand sind beide Finger annähernd gleich lang, was zu einem Verhältnis zwischen Index- und Ringfinger führt, das nahe 1 ist. Für die subdominante Hand ist der Ringfinger in der Regel deutlich länger als der Indexfinger, was zu einem kleineren Verhältnis von Index- zu Ringfinger als bei der dominanten Hand führt (**Abb. 6-1**). Bei Frauen sind diese Verhältnisse grundsätzlich größer, da beide Finger sich hinsichtlich der Länge mehr ähneln als bei Männern. Aufgrund des Geschlechtseinflusses wird angenommen, dass frühgeburtliche Schwankungen von Geschlechtshormonen (z.B. Testosteron) ursächlich sind.

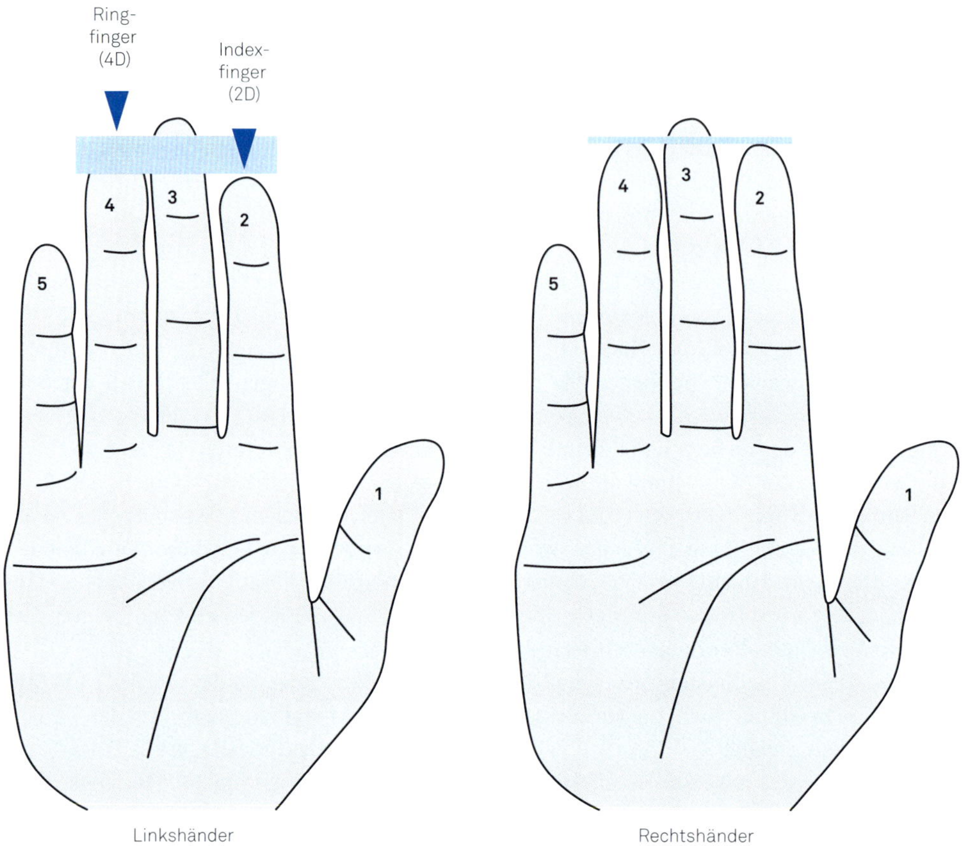

Abbildung 6-1: Beispiel für die Längenverhältnisse zwischen Index- (2. Finger) und Ringfinger (4. Finger) der rechten Hand getrennt für Rechts- und Linkshänder. Bei Rechtshändern sind beide Finger der rechten (dominanten) Hand in etwa gleich lang. Dadurch resultiert ein Verhältnis nahe 1. Bei Linkshändern ist die rechte Hand die subdominante Hand. Der Ringfinger ist im Mittel etwas länger als der Indexfinger, sodass das Längenverhältnis zwischen beiden Fingern kleiner ist und weiter von 1 abweicht als bei den Rechtshändern.

6.2.3. Experimentalpsychologische Verfahren

Funktionelle Hemisphärenasymmetrien wurden intensiv mithilfe von dichotischen Hörtests und gesichtsfeldabhängigen tachistoskopischen Präsentationen untersucht. Die gesichtsfeldabhängige tachistoskopische Darbietung diverser Reize ist eines der am häufigsten verwendeten neuropsychologischen Testverfahren, mit denen selektiv eine der beiden Hemisphären gereizt werden kann **(Abb. 6-2)**. Hierbei werden den Versuchspersonen kurzzeitig (ca. 100–200 ms) Buchstaben, Wörter oder Objekte entweder im rechten oder im linken Gesichtsfeld dargeboten. Gelegentlich werden auch beide Gesichtsfelder gleichzeitig stimuliert. Die kurzen Darbietungszeiten sollen verhindern, dass die Versuchspersonen durch selbst initiierte kurze

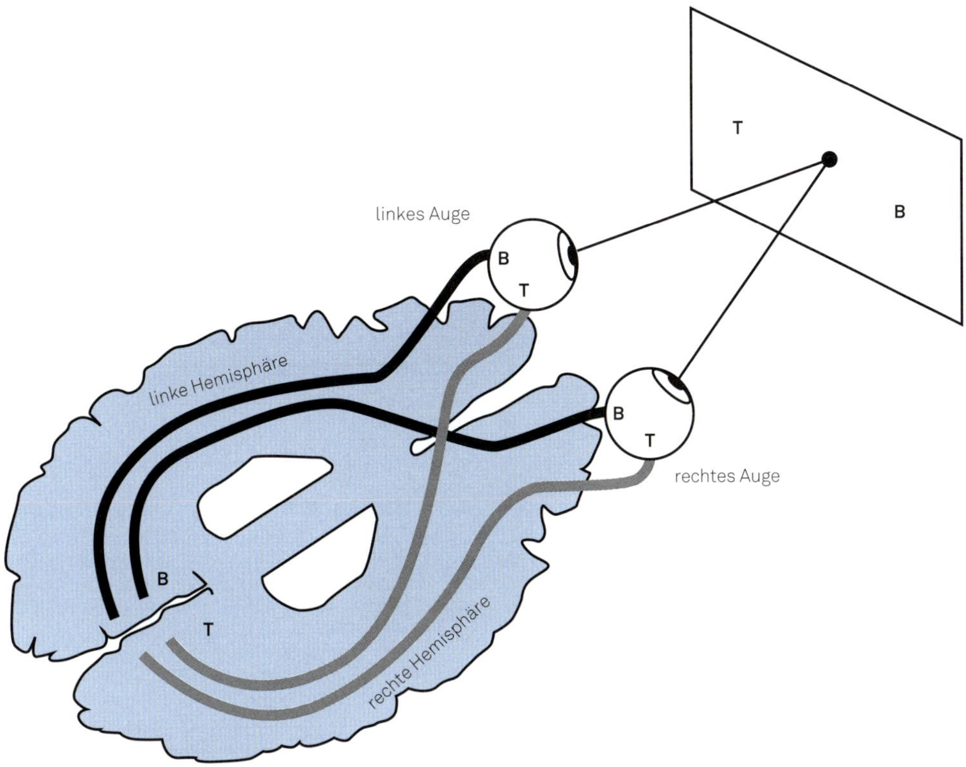

Abbildung 6-2: Schematische Darstellung der tachistoskopischen Gesichtsfeldstimulation. Die beiden Buchstaben (B und T) werden in unterschiedliche Gesichtsfeldhälften projiziert: der Buchstabe /B/ in die rechte und der Buchstabe /T/ in die linke Gesichtsfeldhälfte. Der Buchstabe /B/ wird im rechten Auge auf der nasalen Seite und im linken Auge auf der temporalen Seite der Retina abgebildet. Diese Retinainformationen werden von dort in den linksseitigen visuellen Kortex geleitet. Der Buchstabe /T/ wird entsprechend im rechten Auge auf der temporalen Seite und im linken Auge auf der nasalen Seite der Retina abgebildet. Von dort werden diese Informationen in den rechtsseitigen visuellen Kortex geleitet.

Augenbewegungen das jeweils andere Gesichtsfeld reizen.

Dass durch dieses Verfahren eine spezifische Reizung einer der beiden Hemisphären möglich ist, ist auf die Verschaltung der Sehnerven zurückzuführen. Das rechte Gesichtsfeld ist mit der linken und das linke Gesichtsfeld mit der rechten Hemisphäre direkt verbunden. Bezogen auf beide Augen bedeutet dies, dass die Nerven aus dem nasalen Retinabereich des rechten Auges und die Nerven aus dem temporalen Bereich des linken Auges in den linken primären visuellen Kortex (Areal 17, 18 nach Brodmann) geleitet werden. Temporale Retinabereiche des rechten Auges und nasale Retinabereiche des linken Auges projizieren in den rechten primären visuellen Kortex. Werden Wörter oder Buchstaben im rechten Gesichtsfeld präsentiert, werden diese schneller und besser erkannt, als wenn sie im linken Gesichtsfeld präsentiert werden. Präsentiert man nichtverbale Reize im linken Gesichtsfeld, werden diese schneller und präziser erkannt, als wenn sie dem rechten Gesichtsfeld präsentiert werden.

Diese Leistungsunterschiede werden im Wesentlichen durch zwei Modelle zu erklären versucht. Das erste ist das Modell des direkten Zugriffs (direct access model), das zweite das Weiterleitungsmodell (relay model). Im Rahmen des ersten Modells wird angenommen, dass die Information von der Hemisphäre verarbeitet wird, die zuerst diese Information übermittelt bekommt **(Abb. 6-3)**. Das würde bedeuten, dass Bearbeitungsdefizite auftreten, wenn die Information in die für die übermittelten Reize subdominante bzw. nicht spezialisierte Hemisphäre übertragen wird. Beim Weiterleitungsmodell wird davon ausgegan-

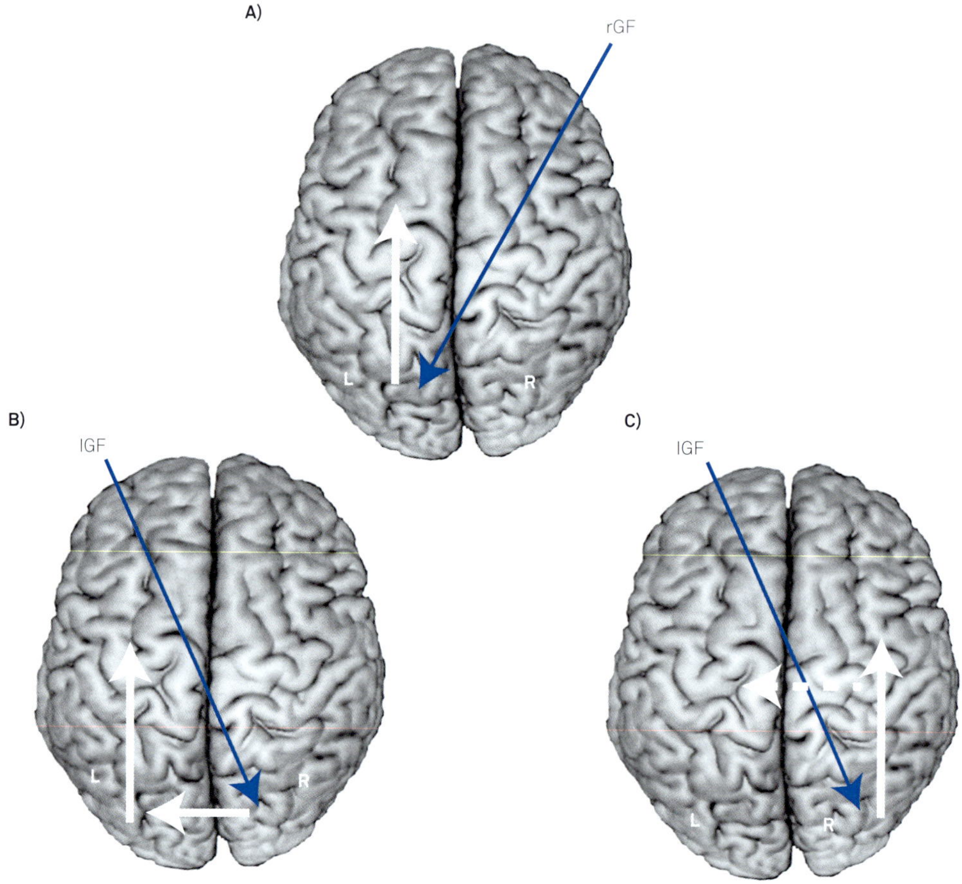

Abbildung 6-3: Schematische Darstellung der Annahmen des Modells des direkten Zugriffs (direct access model) und des Weiterleitungsmodells (callosal transfer model). Angenommen wird eine verbale Stimulation des rechten (rGF) und linken Gesichtsfeldes (lGF). Bei tachistoskopischer Darbietung des verbalen Reizes im rechten Gesichtsfeld (A) wird dieser Reiz der linken und damit sprachdominanten Hemisphäre zugeleitet. Die Informationsverarbeitung vollzieht sich dann überwiegend in der linken sprachdominanten Hemisphäre. (B) Bei tachistoskopischer Darbietung des verbalen Reizes im linken Gesichtsfeld (lGF) soll gemäß des Weiterleitungsmodells die Information über das Corpus callosum zur sprachdominanten Hemisphäre weitergeleitet werden. (C) Gemäß dem Modell des direkten Zugriffs sollen die der subdominanten Hemisphäre zugeleiteten Informationen direkt in der subdominanten Hemisphäre verarbeitet werden. Ein Übertritt der Informationen auf die sprachdominante Hemisphäre kann dabei später erfolgen.

gen, dass die Verarbeitung bestimmter Informationen immer (oder vorrangig) durch die spezialisierte Hemisphäre erfolgt. Werden die Informationen mittels der gesichtsfeldabhängigen Reizung in die nicht spezialisierte Hemisphäre übermittelt, werden diese Informationen gemäß dieser Modellvorstellung über die Kommissuren in die spezialisierte Hemisphäre übertragen. Durch diesen interhemisphärischen Informationsaustausch soll ein Informationsverlust oder auch die Abnahme des Signal-Rausch-Verhältnisses erfolgen, das den Nachteil der dem subdominanten Gesichtsfeld angeschlossenen neuronalen Strukturen bedingen soll.

Dass dem interhemisphärischen Informationsaustausch eine wichtige Bedeutung bei der gesichtsfeldabhängigen tachistoskopischen Reizung zukommt, konnte Roger Sperry (1974) an Patienten mit durchtrenntem Corpus callosum nachweisen. Allerdings zeigen Untersuchungen unter Verwendung der tachistoskopischen Darbietungstechnik bei Patienten mit einer Corpus-callosum-Agenesie, dass diese Patienten „gleich verschieden" Urteile treffen können, wenn sie aufgefordert werden, die in die beiden Hemisphären übermittelten Informationen miteinander zu vergleichen. Solche Befunde gaben Anlass zu der Vermutung, dass bei diesen Patienten auch extracallosale Informationswege (über die vordere Kommissur) zum interhemisphärischen Informationsaustausch genutzt werden.

Der **dichotische Hörtest** ist ein sehr gebräuchliches Verfahren, mit dem funktionale auditorische Asymmetrien untersucht werden. Das Prinzip dieser Methode besteht darin, den Versuchspersonen auf beiden Ohren gleichzeitig unterschiedliche akustische Reize darzubieten (**Abb. 6-4**). Bezüglich der Sprachverarbeitung linkshemisphärisch dominante Personen reproduzieren bei der dichotischen Darbietung von Sprache diejenigen akustischen Reize präziser, die dem rechten Ohr zugeleitet werden. Dies wird als Rechtsohrvorteil (ROV) bezeichnet. Personen, die bezüglich der Sprachverarbeitung rechtshemisphärisch dominant sind, reproduzieren verbales Material akkurater, wenn es dem linken Ohr dargeboten wird. Das heißt, es ist ein Rechtsohrvorteil (ROV) für die Verarbeitung von sprachlichem Material in der Regel nur bei kortikal linksdominanten Personen und ein Linksohrvorteil (LOV) bei kortikal rechtsdominanten Personen zu beobachten. Diese Ohrvorteilseffekte treten in der Regel nur bei dichotischen, aber nicht bei monauralen Testsituationen auf. Daher wird vermutet, dass bei der dichotischen Stimulation bereits subkortikal Selektionsprozesse ausgelöst werden, die letztlich die Ohrvorteilseffekte bedingen.

Die physiologischen Ursachen der Ohrvorteilseffekte sind allerdings bis heute noch nicht eindeutig geklärt; diskutiert werden unterschiedliche physiologische Modelle (Hugdahl, 1995). Wahrscheinlich ist eine Wechselwirkung zwischen Bottom-up- und Top-down-Mechanismen für das Zustandekommen dieser Ohrvorteile verantwortlich. Der Bottom-up-Mechanismus basiert auf spezialisierten neuronalen Netzwerken, die bestimmte Reize bevorzugt in einer Hemisphäre verarbeiten. Als Top-down-Mechanismus könnten Aufmerksamkeitseffekte wirksam werden, wobei untergeordnete Verarbeitungszentren durch übergeordnete vorbereitet werden. So ist z.B. vorstellbar, dass die auf dem linken Gyrus temporalis superior lokalisierten und für die Sprachverarbeitung spezialisierten neuronalen Netzwerke bei der Sprachverarbeitung stärker aktiviert sind. Diese stärkere Aktivierung könnte dann zur Top-down-Aktivierung der kontralateralen Hörbahn führen, die dann für die Verarbeitung von Sprachreizen vorbereitet (gebahnt) wäre. Obwohl dieses Modell plausibel erscheint und mit älteren Verhaltensexperimenten übereinstimmt, muss eine endgültige Bestätigung noch erbracht werden.

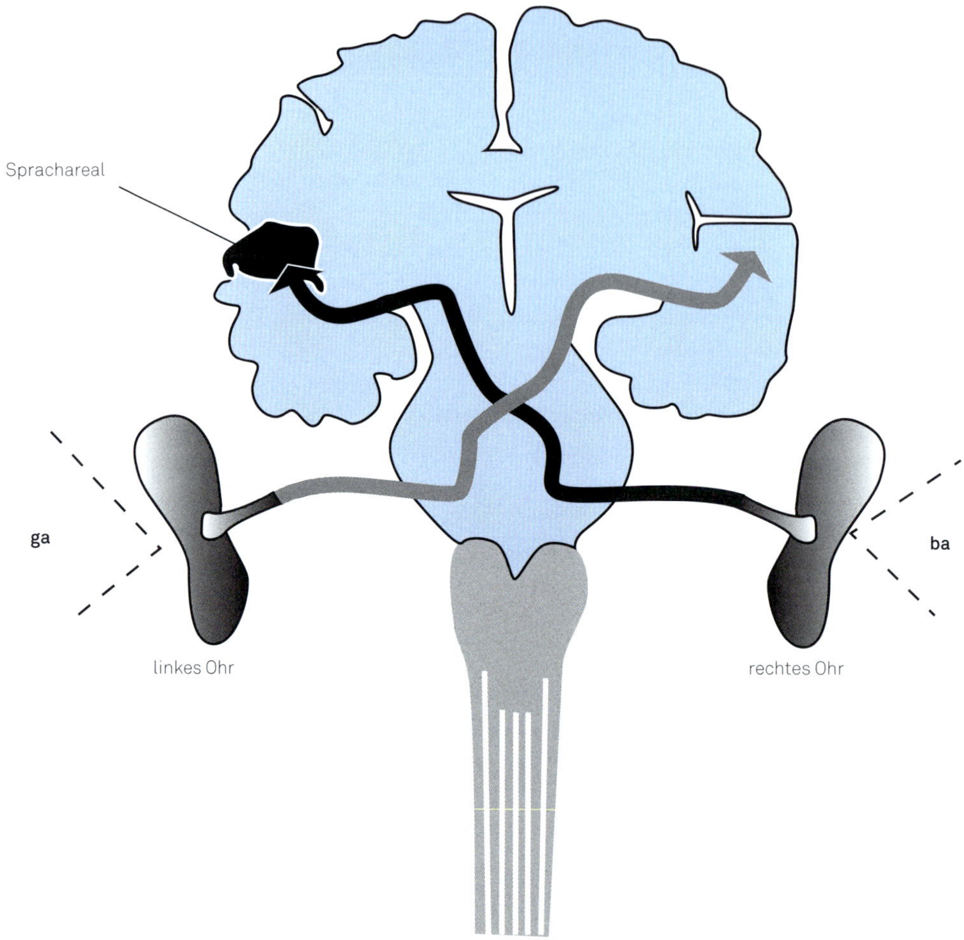

Abbildung 6-4: Schematische Darstellung des Prinzips der dichotischen Hörtestung und der neuronalen Verschaltung der beim dichotischen Hören beteiligten Hirnstrukturen. Die dem rechten Ohr dargebotenen Reize werden vorrangig im linksseitigen Sprachareal verarbeitet. Das führt zum Rechtsohrvorteil (ROV).

Die mit den dichotischen und tachistoskopischen Tests ermittelten Befunde zur Sprachlateralisierung können wie folgt zusammengefasst werden **(Tab. 6-5)**: 85–94 % der Rechtshänder und 70–80 % der Linkshänder haben einen linkshemisphärischen Vorteil bei der Verarbeitung von verbalem Material. Einen signifikanten Linksohrvorteil und/oder einen signifikanten Vorteil der linken Gesichtsfeldhälfte für Verbales zeigen lediglich 5 % der Rechts- und maximal 15 % der Linkshänder. Diese Befunde bestätigen teilweise die bereits dargestellten Befunde, die anhand von Läsionsstudien und Wada-Tests gewonnen wurden. Die Studien an gesunden Probanden lassen jedoch vermuten, dass mehr Linkshänder über eine „typische" linkshemisphärische Sprachdominanz verfügen, als ältere neurologische Studien nahelegen (siehe dazu auch Tabelle 6-1).

Tabelle 6-5: Metaanalytische Befunde der Lateralisierungseffekte für gesichtsfeldabhängige tachistoskopische Reizungen und dichotische Hörtests (nach Voyer, 1996). Die Effektgröße gibt die an der geschätzten Standardabweichung normierte Leistungsdifferenz zwischen dem linken und rechten Gesichtsfeld (lGF, rGF) bzw. dem linken und rechten Ohr (lOhr, rOhr) wieder.

Reizklasse	Testmodalität	Asymmetrierichtung	Effektgröße
verbale Aufgaben			
benennen	visuell	rGF > lGF	1.04*
Buchstaben	visuell	rGF > lGF	0.65*
Zahlwörter	visuell	rGF > lGF	0.63*
lexikalische Entscheidungen	visuell	rGF > lGF	0.58*
Bild-Wort-Vergleich	visuell	rGF > lGF	0.50*
verbale Stimuli	auditorisch	rOhr > lOhr	0.52*
nonverbale Aufgaben			
Punkte aufzählen	visuell	lGF > rGF	0.65*
Gesichter erkennen	visuell	lGF > rGF	0.49*
Muster erkennen	visuell	lGF > rGF	0.36*
Linienorientierungen	visuell	lGF > rGF	0.34*
Objekte erkennen	visuell	lGF > rGF	0.29*
Punkte erkennen	visuell	lGF > rGF	0.26*
nonverbale Stimuli (Musik)	auditorisch	lOhr > rOhr	0.39*

* statistisch signifikante Links-rechts-Asymmetrie

6.2.4. Neurophysiologische Asymmetrien

Asymmetrische Hirnaktivierungsmuster können mit den modernen bildgebenden Verfahren (und mittels EEG) im Zusammenhang mit unterschiedlichen Aufgaben gemessen werden. Diese neurophysiologischen Asymmetrien sind allerdings nicht einheitlich interpretierbar, denn es ist nicht immer eindeutig, ob die zugrunde liegenden Aktivitäten kortikale oder subkortikale Hemmungen oder Erregungen repräsentieren. Es ist demzufolge auch nicht geklärt, ob die an der Schädeloberfläche gemessene neurophysiologische Aktivität oder die intrazerebralen Durchblutungsveränderungen in den homotopen Hirngebieten beider Hemisphären Ähnliches oder gar das Gleiche bedeuten. So kann z. B. eine starke Durchblutungszunahme im dominanten linksseitigen Motorkortex während der Bewegung der rechten dominanten Hand auf andere neurophysiologische Mechanismen zurückzuführen sein als die Durchblutungszunahme im linksseitigen Motorkortex während der Bewegung der subdominanten linken Hand. Möglich ist sogar, dass beide Motorareale gleich stark durchblutet sind und damit keine Durchblutungsasymmetrie vorliegt, obwohl beide Hände deutlich unterschiedliche Leistungen erbringen.

Eine Untersuchung, bei der Rechts- und Linkshänder aufgefordert waren, einfache Finger-, Hand- und Armbewegungen durchzuführen, während gleichzeitig mittels MEG die Hirnaktivität über dem Motorkortex gemessen wurde, zeigte beispielsweise eine deutliche Asymmetrie hinsichtlich der Größe des aktivierten Motorkortex (Volkmann et al., 1998). Bei Rechtshändern ist das aktivierte Volumen im linksseitigen Motorkortex bei Bewegungen mit rechts (rechte Hand oder rechter Arm) deutlich größer als das aktivierte Volumen im rechtsseitigen Motorkortex bei linksseitigen Bewegungen. Bei Linkshändern ergab sich ein umgekehrtes Bild mit grundsätzlich stärkerer Aktivierung im rechtsseitigen im Vergleich zum linksseitigen Motorkortex. Obwohl die Bewegungen mit der dominanten Hand oder dem dominanten Arm effizienter ausgeführt werden, sind die neurophysiologischen Aktivitäten im dominanten Motorkortex stärker. Diese Aktivitätsdominanz wird einem differenzierteren dominanten Motorkortex zugeschrieben, der selbst bei einfachen Bewegungen grundsätzlich mehr aufeinander abgestimmte Erregungen und Hemmungen miteinander synchronisieren muss. Das bedeutet, dass die stärkere neurophysiologische Aktivität eine differenziertere neurophysiologische Kontrolle repräsentiert (**Differenzierungshypothese**).

Andere Befunde unterstützen eine andere Interpretationslinie: dass die zunehmende neurophysiologische Aktivität einen größeren Kontrollaufwand repräsentiert, der insbesondere bei der Kontrolle der subdominanten Hand oder Glieder offensichtlich werden soll. Dies zeigt sich insbesondere dann, wenn komplexere Bewegungen durchgeführt werden, dann nimmt v.a. die Aktivität in den Motorarealen zu, die v.a. die dominanten Glieder kontrollieren. Werden Bewegungen mit der subdominanten linken Hand gefordert, nehmen die Aktivierungen im rechtsseitigen Motorkortex stark zu. Diese starke Aktivität in subdominanten Motorarealen wird in diesem Zusammenhang einem größeren Kontrollaufwand zugeschrieben, der bei der Bewegung der subdominanten Hand nötig ist (**Kontrollaufwandshypothese**).

Welche dieser beiden Hypothesen zur Erklärung asymmetrischer (oder auch symmetrischer) Aktivierungsmuster herangezogen wird, hängt vom theoretischen Hintergrund und von der jeweiligen experimentellen Anordnung ab. Trotzdem bleibt die Interpretation asymmetrischer Aktivierungsmuster, gemessen mit fMRT, EEG und MEG, immer problematisch. Am besten interpretierbar sind asymmetrische Aktivierungsmuster, bei denen eine Hemisphäre im Vergleich zur anderen gar nicht oder kaum aktiviert ist.

Ein typisches stark asymmetrisches Aktivierungsmuster, bei dem eine Hemisphäre großflächig aktiviert ist, während die andere kaum Aktivierungen aufweist, lässt sich mit den sogenannten **Wortgenerierungsaufgaben** erzielen. Bei diesen Aufgaben müssen die Versuchspersonen viele verschiedene Wörter nacheinander mit dem gleichen Anfangsbuchstaben oder aus der gleichen semantischen Kategorie produzieren. Während dieser Wortgenerierungen können in der sprachdominanten Hemisphäre verstärkte Durchblutungen gemessen werden. Die Hirnareale, die besonders stark aktiviert werden, sind der linksseitige Frontalkortex (insbesondere der Gyrus frontalis inferior), der linksseitige Gyrus temporalis superior (Teil des sogenannten Wernicke-Areals), der Gyrus temporalis medius und der linksseitige Temporalpol (**Abb. 6-5**). Auch im Zusammenhang mit dem Lösen von Aufmerksamkeitsaufgaben sind insbesondere im rechtsseitigen parietofrontalen Netzwerk starke Durchblutungszunahmen zu messen (Jäncke et al., 2003; Sturm et al., 2004).

Auch mittels EEG konnten asymmetrische Hirnaktivierungsmuster objektiviert werden. Besonders auffällig sind die asymmetrischen Aktivierungsmuster im Zusammenhang mit Annäherungs- und Vermeidungsverhalten. Während der Annäherung nimmt die neurophysiologische Aktivität des linksseitigen Frontalkortex zu (Reduktion der Amplitude des Al-

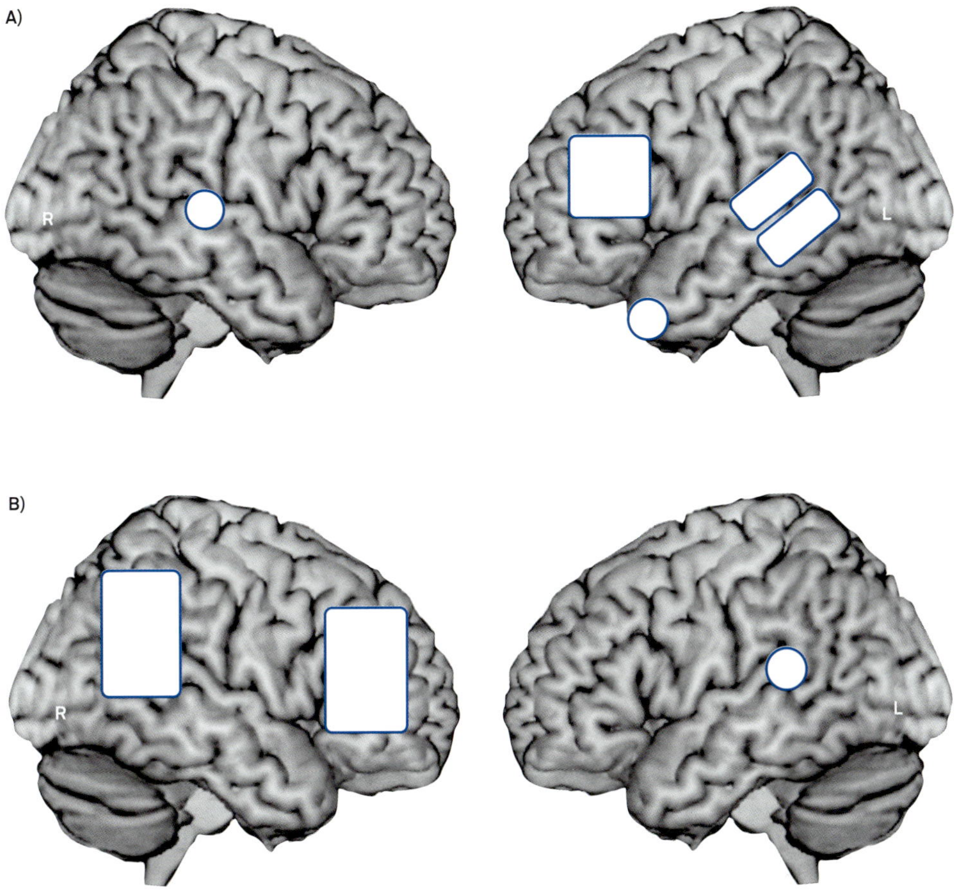

Abbildung 6-5: Asymmetrische Durchblutungsveränderungen (A) beim Lösen von Wortgenerierungsaufgaben und (B) beim Bearbeiten von Aufmerksamkeitsaufgaben.

pha-Bandes). In Situationen, in denen der Organismus eher Vermeidung als Strategie wählt, nehmen die Aktivitäten des linksseitigen Frontalkortex ab, während gleichzeitig die Aktivitäten des rechtsseitigen Frontalkortex zunehmen (s. Kap. 20). In weiteren Untersuchungen asymmetrischer Durchblutungsänderungen und neurophysiologischer Aktivierungen konnten zusammenfassend folgende Befunde erhoben werden:

- beim Bearbeiten von **sprachlichem Material**:
    - Visuell dargebotene Buchstaben und Worte evozieren bilaterale Durchblutungssteigerungen in inferior-posteriortemporalen Hirnarealen, wobei die linksseitigen Strukturen etwas stärker aktiviert sind als die rechtsseitigen.
    - Visuell dargebotene Sätze evozieren Aktivierungsveränderungen vorwiegend im Broca- und Wernicke-Areal, wobei die räumliche Ausdehnung der Aktivierung mit zunehmender Komplexität der Stimulation zunimmt. Neben diesen Aktivierungen finden sich – allerdings wesentlich schwächer – Aktivierungen in den homotopen Arealen der rechten Hemisphäre.

 - Auditorisch dargebotene Phonem-Identifikationsaufgaben und semantische Aufgaben evozieren **bilateral** Durchblutungssteigerungen primär- und sekundär-auditorischer Hirnareale mit gelegentlicher linkshemisphärischer Aktivierungsdominanz.
 - Auditorisch dargebotene semantische Aufgaben evozieren linkslateralisierte Aktivierungen im dorso- und inferiorlateralen Frontalkortex.
 - Phonetische Diskriminationsaufgaben evozieren eine gesteigerte Durchblutung im Broca-Areal und im Bereich des Planum temporale.
 - Während prosodischer Diskriminationsaufgaben können gesteigerte Durchblutungen im rechten Gyrus frontalis inferior festgestellt werden.
- beim Bearbeiten von **Gedächtnisaufgaben**:
 - Während des Encodierens neuer Gedächtnisinformationen findet sich in der Regel eine linkshemisphärische Aktivierungsdominanz im Frontalkortex und im Hippocampus.
 - Während des Abrufs von gelernten Gedächtnisinformationen ist eine rechtshemisphärische Aktivierungsdominanz im Frontalkortex und im Hippocampus festzustellen (HERA-Modell).
 - Je besser der Abruferfolg, desto stärker ist die Aktivität im linksseitigen Gyrus frontalis inferior.
 - Während des Abrufzustands treten länger andauernde Aktivierungen insbesondere des rechtsseitigen Frontalkortex auf. Je größer der Abrufaufwand, desto stärker ist die Durchblutungszunahme im rechtsseitigen Frontalkortex. Diese rechtsseitigen Durchblutungssteigerungen reflektieren wahrscheinlich alle Kontroll- und Überwachungsprozesse, die mit dem Abruf von episodischen Gedächtnisinformationen assoziiert sind.
 - Detaillierte Erinnerung (Rekollektion) ist mit starker linksseitiger Aktivität im Gyrus frontalis inferior verbunden.
 - Vertrautheit beim Abruf ist mit stärkerer Aktivität im rechtsseitigen Frontalkortex verbunden.
 - Beim erfolgreichen Encodieren von nichtverbalen episodischen Informationen sind der rechts- und linksseitige Gyrus frontalis inferior eingebunden.
 - Der linksseitige Hippocampus ist stärker in die Encodierung und den Abruf von verbalen Informationen eingebunden.
 - Der rechtsseitige Hippocampus dagegen ist stärker an der Encodierung und am Abruf nichtverbaler (v.a. räumlicher) Informationen beteiligt.
- beim Bearbeiten von **räumlichen Aufgaben**:
 - Beim räumlichen Orientieren ist insbesondere der rechte Parietallappen dominant aktiv; gleichzeitig ist der rechtsseitige hintere Hippocampus beim Erinnern räumlicher Karten eingebunden.
 - Beim Bearbeiten „globaler“ Reizaspekte zeigt sich eine Aktivierung des rechtsseitigen Gyrus lingualis, während die „lokale“ Reizanalyse mit Aktivierungen des linksseitigen inferior-okzipitalen Kortex einhergeht.
- asymmetrische Aktivierungsmuster im Zusammenhang mit **Emotionen**:
 - Bei Annäherung können Aktivitätssteigerungen im linksseitigen Frontalkortex, bei Vermeidung Aktivitätssteigerungen im rechtsseitigen Frontalkortex festgestellt werden.
- asymmetrische Aktivierungsmuster im Zusammenhang mit **Wahrnehmungsfunktionen**: Bei der Wahrnehmung von Gesichtern ist vorrangig der rechtsseitige Gyrus fusiformis aktiv.

6.2.5. Zusammenfassung der funktionellen Asymmetrien

In **Tabelle 6-6** sind die verschiedenen Funktionen dargestellt, für die in Verhaltensexperimenten und bildgebenden Studien deutliche funktionelle Asymmetrien festgestellt werden konnten.

6.2.6. Befunde aus der Neurologie

Während für die Verarbeitung sprachbezogener Informationen und die Kontrolle uni- und bimanualer Bewegungen klare funktionale Lateralisierungen gefunden wurden, die auf eine Verarbeitungs- bzw. Kontrolldominanz der linken Hemisphäre für diese Funktionsbereiche schließen lassen, sind die Befunde zur funktionalen Leistungsdominanz der rechten Hemisphäre insgesamt weniger eindeutig. Am eindeutigsten scheint noch eine Leistungsdominanz der rechten Hemisphäre bei der Verarbeitung von raumbezogenen Informationen zu sein. Eine Analyse der Daten von 272 Patienten mit unilateralen Läsionen ergab, dass ca. 70% der Rechtshänder mit rechtshemisphärischer Läsion Störungen in der Verarbeitung von **raumbezogenen Informatio-**

Tabelle 6-6: Zusammenfassung der Reizklassen, für die lateralisierte Verarbeitungen festgestellt wurden. Aufgeführt sind auch Reizklassen, die im Text keine Erwähnung fanden.

	linke Hemisphäre	**rechte Hemisphäre**
visuell	Buchstaben	komplexe geometrische Muster
	Wörter	Tiefeninformationen, stereoskopisches Sehen
	lokale Informationen	globale Informationen
		Gesichter
		Farben
auditorisch	Sprachlaute	Musik
		Umgebungsgeräusche
	kurz aufeinanderfolgende auditorische Reize; stimmlose Stimmeinsatzzeiten	länger aufeinanderfolgende auditorische Reize; stimmhafte Stimmeinsatzzeiten Vokale
somato-sensorisch		taktiles Erkennen komplexer Muster (Braille)
motorisch	Feinmotorik, Zielmotorik	Haltung, Stand
Systeme	Sprache (allgemein)	Prosodie
	Emotion (Annäherung)	Emotion (Abwehr)
	verbales Gedächtnis	visuelles Gedächtnis
	Arithmetik	
		Aufmerksamkeit (übergeordnet)
	Verarbeitung sequenzieller Informationen	Verarbeitung von Mustern
	Verarbeitung interner Informationen	Verarbeitung externer Informationen

nen aufwiesen (Bryden et al., 1983). Störungen in der Verarbeitung von raumbezogenen Informationen wurden in dieser Studie definiert anhand des Auftretens von „räumlicher Agnosie", „räumlicher Dysgrafie", „Verlust des topografischen Gedächtnisses" und „Konstruktions- und Ankleideapraxie". Nur 55 % der Linkshänder zeigten das gleiche Symptommuster bei rechtshemisphärischer Läsion. Die meisten dieser rechtshemisphärischen Läsionen betrafen posterior parietale Hirnareale, was die Bedeutung dieser Hirnbereiche für nonverbale Funktionen hervorhebt. Ältere Daten zeigten allerdings, dass offenbar nicht alle nonverbalen raumbezogenen Informationsverarbeitungsprozesse in gleicher Weise durch rechtshemisphärische Läsionen gestört zu sein scheinen. So fiel es Patienten mit rechtshemisphärischen Parietallappenläsionen v. a. schwer, Würfel zu identifizieren (90 % der Patienten) oder zweidimensionale Muster aus Papier mit einer Schere anzufertigen (86 % der Patienten). Ankleideapraxien und Halbseitenvernachlässigungen der linken Körperhälfte und des linken Gesichtsfeldes waren nur bei ca. zwei Drittel dieser Patienten festzustellen. Nur die Hälfte aller Patienten fiel durch den Verlust der topografischen Diskriminationsfähigkeit auf (McFie, 1960).

Neben den Defiziten in der Verarbeitung raumbezogener Informationen fallen bei den Patienten mit rechtsseitigen parietalen Läsionen auch **Aufmerksamkeitsdefizite** auf, die meistens mit der Verarbeitung der raumbezogenen Informationen zusammenhängen. So zeigen z. B. einige Patienten einen sogenannten „Halbseitenneglekt" (Hemineglekt), was einer Unaufmerksamkeit gegenüber einer Hälfte ihrer räumlichen Umgebung entspricht. Hierbei werden Objekte auf der linken Seite oder Ereignisse, die links von den Patienten stattfinden, nicht wahrgenommen. Eine beeindruckende Folge rechtsseitiger Läsionen im Temporallappen (Brodmann-Areale 20 und 21) stellt die **Prosopagnosie** dar. Hierbei handelt es sich um die Unfähigkeit, Gesichter zu erkennen bzw. zu unterscheiden. Unabhängig von der Prosopagnosie können weitere Agnosien bei rechtshemisphärischen Läsionen auftreten: **Agnosie für Zeichnungen** (Defizite im Erkennen und Interpretieren von Zeichnungen und geometrischen Objekten; Läsionen in den Brodmann-Areale 18, 19, 20 und 21), **Farbagnosie** (Unfähigkeit, Farbe zu erkennen; Läsionen in den Brodmann-Areale 18 und 19), **Anosognosie** (Unfähigkeit, ein Bewusstsein für Krankheiten zu entwickeln; Läsionen in den Brodmann-Arealen 7 und 40) und **visuell-räumliche Agnosie** (Defizite im stereoskopischen Sehen und in der Entwicklung topografischer Konzepte; Läsionen in den Brodmann-Arealen 18, 19 und 37). Läsionen im rechten Temporallappen (Brodmannareale 42 und 22) resultieren in unterschiedlichen Ausfällen bzw. Defiziten. Seltener werden **Geräusch-**, **Ton-** und/oder **Klangagnosien** beobachtet, häufiger allerdings Ausfälle bzw. Defizite im musikalischen Bereich (**Amusie**). Die musikalischen Ausfälle umfassen unter anderem die Unfähigkeit, Melodien zu erkennen und musikalische Rhythmen oder Tempi auseinanderzuhalten. Diskutiert wird derzeit, ob sich bei professionellen Musikern ein anderes Lateralisierungsmuster ergibt.

6.3. Corpus callosum und interhemisphärischer Informationsaustausch

6.3.1. Split brain

Das Corpus callosum (auch Balken genannt) ist indirekt mit funktionellen Hemisphärenasymmetrien assoziiert, denn über dieses „Kabelsystem" verlaufen die Fasern, die beide Hemisphären miteinander verbinden. Die Bedeutung des Corpus callosum beim Menschen konnte erstmalig durch Untersuchungen an Split-brain-Patienten verdeutlicht werden. Bei diesen Patienten wurde das Corpus callosum neurochirurgisch vollständig durchtrennt, um die Ausbreitung epileptischer Anfälle von einer auf die andere Hemisphäre zu unterbinden. Es zeigte sich, dass dieser operative Eingriff in der Tat zur Abmilderung der epileptischen Symptomatik beitrug. Folgende neuropsychologische Untersuchungen unter Einsatz experimentalpsychologischer Techniken (s. o.) legten nahe, dass die beiden Hemisphären dieser Patienten nahezu unabhängig voneinander arbeitet, wobei jede Hemisphäre typische Verarbeitungspräferenzen aufwies.

Diese Erkenntnis ist im Wesentlichen den Arbeiten von Roger Sperry und seinen Kollegen zu verdanken, für die Sperry letztlich den Nobelpreis für Physiologie erhielt. Die Unabhängigkeit und **Spezialisierung beider Hemisphären** konnte er im Wesentlichen durch die Anwendung dreier Methoden beweisen: die tachistoskopische Darbietung von visuellen Stimuli in jeweils getrennten Gesichtsfeldern, die taktile Stimulation einer Hand ohne visuelle Begleitinformation sowie die dichotische Hörtestung (s. o.). Split-brain-Patienten sind häufig untersucht worden. Zusammengefasst konnte festgestellt werden, dass die selektive Stimulation der linken Hemisphäre (visuell, auditorisch oder taktil) dazu führte, dass die so präsentierten Stimuli verbal benannt bzw. verarbeitet werden konnten. Sofern allerdings die Stimuli selektiv der rechten Hemisphäre zugeführt wurden, war die verbale Be- bzw. Verarbeitung defizitär bzw. nicht möglich. Neben diesen klassischen Befunden konnten auch selektive Bevorzugungen der rechten Hemisphäre für emotionale bzw. holistische Reize gefunden werden.

6.3.2. Corpus-callosum-Anatomie

Das Corpus callosum ist ein Faserbündel, das Nervenfasern enthält, die beide Hemisphären miteinander verbinden.

Wichtige Eigenschaften des Corpus callosum (CC) sind:

- das CC besteht aus ca. 200–350 × 106 Axonen
- ca. 2–3 % aller kortikalen Neurone werden über das CC miteinander verbunden
- überwiegend werden homologe Hirnareale miteinander verbunden
- die Größe der Mittsaggitalfläche korreliert mit der Anzahl der (größeren) Axone, die das CC ausmachen (r = 0.88)
- ca. 40–60 % aller Axone des CC sind sehr dünn (< 0.1 µm)
- die vorderen Teile des CC (Rostrum und Genu) beinhalten Axone, die Neurone im Frontalkortex miteinander verbinden
- der mittlere Teil (Truncus) beinhaltet Neurone, die den auditorischen Kortex und Prämotorareale miteinander verbinden
- die Motorareale werden über den Isthmus, einen hinteren Teil des CC, miteinander verbunden
- das Splenium (der hinterste Teil des CC) verbindet den Okzipitalkortex beider Hemisphären, insbesondere den visuellen Kortex.

Die genaue Funktion des Corpus callosum bei der Hemisphärenasymmetrie ist noch nicht bekannt. Man weiß v. a. aufgrund der Arbeiten mit Split-brain-Patienten, dass das Corpus callosum für den interhemisphärischen Informationsaustausch von herausragender Bedeutung ist. Aber welche Informationen über das Corpus callosum vermittelt werden, ist bislang nicht bekannt.

Unter Rückgriff auf anatomische Arbeiten an Post-mortem-Gehirnen und Gehirnen von Affen können die Zusammensetzung des Corpus callosum des Menschen und die ungefähren **Transferzeiten** anhand der Distanz zwischen den Hemisphären und der Axondicke geschätzt werden (**Tab. 6-7**). Für die dünnen und unmyelinisierten Axone ist eine interhemisphärische Transferzeit von 50 bis 433 ms

Tabelle 6-7: Größen der Axone des Corpus callosums und die geschätzten interhemisphärischen Transferzeiten bei einer angenommenen Distanz zwischen den Hemisphären von 10 bis 13 cm. Der korrigierte Axondurchmesser berücksichtigt, dass bei Post-mortem-Gehirnen durch Flüssigkeitsverlust die Zellkompartimente und damit auch die Axone etwas kleiner werden (nach Aboitiz et al., 1992).

Axondurchmesser	korrigierter Axondurchmesser (µm)	Geschwindigkeit (mm/ms)	interhemisphärische Transferzeit bei einer Distanz von 100 bis 130 mm (ms)
unmyelinisiert	0,1–1	0,3–3,2	50–433
0,4 µm	0,6	5,2	19,1–24,9
1 µm	1,5	13,1	7,6–9,9
3 µm	4,6	40	2,5–3,2
5 µm	7,7	67	1,5–1,9

zu veranschlagen. Bei den dickeren Fasern, die v. a. im Splenium und im vorderen Truncus zu finden sind, können Transferzeiten von 1,5 bis ca. 2 ms angenommen werden. Diese schnellen Transfers sind funktional auch notwendig, um die visuellen und motorischen Informationen zwischen beiden Hemisphären auszutauschen. Allerdings muss berücksichtigt werden, dass ca. 40–60 % aller Axone des Corpus callosum dünn und unmyelinisiert sind, was bedeutet, dass sie für den schnellen Informationsaustausch ungeeignet sind. Möglicherweise werden diese Axone zur Aktivierungskontrolle oder zur gegenseitigen Hemmung genutzt, denn für diese Prozesse ist eine hohe Übertragungsgeschwindigkeit nicht zwingend notwendig.

Diskutiert wird aktuell, ob ein größeres Corpus callosum einen ausgeprägteren interhemisphärischen Informationsaustausch ermöglicht. Das würde bedeuten, dass Personen mit einem großen Corpus callosum über einen ausgeprägteren und möglicherweise effizienteren Informationsaustausch verfügen. Sie müssten demzufolge funktional weniger lateralisiert sein als Personen mit einem kleinen Corpus callosum. Die bislang hierzu berichteten Befunde sind allerdings widersprüchlich.

Es zeigt sich jedoch ein Zusammenhang zwischen der relativen Größe des Corpus callosum und dem Gehirnvolumen. Große Gehirne sind durch relativ kleine Corpus-callosum-Flächen (Corpus callosum in Relation zum Gehirnvolumen) gekennzeichnet, während kleine Gehirne erstaunlicherweise relativ große Corpus-callosum-Areale aufweisen. Daraus kann man schließen, dass große Gehirne verglichen mit kleinen über eine relativ reduzierte interhemisphärische Kommunikation verfügen. Diese Vermutung wird durch Simulationsrechnungen gestützt, die belegen, dass mit zunehmender Hirngröße die interhemisphärischen Distanzen zu groß werden, um in angemessener Zeit überbrückt zu werden (Ringo et al., 1994). Um z. B. bei einem großen Gehirn die interhemisphärische Transmissionszeit in etwa der Größenordnung konstant zu halten, wie sie für kleinere Gehirne zu veranschlagen ist, müsste das Corpus callosum infolge starker Myelinisierung überproportional groß werden. Das würde bedeuten, dass bei großen Gehirnen überproportional große Corpus-callosum-Areale feststellbar sein müssten. Dies ist allerdings bislang nicht berichtet worden; im Gegenteil, je größer die Gehirne werden, desto mehr nimmt die relative Größe des Corpus callosum ab (Jancke et al., 1997).

Hieraus kann abgeleitet werden, dass die funktionale Lateralisierung unter anderem (vielleicht sogar im Wesentlichen) eine Funktion der Hirngröße ist, wobei die funktionale Lateralisierung sich infolge der Notwendigkeit zur schnellen Kommunikation innerhalb funktionsverwandter neuronaler Netzwerke ergibt.

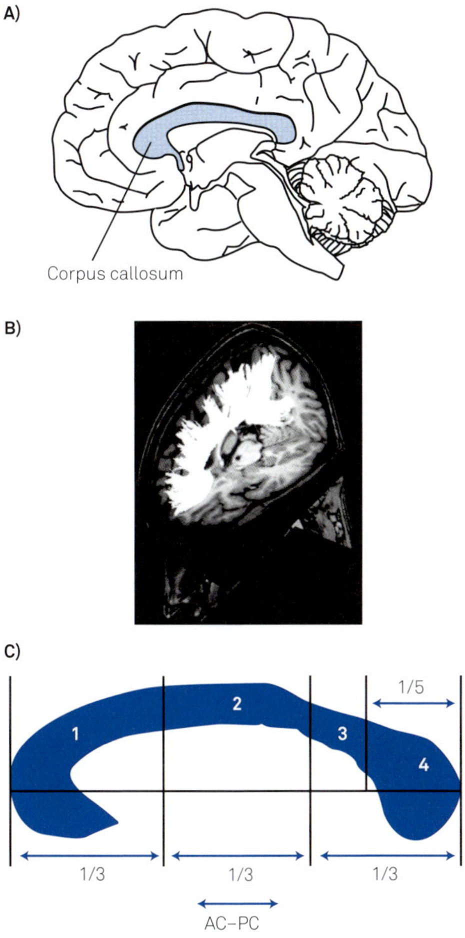

Abbildung 6-6: (A) Schematische Darstellung eines Mittsagittalschnitts des Corpus callosums. (B) Darstellung der Axone, die durch das Corpus callosum kreuzen und sich dann in die Hemisphären verteilen. (C) Angegeben sind die üblichen Einteilungen des Corpus callosums in ein vorderes Drittel (1: Rostrum und Genu), ein mittleres Drittel (2: Truncus) und ein hinteres Drittel, das den Isthmus (3) und das Splenium (4) beinhaltet. Die Einteilung wird anhand einer gedachten Linie vorgenommen, welche die anteriore (AC) und posteriore (PC) Kommissur miteinander verbindet.

Bei kleinen Gehirnen ist der Informationsaustausch ohne nennenswerten Zeitverlust auch über das Corpus callosum noch möglich. Bei großen Gehirnen dagegen wird der Informationsaustausch über das Corpus callosum zu zeitraubend. Deshalb wird eher die Strategie der intrahemisphärischen Kommunikation gewählt. Das bedeutet, dass mehr innerhalb einer Hemisphäre und weniger zwischen den Hemisphären kommuniziert wird – je größer also die Gehirne, desto mehr Lateralisierung.

In einer neueren Arbeit konnte der negative Zusammenhang zwischen inter- und intrahemisphärischer Verkabelung nachgewiesen werden (Hänggi et al., 2014). Die inter- und intrahemisphärischen Faserverbindungen wurden mittels Diffusion-Tensor-Imaging-Technik rekonstruiert und die Anzahl der rekonstruierten Fasern geschätzt. Hierbei zeigte sich, dass große Gehirne – im Vergleich zu kleinen Gehirnen – durch mehr interhemisphärische und weniger intrahemisphärische Fasern auffallen. Bei kleinen Gehirnen war dieses Verhältnis umgekehrt: Sie verfügen über mehr interhemisphärische Verbindungen als große Gehirne, aber weniger intrahemisphärische Verbindungen **(Abb. 6-7)**.

6.4. Anatomische Asymmetrien

Lange Zeit war nicht klar, ob hirnanatomische Links-rechts-Asymmetrien systematisch auftreten und funktionell bedeutsam sind. Erst seit der Arbeit von Geschwind und Levitsky, in der bei 100 post mortem untersuchten Gehirnen ein volumetrisches Linksüberwiegen des Planum temporale festgestellt wurde, werden anatomische Asymmetrien v.a. in perisylvischen Hirnbereichen mit funktionellen Asymmetrien in Verbindung gebracht. In weiteren Arbeiten zur In-vivo-Morphometrie konnten auch Volumenasymmetrien hinsichtlich frontaler, okzipitaler und parietaler Hirnbereiche, des hinteren Hippocampus, des Sulcus centralis und des Kleinhirns nachgewiesen werden. Mittlerweile ist ein sehr dynamisches Forschungsgebiet entstanden, das Struktur-Funktions-Zusammenhänge untersucht.

6.4.1. Sylvische Fissur

Die Fissura lateralis, auch Sylvische Fissur genannt, ist eine der auffälligsten Furchen des Primatenhirns. Diese Fissur entsteht im Wesentlichen aufgrund eines im Vergleich zum Wachstum innerer kortikaler Strukturen stärkeren Wachstums äußerer Kortexteile. Dieses Wachstum verläuft interindividuell sehr unterschiedlich und ist auch zwischen den beiden Hemisphären asymmetrisch. Vor allem die starke Volumenzunahme des parietalen und temporalen Operculums beeinflusst die Form der Sylvischen Fissur. Hierbei weist das linksseitige parietale Operculum eine stärkere Volumenzunahme auf als das rechtsseitige. Auf der *linksseitigen Hemisphäre* ist die Sylvische Fissur durch einen langen horizontalen Teil mit gleichzeitig kurzem vertikalen Teil gekennzeichnet. Auf der *rechten Hemisphäre* fällt dagegen ein kurzer horizontaler Teil mit einem relativ langen vertikalen Teil auf **(Abb. 6-7)**. Diese Form der Sylvischen Fissur wird bei ca. zwei Drittel aller erwachsenen Gehirne gefunden. Die charakteristische Formasymmetrie der Sylvischen Fissur tritt bei Föten ab dem 5.–6. Monat auf. Es ist also zu vermuten,

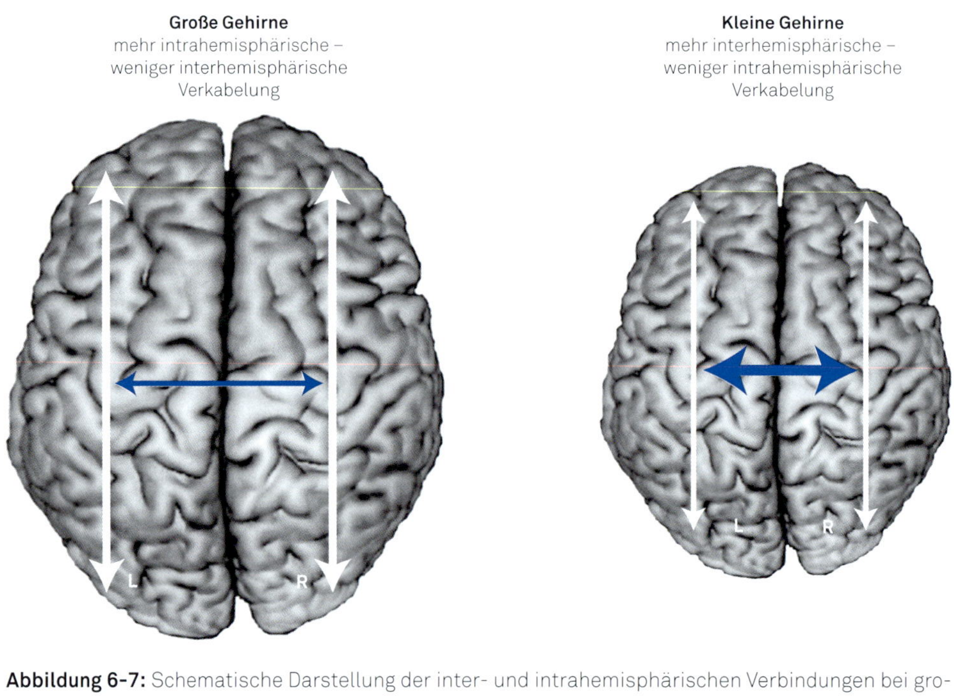

Abbildung 6-7: Schematische Darstellung der inter- und intrahemisphärischen Verbindungen bei großen und kleinen Gehirnen. Die Dicke der Pfeile repräsentiert die Anzahl der rekonstruierten Verbindungen. Diese Abbildung ist den Befunden aus der Arbeit von Hänggi et al. (2014) nachempfunden. Links erkennt man ein großes Gehirn mit einer „geringen" interhemisphärischen Kommunikation (dargestellt durch den dünnen Pfeil, der beide Hemisphären miteinander verbindet). Rechts erkennt man ein kleines Gehirn mit einem dicken Pfeil, der beide Hemisphären miteinander verbindet. Der dicke Pfeil repräsentiert eine „intensive" interhemisphärische Kommunikation.

dass diese Asymmetrie genetisch fixiert ist und nicht auf ein asymmetrisches vorgeburtliches „Sterben" von Neuronen oder sonstige bis heute unbekannte Einflüsse während der Ontogenese zurückzuführen ist. Einige Arbeiten weisen darauf hin, dass bestimmte Formaspekte der Sylvischen Fissur mit Kennwerten der funktionellen Asymmetrie zusammenhängen. So soll z. B. die Gesamtlänge der Sylvischen Fissur (rechts + links) mit dem Ausmaß der Händigkeit bei Männern korrelieren.

Die Hirngebiete, welche die Sylvische Fissur umgeben, werden **perisylvische Hirngebiete** genannt. Sie sind in die Kontrolle von höheren kognitiven Funktionen eingebunden, z. B. Sprachwahrnehmung, Sprachproduktion, Handlungsvorbereitung, Imitation von Verhalten, räumliche Orientierung, Aufmerksamkeit, Willenskontrolle und Körperwahrnehmung. Viele dieser kognitiven Funktionen werden bevorzugt von perisylvischen Hirngebieten einer Hemisphäre kontrolliert. Aus diesem Grund werden die morphologischen Besonderheiten der Sylvischen Fissur eingehend untersucht, um Kennwerte für die anatomische Grundlage der funktionellen Hemisphärenasymmetrie zu gewinnen.

6.4.2. Globale Links-rechts-Unterschiede

Zu den am frühesten bekannten hirnanatomischen Asymmetrien zählen die asymmetrisch geformten frontalen und okzipitalen Hirnpole auf beiden Hemisphären. Unterschieden werden **okzipitale** und **frontale „Weiten"** sowie okzipitale und frontale **Petalia**. Die okzipitale Weite ist als Distanz zwischen dem lateralen Rand des okzipitalen Großhirns und dem Mittelpunkt der Fissura centralis definiert. Analog wird die frontale Weite als Distanz zwischen dem lateralen Rand des frontalen vorderen Hirnbereichs und dem Mittelpunkt der Fissura centralis definiert (**Abb. 6-9**). Eine

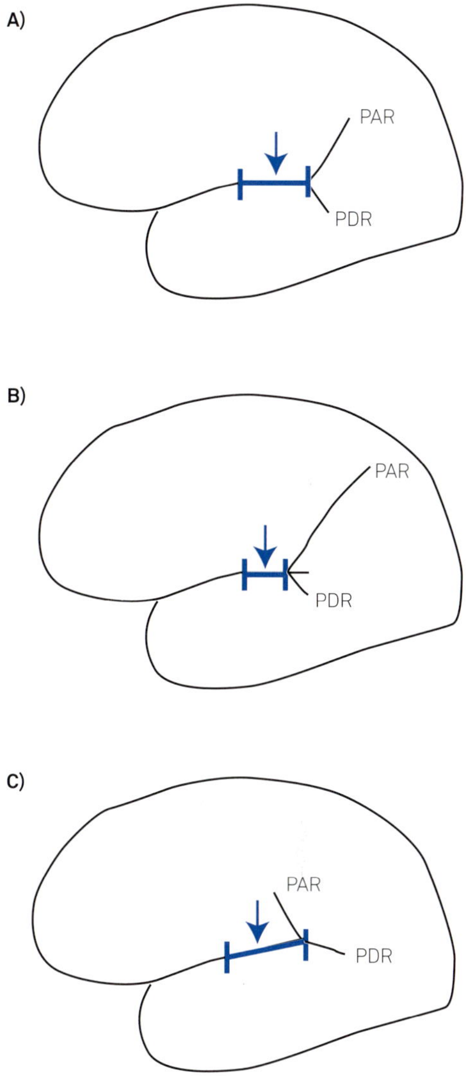

Abbildung 6-8: Schematische Lateralansichten des Kortex. Der Verlauf der Sylvischen Fissur ist hier besonders hervorgehoben. Der horizontale Teil der Sylvischen Fissur ist durch einen Pfeil gekennzeichnet. PAR (Ramus posterior ascendens): der aufsteigende Teil der Sylvischen Fissur; PDR (Ramus posterior descendens): der absteigende Teil der Sylvischen Fissur. (A) Typischer Verlauf der Sylvischen Fissur auf der linken Hemisphäre. (B) Typischer Verlauf auf der rechten Hemisphäre. (C) Seltener Verlauf, der auf der rechten Hemisphäre auftritt.

Reihe von Studien hat gezeigt, dass Rechtshänder über größere okzipitale Weiten auf der linken Hemisphäre verfügen als Linkshänder. Bei Linkshändern dagegen werden etwas häufiger symmetrische okzipitale Weiten festgestellt als bei Rechtshändern. Die okzipitalen Weiten der einen Hemisphäre korrelieren mit den frontalen Weiten der anderen Hemisphäre. Das bedeutet, dass Individuen, die über eine größere okzipitale Weite auf der linken Hemisphäre verfügen, auch eine größere frontale Weite auf der rechten Hemisphäre aufweisen. Die größeren okzipitalen Weiten auf der linken Hemisphäre werden einer Volumenzunahme linksseitiger perisylvischer und okzipitaler Hirnstrukturen zugeschrieben und in direkten Zusammenhang mit anderen perisylvischen Asymmetrien und der Sprachlateralisierung gebracht.

Neben diesen asymmetrischen frontalen und okzipitalen Weiten existieren asymmetrische Längenverschiebungen, die als okzipitale und frontale **Petalia** bzw. als okzipitale und frontale Längen bezeichnet werden. Sie werden ebenfalls der asymmetrischen Volumenzunahme zugeschrieben (**Abb. 6-8** und **Abb. 6-9**). Diese asymmetrischen Verformungen werden auch als Yakovlev-Torque oder Yakovlev-Drehmoment bezeichnet. Hierunter wird die Neigung bezeichnet, dass die rechte vordere Seite des menschlichen Gehirns leicht nach links verzogen bzw. verdreht ist. Demgegenüber ist die linke hintere Seite des menschlichen Gehirns leicht nach rechts verzogen bzw. verdreht (**Abb. 6-9**). Diese Verzerrung des menschlichen Gehirns wurde erstmalig von dem Neuroanatomen Paul Ivan Yakovlev (1894–1983) beschrieben. Dadurch entsteht der Eindruck, dass der rechtsseitige Frontalkortex und der linksseitige Occipitalkortex länger sind.

Diese „Gehirnverlängerungen“ sollen sich in Verformungen des Schädelknochens sowie in charakteristischen Schädelabdrücken niederschlagen, was bei der Analyse von fossilen

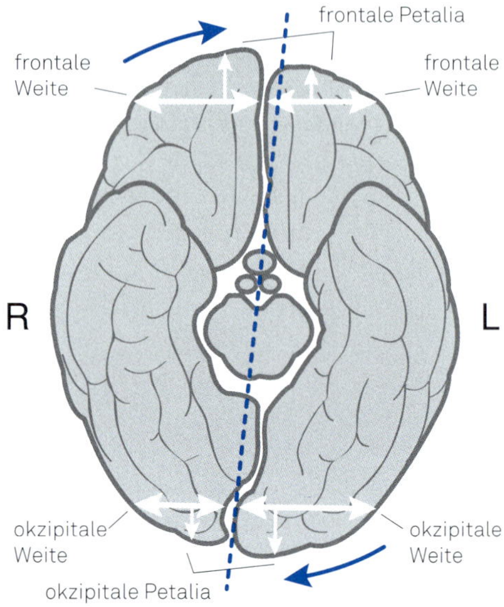

Abbildung 6-9: Okzipitale und frontale Weiten sowie okzipitale und frontale Petalia. Eine gebräuchliche Definition für die „Weitenmaße“ und die Petalia ist, horizontale Linien auf einer gedachten Linie zu ziehen, die eine gedachte Linie auf der rostrokaudalen Achse (von anterior nach posterior) bei 10–15 % (bzw. 85–90 %) schneidet. Auf dieser Abbildung ist auch das Yakovlev-Drehmoment dargestellt. Man erkennt, dass die rechte Seite des Frontalkortex nach vorne gestreckt und leicht nach links verdreht ist. Des Weiteren ist der Okzipitalkortex leicht nach hinten gedehnt und nach rechts verdreht.

Schädelfunden genutzt wird. Die Analyse von 250 Schädeln hinsichtlich dieser Längenmerkmale ergab bei ca. 37 % aller Schädel deutliche Anzeichen von linksseitigen und bei nur ca. 19 % Anzeichen von rechtsseitigen okzipitalen Schädelverformungen (Hadziselimovic & Cus, 1966).

Asymmetrische frontale und okzipitale Hirnverlängerungen sind mittels CT beschrieben worden, wobei grundsätzlich häufiger ein im Vergleich zum rechten Hirn längerer linker okzipitaler Pol konstatiert wurde. Andererseits wird im Allgemeinen auch häufiger ein im Vergleich zum linken Hirn längerer rechter frontaler Pol festgestellt. Linkshänder scheinen bei diesen Maßen etwas mehr zur Symmetrie zu tendieren. Grundsätzlich sind die Befunde dieser Studien so zu interpretieren, dass eine asymmetrische, (v.a. bei Rechtshändern) linksseitig dominierende Volumenzunahme im perisylvischen und okzipitalen Hirnbereich vorzuliegen scheint.

6.4.3. Die Planum-temporale- und Planum-parietale-Asymmetrie[20]

Ein intensiv untersuchtes Hirngebiet, für das Struktur-Funktions-Beziehungen beschrieben wurden und das eine deutliche Links-rechts-Asymmetrie aufweist, ist das **Planum temporale** (Abb. 6-9). Das Planum temporale ist die Fläche auf dem Gyrus temporalis superior und liegt somit im Zentrum der Wernicke-Region, bei deren Ausfall auf der sprachdominanten Hemisphäre eine sensorische Aphasie auftritt. Weite Bereiche des Planum temporale bestehen aus einem stark granulären Kortex, dessen zytoarchitektonischer Aufbau dem des Assoziationskortex ähnelt. Insofern ist das Planum temporale zytoarchitektonisch anders aufgebaut als die primäre Hörrinde, was darauf hinweist, dass das Planum temporale in andere Funktionsbereiche eingebettet ist. Diskutiert wird derzeit, ob es in komplexe auditorische Analysen eingebunden ist (computational hub; Griffiths & Warren, 2002).

Die Links-rechts-Asymmetrie des Planum temporale ist in den letzten 50 Jahren intensiv untersucht worden. Während anfangs Leichengehirne studiert wurden, sind mittlerweile viele In-vivo-Untersuchungen mittels MRT durchgeführt worden. In der Studie mit der bislang größten Stichprobe (N = 250 gesunde Personen) waren die Planum-temporale-Areale auf der linken Hemisphäre deutlich vergrößert (Jancke et al., 2003). Die **Planum-temporale-Asymmetrie** korreliert mit der Händigkeit, wobei Rechtshänder eine deutlichere linksgerichtete Asymmetrie aufweisen (Abb. 6-10). Diese Asymmetrie ist bereits bei Kindern im Alter von acht Jahren vollständig ausgeprägt. Aufgrund des Zusammenhangs zwischen der Händigkeit und der Sprachlateralisierung sowie dem Umstand, dass das Planum temporale

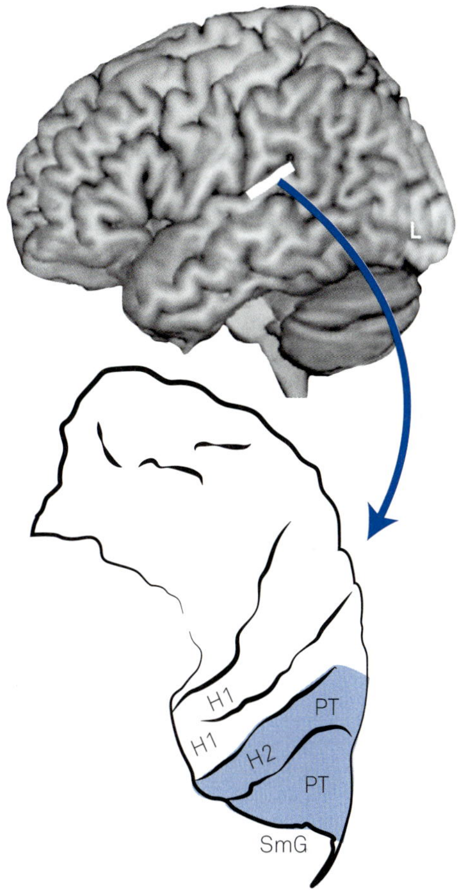

Abbildung 6-10: Horizontalschnitt durch die Sylvische Fissur mit den Heschlschen Windungen (H1 und H2) und dem Planum temporale (PT). Das Planum temporale ist auf der linken Seite größer als auf der rechten. SmG: Gyrus supramarginalis.

20 Eine detaillierte Darstellung dieser anatomischen Asymmetrien findet man in Jäncke und Steinmetz (2003).

weitgehend in höhere auditorische Analysen eingebunden ist, wird vermutet, dass diese Planum-temporale-Asymmetrie die strukturelle Grundlage der Sprachlateralisierung darstellt. Eine genetische Determinierung des Ausmaßes der Planum-temporale-Asymmetrie ist allerdings unwahrscheinlich, da praktisch keine Konkordanz hinsichtlich Richtung und Ausmaß dieser Asymmetrie bei eineiigen Zwillingen festgestellt werden konnte (Jäncke & Steinmetz, 2003).

Das **Planum parietale** ist ein weiteres perisylvisches Hirngebiet, für das deutliche Links-rechts-Asymmetrien beschrieben wurden (Jancke et al., 1994). Hierbei handelt es sich um die Fläche auf dem aufsteigenden Teil der Sylvischen Fissur, die im Wesentlichen die Oberfläche des Gyrus supramarginalis ausmacht. Bei Frauen ist das Planum parietale deutlich rechtslateralisiert, während bei Männern nur die Rechtshänder eine Rechtslateralisierung aufweisen. Ob diese Asymmetrie mit Verhaltensmaßen und/oder Kognitionen zusammenhängt, ist bislang nicht näher untersucht worden (**Abb. 6-11**).

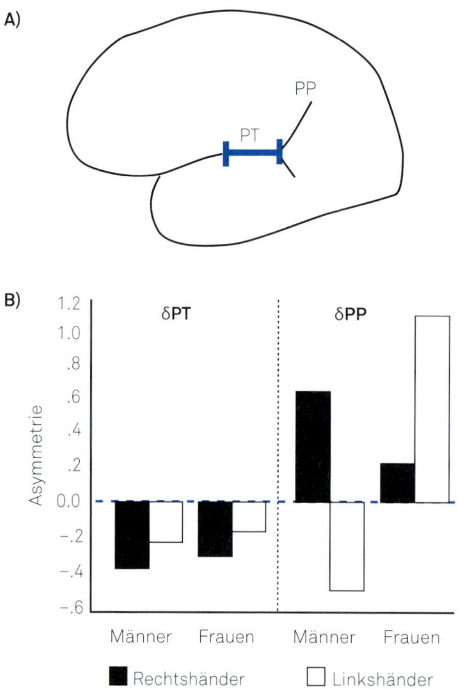

Abbildung 6-11: (A) Schematische Darstellung der Lage des Planum temporale (PT) und des Planum parietale (PP). (B) Anatomische Asymmetrien (ausgedrückt als Asymmetriekoeffizient; R-L/R+L) für Rechtshänder (dunkle Balken) und Linkshänder (helle Balken).

6.4.4. Weitere anatomische Asymmetrien

Eine interessante anatomische Asymmetrie konnte im Motorkortex – genauer im **Handmotorareal** – festgestellt werden. Da es schwierig ist, die Grenzen des Handmotorareals genau zu erfassen, kann die Größe dieses Gebiets nur geschätzt werden. Eine Möglichkeit der Schätzung besteht darin, die Tiefe des Sulcus centralis (SC-Tiefe) im Bereich des Handmotorareals zu vermessen (**Abb. 6-12**). Bei Rechtshändern findet sich eine Linksasymmetrie der SC-Tiefe, während bei Linkshändern eine reduzierte Linksasymmetrie oder eine Rechtsasymmetrie vorliegt (Amunts et al., 2000). Die dominante rechte Hand wird demzufolge bei Rechtshändern von einem großen linksseitigen Handmotorkortex kontrolliert, während die subdominante linke Hand von einem relativ kleinen rechtsseitigen Handmotorkortex kontrolliert wird. Möglicherweise ist das Handmotorareal bei Rechtshändern auf der dominanten linken Hemisphäre deshalb größer, weil mehr oder größere, mit einem ausgedehnteren Neuropil versehene oder verbundene Neurone dort lokalisiert sind. Insgesamt kann davon ausgegangen werden, dass ein größeres Areal auch ein größeres neuronales Netz mit mehr Speicher- und Kontrollmöglichkeiten repräsentiert. Dies könnte auch der Grund dafür sein, dass Rechtshänder geschickter ihre dominante rechte Hand nutzen können. Bei Linkshändern ergibt sich ein etwas unklareres

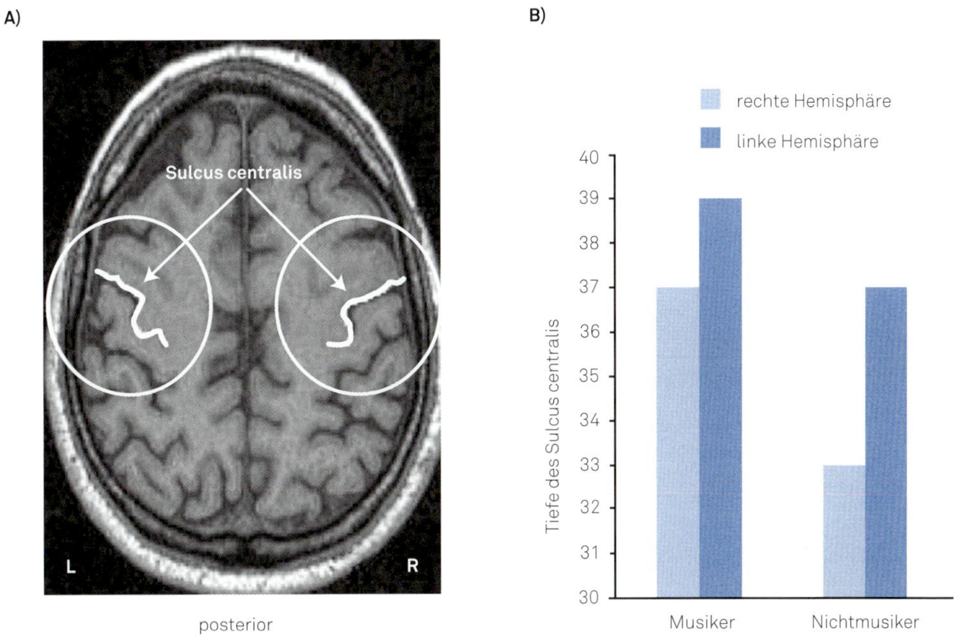

Abbildung 6-12: (A) Darstellung der Sulcus-centralis-Tiefen im Handmotorareal. (B) Sulcus-centralis-Tiefen im Handmotorareal für konsistent rechtshändige Musiker und Nichtmusiker auf der linken und rechten Hemisphäre (nach Amunts et al., 1997).

Bild, weil sie hinsichtlich ihrer Hemisphärenasymmetrie nicht zwingend spiegelbildlich zu den Rechtshändern organisiert sind. Wie oben bereits erwähnt, sind ca. 70 % der Linkshänder etwa so wie Rechtshänder lateralisiert. Nur 15 % der Linkshänder weisen eine Rechtslateralisierung auf, während die verbleibenden 15 % bilateral organisiert sind. Insgesamt ist demzufolge die im Mittel reduzierte Linksasymmetrie bei Linkshändern durch die Heterogenität der Lateralisierung in dieser Gruppe erklärbar.

Profipianisten und -streicher, die jahrelang geübt haben, um ihre Fingerfertigkeit zu optimieren, müssten – vorausgesetzt, die Handmotorareale passen sich entsprechend an – über größere Handmotorareale verfügen als Nichtmusiker. Da Pianisten und Streicher insbesondere die linke Hand trainieren, wäre auch zu erwarten, dass der rechtsseitige Motorkortex, der die subdominante linke Hand kontrolliert, besonders groß ist. Genau dieses Muster anatomischer Auffälligkeiten konnte bei Profimusikern festgestellt werden. Die SC-Tiefen sind bei ihnen besonders groß und aufgrund der überproportionalen rechtsseitigen SC-Tiefe deutlich symmetrischer (Amunts et al., 1997; **Abb. 6-12**). Bemerkenswert ist auch, dass die SC-Tiefen bei Musikern, die früh mit dem musikalischen Training begonnen haben, besonders groß sind. Aufgrund dieser Befunde ist zu vermuten, dass der frühe Beginn des motorischen (musikalischen) Trainings zu makroanatomisch feststellbaren Veränderungen im handmotorischen Areal geführt hat. Diese Befunde korrelieren auch mit Resultaten, wonach Streicher über ein vergrößertes sensomotorisches Areal verfügen (Elbert et al., 1995).

Eine weitere anatomische Asymmetrie ist die Links-rechts-Volumenasymmetrie des Kleinhirns, die bei Rechtshändern ausgeprägter ist. Für den Gyrus frontalis inferior und insbesondere für den Pars triangularis und opercularis ist eine Links-rechts-Volumenasymmetrie berichtet worden. Bei Rechtshändern soll diese Asymmetrie stärker als bei Linkshändern sein. Es wird vermutet, dass dies eine anatomische Grundlage der funktionellen Sprachlateralisierung ist, da diese Areale mit dem Broca-Areal überlappen. Häufig werden auch Links-rechts-Volumenasymmetrien für den Hippocampus berichtet. Londoner Taxifahrer mit langjähriger Erfahrung in diesem Beruf weisen besonders große rechtsseitige posteriore Hippocampusareale auf. Insgesamt ist allerdings noch ungeklärt, inwieweit die anatomischen Asymmetrien für psychologische Funktionen relevant sind.

Kürzlich wurde eine Studie publiziert, bei der hirnanatomische Asymmetrien bei über 17 000 Personen im Rahmen einer Multicenter-Studie untersucht wurden (Kong et al., 2018). Zum Einsatz kam in dieser Studie die Software *Freesurfer*, mit der die kortikale Dicke und Fläche von vielen Hirngebieten anhand von MRT-Aufnahmen recht präzise gemessen werden kann. Diese Arbeit offenbarte, dass die kortikale Dicke und die kortikale Fläche je nach Hirngebiet unterschiedlich lateralisiert

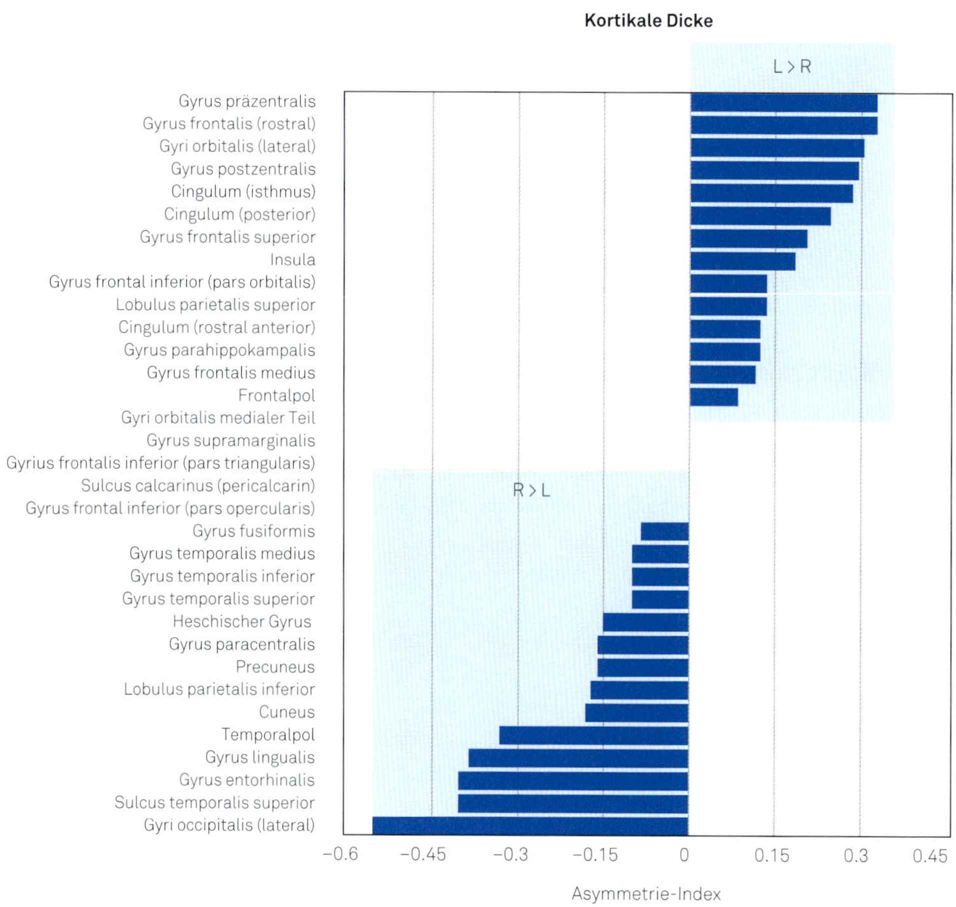

Abbildung 6-13: Kortikale Dicken für verschiedene Hirngebiete aus der Arbeit von Kong et al. (2018). Man erkennt, dass einige Hirngebiete deutlich links- und andere rechtslateralisiert sind.

sind. In **Abbildung 6-13** sind die Asymmetrien verschiedener Hirngebiete für die kortikale Dicke dargestellt. Man erkennt in dieser Abbildung auch, dass einige Hirngebiete hinsichtlich dieses anatomischen Maßes deutlich nach links und andere deutlich nach rechts lateralisiert sind. In **Abbildung 6-14** sind die anatomischen Asymmetrien für die kortikale Fläche dargestellt. Hier erkennt man ebenfalls, dass einige Hirngebiete nach links und andere nach rechts lateralisiert sind. Auffallend ist allerdings, dass die Asymmetrien der kortikalen Dicke und Fläche nicht miteinander korrelieren. Während der Gyrus präzentralis bei der kortikalen Dicke deutlich linkslateralisiert ist, ist das Flächenmaß für diese Hirnstruktur praktisch symmetrisch (mit einer leichten Tendenz zur Rechtsasymmetrie). Für den Gyrus temporalis superior findet sich eine deutliche Linksasymmetrie für die kortikale Dicke und eine Rechtsasymmetrie für die kortikale Fläche. Diese Befunde legen nahe, dass die gemessenen anatomischen Asymmetriemaße stark von den jeweils genutzten anatomischen Kennwerten abhängen. Dies konnte auch im Zusammenhang mit detaillierteren Analysen der stark lateralisierten auditorischen Hirngebiete (Heschlscher Gyrus, Planum tempo-

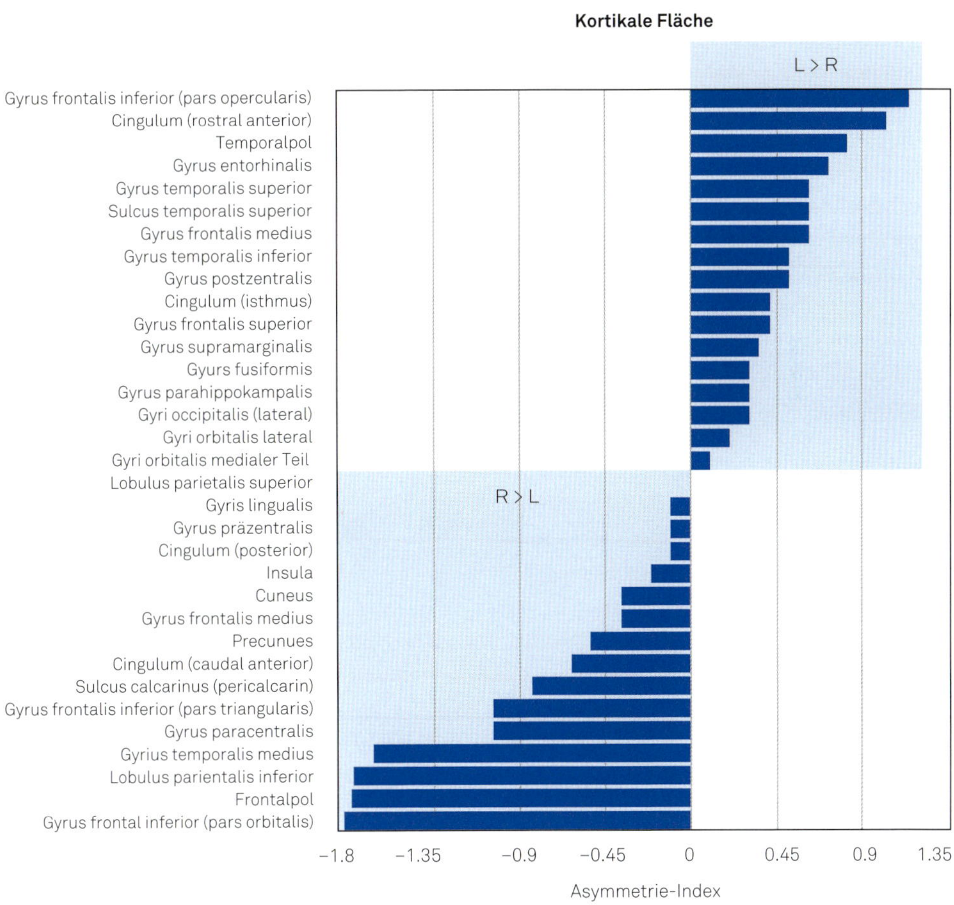

Abbildung 6-14: Kortikale Flächen für verschiedene Hirngebiete aus der Arbeit von Kong et al. (2018). Man erkennt, dass einige Hirngebiete deutlich links- und andere rechtslateralisiert sind.

rale und Planum polare) gezeigt werden (Meyer et al., 2014). Es wird vermutet, dass kortikale Dicke und Fläche unterschiedliche Marker für Entwicklung und Plastizität des Gehirns repräsentieren. Während sich die kortikale Dicke im Laufe des Lebens durch Erfahrung und Training ändern kann, wird die kortikale Fläche vorrangig während der fetalen Reifung durch die zunehmende kortikale Faltung ab dem 5. Monat festgelegt.

6.5. Verhaltensauffälligkeiten und atypische Asymmetrien

In vielen Arbeiten werden Verhaltensauffälligkeiten oder psychische Erkrankungen mit atypischen funktionellen und anatomischen Hemisphärenasymmetrien in Verbindung gebracht. Ein Beispiel sind Sprach- und Sprechstörungen wie die verzögerte Sprachentwicklung, Legasthenie und Stottern, bei denen unklare bzw. atypische Hemisphärenasymmetrien vermutet werden. Eine atypische Hemisphärenasymmetrie ist eine von der Norm abweichende Asymmetrie, was Rechtsasymmetrie, reduzierte Linksasymmetrie oder Symmetrie bedeuten kann. Mittlerweile werden auch psychiatrische Störungen wie Schizophrenie, endogene Depression, Aufmerksamkeits-Hyperaktivitäts-Störungen, Gilles-de-la-Tourette-Syndrom und Zwangsstörungen mit atypischen Hemisphärenasymmetrien in Verbindung gebracht. Unklar ist jedoch, ob diese atypischen Hemisphärenasymmetrien die Folge oder die Ursache der Störungen sind.

Ein etwas konsistenteres Bild konnte im Zusammenhang mit der Erforschung der neuronalen Grundlagen der **Depression** erzielt werden. Richard Davidson (2003) zeigte, dass eine depressive Verstimmung mit einer Alpha-Blockade im EEG über dem rechten Frontalkortex korreliert. Eine Alpha-Blockade ist gleichzusetzen mit einer Zunahme der neuronalen Aktivität, insofern ist eine depressive Verstimmung mit einer Aktivierung des rechtsseitigen Frontalkortex verbunden. Aus anderen Untersuchungen ist bekannt, dass der rechtsseitige Frontalkortex in die Kontrolle von Abwehr- und Vermeidungsreaktionen eingebunden ist, während der linksseitige Frontalkortex an der Kontrolle von Annäherungsverhalten und positiven Emotionen beteiligt ist (Kap. 20).

In diesem Zusammenhang sind auch Befunde interessant, die nahelegen, dass Personen mit konsistenter und starker Aktivierung des rechten Frontallappens über weniger Killerzellen im Immunsystem verfügen als Personen mit konsistent starker Aktivierung des linken Frontallappens. Vorstellbar ist, dass unausbalancierte Aktivierungen des Frontallappens, bedingt durch Mikro- oder Makroläsionen im rechten Frontalhirnbereich, die Grundlage für affektive Störungen sind. Auf der Basis dieser Erkenntnisse ist ein therapeutischer Ansatz zur Behandlung von Depressionen entwickelt worden, bei dem der linke Frontalkortex erregt oder der rechte gehemmt wird. Durch diese Stimulationen soll die Aktivitätsbalance beider Frontallappen wiederhergestellt werden (Schonfeldt-Lecuona et al., 2010).

6.6. Dynamik der Asymmetrien

Am Beginn der Erforschung der Hemisphärenasymmetrien wurde häufig die Dualität bzw. die Eigenständigkeit beider Hemisphären betont. Die rechte Hemisphäre wurde z.B. als holistisch arbeitend aufgefasst, während die linke Hemisphäre als Sitz des Bewusstseins oder des analytischen Denkens identifiziert wurde. Diese Dualisierungen erwecken fälschlicherweise den Eindruck, beide Hemisphären würden wirklich unabhängig voneinander arbeiten. Das ist zwar unter bestimmten Umständen möglich, aber nicht der Regelfall, denn beide Hemisphären interagieren in der Regel intensiv miteinander.

6.6.1. Asymmetriewechsel bei auditorischer Wahrnehmung

Interhemisphärische Interaktionen treten bereits bei einfachen Wahrnehmungsprozessen auf. Dies haben z. B. Martin Meyer und Kollegen im Rahmen eines auditorischen Experiments zeigen können, bei dem die Versuchspersonen Töne und komplexe Klänge zu verarbeiten hatten (Meyer et al., 2006). Während dieser Wahrnehmungsaufgaben wurde die elektrische Hirnaktivität mittels EEG registriert und anhand des Oberflächen-EEG die intrazerebralen Quellen berechnet. 100 ms nach Reizpräsentation war eine deutliche Rechtslateralisierung im auditorischen Kortex festzustellen, die nach 200 ms zu einer Linkslateralisierung wechselte (**Abb. 6-15**). Offenbar werden diese akustischen Reize nicht nur von einer Hemisphäre verarbeitet, sondern in Interaktion mit der anderen Hemisphäre. Dabei kann die Asymmetrie der Aktivierung von der einen zur anderen Seite wechseln.

100 ms

200 ms

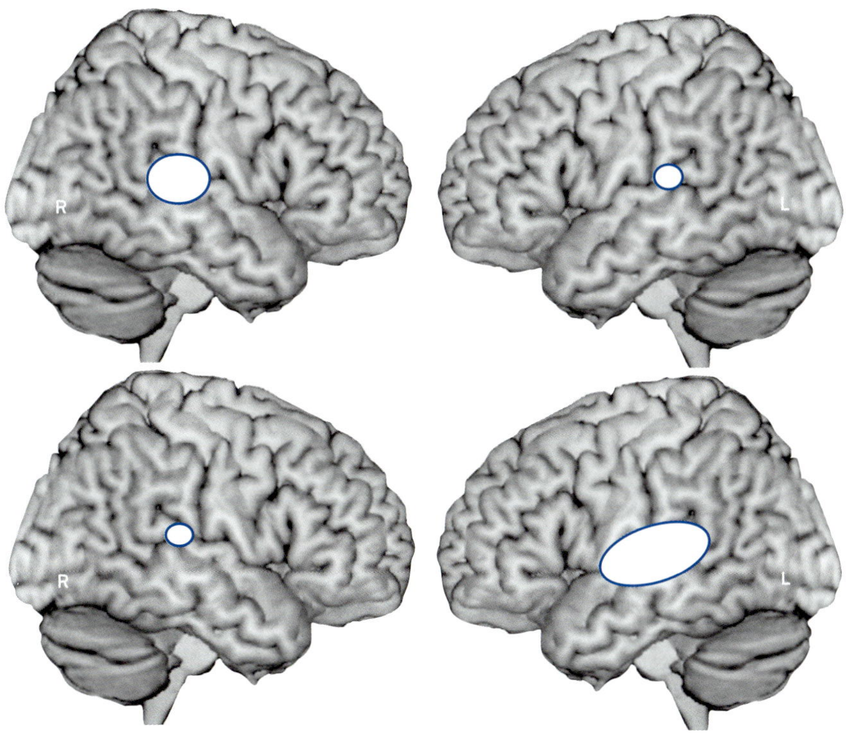

Abbildung 6-15: Schematische Darstellung des Ergebnisses aus dem Experiment von Meyer et al. (2006). 100 ms nach der Präsentation der Töne und Klänge ist die Aktivität im rechten auditorischen Kortex deutlich stärker und räumlich ausgedehnter als im linken auditorischen Kortex. Nach 200 ms ändert sich die Asymmetrie und der linke auditorische Kortex ist stärker aktiviert als der rechte.

6.6.2. Interaktionen zwischen beiden Hemisphären beim motorischen Lernen

Beide Hemisphären scheinen auch direkt zu interagieren, was insbesondere für die motorische Kontrolle gezeigt worden ist. Wenn z. B. mit der *subdominanten linken* Hand eine Geschicklichkeitsaufgabe trainiert wird, zeigen sich auch für die nichttrainierte *dominante rechte* Hand Trainingseffekte (**Abb. 6-16**; Schulze et al., 2002). Die dominante rechte Hand wird vom linksseitigen und die subdominante linke Hand vom rechtsseitigen Motorkortex kontrolliert. Wenn also die dominante rechte Hand trainiert wird, ist der linksseitige Motorkortex aktiv und arbeitet mit zunehmendem Training immer effizienter. Analog nimmt die Kontrolleffizienz des rechtsseitigen Motorkortex beim Training der subdominanten linken Hand zu. Der linksseitige Motorkortex scheint jedoch auch beim Training der subdominanten linken Hand effizienter zu werden. Insofern profitieren vom Training der subdominanten linken Hand beide Hände und beide Motorareale (der rechts- und linksseitige).

Beide Handmotorareale üben einen wechselseitigen **hemmenden Einfluss** aus und modulieren damit die Aktivität der jeweils kontralateralen Seite. Die gegenseitige Hemmung beider Motorareale zeigt sich insbesondere in der Rehabilitation von unilateralen Schlaganfällen mit Läsionen in den Motorarealen. Diese Läsionen resultieren in einseitigen Lähmungen oder Beeinträchtigungen der Hände oder Beine. Ist z. B. der dominante linksseitige Motorkortex im Bereich des Handareals durch den Schlaganfall beeinträchtigt, treten Lähmungserscheinungen der dominanten rechten Hand auf. Durch die Läsion des linksseitigen Motorkortex entfällt auch die Hemmung des

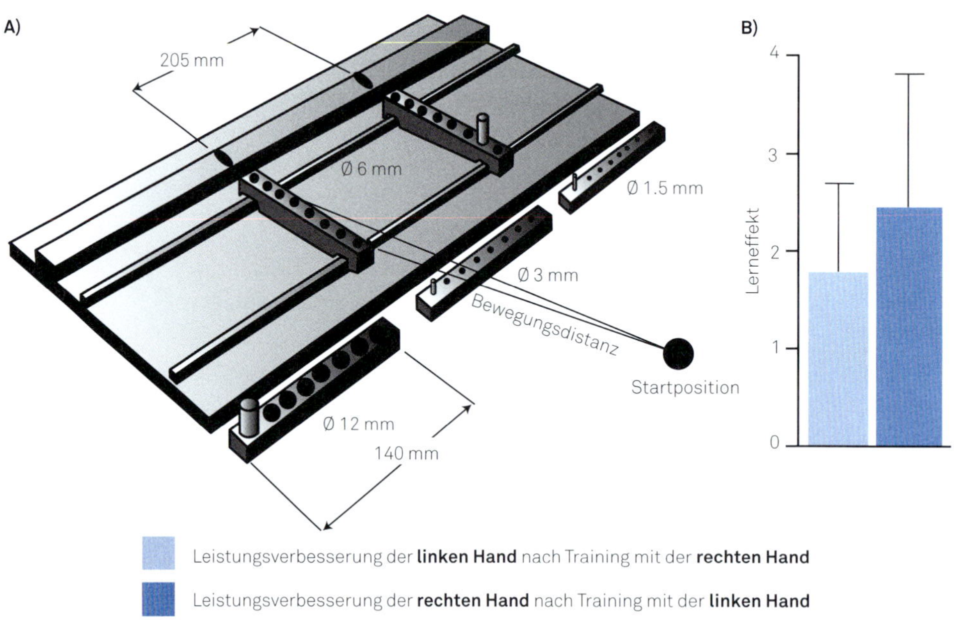

Abbildung 6-16: (A) Pegboard-Brett, mit dem das Geschicklichkeitstraining durchgeführt wurde (nachgezeichnet nach Schulze et al., 2002). (B) Trainingseffekte der rechten und linken Hand nach dem Training mit der jeweils anderen Hand.

homotopen rechtsseitigen Motorkortex, der deshalb den bereits lädierten linksseitigen Motorkortex stärker hemmt **(Abb. 6-17)**. Wird während der Rehabilitation die betroffene rechte Hand trainiert, werden mögliche Trainingseffekte behindert, weil sich die noch funktionsfähigen Nervenzellen im und um den linksseitigen Motorkortex nicht mehr optimal entfalten können. Aus diesem Grund wird heute die transkranielle Magnetstimulation oder Gleichstromapplikation genutzt, um das nicht betroffene Motorareal zu hemmen oder die funktionsfähigen Nervenzellen im und um den betroffenen Motorkortex zu erregen. Diese

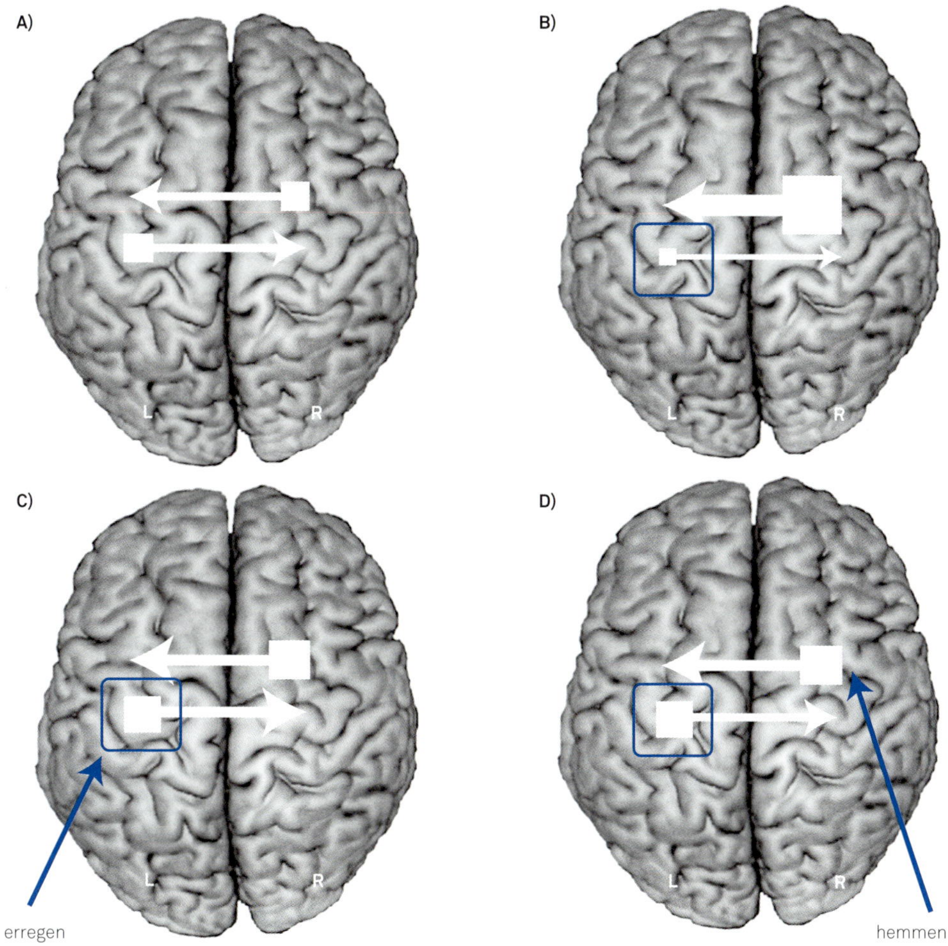

Abbildung 6-17: (A) Schematische Darstellung der gegenseitigen Hemmung beider Motorareale im gesunden Zustand. (B) Bei Läsion des linksseitigen Motorkortex kann dieser nicht mehr genug Hemmung gegenüber dem rechten Motorkortex aufbauen. Der rechte Motorkortex ist nun ungehemmt und entfaltet mehr Hemmkraft, um den linken Motorkortex zu hemmen. Die gesunden Nervenzellen des linken Motorkortex können dann nicht mehr optimal auf die Trainingsstimulationen reagieren, sofern mit der rechten Hand trainiert wird. (C) Durch Erregung (z.B. mit TMS) des gesunden Gewebes um und in der Läsion auf dem linken Motorkortex kann die starke Hemmung durch den rechten Motorkortex ausgeglichen werden. (D) Gleiches erreicht man durch Hemmung des rechten Motorkortex.

Maßnahmen führen zu einem effizienteren Training der betroffenen Hand.

Diese funktionale Interaktion beider Motorareale zeigt sich auch bei **unimanualen Bewegungen** mit der dominanten Hand. Während ältere fMRT-Studien vermuten ließen, dass bei der Bewegung der dominanten rechten Hand nur der linksseitige Motorkortex aktiv ist, zeigen neuere Arbeiten, dass beide Motorareale immer funktional gekoppelt sind. Konkret werden in diesen Arbeiten mittels EEG die elektrischen Oszillationen über oder in den Motorarealen beider Hemisphären gemessen und es wird überprüft, ob sie kohärent (also gleichsinnig) in Phase schwingen. Je ähnlicher diese Oszillationen, desto höher bzw. kohärenter sind sie. Verschiedene Arbeiten haben gezeigt, dass die Motorareale während der Bewegung insbesondere im Frequenzbereich des Beta-Bandes (14–30 Hz) kohärent miteinander oszillieren (**Abb. 6-18**). Bei unimanualen Bewegungen mit der subdominanten linken Hand nimmt die Kohärenz zwischen beiden Hemisphären deutlich zu. Die interhemisphärische Kohärenz nimmt mit zunehmender Komplexität der motorischen Aufgabe ab. Wenn die Komplexität zunimmt, wird aus der inter- eine intrahemi-

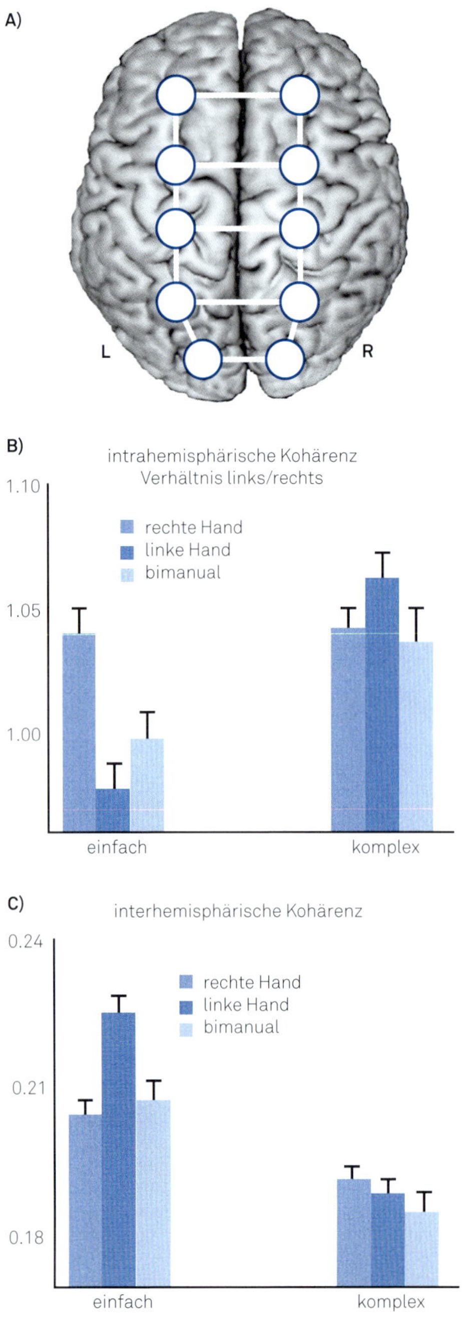

Abbildung 6-18: (A) Schematische Darstellung der intra- und interhemisphärischen Kohärenzen. Die Kohärenzen wurden zwischen den Positionen der Elektroden berechnet, die über den Hirnregionen angebracht waren, die für die motorische Kontrolle wichtig sind. (B) Gesamte intrahemisphärische Kohärenz (linke + rechte Hemisphäre). Man erkennt, dass die intrahemisphärische Kohärenz bei einfachen motorischen Aufgaben mit der rechten Hand besonders groß ist. Bei komplexen Bewegungen ist die intrahemisphärische Kohärenz bei unimanualen Bewegungen der linken und rechten Hand sowie bei bimanualen Bewegungen sehr hoch. (C) Interhemisphärische Kohärenz bei einfachen und komplexen Aufgaben und für unimanuale und bimanuale Bewegungen. Man erkennt die hohen interhemisphärischen Kohärenzen für die einfachen Aufgaben und die niedrigeren für die schweren Aufgaben (nach Serrien et al., 2006). Interessant ist auch die hohe interhemisphärische Kohärenz bei einfachen motorischen Aufgaben mit der linken Hand.

sphärische Kohärenz, insbesondere wenn unimanuale Bewegungen mit der subdominanten linken Hand oder bimanuale Bewegungen durchgeführt werden (Serrien & Spapé, 2009).

Beim motorischen Lernen können auch **Veränderungen der Hemisphärenasymmetrie** festgestellt werden. Lernen Versuchspersonen eine bimanuale Aufgabe zu optimieren, ist während des Lernens und Optimierens der Aufgabe die Durchblutung in verschiedenen Hirngebieten der rechten Hemisphäre reduziert, während vorrangig auf der linken Hemisphäre die Durchblutung zunimmt. Diese Verschiebung der Asymmetrie wird mit Veränderungen der genutzten kognitiven Strategien in Verbindung gebracht. Während des

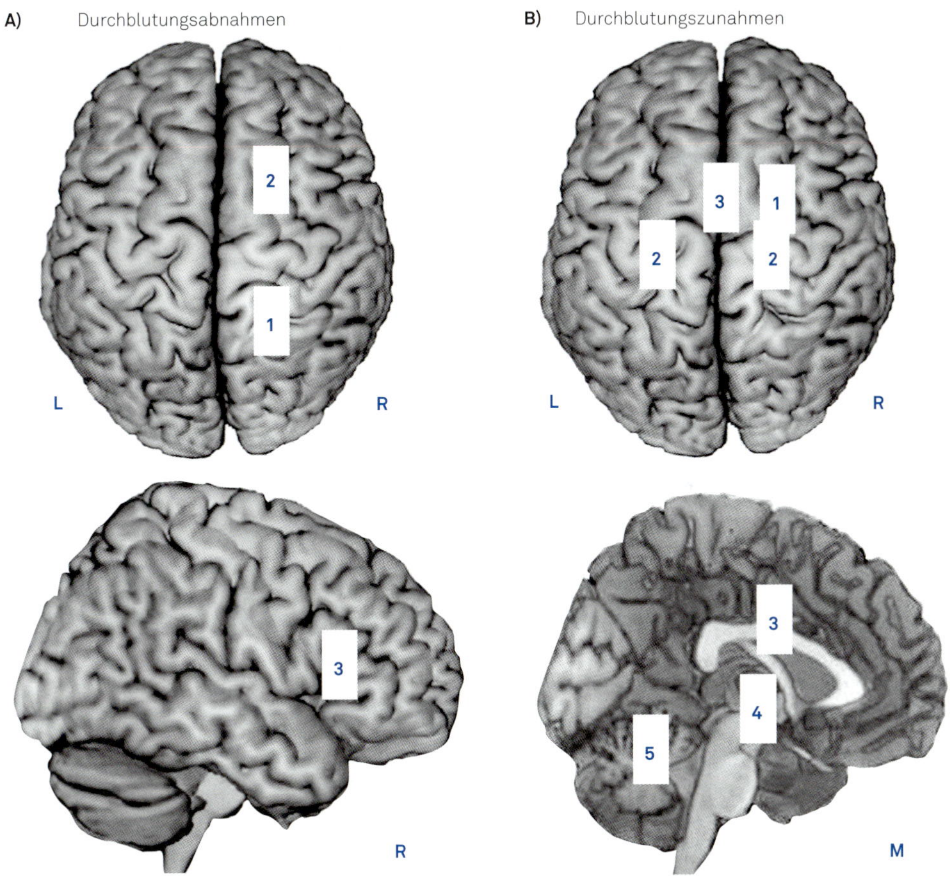

Abbildung 6-19: (A) Durchblutungsabnahme beim Lernen einer bimanualen Bewegung vorrangig auf der rechten Hemisphäre. Hirngebiete, die lernbedingte Durchblutungsabnahmen zeigen, sind: (1) Lobulus parietalis superior rechts, (2) dorsolateraler Präfronalkortex rechts, (3) ventraler Prämotorkortex rechts. Durchblutungsabnahmen finden sich auch im linksseitigen Kleinhirn (hier nicht gezeigt). (B) Durchblutungszunahmen während des Lernens der gleichen bimanualen Aufgabe. Hirngebiete, die lernbedingte Durchblutungszunahmen zeigen, sind: (1) dorsaler Prämotorkortex rechts, (2) bilateral der sensomotorische Kortex mit M1 und S1, (3) cingulärer Motorkortex, (4) Basalganglien, (5) Kleinhirn (Nucleus dentatus) (nach Debaere et al., 2004). R: rechts, L: links, M: mesial.

Lernens etabliert sich zunehmend eine interne Bewegungskontrolle, die auf interne Repräsentationen motorischer Kommandos zurückgreift (Debaere et al., 2004). Interne Kontrollprozesse sollen vorrangig von der linken Hemisphäre gesteuert werden. Zu Beginn des Lernens werden vermehrt Kontrollprozesse genutzt, die auf externe Reize zurückgreifen. Mit zunehmendem Lernen werden diese extern geleiteten Prozesse jedoch immer unwichtiger, weshalb auch die Aktivierung in den Hirngebieten der rechten Hemisphäre abnimmt, die für diese Kontrollen zuständig sind (Abb. 6-19).

Die **Dynamik** der interhemisphärischen Informationsverarbeitung ergibt sich aus der Tatsache, dass selbst bei einfachen psychologischen Aufgaben viele psychische Prozesse miteinander interagieren. Angenommen, Sie müssen eine motorische Aufgabe mit Ihrer dominanten rechten Hand bearbeiten. Dann sind der linksseitige Motorkortex, der davorliegende Prämotorkortex und das rechtsseitige Kleinhirn besonders stark aktiv. Sofern Sie sich bei dieser Aufgabe konzentrieren müssen, werden die auf der rechten Hemisphäre lokalisierten frontoparietalen Aufmerksamkeitsnetzwerke sehr aktiv sein. Auch wenn die motorische Aufgabe räumliche Orientierungsprozesse erfordert, wird das rechtsseitig lokalisierte frontoparietale Netzwerk stark beteiligt sein. Wenn diese motorische Aufgabe auch den Abruf von sprachlichen Informationen notwendig macht, wird eine Beteiligung von linksseitig lokalisierten Netzwerken in den Sprachregionen erforderlich sein. Insofern ist selbst bei einfachsten motorischen Aufgaben die Synchronisation der motorischen Hirngebiete mit anderen Hirngebieten auch auf der ipsilateralen Hemisphäre entscheidend.

Die Dynamik der interhemisphärischen Wechselwirkung kann mittels EEG und MEG sichtbar gemacht werden. Mit diesen Methoden kann die elektrische Aktivität (und die damit verbundenen Magnetfelder) millisekundengenau gemessen werden. Selbst im Ruhezustand, wenn keine offensichtlichen kognitiven Aufgaben zu bewältigen sind, ist ein ständig wechselndes Aktivierungsmuster mit Aktivierungswellen, die zwischen den Hirnhemisphären hin und her wechseln, zu erkennen.

6.7. Ursachen der Asymmetrien

Hinsichtlich der **Ontogenese** von funktionellen Asymmetrien ist bekannt, dass sie bereits im Säuglingsalter auftreten. Föten führen bevorzugt den rechten und nicht den linken Daumen zum Mund, um an ihm zu saugen. Offenbar ist die Händigkeit bereits beim Fötus festgelegt. Bei Säuglingen und Kindern existiert eine größere funktionelle Plastizität nach unilateralen Läsionen. So bilden sich bei Kindern, bei denen der Spracherwerb noch nicht abgeschlossen ist, läsionsbedingte Aphasien schneller zurück (Lenneberg, 1972). Offenbar verfügen junge Gehirne über eine überlegene Fähigkeit, sich nach Läsionen neu zu organisieren. Die Ursachen für die funktionellen und anatomischen Asymmetrien sind bislang nicht eindeutig geklärt. Derzeit werden verschiedene Modelle diskutiert, die genetische, reifungsbiologische oder exogene Faktoren (wie soziale Beeinflussung oder Geburtstraumata) favorisieren.

Im Rahmen der Modelle, die den **genetischen Einfluss** auf die Hemisphärenasymmetrie favorisieren, werden ein oder zwei Gene postuliert, die für die Entwicklung der Asymmetrien verantwortlich sein sollen. Die zur Unterstützung dieser Modelle erstellten Modellrechnungen können zwar die Prävalenz von Rechts- und Linkshändigkeit in der Normalbevölkerung erklären, sind allerdings ungeeignet, die Händigkeitsprävalenz bei eineiigen Zwillingen zu erklären. Circa 20 % aller eineiigen Zwillinge sind in Bezug zur Händigkeit diskordant (ein Zwilling rechts- und der andere linkshändig). Solche Diskordanzen sind im Rahmen „strenger" genetischer Modelle nicht erklärbar, denn die Zwillinge sollten aufgrund ihres gleichen Genmaterials auch die gleiche Hemisphärenasymmetrie und Händigkeitspräferenz aufweisen. Das etwas moderatere genetische Modell von Marian Annett (1970) kann dieses Problem durch die Annahme eines „Zufallsfaktors" lösen, der bei Fehlen eines „Händigkeitsgens" Richtung und Ausmaß der Asymmetrie zufällig bestimmen soll. Dieser Zufallsfaktor soll auch bei Vorliegen eines die Händigkeit determimierenden Gens wirksam werden, indem er sich dem genetischen Einfluss additiv überlagert. Insofern ist die jeweilige Ausprägung der Händigkeit als Summe von genetischem und Zufallseinfluss aufzufassen. Trotz der teilweise einleuchtenden Resultate der Modellrechnungen darf nicht außer Acht gelassen werden, dass bis heute keine eindeutige empirische Evidenz für genetische Ursachen von funktionellen Asymmetrien vorliegt. So erbrachten Zwillingsstudien bis dato keinerlei Hinweise auf eine Konkordanz bei eineiigen Zwillingen hinsichtlich funktioneller Asymmetrien.

Nicht nur die mangelnde empirische Evidenz, sondern auch theoretische Überlegungen schwächen die Erklärungskraft der genetischen Modelle der Lateralisierungsgenese. Zum Beispiel ist unklar, welche Funktionen und/oder anatomischen Merkmale hinsichtlich ihrer Asymmetrie genetisch beeinflusst werden. Ist es die Händigkeit, die Sprachlateralisierung oder sind es gar die raumbezogenen Verarbeitungsprozesse? Sind ein, zwei oder mehrere Gene verantwortlich? Determinieren die einzelnen Gene Richtung und/oder Ausmaß von Asymmetrien? Worin liegt der evolutionäre Vorteil der Ausbildung von Asymmetrien? Auch Annahmen, die eine Koppelung zwischen verschiedenen Funktionen vermuten (z. B. zwischen Händigkeit und Sprache), sind nicht plausibel. Aufgrund dieser Inkonsistenzen in der Modellbildung werden zunehmend **Lern- und Sozialisationseinflüsse** als bestimmende Faktoren vorgeschlagen. Ein interessantes (aber nicht bewiesenes Modell) ist von dem US-amerikanischen Neurowissenschaftler Fred Previc (1991) vorgeschlagen worden. Er vermutet, dass funktionelle Asymmetrien durch die Lage des Fötus im Mutterleib determiniert oder zumindest entscheidend beeinflusst werden. Im letzten Trimester der fetalen Entwicklung liegen zwei Drittel aller menschlichen Föten mit dem Kopf nach unten und dem rechten Ohr nach außen im Mutterleib. Diese Lage soll asymmetrische morphologische Entwicklungen (z. B. das Wachstum bestimmter Gesichtsbereiche), aber auch die Entwicklung des auditiven Systems und des Vestibularapparats entscheidend beeinflussen. Diese Theorie erwartet noch wissenschaftliche Bestätigung.

6.8. Geschlechtsunterschiede bei Asymmetrien

Häufig werden **geschlechtsspezifische funktionelle Asymmetrien** thematisiert. So wird in älteren Arbeiten eine ca. 2–3,5 % größere Linkshändigkeitsprävalenz bei Männern im Vergleich zu Frauen konstatiert. Auch für andere psychische Funktionen werden gelegentlich geschlechtsspezifische Asymmetrien berichtet. Die Metaanalyse von Voyer (1996) legt nahe, dass Frauen in einigen Bereichen reduzierte funktionelle Asymmetrien aufwiesen (Tab. 6-8), z. B. bei nonverbalen visuellen Aufgaben. Auditorisch dargebotene verbale und nonverbale Stimuli evozierten schwache Lateralisierungsunterschiede zwischen den Geschlechtern. Hinsichtlich taktil dargebotener Reize ergaben sich zwar numerisch größere Geschlechtsunterschiede, diese blieben jedoch infolge der relativ geringen Anzahl von publizierten Studien zu dieser Modalität statistisch unauffällig. Obwohl im Durchschnitt statistisch signifikante reduzierte funktionelle Asymmetrien bei Frauen vorliegen, sind die absoluten Asymmetrien (ausgedrückt als Effektgrößen) sehr gering (**Tab. 6-8**) und praktisch unbedeutend. Das bedeutet, dass die Verteilungen der Asymmetriemaße sich stark überlagern und demnach für den Einzelfall keine Aussagen zulassen.

Neben diesen (geringen) Geschlechtsunterschieden finden sich bei Frauen häufig auch Varianzvergrößerungen hinsichtlich der gemessenen Lateralisierungsparameter. Dieser Umstand macht deutlich, dass Geschlechtsunterschiede nur mit relativ großen Stichproben konsistent nachzuweisen sind. Möglicherweise ist dies der Grund, weshalb häufig widersprüchliche Befunde auf diesem Forschungsgebiet berichtet werden. Als Beispiel für dieses statistische Problem mögen neuere kernspintomografische Studien dienen, in denen Hirndurchblutungskorrelate bei der Beurteilung von Reimen gemessen wurden. In einer Studie zeigten Frauen symmetrische Aktivierungen in frontalen Hirnbereichen, während Männer durch linksdominante Aktivierungen bei der Beurteilung von Reimen auffielen. Eine neuere Studie konnte diesen geschlechtsspezifischen Unterschied an einer größeren Stichprobe (n = 80) allerdings nicht mehr reproduzieren (Frost et al., 1999). Mittlerweile haben auch Metaanalysen belegt, dass in den bildgebenden Studien keine nennenswerten funktionellen Asymmetrien hinsichtlich der neurophysiologischen Aktivierung festzustellen sind (Sommer et al., 2004).

Bei Frauen muss vielmehr die **zyklusabhängige Veränderung** der kognitiven Leistung und Hirnaktivität berücksichtigt werden. So ist bekannt, dass in der Zyklusphase, in der der Östrogenspiegel im Blut hoch ist (Follikelphase), die Hirnaktivität bei der Bearbeitung von kognitiven Aufgaben stärker und räumlich ausgedehnter ist als in den Phasen, in denen weniger Östrogen vorhanden ist (Dietrich et al., 2001). Des Weiteren haben Markus Hausmann und Onur Güntürkün (2000) gezeigt, dass die funktionelle Lateralisierung in der progesteronreichen Phase nach dem Eisprung

Tabelle 6-8: Ergebnisse der Metaanalyse von Voyer (1996) hinsichtlich der Geschlechtsunterschiede von funktionellen Asymmetrien. Dargestellt sind hier die Effektgrößen für die Geschlechtsunterschiede der Asymmetriekennwerte. Effektgrößen größer null indizieren eine bei Frauen geringere funktionelle Asymmetrie. Man erkennt die geringen Effektgrößen, die zeigen, dass die Geschlechtsunterschiede sehr klein sind. Die mit einem Stern versehenen Effektgrößen kennzeichnen signifikante Geschlechtsunterschiede, die allerdings mit der großen Zahl der Studien zu erklären sind, die dazu führt, dass selbst kleine Effekte statistisch signifikant werden können.

	Anzahl der Studien	Effektgröße
visuelle Modalität		
verbale Aufgaben	123	0.058
nonverbale Aufgaben	112	0.076*
auditorische Modalität		
verbale Aufgaben	94	0.062
nonverbale Aufgaben	26	0.070*
taktile Modalität		
verbale Aufgaben	17	0.129
nonverbale Aufgaben	24	0.155

(Gelbkörperphase) deutlich reduziert ist. Sie konnten in einem eleganten Experiment auch zeigen, dass der interhemisphärische Informationsaustausch in dieser Phase vermindert ist. In ihrer Arbeit nutzten sie die tachistoskopische Darbietungstechnik und präsentierten den Versuchspersonen verschiedene Reize in der rechten und linken Gesichtsfeldhälfte. Sie wählten hierzu Reize, von denen bekannt ist, dass sie Vorteile des linken oder rechten Gesichtsfeldes evozieren. Diese Messungen erfolgten vor dem Eisprung, während der Menstruation oder nach dem Eisprung in der Lutealphase, in der die Progesteronkonzentration sehr hoch ist. Typischerweise zeigt sich bei diesen Aufgaben, dass während der Menstruation noch deutliche funktionelle Hemisphärenasymmetrien vorliegen, die aber während der Lutealphase verschwinden. Die Autoren formulierten auf der Basis dieser Befunde die These, dass das in der Lutealphase vermehrt vorhandene Progesteron die interhemisphärische Interaktion hemmt. Dies soll zu einer „Entkoppelung" beider Hemisphären führen, sodass sie mehr oder weniger unabhängig voneinander arbeiten und die dargebotenen Reize im Sinne des Modells des direkten Zugriffs (direct access, s. o.) verarbeiten **(Abb. 6-20)**.

Aber auch das Östrogen scheint einen Einfluss auf die Lateralisierung zu haben, wie Susanne Weis und Kollegen eindrucksvoll bestätigen konnten (Weis et al., 2008). In ihrem Experiment nutzten die Wissenschaftler die tachistoskopische Darbietungstechnik und präsentierten den Versuchspersonen Wörter in der rechten und linken Gesichtsfeldhälfte. Anschließend forderten sie die Probanden auf, zu entscheiden, ob das gerade dargebotene Wort mit dem vorher dargebotenen Wort übereinstimmte (lexikalische Entscheidungsaufgabe). Während dieser Präsentationen maßen sie zusätzlich die hämodynamischen Reaktionen mittels funktioneller Magnetresonanztomografie zu zwei verschiedenen Zeitpunkten des Menstruationszyklus: während der Mens-

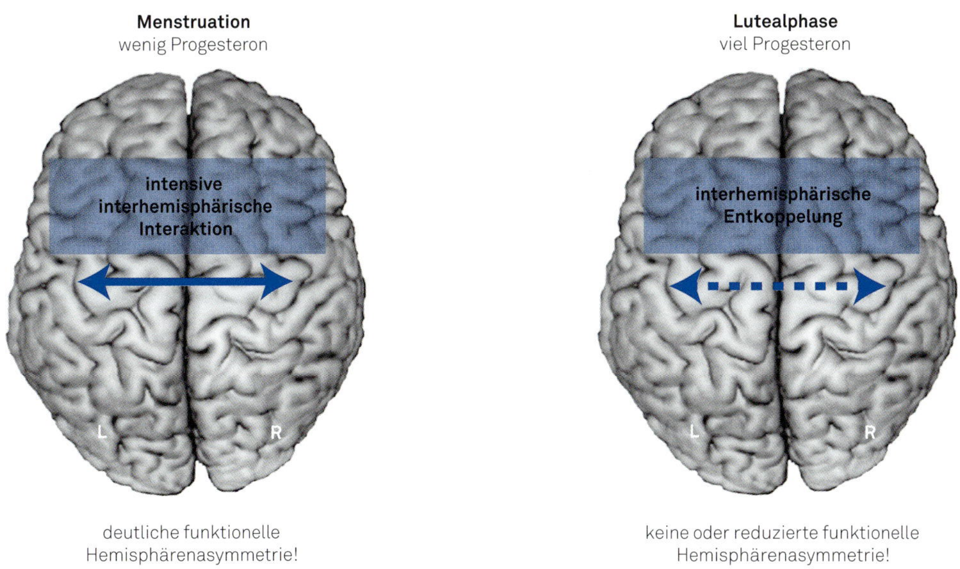

Abbildung 6-20: Schematische Darstellung der Progesteronhypothese von Markus Hausmann und Onur Güntürkün (2000). Während der Lutealphase, in der die Progesteronkonzentration hoch ist, ist die transcallosale Erregung reduziert. Dies soll zu einer Entkoppelung beider Hemisphären führen.

truation und in der Follikelphase. Hierbei zeigten sich zwar nur geringe Veränderungen der funktionellen Asymmetrien hinsichtlich der Verhaltensmasse, es traten allerdings massive Veränderungen der hämodynamischen Reaktionen auf. Sowohl während der Menstruation wie auch während der Follikelphase waren starke Durchblutungszunahmen im linksseitigen unteren Frontalkortex zu messen. Dieses Hirngebiet ist immer dann sehr stark aktiviert, wenn lexikalische Aufgaben zu bearbeiten sind. Einen für die Lateralisierungsforschung höchst interessanten Befund ergab eine zusätzlich durchgeführte Konnektivitätsanalyse, mit der die Wissenschaftler überprüften, ob die hämodynamischen Reaktionen im linksseitigen unteren Frontalkortex mit hämodynamischen Reaktionen auf der rechten Hemisphäre korrelieren. Hierbei zeigte sich eine starke negative Korrelation mit dem homotopen Hirngebiet der rechten Hemisphäre nur in der Follikelphase (**Abb. 6-21**). Die Autoren interpretieren diese negative Korrelation als einen Hinweis darauf, dass der linksseitige untere Frontalkortex das rechtsseitige homotope Areal in der Follikelphase hemmt, wenn viel Östrogen im Blut vorhanden ist. Insgesamt belegen diese wichtigen Arbeiten, dass bei Frauen die funktionelle Lateralisierung während des Menstruationszyklus erheblich variiert.

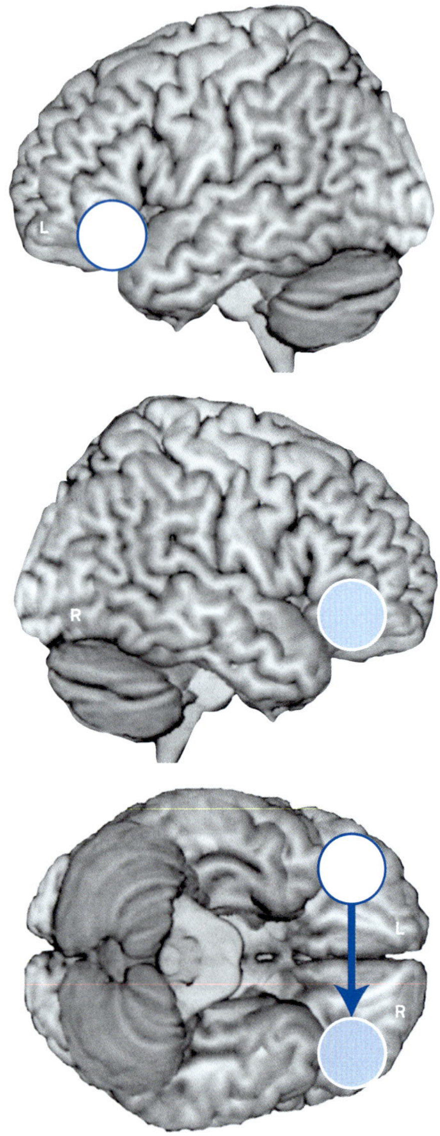

Abbildung 6-21: Schematische Darstellung der Ergebnisse von Weis et al. (2008). Die Autoren haben eine lexikalische Entscheidungsaufgabe genutzt und die damit verbundenen Hirnaktivierungen gemessen. In der Follikelphase, wenn die Östrogenkonzentration im Blut hoch ist, scheint der linksseitige inferiore Frontalkortex das homotope Areal auf der rechten Hemisphäre zu hemmen. Der inferiore Frontalkortex ist typischerweise in die Kontrolle von lexikalischen Entscheidungen eingebunden.

6.9. Zusammenfassung

- Unter **funktionellen Asymmetrien** werden Leistungsunterschiede zwischen den Hirnhemisphären in der Wahrnehmung, der Kognition sowie der motorischen Kontrolle zusammengefasst. Diese Leistungsunterschiede konnten durch Läsionsstudien sowie durch experimentalpsychologische und bildgebende Studien an gesunden Probanden herausgearbeitet werden.

- Die funktionellen Asymmetrien werden traditionell mittels des „direct access"- oder des „callosal relay"-Modells zu erklären versucht.
- Neuere Arbeiten, die funktionelle Asymmetrien im Zusammenhang mit bildgebenden Verfahren untersuchen, legen nahe, dass bei der Verarbeitung auch hochspezialisierter Funktionen beide Hemisphären interagieren.
- Hinsichtlich der biologischen Ursachen von funktionellen Hemisphärenasymmetrien besteht derzeit kein Konsens. Diskutiert werden in diesem Zusammenhang verschiedene Einflussfaktoren. Das derzeit erfolgreichste Modell zur Erklärung von funktionellen Asymmetrien geht von einer Interaktion zwischen genetischen und Zufallsfaktoren aus (**Annett-Modell**). Dieses Modell erklärt auch die bei Zwillingen häufige Konstellation von diskordanten Händigkeitspräferenzen bzw. funktionellen Hirnasymmetrien. Ungeklärt bleibt jedoch, inwieweit aus diesen funktionellen Asymmetrien Evolutionsvorteile entstanden sind.
- **Anatomische Asymmetrien** sind schon früh beschrieben worden und wurden insbesondere für das Volumen und die Form perisylvischer Hirnbereiche, aber auch für die globale Kopfformmasse berichtet. Neuere In-vivo-Morphometriemethoden konnten diese älteren Befunde teilweise bestätigen und komplettieren. Hierbei zeigt sich, dass insbesondere das Planum temporale bei Rechtshändern ein größeres Volumen auf der linken Hemisphäre aufweist als auf der rechten Hemisphäre.
- Das volumetrische Linksüberwiegen des Planum temporale korreliert auch mit der asymmetrischen Form der Sylvischen Fissur mit einem längeren horizontalen Abschnitt auf der linken Hemisphäre und einem längeren vertikalen Teil auf der rechten Hemisphäre.
- Weiter konnten deutliche Asymmetrien hinsichtlich der Länge und Form des Sulcus centralis nachgewiesen werden, wonach die Tiefe des Sulcus centralis auf der linken Hemisphäre bei Rechtshändern ausgeprägter ist als auf der rechten Hemisphäre.
- Weitere Asymmetrien werden konsistent für den Hippocampus und das Kleinhirn (rechts > links) berichtet.
- Die anatomischen Asymmetrien hängen stark von den jeweils genutzten anatomischen Massen ab. Kortikale Dicke und kortikale Fläche sind unterschiedlich, teilweise sogar gegensätzlich lateralisiert. Wichtig ist auch, dass unterschiedliche Hirngebiete in Abhängigkeit des genutzten anatomischen Kennwertes sehr unterschiedlich ausfallen können.
- Bei einigen psychiatrischen Erkrankungen sind darüber hinaus Abweichungen vom normalen Asymmetriemuster festzustellen.
- Im engen Zusammenhang mit diesen anatomischen Asymmetrien sind auch anatomische Kennwerte der **interhemisphärischen Verkabelung** zu sehen. Hierbei scheint sich anzudeuten, dass die Medianfläche des Corpus callosum in Abhängigkeit von der Gehirngröße variiert. Diese Fläche nimmt mit zunehmendem Hirnvolumen lediglich unterproportional zu, was dadurch zu erklären ist, dass die interhemisphärische Kommunikation mit zunehmendem Hirnvolumen immer weniger effizient wird (insbesondere wegen der größeren Zeitverzögerungen), sodass mehr auf intrahemisphärische Assoziationsbahnen zurückgegriffen wird.
- Große Gehirne sind im Vergleich zu kleinen Gehirnen intrahemisphärisch stärker, aber interhemisphärisch weniger stark verkabelt. Kleine Gehirne sind im Vergleich zu großen Gehirnen interhemisphärisch stärker, aber intrahemisphärisch weniger stark verkabelt.

- Beide Hemisphären interagieren intensiv. In der Regel interagieren demzufolge beide Hemisphären selbst bei der Kontrolle von stark lateralisierten Funktionen. Diese **Interaktionen** können anhand von interhemisphärischen Kohärenzen während der Aufgabenbearbeitung gezeigt werden.
- Bei Männern und Frauen bestehen keine prinzipiellen Unterschiede hinsichtlich funktioneller und anatomischer Hemisphärenasymmetrien. Bei Frauen spielt die jeweilige Phase des Menstruationszyklus und die damit verbundene Konzentration von Östrogen und Progesteron offenbar eine wichtige Rolle bei der Modulation funktioneller Asymmetrien. In der Lutealphase mit hohen Progesteronkonzentrationen wird der interhemisphärische Informationsaustausch offenbar unterbunden und beide Hemisphären agieren unabhängig voneinander. In der Follikelphase mit hoher Östrogenkonzentration werden offenbar rechtsseitige Sprachareale durch die dominanten linksseitigen homotopen Gebiete gehemmt.

6.10. Fragen und Aufgaben

- Definieren Sie, was unter funktionellen und anatomischen Hemisphärenasymmetrien verstanden wird.
- Beschreiben Sie die historischen Wurzeln der Erforschung funktioneller Asymmetrien.
- Wie hoch ist die Händigkeitsprävalenz in modernen Untersuchungen?
- Beschreiben Sie typische neurophysiologische Aktivierungsmuster.
- Für welche Funktionen konnten bislang funktionelle Asymmetrien festgestellt werden?
- Beschreiben Sie wesentliche morphologische Aspekte des Corpus callosum.
- Was sind Split-brain-Patienten?
- Welche wichtigen anatomischen Asymmetrien kennen Sie?
- Welche Verhaltensauffälligkeiten korrelieren mit atypischen funktionellen und anatomischen Asymmetrien?
- Beschreiben Sie Befunde, welche die Interaktion zwischen beiden Hemisphären belegen.
- Welche Ursachen für Hemisphärenasymmetrien werden derzeit diskutiert?
- Was können Sie zur aktuellen Diskussion bezüglich der Geschlechtsunterschiede hinsichtlich funktioneller und anatomischer Hemisphärenasymmetrien festhalten?

6.11. Weiterführende Literatur

Hugdahl, K. (1995). Dichotic listening: Probing temporal lobe functional integrity. In R.J. Davidson, K. Hugdahl (Eds.). Brain Asymmetry (pp. 123–156). Cambridge: MIT Press.

Hugdahl, K., Westerhausen, R. (2010). Two Halves of the Brain. Cambridge: MIT Press.

Jäncke, L., Steinmetz, H. (2003). Anatomical brain asymmetries and their relevance for functional asymmetries. In: K. Hugdahl, R.J. Davidson (Eds.). The asymmetrical brain (pp. 187–229). Cambridge: MIT Press.

7. Allgemeines zur Wahrnehmung

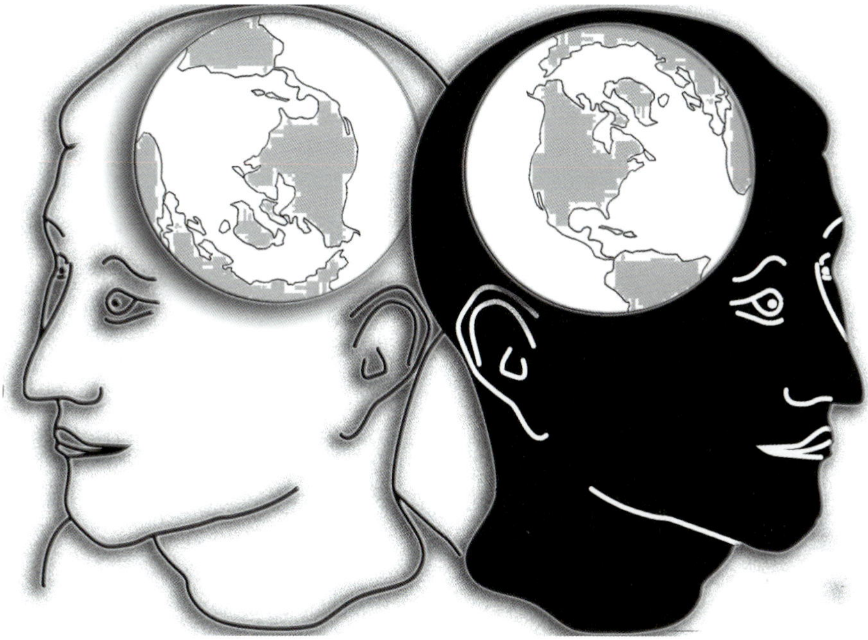

7.1. Bedeutung der Wahrnehmung

Der Mensch ist ein Kulturwesen, das auf seine Umwelt einwirkt und sie künstlich erstellen kann. Diese Umwelt generiert Signale, die erkannt werden müssen und auf die reagiert werden muss. Dieses Erkennen leistet der Wahrnehmungsapparat, der gerade beim Menschen besonders flexibel sein muss und durch Lernen und Erfahrung verändert bzw. optimiert werden kann. Aus diesem Grund spielt beim menschlichen Wahrnehmungsprozess die Kognition eine besondere Rolle. Der Mensch verfügt auch über die besondere Fähigkeit, eigene Wahrnehmungen willentlich selbst zu erzeugen. Diese elementare und wichtige psychische Funktion wird in diesem Kapitel detaillierter besprochen, wobei wir uns auf die allgemeinen Aspekte der Wahrnehmung konzentrieren werden.

7.2. Was ist Wahrnehmung?

Die objektive Welt besteht aus Atomen, Molekülen, elektromagnetischen und mechanischen Schwingungen und Gewichten. Der Mensch empfindet jedoch keine Atome oder elektromagnetischen Schwingungen, sondern Töne, Gerüche oder Farben, die so in der realen Welt nicht existieren, sondern von unserem Wahrnehmungsapparat erschlossen bzw. interpretiert werden. Das bedeutet, dass wir über unseren Wahrnehmungsapparat die objektive Welt subjektiv erschließen. Die Wissenschaftsdisziplin, die sich damit auseinandersetzt, wird als **Psychophysik** bezeichnet. Diese Disziplin der Wahrnehmungspsychologie beschäftigt sich mit den gesetzmäßigen Beziehungen zwischen der objektiven (physischen) und der subjektiven (psychischen) Welt. Anders ausgedrückt, sie befasst sich mit den Beziehungen zwischen physikalisch messbaren **Reizen** und unseren **Empfindungen** bzw. Wahrnehmungen. Obwohl wir die objektive Welt subjektiv interpretieren, bedeutet dies keinesfalls, dass unsere Wahrnehmungen unabhängig von der objektiven Welt sind und unsere Wahrnehmung ein reines Fantasieprodukt ist. Jeder Art von Reizen entspricht eine bestimmte Art von Empfindungen und umgekehrt (**Tab. 7-1**).

Tabelle 7-1: Reize, Rezeptoren, Empfindungen und mögliche Wahrnehmungen.

Reiz	Rezeptor	Empfindung	Beispiele für mögliche Wahrnehmungen
elektromagnetische Wellen $\leq 10^{-5}$ cm	–	–	–
elektromagnetische Wellen von 10^{-5} bis 10^{-4}	Stäbchen und Zapfen in der Netzhaut des Auges	Farben, Helligkeit	Gegenstände, Personen, Tiere
elektromagnetische Wellen von 10^{-4} bis 10^{-2}	Hautzellen	Wärme, Kälte	Feuer, Eis
mechanische Schwingungen von 20 bis 20 000 Hz	Rezeptorzellen im Innenohr (in der Schnecke)	Tonhöhe, Lautstärke, Klänge, Geräusche	Stimmen, Musik

Reiz	Rezeptor	Empfindung	Beispiele für mögliche Wahrnehmungen
Druck	Hautzellen	Berührung	Metalle, Gewebe
Kopfbewegungen	Rezeptorzellen im Innenohr (im Vestibularapparat)	Gleichgewicht, Bewegung	Fallen, Drehung, Beschleunigung, Bremsen
Chemikalien in wässriger Lösung	Geschmackszellen auf der Zunge	süß, sauer, bitter, salzig	Speisen, Getränke
Chemikalien in gasförmigem Zustand	Riechzellen in der Nase	Gerüche	Blumen, Speisen
chemische und mechanische Zustandsänderungen im Körperinneren	Zellen in den Eingeweiden	Druck, Spannung	Hunger, Durst, Aufregung
hohe Energiebeträge jeder Art	freie Nervenendigungen	Schmerz	Wunden, Erkrankungen

7.3. Ablauf der Wahrnehmung

Der Ablauf der Wahrnehmung kann modellhaft als eine sequenzielle Abfolge von unterschiedlichen Prozessen aufgefasst werden, in der verschiedene Verarbeitungselemente aufeinanderfolgen (Abb. 7-1). Die sequenzielle Abfolge bedeutet jedoch nicht, dass die einzelnen Elemente immer zwangsläufig aufeinanderfolgen müssen; ebenso kann sie in beide Richtungen verlaufen.

Der Ablauf der Wahrnehmung besteht aus verschiedenen Elementen:

1. **Reize.** Dinge in der Umwelt generieren bestimmte Signale (physikalische Reize), die auf den Wahrnehmungsapparat einwirken. Diese Reize können physikalisch beschrieben werden, z.B. als elektromagnetische Wellen, Druck, chemische Substanzen. Signale, die auf Eigenschaften des Objekts beruhen, werden „distale Reize“ genannt.
2. **Transduktion und Transformation.** Trifft ein distaler Reiz auf spezifische Sinneszellen (Sensoren), entsteht durch die Interaktion ein proximaler Reiz. Diese spezifischen Sinneszellen (auch Rezeptoren genannt) sind Zellen des Körpers, die Energie (z.B. Licht, Schall, Druck) in elektrische Entladungsmuster umwandeln. Diese Entladungsmuster am Sensor können Veränderungen der Aktionspotenzialfrequenz und Generatorpotenziale sein, sie werden auch **Sensorpotenziale** genannt. Dieser Prozess der Umwandlung eines physikalischen Reizes in Sensorpotenziale wird als **Transduktion** bezeichnet. Sensorpotenziale müssen in einem nächsten Schritt umcodiert und an die nachgeschalteten sekundären Sensoren und Zellen weitergeleitet werden. Diese zweite Umcodierung vom Sensorpotenzial zu weiterleitbaren Aktionspotenzialen nennt man **Transformation.** Weiterhin ist die Unterscheidung zwischen adäquaten und nichtadäquaten Reizen wichtig. **Adäquate Reize** sind Reize, auf die ein bestimmtes Sinnesorgan optimal reagiert. In anderen Worten sind dies Reize, die eine minimale Energie benötigen, um einen Sensor zu erregen. Für das Auge sind das elektromagnetische Schwingungen mit Wellenlängen zwischen 400 und 700 nm und für das Ohr Schalldruckwellen mit einer Frequenz zwischen 20 und

Ablauf der Wahrnehmung

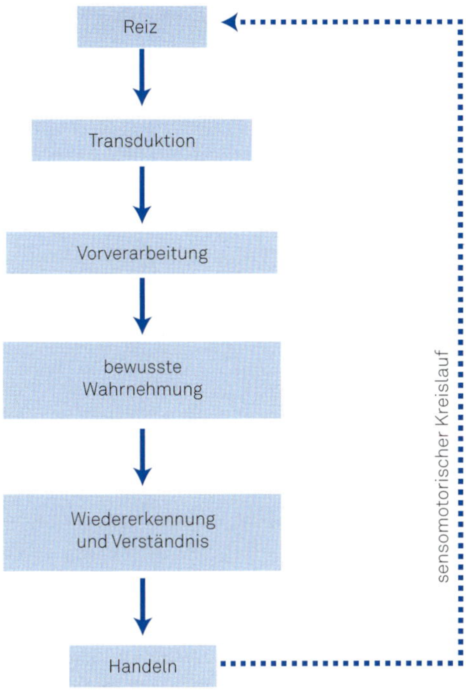

Abbildung 7-1: Ablauf der Wahrnehmung vom Reiz zur Handlung. Die Rückmeldung von der Handlung zum Reiz schließt den sensomotorischen Kreislauf. Die Handlungen werden vom Organismus genutzt, um neue Wahrnehmungen herzustellen.

16000 Hz. Sinnesorgane reagieren nicht nur auf adäquate Reize; alle Sinnesorgane können z.B. auch durch elektrischen Strom, Druckänderungen oder Veränderungen des chemischen Milieus erregt werden. Diese unspezifischen Reize werden als **nichtadäquate Reize** bezeichnet.

3. **Vorverarbeitung**. Viele Sinnesorgane bestehen aus zahlreichen Rezeptoren und anderen Zellen (z.B. Interneuronen). In diesen sensorischen Systemen finden Vorverarbeitungen der empfangenen Signale statt (Filterung, Hemmung, Konvergenz, Integration, Summation und zahlreiche Top-down-Prozesse). Zum Beispiel sind die Rezeptoren des Hörsystems nur für einen kleinen Ausschnitt der Schwingungen empfindlich. Auch die Retinazellen des Auges lassen sich nur durch einen kleinen Teil von elektromagnetischen Schwingungen erregen. Das bedeutet, dass bereits auf den ersten Verarbeitungsstufen die zu bearbeitenden physikalischen Reize gefiltert werden (**Filterung**). Durch die Verschaltung der Rezeptoren miteinander beeinflussen sich die Rezeptoren gegenseitig (z.B. durch die laterale Hemmung), was zur Kontrastschärfung genutzt werden kann. Durch **Konvergenz** vieler Rezeptoren und einiger weniger Nervenzellen (z.B. bei den Stäbchen der Retina) können schwache Signale verstärkt werden (**Integration**). Aus diesem Grund sind die Stäbchen der Retina gerade für die visuelle Wahrnehmung unter schlechten Lichtverhältnissen (z.B. bei Nacht) besser geeignet als die Zapfen.

4. **Bewusste Wahrnehmung**. Der nächste Schritt der Wahrnehmung ist die Bewusstwerdung der verarbeiteten Reize. Dies geschieht mithilfe von Erfahrung und Interpretationen (Kognition) unter Zuhilfenahme von Gedächtnisinformationen. Das Resultat ist ein **Perzept**, also die Bewusstwerdung der Reize. Wahrnehmung unterscheidet sich in dieser Hinsicht erheblich von der sensorischen Verarbeitung und der Sinnesphysiologie, die sich ausschließlich mit den neurophysiologischen Verarbeitungen auf der Ebene der Rezeptoren und der sensorischen kortikalen Gebiete befasst. Interpretation und Kognition sind nicht Gegenstand der Sinnesphysiologie. Die Wahrnehmungspsychologie beschäftigt sich mit der Frage, wie aus Schallwellen Geräusche, Töne, Klänge oder Musikstücke werden.

5. **Wiedererkennung und Verständnis**. Durch das Erinnern, Assoziieren, Beurteilen und Interpretieren verstehen wir das Wahrgenommene und leiten daraus die Entscheidungen für Reaktionen darauf ab. Dieser Prozess muss nicht zwangsläufig zu einem klar

abgrenzbaren Gedanken oder mentalen Bild führen, es können auch diffuse Bilder, Gedanken oder sogar Stimmungen entstehen. Gerade die Erklärung dieses Wahrnehmungsschritts ist immer noch Gegenstand vieler heftiger wissenschaftlicher Diskussionen. Manche Protagonisten gehen davon aus, dass die Neurowissenschaften nicht erklären könnten, wie durch einen physikalisch eindeutig beschreibbaren Reiz ein Verstehensprozess ausgelöst wird und wie dieser Verstehensprozess kortikal repräsentiert ist. Aus Sicht der Neurowissenschaften wird dieser Kritik entgegengehalten, dass auch dieser Verstehensprozess neuronal repräsentiert sein muss, denn unser gesamtes psychisches Geschehen wird von Neuronen und Neuronengruppen determiniert (Jäncke, 2015). Insofern ist der Verstehensprozess aus Sicht der Neurowissenschaften als Produkt eines bestimmten neurophysiologischen Prozesses aufzufassen. Allerdings muss eingeräumt werden, dass dieser komplexe neurophysiologische Prozess vom Reiz zum Verstehen derzeit noch nicht gänzlich verstanden wird.

6. **Handeln**. Aufgrund unserer Wahrnehmung werden in der Regel Handlungen ausgelöst. Handlungen werden wiederum durchgeführt, um Wahrnehmungen zu verändern. Insofern kann von einem **Handlungs-Wahrnehmungs-Zyklus** gesprochen werden. Letztendliches Ergebnis der Wahrnehmung ist somit die Reaktion auf die Umwelt. Demzufolge kann Wahrnehmung nicht isoliert von Handlungen betrachtet werden, denn der Mensch ist ein sensomotorisches Wesen, das ständig aufgrund bestimmter Wahrnehmungen auf die Umwelt einwirkt.

7.4. Psychophysik

Die Psychophysik entstand aus dem Bestreben, das Leib-Seele-Problem zu lösen. Heute beschäftigt sich die Psychophysik mit dem Zusammenhang zwischen physikalisch definierbaren Reizen und den damit verbundenen psychischen Prozessen. Eine der Hauptinteressen in den Anfängen der Psychophysik war die Bestimmung von Wahrnehmungsschwellen. In anderen Worten: Man war daran interessiert, die Minimalmenge physikalischer Energie zu bestimmen, die notwendig ist, um einen Reiz zu bemerken. Die Energiemenge, die notwendig ist, um einen Reiz überhaupt „wahrnehmbar" zu machen, wird als **absolute Schwelle** bezeichnet. Der Minimalunterschied an physikalischer Energie zwischen zwei Reizen (der gleichen Modalität), der notwendig ist, um diese beiden Reize zu unterscheiden, wird als **Unterschiedsschwelle** oder als **gerade merklicher Unterschied** (Just Noticeable Difference, JND) bezeichnet.

Ein Problem bei der Bestimmung dieser Schwellen besteht darin, dass es keine absolute Energie- oder Änderungsmenge gibt, die in allen Fällen bemerkt wird. Die Reaktionsbereitschaft auf einen gegebenen Reiz zu einem gegebenen Zeitpunkt hängt von dem jeweiligen Zustand der beteiligten Rezeptoren und Nervenzellen ab, die abhängig von vorherigen und aktuellen Aktivierungen unterschiedlich bereit sind, auf neue Reize zu reagieren. Insofern trifft der physikalische Reiz aus der Umwelt auf Nervenzellen, deren Anzahl und deren Ausmaß an Feuerbereitschaft festlegen, ob und wie stark ein bestimmter Reiz eine neurophysiologische Reaktion hervorruft. Insofern kann keine eindeutige Reizintensität als Schwelle angegeben werden, sondern nur für jede Reizintensität eine Wahrscheinlichkeit, mit der diese Reizintensität bemerkt wirkt. Die Beziehung zwischen der Reizintensität und der Wahrscheinlichkeit, einen Reiz wahrzunehmen, wird als **psychometrische Funktion** bezeichnet. Da angenommen wird, dass bei einer Vielzahl der Neurone die Feuerraten normalverteilt sind, wird in der klassischen Psychophysik die kumulierte Normalverteilung als psychometrische Funktion verwendet.

Empirisch wird die psychometrische Funktion ermittelt, indem den Versuchspersonen die Reize mit Reizintensitäten um die Schwelle herum präsentiert werden, also im Schwellenbereich getestet wird. Bei der **Grenzmethode** steigert der Versuchsleiter die Reizintensität langsam von deutlich nicht wahrnehmbar, bis die Versuchsperson den Reiz bemerkt (aufsteigendes Verfahren). Dann beginnt der Versuchsleiter mit deutlich überschwelligen Reizen und reduziert die Reizintensität langsam und schrittweise, bis die Versuchsperson angibt, den Reiz nicht mehr zu erkennen (absteigendes Verfahren). Bei der **Konstanzmethode** werden viele Reize randomisiert um den vermuteten Schwellenbereich dargeboten. Bei der **Herstellungsmethode** ändert die Versuchsperson die Reizstärke selbst und stellt sie so ein, dass sie den Reiz gerade nicht mehr oder gerade noch wahrnehmen kann. Die genaueste, aber auch aufwendigste Methode ist die Konstanzmethode, mit der recht gut Erwartungseffekte kontrolliert werden können. Für jede Reizintensität wird dann die Häufigkeit registriert, mit der Reize erkannt wurden. Die so errechneten Datenpunkte können grafisch zu einer Ogive zusammengefasst werden. Anhand dieser Ogive wird die Schwelle berechnet **(Abb. 7-2)**. Per Konvention hat man sich darauf geeinigt, den Median der Verteilung, also die Reizintensität, die in 50 % aller Fälle wahrgenommen wird, als Schwelle zu definieren.

Für die **Unterschiedsschwelle** lassen sich prinzipiell die gleichen Verfahren anwenden. Allerdings werden bei der Unterschiedsschwellenbestimmung ein Standard- und ein Vergleichsreiz dargeboten und die Versuchsperson muss entscheiden, ob der Vergleichsreiz größer als der Standardreiz ist. Aus der empirischen psychometrischen Funktion kann dann wieder die theoretische psychometrische Funktion bestimmt und zur Bestimmung der Schwelle herangezogen werden. In dieser Funktion wird die Unterschiedsschwelle definiert als der mittlere Abstand zwischen den beiden Punkten auf dem Reizkontinuum, bei denen der Vergleichsreiz mit einer Wahrscheinlichkeit von 0.75 und 0.25 als größer als der Standardreiz bewertet wurde. Der Punkt, an dem Standard- und Vergleichsreiz als gleich groß wahrgenommen werden, ist der **Punkt subjektiver Gleichheit** und der liegt bei der Wahrscheinlichkeit von 0.50, den Vergleichsreiz als größer als den Standardreiz wahrzunehmen.

Ernst Heinrich Weber hat einen systematischen Zusammenhang zwischen Reizstärke und Unterschiedsschwelle festgestellt. Er fand heraus, dass die Unterschiedsschwelle (dS) in

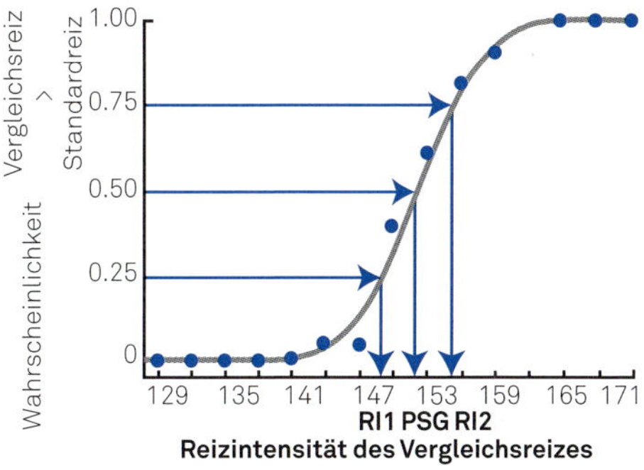

Abbildung 7-2: Psychometrische Funktion mit den empirisch ermittelten Wahrscheinlichkeiten, einen Vergleichsreiz als größer als den Standardreiz zu bewerten (blaue Punkte). Die daraus berechnete theoretische psychometrische Funktion hat die Form einer Ogive. Sie wird zur Bestimmung derUnterschiedsschwelle herangezogen. Der Mittelwert der Reizintensität für die Wahrscheinlichkeiten 0.25 (RI1) und 0.75 (RI2) ist als Unterschiedsschwelle definiert. Die Reizintensität, bei der in 50 % der Fälle der Vergleichsreiz als größer bewertet wird, ist der Punkt subjektiver Gleichheit (PSG). In dieser Abbildung entsteht der Eindruck, dass die Unterschiedsschwelle (US = RI1 + RI2/2) immer mit dem Punkt der subjektiven Gleichheit zusammenfällt. Dies ist aber nicht der Fall, sondern die US weicht je nach Modalität teilweise sogar erheblich vom PSG ab.

einem annähernd konstanten Verhältnis zur Stärke des jeweiligen Standardreizes (S) steht. Daraus hat er das nach ihm benannte Weber-Gesetz abgeleitet:

$dS / S = k$
(dS: Unterschiedsschwelle,
S: Reizstärke,
k: Weber-Konstante).

Die **Weber-Konstante** ist für verschiedene Sinnesmodalitäten unterschiedlich **(Tab. 7-2)** und sagt etwas über die Empfindlichkeit des jeweiligen Sinnessystems aus. Je kleiner k, desto empfindlicher ist die jeweilige Sinnesmodalität.

Gustav Theodor Fechner hat versucht, auf der Basis des Weber-Gesetzes eine allgemeine Beziehung zwischen Reizstärke und subjektiver Empfindung abzuleiten, und hat dabei die psychophysische Funktion entwickelt. Ausgangspunkt seiner Überlegungen war, dass die Unterschiedsschwelle bzw. die Weber-Konstante subjektiv als gleich große Empfindungseinheiten aufzufassen sind. In der Weber-Formel hat er die Unterschiedsschwelle (dS) mit der Unterschiedsempfindungseinheit (dE) gleichgesetzt. Durch mathematische Umformung entsteht die folgende Formel, die als Fechnersches Gesetz oder Maßformel bekannt ist:

Tabelle 7-2: Weber-Konstante für verschiedene Sinnesmodalitäten

Modalität	Weber-Konstante
Tonhöhe	0.003
Helligkeit	0.016
Gewicht (gehoben)	0.019
Lautstärke	0.088
Druck auf Haut	0.140
Geschmacksintensität	0.250
Geruchsintensität	0.350

$E = \log(S)$
(E: Empfindung, log: Logarithmus,
S: Reizstärke).

Gemäß dieser Formel ist die Empfindung gleich dem Logarithmus der Reizstärke. Dies besagt im Grunde nichts anderes, als dass eine Verdopplung der Reizstärke nicht zu einer Verdopplung der Empfindung führt. Grob geschätzt führt eine Verdopplung der Reizstärke zu einer 1,3-fachen Empfindungszunahme. Sollte eine Verdopplung der Empfindung erreicht werden, wäre etwa das Zehnfache der Reizstärke im Vergleich zum Ausgangsreiz notwendig.

Während die Weber-Fechner-Formel die Beziehung zwischen Empfindung und Reizstärke für einen mittleren Reizbereich und im adaptierten Zustand recht gut beschreiben kann, ist insbesondere in den Extrembereichen der Reize und im nichtadaptierten Zustand diese Formel nicht mehr so gut dafür geeignet, diese Zusammenhänge zu beschreiben. Unter anderem deshalb schlug der Physiologe Stevens die Potenzfunktion (die auch als **Stevens-Potenzfunktion** bezeichnet wird) vor, mit der der Zusammenhang zwischen der Empfindungsstärke (E) und der Reizstärke (S) ebenfalls recht gut beschrieben werden kann **(Tab. 7-3)**:

$E = k * S^n$
(E: Empfindungsstärke,
S: Reizintensität,
n: Exponent, der für die jeweilige Modalität typisch ist,
k: absolute Schwelle für die jeweilige Reizkategorie)

Der Exponent n kann als Maß für die Sinnesempfindlichkeit interpretiert werden. Exponenten zwischen 0 und <1 bedeuten abnehmende Steigung und damit abnehmende Empfindlichkeit mit zunehmender Reizstärke. Ein Exponent >1 indiziert zunehmende Empfindlichkeit mit zunehmender Reizintensität.

Tabelle 7-3: Exponenten der Stevens-Potenzfunktion für verschiedene Reize. (Die Exponenten sind aus der Tabelle auf S. 43 des Lehrbuches von Martin & Foley, 1997, entnommen.)

physikalischer Reiz	Exponent n	Art der Messung
Helligkeit	.33	kleiner Lichtpunkt im Dunkeln
Lautstärke	.67	Schallwelle eines Tons
Geschmack	.80	Zuckerlösung
wahrgenommene Länge	1.0	Linie auf einem Computerbildschirm
Gewicht	1.45	Heben von Gewichten
Wärme	1.6	Metallband am Arm
elektrischer Schock	3.5	elektrischer Schlag an den Fingern

Einer der größten Exponenten (n = 3.5) wurde für den Schmerz festgestellt, was bedeutet, dass die Schmerzempfindlichkeit mit zunehmender Intensität des Schmerzreizes immer größer wird (Beispiele für Exponenten finden sich in **Abb. 7-3**).

Die Stevens-Potenzfunktion zur Beschreibung des Zusammenhangs zwischen Empfindung und Reizstärke ist der **neuronalen Potenzfunktion** (auch Übertragungsfunktion) sehr ähnlich. Mit der neuronalen Potenzfunktion wird der Zusammenhang zwischen der Aktionspotenzialfrequenz (F) und der Reizstärke (S) beschrieben:

$F = k * S^n$

(F: Aktionspotenzialfrequenz,
S: Reizintensität,
n: Exponent, der für die jeweilige Modalität typisch ist, k: Konstante).

In **Abbildung 7-4** ist der Zusammenhang zwischen Aktionspotenzialfrequenz und der Länge eines Krebsmuskels dargestellt. Zu erkennen ist, dass mit zunehmender Muskellänge auch linear die Aktionspotenzialfrequenz zunimmt. Gleiches gilt für die tonischen Sensorpotenziale, auch für diesen neurophysiologischen Kennwert ist eine Zunahme mit

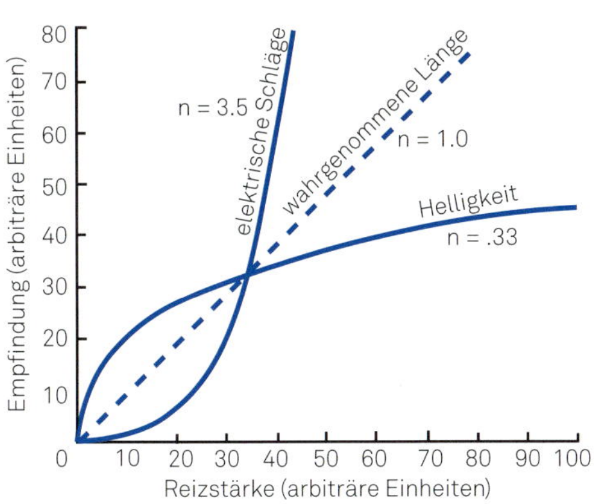

Abbildung 7-3: Potenzfunktion für elektrische Schläge, wahrgenommene Länge und Helligkeit. Eingetragen sind auch die jeweiligen Exponenten (n) der Potenzfunktionen.

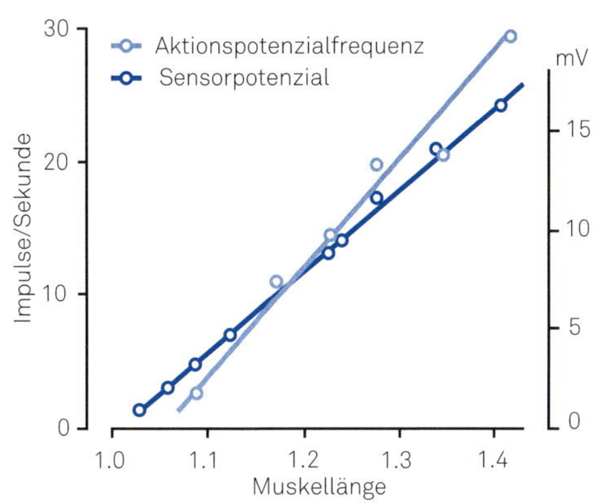

Abbildung 7-4: Zusammenhang zwischen Aktionspotenzialfrequenz (Impulse/Sekunde) sowie der Stärke des Sensorpotenzials (in mV) und der Länge eines Muskels beim Krebs (Abszisse).

zunehmender Muskellänge feststellbar. In **Abbildung 7-5** ist ein nichtlinearer Zusammenhang zwischen Reizstärke und Aktionspotenzialfrequenz bzw. Sensorpotenzialstärke dargestellt. Zu erkennen ist, dass die Aktionspotenzialfrequenz einen deutlichen exponentiellen Verlauf zeigt. Auch für das Sensorpotenzial kann ein (wenn auch schwacher) exponentieller Zusammenhang mit der Reizstärke festgestellt werden.

Interessant ist, dass für einige Sinnesmodalitäten die Stevens-Potenzfunktion und die neuronale Potenzfunktion mehr oder weniger

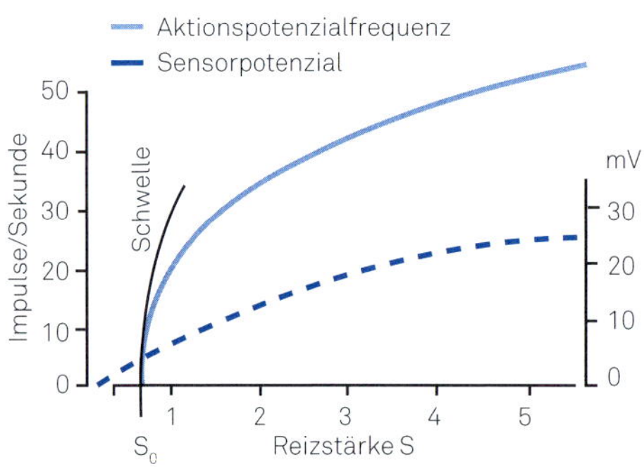

Abbildung 7-5: Zusammenhang zwischen Aktionspotenzialfrequenz (Impulse/Sekunde) sowie der Stärke des Sensorpotenzials (in mV) und der Reizstärke (Abszisse).

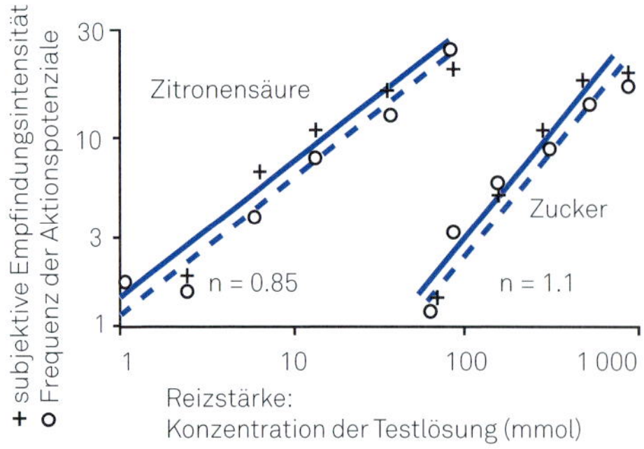

Abbildung 7-6: Zusammenhang zwischen Reizstärke und Aktionspotenzialfrequenz sowie subjektiver Empfindlichkeit für Geschmacksreize (nach Birbaumer & Schmidt, 2005).

identische Exponenten aufweisen. Gezeigt werden konnte dies sehr eindrücklich am Beispiel des Geschmackssinns **(Abb. 7-6)**.

Während die Aktions- und Sensorpotenziale an den Rezeptoren und den nachfolgenden Ganglienzellen noch recht gut mit neuronalen Potenzfunktionen beschrieben werden können, ist der Zusammenhang zwischen neuronalen Aktivitäten, die an der Schädeloberfläche mittels EEG oder für bestimmte Voxel mittels fMRT gemessen werden können, und elementaren physikalischen Reizparametern nicht einfach herzustellen. Der Grund dafür ist, dass mit diesen Methoden nur eine beschränkte räumliche Auflösung möglich ist, sodass die Aktivität vieler Neurone gemessen wird. Des Weiteren muss berücksichtigt werden, dass auf kortikaler Ebene unterschiedliche Reizintensitäten nicht nur über die Aktionspotenzialfrequenz und/oder durch Generatorpotenziale generiert werden, sondern auch durch Rekrutierung zusätzlicher Neurone. Aus Tieruntersuchungen ist z. B. bekannt, dass die Neurone im Hörkortex die Intensität von akustischen Reizen nur bis ca. 50 und 60 dB durch zunehmende Aktionspotenzialfrequenz codieren. Schallintensitäten, die darüber hinausgehen, werden durch Rekrutierung benachbarter Neurone verarbeitet. Ähnliche Rekrutierungsmechanismen sind im visuellen Kortex bei der Codierung der Helligkeit feststellbar.

Intensiv untersucht wurde v. a. der Zusammenhang zwischen der am Vertex gemessenen N1-Amplitude und der Intensität der sie evozierenden akustischen Reize. Die Erforschung dieses Zusammenhangs hat sehr viel Interesse geweckt, weil sich zeigte, dass er bei bestimmten psychiatrischen Patientengruppen deutlich von der Norm abweicht. Grundsätzlich zeigen diese Arbeiten, dass mit zunehmender Intensität des evozierenden akustischen Reizes die N1-Amplitude oder auch die N1-P2-Amplitude größer wird (Hagenmuller et al., 2008; **Abb. 7-7**). Auch die mittels fMRT gemessenen

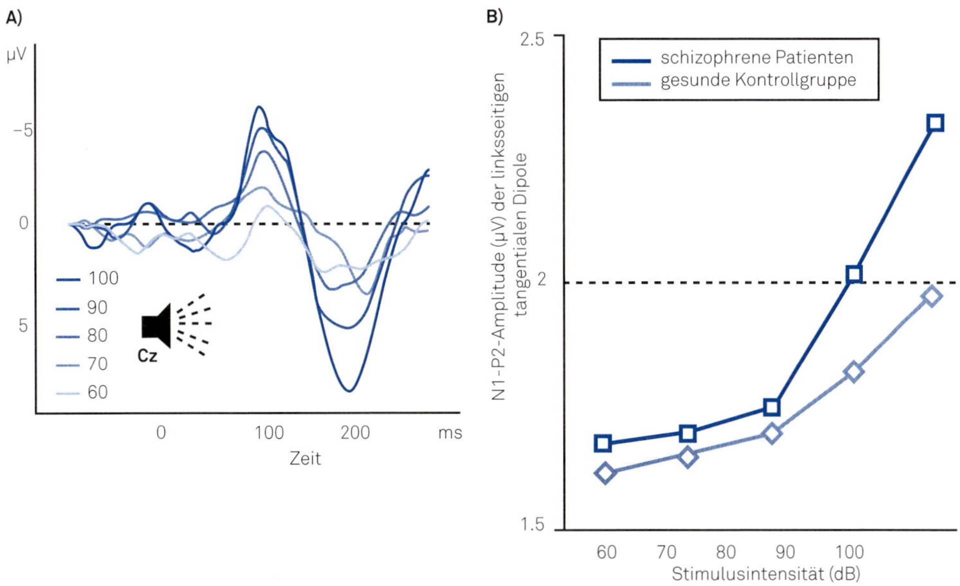

Abbildung 7-7: N1-Amplituden nach akustischer Stimulation mit unterschiedlicher Schallintensität. (A) Vertexpotenzial nach akustischer Stimulation mit unterschiedlicher Schallintensität (60, 70, 80, 90 und 100 dB) (nach Hagenmuller et al., 2008). (B) N1-P2-Amplituden, gemessen am Vertex nach Stimulation mit akustischen Reizen unterschiedlicher Intensität (60–100 dB). Die dunkelblaue Linie repräsentiert die N1-P2-Amplituden für gesunde Kontrollpersonen, während die hellblaueLinie die Amplituden für schizophrene Patienten darstellt (nach Juckel et al., 2008).

hämodynamischen Reaktionen im auditorischen Kortex korrelieren mit der Intensität der auditorischen Reize (Jäncke et al., 1998; Brechmann et al., 2002); **Abb. 7-8.**

7.5. Bottom-up- und Top-down-Verarbeitung

Der Informationsfluss während der Wahrnehmung verläuft in verschiedenen Richtungen. Bei der sequenziellen Informationsverarbeitung werden allgemein zwei Informationswege unterschieden **(Abb. 7-9)**:

- Bottom-up-Weg
- Top-down-Weg

Der **Bottom-up-Weg** ist der Informationsfluss vom Rezeptor zu den kortikalen Hirngebieten (von unten nach oben) und innerhalb des Kortex von den untergeordneten zu den übergeordneten Modulen. Gelegentlich wird er auch als reizgetriebener Informationsweg bezeichnet, um zum Ausdruck zu bringen, dass dieser Informationsweg im Wesentlichen durch die Charakteristika der Reize bestimmt wird und nicht durch übergeordnete kognitive Funktionen (z. B. Aufmerksamkeit, Erwartung). Die Reize „erzwingen" quasi eine Verarbeitung auf den verschiedenen Stufen des ZNS. Das Grundprinzip dieser Verarbeitungsrichtung besteht darin, dass nacheinander unterschiedliche Hierarchieebenen in die Verarbeitung eingebunden werden. Zunächst werden relativ einfache Analysen durchgeführt, denen auf den nächsthöheren Ebenen immer komplexere Verarbeitungsschritte folgen. Auf jeder Ebene werden eigene Verarbeitungsergebnisse generiert, die dann als Eingangsinformationen für die Verarbeitung auf der nächst-

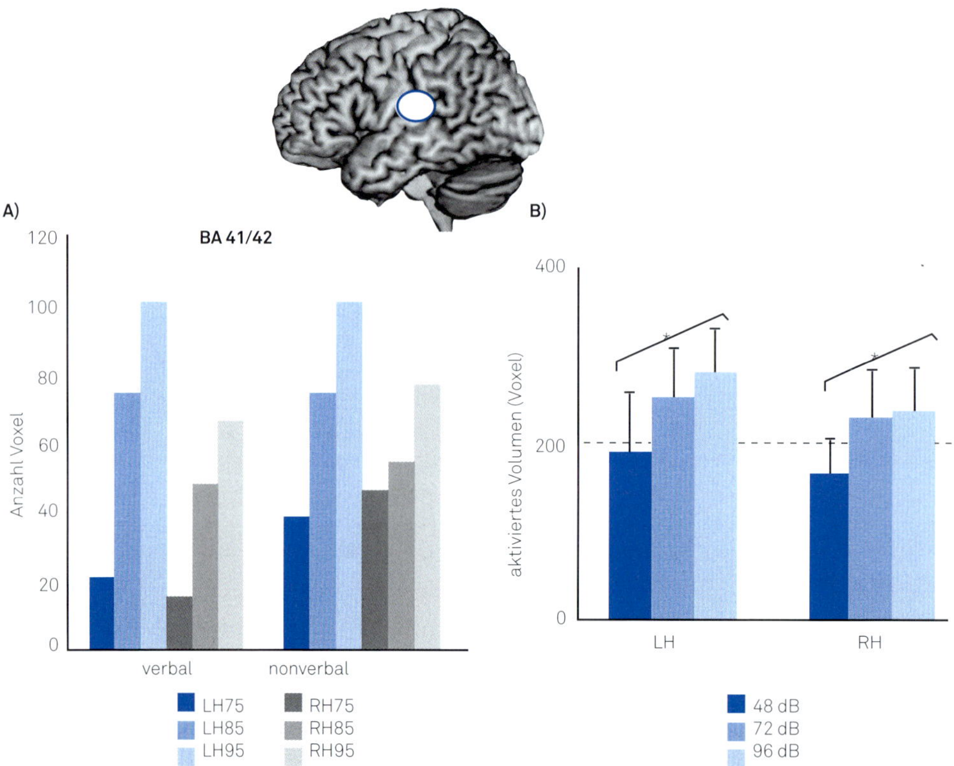

Abbildung 7-8: Stärker durchblutetes Volumen im auditorischen Kortex nach Stimulation mit akustischen Reizen unterschiedlicher Intensität. A) Ergebnisse nach Jäncke et al. (1998) mit Schallintensitäten von 75 bis 95 dB. B) Ergebnisse nach Brechmann et al. (2002) mit Schallintensitäten von 48 bis 98 dB. LH: linke Hemisphäre, RH: rechte Hemisphäre.

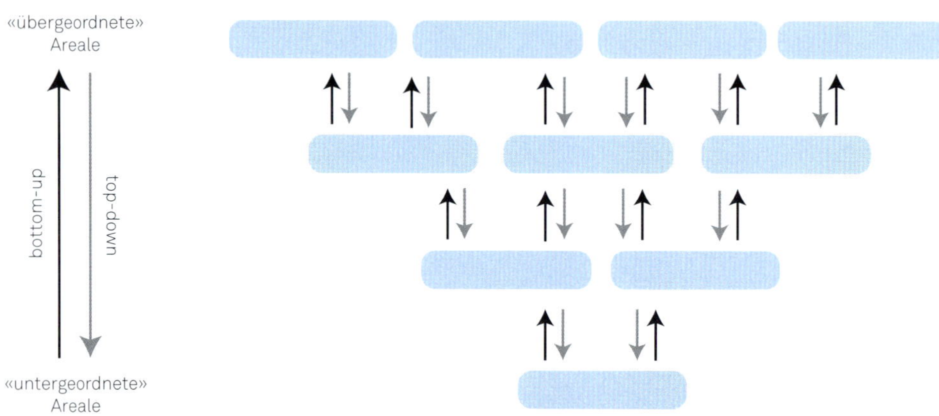

Abbildung 7-9: Schematische Darstellung der Bottom-up- und Top-down-Verarbeitung bei der Wahrnehmung

höheren Ebene dienen. Wichtig ist allerdings, dass auf jeder Verarbeitungsebene parallele Verarbeitungsschritte hinzukommen.

Anhand der auditorischen Wahrnehmung kann der Bottom-up-Weg sehr gut beschrieben werden: Die Schallwellen treffen auf das Ohr und führen zu einer elektrischen Erregung im Hörnerv (Nucleus cochlearis). Die elektrischen Erregungen werden über die Hörbahn in den Hirnstamm, zum Thalamus (Corpus geniculatum mediale) und von dort zum primären Hörkortex geleitet. Nach den Verarbeitungen im primären Hörkortex folgen weitere Verarbeitungsschritte im sekundären Hörkortex und in den Assoziationsgebieten. Auf jeder höheren Verarbeitungsstufe werden andere, meist komplexere Verarbeitungen vorgenommen. Auf den untersten Verarbeitungsebenen erfolgen elementare auditorische Verarbeitungen (z. B. wird die Lautstärke codiert), gefolgt von Spektral- und Zeitanalysen. Danach werden erste auditorische Teilelemente erkannt, z. B. Phoneme oder Töne. Die nächste Stufe führt zur Erkennung von Klängen und des Timbres. Auf weiteren Stufen folgen Wort- und Melodiewahrnehmung, während letztlich kompliziertere auditorische Strukturen erkannt werden.

Der **Top-down-Weg** ist der umgekehrte Weg von den übergeordneten zu den untergeordneten Modulen. Dieser Verarbeitungsweg wird auch konzept- oder aufmerksamkeitsgetriebener Verarbeitungsweg genannt. Beispielsweise kann man sich vorstellen, eine Melodie zu hören, ohne dass die Melodie auch physikalisch präsent ist. Diese Vorstellung aktiviert die Hirngebiete, die mit der übergeordneten Verarbeitung von Musikstücken betraut sind. Von diesen Hirngebieten werden die untergeordneten Hirngebiete nacheinander aktiviert. Das hat zur Folge, dass bei Erwartung einer ganz bestimmten Melodie bereits die untergeordneten Hirngebiete „vorgebahnt" sind, sodass die spezifischen Eigenarten der Melodie vorrangig und effizient verarbeitet werden. Auf diesen Informationsweg wird im Zusammenhang mit der Aufmerksamkeit und den exekutiven Funktionen noch einmal eingegangen. Auch bei der Top-down-Verarbeitung werden auf jeder Verarbeitungsebene parallele Verarbeitungen wirksam, um den Informationsfluss innerhalb des Gehirns zu optimieren und möglichst viele Informationsquellen in die Informationsverarbeitung einzubinden.

7.6. Beziehung zwischen Top-down- und Bottom-up-Verarbeitung

Der Top-down- und der Bottom-up-Weg tauschen auf verschiedenen Ebenen Informationen aus. Dieser ständige Informationsaustausch ist wahrscheinlich für die Orientierung in der Umwelt und damit in der Realität von herausragender Bedeutung. Durch diesen Vergleich kann der Organismus entscheiden, ob die erzeugten Wahrnehmungen durch Vorstellung (also Top-down) oder durch externe Reize (also Bottom-up) entstanden sind. Folgender Mechanismus, der beide Informationswege miteinander verbindet, ist vorstellbar. Wahrscheinlich werden bei der Top-down-Verarbeitung auf jeder Ebene die erwarteten Afferenzen geschätzt, die bei physikalischer Präsenz des vorgestellten Reizes eintreten würden (**Abb. 7-10**). Wenn ich mir also vorstelle, eine bestimmte Melodie zu hören, werden bereits Afferenzen geschätzt, die eintreten würden, wenn diese Melodie jetzt wirklich im Radio gespielt würde. Diese „erwarteten Afferenzen" werden dann auf jeder Ebene mit den tatsächlich anliegenden Afferenzen verglichen. Stimmen sie nicht überein (Inkongruenz von „erwarteten" und tatsächlichen Afferenzen), „weiß" der Organismus, dass die Afferenzen einem Top-down-Prozess entstammen und nicht das Resultat eines Bottom-up-Prozesses sind. Man könnte auch sagen, der Orga-

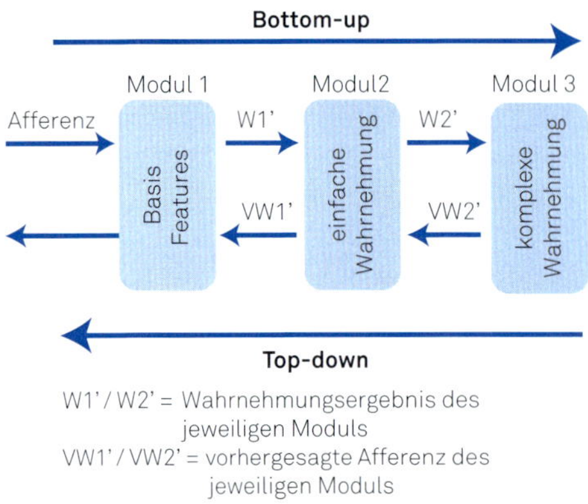

Abbildung 7-10: Interaktion von Bottom-up- und Top-down-Weg bei der Wahrnehmung. W1': Wahrnehmungsergebnis des Moduls 1; W2': Wahrnehmungsergebnis des Moduls 2; VW1': vorhergesagte Afferenz des Moduls 1; VW2': vorhergesagte Afferenz des Moduls 2. W1'/W2' und VW1'/VW2' werden miteinander verglichen.

nismus weiß dann, dass die „erwarteten Afferenzen" einer Vorstellung oder Einbildung entspringen. Insofern ist das Zusammenspiel von Bottom-up- und Top-down-Prozessen wahrscheinlich für die Orientierung in der realen Welt außerordentlich wichtig (s. u.).

Dieser Mechanismus kann eine Reihe von krankheitsbedingten Wahrnehmungstäuschungen erklären. Ein anschauliches Beispiel ist das Charles-Bonnet-Syndrom, bei dem die Betroffenen unter Sehstörungen leiden, die durch Defizite der Retina oder der Sehnerven bedingt sind. Die Sehrinde ist nicht beeinträchtigt. Neben den Sehstörungen leiden die Patienten auch unter lebhaften visuellen Halluzinationen. Prinzipiell werden drei Typen von visuellen Halluzinationen unterscheiden: (1) Eine Gruppe von Patienten „sieht" groteske, zu Fratzen verzerrte Gesichter in verschiedenen Abwandlungen; (2) eine zweite Gruppe „sieht" Landschaften oder Objekte, die nicht vorhanden sind; (3) eine dritte Gruppe hat räumliche Wahrnehmungsstörungen. Konkret fallen die Patienten der dritten Gruppe dadurch auf, dass sie bei einer Blickrichtungsänderung vorher gesehene Objekte quasi mit in die neue visuelle Wahrnehmung einbauen. Ein solcher Patient würde z. B. eine Person anschauen und nach einem Blickwechsel auf ein anderes Objekt das Bild dieser Person „virtuell mitnehmen", sodass die vorher gesehene Person in das aktuell gesehene Objekt integriert wird. Eine mögliche Erklärung dieser visuellen Halluzination ist, dass sich die Betroffenen nicht mehr auf ihren Bottom-up-Weg „verlassen" können, weil ihr visuelles Wahrnehmungssystem gelernt hat, dass diese Informationen unzuverlässig sind. Deshalb wird den Informationen aus der Top-down-Verarbeitung mehr Gewicht beigemessen und die Patienten nehmen die auf dem Top-down-Weg generierten Informationen als „wahr" an.

7.7. Bindungsproblem und dynamische Kopplung

Bindung (engl. binding) beschreibt ein bislang ungelöstes Problem der Wahrnehmungspsychologie. Wie in den folgenden Kapiteln dargestellt werden wird, werden unterschiedliche Wahrnehmungsaspekte (z. B. Wahrnehmung von Objekten, Farben, Gesichtern und räumlichen Beziehungen) von verschiedenen Modulen (anatomische und funktionale Module) verarbeitet. Wie kommt es nun, dass wir über eine kohärente Wahrnehmung verfügen, obwohl an einem Wahrnehmungsprozess viele unterschiedliche Module beteiligt sind? Diese Module müssen ja irgendwie zusammengeschaltet werden. Bei farbigen Gesichtern z. B. müssen die Module für die Gesichtswahrnehmung und die Module für die Farbwahrnehmung „zusammengebunden" werden.

Derzeit ist dieser Prozess des „Zusammenbindens" (Binding) noch nicht ganz verstanden. Allerdings deutet vieles darauf hin, dass Binding über einen neurophysiologischen Synchronisationsmechanismus erfolgt, mit dem die beteiligten Zellgruppen (cell assemblies) zusammengeschaltet und synchronisiert werden. Eines der ersten überzeugenden Experimente, das diese These stützt, haben Andreas Engel und Wolf Singer publiziert (Engel et al., 2001). In einem typischen Experiment mit einem Affen wurde gleichzeitig die Aktivität von zwei Neuronen (Abstand 7 mm) mittels kleiner Elektroden gemessen. Die Nervenzellen, in denen die Elektroden platziert waren, befanden sich in der Area striata des primären Sehzentrums des Affen. Beide Neurone verfügen über charakteristische rezeptive Felder, wobei jedes Neuron besonders stark reagiert, wenn sich ein Streifenmuster über das jeweilige rezeptive Feld bewegt. Die Forscher haben drei Versuchsbedingungen realisiert: (1) In der ersten Bedingung nutzten sie einen langen Streifen, der so groß war, dass er beide rezeptive Felder abdeckte, und bewegten diesen über beide rezeptive Felder. (2) In der zweiten Bedingung nutzten sie zwei kleine Streifen, die sich synchron über beide rezeptive Felder bewegten. Im Unterschied zur ersten Bedingung wurden zwei unterschiedliche Streifen genutzt. Insofern hat der Affe wahrscheinlich auch zwei Streifen und nicht wie bei Bedingung 1 einen Streifen gesehen. (3) In Bedingung 3 bewegten sich die beiden kleineren Streifen in entgegengesetzter Richtung über die beiden rezeptiven Felder. Jedes Neuron zeigte ein oszillatorisches Entladungsmuster (abwechselnd starke und schwache Nervenzellaktivität) über die Zeit. Die Forscher haben die Oszillationen für jedes Neuron registriert, Korrelationen zwischen diesen Oszillationen berechnet und Folgendes herausgefunden:

Werden beide rezeptive Felder mit einem langen Streifen, der sich über beide rezeptive Felder bewegt, simultan stimuliert, dann sind die Entladungsmuster beider Nervenzellen sehr ähnlich. Die Ähnlichkeit dieser Oszillationen wurde mittels Kreuzkorrelogrammen berechnet. Die Korrelation zwischen den Oszillationen ist besonders groß, wenn beide rezeptiven Felder durch den langen Streifen stimuliert werden. Sie ist etwas geringer, wenn sich zwei kleine Streifen simultan über die rezeptiven Felder bewegen, und gleich null, wenn sich die kleinen Streifen gegensinnig über die beiden rezeptiven Felder bewegen.

Die durch die hohen Korrelationen ausgedrückten Synchronizitäten zwischen beiden Neuronen repräsentieren offenbar ein „Zusammenschalten“ beider Neurone. Wahrscheinlich werden damit beide Neurone zu einer Einheit zusammengefügt und unterstützen oder generieren eine Wahrnehmung, in diesem Fall die Wahrnehmung eines langen Streifens und nicht von zwei einzelnen.

In Humanexperimenten kann man natürlich keine Elektroden in Nervenzellen einführen. Um das Bindungsproblem beim Menschen zu studieren, werden häufig EEG- und/ oder MEG-Untersuchungen durchgeführt. Hierbei wird versucht, anhand der Oszillationsmuster des EEG oder MEG zu überprüfen, ob sich bestimmte Gehirngebiete während der Wahrnehmung von Objekten synchronisieren, also in einen gleichen Rhythmus fallen. Das Grundprinzip dieser Experimente besteht darin, dass den Versuchspersonen etwas schwierigere Wahrnehmungsaufgaben gestellt werden, die sie nicht auf Anhieb lösen können. Typische Reize sind sogenannte Kippfiguren oder Figuren, die nicht sofort erkennbar sind,

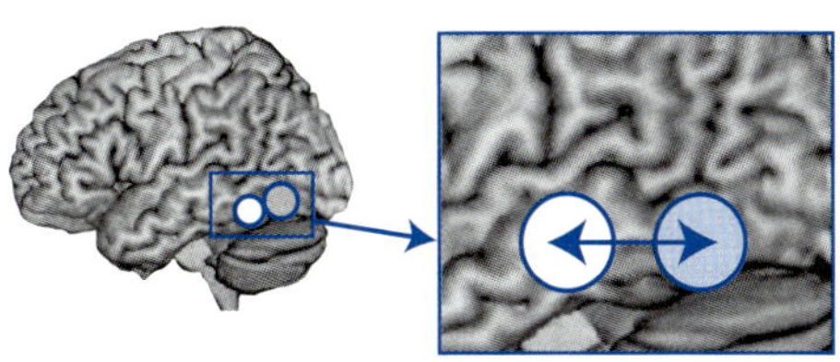

Abbildung 7-11: Dargestellt sind zwei Hirngebiete, die beim Wahrnehmen eines farbigen Buchstabens besonders aktiviert sind. Ein Areal ist spezialisiert für Farbwahrnehmung, das andere für Graphemwahrnehmung. Bei der Wahrnehmung eines farbigen Graphems synchronisieren sich beide Hirngebiete (wahrscheinlich in der Gamma-Band-Frequenz).

weil wichtige Teile fehlen oder weil sie nur unzureichend abgebildet sind. In dem Moment, in dem die Versuchspersonen die „verborgene" Figur erkennen, ist ein typischer Wechsel der Hirnaktivität feststellbar, meist eine Zunahme im hochfrequenten EEG-Bereich (Gamma-Band, 30–200 Hz). Aus diesem Grund wird dem Gamma-Band eine besondere Bedeutung beim Zusammenschalten von Nervenzellgruppen beigemessen (Herrmann et al., 2010; Uhlhaas et al., 2010).

7.8. Synästhesie

Eine besondere Art der Wahrnehmung ist die Synästhesie, bei der es sich um eine Art „Doppelwahrnehmung" oder „Mitempfindung" handelt. Charakterisiert wird diese Art der Wahrnehmung durch einen **induzierenden Reiz** (inducing stimulus), der eine **nachfolgende Wahrnehmung** (concurrent perception) auslöst. Bei einem Graphem-Farb-Synästheten löst ein bestimmter Buchstabe (z.B. /a/) eine bestimmte Farbwahrnehmung (z.B. blau) aus. Im Allgemeinen ist diese Wahrnehmungsabfolge unidirektional, d.h., der induzierende Stimulus löst immer eine bestimmte Wahrnehmung aus, ohne dass die ausgelöste Wahrnehmung die Wahrnehmung des induzierenden Reizes auslösen kann. Im Fall eines Graphem-Farb-Synästheten, der beim Sehen des Buchstabens /a/ die Farbe Blau sieht, wird die Wahrnehmung des Buchstabens /a/ nicht durch die Wahrnehmung der Farbe Blau ausgelöst. Es sind jedoch auch Synästheten beschrieben worden, bei denen die Synästhesie bidirektional ist.

Ein weiteres wichtiges Merkmal der Synästhesie ist, dass sie automatisch und nicht unterdrückbar ist. Bei Synästhesien und normalen Wahrnehmungen muss immer zwischen den automatischen Synästhesien und den assoziativen Wahrnehmungen unterschieden werden. Assoziative Wahrnehmungen sind zusätzliche Wahrnehmungen, die bei Wahrnehmung eines bestimmten Reizes oder einer Reizklasse auftreten können. In gewisser Weise sind dies ähnliche Doppelwahrnehmungen wie bei den Synästhesien, der große Unterschied liegt allerdings darin, dass die assoziativen Wahrnehmungen ausschließlich durch Erfahrung erworben sind, dass sie bewusst werden und dass sie bis zu einem bestimmten Grad unterdrückbar und verlernbar sind. Außerdem kann in experimentellen Studien gezeigt werden, dass die durch Auslöser hervorgerufenen assoziativen Wahrnehmungen langsamer ausgelöst werden. Typische Beispiele für solche assoziativen Wahrnehmungen sind die bei Musikern häufig berichteten Farbwahrnehmungen als Folge der Wahrnehmung von Tönen oder der bei Urlaubern ausgelöste Meeresgeruch beim Sehen der Farbe Blau. Solche Assoziationen sind erlernt und weniger speziell und präzise als Synästhesien.

Viele Synästheten berichten, dass ihnen ihre Synästhesie nicht bewusst war. Erst durch die Untersuchung im Labor wurden sie darauf aufmerksam gemacht, dass ihre Wahrnehmung speziell ist. Bislang sind viele unterschiedliche Arten von Synästhesien beschrieben worden:

- farbige Grapheme
- farbige Zeiteinheiten
- farbige Musik
- farbige Töne und Geräusche
- farbige Musiknoten
- farbige Phoneme
- farbige Geschmäcker
- farbige Düfte
- farbiger Schmerz
- farbige Persönlichkeiten
- farbige Berührung
- farbige Temperatureindrücke
- farbige Orgasmen
- Geruch → Tonwahrnehmung
- Geruch → Geschmack
- Geruch → Temperatur
- Geruch → Berührung
- Ton → Geruch

- Ton → Geschmack
- Ton → Temperatur
- Ton → Berührung
- Geschmack → Ton
- Geschmack → Temperatur
- Geschmack → Berührung
- Temperatur → Ton
- Berührung → Geruch
- Berührung → Ton
- Berührung → Geschmack
- Berührung → Temperatur
- Persönlichkeit → Geschmack
- Tonintervall → Geschmack

Die Häufigkeit von Synästhesien ist schwer zu schätzen, insofern sind die in der Literatur berichteten Zahlen zurückhaltend zu bewerten. Berichtet werden Häufigkeiten von 4 bis 23 %. Problematisch ist allerdings, dass einige dieser Schätzungen auf Befragungen und nicht auf experimentellen Überprüfungen beruhen. Die Ursachen der Synästhesien sind bislang ebenfalls nicht geklärt. Favorisiert wird aktuell eine genetische Ursache, die durch Erfahrungseinflüsse moduliert wird. Neurophysiologisch und neuroanatomisch werden derzeit zwei Erklärungsmodelle diskutiert: (1) das Hyperbindungs-Mitaktivierungs-Modell (**hyperbinding-crossactivation model**) und (2) das Enthemmungs-Rückmeldungs-Modell (**disinhibition-feedback model**).

Im Rahmen des **Hyperbindungs-Mitaktivierungs-Modells** wird angenommen, dass die Hirngebiete, die am Zustandekommen der synästhetischen Wahrnehmung beteiligt sind, über eine atypisch enge, neuroanatomisch bedingte funktionelle Koppelung verfügen. Bei Graphem-Farb-Synästheten wäre dies eine enge Koppelung zwischen dem Farb- und dem Graphemareal im *Gyrus fusiformis* (**Abb. 7-12**). Gleichzeitig soll diese Koppelung noch von einem Modul im Parietallappen (vorrangig im intraparietalen Sulcus) besonders stark „zusammengeschaltet" werden, sodass so etwas wie eine Hyperbindung eintritt.

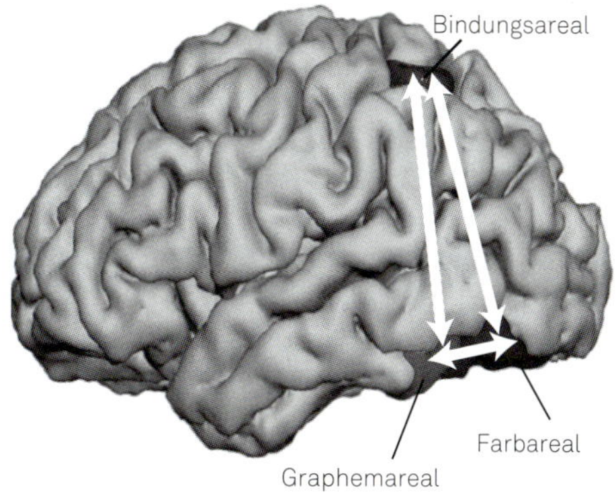

Abbildung 7-12: Hyperbindungs-Mitaktivierungs-Modell (hyperbinding-crossactivation model).

Im Rahmen des **Enthemmungs-Rückmeldungs-Modells** wird angenommen, dass übergeordnete Integrationsareale untergeordnete Hirn- gebiete enthemmen. So könnte man sich vorstellen, dass im Falle der Graphem-Farb-Synästhesie die Integrationsareale im Sulcus temporalis superior die Graphem- und Farbareale im unteren Occipitotemporalbereich enthemmen (**Abb. 7-13**). Für das Hyperbindungs-Mitaktivierungs-Modell spricht

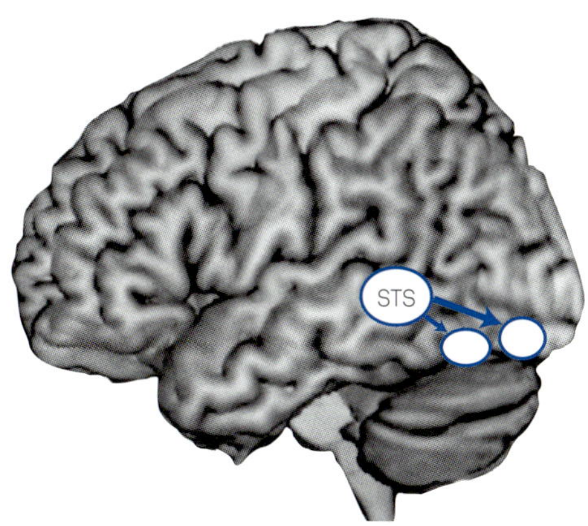

Abbildung 7-13: Schematische Darstellung des Enthemmungs-Rückmeldungs-Modells. Das übergeordnete Integrationsgebiet im STS enthemmt die Aktivität im Graphem- und Farbareal im Gyrus fusiformis. STS: Sulcus temporalis superior.

eine Reihe von Befunden. Im Rahmen einer neuen Arbeit konnte allerdings gezeigt werden, dass das Gehirn von Synästheten auch eine grundsätzlich andere Netzwerkarchitektur als das Gehirn von Kontrollpersonen aufweist (Hänggi et al., 2011). Es scheint eine stärkere, das ganze Gehirn betreffende Konnektivität aufzuweisen als das Gehirn von Nichtsynästheten (**Abb. 7-14**).

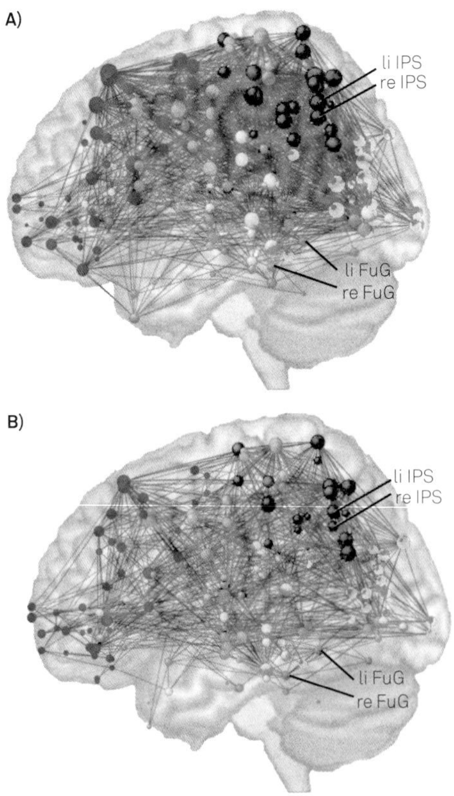

Abbildung 7-14: Netzwerkarchitektur des Gehirns von (A) Synästheten und (B) Nichtsynästheten. Man erkennt die stärkere Konnektivität bei dem Synästhetengehirn (nach Hänggi et al., 2011). IPS: intraparietaler Sulcus, FuG: Gyrus fusiformis, re: rechts, li: links.

7.9. Zusammenfassung

- Die menschliche Wahrnehmung ist eine wichtige psychische Funktion, die für die Orientierung des Menschen von herausragender Bedeutung ist. Über die Wahrnehmung gelingt es dem Menschen, sich an seine Umwelt anzupassen.
- Es existieren je nach Wissenschaftsdisziplin unterschiedliche Definitionen der Wahrnehmung. In der Psychologie und den kognitiven Neurowissenschaften wird sie als ein durch Kognitionen moduliertes Produkt aufgefasst. In der Philosophie wird die Wahrnehmung von der Kognition getrennt.
- Der **Ablauf der Wahrnehmung** umfasst folgende Aspekte und Prozesse: (1) physikalische Reize, die auf den Menschen einwirken. Signale, die auf Eigenschaften des Objekts beruhen, werden „distale Reize“ genannt. (2) Transduktion und Transformation, bei der ein distaler Reiz in einen proximalen Reiz umgewandelt wird. Die Transduktion findet in der Regel an Rezeptoren statt, die durch die physikalischen Reize zu Reaktionen veranlasst werden. Am Rezeptor entstehen dann Aktions- und tonische Sensorpotenziale, die mit der Reizintensität korrelieren. Durch einen weiteren Umcodierungsprozess (Transformation) werden diese neuronalen Signale am Sensor in weiterleitbare elektrische Signale umgewandelt. (3) Vorverarbeitung im Sinnesorgan. Im Sinnesorgan, das aus vielen Rezeptoren und anderen Hilfszellen aufgebaut ist, findet eine Vorverarbeitung der empfangenen Signale statt (Filterung, Hemmung, Konvergenz, Integration, Summation und zahlreiche Top-down-Prozesse). (4) Bewusste Wahrnehmung. In diesem Verarbeitungsschritt werden aus proximalen Reizen und den damit verbundenen Empfindungen bewusste Wahrnehmungsinhalte (Perzepte). Dies geschieht mithilfe von Erfahrung und Interpretationen (Kognition).

(5) Wiedererkennung und Verständnis. Durch das Erinnern, Assoziieren, Beurteilen und Interpretieren verstehen wir das Wahrgenommene und leiten daraus die Entscheidungen für die Reaktionen darauf ab. (6) Handeln. Aufgrund unserer Wahrnehmung werden in der Regel Handlungen ausgelöst. Handlungen werden wiederum durchgeführt, um Wahrnehmungen zu verändern. Wir sprechen von einem Handlungs-Wahrnehmungs-Zyklus.

- Die **Psychophysik** ist eine alte Wissenschaftsdisziplin, die ursprünglich antrat, um das Leib-Seele-Problem zu lösen.
- Die Beziehung zwischen der Reizintensität und der Wahrscheinlichkeit, einen Reiz wahrzunehmen, wird mit einer **psychometrischen Funktion** beschrieben, die mit verschiedenen Methoden bestimmt werden kann (Grenz- und Konstanzmethode). Unterschieden wird eine empirische von einer theoretischen psychometrischen Funktion. Die theoretische psychometrische Funktion wird aus den empirischen Daten bestimmt und hat die Form einer Ogive. Mit der psychometrischen Funktion lassen sich die absolute Schwelle und die Unterschiedsschwelle bestimmen.
- Das **Weber-Gesetz** beschreibt den Zusammenhang zwischen Reizstärke (S) und Unterschiedsschwelle (dS) ($dS / S = k$). Die Weber-Konstante k ist für verschiedene Sinnesmodalitäten unterschiedlich und sagt etwas über die Empfindlichkeit des jeweiligen Sinnessystems aus. Je kleiner k, desto empfindlicher ist die jeweilige Sinnesmodalität.
- Das **Fechner-Gesetz** beschreibt den Zusammenhang zwischen der subjektiven Empfindung (E) und der Reizstärke (S) ($E = \log(S)$). Wichtig hierbei ist, dass es sich um eine logarithmische Beziehung handelt.
- Der Physiologe Stevens schlug die Potenzfunktion (die sogenannte **Stevens-Potenzfunktion**) vor, mit der der Zusammenhang zwischen Empfindungsstärke (E) und Reizstärke (S) ebenfalls recht gut beschrieben werden kann ($E = k * S^n$). Der Exponent n kann als Maß für die Sinnesempfindlichkeit interpretiert werden.
- Diese Stevens-Potenzfunktion zur Beschreibung des Zusammenhangs zwischen Empfindung und Reizstärke ist der neuronalen Potenzfunktion sehr ähnlich. Mit der neuronalen Potenzfunktion wird der Zusammenhang zwischen der Aktionspotenzialfrequenz (F) und der Reizstärke (S) beschrieben ($F = k * S^n$).
- Die am Vertex abgeleitete N1-Amplitude korreliert mit der Intensität der sie evozierenden akustischen Reize. Auch die mittels fMRT gemessenen hämodynamischen Reaktionen im auditorischen Kortex korrelieren mit der Intensität der auditorischen Reize.
- Zwei Informationswege der Wahrnehmung werden unterschieden: der Bottom-up- und der Top-down-Weg. Der **Bottom-up-Weg** wird auch als reizgetriebener Weg bezeichnet. Dieser Weg geht von den Rezeptoren zu den übergeordneten Verarbeitungsmodulen. Der **Top-down-Weg** wird auch als konzept- oder aufmerksamkeitsgetriebener Weg bezeichnet. Hierbei nehmen übergeordnete Module Einfluss auf untergeordnete. Beide Informationsverarbeitungswege stehen miteinander in Verbindung und beeinflussen sich gegenseitig. Wahrnehmungstäuschungen und Halluzinationen können anhand der Interaktion beider Wege erklärt werden.
- Das **Bindungsproblem** beschreibt die bislang ungelöste Frage, wie verschiedene Funktionsmodule, die in verschiedenen Hirnarealen lokalisiert sind, so „zusammengeschaltet" werden, dass sie zu einer kohärenten Wahrnehmung beitragen. Vorgeschlagen werden derzeit Modelle, die von einem „Zusammenschalten" mittels synchroner neuronaler Oszillationen aus-

gehen. Die Gamma-Band-Aktivität des EEG wird allgemein als Indikator für neuronale Synchronisation im Zusammenhang mit der Wahrnehmung vorgeschlagen.

- **Synästhesie** ist eine besondere Art der Wahrnehmung, bei der ein induzierender Reiz eine nachfolgende Wahrnehmung auslöst. Am häufigsten ist die Graphem-Farb-Synästhesie. Graphem-Farb-Synästheten sehen bestimmte Buchstaben immer in einer bestimmten Farbe. Die Ursachen der Synästhesie sind bislang unbekannt. Favorisiert werden genetische Ursachen. Neurophysiologisch und neuroanatomisch werden derzeit zwei Modelle zur Erklärung der Synästhesie diskutiert: (1) das Hyperbindungs-Mitaktivierungs-Modell (hyperbinding-crossactivation model) und (2) das Enthemmungs-Rückmeldungs-Modell (disinhibition-feedback model).

7.10. Fragen und Aufgaben

- Beschreiben Sie die Besonderheiten der menschlichen Wahrnehmung.
- Definieren Sie Wahrnehmung und diskutieren Sie die unterschiedlichen Definitionen der Psychologie, der Philosophie und der Biologie.
- Beschreiben Sie den Ablauf der Wahrnehmung.
- Beschreiben Sie die psychometrische Funktion: Wie wird sie erstellt und wie bestimmt man damit die Schwellen?
- Welche Zusammenhänge haben Weber, Fechner und Stevens beschrieben?
- Was versteht man unter Bottom-up- und Top-down-Informationsverarbeitung im Zusammenhang mit der Wahrnehmung?
- Wie können anhand des Zusammenwirkens von Bottom-up- und Top-down-Informationsverarbeitung Halluzinationen und Wahrnehmungstäuschungen erklärt werden?
- Beschreiben Sie das Bindungsproblem und erste Ergebnisse, die zur Lösung dieses Problems beitragen könnten.
- Was versteht man unter einer Synästhesie?
- Welche Modelle zur Erklärung der Synästhesie kennen Sie?

7.11. Weiterführende Literatur

Goldstein, E.B. (2007). Wahrnehmungspsychologie: Der Grundkurs. 7. Aufl. Heidelberg: Spektrum Akademischer Verlag.

Matlin, M.W., Foley, H.J. (1997). Sensation and Perception. Zug: Allyn & Bacon.

Wohlschläger, A., Prinz, W. (2006). Wahrnehmung. In: H. Spada (Hrsg.). Lehrbuch Allgemeine Psychologie. Bern, Göttingen: Hans Huber.

8. Visuelle Wahrnehmung

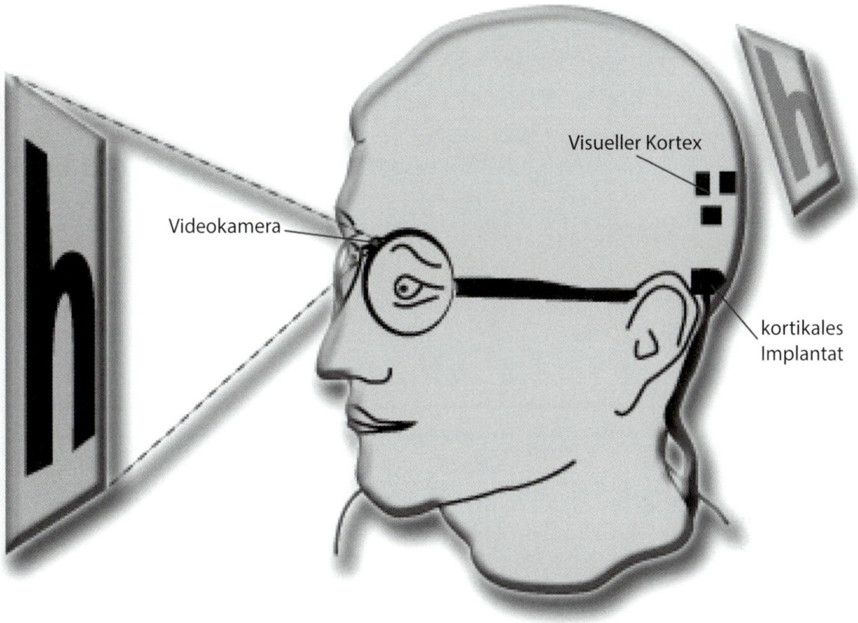

8.1. Vom Auge zum Gehirn

8.1.1. Retina

Die Retina des menschlichen Auges besteht aus ca. 130 Millionen Rezeptoren. Etwa 6 Millionen dieser Rezeptoren sind Zapfen, die für die Farbwahrnehmung spezialisiert sind; den Rest machen die Stäbchen aus. Die Zapfen sind fast ausschließlich im Bereich der Fovea centralis lokalisiert, die perfekt den hinteren Abschluss der optischen Achse beim Geradeausblick repräsentiert. Die Stäbchen befinden sich in der Peripherie der Retina. Elektromagnetische Schwingungen in einem eng umschriebenen Frequenzbereich (400–750 nm) können die Rezeptoren erregen und lösen den Transduktionsprozess aus. Die dabei entstehenden elektrischen Erregungen werden über Nervenfasern zum Gehirn geleitet. Diese Nervenfasern sind anatomisch so organisiert, dass sie an einer bestimmten Stelle der Retina gebündelt als **Nervus opticus** austreten. Da sich an dieser Stelle nur die Nervenfasern und keine Rezeptoren befinden, wird sie als **blinder Fleck** bezeichnet. Dennoch „sehen" wir in unserem Gesichtsfeld keinen Fleck, sondern unser Gehirn vervollständigt diese „Lücke" entsprechend den betrachteten Informationen zu einem kohärenten, sinnvollen Bild. Den Rezeptoren der Retina ist ein Geflecht von Zellen vorgelagert (**Abb. 8-1**). Die Rezeptoren sind über Horizontalzellen miteinander horizontal verbunden. Die Amakrinzellen verbinden die Rezeptoren mit den Ganglienzellen der Retina, deren Afferenzen den Nervus opticus bilden.

Bereits auf der Retina werden Farbinformationen codiert. Drei **Zapfentypen** werden unterschieden, von denen jeder für einen unterschiedlichen Wellenlängenbereich maximal empfindlich ist. Ein Zapfentyp reagiert maximal auf Licht im Wellenlängenbereich von 430 nm (blau), einer im Wellenlängenbereich von 530 nm (grün) und der dritte im Wellenlängenbereich von 560 nm (rot). Die Empfindlichkeit eines Zapfentyps ist jedoch immer relativ. Das bedeutet, dass ein Zapfentyp, der z. B. auf Licht im Wellenlängenbereich von 530 nm (also auf die Farbe Grün) reagiert, nicht ausschließlich, sondern lediglich auf diesen spezifischen Wellenlängenbereich besonders gut anspricht (**Abb. 8-2**). Bei Licht im Wellenlängenbereich von 500 nm reagiert er auch, jedoch erheblich schwächer. Im Rahmen der Gegenfarbentheorie (opponent process theory) werden antagonistische neuronale Prozesse in den Ganglienzellen angenommen,

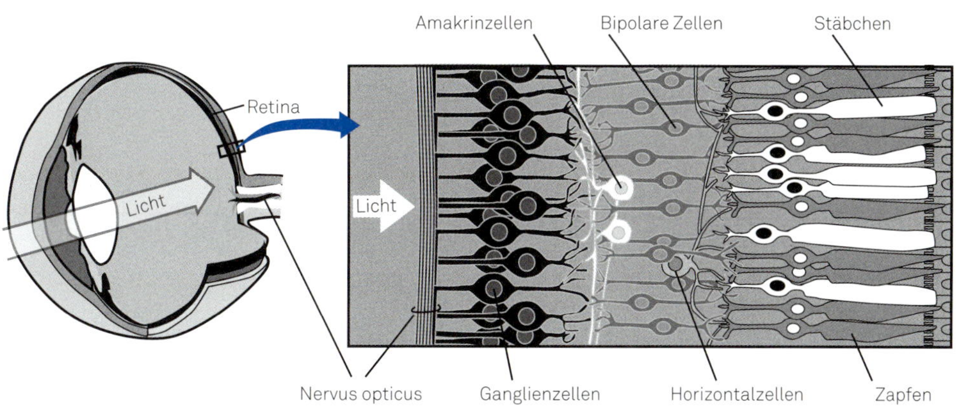

Abbildung 8-1: Aufbau der Retina mit den unterschiedlichen Zellschichten. (Nachgezeichnet und modifiziert nach Abbildung 8-9 aus Kolb & Wishhaw, 2001)

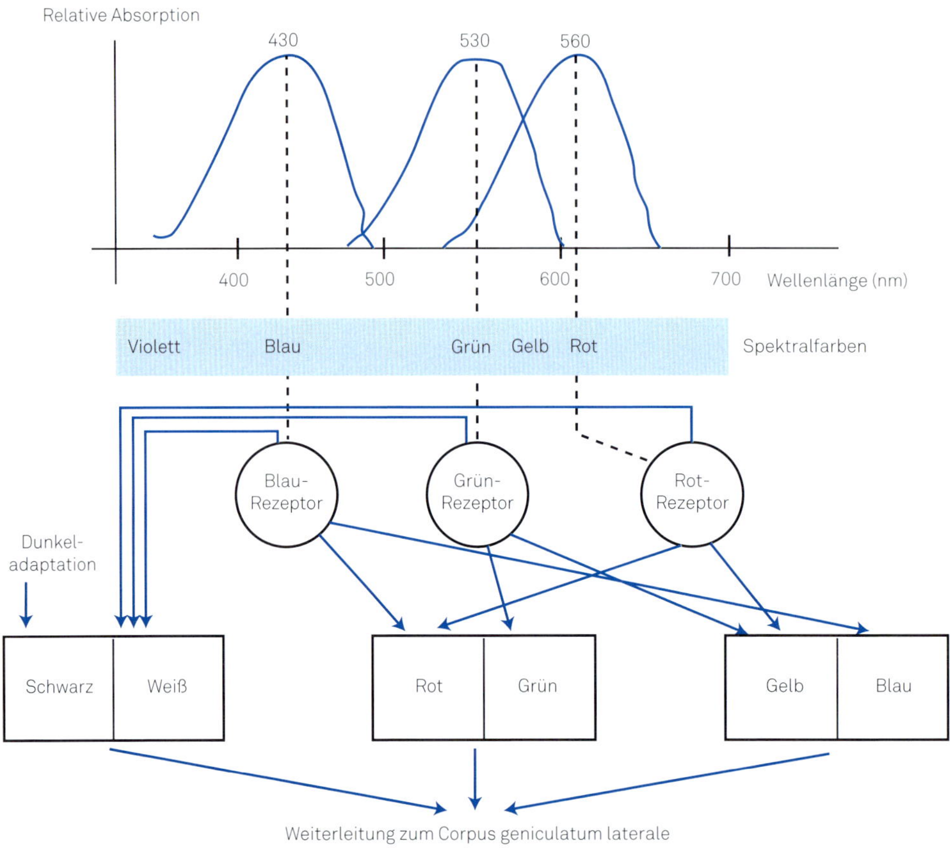

Abbildung 8-2: Relative Absorption unterschiedlicher Wellenlängenbereiche des Lichts für die drei Zapfentypen mit den jeweiligen Empfindlichkeiten von 430 nm (blau), 530 nm (grün), 560 nm (rot). Die Farbe Gelb ergibt sich aus der gleichmäßigen Stimulation der Grün- und Rot-Zapfen. In den Ganglienzellen werden die drei Zapfentypen durch laterale Hemmung so verschaltet, dass Gegenfarben entstehen. Auch der Kontrast zwischen hell und dunkel sowie Schwarz und Weiß wird über einen lateralen Hemmungsmechanismus verstärkt.

bei denen durch laterale Hemmung benachbarter Ganglienzellen der afferente Einfluss benachbarter Rezeptoren vermindert wird. So kommt es letztlich zu den Gegenfarben Rot vs. Grün und Blau vs. Gelb. Das ist auch der Grund dafür, dass wir uns keine rotgrünen oder blaugelben Farben vorstellen können. Je nachdem, welche der Gegenfarben aktiv ist, wird diese Information an den Corpus geniculatum laterale weitergeleitet.

8.1.2. Sehbahn

Über den Nervus opticus werden die in der Retina vorverarbeiteten Informationen zum **Corpus geniculatum laterale (CGL)** im seitlichen Kniehöcker des Thalamus weitergeleitet **(Abb. 8-3)**. Dort erfolgt eine weitere Vorverarbeitung sowie die Umschaltung auf ein weiteres Neuron und die Weiterleitung der Informationen über die Radiatio optica (Sehstrahlung) zur primären Sehrinde (V1). Vor der Umschaltung im CGL erfolgt auf Höhe des

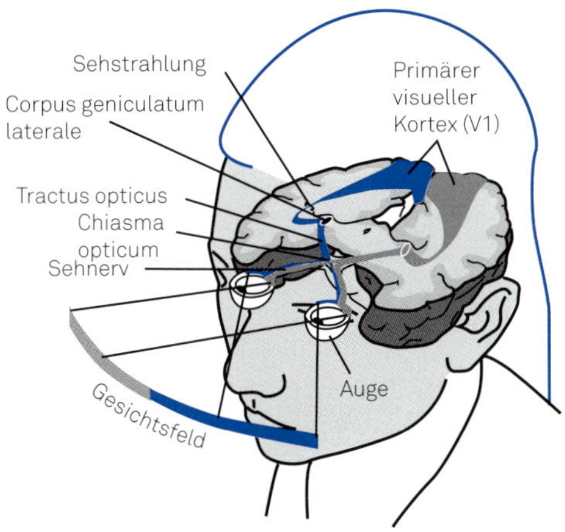

Abbildung 8-3: Schematische Darstellung der Verbindungen vom Auge zum Gehirn.

Chiasma opticum eine Umorganisation (keine Umschaltung!) des Nervus opticus, die dazu führt, dass die Informationen der nasalen Teile der Retina des linken Auges und die temporalen Anteile der Retina des rechten Auges in die rechtsseitige Sehrinde projizieren. Umgekehrt projizieren die nasalen Retinaanteile des rechten Auges und die temporalen Retinabereiche des linken Auges in die linksseitige Sehrinde. Bei dieser Umorganisation ordnet sich der Gesamtstrang des Nervus opticus, der aus vielen einzelnen Fasern besteht, quasi neu und die einzelnen Fasern gliedern sich an den anderen Tractus an.

Diese Umorganisation der Sehbahn wird bei der **tachistoskopischen Gesichtsfeldstimulation** genutzt (Kap. 6.2.3.). Hierbei werden kurzzeitig (100–200 ms) im rechten oder linken Gesichtsfeld visuelle Reize präsentiert. Bei Präsentation im rechten Gesichtsfeld wird der dargebotene Reiz in die linke Hemisphäre projiziert, während eine Präsentation des Reizes im linken Gesichtsfeld zur Stimulation der rechten Hemisphäre führt. Mit dieser Versuchsanordnung sind viele Experimente zur funktionellen Hemisphärenspezialisierung durchgeführt worden.

Neben diesem klassischen Weg vom Auge zum visuellen Kortex sind bislang neun weitere Informationswege beschrieben worden. Allerdings verfügt nur der geniculostriäre Weg mit der oben beschriebenen Umschaltstation im CGL über direkten Zugang zur Sehrinde, für die anderen Wege konnten bislang nur indirekte Zugänge zur primären Sehrinde beschrieben werden. Einer dieser Wege ist der tectopulvinäre Weg von den Colliculi superior zum Pulvinar und von dort zur sekundären Sehrinde **(Abb. 8-4)**. Andere Umschaltstationen befinden sich im unteren Teil des Pulvinars, im Nucleus suprachiasmaticus, im ventralen Teil des CGL (der dorsale Teil des CGL ist Teil des geniculostriären Wegs, s.o.), im Tectum, im Nucleus des optischen Trakts und im Nucleus accessorius. Die meisten Umschaltstationen sind entwicklungsgeschicht-

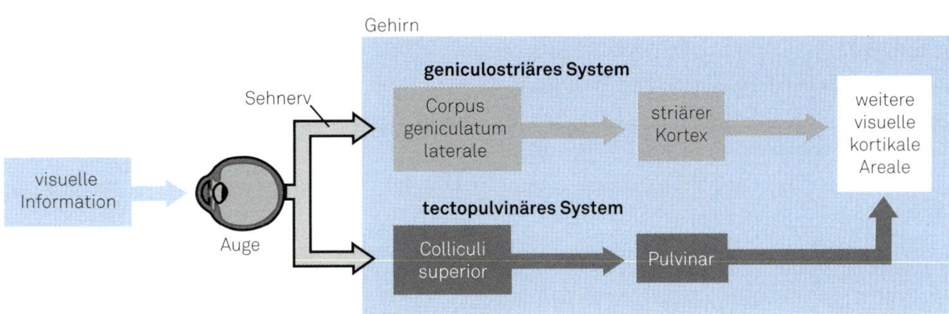

Abbildung 8-4: Geniculostriärer und tectopulvinärer Weg. (Nachgezeichnet nach Abbildung 8-12 aus Kolb & Whishaw, 2001)

lich ältere Neurone und nicht direkt oder gar nicht in die visuelle Wahrnehmung eingebunden. Diese Informationswege sind jedoch in andere wichtige Funktionsabläufe involviert, z. B. ist der Nucleus suprachiasmaticus im Hypothalamus in die Kontrolle des Tag-Nacht-Rhythmus eingebunden. Die Colliculi superior und das Pulvinar sind an der Kontrolle der Aufmerksamkeit und der Orientierungsreaktionen beteiligt (Kap. 10).

8.1.3. Rezeptive Felder

Für das Verständnis des visuellen Systems ist die Kenntnis der rezeptiven Felder wichtig. Ein rezeptives Feld ist der Bereich des Gesichtsfeldes, der die Aktivität eines nachgeschalteten Neurons beeinflusst. Auch Neurone im CGL, im primären, sekundären und tertiären visuellen Kortex verfügen über rezeptive Felder. Je weiter die Neurone im visuellen System nachgeschaltet sind, desto komplexer werden die rezeptiven Felder (s. z. B. **Abb. 8-8**). Das rezeptive Feld einer kortikalen Zelle ergibt sich durch die Konvergenz der rezeptiven Felder der Ganglienzellen (**Abb. 8-5**).

Bei den frühen Verarbeitungsstufen sind die rezeptiven Felder meist rund, auf den höheren Ebenen der Verarbeitung (z. B. im primären visuellen Kortex, aber v. a. im sekundären und tertiären visuellen Kortex[21]) sind sie rechteckig oder können andere Formen annehmen. Die rezeptiven Felder der retinalen Ganglienzellen, des CGL und des visuellen Kortex bestehen aus **On-off-Feldern**. Dies sind Bereiche, bei deren Beleuchtung die nachgeschaltete Nervenzelle aktiv oder inaktiv ist. Wird der Lichtstrahl auf das On-Feld gerichtet, nimmt die Aktivität des Neurons zu; bei Beleuchtung des Off-Feldes nimmt sie ab (**Abb. 8-6**). Die Anordnung der On-off-Felder ist je nach Komplexitätsgrad und Verarbeitungsstufe unterschiedlich. Die einfachsten rezeptiven Felder bestehen aus konzentrisch angeordneten On-off-Feldern, wobei das On-Feld innen liegen kann, während das Off-Feld sich kreisförmig um das On-Feld anlagert. Auch umgekehrte Anordnungen sind möglich.

In V1 können drei Neuronentypen unterschieden werden: Einfachzellen, Komplexzellen und endinhibierte oder Hyperkomplexzellen. Die **Einfachzellen** (simple cells) reagieren am stärksten auf balkenförmige Lichtreize bestimmter Orientierung (Linien, Spalten, Kanten; **Abb. 8-7**). Das bedeutet, dass die On-off-Felder rechteckig sind. Diese Einfachzellen mit ihren klar abgegrenzten rezeptiven Feldern konvergieren auf die Komplexzellen. Die rezeptiven Felder von Komplexzellen sind nicht so deutlich in erregende und hemmende Bereiche einteilbar. Sie antworten wie die Einfachzellen selektiv auf die Orientierung streifenförmiger Reize. Hierbei ist die genaue Position des reaktionsauslösenden Reizes innerhalb des rezeptiven Feldes allerdings mehr oder weniger unerheblich (**Abb. 8-8**). Sie zeigen allerdings eine Bevorzugung einer bestimmten Bewegungsrichtung. Die optimalen Reize für endinhibierte oder hyperkomplexe Zellen sind Streifen, Ecken oder Winkel einer bestimmten Länge, die sich in einer bestimmten Richtung über ihr rezeptives Feld bewegen.

8.2. Visueller Kortex

8.2.1. Visuelle Areale

Der visuelle Kortex ist im Primatengehirn sehr gut durch Einzelzellableitungen untersucht worden. Beim Menschen wurden insbesondere zytoarchitektonische Arbeiten am Post-mortem-Gehirn durchgeführt (z. B. von

21 Die Unterscheidung in primäre, sekundäre und tertiäre visuelle Areale folgt in etwa der Einteilung in V1 (primär), V2–V5 (sekundär) und Areale im Temporallappen (tertiär).

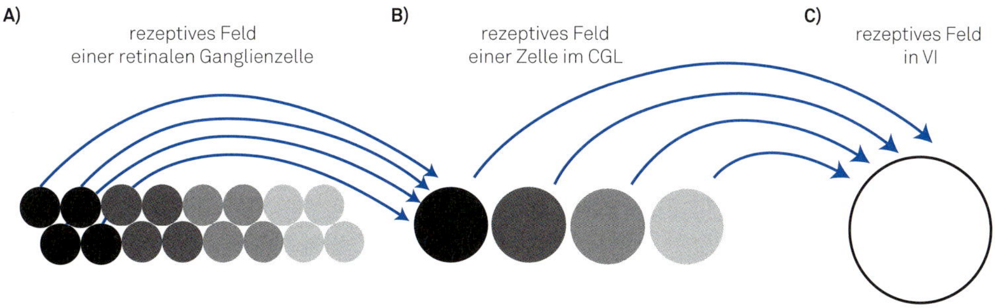

Abbildung 8-5: Hierarchische Organisation von rezeptiven Feldern. (A) Rezeptive Felder von Ganglienzellen in der Retina. (B) Kombination von rezeptiven Feldern aus den retinalen Ganglienzellen im Corpus geniculatum laterale (CGL). (C) Kombination von rezeptiven Feldern aus den Zellen im Corpus geniculatum laterale zu kortikalen rezeptiven Feldern (V1).

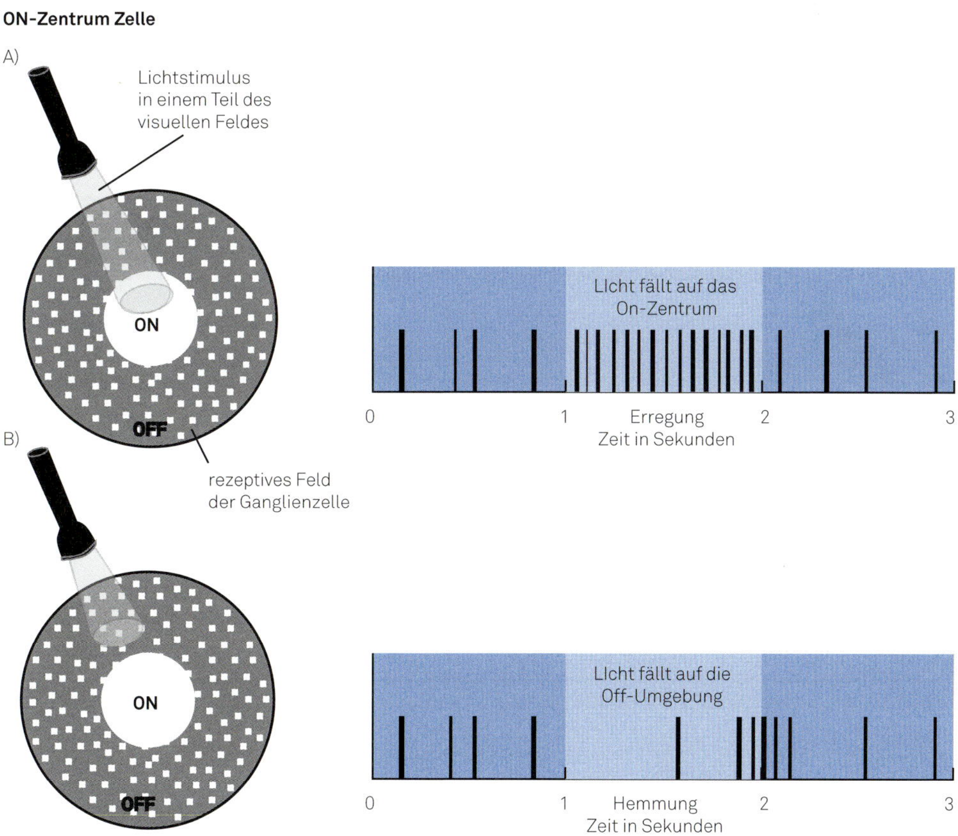

Abbildung 8-6: Rezeptives Feld einer retinalen Ganglienzelle mit On-Zentrum und Off-Peripherie. (A) Trifft ein Lichtreiz auf das On-Zentrum, nimmt die Aktivität in der nachgeschalteten Ganglienzelle zu. (B) Wird die Off-Peripherie beleuchtet, nimmt die Aktivität im nachgeschalteten Ganglion ab.

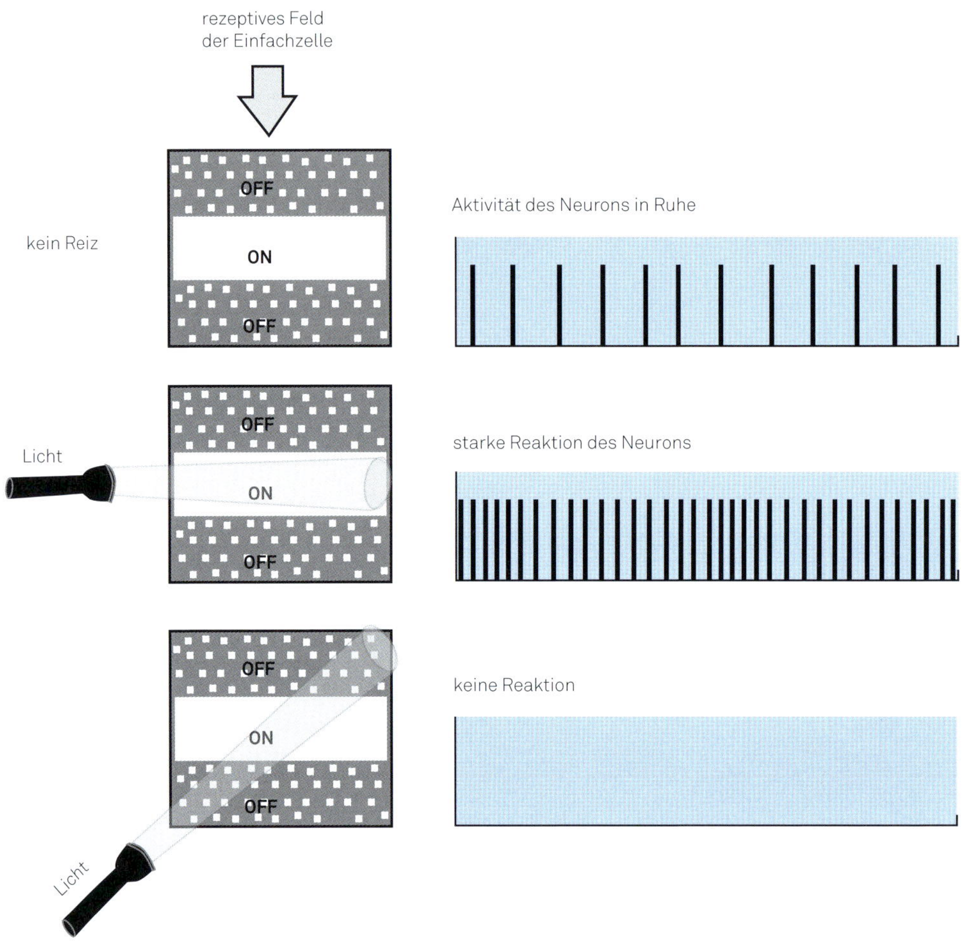

Abbildung 8-7: Rezeptives Feld einer Einfachzelle im primären visuellen Kortex. Bei Beleuchtung des rechteckigen On-Zentrums ist die Aktivität des Neurons im visuellen Kortex maximal. Werden On- und Off-Bereiche simultan beleuchtet, dann ist die Aktivität des Neurons im visuellen Kortex minimal.

Brodmann). In letzter Zeit werden auch anhand von dezidierten Bildgebungsstudien die visuellen Areale im menschlichen Gehirn beschrieben (Wilms et al., 2010). Alle Untersuchungen haben zahlreiche visuelle Areale erbracht; bis zu 200 sind bislang für das Primatengehirn beschrieben worden.

Auf der Basis der zytoarchitektonischen Analyse des Neuroanatomen Brodmann wird der visuelle Kortex im Wesentlichen in drei große Bereiche eingeteilt: die **Brodmann-Areale 17, 18 und 19**, die im Okzipitalkortex liegen. BA 17 ist der primäre visuelle Kortex, der im Sulcus calcarinus liegt. Der primäre visuelle Kortex fällt durch eine besonders große vierte Schicht auf, in der die Afferenzen aus dem CGL des Thalamus enden. Auf Hirnschnitten ist mit bloßem Auge ein schmaler weißer Streifen – der Gennari- oder Vicq-d'Azyr-Streifen – zu erkennen. Er besteht aus stark myelinisierten Axonen und die Bezeichnung Area striata (auch: **striärer Kortex**) für dieses Hirngebiet ist auf seine anatomische Besonderheit zurückzuführen. Alle

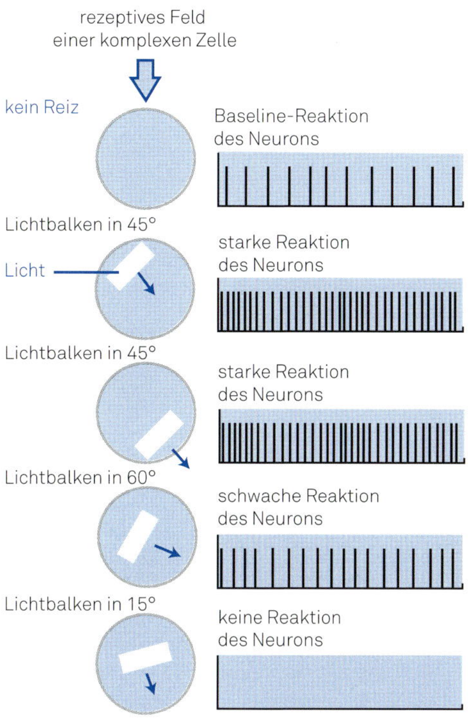

Abbildung 8-8: Rezeptives Feld einer Komplexzelle. Sie reagiert insbesondere auf Balken, die sich in einem bestimmten Winkel durch das rezeptive Feld bewegen. Die Bewegungsrichtung des Balkens ist durch einen Pfeil gekennzeichnet. Die Aktivität des Neurons ist dann maximal, wenn sich der Balken in einem bestimmten Winkel (hier 45°) über das rezeptive Feld bewegt. Bei einem anderen Winkel (hier 60°) ist die neuronale Aktivität deutlich geringer.

anderen Areale des visuellen Kortex werden als **extrastriärer Kortex** bezeichnet. Um das Brodmann-Areal 17 lagern sich die beiden übrigen Brodmann-Areale des visuellen Kortex konzentrisch an. Areal 18 liegt um Areal 17 und Areal 19 um Areal 18.

Anhand von Einzelzellableitungen bei nichtmenschlichen Primaten und durch fMRT-Untersuchungen zur Beschreibung der Retinotopie ergibt sich eine detailliertere Einteilung des visuellen Kortex. Gemäß einer anderen Nomenklatur wird der primäre visuelle Kortex auch als V1 bezeichnet. Um V1 herum sind die Areale V2 und V3 lokalisiert. V3 wird weiter in V3A und V3B eingeteilt. Oberhalb von V3 findet sich V7 und im Parietallappen wird der IPS im weitesten Sinne zum visuellen Kortex gezählt. Im unteren Teil des Temporallappens befindet sich das Areal V4, das für die Farbwahrnehmung spezialisiert ist. V5 (auch MT genannt) befindet sich im hinteren Teil des Sulcus temporalis superior und ist für die Bewegungswahrnehmung spezialisiert. Vor V3 ist der laterale Okzipitalkortex (LOC) zu identifizieren, der v.a. in die Objektwahrnehmung eingebunden ist. Im Temporallappen befinden sich drei weitere Gebiete, die an der Objektwahrnehmung beteiligt sind: posteriorer Temporalkortex (PIT), zentraler Temporalkortex (CIT), anteriorer Temporalkortex (AIT; **Abb. 8-9**). Funktionell wird die Sehrinde in die primäre (V1) und sekundäre Sehrinde (V2–V5) eingeteilt.

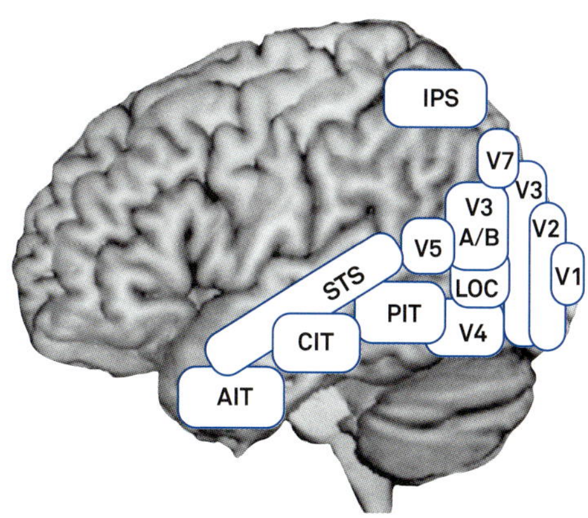

Abbildung 8-9: An der visuellen Verarbeitung beteiligte kortikale Hirngebiete. AIT: anteriorer inferiorer Temporalkortex, CIT: zentraler anteriorer inferiorer Temporalkortex, PIT: posteriorer inferiorer Temporalkortex, IPS: intraparietaler Sulcus, LOC: lateraler Okzipitalkortex, STS: Sulcus temporalis superior. V1–V7 visuelle Areale.

Dorsaler und ventraler Informationsweg

Nach der Vorverarbeitung in den Arealen V1–V3 teilen sich die Wege der visuellen Informationsverarbeitung in einen dorsalen (zum Parietallappen gehenden) und einen ventralen Strang (zum Temporallappen gehend; **Abb. 8-10**). Der in den Temporallappen ziehende Verarbeitungsstrom ist in die Objekterkennung (daher auch als Was-Strang bezeichnet) eingebunden. Der in den Parietallappen ziehende Verarbeitungsstrom führt visuelle Informationen der Bewegungswahrnehmung, der räumlichen Orientierung und der motorischen Steuerung zu (daher auch als Wo-Strang bezeichnet).

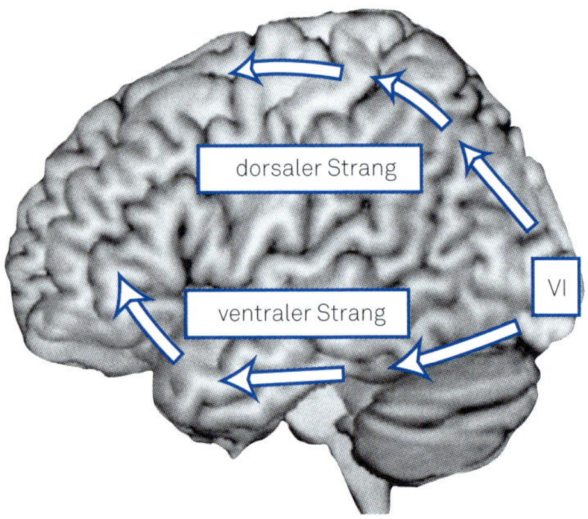

Abbildung 8-10: Dorsaler und ventraler Informationsweg.

Durch diese parallele Verarbeitung wird eine sehr hohe Verarbeitungsgeschwindigkeit erreicht. Innerhalb von 150 bis 200 ms ist ein großer Teil der Objekterkennung im Temporallappen abgeschlossen (Thorpe et al., 1996). Da es ca. 40–70 ms dauert, bis der visuelle Reiz die primäre Sehrinde erreicht hat, bleiben lediglich 80–160 ms für die kortikale Verarbeitung. Das entspricht in etwa 5–10 kortikalen Verarbeitungsschritten. Die räumliche Orientierung und die Nutzung dieser Informatio-

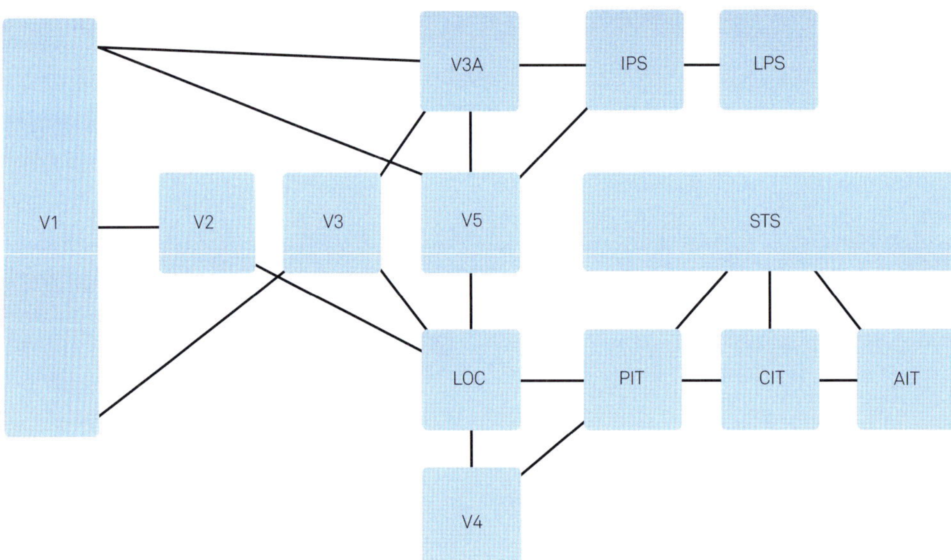

Abbildung 8-11: Teilgebiete, die den ventralen und dorsalen Informationsweg ausmachen. Die wichtigen Verbindungen sind durch Linien gekennzeichnet. AIT: anteriorer inferiorer Temporalkortex, CIT: zentraler anteriorer inferiorer Temporalkortex, PIT: posteriorer inferiorer Temporalkortex, IPS: intraparietaler Sulcus, LPS: Lobulus parietalis superior, LOC: lateraler Okzipitalkortex, STS: Sulcus temporalis superior. V1 – V5 visuelle Areale.

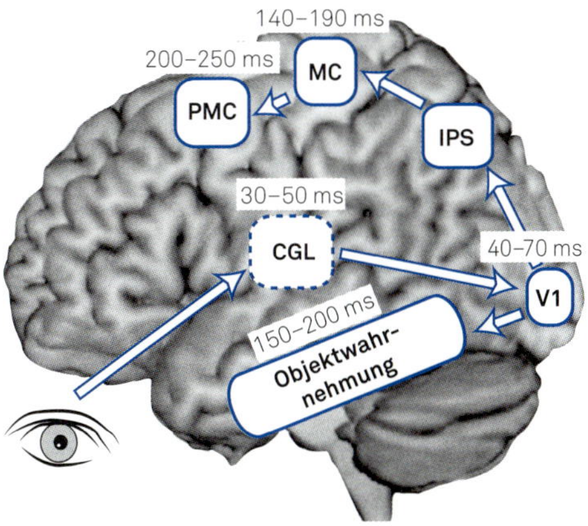

Abbildung 8-12: Sequenzielle Verarbeitung innerhalb des visuellen Verarbeitungswegs. CGL: Corpus geniculatum laterale, PMC: Prämotorkortex, MC: Motorkortex, IPS: intraparietaler Sulcus.

nen für die motorische Kontrolle ist nach ca. 200 ms im dorsalen Strang abgeschlossen (**Abb. 8-12**). Beide Verarbeitungsströme werden im Frontalkortex wieder zusammengeführt, um die generierten Informationen im Arbeitsgedächtnis zu nutzen.

Im ventralen Strang werden die rezeptiven Felder immer größer und in der Regel unspezifischer. Dennoch sind im Temporallappen hochspezialisierte Zellen und Zellgruppen vorhanden, die für bestimmte Reizkonstellationen spezialisiert sind. Zum Beispiel sind Zellgruppen identifiziert worden, die nur auf das Vorhandensein von Händen, Tieren oder Gesichtern reagieren, unabhängig davon, wo diese Objekte sich im Sehfeld befinden (s. a. **Abb. 8-16**).

8.2.2. Verschaltungsprinzip im visuellen Kortex

Der primäre visuelle Kortex erhält die meisten Afferenzen vom **Corpus geniculatum laterale** (CGL). Das CGL besteht aus sechs Schichten, die entweder vom ipsi- oder vom kontralateralen Auge Afferenzen aus den Ganglienzellen der Retina erhalten (**Abb. 8-13**). Vom gleichseitigen Auge treffen Fasern in den Schichten 2, 3 und 5 des CGL ein, vom kontralateralen Auge in den Schichten 1, 4 und 6. Unterschieden wird weiter, ob die Afferenzen zu parvo- oder magnozellulären Nervenzellen (der Retina) gerechnet werden. Die **parvozellulären Zellen**[22] (P-Zellen) projizieren in die Schichten 3–6 des CGL, die **magnozellulären Zellen**[23] (M-Zellen) in die verbleibenden Schichten 1 und 2. Die P-Zellen in der Retina haben relativ kleine rezeptive Felder, reagieren auf Lichtreize mit längerer Latenz und zeigen ein vorwiegend tonisches Aktivierungsmuster. Sie sind für eine hohe räumliche Auflösung stationärer Reize spezialisiert. Die M-Zellen sind durch große rezeptive Felder gekennzeichnet, zeigen schnelle Antwortzeiten und reagieren vorwiegend phasisch. Sie sind daher für die Codierung von schnellen Reaktionswechseln prädestiniert und in die Bewegungswahrnehmung eingebunden. Das CGL projiziert direkt in den primären visuellen Kortex.

Im jeweiligen CGL wird eine kontralaterale Abbildung der Gesichtsfeldhälften ermöglicht. Gleichzeitig existiert im CGL eine retinotope Anordnung, in der korrespondierende Netzhauthälften des rechten und linken Auges in unmittelbarer Nachbarschaft lokalisiert sind. Ein Ort A im rechten Gesichtsfeld ist in der temporalen Retinahälfte des linken Auges (A1) und in der nasalen Retinahälfte des rechten Auges (A2) repräsentiert. Beide Punkte sind zwar in unterschiedlichen Schichten des CGL, aber in unmittelbarer Nachbarschaft angeordnet. Die Zellen des CGL projizieren geordnet in den primären visuellen Kortex. Dort entstehen sogenannte **okuläre Dominanzsäulen**, die aus alternierenden Projektionen von benachbarten Retinaabschnitten des rechten

22 In den Ganglienzellen der Retina.
23 In den Ganglienzellen der Retina.

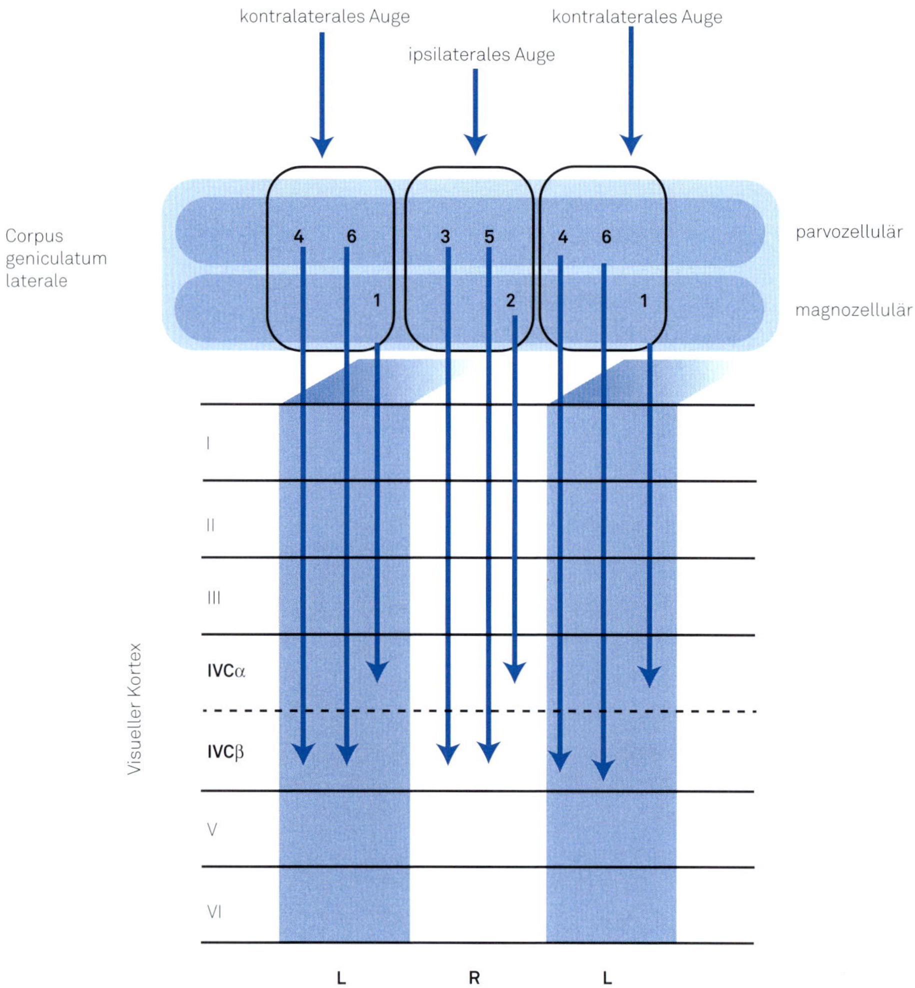

Abbildung 8-13: Sechs Schichten des primären visuellen Kortex inklusive der Kolumnen für das linke und das rechte Auge. Schicht IVCα erhält Afferenzen von den magnozellulären Neuronen der Schichten 1 und 2 des CGL. Schicht IVCβ des visuellen Kortex erhält Afferenzen aus den parvozellulären Schichten 3–6 des CGL.

und linken Auges stammen. Eine Säule im visuellen Kortex besteht aus Afferenzen aller drei Schichten und erhält somit Eingänge aus P- und M-Zellen. Jeweils eine aus Afferenzen des linken und rechten Auges bestehende Ansammlung von Zellen im visuellen Kortex wird als Hyperkolumne bezeichnet **(Abb. 8-15)**.

Die Sehrinde ist verglichen mit anderen kortikalen Arealen recht dünn (beim Menschen 1,5–2 mm) und weist eine für den Kortex typische Aufteilung in sechs Schichten auf (I–VI). Die primäre Sehrinde verfügt über eine besonders dicke Schicht IV (innere Körnerschicht), in der viele afferente Fasern der Neurone des CGL enden. Schicht IV wird weiter unterteilt in die Unterschichten A, B, C, wobei Schicht C noch einmal in die Schichten α und β unterteilt wird. Schicht IVCα empfängt die Axone der

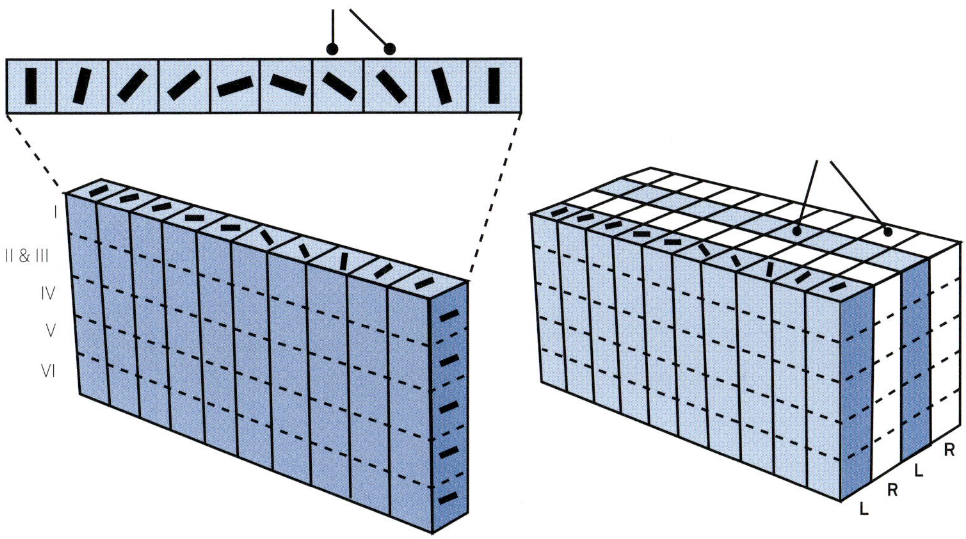

Abbildung 8-14: Säulenorganisation in V1. Die Neurone einer Säule zeigen eine bestimmte Präferenz für die Orientierung eines Lichtbalkens, der auf die Retina trifft. Es gibt Säulen für das linke und das rechte Auge. Säulen mit gleicher Präferenz für das rechte und das linke Auge werden als Hyperkolumne bezeichnet. (Nachgezeichnet und modifiziert nach der Abbildung 8-34 aus Kolb & Whishaw, 2001)

magnozellulären Neurone aus den Schichten 1 und 2 des CGL. Schicht IVCβ erhält Afferenzen aus den parvozellulären Neuronen der Schichten 3–6 des CGL.

Der visuelle Kortex ist in Säulen (**Kolumnen**) organisiert. Jede Säule umfasst die sechs kortikalen Schichten und bildet eine funktionelle Einheit. Neurone innerhalb einer Säule in V1 zeigen die gleiche Präferenz für die Orientierung von Lichtbalken, die auf die Retina treffen. Es existieren Säulen für das rechte und das linke Auge **(Abb. 8-14)**.

Farbinformationen werden bereits in V1 verarbeitet. Die entsprechenden Neurone sind ebenfalls säulenartig angeordnet und in die Säulen eingebettet. Diese farbsensiblen Neuronensäulen werden als **Blobs** bezeichnet. Die Neurone werden von den farbsensiblen Zellen der Ganglienzellen der Retina über das CGL versorgt. In **Abbildung 8-15** ist ein komplettes Verarbeitungsmodul in V1 mit Säulen, okulären Dominanzsäulen, Hyperkolumnen und Blobs dargestellt

Jenseits von V1, in den extrastriären Hirngebieten, verändern sich die Säulen und weisen Präferenzen für komplexere Reizkonstellationen auf. In **Abbildung 8-16** sind Kolumnen des Temporallappens dargestellt, die für Gesichter und Objekte spezialisiert sind.

8.2.3. Retinotopie

Bis zum visuellen Kortex bleibt die Topologie der Retina erhalten. Das bedeutet, dass die benachbarten Gebiete der Retina (bzw. ihre Erregungsmuster) auf benachbarten Neuronen des CGL und des visuellen Kortex abgebildet werden. Dies wird als **Retinotopie** bezeichnet. Es bedeutet ferner, dass jedes Neuron im CGL die Aktivität eines bestimmten Retinaortes verarbeitet und jeder Retinabereich von bestimmten Neuronen im visuellen Kortex verarbeitet wird.

Die Retinotopie im visuellen Kortex kann mittels fMRT untersucht werden **(Abb. 8-17)**.

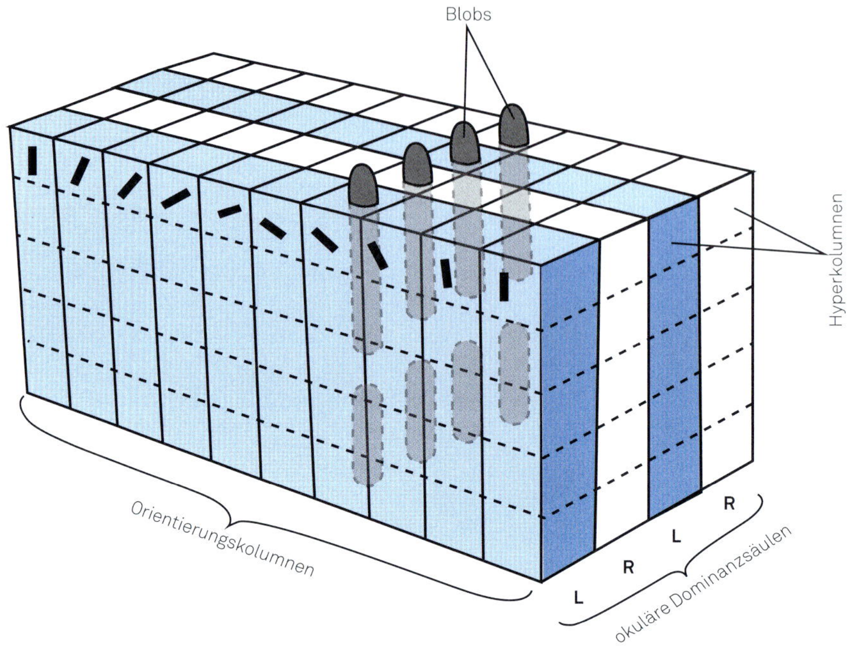

Abbildung 8-15: Darstellung eines Verarbeitungsmoduls in V1. Man erkennt die Säulen, die okulären Dominanzsäulen, die Hyperkolumnen und die Blobs für die Farbverarbeitung. (Nachgezeichnet und modifiziert nach der Abbildung 8-38 aus Kolb & Whishaw, 2001)

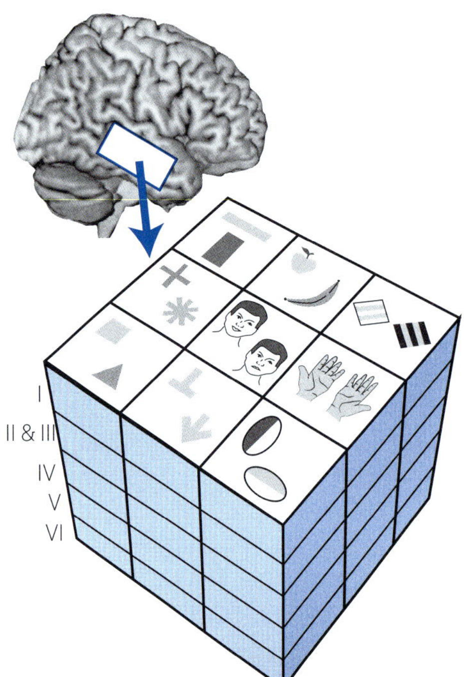

Hierzu werden Lichtreize in den verschiedenen Quadranten des Gesichtsfeldes präsentiert und die Durchblutungsveränderungen im visuellen Kortex gemessen. Abhängig davon, welcher Quadrantenbereich stimuliert wurde, nimmt in bestimmten Bereichen des visuellen Kortex die Durchblutung zu. Wird der obere rechte Quadrantenbereich stimuliert, kommt es zu Durchblutungszunahmen im linksseitigen visuellen Kortex unterhalb des Sulcus calcarinus. Stimulationen im unteren rechten Gesichtsfeld führen zu einer Durchblutungszunahme oberhalb des linksseitigen Sulcus

Abbildung 8-16: Kolumnen im Temporallappen. (Nachgezeichnet und modifiziert nach der Abbildung 8-35 aus Kolb & Whishaw, 2001)

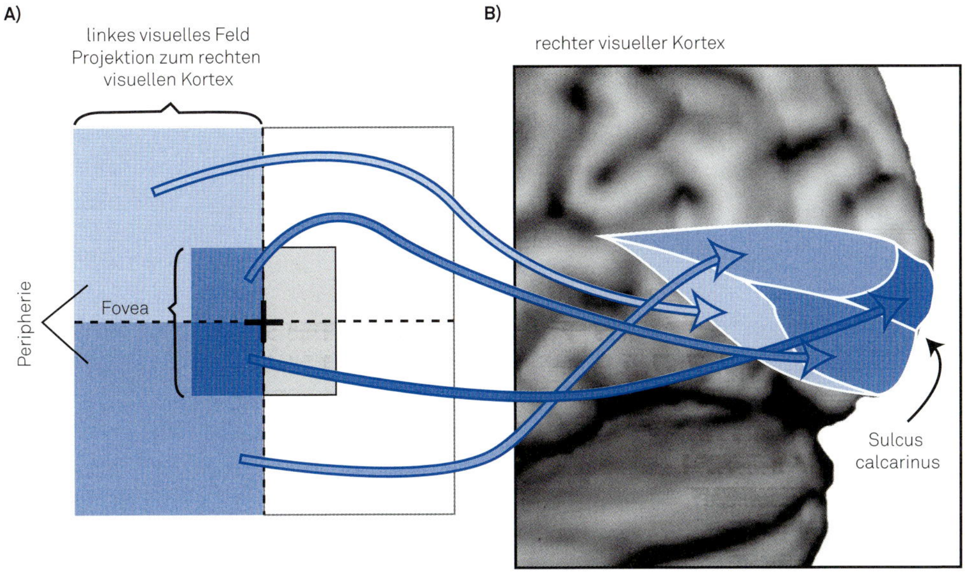

Abbildung 8-17: Retinotopie im visuellen Kortex. (A) Gesichtsfeld des Probanden mit Fixationskreuz in der Mitte. (B) Visueller Kortex um den Sulcus calcarinus. Der Proband fixiert das Kreuz in der Mitte des Bildes. Informationen, die unmittelbar links oberhalb des Fixationskreuzes präsentiert werden, werden rechts unterhalb des Sulcus calcarinus abgebildet. Weiter in der Peripherie liegende Informationen des linken oberen Gesichtsfeldquadranten werden weiter hinten im rechtsseitigen unteren Sulcus calcarinus abgebildet.

calcarinus. Es liegt also eine doppelte Kreuzung (von oben nach unten und von rechts nach links) vor. Die Retinotopie bleibt im ventralen Informationsstrang noch recht lange erhalten, während sie im dorsalen Strang im Parietallappen in ein körperbezogenes Referenzsystem umcodiert wird, damit visuelle Informationen auch für die motorische Kontrolle genutzt werden können.

Die Retinotopie äußert sich auch bei Skotomen und den Anopsien, d.h. Gesichtsfeldausfällen, die durch Läsionen oder Durchblutungsprobleme im visuellen Kortex verursacht werden. Unterschieden werden Quadranten- und Hemianopsien. Bei einer **Quadrantenanopsie** liegt ein Ausfall eines Gesichtsfeldquadranten (rechts oben oder unten) vor. Sieht der Patient im oberen rechten Gesichtsfeldquadranten nichts mehr, dann liegt eine Läsion oder Durchblutungsstörung links unterhalb des Sulcus calcarinus vor. Sieht der Patient im unteren rechten Gesichtsfeldquadranten nichts mehr, dann liegt eine Läsion oder Durchblutungsproblematik links oberhalb des Sulcus calcarinus vor. Bei einer **Hemianopsie** ist eine Seite eines Gesichtsfeldes (links oder rechts) vollständig ausgefallen **(Abb. 8-18)**. Bei einer rechtsseitigen Hemianopsie ist der linksseitige visuelle Kortex ober- und unterhalb des Sulcus calcarinus betroffen. Skotome sind kleinere und umschriebene Ausfälle. Die mit ihnen assoziierten Läsionen sind kleiner als bei den Quadranten- und den Hemianopsien, die Zuordnung zwischen dem Ort des Gesichtsfeldausfalls und dem Ort der Läsion bleibt jedoch immer gleich und folgt dem Prinzip der doppelten Kreuzung.

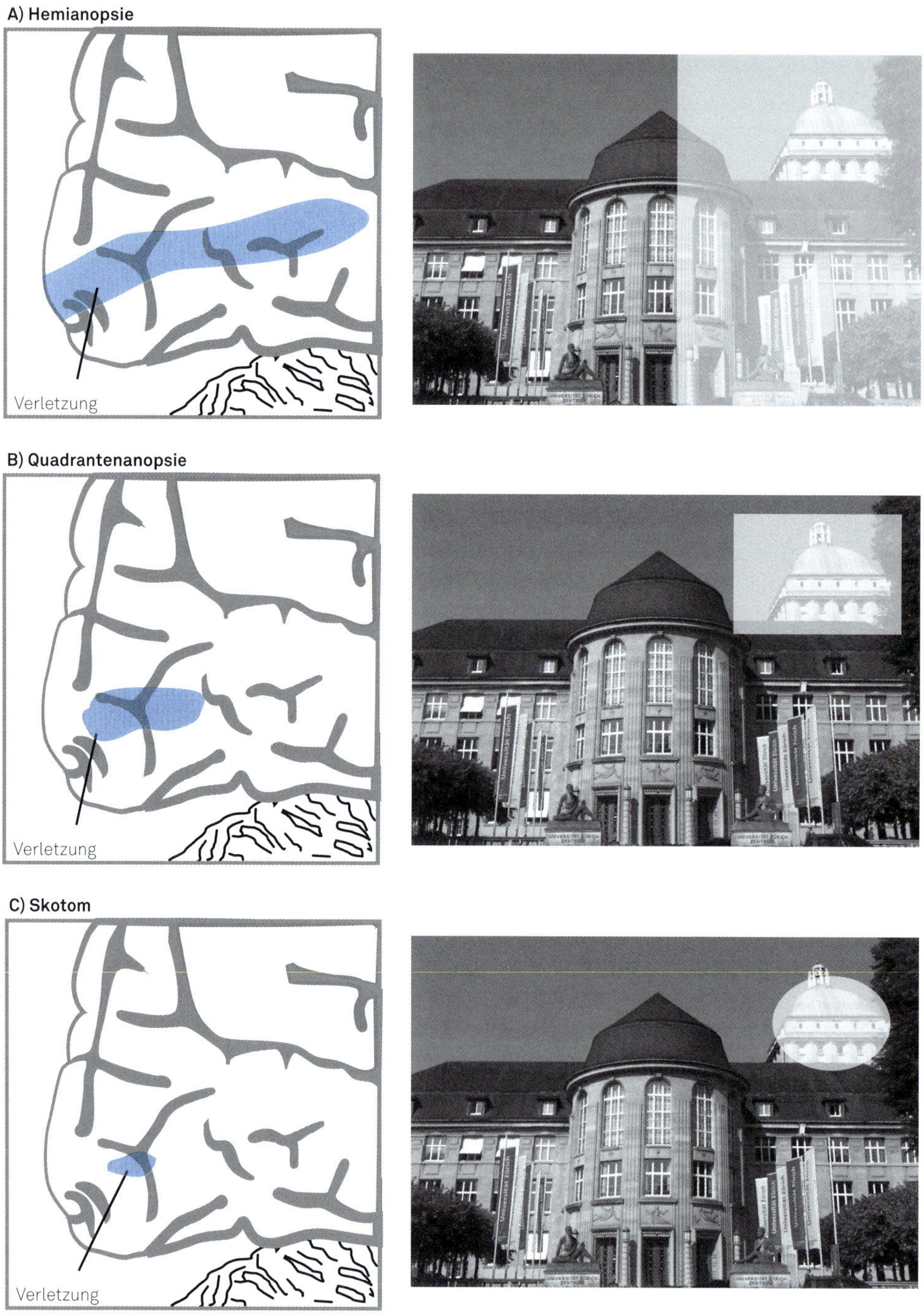

Abbildung 8-18: Gesichtsfeldausfälle als Folgen von Läsionen im visuellen Kortex. (A) Hemianopsie im linksseitigen Gesichtsfeld. Zugrunde liegt eine Läsion im rechtsseitigen visuellen Kortex ober- und unterhalb des Sulcus calcarinus. (B) Quadrantenanopsie im oberen rechten Gesichtsfeldquadranten. Ursache ist eine umschriebene Läsion im linksseitigen visuellen Kortex unterhalb des Sulcus calcarinus. (C) Skotom im rechtsseitigen oberen Gesichtsfeldquadranten. Ursache ist eine Läsion im linksseitigen visuellen Kortex unterhalb des Sulcus calcarinus.

8.3. Blindsight – Blindsicht

Blindsicht ist ein Phänomen, das gelegentlich bei Patienten zu beobachten ist, die aufgrund von Läsionen in den Sehzentren (V1 und V2) entweder vollständig oder in bestimmten Gesichtsfeldbereichen blind sind. Diese Personen reagieren zwar auf visuelle Reize, die in den „blinden" Gesichtsfeldbereichen dargeboten werden, sie können sie jedoch nicht bewusst und qualitativ erkennen (Cowey, 2010).

Unterschieden werden zwei Arten von Blindsicht. Beim **Typ 1** erkennen die Betroffenen keinen visuellen Reiz bewusst, sie können jedoch in bestimmten Testsituationen überzufällig oft bestimmte Aspekte der dargebotenen visuellen Reize „erraten" und auf sie reagieren. Manche dieser Personen können die Position und die Bewegungsrichtung des dargebotenen visuellen Reizes erkennen oder auch die Bewegungsbahnen sich bewegender visueller Reize nutzen, um zukünftige Positionen dieses Reizes vorherzusagen. Diese Leistungen nimmt der Untersucher nur wahr, wenn er experimentelle Versuche gestaltet, bei denen die Versuchspersonen zum Raten „gezwungen" werden.

Beim **Typ 2** sind noch Ansätze bewusster Wahrnehmung vorhanden. Diese Patienten geben an, dass sie visuelle Bewegungsreize im blinden Gesichtsfeld erkennen. Sie können jedoch nicht angeben, welches Objekt sich in ihrem blinden Gesichtsfeldbereich bewegt. Manchmal scheinen sie ihre Augenbewegungen beim Verfolgen der bewegten Reize zu bemerken.

Bezüglich der Frage, wie ein kortikal Blinder unbewusst visuelle Reize erkennen kann, werden aktuell mehrere Möglichkeiten diskutiert (Stoerig & Cowey, 2007). Eine besteht darin, dass bei diesen Patienten **indirekte Wege zum visuellen Kortex** genutzt werden. So ist es z. B. möglich, dass visuelle Informationen unter Umgehung von V1 in die extrastriären Areale gelangen, beispielweise über den tectopulvinären Weg von den Colliculi superiores und vom Pulvinar zum sekundären visuellen Kortex (V2). Möglich ist auch, dass in dem lädierten V1-Areal noch einige Neurone funktionsfähig sind, die es ermöglichen, visuelle Informationen zumindest rudimentär zu verarbeiten. Diskutiert werden auch **nichtphysiologische Ursachen für die Blindsicht**. So könnte es z. B. möglich sein, dass bei Hemianoptikern Lichtreize durch die experimentelle Anordnung so reflektiert werden, dass sie das gesunde Gesichtsfeld erreichen und zu einer Stimulation führen. Auch Reflexionen auf dem Gesicht (z. B. der Nase) könnten das gesunde Gesichtsfeld stimulieren. Insofern ist größte Sorgfalt bei der Gestaltung der experimentellen Anordnungen zur Untersuchung der Blindsicht geboten.

Ein wichtiger Untersuchungsansatz besteht in der Arbeit mit Modellen (zum Beispiel, indem man mit Primaten oder geeigneten Patienten arbeitet). Stoerig und Cowey (2007) z. B. gehen aufgrund von Studien davon aus, dass auch Primaten Blindsicht entwickeln können. Im Rahmen eines anderen Versuchsansatzes werden Patienten mit Hemianopsie untersucht, um zu überprüfen, wie sie visuelle Informationen verarbeiten, die dem blinden Gesichtsfeld dargeboten werden. Insgesamt mehren sich die Befunde, dass es eine unbewusste Verarbeitung jenseits des geniculostriären Informationswegs gibt.

8.4. Einfache und grundlegende Wahrnehmungsleistungen

8.4.1. Tiefenwahrnehmung

Bei der Tiefenwahrnehmung werden binokulare und monokulare Mechanismen unterschieden. Wir wenden uns zunächst den **binokularen Mechanismen** zu. Beim Fixieren wird das Objekt auf „korrespondierenden"

Netzhautstellen beider Augen, d.h. Retinaorten, die an identischen Stellen der jeweiligen Retina lokalisiert sind, abgebildet. Die Objekte werden dann als an der gleichen Stelle des Raums liegend wahrgenommen. Wenn das Objekt fixiert wird, wird es auf den Foveae beider Augen abgebildet, was auch als **bifoveale Konvergenz** bezeichnet wird. Für jedes Auge lässt sich eine (virtuelle) optische Achse von der Fovea zum fixierten Objekt ziehen. Die optischen Achsen beider Augen verlaufen nahezu parallel bei Objekten, die in der Ferne lokalisiert sind. Je näher das fixierte Objekt ist, desto mehr konvergieren die optischen Achsen und beide Sehachsen bilden miteinander einen bestimmten Winkel, der als **Konvergenzwinkel** bezeichnet wird. Dieser Konvergenzwinkel dient der Sehrinde als Kennwert für die **Entfernungsberechnung**. Die Lichtstrahlen, die von einem nahen Gegenstand auf die Retina treffen, bilden einen größeren Winkel als die Lichtstrahlen, die von einem entfernteren Gegenstand stammen. Dadurch entstehen unterschiedliche Projektionen auf der Netzhaut: Die Abbildungen naher Gegenstände liegen auf der Netzhaut weiter außen als die Abbildungen entfernter Gegenstände (**Abb. 8-19**).

Wird ein dreidimensionales Objekt, z. B. ein Würfel (oder ein Haus), betrachtet und dessen leicht gedrehte vordere Kante fixiert, wird diese auf **korrespondierenden Netzhautpunkten** beider Augen abgebildet (**Abb. 8-20**). Als korrespondierend gelten Netzhautstellen, die aufeinanderlägen, wenn man die beiden Netzhäute so übereinanderlegen würde, dass ihre vertikalen und horizontalen Achsen übereinstimmten. Man kann sich das ungefähr so vorstellen, dass durch das Aufeinanderlegen eine gemeinsame Repräsentation der beiden Netzhauthälften entstehen würde. Diese Repräsentation wird gelegentlich auch als Zyklopenauge bezeichnet. Für unser Beispiel bedeutet das, dass die rechtsseitige vertikale Kante im linken Auge an einer anderen Stelle abgebildet wird als im rechten. Auch die vorderen

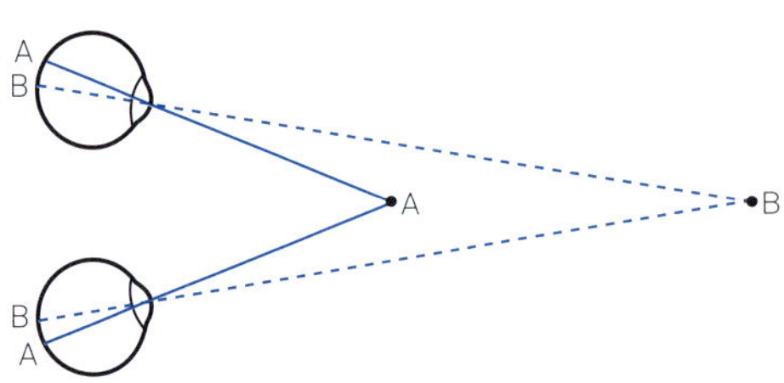

Abbildung 8-19: Abbildung zweier unterschiedlich entfernter Objekte (A und B). Das entferntere Objekt B ist mit einem kleineren Konvergenzwinkel assoziiert als das nähere Objekt A. Das nähere Objekt A wird weiter in der Peripherie der Netzhaut abgebildet als das weiter entfernte Objekt B.

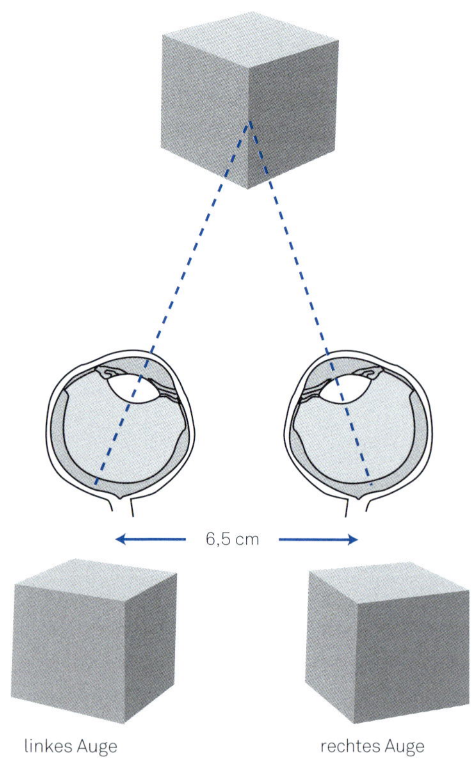

Abbildung 8-20: Visuelles Fixieren eines Würfels. Die Versuchsperson fixiert die vordere Kante eines Würfels. Diese Kante wird auf korrespondierenden Netzhautpunkten abgebildet. Im unteren Teil des Bildes ist zu erkennen, dass beide Würfel insgesamt „unterschiedlich" im rechten und linken Auge abgebildet werden.

und hinteren horizontalen Kanten werden auf unterschiedlichen und nicht korrespondierenden Netzhautbereichen abgebildet. Diese Abweichung von der „Korrespondenz" wird als **Querdisparation** bezeichnet. Anders ausgedrückt bedeutet dies, dass beide Augen den gleichen Würfel unterschiedlich abbilden.

Der Fixationspunkt wird *immer* auf korrespondierenden Netzhautbereichen abgebildet. Es lässt sich zeigen, dass auf korrespondierenden Netzhautbereichen nur solche Punkte abgebildet werden, die auf einem gedachten Kreis liegen, der durch den Fixationspunkt und die Drehpunkte beider Augen verläuft. Diese Kreislinie wird als **Horopter** bezeichnet. Alle Reize, die außerhalb des Horopters liegen, erzeugen Querdisparation. Man spricht von einer ungekreuzten Querdisparation, wenn das Objekt außerhalb des Horopters liegt. Eine gekreuzte Querdisparation liegt vor, wenn das Objekt vor dem Horopter liegt. Bei einer gekreuzten Querdisparation werden die Objekte lateral auf der Retina abgebildet, während bei einer ungekreuzten Querdisparation die Objekte nasal abgebildet werden. Objektpunkte, die nicht auf korrespondierenden Netzhautbereichen abgebildet werden, sieht man doppelt. Diese Querdisparation trägt allerdings auch zum räumlichen Sehen bei.

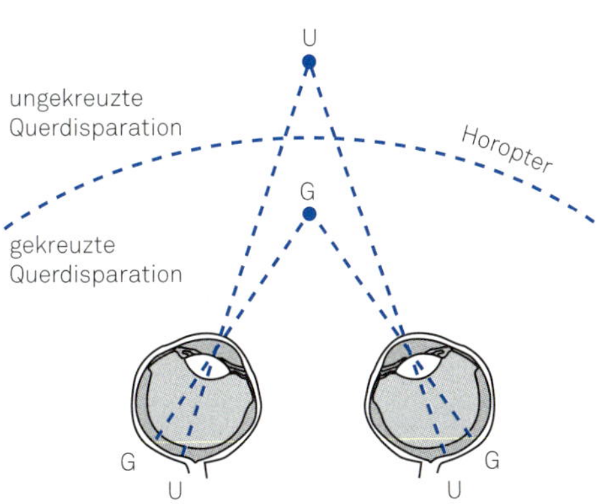

Abbildung 8-21: Beispiel für eine gekreuzte und eine ungekreuzte Querdisparation.

Neben diesem binokularen Mechanismus existieren auch **monokulare Mechanismen**, die zur Entfernungs- und Tiefenwahrnehmung beitragen. Wie die Bezeichnung bereits besagt, wird hierbei nur ein Auge benötigt.

Wichtige monokulare Tiefenreize sind:

1. Perspektive (Parallelen laufen in einem Fluchtpunkt zusammen)
2. relative Größe (weiter hinten stehende Objekte wirken kleiner)
3. relative Klarheit (weiter hinten stehende Objekte erscheinen weniger klar und verschwommener)
4. Interposition (hinten stehende Objekte werden durch vorn stehende verdeckt)
5. Nahakkommodation des Auges (zur Abbildung von nahen Objekten auf der Netzhaut muss die Linse stärker gekrümmt werden)
6. Verschiebung
7. Textur (die Musterung im Hintergrund erscheint etwas feiner).

Die binokularen Tiefeninformationen werden in V1, V2, V3, V5 und V7 verarbeitet. Besonders stark ist das Areal V3A in die Verarbeitung von stereoskopischen Tiefeninformationen eingebunden (Backus et al., 2001). Aber nicht nur die striären und extrastriären Areale sind an der Verarbeitung von visuellen Tiefeninformationen beteiligt, sondern auch Hirngebiete im mesialen Temporallappen, und hier insbesondere der perirhinale Kortex, der Hippocampus und Teile des parahippocampalen Gyrus (Backus et al., 2001; van Strien et al., 2008; **Abb. 8-22**). Der mesiale Temporallappen ist für explizite Gedächtnisprozesse essenziell. Insofern ist es möglich, dass die Tiefeninformationen automatisch das Wissen über Entfernungen und räumliche Tiefe aktivieren.

In einer neuen Arbeit haben Cotterau und Kollegen (2011) hochauflösendes EEG genutzt, um die Hirnaktivität während des Präsentierens von stereoskopischen Reizen zu analysieren. Anhand des EEG haben sie die intrazerebralen Quellen in den Arealen V1,

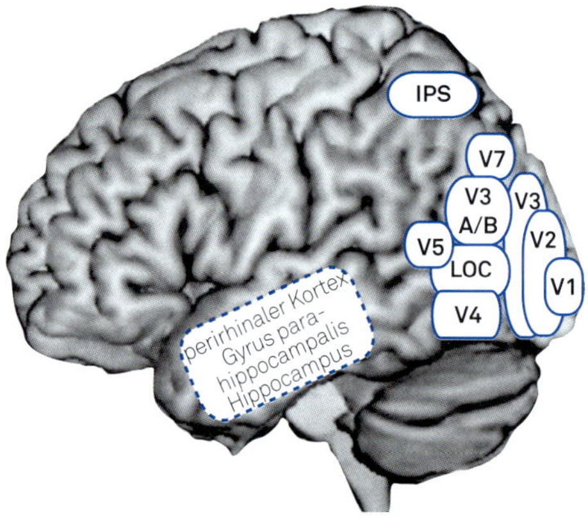

Abbildung 8-22: Hirngebiete, die in die Tiefenwahrnehmung eingebunden sind. Im gestrichelten Kasten sind die mesialen Hirngebiete eingetragen.

V4, V3A, V5 und im lateralen Okzipitalkortex (LOC) geschätzt. Als stereoskopische Reize wurden eine innere und eine äußere Scheibe genutzt, wobei die innere Scheibe alle 2 s Disparität erzeugte. Die äußere Scheibe konnte so manipuliert werden, dass sie korreliert mit der inneren Scheibe Disparität erzeugte oder sich ohne Bezug zur inneren Scheibe veränderte. Es zeigte sich in allen analysierten Hirngebieten eine Aktivitätsveränderung, deren Stärke von dem Ausmaß der Disparität abing. Je größer die Disparität, desto stärker war die Hirnaktivität in diesen Hirngebieten. Ab einer bestimmten Disparität nahm allerdings die Aktivität wieder ab, sodass die Disparitätskurven[24] in diesen Hirngebieten einen umgekehrt u-förmigen Verlauf zeigen. Als weiterer interessanter Befund zeigte sich, dass die Aktivität in V1 unabhängig von den Veränderungen der äußeren Scheibe war. In den anderen Hirngebieten hing die Aktivität allerdings von den Veränderungen der äußeren Scheibe ab. Dies bedeutet, dass die extrastriären Hirngebiete bei der Disparitätsberechnung auch Kontextinformationen mit einbeziehen (Cottereau et al., 2011).

Obwohl diese Studie gezeigt hat, dass binokulare Tiefenreize Hirngebiete im dorsalen und ventralen Strang aktivieren, muss festgehalten werden, dass die stärksten Aktivierungen im dorsalen Strang hervorgerufen werden. Es zeigt sich darüber hinaus häufig eine Aktivierungsdominanz in der rechten Hemisphäre. Monokulare Tiefenreize werden vorrangig bilateral im Temporallappen verarbeitet (in der Regel in den Objektwahrnehmungsgebieten des IT). Auch hier sind die Aktivitäten in der rechten Hemisphäre immer höher und dehnen sich bis in den Gyrus fusiformis aus (Fischmeister & Bauer, 2006). Die in diesen Hirngebieten evozierten Aktivierungen werden bis in den Frontalkortex durchgeschaltet, wahrscheinlich, um dort Arbeitsgedächtnis- und Aufmerksamkeitsfunktionen abzurufen. Die frontalen Aktivierungen sind bei binokularen Tiefenreizen stärker als bei monokularen.

8.4.2. Farbwahrnehmung

Die kortikale Verarbeitung von Farbinformation ist bislang nicht eindeutig geklärt. Nach der traditionellen Vorstellung wird von einer parallelen kortikalen Verarbeitung ausgegangen, gemäß der die Farbinformation getrennt von anderen visuellen Reizattributen wie Form oder Bewegung verarbeitet wird. Anatomisch und physiologisch soll die Farbinformation in V1 auf den sogenannten Blobs erfolgen, während Form- und Bewegungsinformationen außerhalb dieser Blobs in den sogenannten Interblobs bzw. in tieferen Schichten von V1 durchgeführt werden soll. In den Blobs (s.o.) überwiegen Neurone mit konzentrisch organisierten rezeptiven Feldern, die nicht selektiv

24 Eine Disparitätskurve ist die grafische Darstellung des Zusammenhangs zwischen den verschiedenen Disparitäten und den Hirnaktivierungen in den Gebieten, die in die Verarbeitung der Disparitäten eingebunden sind.

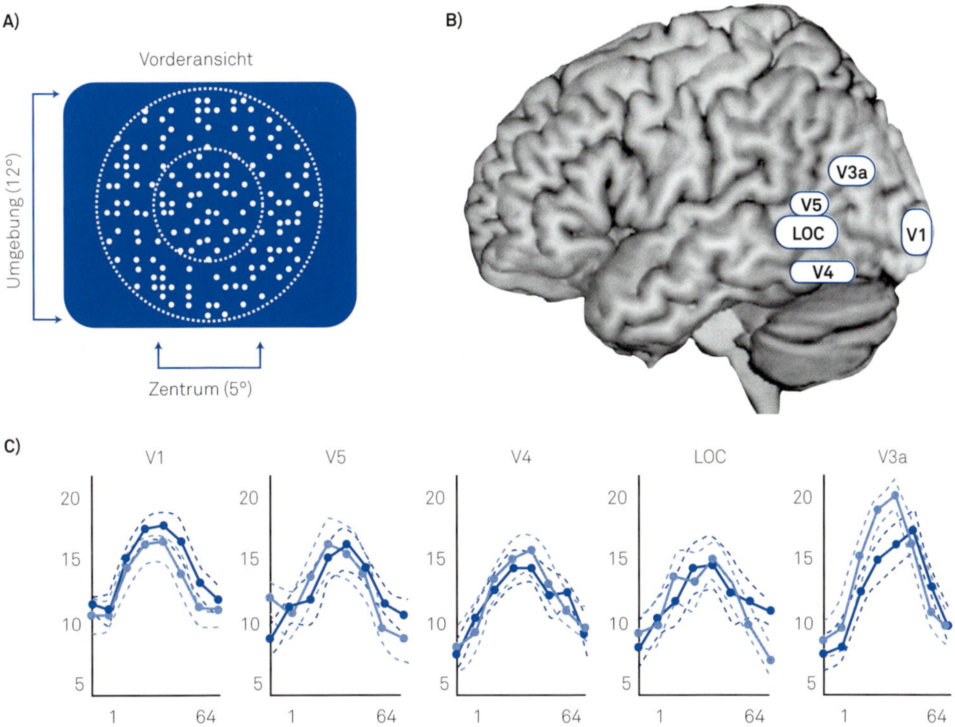

Abbildung 8-23: (A) Versuchsanordnung des Experiments von Cottereau et al. (2011). Eine innere und äußere Scheibe konnten getrennt oder korreliert miteinander Disparität erzeugen. (B) Hirngebiete, in denen die neurophysiologische Aktivität anhand des Oberflächen-EEG geschätzt wurde. (C) Disparitätskurven für die einzelnen Hirngebiete, die in die Analyse der Disparität eingebunden sind. Man erkennt, dass die Hirngebiete für bestimmte Disparitäten besonders sensibel sind.

auf die Orientierung oder Bewegungsrichtung visueller Reize reagieren, sondern deutliche Farbpräferenzen aufweisen (Livingstone & Hubel, 1984). Des Weiteren sind in V1 Neurone identifiziert worden, die auch auf bestimmte „Mischfarben“ (z.B. Orange) ansprechen. Ähnliche Farbpräferenzen sind auch für Neurone in den sekundären visuellen Arealen V2 und V3 berichtet worden. Zusammenfassend geht diese traditionelle Theorie davon aus, dass die Verarbeitung von Farbe, Form und Bewegung in den Arealen V1 und V2 in unterschiedlichen Neuronen erfolgt. Diese Verarbeitungen sollen parallel stattfinden.

Neuere Befunde, gewonnen anhand von Einzelzellableitungen im visuellen Kortex von Primaten, unterstützen diese traditionelle Sichtweise nicht mehr. Diese Untersuchungen konnten zeigen, dass Neurone in V2 nicht nur auf eines der Reizattribute wie Farbe, Form und Bewegung ansprechen, sondern dass die visuellen Reizeigenschaften kombiniert verarbeitet werden und daher keine strikte Aufteilung in parallele Verarbeitungsbahnen vorliegt (Gegenfurtner et al., 1996). Auch psychophysiologische Humanexperimente konnten belegen, dass Form und Bewegung auch bei Reizen wahrgenommen werden, die ausschließlich durch Farbe definiert sind (Gegenfurtner & Kiper, 2003).

Die Neurone aus V1 und V2 projizieren in den dorsalen und den ventralen Strang. Im ventralen befindet sich das **Areal V4**, das in den meisten Lehrbüchern als *das* kortikale Farbzentrum bezeichnet wird, da hier die Mehrzahl der Neurone selektiv auf Reize verschiedener Wellenlänge und Farbe antwortet (Zeki, 1980). Die meisten Neurone in V4 reagieren jedoch auch auf Attribute wie Form (z. B. Breite, Länge, Orientierung und Größe; Desimone & Schein, 1987), Bewegungsrichtung und Geschwindigkeit eines Reizes und ihr Antwortverhalten wird durch Aufmerksamkeitsprozesse beeinflusst (Moran & Desimone, 1985). Insofern kann davon ausgegangen werden, dass in V4 vielfältige Verarbeitungsprozesse durchgeführt werden.

Trotz der Vielzahl der Verarbeitungen, die in V4 durchgeführt werden, scheint die Farbverarbeitung die zentrale Aufgabe dieses Gebiets zu sein. Das Areal V4 liegt im und um den Gyrus fusiformis. Neuere Bildgebungsstudien haben gezeigt, dass es sich nicht um ein „homogenes" Areal handelt, das immer gleichsinnig bei der Verarbeitung von Farbinformationen reagiert. Es konnten verschiedene Subareale unterschieden werden, die kleine Aktivitätsunterschiede bei der Farbverarbeitung zeigen. Insofern wird derzeit von einem **V4-Komplex** (oder Farbwahrnehmungskomplex) gesprochen, um die Differenziertheit dieser Region zu betonen. Der hintere Teil von V4 ist noch retinotop organisiert, der vordere (auch als V4α bezeichnet) jedoch nicht (**Abb. 8-24**). V4α reagiert allerdings stärker auf Aufmerksamkeitseinflüsse, z. B., wenn Farbinformationen Aufmerksamkeit geschenkt wird (Bartels & Zeki, 2000). In Bildgebungsstudien werden homogene Farbfelder oder Mondrian-Figuren als Testreize verwendet und entsprechende Durchblutungszunahmen in V4 registriert.

Der Grund für dieses spezialisierte kortikale Zentrum ist die Notwendigkeit der Farbkonstanz. Eine rote Tomate bleibt für uns rot, ob wir sie im Dunkeln oder Hellen sehen. Gleiches gilt für den roten Ferrari, auch wenn wir ihn tagsüber oder nachts sehen. Wir kategorisieren

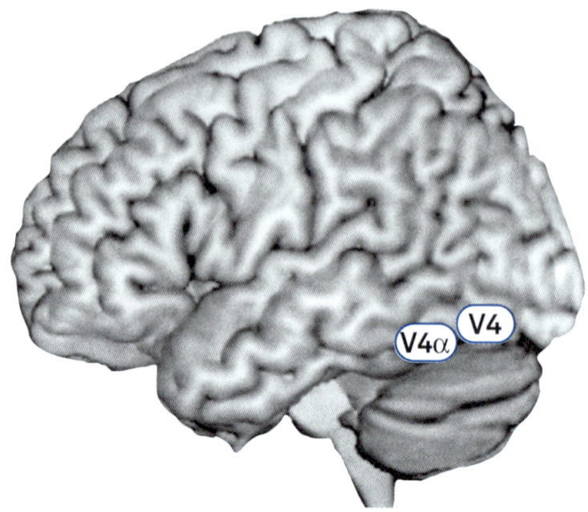

Abbildung 8-24: Darstellung des V4-Farbkomplexes.

Farben also unabhängig von den Beleuchtungsverhältnissen, was im Wesentlichen im Farbareal V4 erfolgt, das unabhängig von den Beleuchtungsverhältnissen aktiv ist. Neurone in V1 reagieren nur auf bestimmte Wellenlängen in ihren rezeptiven Feldern, wobei sie ihre Aktivität auch verändern, wenn sich die Lichtverhältnisse ändern. Demzufolge kann in V1 keine Farbkonstanz hergestellt werden.

Bereits unilaterale Läsionen in V4 führen zu Farbwahrnehmungsstörungen, die als **Achromatopsien** bezeichnet werden. Hierbei führt eine Läsion im rechtsseitigen V4 zu einem Farbwahrnehmungsausfall im linksseitigen Gesichtsfeld. Bei bilateralen V4-Läsionen liegt ein kompletter Farbwahrnehmungsausfall vor. Obwohl V4 für die Farbwahrnehmung essenziell ist, sind auch andere Hirngebiete an der Farbwahrnehmung beteiligt, insbesondere Areale, die Gedächtnisinformationen speichern oder am Abruf dieser beteiligt sind (z. B. Hippocampus).

8.4.3. Bewegungswahrnehmung

Werden bewegte visuelle Reize präsentiert (z. B. Punkte, die sich von einer in die andere Richtung bewegen), nimmt insbesondere in einem Areal im Grenzbereich zwischen unterem Parietal-, hinterem Temporal- und vorderem Okzipitallappen die Durchblutung und neuronale Aktivität zu: im Areal MT, auch V5 genannt (**Abb. 8-25**). Diese beim Menschen mittels bildgebender Verfahren festzustellenden Aktivitäten korrespondieren mit älteren elektrophysiologischen Befunden, die an Primaten gewonnen wurden. In diesen Arbeiten konnte anhand von Einzelzellableitungen in **Areal MT/V5** gezeigt werden, dass die dort lokalisierten Neurone spezifisch auf Bewegungsreize reagieren. Bilaterale Läsionen in diesem Gebiet führen beim Menschen zu einer Bewegungswahrnehmungsstörung, die als **Akinetopsie** bezeichnet wird. Patienten mit Akinetopsie sind nicht nur unfähig, bewegte Objekte wahrzunehmen, sie können sich auch nicht vorstellen, bewegte Objekte zu sehen. Eine Arbeitsgruppe um den Neuropsychologen Zihl hat als erste eine Patientin beschrieben, die unter einer Akinetopsie aufgrund von bilateralen Läsionen in V5 litt (Zihl et al., 1983). Ihr Wahrnehmungseindruck bei Konfrontation mit sich bewegenden Reizen war, dass sie Serien von Standbildern statt kontinuierlicher Bewegungsabläufe sah.

Das Areal MT/V5 scheint allerdings nur für die Verarbeitung von sich bewegenden Objekten spezialisiert zu sein. Visuell analysierte Körperbewegungen von anderen Personen werden offenbar nicht in diesem Hirngebiet verarbeitet. Das legen z. B. Studien nahe, bei denen Reize genutzt wurden, die eher „biologisch relevante“ Bewegungen darstellen. Solche Reize erhält man, indem man z. B. gehende Personen von der Seite filmt und an bestimmten Stellen des Körpers LED-Leuchten anbringt. Wenn nur die LED-Leuchten des gehenden Menschen dargeboten werden, dann erkennt der Betrachter auch anhand dieser wenigen Informationen, ob sie von einem Mann, einer Frau oder einem Kind stammen. Es hat sich gezeigt, dass diese Informationen auch von Patienten erkannt werden, die unter einer Akinetopsie (aufgrund einer Läsion in V5) leiden.

Bildgebende Studien haben ergeben, dass „biologisch relevante“ Bewegungsreize in einem weit verteilten neuronalen Netzwerk analysiert werden. Eine zentrale Bedeutung in diesem Netzwerk haben Gebiete in und um den **Sulcus temporalis superior** (STS; **Abb. 8-26**). Dieses Hirngebiet gehört zu den polymodalen Hirngebieten, die „Zufluss“ aus vielen Sinnesmodalitäten erhalten, was darauf hinweist, dass dieses Gebiet in die Integration verschiedener Datenquellen eingebunden ist. Insbesondere der hintere Teil des STS ist in-

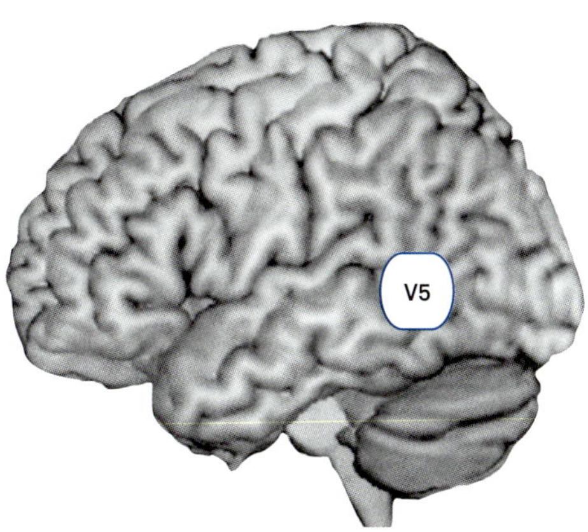

Abbildung 8-25: Areal MT/V5.

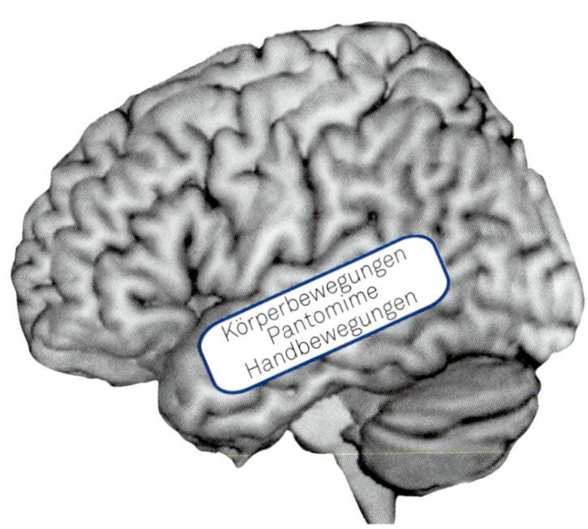

Abbildung 8-26: Darstellung des Sulcus temporalis superior (STS).

tensiv in die Analyse biologischer Bewegungen eingebunden. Allerdings erhält der gesamte STS Informationen aus dem dorsalen und ventralen Informationsweg und aus dem Kleinhirn (Vaina et al., 2001). Offenbar erfordert die Analyse von „biologischen" Bewegungsreizen viele Informationsquellen, was ein Hinweis auf die Bedeutung von Erfahrungseinflüssen sein könnte.

Viele der „biologisch relevanten" Bewegungen, die im Bereich des STS verarbeitet werden, sind für die soziale Kommunikation entscheidend. Typische Beispiele sind Mundbewegungen, Gesichtsbewegungen (Mimik), Körperbewegungen (Pantomime), Augenbewegungen und verschiedene Handbewegungen. Auch beim Lippenlesen ist der STS aktiviert. Die durch solche Bewegungsreize ausgelösten Aktivierungen treten jedoch nie im STS isoliert auf, sondern sind immer mit Aktivierungen in anderen Hirngebieten verbunden.

Mittlerweile hat sich gezeigt, dass Bewegungsinformationen, die über andere Sinnesmodalitäten vermittelt werden, nicht zwingend auf die „Mitwirkung" des Areals MT/V5 angewiesen sind. MT/V5 ist demzufolge ein Hirngebiet, das insbesondere für die Analyse von *visuell* wahrgenommenen Bewegungen spezialisiert ist.

8.5. Objektwahrnehmung

8.5.1. Das Problem der Objektwahrnehmung

Betrachten wir die Umwelt, dann erkennen wir Gegenstände, Personen und Tiere. Diese „Objekte" erkennen wir auch, wenn wir sie aus anderen Perspektiven betrachten, nur einen Teil von ihnen sehen oder die Beleuchtungsbedingungen (z.B. in der Dämmerung und in der Nacht) schlecht sind. Diese bemerkenswerte Fähigkeit, die uns ganz normal erscheint, ist ein Wunderwerk der Natur. Bis heute ist es trotz großer wissenschaftlicher Anstrengungen nicht gelungen, eine künstliche „Objekterkennung" auf dem gleichen Leistungsniveau wie beim Menschen nachzubauen. Unser Gehirn hat diesbezüglich immer noch einen enormen Leistungsvorsprung.

8.5.2. Theoretische Konzepte zur Erklärung der Objektwahrnehmung

Um 1930 hat der Gestaltpsychologe Wertheimer grundlegende Wahrnehmungsprinzipien beschrieben, nach denen wir bestimmte Reizanordnungen gruppieren und wahrnehmen. Im Folgenden sind die wichtigsten **Gestaltgesetze** aufgeführt (Abb. 8-27):

- Das **Gesetz der Nähe** besagt, dass Elemente mit geringen Abständen zueinander als zusammengehörig wahrgenommen werden.
- Mit dem **Gesetz der Ähnlichkeit** wird ausgedrückt, dass einander ähnliche Elemente eher als zusammengehörig erlebt werden als einander unähnliche.
- Das **Gesetz der Kontinuität** gibt an, dass die Reize, die eine Fortsetzung vorangegangener Reize zu sein scheinen, als zusammengehörig angesehen werden.
- Das **Gesetz der gemeinsamen Bewegung** besagt, dass zwei oder mehr sich gleichzeitig in eine Richtung bewegende Elemente als eine Einheit oder Gestalt wahrgenommen werden.
- Mit dem **Gesetz der fortgesetzt durchgehenden Linie** wird zum Ausdruck gebracht, dass Linien immer so gesehen werden, als folgten sie dem einfachsten Weg. Kreuzen sich z.B. zwei Linien, gehen wir nicht davon aus, dass die Linien an dieser Stelle einen Knick machen oder unterbrochen sind.
- Das **Gesetz der Prägnanz** beschreibt, dass Gestalten wahrgenommen werden, die sich von ihrer Umgebung durch ein bestimmtes

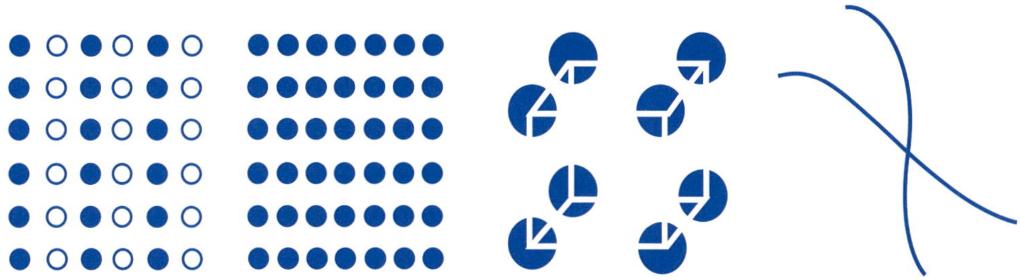

Gesetz der Ähnlichkeit Gesetz der Nähe Gesetz der guten Gestalt Gesetz der Kontinuität

Abbildung 8-27: Beispiele für Gestaltgesetze.

Merkmal abheben (Prägnanztendenz). Hierbei kann eine Tendenz zur Bildung möglichst einfacher Gestalten festgestellt werden (= „gute Gestalt“).

Der britische Psychologe David Marr (1982) hat ein **Modell der visuellen Wahrnehmung** vorgeschlagen, das noch immer intensiv diskutiert wird. Angewendet wird das Modell insbesondere bei der Konstruktion neuronaler Netzwerke im Rahmen der künstlichen Nachbildung menschlicher visueller Wahrnehmung. Für Marr ist die visuelle Wahrnehmung ein Informationsverarbeitungsprozess, bei dem nicht mit Bildern operiert wird, die ja bereits auf der zweidimensionalen Netzhaut in elektrische Aktivitätsmuster umgewandelt werden. Diese elektrischen Aktivitätsmuster repräsentieren die Außenwelt und werden in den visuellen Zentren und im Assoziationskortex zu einem Perzept kombiniert. Wir nehmen also das wahr, was unser Gehirn aus den elektrischen Entladungen des visuellen Systems interpretiert. Für Marr müssen Fragen auf drei Ebenen geklärt werden, um diesen Wahrnehmungsprozess zu verstehen:

- Welchen Zweck hat das Sehen? Was soll es leisten? Diese Ebene bezeichnet Marr als die **Rechenebene** (computational level).
- Auf der nächsten Ebene, die Marr als **algorithmische Ebene** (algorithmic level) bezeichnet, geht es um die Frage, wie die Rechenebene erreicht werden soll. Im Vordergrund steht dabei die Frage, wie die Eingangsdaten letztlich zu den Ausgangsdaten transformiert werden.
- Die dritte Ebene wird von Marr als **technische Ebene** (implementation level) bezeichnet. Hier stellt sich die Frage, wie der Algorithmus zur Transformation der Eingangs- zu den Ausgangsdaten physikalisch bzw. physiologisch realisiert wird.

In diesem Zusammenhang schlägt Marr einen **vier Stufen umfassenden Prozess** vor, der zur visuellen Wahrnehmung führt:

- Zunächst wird ein retinales Bild erstellt, das eine Projektion der Außenwelt auf der Retina ist.
- Auf der nächsten Ebene folgt ein erster Entwurf (sketch, Skizze), indem Kanten, zusammenhängende Flächen und Oberflächentexturen nach Art einer Strichzeichnung erkannt werden. Für diese Skizze werden Helligkeitsänderungen auf der Retina analysiert und zur Berechnung herangezogen.
- Danach wird der 2½[25]-D-Entwurf erstellt, in dem die retinalen Informationen zusammengefasst werden. Des Weiteren werden die räumliche Orientierung und die grobe Tiefe von Oberflächen bestimmt, sodass

25 Mit dieser Zahl soll zum Ausdruck gebracht werden, dass das 3D-Modell noch nicht vollständig ist.

ein erstes grobes Bild von der dreidimensionalen Welt entsteht.
- Abschließend wird das 3-D-Modell berechnet. Aufgrund der Querdisparation (berechnet aus den beiden retinalen Bildern) erhält man genaue Informationen über die Tiefe, sodass die Wahrnehmung trotz aller Augen- und Körperbewegungen stabil bleibt.

8.5.3. Kortikale Repräsentation der Objektwahrnehmung

Im Temporallappen können Hirngebiete unterschieden werden, die in die Verarbeitung spezifischer Objektkategorien eingebunden sind. Elektrophysiologische Untersuchungen an Affen haben gezeigt, dass einige Zellen des inferotemporalen Kortex nur auf spezifische Objekte, Hände oder Gesichter ansprechen. Unter den gesichtsspezifischen Zellen reagieren einige besonders gut auf frontale oder Profilansichten von Gesichtern an (Bruce et al., 1981). Andere Neurone reagieren bevorzugt auf Gesichtsausdrücke, einzelne Gesichtselemente (Nase oder Augen) oder Elemente wie zwei Punkte und einen Strich (Kobatake & Tanaka, 1994). In bildgebenden Untersuchungen beim Menschen hat sich insbesondere der **laterale Okzipitalkortex (LOC)** als wichtiges Hirngebiet erwiesen, das in die Objektwahrnehmung eingebunden ist. So konnte z. B. gezeigt werden, dass der LOC an der Verarbeitung der Objektgröße und von zweidimensionalen Mustern sowie an der Analyse von bekannten Objekten beteiligt ist (Grill-Spector & Malach, 2004). In den daran anschließenden Gebieten des inferioren Temporallappens (IT) werden grob drei Teilgebiete unterschieden: posterior-inferiorer Temporallappen (PIT), zentral-inferiorer Temporallappen (CIT) und anterior-inferiorer Temporallappen (AIT). In diesen drei Subarealen nimmt nach anterior die Komplexität der Objektwahrnehmung zu (Kreiman et al., 2000).

In diesen Hirngebieten werden wahrscheinlich Berechnungen durchgeführt, die zur **Konstanz der Objektwahrnehmung** beitragen. Diese Wahrnehmungskonstanz ist ein bemerkenswert effizienter Mechanismus, dessen neurophysiologische Grundlagen bislang nicht eindeutig geklärt sind. Durch diesen Konstanzmechanismus gelingt es uns, Objekte zu erkennen und wahrzunehmen, auch wenn sich die Beleuchtungsverhältnisse oder die Blickpositionen verändern. Ein Auto bleibt ein Auto, auch wenn es im Dunkeln wahrgenommen oder von vorne oder hinten betrachtet wird.

Im Zusammenhang mit der Objektwahrnehmung müssen vier Fragen thematisiert werden:

1. Wie ist ein Objekt im ventralen Strang neurophysiologisch repräsentiert? Ist ein spezifisches Objekt durch die Aktivität einiger weniger Neurone repräsentiert oder codieren große Neuronengruppen die Objekte durch spezifische Aktivitätsmuster innerhalb dieser Neuronenpopulationen (**Einzelneuron- vs. Populationscodierung**)?
2. Wie stellen die Neurone im ventralen Strang die Wahrnehmungskonstanz her? In anderen Worten, wie gelingt es den Neuronen im inferioren Temporallappen, die Objekte unabhängig von unterschiedlichen Beleuchtungs- und Umgebungsbedingungen oder unabhängig von unterschiedlichen Blickwinkeln immer noch als ein und dasselbe Objekt zu erkennen (**Konstanzproblem**)?
3. Hängt die Objekterkennung davon ab, ob einzelne Teile des Objekts erkannt und dann im nächsten Schritt zum Gesamtobjekt zusammengesetzt werden? Oder werden Objekte ganzheitlich (holistisch) erfasst (**Merkmalsbezogene vs. holistische Verarbeitung**)?
4. Existieren kategoriespezifische Verarbeitungszentren im ventralen Informationsstrom, die für die Verarbeitung spezifischer Objektkategorien spezialisiert sind (**Kategoriespezifität**)?

Einzelneuron- vs. Populationscodierung

Die Frage, welchen neurophysiologischen Code der ventrale Strang nutzt, um Objekte zu codieren, haben bereits Reddy und Kanwisher (2006) aufgeworfen. Eine These lautet, dass einige wenige Neurone nur auf spezifische Objekte reagieren. Angenommen, alle Neurone im IT und LOC würden einzeln durchnummeriert und jedes Neuron bekäme eine bestimmte Nummer zugewiesen. Dann ist vorstellbar, dass das Neuron 900 nur auf Birnen anspricht, während das Neuron 450 nur auf Orangen reagiert. Dieser extreme Fall, dass nur jeweils ein Neuron auf ein spezifisches Objekt reagiert, wird oft mit der Metapher der „Großmutterzelle" beschrieben. Gemäß dieser Metapher soll im ventralen Strang ein Neuron lokalisiert sein, das darauf spezialisiert ist, das Bild der Großmutter zu erkennen. Vorstellbar ist auch eine abgeschwächte Version dieses Modells: Eine Gruppe von Neuronen reagiert spezifisch oder vorrangig auf ganz bestimmte Reizkategorien. In diesem Sinn würden die Neurone 900–1000 nur auf Birnen und die Neurone 450–500 nur auf Orangen ansprechen.

Eine Reihe von Einzelzellableitungen an Affen sowie Arbeiten mit intrakortikalen Ableitungen bei Patienten lassen vermuten, dass tatsächlich Zellen existieren, die spezifisch auf bestimmte Reizkategorien reagieren. So sind z.B. bei Experimenten mit Affen Neurone im IT identifiziert worden, die spezifisch auf Hände, Gesichter und Objekte reagieren (Gross et al., 1969, 1972). Eine spektakuläre neuere Arbeit hat mit intrakortikalen Elektroden bei epileptischen Patienten gearbeitet (Quiroga, 2012). In dieser Arbeit konnten die Forscher unter anderem Zellen identifizieren, die nur auf Bilder reagierten, auf denen die Schauspielerin Jennifer Aniston zu sehen war, und zwar unabhängig davon, wie groß das Bild war und von welchem Blickwinkel aus auf das Gesicht geschaut wurde.

Solche Arbeiten lassen zunächst vermuten, dass einige wenige Neurone für die Codierung von Objekten ausreichen. Aber was würde passieren, wenn diese spezifischen Neurone ausfielen? Würde das bedeuten, dass die durch diese Neurone codierten Objekte nicht mehr wahrgenommen würden? Im Grunde wäre die Strategie, mit wenigen Neuronen Objekte neuronal zu codieren, ungünstig, denn das Gehirn wäre anfällig für Wahrnehmungsstörungen. Außerdem ist nur schwer vorstellbar, dass bei den vielen Objekten, die der Mensch in der Lage ist wahrzunehmen, für jedes Objekt spezifische Neurone existieren. Bei der Interpretation dieser Arbeiten muss zunächst berücksichtigt werden, dass nur eine begrenzte Anzahl von Neuronen in den jeweiligen Studien simultan untersucht werden konnte, sodass die Forscher nur einen beschränkten Einblick in die neurophysiologischen Aktivitätsmuster erhielten. Des Weiteren muss bedacht werden, dass in diesen Untersuchungen nur relativ wenige Objekte präsentiert werden konnten, sodass es durchaus möglich ist, dass die spezifische Auswahl der Bilder zu Zufallsbefunden geführt hat. Eine neuere Arbeit hat allerdings gezeigt, dass die Aktivität einiger Neurone im inferioren Temporallappen für das Erkennen bestimmter Objekte essenziell ist (Afraz et al., 2006). Die Autoren haben gezeigt, dass die externe Stimulation bestimmter Neurone, die für die Codierung von Gesichtern zuständig sind, bei der Präsentation von ambigen Bildern dazu führt, dass die Probanden diese mehrdeutigen Bilder eher als Gesichter wahrnehmen.

Eine Alternative zur Einzelneuronkodierung ist die **Populationscodierung**. Das Prinzip besteht darin, dass das spezifische Aktivitätsmuster einer großen Gruppe von Neuronen die einzelnen Objekte codiert. Angenommen, der IT und LOC bestünden aus 1 Million Neurone, dann würde das spezifische Aktivitätsmuster in diesen Neuronen jedes spezifische Objekt der Außenwelt codieren. Dies eröffnet die Möglichkeit, sehr viele unterschiedliche Aktivierungsmuster zu generieren und demzufolge auch sehr viele Objekte zu codieren. Das wesentliche Problem dieser Codierungsart liegt darin, dass nur schwer vorstellbar ist, wie dieses große Netzwerk an andere Netzwerke angekoppelt sein soll.

Die vorliegenden Befunde legen nahe, dass eine Kombination aus beiden Codierungsstrategien besteht. Vor allem die Arbeiten mit bildgebenden Verfahren haben gezeigt, dass insbesondere im IT Neuronengruppen existieren, die für bestimmte Objekte sensibel sind. Möglicherweise werden innerhalb dieser spezialisierten Module die Neurone im Sinne einer Populationscodierung organisiert. Diese Module könnten mit anderen Modulen über Bündel von intrakortikalen Verbindungen kommunizieren.

Wahrnehmungskonstanz

Die Wahrnehmungskonstanz ist eine bemerkenswerte Fähigkeit des Wahrnehmungssystems: Objekte werden unabhängig davon erkannt, unter welchen Beleuchtungsbedingungen und Blickwinkeln sie gesehen werden. Auch die Position auf der Retina, auf der das Objekt zunächst abgebildet wird, ist letztlich unerheblich für die Objektwahrnehmung. Wie diese Wahrnehmungsleistung neurophysiologisch erfolgt, ist noch nicht eindeutig geklärt. Ein häufig in diesem Zusammenhang genutzter Untersuchungsansatz ist die **Adaptationstechnik**. Dieser Technik liegt die Erkenntnis zugrunde, dass bei wiederholter Darbietung desselben Objekts die an der Objektverarbeitung beteiligten Neurone ihre Aktivität verringern. Dies ist die Adaptation. Werden die gleichen Objekte wiederholt in unterschiedlichen Größen, Beleuchtungsbedingungen und aus unterschiedlichen Perspektiven präsentiert, adaptieren einige der in die Wahrnehmung dieser Objekte eingebundenen Neurone. Die adaptierenden Neurone könnten in die Verarbeitung der Wahrnehmungskonstanz eingebunden sein. In bildgebenden Untersuchungen wurde bei solchen Präsentationen insbesondere der LOC als Hirngebiet identifiziert, das visuell präsentierte Objekte unabhängig von Größe, Beleuchtungsbedingung und Blickwinkel zu verarbeiten scheint (Grill-Spector & Malach, 2004). Einige Arbeiten haben gezeigt, dass die Reaktionen im LOC nahezu identisch sind, wenn Fotos oder Strichzeichnungen von Objekten präsentiert werden (Kourtzi & Kanwisher, 2000).

Eine andere vielfach untersuchte Frage lautet, wie es dem Wahrnehmungssystem gelingt, Objekte unabhängig vom Blickwinkel wahrzunehmen. Im Prinzip werden zwei Erklärungen vorgeschlagen: die blickwinkelinvariante und die blickwinkelabhängige Repräsentation. Bei der **blickwinkelinvarianten Repräsentation** erfolgt die neuronale Verarbeitung unabhängig vom aktuellen Blickwinkel. Diese Überlegung basiert auf dem Modell David Marrs (1982), der annahm, dass das visuelle System aus dem dreidimensionalen Bild zunächst eine grundlegende Skizze (primal sketch) generiert, die im Wesentlichen die Graustufen und Kontraste herausarbeitet, und anhand dieser Informationen sowie unter Nutzung der Gestaltgesetze eine einfache Objekterkennung ermöglicht. Im weiteren Verlauf soll dann eine vollständige dreidimensionale Repräsentation (3-D representation) des Objekts erschlossen werden, die unabhängig vom Blickwinkel sein soll. Das kann man sich so vorstellen, dass durch diesen Transformationsprozess die Objekte unabhängig von Beleuchtungsbedingungen, Größe und Blickwinkel in eine bestimmte 3-D-Repräsentation überführt werden, was offenbar in Neuronengruppen im LOC erfolgt.

Es existieren jedoch auch Befunde, die mit dieser Vorstellung nicht kompatibel sind und eine **blickwinkelabhängige Repräsentation** unterstützen. Eine Reihe von Verhaltensuntersuchungen hat gezeigt, dass Objekte am schnellsten und besten erkannt werden, wenn sie in der üblichen Position präsentiert werden. Die Reaktionszeiten und Trefferraten können durch Übung und häufige Präsentation verbessert werden. Bildgebende Studien haben gezeigt, dass einige Gebiete im IT bei Adaptationsversuchen eher im Sinne der blickwinkelinvarianten oder -abhängigen Repräsentation reagieren. Viele Gebiete des ventralen Strangs im IT reagieren im Sinne der blickwinkelabhängigen Modelle. Am schwächsten war die Blickwinkelabhängigkeit im linksseitigen Gyrus fusiformis, während sie im rechtsseitigen Gyrus fusiformis und im LOC ausgeprägt war. Möglicherweise werden im ventralen Strang beide Strategien genutzt. Denkbar ist auch, dass abhängig von Objekt und Situation zwischen beiden Strategien gewählt werden kann.

Neben den oben dargestellten Ansätzen wird diskutiert, ob die Wahrnehmungskonstanz durch strukturelle oder holistisch-räumliche Verarbeitungsstrategien ermöglicht wird. Bei einer **strukturellen Analyse** wird die Struktur (also die Form oder der grundsätzliche Aufbau) eines Objekts erkannt. Dabei können auch verbale Strategien genutzt werden. Diese Art der Analyse wird eher im ventralen Strang angewendet. Bei der **holistisch-räumlichen Analyse** werden zunächst räumliche Merkmale wie z. B. vertikale, horizontale oder diagonale Achsen extrahiert. Anhand dieser Merkmale soll dann die Objektwahrnehmung eingeleitet werden. Diese Art der Analyse wird eher über den dorsalen Strang vermittelt. Verschiedene Untersuchungen mit Patienten, die unter visuellen Wahrnehmungsstörungen (Agnosien) leiden, und bildgebende Untersuchungen konnten bestätigen, dass beide Analysen angewendet werden. So wurden z. B. Patienten mit Läsionen im rechtsseitigen Parietallappen beschrieben, die Objekte nicht erkennen konnten, die in ungewöhnlichen Perspektiven präsentiert wurden. Sie konnten jedoch Objekte erkennen, wenn sie in üblichen Perspektiven präsentiert wurden. Bei diesen Patienten ist offenbar die räumliche Analyse und die damit verbundene Entschlüsselung der räumlichen Zuordnung von Raumachsen gestört (**Agnosie für ungewöhnliche Perspektiven**). Werden Objekte in üblichen Perspektiven präsentiert, dann können diese Patienten die Objektwahrnehmungsanalysen des ventralen Strangs nutzen und erkennen die Objekte problemlos.

Konfigurale vs. merkmalsbezogene Wahrnehmung

Eine weitere noch nicht endgültig gelöste Frage lautet, ob die Einzelkomponenten bzw. ihre Merkmale (**merkmalsbezogen**) oder die Gesamtheit aller Komponenten und ihre Anordnung (**konfigural**) analysiert werden. Obwohl Objekte letztlich als Gesamtheit wahrgenommen werden, kann man sie sich als eine Ansammlung von Einzelmerkmalen vorstellen. Ein Haus besteht aus einer Tür, Fenstern, einem Schornstein und Wänden. Auch elementare Teile lassen sich identifizieren und beim Betrachten des Hauses können unterschiedliche große Vertikalen und Horizontalen erkannt werden. Die Frage ist, ob bei der Wahrnehmung des Hauses diese Einzelmerkmale zunächst verarbeitet und dann das Gesamtbild daraus konstruiert wird oder ob eher die Anordnung der Einzelmerkmale analysiert und daraus das Gesamtbild erschlossen wird. Es hat sich gezeigt, dass beide Strategien genutzt werden. Anhand von Läsionsstudien und Arbeiten mit bildgebenden Verfahren konnte festgestellt werden, dass die linke Hemisphäre (und hier insbesondere der LOC und der IT) in die Verarbeitung von lokalen Informationen eingebunden ist, während die rechte Hemisphäre eher mit der Verarbeitung von globalen Informationen beschäftigt ist. Insofern ist festzuhalten, dass der linke ventrale Strang eher in die Verarbeitung von lokalen und der rechte ventrale Strang eher in die Verarbeitung von

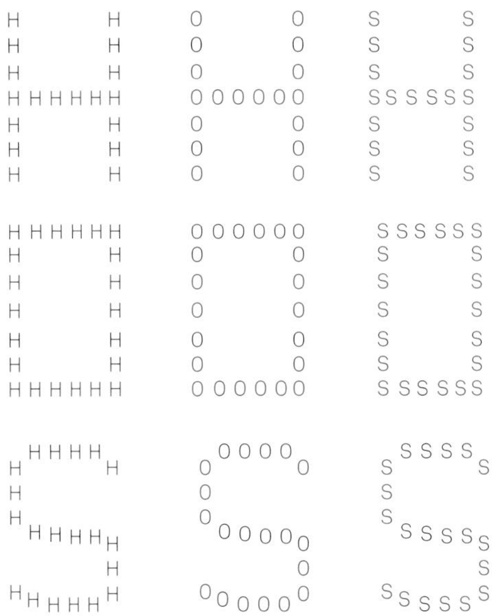

Abbildung 8-28: Beispiel für Reize, mit denen die Verarbeitung von lokalen und globalen Informationen untersucht werden kann. Der große Buchstabe, der aus vielen kleinen zusammengesetzt ist, repräsentiert die globale Information, die vielen kleinen Buchstaben die lokale Information. Die lokale Information wird eher im linksseitigen ventralen Strang verarbeitet und die globale im rechtsseitigen ventralen Strang.

globalen visuellen Informationen eingebunden ist.

Die konfigurale Verarbeitung wird insbesondere für Objekte genutzt, mit denen wir besonders vertraut sind. Dies lässt sich eindrücklich mit dem **Inversionseffekt** darstellen. Wird ein Bild invertiert präsentiert, ist die konfigurale Anordnung der Einzelelemente verändert, während die lokale Information unbeeinträchtigt ist. Werden z. B. Gesichtsbilder invertiert dargeboten, sind die Gesichter schlechter zu erkennen. Häuser oder Autos werden invertiert immer noch gut erkannt. Gesichter werden demzufolge eher konfigural und Häuser und Autos eher lokal merkmalsbezogen verarbeitet. Auch hier ist ein funktioneller Hemisphärenunterschied festzustellen. Patienten mit Läsionen in der rechten Hemisphäre weisen einen reduzierten Inversionseffekt für Gesichter auf. Auch viele Studien mit gesunden Probanden deuten darauf hin, dass die rechte Hemisphäre (und hier der ventrale Strang) für die Gesichtsverarbeitung dominant ist, allerdings nur dann, wenn die Gesichtsinformationen aufrecht präsentiert werden. Bei invertierter Präsentation der Gesichter verschwindet die rechtshemisphärische Dominanz (Leehey et al., 1978).

Inversionseffekte sind nicht nur für Gesichter, sondern auch für andere Reize festgestellt worden. Der Inversionseffekt hängt davon ab, ob die Testpersonen Erfahrungen mit den Testreizen haben. Je mehr Erfahrung sie mit den Reizen haben, desto stärker sind die Inversionseffekte, wie für Hundebilder und Fingerabdrücke gezeigt werden konnte (Busey & Vanderkolk, 2005). Kinder scheinen zu Beginn ihrer Entwicklung eher konfigurale Strategien zu nutzen. Je ausgeprägter ihre Erfahrungen in der Erkennung von Gesichtern sind, desto schwächer werden die Aktivierungen im rechtsseitigen Gyrus fusiformis bei der Präsentation von invertierten Gesichtern (Passarotti et al., 2007).

Fassen wir zusammen: Wir nutzen sowohl konfigurale wie auch merkmalsbezogene Strategien bei der Objektwahrnehmung. Konfigurale Strategien werden v. a. bei Reizen angewendet, mit denen bereits Erfahrungen gemacht wurden. Konfigurale Informationen werden vorrangig im rechten ventralen Strang, merkmalsbezogene Informationen im linksseitigen ventralen Strang verarbeitet.

Kategoriespezifische Wahrnehmung

Derzeit wird intensiv diskutiert, ob die Objektwahrnehmung **kategoriespezifisch** organisiert ist. Damit ist gemeint, dass bestimmte Objektkategorien von spezialisierten Modulen analysiert werden. In der strengen Definition soll ein bestimmtes Wahrnehmungsmodul ausschließlich eine bestimmte Reizkategorie verarbeiten. In der abgeschwächten Variante dieses Modells soll dieses spezialisierte Wahrnehmungsmodul Reize einer bestimmten Kategorie bevorzugt, jedoch nicht ausschließlich verarbeiten. Als Alternative hierzu werden Netzwerkmodelle diskutiert, in denen die einzelnen Module in ein Netzwerk eingebunden sind (z.B. Populationscodierung), wobei das spezifische Aktivierungsmuster dieses Netzwerks die jeweiligen Objekte repräsentiert. Bildgebungsstudien, aber auch Arbeiten mit Patienten mit spezifischen Hirnstörungen haben Hirngebiete identifiziert, in denen möglicherweise kategoriespezifische Verarbeitungen erfolgen: die **parahippocampale Region** (parahippocampal place area, PPA), die **extrastriäre Körperregion** (extrastriate body area, EBA) und das **Gesichtsareal** im Gyrus fusiformis (fusiform face area, FFA).

Gesichtswahrnehmung

Über die Frage, ob Gesichtswahrnehmung etwas Besonderes ist, wird schon lange diskutiert. Fest steht, dass bei Läsion eines bestimmten Bereichs des Gyrus fusiformis (v.a. der rechten Hemisphäre) die Betroffenen Gesichter nicht mehr erkennen. Dieses neuropsychologische Syndrom wird als **Prosopagnosie** bezeichnet.

Wenn der rechtsseitige Gyrus fusiformis (auch fusiformes Gesichtsareal genannt) ausschließlich und derart prominent für die Gesichtswahrnehmung spezialisiert ist, dann ist das ein Beleg für eine kategoriespezifische Wahrnehmung. Es werden jedoch auch Alternativüberlegungen diskutiert. Eine Diskussionslinie thematisiert, ob die Prosopagnosie nicht eher eine Störung der **Binnenkategorie**-Wahrnehmung ist. Denn wenn von einer Gesichtswahrnehmungsstörung gesprochen wird, dann wird darunter in der Regel eine Störung in der Unterscheidung zwischen zwei oder mehr Gesichtern verstanden. Bei der Objektwahrnehmung geht es ja weniger um die Unterscheidung von ähnlichen Objekten, sondern eher um das Erkennen und Unterscheiden verschiedener Objekte. Einige Fallberichte lassen vermuten, dass Prosopagnosien nicht nur Ausfälle der Gesichtserkennung repräsentieren. Zum Beispiel wird von einem Patienten (einem Bauern) berichtet, der neben seiner Prosopagnosie für menschliche Gesichter auch nicht mehr in der Lage war, die Kühe seiner Herde auseinanderzuhalten (Bornstein et al., 1969). Ein anderer Patient (ein Ornithologe) konnte Vögel nicht mehr bestimmen (Bornstein, 1963). Es existieren jedoch auch Beschreibungen von Patienten, die trotz Prosopagnosie Objekte einer Kategorie (z.B. Autos) unterscheiden konnten (Sergent & Signoret, 1992).

Des Weiteren wird postuliert, dass neben dem FFA das **okzipitale Gesichtsareal (OFA)**, das posterior zum FFA im Okzipitalkortex lokalisiert ist, in die Verarbeitung von Gesichtsbildern eingebunden ist (Pitcher et al., 2011; **Abb. 7-24**). Die bislang hierzu publizierten

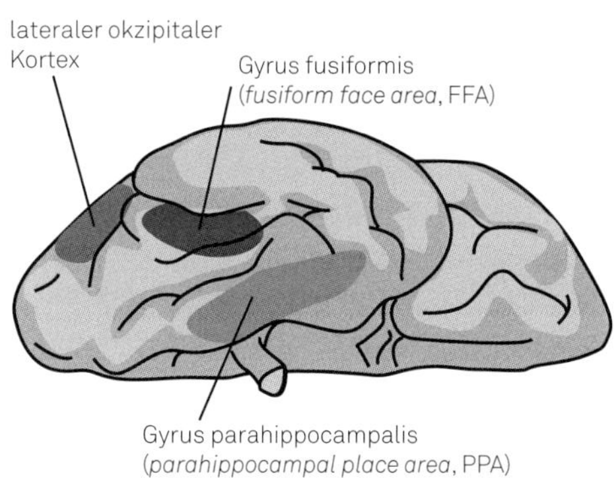

Abbildung 8-29: Basale Ansicht des Gehirns mit Blick auf die linksseitige Hemisphäre. Der Gyrus fusiformis und der benachbarte Gyrus parahippocampalis sind gesondert dargestellt. Auf dem Gyrus fusiformis ist ein Teilbereich für die Gesichtswahrnehmung spezialisiert (fusiformes Gesichtsareal, fusiform face area, FFA). Auf dem Gyrus parahippocampalis ist ein Teilbereich für das Erkennen von Szenen und Objekten spezialisiert (parahippocampal place area, PPA).

Studien lassen vermuten, dass dieses Hirngebiet insbesondere an der Detailanalyse von Gesichtern, z. B. beim Erkennen der Nase, der Ohren und des Mundes, beteiligt ist. Es wird auch vermutet, dass das OFA auf der ersten hierarchischen Stufe – noch vor dem FFA – in die Gesichtsverarbeitung eingreift. Demnach sollen zunächst Gesichtsteile im OFA erkannt werden, bevor sie zu einem Gesamtbild zusammengefasst werden.

Untersuchungen an gesunden Probanden mittels bildgebender und elektrophysiologischer Verfahren haben weitere Einblicke in die kortikale Organisation der Gesichtswahrnehmung erbracht. Eingehend wurden evozierte Potenziale nach Präsentation von Gesichtsbildern gemessen. Typischerweise zeigt sich ca. 160–200 ms (in der Regel nach 170 ms) nach der Präsentation von Gesichtern ein typisches Potenzial – die sogenannte **N_{170}**-Komponente – mit einer Dominanz über rechtsseitigen parietookzipitalen Elektroden (Bentin et al., 2006). Bei Patienten mit einer kongenitalen Prosopagnosie sind die N_{170}-Komponenten nach Präsentation von Gesichtern und Objekten identisch, während sie bei gesunden Probanden nach der Präsentation von Gesichtsbildern deutlich vergrößert sind (**Abb. 8-30**; Kress & Daum, 2003).

Neurochirurgischen Patienten wurden Elektroden in den links- und rechtsseitigen Gyrus fusiformis eingeführt, um die Aktivität dieser Hirngebiete nach der Präsentation unterschiedlicher Reize zu messen (Allison et al., 1994). Präsentiert wurden Bilder von Gesichtern und Autos in normaler Orientierung oder invertiert. Circa 200 ms nach der Präsentation konnten große negative ereignisbezogene

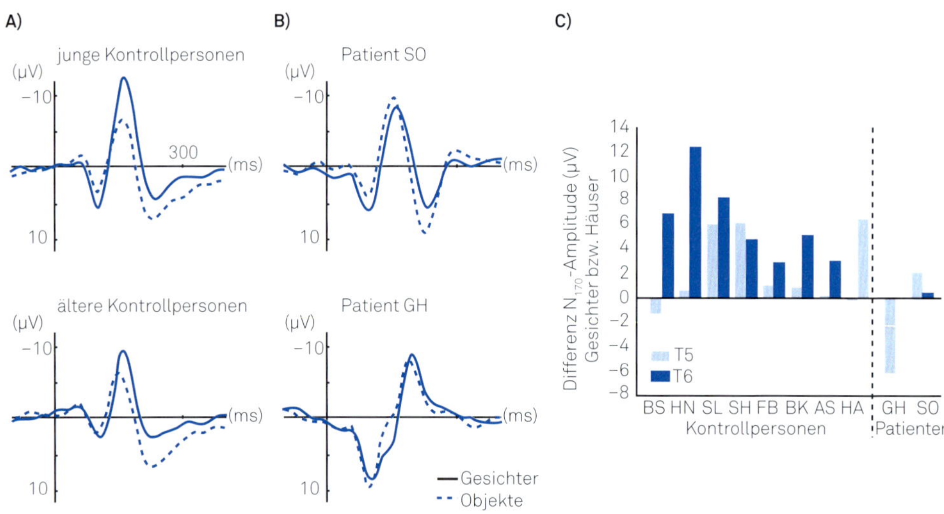

Abbildung 8-30: N_{170}-Potenziale (gemessen an der temporalen Elektrode T6 über der rechten Hemisphäre) bei gesunden Kontrollpersonen und zwei Patienten (SO und GH) mit einer kongenitalen Prosopagnosie. (A) Die N_{170}-Komponenten nach Präsentation von Gesichtern sind bei gesunden Probanden deutlich größer (durchgezogene Linie) als nach der Präsentation von Objekten (gestrichelte Linie). (B) Bei den beiden Patienten unterscheiden sich die N_{170}-Komponenten für Gesichter und Objekte nicht. (C) Der Unterschied der N_{170}-Amplituden für Gesichter und Objekte ist bei allen gesunden Probanden deutlich und auf der rechten Hemisphäre größer (dunkle Balken). Bei den beiden Patienten ist die N_{170}-Komponente untypisch für Objekte größer als für Gesichter (Patient GH) oder es ist kein Unterschied feststellbar (Patient SO; nachgezeichnet nach Kress & Daum, 2003).

intrakortikale Potenziale gemessen werden (N_{200}-Komponente). Die $\mathbf{N_{200}}$ nach Präsentation von Gesichtsbildern war für den rechtsseitigen Gyrus fusiformis deutlich vergrößert, während Bilder von Gesichtern und Autos im linksseitigen gyrus fusiformis N_{200}-Komponenten evozierten, die in etwa gleich groß waren. Die invertierten Präsentationen evozierten auf beiden Hemisphären schwache oder keine N_{200}-Komponenten. Offenbar werden Bilder von Gesichtern und Autos konfigural verarbeitet, wobei die Verarbeitung von Gesichtern eher rechtshemisphärisch erfolgt.

Die Lokalisation der N_{170}-Komponente ergibt konsistent Quellen im Gyrus fusiformis oder im LOC. Bildgebende Arbeiten unter Verwendung der PET- und fMRT-Technik zeigen, dass insbesondere der rechtsseitige Gyrus fusiformis in die Gesichtswahrnehmung eingebunden ist. Die Aktivierungen im linksseiti-

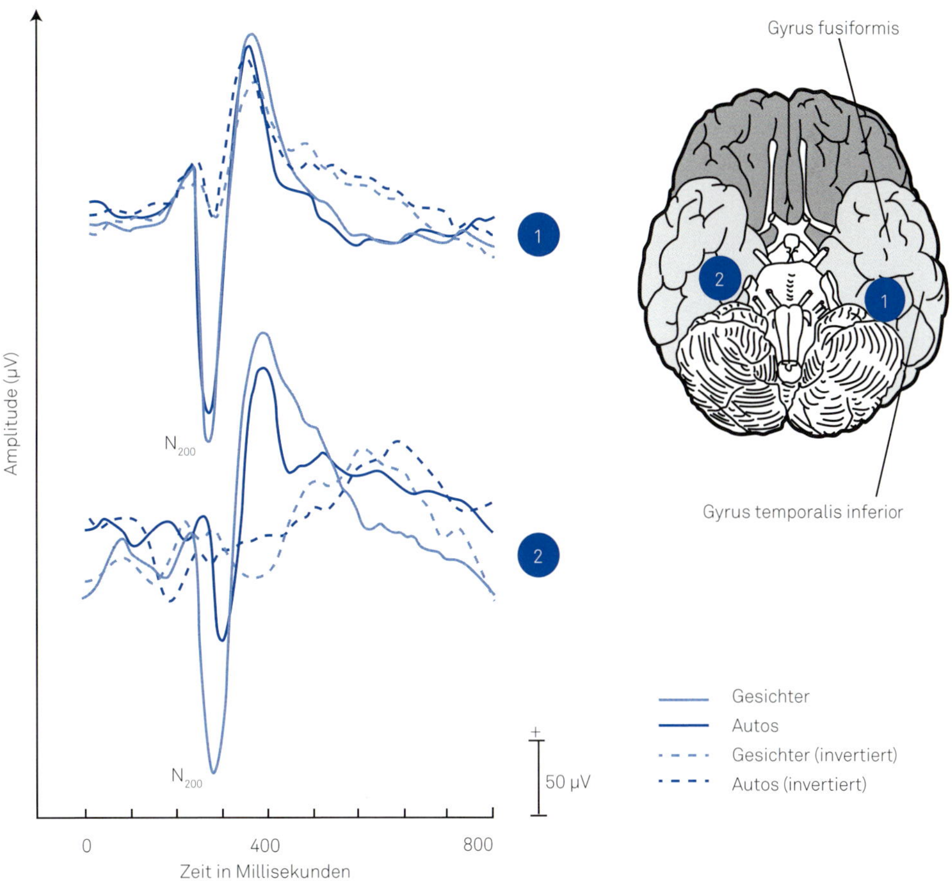

Abbildung 8-31: N_{200}-Reaktionen im (1) linksseitigen und (2) rechtsseitigen Gyrus fusiformis nach Präsentation von Gesichtsbildern und Autobildern. Diese Bilder wurden in der normalen Orientierung oder invertiert präsentiert. Man erkennt nur nach der Präsentation der Bilder in der normalen Orientierung deutliche N_{200}-Komponenten. Für die invertiert präsentierten Bilder sind kaum messbare N_{200}-Komponenten festzustellen. Im rechtsseitigen Gyrus fusiformis (2) ist die N_{200}-Komponente bei Bildern von Gesichtern deutlich größer als nach Präsentation von Autobildern (nachgezeichnet nach Allison et al., 1994).

gen Gyrus fusiformis sind hingegen deutlich schwächer. In großen Gruppenstudien, bei denen die Aktivitäten über viele Versuchspersonen gemittelt werden, sind auch auf der linken Hemisphäre Aktivierungen im Gyrus fusiformis zu erkennen. Grundsätzlich ist jedoch der rechtsseitige Gyrus fusiformis stärker in die Gesichtswahrnehmung eingebunden.

Auch Untersuchungen mit gesunden Probanden gehen der Frage nach, ob die N_{170}-Komponente, die intrakortikale N_{200}-Komponente und die Aktivierungen des Gyrus fusiformis typisch für Gesichtswahrnehmungen sind oder ob der Gyrus fusiformis eher für die Binnenkategorie-Wahrnehmung spezialisiert ist. Diese Wahrnehmung basiert auf der Analyse von kleinen Unterschieden der präsentierten Bilder, die im Grunde sehr ähnlich sind. Stellen Sie sich vor, Sie würden aufgefordert, ein Gesicht mit einem Blumenstrauß zu vergleichen. Das wird Ihnen einfacher gelingen als ein Vergleich von zwei Gesichtern zweier junger Models. Die beiden Modelgesichter werden sehr ähnlich sein und es wird ihnen deutlich schwerer fallen, beide Gesichter auseinanderzuhalten. Insofern ist der Vergleich innerhalb einer Kategorie grundsätzlich anders und vielfach schwerer als ein Vergleich zwischen Kategorien. Es ist daher gut vorstellbar, dass beide Vergleiche unterschiedliche neuronale Netzwerke beanspruchen. Es mag auch sein, dass wir häufiger in unterschiedliche Gesichter geschaut haben. Wir schauen tagtäglich in Gesichter anderer Menschen, weil wir Gesichter bzw. Gesichtsausdrücke nutzen, um nonverbal unsere Verhaltensintentionen zu demonstrieren. Aber wie häufig schauen Sie sich eine Blume oder eine Kanne an? Wahrscheinlich deutlich weniger häufig. Insofern kann man davon ausgehen, dass wir eine Art von Expertenwissen im Hinblick auf die Gesichtswahrnehmung entwickelt haben. Wenn wir also die psychologischen und neurophysiologischen Prozesse herausarbeiten wollen, die bei der Wahrnehmung von Gesichtern typischerweise beteiligt sind, müssen wir den Einfluss der Expertise kontrollieren.

Das ist in einer Reihe von Untersuchungen durchgeführt worden. Autoexperten (Autoverkäufer) und Vogelexperten (Ornithologen) wurden Bilder von Autos, Vögeln und Gesichtern präsentiert, während mittels fMRT die Durchblutung im Gyrus fusiformis gemessen wurde. Die Autoexperten zeigten bei der Präsentation von Autobildern starke Durchblutungen im Gyrus fusiformis, während die Vogelexperten bei der Präsentation von Vogelbildern ebenfalls starke Durchblutungszunahmen im Gyrus fusiformis aufwiesen. Andererseits konnten bei Vogelexperten keine Durchblutungssteigerungen im Gyrus fusiformis festgestellt werden, wenn sie Autobilder dargeboten bekamen. Ebenso reagierte der Gyrus fusiformis nicht, wenn die Autoexperten Vogelbilder sahen. Die Reaktionen auf Gesichtsbilder waren bei beiden Gruppen ähnlich stark und unterschieden sich nicht von den Durchblutungszunahmen, die bei Nichtexperten beobachtet wurden (Gauthier et al., 2000). Allerdings war bei den Experten ein größeres Gebiet im IT aktiviert, das weit über den Gyrus fusiformis hinausgeht. Der Gyrus fusiformis ist im Übrigen ein recht großer Gyrus, der sich vom Okzipitalkortex in den Temporallappen entfaltet. Auf diesem Gyrus ist eine Reihe von unterschiedlichen Verarbeitungsmodulen lokalisiert, die nicht direkt in die Gesichtsverarbeitung eingebunden sind, z.B. die Farbareale V4 und V4α.

Der Gyrus fusiformis ist nicht das einzige Hirngebiet, das in die visuelle Gesichtsverarbeitung eingebunden ist. Es lässt sich vielmehr ein **Netzwerk mit verschiedenen Modulen** ausmachen, in dem jedes Modul seinen spezifischen Beitrag zur Gesichtsanalyse leistet (Haxby et al., 2000; **Abb. 8-32**). Unterschieden wird ein Kernsystem (core system) von einem erweiterten System (extended system). Das Kernsystem umfasst den inferioren Okzipitalkortex, den Gyrus fusiformis (FFA), die

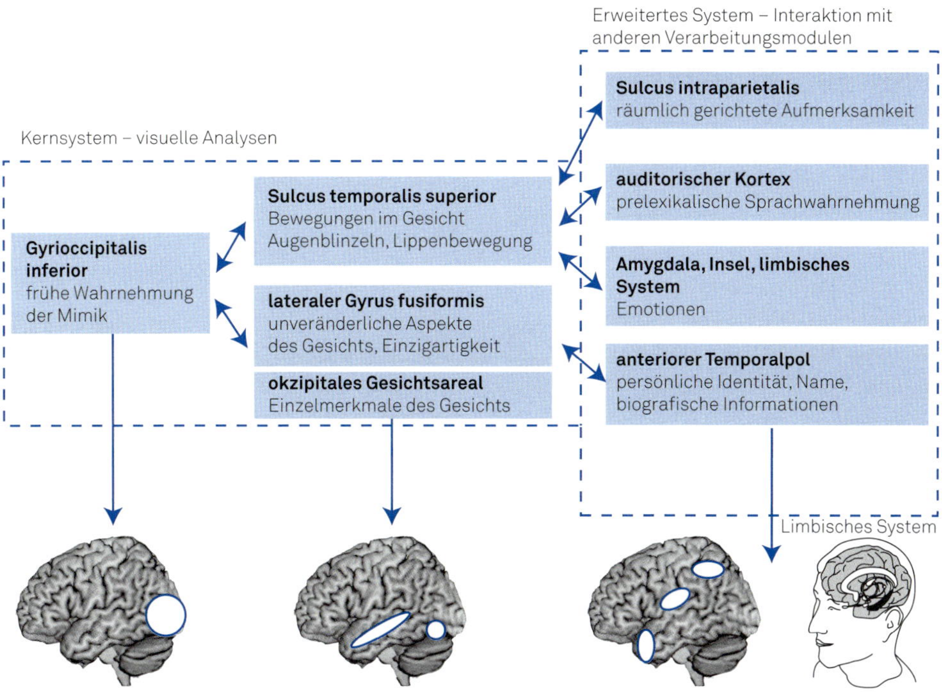

Abbildung 8-32: Unterschiedliche Hirngebiete, die an der visuellen Analyse von Gesichtern beteiligt sind (nach Haxby et al., 2000).

okzipitale Gesichtsregion (occipital face area, OFA) und den Sulcus temporalis superior (STS). Zum erweiterten System werden der intraparietale Sulcus (IPS), der auditorische Kortex, das limbische System und der anteriore Temporallappen mit Temporalpol gezählt.

Der inferiore Okzipitallappen ist mit den frühen Verarbeitungsschritten betraut und analysiert elementare Merkmale, die für die Gesichtswahrnehmung von Bedeutung sind (z.B. Kreise, Striche, Balken und die Orientierung von Balken). Im nächsten Schritt erfolgt (wahrscheinlich parallel) die Analyse der invarianten und der sich ändernden Gesichtsmerkmale. Die invarianten Merkmale werden im Gyrus fusiformis analysiert. Es handelt sich um die Merkmale, die ein Gesicht grundsätzlich ausmachen (z.B., dass senkrecht unter zwei Augen eine Nase angeordnet ist). Sich ändernde Merkmale sind jene, die im Zusammenhang mit der Generierung von Mimik auftreten. Das kann z.B. das Hochziehen der Lippen zu einem Lächeln, das Schließen der Augen, das Rümpfen der Nase, aber auch das Formen von Sprachlauten sein. Auch die Analyse der Augenbewegungen kann zu dieser Merkmalsgruppe gezählt werden. Diese Analysen finden im Sulcus temporalis superior statt. Im erweiterten System werden die im Kernsystem analysierten Gesichtsinformationen mit den Emotionen (über das limbische System), mit räumlichen Analysen (IPS), mit den Sprachzentren (auditorischer Kortex) und mit Personeninformationen (Temporalpol) in Verbindung gebracht.

Objektwahrnehmung

Nicht nur Bilder von Gesichtern werden in spezialisierten Hirngebieten verarbeitet, sondern auch Bilder von Landschafts- und Stadtszenen, von menschlichen Körpern, Tieren, von Häusern oder Werkzeugen. Ein Beispiel wurde von der Arbeitsgruppe um James Haxby publiziert (Chao et al., 1999). Sie zeigten, dass der laterale Bereich des **Gyrus fusiformis** Bilder von Gesichtern und Tieren verarbeitet, während der mesiale Teil eher in die Analyse von Bildern von Häusern eingebunden ist. Hervorzuheben ist, dass der laterale Gyrus Fusiformis Bilder von Tieren mit und ohne Gesichter verarbeitet, was darauf hinweist, dass dieser Hirnbereich nicht nur in die Verarbeitung von Gesichtsbildern eingebunden ist **(Abb. 8-33)**.

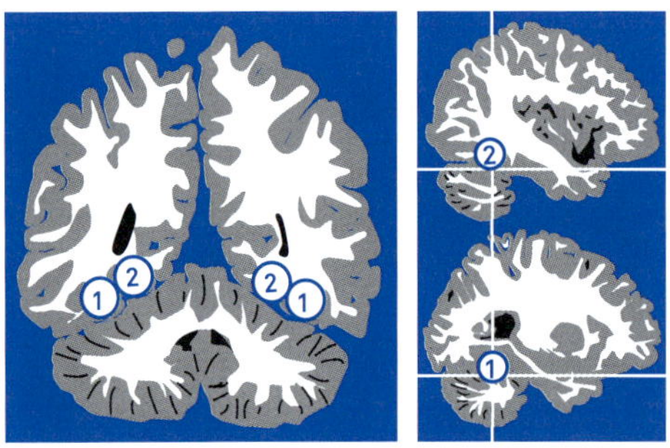

(1) lateraler Gyrus fusiformis: Gesichter, Tiere, Tiere ohne Gesichter

(2) mesialer Gyrus fusiformis: Häuser

Abbildung 8-33: Hirngebiete, die in die Verarbeitung von Bildern von Gesichtern und Tieren (1) sowie Häusern (2) eingebunden sind. Das Bild auf der linken Seite zeigt einen Coronarschnitt. Die jeweiligen Hirngebiete, die besonders auf Gesichter/Tiere und Häuser reagieren, sind durch kleine Kreise gekennzeichnet. Das mit einer 1 gekennzeichnete Hirngebiet ist der laterale Gyrus fusiformis, der stärker an der Verarbeitung von Gesichts- und Tierbildern beteiligt ist. Das mit 2 gekennzeichnete Hirngebiet ist der mesiale Gyrus fusiformis, der stärker an der Verarbeitung von Häuserbildern beteiligt ist. Auf der rechten Seite sind Sagittalschnitte dargestellt, auf denen der mesiale (oberes Bild) und derlaterale Teil des Gyrus fusiformis (unteres Bild) zu erkennen sind (nach Chao et al., 1999). Zusätzlich ist bei der Wahrnehmung dieser Reize auch der hintere Teil des Sulcus temporalis superior aktiv.

Landschafts- und Stadtszenen werden eher im **Gyrus parahippocampalis** verarbeitet, einem Hirngebiet, das auch als Parahippocampal place area (PPA) bezeichnet wird **(Abb. 8-29)**. Im PPA werden insbesondere die räumlichen Zusammenhänge einer Szene analysiert. Hierbei wird die Szene wie ein einheitliches Objekt behandelt, die Einzelinformationen (z.B. die einzelnen Objekte, die in der Szene dargestellt sind) stehen bei der Analyse nicht im Vordergrund (Epstein, 2008). Diese lokalen Einzelmerkmale werden im mesialen Teil des Gyrus Fusiformis (s.o.), im Hippocampus oder im LOC verarbeitet.

Neben dem PPA ist in die Wahrnehmung von Szenen auch der **retrospleniale Kortex** eingebunden. Da es sich um ein schwer zu definierendes Gebiet handelt und die unterschiedlichen Studien nicht immer einheitliche anatomische Definitionen verwendeten, wird auch vom **retrosplenialen Komplex** gesprochen (retrosplenial complex, **RSC**)[26]. Der RSC ist beim Betrachten von Szenen, bei der Vorstellung von Szenen und bei der Vorstellung der Navigation durch bekannte Umgebungen aktiv **(Abb. 8-34)**. Die Aktivität im RSC hängt sehr stark von der Vertrautheit mit der analysierten Szene ab: Beim Betrachten von bekannten Szenen nimmt die Aktivität im RSC um ca. 50% zu. Der RSC ist auch beim Behalten und Abrufen von räumlichen Informationen aktiv und anatomisch mit dem Parietallappen, und hier insbesondere mit dem intraparietalen Sulcus, verbunden. Insofern ist der RSC ein wichtiger Bestandteil des dorsalen Informationsstrangs und trägt nicht nur zur Orientierung im Raum bei, sondern ist auch an der Planung und Kontrolle von zielgerichteten Bewegungen beteiligt.

Eine Reihe von Verhaltensuntersuchungen hat ergeben, dass auch Bilder von mensch-

26 Insbesondere der Teil des RSC, der nahe an dem Punkt liegt, wo der Sulcus calcarinus mit dem Sulcus parietooccipitalis zusammenläuft.

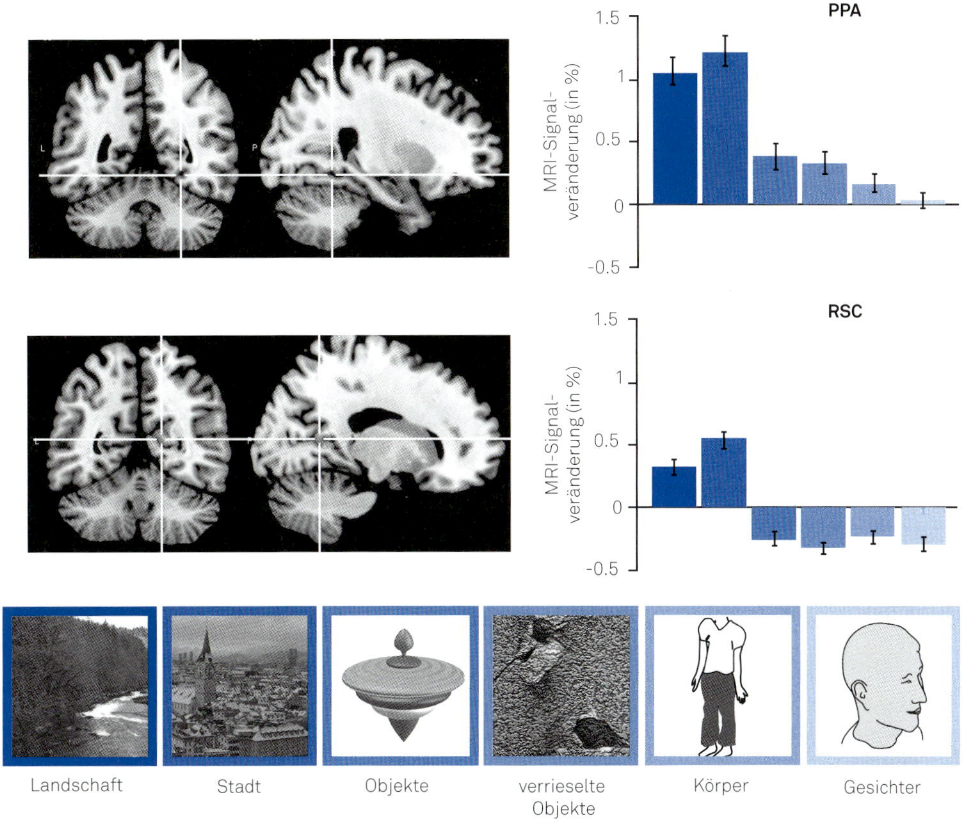

Abbildung 8-34: Aktivierung im PPA und RSC beim Betrachten verschiedener visueller Reize. Man erkennt, dass im PPA und RSC die Aktivierungen insbesondere beim Betrachten von Szenen (Landschafts- und Stadtszenen) stark ausgeprägt sind. Andere Objekte wie Gesichter, Körper und Werkzeuge stimulieren diese Hirngebiete nicht (nachgezeichnet nach Epstein, 2008).

lichen Körpern oder Körperteilen speziell verarbeitet werden (**Abb. 8-35**). Werden invertierte Bilder von Körpern präsentiert, nimmt die Erkennensleistung ähnlich wie bei der Präsentation von invertierten Gesichtsbildern ab. Offenbar werden Körperbilder auch **konfigural** analysiert.

Eine neurophysiologische Studie an einem Patienten, dem präoperativ Elektroden in den Okzipitallappen eingeführt wurden, bestätigt die Vermutung, dass Körperbilder spezifisch verarbeitet werden. Die Genfer Arbeitsgruppe um Patrick Vuilleumier hat zeigen können, dass Neuronengruppen im lateralen extrastriären Kortex stärker auf Bilder von menschlichen Körpern reagieren als auf Bilder von Gesichtern, Tieren und Werkzeugen (Pourtois et al., 2007). Die Neurone, die besonders auf Körperbilder ansprachen, ordneten die Autoren einem Hirngebiet zu, das in bildgebenden Untersuchungen als **extrastriäres Körperareal** (extrastriate body area, **EBA**) identifiziert wurde. Neben dem EBA konnte noch ein weiteres Hirngebiet identifiziert werden, das ebenfalls auf Körperbilder ansprach: das **fusiforme Körperareal** (fusiform body area, FBA). Das EBA ist im posterioren lateralen Okzipitalkortex lokalisiert, während das FBA

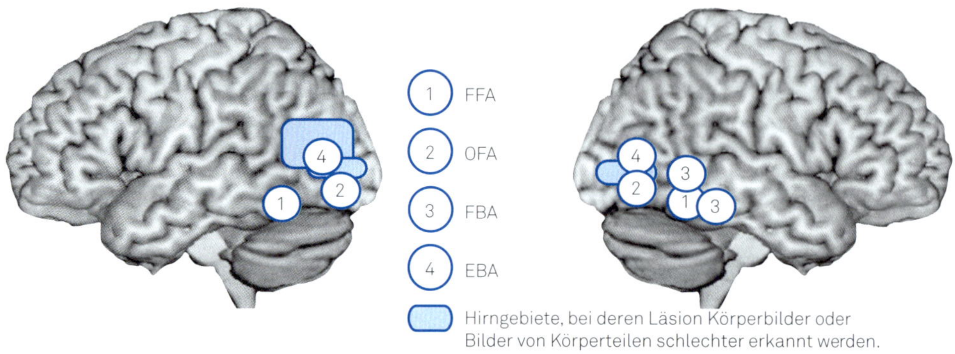

Abbildung 8-35: Hirngebiete, die in kategoriespezifische Verarbeitungen eingebunden sind. 1: fusiformes Gesichtsareal (FFA), 2: okzipitales Gesichtsareal (OFA), 3: fusiformes Körperareal (FBA), 4: extrastriäres Körperareal (EBA), 5: Hirngebiete, bei deren Läsion massive Beeinträchtigungen der Wahrnehmung von Körperbildern oder von Körperteilbildern festgestellt wurden (nach Moro et al., 2008).

im Gyrus fusiformis vorrangig auf der rechten Hemisphäre zu finden ist. Das FBA überlappt teilweise mit dem FFA, kann allerdings anhand des Aktivierungsmusters der aktivierten Voxel vom FFA unterschieden werden (Peelen et al., 2009).

Zur perzeptuellen Analyse von Körperbewegungen ist v.a. der **ventrale Prämotorkortex** notwendig. Dies zeigte eine Arbeit, in der bei Patienten mit Läsionen im ventralen Prämotorkortex überprüft wurde, ob sie Körperbewegungen richtig erkennen und zuordnen können (Moro et al., 2008). Bei diesen Patienten konnten erhebliche Defizite in der Analyse von Körperbewegungen identifiziert werden, das Erkennen von Körperformen war dagegen ungestört. Bei Läsionen in extrastriären Hirngebieten mit Einschluss des EBA und FBA konnten dagegen Körperformen nicht mehr adäquat wahrgenommen werden **(Abb. 8-36)**.

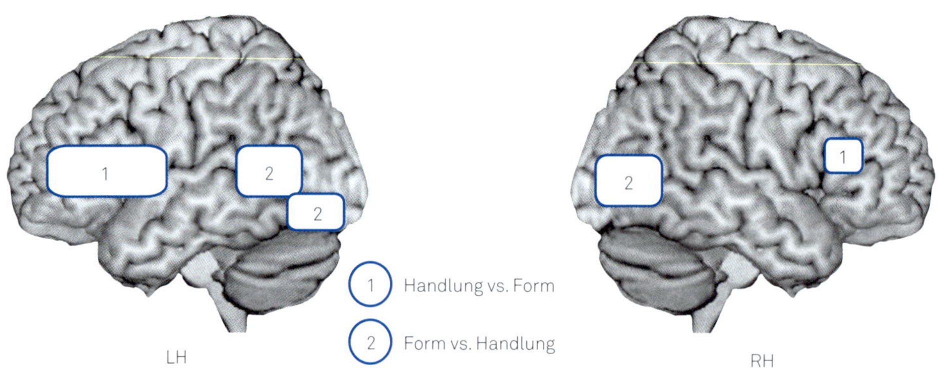

Abbildung 8-36: Hirngebiete, die für die Wahrnehmung von Körperformen und Körperhandlungen besonders wichtig sind. Diese Befunde wurden anhand von Läsionsdaten gewonnen. Personen mit Läsionen im ventralen Prämotorkortex hatten Schwierigkeiten, Körperbewegungen korrekt zu identifizieren. Personen mit Läsionen in den extrastriären Hirngebieten (unter Einschluss des EBA und FBA) konnten Körperformen nicht mehr korrekt wahrnehmen (nach Moro et al., 2008).

8.5.4. Raumwahrnehmung

Wenn wir die Umwelt betrachten, sehen wir Möbel, Autos, Werkzeuge, Menschen, Tiere und Landschaftsszenen. Diese Objekte und Szenen sind an bestimmten Positionen im Raum angeordnet. Einige Objekte sind weit entfernt, während sich andere in unmittelbarer Nähe befinden. Objekte können auch durch andere teilweise oder ganz verdeckt sein. Wir wissen recht genau, welches Objekt vorne und welches hinten angeordnet ist. Wenn wir mit diesen Objekten hantieren wollen, müssen wir uns auch vorstellen können, wie sie von einem Ort zum anderen bewegt werden können. Manchmal betrachten wir Objekte, die anders angeordnet sind, als wir es gewohnt sind. Wenn wir z. B. mit einer Bergbahn einen Berg hinauffahren, sind in unserem Blickwinkel die seitlich befindlichen Objekte um einen bestimmten Grad verdreht angeordnet. Trotzdem erkennen wir sie, denn wir können diese Objekte mental so drehen, dass wir sie sehen, wie wir es gewohnt sind. Auch wenn wir uns auf Landkarten oder in bestimmten Umgebungen orientieren müssen, greifen wir immer auf eine bestimmte Wahrnehmungsleistung zurück, die als **Raumwahrnehmung** bezeichnet wird. Anhand der oben aufgeführten Beispiele wird jedoch deutlich, dass bei vielen Raumwahrnehmungsleistungen auch kognitive Leistungen gefordert sind, die weit über einfache Wahrnehmungsleistungen hinausgehen. Im Folgenden werden deshalb nur die elementaren Raumwahrnehmungsleistungen besprochen. Die kognitiven Aspekte der Raumwahrnehmung werden im Zusammenhang mit den jeweiligen Kognitionen behandelt.

Dorsaler Strang

Für die Raumwahrnehmung ist der dorsale Strang wesentlich. Über ihn werden die Informationen aus dem visuellen System in den Parietallappen und von dort in den Prämotorkortex weitergeleitet (**Abb. 8-12** und **8-37**). Eine wichtige Umschaltstation ist der **intraparietale Sulcus** (IPS). Hier erfolgen die Transformationen in einen Referenzrahmen, der für die Handlungskontrolle von großer Bedeutung ist. Der IPS ist ein langer Sulcus, in dem viele unterschiedliche Neuronengruppen liegen, die für bestimmte Funktionen spezialisiert sind. Im vorderen Teil des IPS befinden sich Neurone, die für die Kontrolle von Hand- und Armbewegungen spezialisiert sind (anteriorer IPS, AIP). In diesem Hirngebiet wird z. B. die Handstellung und -öffnung bei Greifbewegungen kontrolliert. Der in der Mitte des IPS liegende Teil wird auch als lateraler IPS (LIP) bezeichnet. Dieser Teilbereich ist besonders stark in die Kontrolle von Augenbewegungen eingebunden, z. B. die Analyse der Blickrichtung des Gesichts eines Kommunikationspartners. Der hintere Teil des IPS, auch kaudaler IPS genannt (CIP), ist in die visuelle Tiefenwahrnehmung eingebunden. Der IPS ist auch bei verschiedenen kognitiven Tätigkeiten wesentlich beteiligt, z. B. bei der

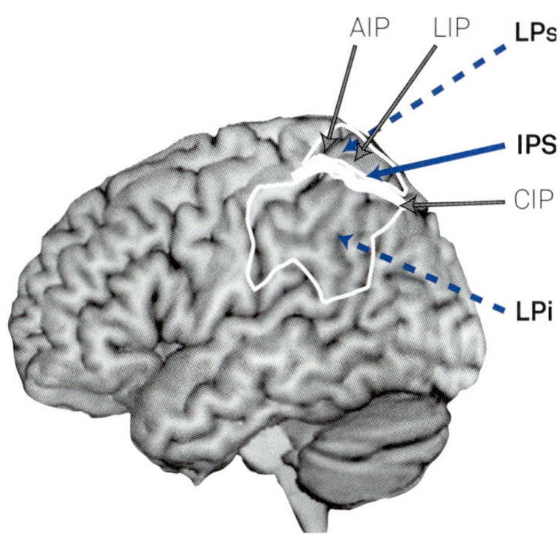

Abbildung 8-37: Lage der wichtigen Hirngebiete des dorsalen Strangs im Parietallappen. IPS: intraparietaler Sulcus, AIP: anteriorer IPS, LIP: lateraler IPS, CIP: kaudaler IPS, LPs: Lobulus parietalis superior, LPi: Lobulus parietalis inferior.

numerischen Größenschätzung, beim Rechnen und allgemein beim Umgang mit Zahlen, aber auch beim mentalen Rotieren von zwei- und dreidimensionalen Objekten.

Der IPS trennt den oberen (Lobulus parietalis superior, LPs) vom unteren Teil (Lobulus parietalis inferior, LPi) des **Parietallappens**. Funktional ist der LPs ein multisensorisches Hirngebiet, das an vielfältigen Aspekten der Raumwahrnehmung und der räumlichen Aufmerksamkeit beteiligt ist. Der LPi kann in folgende Teilgebiete unterschieden werden: den Gyrus supramarginalis (der den hinteren Teil der Sylvischen Fissur umgibt) und den Gyrus angularis (der weiter ventral liegt und den Sulcus temporalis umklammert). Die dort lokalisierten Neuronengruppen sind in vielfältige Funktionen eingebunden, z.B. Sprachfunktionen (auf der linken Hemisphäre), Körperwissen (vorrangig rechts), mathematische Fertigkeiten und die Integration verschiedener sensorischer Modalitäten. Zum dorsalen Strang werden auch die Hirngebiete im Übergangsbereich zum Temporallappen gezählt, die u.a. in die visuelle Analyse sich bewegender Objekte eingebunden sind.

Räumliche Referenzrahmen

Bei der Raumorientierung werden zwei Koordinatensysteme unterschieden: das egozentrische und das allozentrische Koordinatensystem. Diese Koordinatensysteme werden auch als Referenzrahmen aufgefasst, nach denen bestimmte Objekte im Raum angeordnet werden.

Im **egozentrischen Koordinatensystem** erfolgt die Raumwahrnehmung in Bezug zum eigenen Körper. Der Körperbezug kann allerdings unterschiedlich sein, je nachdem, ob die räumlichen Bezüge zum Gesamtkörper, zum Kopf oder zu den Augen erfolgen. Typische Beispiele für räumliche Bezüge zum eigenen Körper sind links, rechts, über, unter oder hinter dem Körper. Diese räumlichen Bezüge werden auch als *körperbezogener* Refererenzrahmen bezeichnet. Wird ein Objekt fixiert, das unmittelbar vor einem platziert ist, indem der Kopf um 10° nach rechts geneigt wird, ohne die Fixationsrichtung nach vorne zu verändern, ändert sich der *kopfbezogene* Referenzrahmen. Nun könnte die Ausrichtung des Kopfes nach vorne und die Kopfneigung nach rechts beibehalten, aber der Blick nicht mehr geradeaus nach vorne, sondern seitlich nach rechts gerichtet werden. Damit würde auch der *augenbezogene* Referenzrahmen verändert. Diese verschiedenen Referenzrahmen müssen bei der Raumwahrnehmung miteinander verrechnet werden, damit ein konstantes Raumwahrnehmungsergebnis erzielt wird. Einzelzellableitungen im intraparietalen Sulcus (IPS) bei Affen haben ergeben, dass viele Zellen im IPS auf körper-, kopf- oder augenbezogene räumliche Informationen reagieren. Es wird vermutet, dass im IPS diese verschiedenen Informationen integriert werden.

Eine andere Art der räumlichen Orientierung und Codierung stellt das **allozentrische Koordinatensystem** dar. Hierbei werden die Objekte des Raums in Bezug zueinander, also ein Objekt als neben einem anderen Objekt angeordnet wahrgenommen. Die Position des eigenen Körpers ist unerheblich.

Bei der allozentrischen Wahrnehmung sind der LPs, Teile des ventralen Informationsstrangs (V1, V2, V3, V5, LOC, PIT, CIT und AIT; **Abb. 8-11**) und das mesiotemporale Gedächtnissystem mit dem Hippocampus und dem Gyrus parahippocampalis beteiligt. Das Gedächtnissystem liefert wahrscheinlich Informationen über die bekannten Positionen und Formen der wahrgenommenen Objekte.

In verschiedenen Experimenten wurden Versuchspersonen veranlasst, entweder allozentrische oder egozentrische Wahrnehmungsstrategien zu verwenden. Wurde eine allozentrische Strategie angewendet, dann nutzten die Versuchspersonen den ventralen Informationsstrang sowie den Hippocampus und den

Gyrus parahippocampalis (Jordan et al., 2004). Sobald allerdings eine egozentrische Strategie verwendet wurde, war der dorsale Strang von größerer Bedeutung; dann „griffen" der IPS, andere Bereiche des Parietallappens (z. B. der Lobulus parietalis superior) und der Prämotorkortex in die Raumwahrnehmung ein (Gramann et al., 2006).

Lokalisation von Punkten im Raum

Zahlreiche Studien mit Patienten, die v. a. unter rechtsseitigen Parietallappenläsionen leiden, haben gezeigt, dass dieses Hirngebiet vorrangig an der Lokalisation von Objekten im Raum beteiligt ist. Diese Lokalisationsfähigkeit kann z. B. getestet werden, indem den Probanden nacheinander zwei Punkte auf einem Computerbildschirm präsentiert werden und sie entscheiden sollen, ob der zweite Punkt an derselben Stelle präsentiert wurde wie der erste. Ungeachtet dessen, welche Variante dieser Aufgabe verwendet wird, zeigt sich durchgängig, dass Patienten mit Läsionen des rechtsseitigen Parietallappens Probleme haben, die Aufgabe korrekt zu lösen (Warrington & James, 1988).

Auch bei hirngesunden Personen kann die Dominanz der rechten Hemisphäre beim Lösen von räumlichen Aufgaben nachgewiesen werden, z. B. mit der Linienhalbierungsaufgabe (line bisection). Bei dieser Aufgabe werden den Versuchspersonen lange Linien präsentiert, die sie genau in der Mitte halbieren sollen. Gesunde Personen zeigen eine leichte Verschiebung ihrer subjektiven Mitte um ca. 2 % nach links von der tatsächlichen Mitte (Patston et al., 2007). Diese leichte Linksverschiebung der subjektiven Mitte wird mit der Verarbeitungsdominanz der rechten Hemisphäre für visuell-räumliche Funktionen erklärt. Konkret wird angenommen, dass bei visuell-räumlichen Aufgaben die rechte Hemisphäre stärker aktiv ist und dadurch die Aufmerksamkeit leicht in das linke Gesichtsfeld „geschoben" wird. Wird dieser Test mit Patienten durchgeführt, die Läsionen im rechtsseitigen Parietallappen aufweisen, markieren die Probanden ihre subjektive Mitte rechts von der tatsächlichen Mitte. Da der rechtsseitige Parietallappen ausgefallen ist, entfällt die „Verschiebung" der Aufmerksamkeit nach links.

Viele ältere Arbeiten, die Wahrnehmungsasymmetrien untersucht haben, kamen auch zu dem Ergebnis, dass die rechte Hemisphäre (und der rechtsseitige Parietallappen) intensiv in die Verarbeitung von visuell-räumlichen Informationen eingebunden ist. In vielen Untersuchungen mit der tachistoskopischen Darbietungstechnik hat sich eine Dominanz des linken Gesichtsfeldes bei der Verarbeitung von räumlichen Mustern ergeben (Voyer, 1996; s. a. Kap. 6). Diese Dominanz des linken Gesichtsfeldes wird mit einer Verarbeitungsdominanz der rechten Hemisphäre erklärt.

Neuere bildgebende Arbeiten haben ergeben, dass während des Lösens der Linienhalbierungsaufgabe der rechtsseitige IPS und der rechtsseitige extrastriäre Kortex stärker durchblutet sind (Cicek et al., 2009). Die Störung der neuronalen Aktivität im rechtsseitigen LPi führt zu Beeinträchtigungen bei der Lösung von visuell-räumlichen Aufgaben (Oliveri & Vallar, 2009).

Relationen von Punkten im Raum

Der Kognitionspsychologe Stephan Kosslyn hat festgestellt, dass die visuell-räumliche Wahrnehmung anhand von zwei Strategien erfolgen kann: der kategorial-räumlichen oder der metrisch-räumlichen Relation (Kosslyn, 2006).

Kategorial-räumliche Relationen ergeben sich, wenn Objekte in Relation zu anderen Objekten wahrgenommen und angeordnet werden. Nehmen wir mal an, Sie säßen an einem Tisch und Ihr Tischpartner würde Sie fragen, wo der Salzstreuer steht. Dann könnten Sie z. B. antworten, dass der Salzstreuer hinter der Suppenschüssel und neben dem Pfefferstreuer zu finden ist. Sie könnten Ihrem Tischpartner auch mitteilen, dass der Salzstreuer sich ungefähr einen halben Meter vor ihm befindet. Dies wäre ein Beispiel für eine **metrisch-räumliche Relation**. Hierbei wird die Distanz zwischen zwei Objekten (dem Tischpartner und dem Salzstreuer) angegeben.

Eine Überlegung ist, dass metrische und kategoriale Informationen unabhängig voneinander sind und dass sie in unterschiedlichen Hemisphären verarbeitet werden. Kategoriale Informationen werden von der linken und metrische Informationen von der rechten Hemisphäre verarbeitet (Laeng & Peters, 1995). Bei epileptischen Patienten wurde selektiv die rechte oder linke Hemisphäre mittels Sodium Amobarbital gehemmt und festgestellt, dass bei Hemmung der rechten Hemisphäre die visuell-metrischen Relationen nicht mehr effizient erkannt werden. Bei Hemmung der linken Hemisphäre wurden die kategorialen Relationen nicht mehr adäquat erkannt (Slotnick et al., 2001).

Andere Arbeiten haben gezeigt, dass auch der Frontalkortex beteiligt ist, v. a. dann, wenn die kategorialen und metrischen Urteile aus dem Gedächtnis heraus erfolgen müssen. Wenn kategoriale Urteile beim Gedächtnisabruf durchzuführen waren, war v. a. der linksseitige Präfrontalkortex aktiviert. Beim Abruf von metrischen Informationen war dagegen der rechtsseitige Präfrontalkortex aktiv (Slotnick & Moo, 2006).

8.6. Störungen der visuellen Wahrnehmung

Verschiedene visuelle Wahrnehmungsstörungen sind bereits beschrieben worden: Bei der Hemianopsie und dem Skotom handelt es sich um Ausfälle in einem Gesichtsfeld (entweder ein kompletter Ausfall oder nur der Ausfall eines kleinen Teils des Gesichtsfeldes) aufgrund von Läsionen in V1. Läsionen im Farbkomplex V4 führen zur Achromatopsie, also einer kortikalen Blindheit, während bilaterale Läsionen in V5 eine Akinematopsie, d.h. die Unfähigkeit, bewegte Objekte wahrzunehmen, auslösen. Wie oben ausgeführt, helfen diese Ausfälle, die Bedeutung einzelner Hirngebiete besser zu verstehen.

Diese bereits beschriebenen Störungen repräsentieren jedoch nur einen kleinen Teil der bekannten Wahrnehmungsstörungen. Kortikal bedingte Wahrnehmungsstörungen werden als Agnosien bezeichnet. Je nach Schweregrad und Art der Agnosie werden verschiedene Varianten unterschieden. Bei der visuellen Agnosie werden die apperzeptive und die assoziative Form unterschieden. Bei der **apperzeptiven Agnosie** werden lokale Details und globale Umrisse der Objekte nicht erkannt und die charakteristischen Merkmale nicht extrahiert. Das führt dazu, dass reale Objekte besser erkannt werden als Zeichnungen und prototypische Darstellungen besser als Ansichten aus ungewöhnlichen Perspektiven. Das Abzeichnen von unerkannten Bildern gelingt den Patienten zwar recht gut, erfolgt aber Stück für Stück (peacemeal) und ohne Verständnis. Bekannte Objekte können sie allerdings gut aus dem Gedächtnis zeichnen. Die **assoziative Agnosie** ist eine Störung der semantischen Zuordnung. Die Patienten können Objekte nicht mehr mit ihrem semantischen Wissen in Verbindung bringen. Sie können Objekte auch nicht mehr aus dem Gedächtnis zeichnen, während es ihnen gelingt, Objekte nachzuzeichnen. Beim Nachzeichnen wirken sie etwas ungeschickt, da sie jedes Merkmal des nachzuzeichnenden Objekts kopieren müssen und es nicht aus dem Gedächtnis vervollständigen können. In **Abbildung 8-38** ist der Ablauf der visuellen Objekterkennung vereinfacht dargestellt. In diesem Modell sind auch die Phasen der visuellen Objekterkennung dargestellt, die typischerweise bei der apperzeptiven und bei der assoziativen Agnosie gestört sind.

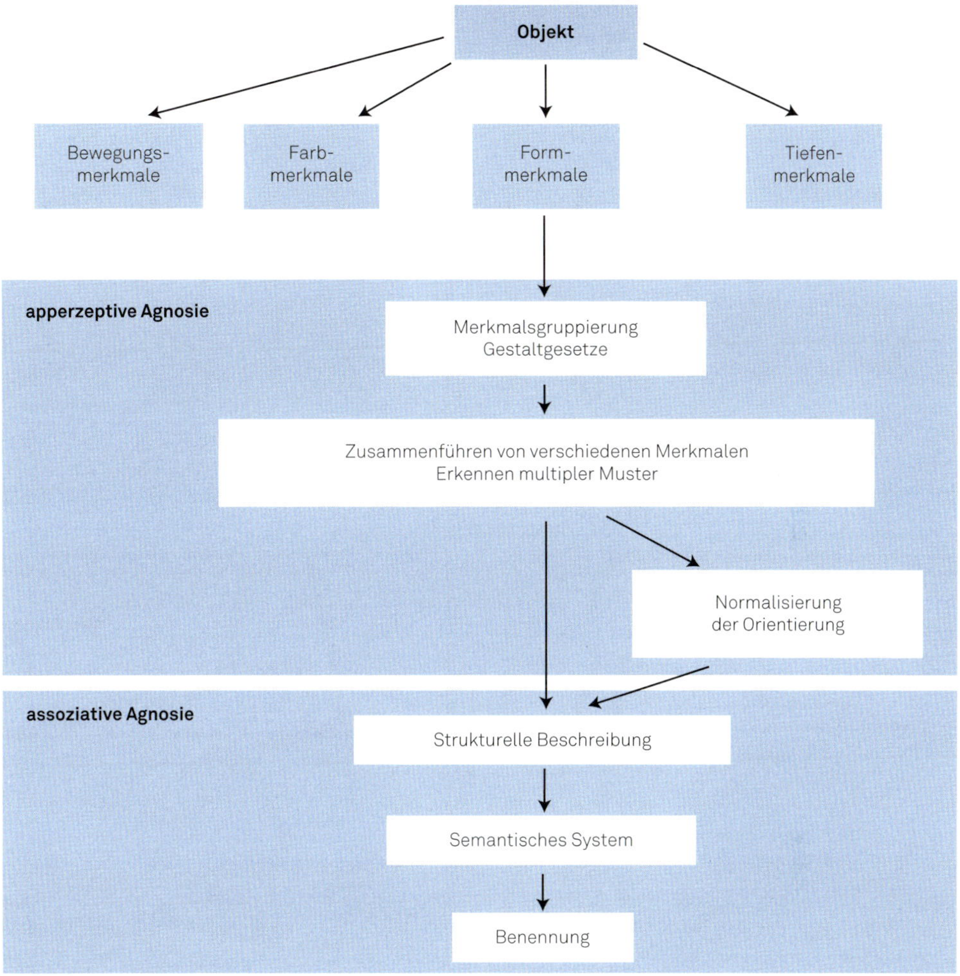

Abbildung 8-38: Einfaches Modell der visuellen Objekterkennung (nach Riddoch & Humphreys, 2001).

Dieses Modell weist Ähnlichkeiten mit dem bereits erwähnten Modell von Marr auf. Auf der ersten Stufe der Informationsverarbeitung werden einfache Merkmale wie Linien, Linienorientierung etc. erkannt und auf der nächsten Stufe zu Mustern zusammengesetzt. Dabei können verschiedene Gruppen von Mustern erkannt und unterschieden werden. In diesem Verarbeitungsschritt findet auch eine „Normalisierung der Objektorientierung" statt, d.h., die Orientierung der betrachteten Objekte wird zu prototypischen Orientierungen transformiert. Danach erfolgt die „strukturelle Beschreibung" der Objekte, was einer dreidimensionalen orientierungsunabhängigen Darstellung der Objekte entspricht. Diese Informationen werden dann dem semantischen System zum bewussten Erkennen und Benennen zugeführt. Störungen der ersten Stufen der Verarbeitung führen zur apperzeptiven Agnosie, während Beeinträchtigungen der späteren Informationsverarbeitungsschritte in die assoziative Agnosie münden **(Abb. 8-39)**.

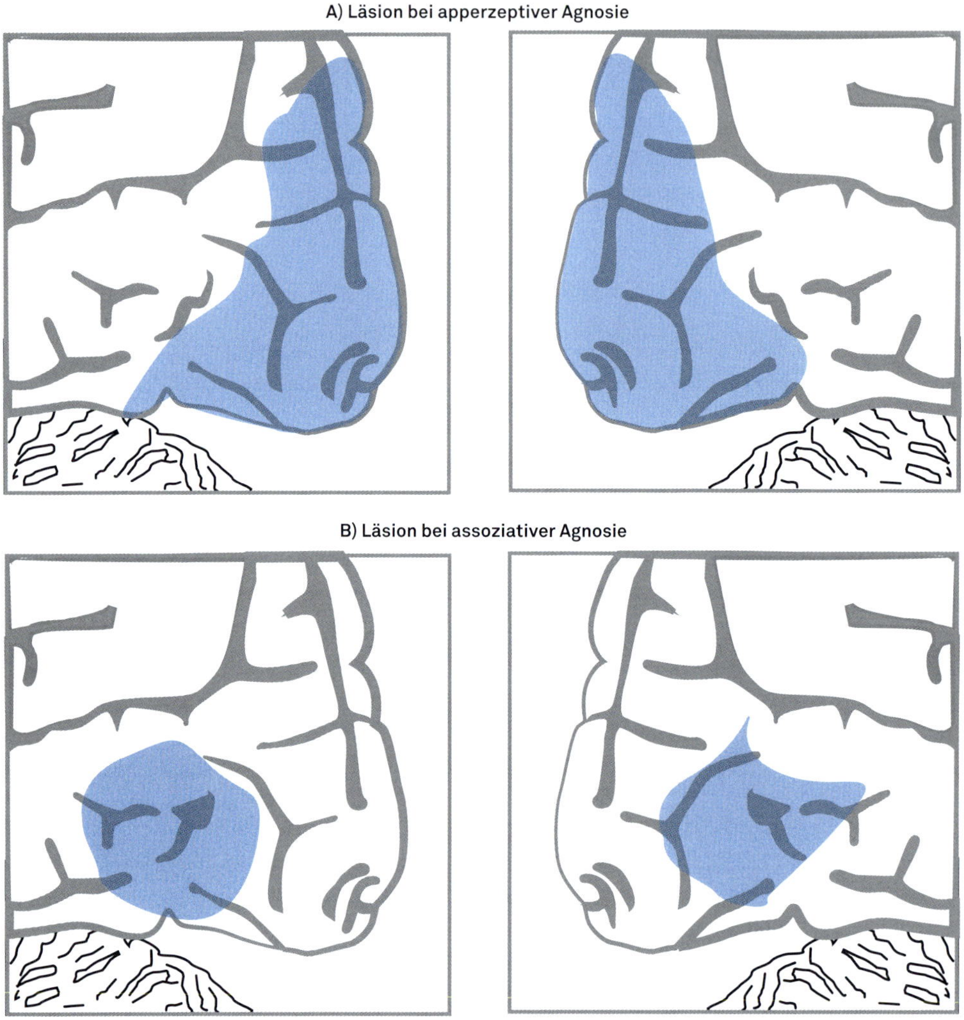

Abbildung 8-39: Typische Läsionsorte, die zu apperzeptiven und assoziativen Agnosien führen. Bei apperzeptiven Agnosien (A) sind v.a. striäre und angrenzende Hirngebiete lädiert. Bei der assoziativen Agnosie (B) sind visuelle Assoziationsgebiete lädiert.

Neben den Agnosien sind weitere visuell-räumliche Wahrnehmungsstörungen bekannt, die hier nicht alle dargestellt werden können.[27] An dieser Stelle sollen mit dem Bálint-Holmes-Syndrom und dem visuellen Neglekt zwei prominente Wahrnehmungsstörungen besprochen werden. Beide neuropsychologischen Störungen sind typische Beispiele für Syndrome, bei denen visuelle Wahrnehmungsstörungen vorliegen und ggf. dominieren, aber auch andere psychische Funktionsbereiche (z.B. Aufmerksamkeit und motorische Steuerung) beeinträchtigt sind.

27 Weiterführend: Kerkhoff, 2000; Niedeggen & Jörgens, 2005.

Patienten mit dem **Bálint-Holmes-Syndrom**[28] leiden unter vier Kardinalsymptomen:

1. Simultanagnosie
2. Blickbewegungsstörung
3. Störung der räumlichen Orientierung
4. optische Ataxie.

Die **Simultanagnosie** ist eine Wahrnehmungsbeeinträchtigung, bei der die Patienten Probleme haben, mehrere Objekte gleichzeitig zu erkennen; sie können sich demzufolge nur auf ein Objekt konzentrieren. Meistens konzentrieren sie sich auf die lokalen Aspekte von komplexen Bildern und vernachlässigen die globalen Informationen. Dies lässt sich gut anhand von Navon-Figuren herausarbeiten (**Abb. 8-28**). Bei den anderen Symptomen sind zwar visuelle Wahrnehmungsaspekte enthalten, aber es treten andere Störungsbereiche in den Vordergrund, z. B. **Blickbewegungsstörungen**. Die Patienten können Objekte nicht mehr präzise fixieren oder sich bewegenden Objekten nicht mehr korrekt mit ihrem Blick folgen.

Die von diesen Patienten demonstrierten **Raumorientierungsstörungen** gehen weit über rein visuelle Wahrnehmungsstörungen hinaus, da hier auch kognitive Anteile (z. B. das Wissen über räumliche Anordnungen und die Fähigkeit, mit Rauminformationen kognitiv umzugehen) gestört sind. Die **optische Ataxie** ist durch die Unfähigkeit gekennzeichnet, Greifbewegungen anhand visueller Informationen auszuführen. Die Patienten greifen neben die Objekte oder die Hand nimmt nicht die notwendige Position ein, um eine Handlung erfolgreich zu vollenden. Ein typisches Beispiel sind die Probleme dieser Patienten, einen Brief in einen Briefkasten einzuwerfen. Sie müssen die Position des Briefs eher durch Versuch und Irrtum herausfinden.

Bálint-Holmes-Patienten leiden unter bilateralen Läsionen in parietookzipitalen Hirngebieten, also unter einer Beeinträchtigung des dorsalen Informationsstrangs. Die Sehrinde (primärer und sekundärer visueller Kortex) ist nicht betroffen. Allerdings sind immer Teile des Lobulus parietalis inferior (Gyrus supramarginalis und Gyrus angularis) involviert. Anhand dieses Syndroms ist gut zu erkennen, wie Wahrnehmungsfunktionen mit anderen psychischen Funktionen (z. B. Aufmerksamkeit und Motorik) interagieren.

Beim **visuellen Neglekt** handelt es sich um eine Vernachlässigung einer Raum- bzw. Körperhälfte. Einige Patienten vernachlässigen Objekthälften, was daran zu erkennen ist, dass sie beim Nachzeichnen nur eine Hälfte des Objekts wiedergeben. Sofern die Patienten eine Raum- oder Körperhälfte vernachlässigen, ist die egozentrische Wahrnehmung gestört, bei Vernachlässigung von Objekthälften ist die allozentrische Wahrnehmung betroffen.

Bei Neglektpatienten ohne Sehfeldverlust ist das visuelle System einschließlich der optischen Bahnen und der Sehrinde nicht geschädigt. Geschädigt ist hingegen der Parietallappen. Die meisten Patienten leiden unter einer rechtsseitigen Parietallappenläsion mit einem linksseitigen Neglekt. Das linksseitige Gesichtsfeld wird von der rechten Hemisphäre kontrolliert, sodass eine Schädigung des rechtsseitigen Parietallappens zu Wahrnehmungsbeeinflussungen des linksseitigen Gesichtsfelds führt. Eine Erklärung für den Neglekt ist, dass die auf der rechten Hemisphäre lokalisierten Netzwerke stärker in die Kontrolle der Aufmerksamkeit eingebunden sind. Allerdings ist neben der Aufmerksamkeit auch die Objekt- und/oder Raumrepräsenta-

28 Das Bálint-Holmes-Syndrom wurde nach dem Erstbeschreiber Rezsö Bálint (1874–1929), einem ungarischen Neurologen, und dem britischen Neurologen Holmes benannt. Bálint beschrieb 1909 einen Patienten, den er bis zu dessen Tod intensiv untersuchte und bei dem er Symptome identifizieren konnte. Der britische Neurologe Holmes beschrieb 10 Jahre später mehrere neurologische Patienten, die nach Schussverletzungen ähnliche Symptome aufwiesen.

tion gestört. Dies ist eindrücklich in einem Experiment von Bisiach und Luzzatti (1978) dargestellt worden: Neglektpatienten wurden gebeten, den Domplatz von Mailand aus ihrer Erinnerung aus einer bestimmten Perspektive zu beschreiben. Die Beschreibungen des Gesichtsfelds kontralateral zur Hirnläsion waren ungenauer als die des Gesichtsfelds ipsilateral zur Hirnläsion. Offenbar ist auch die mentale Repräsentation der Außenwelt bei diesen Patienten gestört.

8.7. Visuelle Vorstellungen

Wenn wir die Augen schließen, können wir uns Bilder oder Landschaften detailliert vorstellen. Solche Vorstellungsbilder sind für unsere Verhaltenskontrolle sehr wichtig, denn mit diesen „Bildern" gelingt es uns, uns im Raum zu orientieren und unser Verhalten vorzubereiten. Aber welche Hirngebiete sind beim „mentalen Vorstellen" aktiv? Sind es die gleichen Hirngebiete wie beim Sehen von tatsächlich vorhandenen Objekten und Landschaften? Seit dem Beginn der Nutzung bildgebender Verfahren in den kognitiven Neurowissenschaften ist dies eine der Kernfragen gewesen.

In den ersten Untersuchungen zeigten sich beim mentalen Vorstellen prinzipiell die gleichen Durchblutungszunahmen wie beim Wahrnehmen von Objekten, die physikalisch präsent sind. Der kognitive Neurowissenschaftler Stephen Kosslyn hatte bereits 1995 berichtet, dass der primäre visuelle Kortex bei der visuellen Vorstellung stärker durchblutet ist (Kosslyn et al., 1995). Eine Einschränkung besteht jedoch darin, dass in dieser Studie mittels PET langsame Blutflussänderungen während des Vorstellens gemessen wurden. Mittlerweile ist bekannt, dass extrastriäre visuelle Hirngebiete zum primären visuellen Kortex zurückprojizieren. Diese **Rückprojektion** erfolgt ca. 200 ms nach der Erstaktivierung im primären visuellen Kortex (Noesselt et al., 2002). Mit der PET-Technik sind solch schnelle Prozesse nicht auflösbar. Insofern muss davon ausgegangen werden, dass die Aktivierung im primären visuellen Kortex, die Kosslyn mit PET festgestellt hat, das Resultat einer Rückprojektion aus den sekundären Hirngebieten ist.

Neuere Arbeiten haben bestätigt, dass beim Vorstellen und beim Wahrnehmen physikalisch präsenter Objekte die gleichen Hirngebiete aktiv sind. Es waren allerdings markante Unterschiede feststellbar. Zunächst wurde eine **doppelte Dissoziation** zwischen Vorstellen und Wahrnehmen bei Hirnläsionspatienten festgestellt. Einige Patienten zeigten Beeinträchtigungen der mentalen Vorstellung und wiesen keine nennenswerte Beeinträchtigung bei der Wahrnehmung von physikalisch präsentierten Objekten auf. Andere Patienten zeigten dagegen erhebliche Beeinträchtigungen der Wahrnehmung von physikalisch präsenten Objekten, während ihnen die mentale Vorstellung von Objekten vergleichsweise gut gelang. Aktuelle bildgebende Studien konnten darüber hinaus belegen, dass die **Stärke (und die räumliche Ausdehnung) der Aktivierung im ventralen Strang** für Vorstellung und Wahrnehmung charakteristische Unterschiede aufweist. Bei der Wahrnehmung von physikalisch präsenten Objekten sind die Aktivierungen in den posterioren Bereichen des ventralen Strangs stärker als in den anterioren. Bei der Vorstellung ist ein umgekehrter Gradient mit schwächeren Aktivierungen in den posterioren als in den anterioren Bereichen feststellbar. Bei der Vorstellung sind offenbar die übergeordneten Module im Sinne einer Top-down-Aktivierung aktiv, während bei der Wahrnehmung von physikalisch präsenten Objekten die Verarbeitungsmodule der frühen Verarbeitungsstufen stärker aktiviert sind als die späten Verarbeitungsmodule (Lee et al., 2012).

Die visuellen Vorstellungen können sich uns aufdrängen, ohne dass wir in der Lage sind, sie zu unterdrücken, z. B. in Situationen, in denen wir emotional von diesen Eindrücken „überwältigt" werden oder unter bestimmten psychischen Störungen leiden. Aber auch bestimmte Reizkonstellationen können zu Wahrnehmungen führen, die denen bei visuellen Vorstellungen sehr ähnlich sind.

Angenommen, Sie schauen auf eine rote Tafel, während die Durchblutung im Farbareal V4 gemessen wird. Dann wird eine starke Durchblutung im **Areal V4** festzustellen sein, denn Sie nehmen ja die rote Tafel wahr, was darauf zurückzuführen ist, dass die spezifischen Zapfen auf der Retina durch Lichtwellen im Bereich von 560 nm stimuliert werden. Nun wird die rote Tafel ausgeschaltet und Sie schauen auf eine weiße Tafel. Was sehen Sie dann? Sie werden unmittelbar nach dem Umschalten auf die weiße Tafel eine grüne Tafel wahrnehmen, denn grün ist die Gegenfarbe von rot. Die Grünganglienzellen, die während des Betrachtens der roten Tafel gehemmt wurden, feuern nun entsprechend heftiger, deshalb nehmen sie eine grüne Tafel wahr. In dieser Situation ist auch das Farbareal V4 aktiv. Die Grünwahrnehmung verblasst mit der Zeit und damit auch die Aktivität im Areal V4. Das bedeutet, dass die Wahrnehmung der Farbe Grün davon abhängt, dass das Areal V4 aktiv ist. Ist es nicht aktiv, wird keine Farbe wahrgenommen. Welche Farbe wahrgenommen wird, hängt von der Erregungskonstellation in den Ganglienzellen und dem Stimulationsmuster auf der Retina ab. Für dieses Kapitel ist aber wichtig nachzuvollziehen, dass eine Farbwahrnehmung entstehen kann, obwohl die Retinazellen nicht entsprechend stimuliert wurden, das Areal V4 jedoch aktiv war. Würde man in V4 eine Elektrode einführen und das Areal stimulieren, dann würden Farbeindrücke allein durch die Aktivität des Areals V4 hervorgerufen, obwohl sie in der Realität so gar nicht vorliegen. Für den hier besprochenen Farbeindruck sind bestimmte Verschaltungsmechanismen in den Ganglienzellen verantwortlich, die das nachgeschaltete Areal V4 beeinflussen.

8.8. Zusammenfassung

- Die **Retina** besteht aus verschiedenen Zellschichten, die wichtigste ist die Netzhaut mit den Stäbchen und Zapfen. Weitere Retinaschichten bestehen aus den Horizontal-, den Amakrin- und den Ganglienzellen. Drei verschiedene Zapfentypen können unterschieden werden, die für unterschiedliche Wellenlängenbereiche des Lichts besonders sensibel sind.
- Die Verbindung vom Auge zum Gehirn wird als **Sehbahn** bezeichnet. Wichtige Bestandteile der Sehbahn sind der Nervus opticus, das Corpus geniculatum laterale (CGL), die Radiatio optica, das Chiasma opticum und die primäre Sehrinde (V1) als erste kortikale Umschaltstation. Neben der Sehbahn ist der tectopulvinäre Weg von den Colliculi superior zum Pulvinar und von dort zur sekundären (nicht primären!) Sehrinde wichtig. Es existieren weitere Wege vom Auge zum visuellen Kortex.
- Ein **rezeptives Feld** ist der Bereich des Gesichtsfelds, der die Aktivität eines nachgeschalteten Neurons beeinflusst. Rezeptive Felder können für fast alle Neurone der Sehbahn nachgewiesen werden. Je höher in der Verarbeitungsebene das jeweilige Neuron angeordnet ist, desto komplexer und größer sind die rezeptiven Felder. Unterschieden werden Einfach-, Komplex- und endinhibierte oder Hyperkomplexzellen.
- Der **visuelle Kortex** (auch Sehrinde genannt) besteht aus verschiedenen Subarealen. Eine klassische Einteilung unterscheidet die Sehrinde in die Gebiete V1, V2, V3, V4 und V5. Der primäre visuelle Kortex (V1) wird auch als striärer Kortex bezeichnet. Alle anderen Sehrindenanteile (V2–V5) werden als extrastriärer Kortex bezeichnet. Nach Brodmann wird der primäre visuelle Kortex als BA 17 und die extrastriären Areale werden als BA 18 und 19 kategorisiert.

- Vom primären visuellen Kortex werden die übrigen kortikalen Bereiche über zwei Informationswege, den ventralen und dorsalen Strang, versorgt. Der ventrale Strang ist vorwiegend in die Objektwahrnehmung (Was-Strang) eingebunden, während der dorsale Strang in die räumliche Orientierung und Handlungskontrolle (Wo-Strang) involviert ist.
- Der visuelle Kortex ist säulenförmig organisiert. Unterschieden werden okuläre Dominanzsäulen und Hyperkolumnen.
- Bis zum visuellen Kortex bleibt die Topologie der Retina erhalten, was als **Retinotopie** bezeichnet wird. Das bedeutet, dass die benachbarten Gebiete der Retina (bzw. ihre Erregungsmuster) auf benachbarten Neuronen des CGL und des visuellen Kortex abgebildet werden.
- **Blindsicht** ist ein Phänomen, das gelegentlich bei Patienten beobachtet wird, die aufgrund von Läsionen in den Sehzentren (V1 und V2) vollständig oder in bestimmten Gesichtsfeldbereichen blind sind. Diese Personen reagieren zwar auf visuelle Reize, die in den „blinden" Gesichtsfeldbereichen dargeboten werden, sie können sie allerdings nicht bewusst und qualitativ erkennen.
- Es werden binokulare und monokulare Mechanismen der Tiefenwahrnehmung unterschieden. Die **binokularen Tiefeninformationen** werden in V1, V2, V3, V3A, V5 und V7 verarbeitet. Auch Hirngebiete im mesialen Temporallappen, und hier insbesondere der perirhinale Kortex, der Hippocampus und Teile des parahippocampalen Gyru sind an der Tiefenwahrnehmung beteiligt. **Monokulare Tiefeninformationen** werden durch die Objektwahrnehmungszentren im ventralen Strang bearbeitet.
- Traditionelle Theorien gehen davon aus, dass die Verarbeitung von Farbe, Form und Bewegung in den Arealen V1 und V2 parallel und in unterschiedlichen Neuronen erfolgt. Neuere Untersuchungen konnten jedoch zeigen, dass Neurone in V2 Form und Bewegung auch bei Reizen wahrnehmen können, die ausschließlich durch Farbe definiert sind. Die nachgeschalteten Neurone des Areals V4 reagieren in ihrer Mehrzahl selektiv auf Farbreize. Sie sind jedoch auch in die Form- und Bewegungswahrnehmung eingebunden. Läsionen in V4 führen zu einer kortikalen Farbwahrnehmungsstörung (Achromatopsie).
- Werden bewegte visuelle Reize präsentiert, nimmt die Durchblutung und die neuronale Aktivität im Areal MT (auch V5 genannt) zu. Bilaterale Läsionen in V5 führen zu einer Bewegungswahrnehmungsstörung (Akinetopsie).
- Wichtige theoretische Konzepte der Objektwahrnehmung sind von der Gestaltpsychologie entwickelt worden. Der britische Psychologe David Marr fasst die Wahrnehmung als einen vier Stufen umfassenden Prozess auf: (1) Abbildung der Außenwelt auf der Retina; (2) Entwicklung des ersten Entwurfs (sketch, Skizze), indem eine Art „Strichzeichnung" erstellt wird; (3) 2½-D-Entwurf, in dem die retinalen Informationen zusammengefasst werden; (4) Berechnung des 3-D-Modells.
- Im Temporallappen können Hirngebiete unterschieden werden, die in die **Verarbeitung spezifischer Objektkategorien** eingebunden sind. In bildgebenden Untersuchungen beim Menschen hat sich insbesondere der laterale Okzipitalkortex (LOC) als wichtiges Hirngebiet für die Objektwahrnehmung erwiesen. In den daran anschließenden Gebieten des inferioren Temporallappens (IT) werden grob drei Teilgebiete unterschieden: posterior-inferiorer Temporallappen (PIT); central-inferiorer Temporallappen (CIT); anterior-inferiorer Temporallappen (AIT). In diesen drei Subarealen nimmt nach anterior die Komplexität der Objektwahrnehmung zu.

- Vier wichtige Fragen müssen im Zusammenhang mit der Objektwahrnehmung beantwortet werden: (1) Einzelneuron- vs. Populationscodierung? (2) Wie wird das Konstanzproblem gelöst? (3) Erfolgt die Objektwahrnehmung merkmalsbezogen oder holistisch? (4) Existieren kategoriespezifische Verarbeitungszentren im ventralen Informationsstrom?
- Derzeit wird diskutiert, ob die Objektwahrnehmung kategoriespezifisch organisiert ist. Damit ist gemeint, dass bestimmte Objektkategorien von spezialisierten Hirngebieten analysiert werden. Mögliche Kandidaten für kategoriespezifisch verarbeitende Hirngebiete sind die parahippocampale Region (parahippocmpal place area, PPA), die extrastriäre Körperregion (extrastriate body area, EBA), das Gesichtsareal im Gyrus fusiformis (fusiform face area, FFA), das okzipitale Gesichtsareal (occipital face area, OFA) und das fusiforme Körperareal (fusiform body area, FBA). Die Gesichtsverarbeitung findet vorwiegend auf der rechten Hemisphäre statt.
- Die N_{170}-Komponente ist ein evoziertes Potenzial, das mit der Verarbeitung von Gesichtsinformationen zusammenhängt. Intrakortikale Ableitungen im rechts- und linksseitigen Gyrus fusiformis ergaben ca. 200 ms nach der Präsentation von Gesichtsbildern große negative ereignisbezogene intrakortikale Potenziale (N_{200}). Die N_{200}-Komponente nach Präsentation von Gesichtsbildern war für den rechtsseitigen Gyrus fusiformis deutlich vergrößert, während Bilder von Gesichtern und Autos im linksseitigen Gyrus fusiformis N_{200}-Komponenten evozierten, die in etwa gleich groß waren. Interessant war auch, dass die invertierten Präsentationen auf beiden Hemisphären ganz schwache oder keine N_{200}-Komponenten evozierten.
- Der Gyrus fusiformis (insbesondere das FFA) reagiert nicht nur auf Gesichtsbilder, sondern auch auf Bilder, für die Expertenwissen angeeignet wurde.
- Im Zusammenhang mit der **Gesichtswahrnehmung** wird ein Kernsystem (core system) von einem erweiterten System (extended system) unterschieden. Das Kernsystem umfasst den inferioren Okzipitalkortex, den Gyrus fusiformis, die okzipitale Gesichtsregion und den Sulcus temporalis superior (STS). Zum erweiterten System werden der intraparietale Sulcus (IPS), der auditorische Kortex, das limbische System und der anteriore Temporallappen mit Temporalpol gezählt.
- Landschafts- und Stadtszenen werden v. a. im Gyrus parahippocampalis verarbeitet. Neben diesem Hirngebiet ist in die Wahrnehmung von Szenen auch der retrospleniale Kortex eingebunden.
- Für die **Raumwahrnehmung** ist der dorsale Strang wesentlich. Über ihn werden die Informationen aus dem visuellen System in den Parietallappen und von dort in den Prämotorkortex weitergeleitet. Eine wichtige Umschaltstation ist hier der intraparietale Sulcus.
- Bei der **Raumorientierung** werden das egozentrische und das allozentrische Koordinatensystem unterschieden. Das egozentrische Koordinatensystem ist durch den Bezug der Raumwahrnehmung zum eigenen Körper definiert (Objekt 1 steht neben mir). Das allozentrische Koordinatensystem ergibt sich durch den räumlichen Bezug der Objekte zueinander (Objekt 1 steht neben Objekt 2).
- Wird das allozentrische Koordinatensystem genutzt, sind der LPs, Teile des ventralen Informationsstrangs (V1, V2, V3, V5, LOC, PIT, CIT und AIT) und das mesiotemporale Gedächtnissystem mit dem Hippocampus und dem Gyrus parahippocampalis beteiligt. Das Gedächtnissystem liefert wahrscheinlich Informationen über die bekannten Positionen und Formen der

wahrgenommenen Objekte. Wird das egozentrische Koordinatensystem genutzt, ist der dorsale Strang mit dem IPS, dem superioren Parietallappen und dem Prämotorkortex in die Raumwahrnehmung eingebunden.

- Kategorial-räumliche Relationen ergeben sich, wenn Objekte in Relation zu anderen Objekten wahrgenommen und angeordnet werden. Diese Relationen werden in linksseitigen Parietallappenbereichen verarbeitet. Metrisch-räumliche Relationen sind z. B. Distanzen zwischen zwei Objekten. Diese Informationen werden im rechtsseitigen Parietallappen verarbeitet.
- Bei Läsionen im striären oder extrastriären visuellen Kortex treten Wahrnehmungsstörungen – sogenannte **Agnosien** – auf. Unterschieden wird eine apperzeptive von einer assoziativen Agnosie. Bei der apperzeptiven Agnosie werden lokale Details und globale Umrisse der Objekte nicht erkannt und die charakteristischen Merkmale nicht extrahiert. Die assoziative Agnosie ist eine Störung der semantischen Zuordnung.
- Patienten mit dem **Bálint-Holmes-Syndrom** leiden unter vier Kardinalsymptomen: (1) Simultanagnosie, (2) Blickbewegungsstörung, (3) Störung der räumlichen Orientierung und (4) der optische Ataxie.
- Beim **visuellen Neglekt** handelt es sich um eine Vernachlässigung einer Raum- bzw. Körperhälfte. Die meisten Patienten leiden unter einer rechtsseitigen Parietallappenläsion mit einem linksseitigen Neglekt.
- Bei der **visuellen Vorstellung** sind prinzipiell die gleichen Hirngebiete aktiv wie bei der Wahrnehmung physikalisch präsenter Objekte. Die übergeordneten Hirngebiete (z. B. im Temporallappen) sind jedoch stärker aktiv als die Hirngebiete im Okzipitalkortex (anterior-posteriorer Gradient). Bei der Wahrnehmung von physikalisch präsenten Objekten sind die Hirngebiete im Okzipitalkortex stärker aktiv als die übergeordneten Gebiete im Temporallappen (posterior-anteriorer Gradient).

8.9. Fragen und Aufgaben

- Beschreiben Sie den Aufbau der Retina.
- Beschreiben Sie die Sehbahn.
- Was sind rezeptive Felder?
- Beschreiben Sie den Aufbau des visuellen Kortex.
- Welche visuellen Areale kennen Sie?
- Beschreiben Sie die Kolumnenstruktur des visuellen Kortex.
- Was versteht man unter der Retinotopie?
- Was ist Blindsight und wie kommt dies zustande?
- Welche psychologischen Mechanismen der Tiefenwahrnehmung gibt es?
- Welche Hirngebiete sind an der Tiefenwahrnehmung beteiligt?
- Welche Hirngebiete sind an der Bewegungswahrnehmung beteiligt?
- Welche theoretischen Probleme der Objektwahrnehmung gibt es?
- Welche Hirngebiete im Temporallappen sind in die Verarbeitung spezifischer Objektkategorien eingebunden?
- Welche vier wichtigen Fragen müssen im Zusammenhang mit der Objektwahrnehmung beantwortet werden?
- Erklären Sie die N_{170}-Komponente und ihre Bedeutung für die Gesichtswahrnehmung.
- Wie beeinflusst Expertenwissen die Aktivität im Gyrus fusiformis (insbesondere im FFA)?
- Beschreiben Sie das Kernsystem (core system) und das erweiterte System (extended system) der Gesichtswahrnehmung.
- Welches Hirngebiet ist an der Wahrnehmung von Landschafts- und Stadtszenen beteiligt?
- Welche Hirngebiete sind für die Raumwahrnehmung wesentlich?

- Welche zwei Koordinatensysteme unterscheidet man bei der Raumwahrnehmung?
- Beschreiben Sie das allozentrische und das egozentrische Koordinatensystem.
- Beschreiben Sie kategorial-räumliche und metrisch-räumliche Relationen
- Was sind apperzeptive und assoziative Agnosien?
- Beschreiben Sie das Bálint-Holmes-Syndrom.
- Was ist ein visueller Neglekt?
- Welche Besonderheiten kann man bei der visuellen Vorstellung im Vergleich zur Wahrnehmung von physikalisch präsenten Objekten feststellen?

8.10. Weiterführende Literatur

Goldstein, E.B. (2007). Wahrnehmungspsychologie: Der Grundkurs. 7. Aufl. Heidelberg: Spektrum Akademischer Verlag.

Kerkhoff, G. (2000). Störungen der visuellen Raumwahrnehmung bei Patienten mit Hirnschädigung. Hanau: Haag + Herchen.

Niedeggen, M., Jörgens, S. (2005). Visuelle Wahrnehmungsstörungen. Göttingen: Hogrefe.

9. Auditorische Wahrnehmung

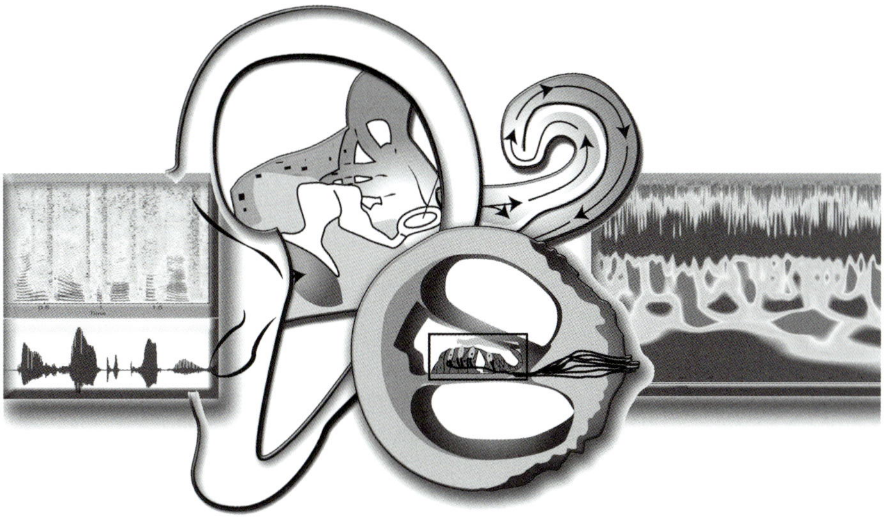

9.1. Einleitung

Wir leben in einer Zeit, in der wir ständig akustischen Signalen ausgesetzt sind, die wir selbst generiert haben. Es wurde noch nie so viel Musik gehört wie heutzutage, wir hören Musik im Radio während des Autofahrens, im Flugzeug, auf Flughäfen oder Tankstellen, in Supermärkten und nicht zuletzt über unseren iPod, den wir ständig mit uns herumtragen. Wer in einer Großstadt lebt, kann sich auch den vielen anderen aufdrängenden Reizen wie Verkehrs- oder Baulärm oder Gemurmel der Menschenmassen, die sich auf den Bürgersteigen durch die Straßen zwängen, nicht entziehen. Daneben erscheinen die natürlichen akustischen Reize wie Vogelgesang, das Wehen des Windes in den Bäumen und das Plätschern des Regens eher als Nebengeräusche, die wir kaum noch wahrnehmen. Je nach Aufmerksamkeitslage können wir jedoch die eine oder andere Schallquelle wahrnehmen oder unterdrücken. Wir können die Schallquellen orten, ihnen Bedeutung beimessen und auf sie motorisch oder intellektuell reagieren.

Etwas Besonderes ist die Sprachwahrnehmung. Wir können Gesprächen folgen, hören die Nachrichten im Radio und sind in der Lage, einer Vorlesung zu folgen, und können daraus sogar einen Lerngewinn erzielen. Dies alles erfordert einen psychischen Prozess, der als **auditorische Wahrnehmung** bezeichnet wird. Hierbei wird ein akustischer Reiz, der letztlich eine physikalisch definierbare Schalldruckschwankung ist, vom Hörsystem in elektrische Erregungen umgewandelt. Damit wird der akustische zu einem vom auditorischen System verarbeiteten Reiz. Die damit verbundenen elektrischen Erregungen werden im Hörsystem an bestimmte Stellen geleitet, wo spezifische Analysen durchgeführt werden, die letztlich dazu beitragen, dass eine auditorische Wahrnehmung erzeugt wird. In diesem Kapitel werden die neurophysiologischen und neuroanatomischen Grundlagen der auditorischen Wahrnehmung besprochen.

9.2. Akustische Signale

Was wir hören, sind **Schallwellen**, d.h. Druckschwankungen in elastischen Medien. In der Regel ist das elastische Medium, das für das Hören relevant ist, die Luft. Das bedeutet jedoch nicht, dass man in anderen Medien nicht hören kann, denn Hören ist auch im Wasser möglich. Die Druckschwankungen in der Luft sind Verdichtungen und Verdünnungen innerhalb einer bestimmten Zeiteinheit, die auf das Ohr treffen. Sie werden auch als Schall bezeichnet. Luftdruckschwankungen können durch schwingende Körper (Lautsprechermembran, Gitarren- oder Geigenboden) und Brechungen von Luftströmen an Kanten erzeugt werden. Diese Druckschwankungen breiten sich wellenförmig aus. Es entstehen Zonen, in denen die Moleküle dichter gepackt, und solche, in denen sie weniger dicht angeordnet sind. Diese unterschiedlichen Dichten werden an die benachbarten Orte weitergegeben. Die Ausbreitung der Schallwellen ist von der Dichte und Temperatur des Mediums abhängig, in dem die Ausbreitung erfolgt. In der Luft beträgt die Ausbreitungsgeschwindigkeit bei 0°C 331 m/s. Bei 20°C nimmt sie leicht zu und liegt bei 343 m/s. Im Wasser beträgt sie 1400 m/s und in Stahl 6100 m/s.

Schallwellen sind physikalisch durch **Frequenz**, **Amplitude** und **Komplexität** der sich überlagernden Schallwellen definiert (physikalische Dimension; Abb. 9-1). Diese drei Aspekte sind mit bestimmten psychischen Erlebnissen bzw. Wahrnehmungen gekoppelt (psychische bzw. perzeptuelle Dimension). Die unterschiedlichen Frequenzen des Schalls (Schwingungen pro Zeiteinheit) werden als Tonhöhen erlebt: schnelle Frequenzen als hohe Töne und langsame Frequenzen als tiefe Töne. Schallwellen mit hohen Amplituden

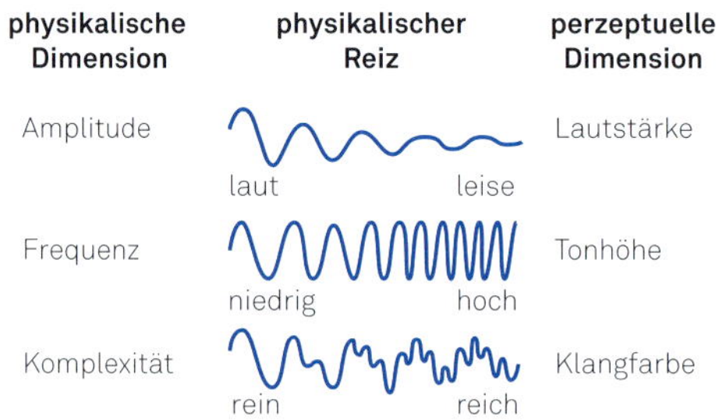

Abbildung 9-1: Darstellung der physikalischen und perzeptuellen Dimension von Schallwellen.

werden als laut und Schallwellen mit niedrigen Amplituden als leise wahrgenommen.

Wenn ein Schallreiz nur durch eine einzige Frequenz definiert ist, wird er als (reiner) **Ton** bezeichnet. Die meisten Schallreize, die wir hören, sind durch Frequenzmischungen definiert. Sie bestehen aus Grund- und Obertönen und werden als **Klänge** bezeichnet. Klänge haben meistens eine oder mehrere dominierende Frequenzen, die für die Wahrnehmung der Tonhöhe wesentlich sind. Diese Frequenzmischungen können zu vielfältigen Klängen führen, abhängig davon, welche Frequenzen vermischt werden und welche Bedeutung einzelne Frequenzbereiche haben. Auch dynamische Aspekte der einzelnen Frequenzbereiche können den Charakter der Frequenzmischung beeinflussen, z. B., wann sich ein Frequenzbereich im Vergleich zu den anderen entfaltet.

Die Art der Mischung macht die **Klangfarbe** aus, die auch als Timbre bezeichnet wird. Typische Beispiele sind unterschiedliche Musikinstrumente, die charakteristische Klangfarben aufweisen, auch wenn mit ihnen die gleichen Noten gespielt werden. Mathematisch sind Frequenzgemische mit unterschiedlichen Klangfarben leicht herstellbar. In **Abbildung 9-2** ist dies schematisch am Beispiel eines Klarinettenklangs dargestellt. Durch Summation verschiedener Sinuswellen entsteht ein Klang, der typischerweise durch eine Klarinette erzeugt wird. Ähnlich ließen sich durch Nutzung anderer Sinuswellen die Klänge anderer Instrumente herstellen.

Schallreize, die in ihrer Druckschwankung keine Periodizität erkennen lassen, werden als Rauschen bezeichnet. **Rauschen** kann durch Angabe der Durchschnittsfrequenz oder durch die Bandbreite (höchste und niedrigste Frequenz) charakterisiert werden (Bandrauschen in einem bestimmten Frequenzbereich). Von weißem Rauschen spricht man, wenn die Frequenzen in einem vorgegebenen Frequenzbereich die gleiche Intensität aufweisen.

Wenn alltagssprachlich von Geräusch gesprochen wird, sind Schallereignisse gemeint, die als regelloses Gemisch von Teilschwingungen auftreten.

Die Töne der Tonleiter der westlichen Musik sind durch bestimmte Frequenzverhältnisse bestimmt: die kleine Sekunde durch ein Frequenzverhältnis von 15:16, große Sekunde 8:9, kleine Terz 5:6, große Terz 4:5, Quarte 3:4, Quinte 2:3 und Oktave 1:2. Diese sogenannte **reine Stimmung** wird jedoch unbrauchbar, wenn ein Tonleitersystem aufgebaut werden soll. Deshalb wurde die **temperierte Stimmung** eingeführt, bei der

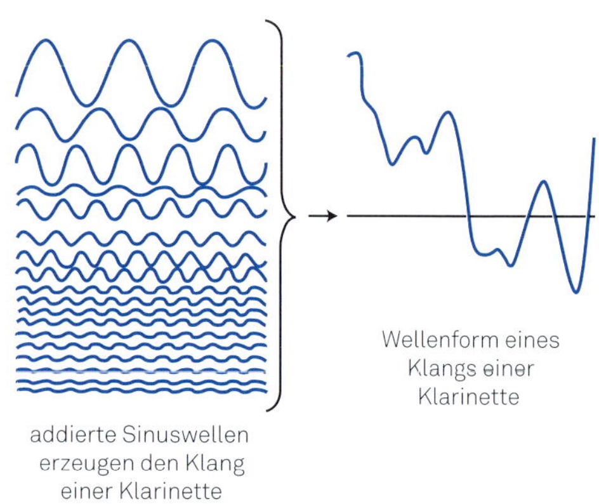

Abbildung 9-2: Beispiel für die Summation unterschiedlicher Sinuswellen mit unterschiedlichen Frequenzen zu einem Frequenzgemisch, das in diesem Fall den Klang einer Klarinette darstellt.

sich jeder Halbton von dem vorangehenden Halbton um den Faktor 1.06 unterscheidet

$$\left(\frac{f_2}{f_1} = \sqrt[12]{\frac{2}{1}} \approx\right).$$

Die Unterschiedsschwelle für Tonhöhen beträgt bei 1000 Hz etwa 3 Hz, was einer Weber-Konstante von k = 0.003 entspricht. Allerdings kann die Unterschiedsschwelle durch Üben herabgesetzt werden. Eine besondere Form des Tonhörens ist das **absolute Gehör**. Personen, die über diese Fähigkeit verfügen, können Töne (und Klänge) ohne Bezug zu einem Referenzton eindeutig benennen, spielen oder singen. Diese besondere Fähigkeit ist absolut gesehen selten, tritt bei Profimusikern allerdings etwas häufiger als in der Normalpopulation auf. Absolutes Gehör bedeutet nicht, dass alle Töne perfekt erkannt werden. Die absolute Benennung der Töne und Klänge schwankt zwischen 60 und 100 %. Die Fähigkeit des absoluten Gehörs ist an anatomische und neurophysiologische Besonderheiten des auditorischen Systems gebunden (Jäncke et al., 2012; Oechslin et al., 2009).

9.3. Lautstärke und Isophone

Die Stärke eines Schallereignisses wird physikalisch durch den Schallpegel beschrieben. Wie oben bereits dargestellt, empfinden wir Schwankungen des Schalldruckpegels subjektiv als Schwankungen der Lautstärke. Der Schalldruck wird in μbar gemessen. 1 μbar entspricht 10^{-1} N/m² = 10^{-1} Pascal (also ein Zehntel Newton pro Quadratmeter). Da unser Hörsystem einen weiten Schalldruckpegelbereich wahrnehmen und diskriminieren kann, wird ein logarithmisch transformiertes Maß, gemessen in dB (Dezibel), genutzt. Dazu wird als fester Bezugspunkt eine Reizstärke p(0) im Bereich der absoluten Schwelle für Lautstärke verwendet.

$p(0) = 2 \times 10^{-11}\,\text{dyn/cm}^2 = 0.0002\,\mu\text{bar}$

oder anders formuliert:

$p(0) = 2 \times 10^{-5}\,\text{N/m}^2 = 20\,\mu\text{Pascal}.$

Anhand dieses Bezugspunktes wird dann als Maß für eine bestimmte Reizstärke p(x) folgende Formel angewandt:

$L(p(x)) = 20 \times \log p(x)/p(0)\ \text{db}.$

Es ergibt sich ein Wertebereich zwischen 0 und etwa 140 zwischen Hör- und Schmerzschwelle. Statt über den Schalldruck p(x) kann der Schallpegel auch über die Schallintensität bestimmt werden. Es ergibt sich dann folgende Formel:

$L = 10 \log I(x)/I(0)\text{dB}.$

Als Bezugsintensität wird $I(0) = 10^{-12}\ \text{W/m}^2$ genommen.

Die Beziehung zwischen Lautstärke und Schalldruck ist eine Potenzfunktion, wobei die empfundene Lautstärke frequenzabhängig ist. Aus diesem Grund werden Kurven gleicher Lautheit (**Isophone**) berechnet, um die Sensibilität des Hörsystems zu charakterisieren. Diese Dezibel-Skala trägt nicht dem Umstand Rechnung, dass das menschliche Ohr bei unterschiedlichen Frequenzen unterschiedlich für Intensitäten empfindlich ist. Die subjektive Lautheit wird in Phon oder Sone gemessen. Der Lautstärkepegel eines Schallreizes beträgt xPhon, wenn er als gleich laut wie ein 1000-Hz-Ton von xdB empfunden wird. Die Lautheit kann auch in der Sone-Skala ausgedrückt werden. Da im Bereich zwischen 40 und 120 Phon ein Ton als doppelt so laut empfunden wird, wenn er etwa 10 dB lauter ist als ein anderer, definiert man:

$\text{Sone} = 2^{(\text{Phon}-40)10}$

Eine Verdopplung auf der Sone-Skala entspricht also einer Verdopplung der subjektiven Wahrnehmung. In **Abbildung 9-3** sind Kurven gleicher Lautheit (Isophone) darge-

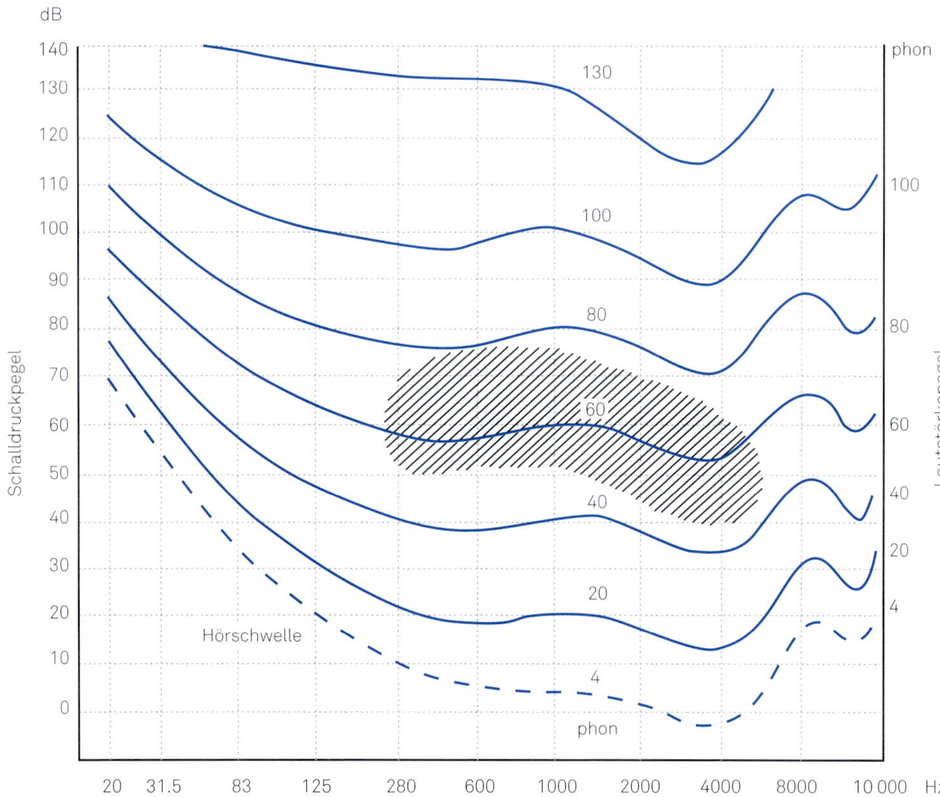

Abbildung 9-3: Kurven gleicher Lautheit (Isophone). Links ist der Schalldruck in Dezibel und rechts die subjektive Lautheit in Phon angegeben.

stellt. Die untere gestrichelte Linie gibt die absolute Schwelle bei verschiedenen Frequenzen an. Ein 1000-Hz-Ton mit 60 dB wird als genauso laut empfunden wie ein 60-Hz-Ton mit 40 dB.

9.4. Auditorisches System

9.4.1. Ohr

Aufbau des Ohrs

Das menschliche Ohr wird in ein äußeres, mittleres und inneres Ohr unterschieden (**Abb. 9-4**). Das **äußere Ohr** besteht aus der Ohrmuschel und dem äußeren Gehörgang. Die Ohrmuschel wirkt als Schalltrichter, durch den der Schall gebündelt in das Ohr geleitet wird. Der Gehörgang ist durch das Trommelfell, eine etwa 1/10 mm runde Bindegewebsmembran, verschlossen. Hinter dem Trommelfell beginnt das **Mittelohr**, das über die Eustachische Röhre mit dem Rachenraum verbunden ist. Von dort erfolgt ein Druckausgleich gegenüber dem Außenraum bei jeder Schluckbewegung. Das Mittelohr ist ein luftgefüllter Hohlraum, der auch als Paukenhöhle bezeichnet wird. In der Paukenhöhle befinden sich die drei Gehörknöchelchen Hammer, Amboss und Steigbügel. Dieses System wirkt als Verstärker der Druckenergie, die durch die Schallwellen auf das Trommelfell übertragen wird. Der Druck, der auf die relativ große Flä-

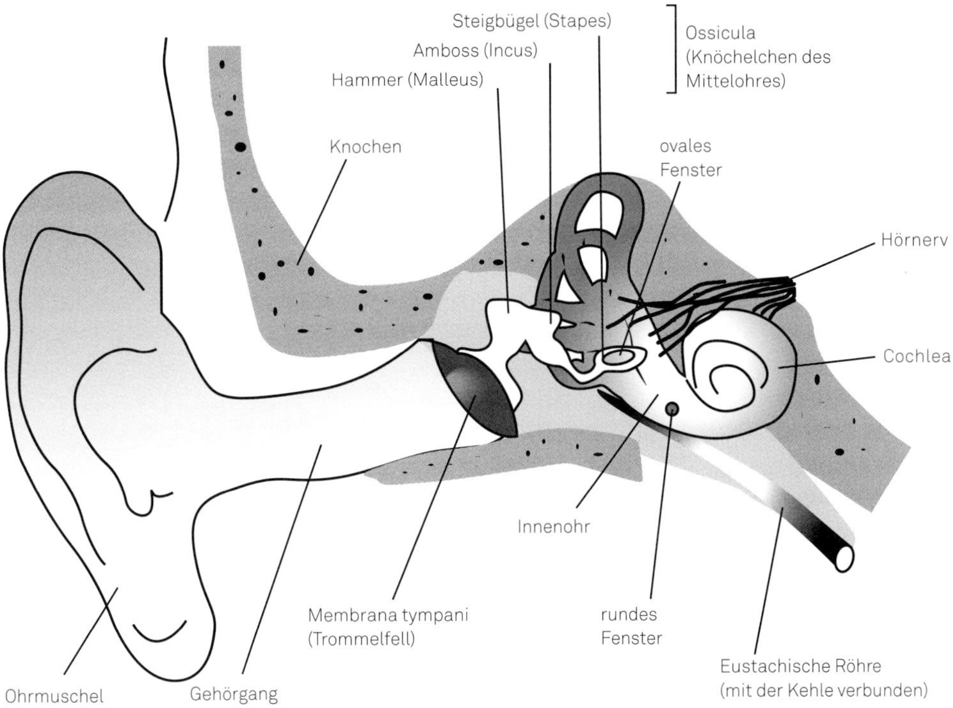

Abbildung 9-4: Schematische Darstellung des menschlichen Ohres.

che des Trommelfells von etwa 55 mm² trifft, wird über das Hammer-Amboss-Steigbügel-System auf eine Fläche von nur 3 mm² übertragen und damit zusammengepresst. Damit wird die Druckenergie am Trommelfell zu einem hammerartigen Schlag am Steigbügel. Insgesamt führt dies zu einer 20-fachen Verstärkung der Druckenergie und versetzt die flüssigkeitsgefüllten Räume des Innenohrs in Schwingung **(Abb. 9-5)**.

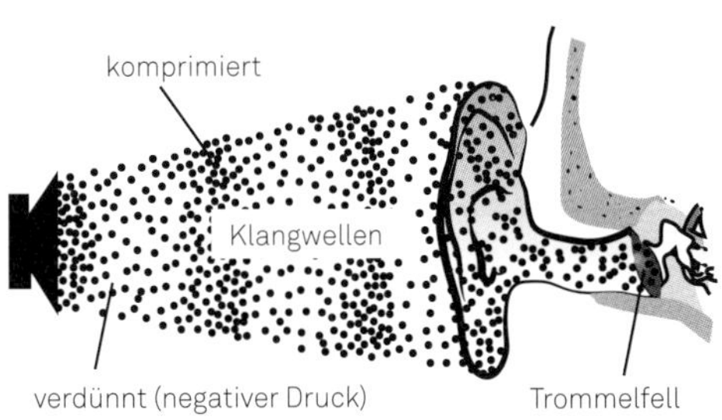

Abbildung 9-5: Schematische Darstellung der Übertragung der Schallwellen von der Außenwelt auf die Ohrmuschel, den Gehörgang und das Innenohr.

Zum **Innenohr** zählt neben dem eigentlichen Hörorgan (Cochlea) das Gleichgewichtsorgan. Das Hörorgan liegt in einem schneckenförmigen, zweieinhalbmal gewundenen Gang. Es ist ca. 10 mm breit und 5 mm hoch; auseinanderstreckt ist es ca. 35 mm lang. In diesem Organ liegen mehrere parallel angeordnete Hautschläuche: die **Scala vestibuli**, die **Scala media** und die **Scala tympani**. Die Scale vestibuli und die Scala tympani stehen am äußeren Ende (dem Helicotrema) miteinander in Verbindung. Sie sind im Gegensatz zur Scala media mit Perilymphe[29] gefüllt. Die Scala me-

29 **Perilymphe** ist eine Flüssigkeit, deren Ionenzusammensetzung der Extrazellulärflüssigkeit ähnlich ist.

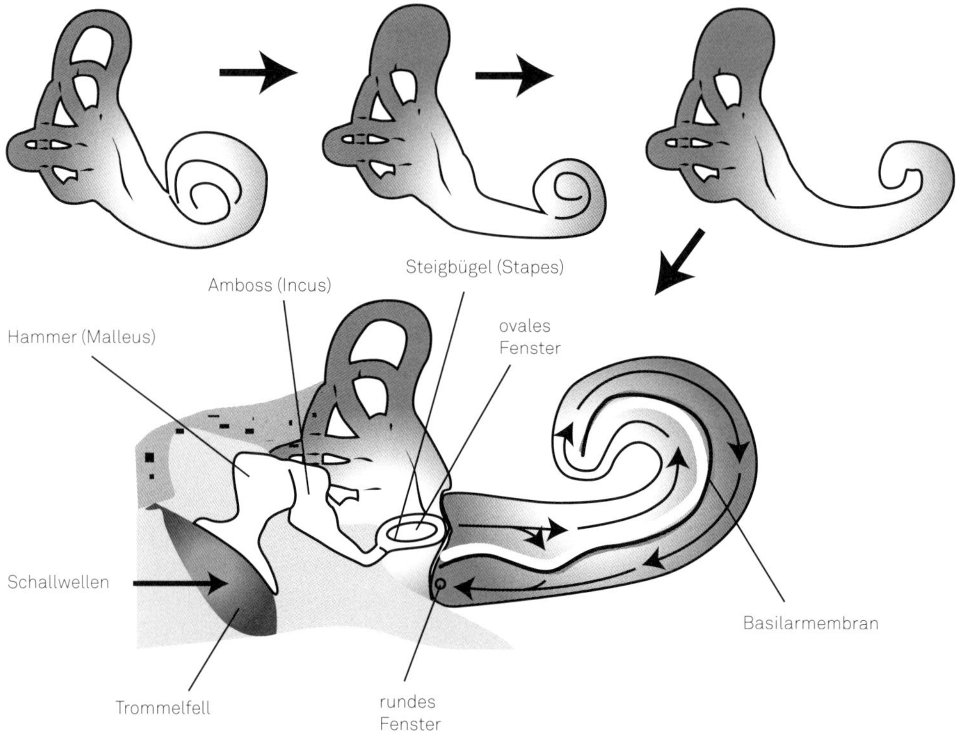

Abbildung 9-6: Darstellung der Cochlea, wobei die Cochlea (obere Reihe) auseinandergezogen wurde, um die Länge zu demonstrieren. In der Cochlea befindet sich die Basilarmembran. Das ovale und das runde Fenster sind ebenfalls zu erkennen.

dia ist mit Endolymphe[30] gefüllt. Zwischen der Scala media und der Scala tympani befindet sich die Basilarmembran, die das eigentliche Sinnesorgan, das **Corti-Organ**, trägt. Das Corti-Organ enthält die Rezeptoren, die auch als Haarzellen bezeichnet werden, weil sie haarförmige Fortsätze an ihrer Spitze tragen, die sogenannten Stereozilien. Diese Zilien sind untereinander durch dünne Fäden verbunden, die als Tip-Links bezeichnet werden.

Unterschieden werden innere und äußere Haarzellen. Die inneren Haarzellen, von denen sich lediglich 3500 auf der Basilarmembran befinden, werden einzeln von afferenten Fasern innerviert. Circa 90 % aller Fasern, die zum Nucleus cochlearis im Hirnstamm ziehen, sind mit den inneren Haarzellen verbunden. Die restlichen 10 % der Fasern werden von den 12 000 äußeren Haarzellen versorgt. Drei Reihen äußerer Haarzellen steht eine Reihe innerer Haarzellen gegenüber.

Die Haarzellen ragen in die Scala media und dort in die Endolymphe hinein. Seitlich ragt ferner die Tektorialmembran in die Scala media. Die Zilien der äußeren Haarzellen sind mit der Tektorialmembran verwachsen, während die Zilien der inneren Haarzellen in die Endolymphe hineinragen und die Tektorialmembran nicht berühren.

30 **Endolymphe** ist eine Flüssigkeit, die Kalium-Ionen und wenige Natrium-Ionen enthält. Sie entspricht im Wesentlichen der Zusammensetzung der Flüssigkeit im Inneren der Körperzellen.

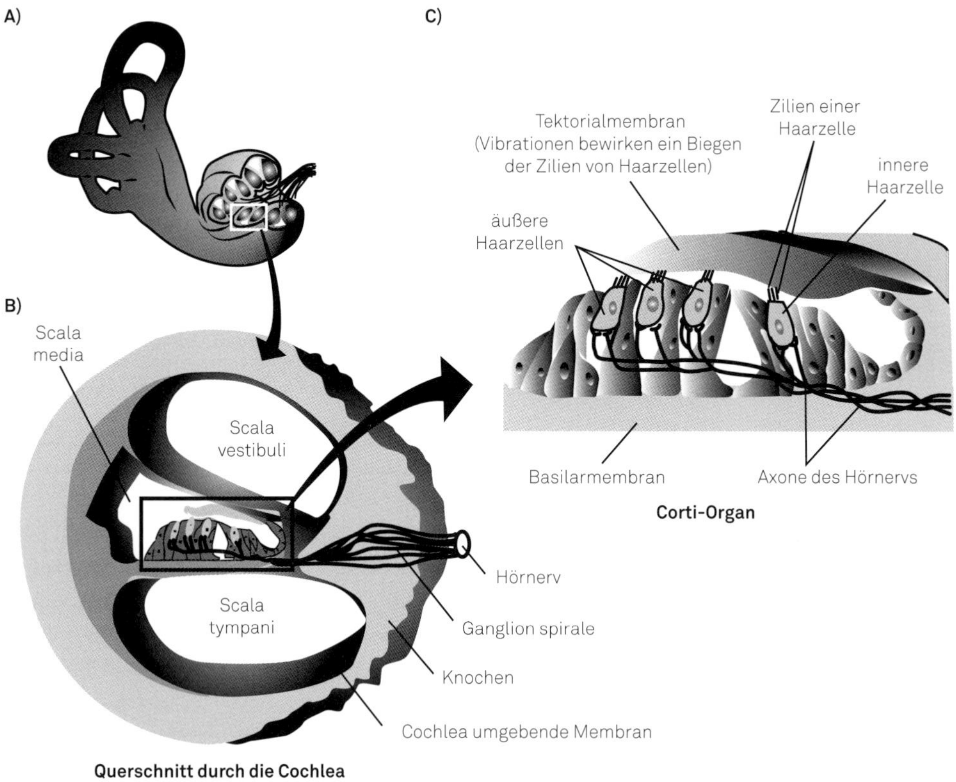

Abbildung 9-7: (A) Hörorgan (Cochlea) und Vestibularapparat. (B) Querschnitt durch die Cochlea. Zu erkennen sind die drei Schläuche: Scala vestibuli, Scala media und Scala tympani. (C) Schnitt durch die Basilarmembran mit den Haarzellen und der darüber angeordneten Tektorialmembran.

Neurophysiologische Codierung des Schalls im Innenohr

Der Steigbügel des Innenohrs befindet sich am ovalen Fenster der Scala vestibuli. Die durch die Schallwellen verursachte Bewegung des Steigbügels wird auf das ovale Fenster und damit auf die Scala vestibuli übertragen. Da die Scala vestibuli über das Helicotrema mit der Scala tympani verbunden ist, werden die Bewegungen auch auf diese übertragen. Der Druckausgleich erfolgt über das runde Fenster. Die vom ovalen Fenster ausgelösten Druckwellen bringen auch die Scala media und v.a. die Basilarmembran in Schwingung.

Abhängig von der Schallfrequenz entsteht eine charakteristische **Wanderwelle** entlang der Basilarmembran (**Abb. 9-8**). Man kann sie sich wie eine Welle vorstellen, wie sie entsteht, wenn am Ende eines Seils eine Schwenkbewegung erfolgt. Aufgrund der mechanischen Eigenschaften der Basilarmembran bilden sich für jede Schallfrequenz charakteristische Schwingungsmaxima und -minima entlang der Basilarmembran aus. Bei Beschallung mit hohen Frequenzen liegen die Schwingungsmaxima in der Steigbügelregion und bei Beschallung mit tiefen Frequenzen in der Nähe des Helicotremas (**Abb. 9-9**). Das be-

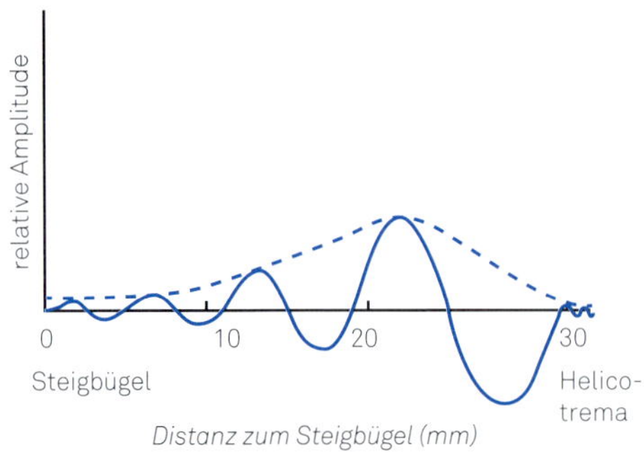

Abbildung 9-8: Schematische Darstellung der Hüllkurve der Wanderwelle. Das Maximum der Wanderwelle liegt ca. 22 mm entfernt vom Steigbügel.

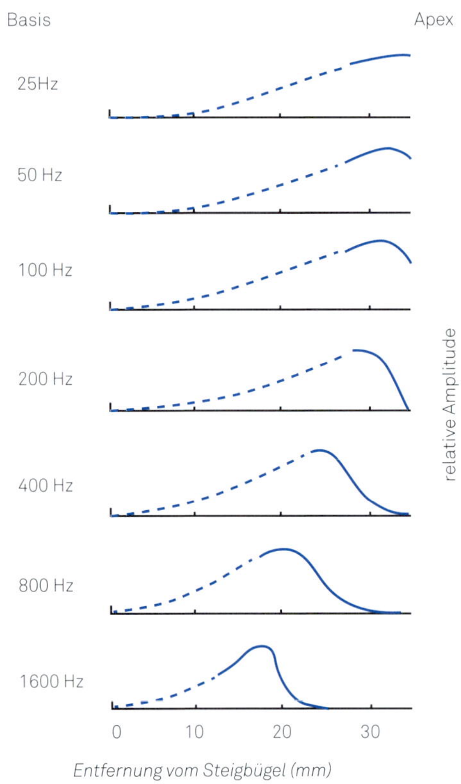

Abbildung 9-9: Darstellung der Hüllkurve von Wanderwellen auf der Basilarmembran bei unterschiedlichen Frequenzen von 25 bis 1600 Hz. (Nachgezeichnet und modifiziert nach Goldstein, 2007)

deutet, dass jede Schallfrequenz mit charakteristischen Schwingungsmaxima auf der Basilarmembran korreliert (**Ortsprinzip** der Wanderwelle).

Für jede Schallfrequenz entsteht gemäß dem Ortsprinzip ein Schwingungsmaximum an einer bestimmten Stelle der Basilarmembran. An dieser Stelle werden die Haarzellen besonders stark stimuliert und erzeugen neurophysiologische Signale, die weitergeleitet werden.

Der **adäquate Reiz** für die Haarzellen ist eine minimale Auslenkung oder Verbiegung der Zilien. Werden die Stereozilien in Richtung der Erregung gebogen, werden die *Tip-Links* gespannt (**Abb. 9-10**). Als Folge davon strömen K^+ und Ca^{2+} in den Rezeptor und bewirken eine **Depolarisation**. Eine Auslenkung in die andere Richtung bewirkt eine Erhöhung des Membranpotenzials der Haarzelle und damit eine **Hyperpolarisation**. Die elektrischen Erregungen können am Nucleus cochlearis gemessen werden, der die Erregungen der Haarzellen sammelt und zentral weiterleitet. Bei Verbiegung der Haarzellen in die Erregungsrichtung nimmt die Aktionspotenzialfrequenz im Nucleus cochlearis zu und bei Verbiegung der Haarzellen in die andere Richtung ab (**Abb. 9-10**).

Wie die äußeren und inneren Haarzellen miteinander interagieren, ist bislang nicht eindeutig geklärt. Die äußeren Haarzellen scheinen die inneren in ihrer „Empfindlichkeit" zu beeinflussen. Dies geschieht wahrscheinlich über eine Längenveränderung der äußeren Haarzellen, die durch efferente Innervation der äußeren Haarzellen erreicht wird. Durch eine Kontraktion der äußeren Haarzellen wird die Empfindlichkeit der inneren Haarzellen verändert. So kann offenbar top-down die Empfindlichkeit bereits auf der untersten Ebene der Informationsverarbeitung justiert werden.

Jede Haarzelle ist für eine spezifische Schallwellenfrequenz empfindlich. Diese

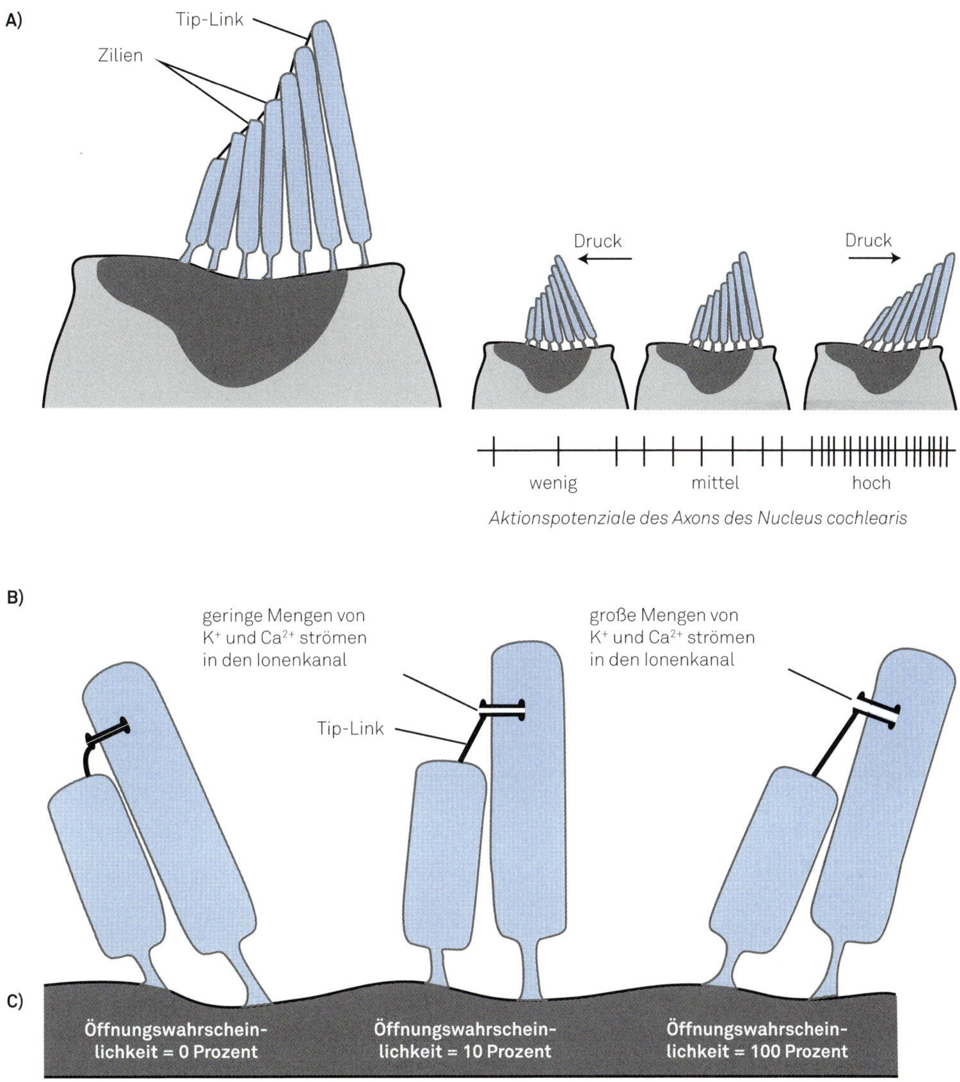

Abbildung 9-10: (A) Stereozilien an einer Haarzelle. Die einzelnen Stereozilien sind über Fäden (sogenannte Tip-Links) miteinander verbunden. Führt die Schallwelle zu einer Auslenkung in Richtung der größeren Stereozilien (Erregungsrichtung) depolarisiert die Haarzelle und erzeugt eine Zunahme der Aktionspotenzialfrequenz über das Ruheniveau hinaus. (B) Vergrößerte Darstellung von zwei Stereozilien, die durch Tip-Links verbunden sind. Verbiegung der beiden Stereozilien in die Erregungsrichtung führt zu einer Öffnung der Ionenkanäle und damit zu einer Erregung. Die Ionenkanäle können auch vollständig geschlossen werden, wenn die Stereozilien in die andere Richtung verbogen werden. (C) Darstellung der Öffnungswahrscheinlichkeit der Ionenkanäle in Abhängigkeit von der Verbiegungsrichtung der Stereozilien.

Empfindlichkeit kann mit den sogenannten Tuningkurven dargestellt werden. Zur Messung der **Tuningkurven** werden Elektroden in die Haarzellen (von Testtieren) eingeführt und das Tier mit Sinustönen unterschiedlicher Frequenz beschallt. Jede Haarzelle und jeder Hörnerv reagiert spezifisch auf eine bestimmte Frequenz der Schallwelle **(Abb. 9-11)**.

Enthält ein akustisches Signal mehrere Frequenzanteile, werden entsprechend viele Hörnervenfasern an den jeweiligen Orten der Basilarmembran und in ihrer Nachbarschaft erregt. Dadurch wird der Schall in seine **Frequenzkomponenten** zerlegt, wobei sich die Intensität der einzelnen Frequenzkomponenten in der Entladungsrate der Hörnervenfasern widerspiegelt.

Jede Haarzelle kann nur eine bestimmte Frequenz von Aktionspotenzialen erreichen, die in etwa bei 800 Entladungen pro Sekunde liegt (also etwa 800 Hz). Der Grund für diese Begrenzung ist die Refraktärzeit der Haarzelle. Die Codierung höherer Frequenzen erfolgt nach dem **Salvenprinzip**. Benachbarte Haarzellen, die prinzipiell auf den gleichen Ton oder Klang reagieren, arbeiten zusammen, indem sie mit der gleichen Phasenlage antworten. Das hat zur Folge, dass mit jeder Haarzelle, die sich an der Codierung beteiligt, die hörbare Frequenz um 800 Hz erhöht wird. In **Abbildung 9-12** sind fünf Nervenfasern dargestellt, die auf den Schallreiz mit einer hohen Frequenz zwar in Phase, aber zu unterschiedlichen Zeitpunkten reagieren. Die erste Nervenfaser reagiert auf den Schallreiz und „pausiert" dann eine bestimmte Zeit, bis sie sich wieder erholt hat (Refraktärzeit). Die zweite Nervenfaser reagiert in der Erholungsphase der ersten und „pausiert" danach. Die anderen Nervenfasern „verhalten" sich ähnlich, sodass letztlich die **Gesamtaktivität** die hohe Frequenz abbildet.

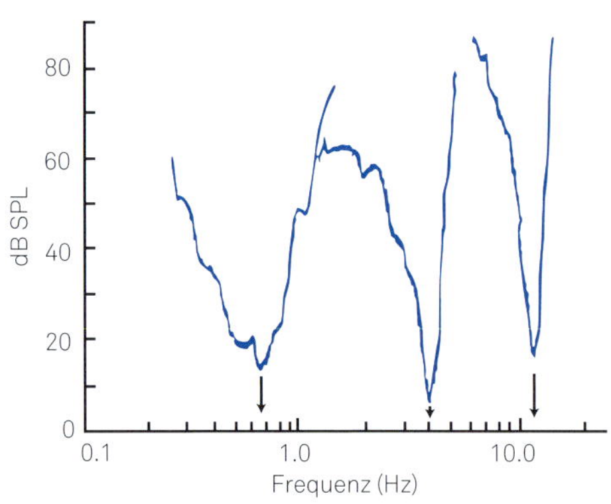

Abbildung 9-11: Tuningkurve von drei Hörnerven (jeder Hörnerv innerviert eine Haarzelle) eines Testtiers. Man erkennt, dass die drei Hörnervenfasern für bestimmte Frequenzen spezialisiert sind und auf diese Frequenzen mit maximaler Aktivität reagieren. Jede Tuningkurve ist relativ schmal, was bedeutet, dass die Hörnerven und die von ihnen versorgten Haarzellen sehr spezifisch auf charakteristische Frequenzen ansprechen. (Nachgezeichnet nach der Abbildung 10-2 aus Matlin & Foley, 1997)

9.4.2. Zentrale Verarbeitung akustischer Reize

Hörbahn

Die **Informationsübertragung** von der Cochlea zum Hörkortex erfolgt im auditiven System über ein Netzwerk. Die Haarzellen des Corti-Organs übertragen ihre Informationen auf Bipolarzellen, deren Axone den Nervus cochlearis bilden. Dieser Nerv lagert sich bereits im Innenohr dem Nervus vestibularis an und bildet mit ihm den Nervus vestibulocochlearis (auch Nervus statoacusticus genannt). Die Axone des Nervus cochlearis münden in den Nuclcus cochlcaris im Hirnstamm. Dicscs Kerngebiet besteht aus dem dorsalen und ventralen Nucleus cochlearis. Vom dorsalen Teil des Nucleus cochlearis entspringt eine Bahn, deren Fasern auf die andere Seite kreuzen und dort im lateralen Schleifenkern enden (Nucleus lemniscus lateralis). Vom ventralen Teil des Nucleus cochlearis erreicht eine Bahn den

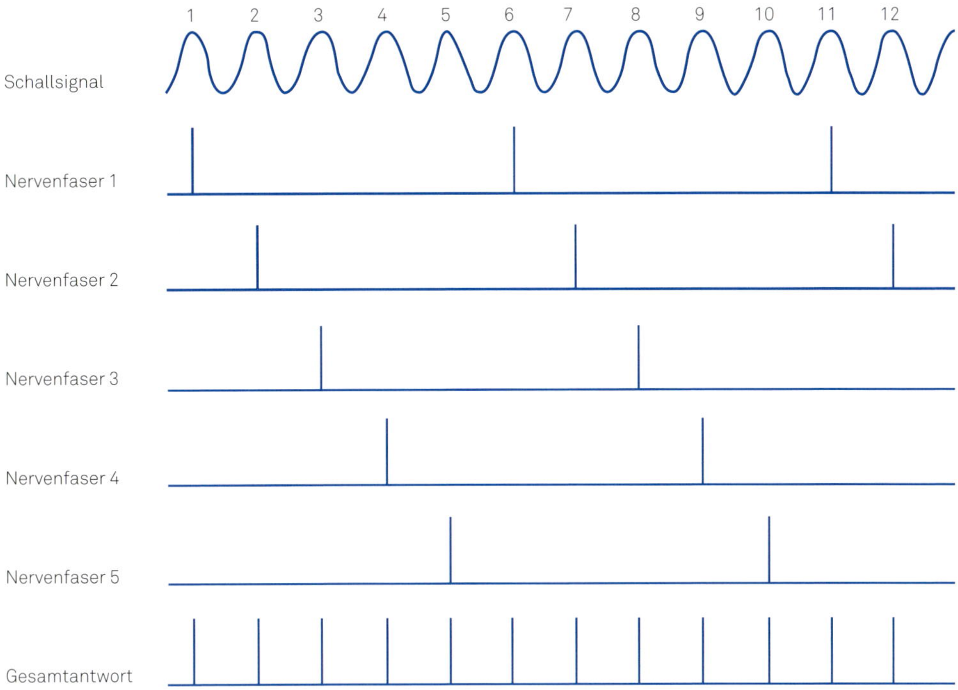

Abbildung 9-12: Schematische Darstellung der Zusammenarbeit von fünf Nervenfasern nach dem Salvenprinzip. Die Gesamtantwort repräsentiert das Schallsignal. Die einzelnen Nervenfasern reagieren zwar in Phase, allerdings zu unterschiedlichen Zeitpunkten.

Olivenkomplex der gleichen und der gegenüberliegenden Seite. Bereits auf dieser Umschaltebene können die Informationen beider Ohren zusammengeführt werden. Vom Olivenkomplex gelangen die Informationen auf beiden Seiten zu den lateralen Schleifenkernen. Diese aufsteigenden Bahnen werden Lemnisci lateralis genannt (Singular: Lemniscus lateralis).

Von dort führt die Hörbahn zu den Colliculi inferior im Mittelhirn, wo eine weitere Umschaltung erfolgt und die Informationen zum medialen Kniehöcker (Corpus geniculatum mediale) des Thalamus übertragen werden. Über den medialen Kniehöcker werden die auditorischen Informationen zum primären Hörkortex (Heschl-Querwindung) auf dem Gyrus temporalis superior weitergeleitet. Diese Hörbahn besteht aus mindestens 5–6 Neuronen. Durch die bilaterale Verschaltung im Olivenkomplex und in den Colliculi inferior (Commissura colliculi inferiores) kann die Anzahl der Neurone auch größer werden. Wichtig ist, dass schon früh Informationen eines Ohrs auf beide Seiten verteilt werden. Die kontralateralen Verschaltungen sind jedoch häufiger und effizienter, was u.a. anhand monauraler Stimulationen und den damit zusammenhängenden Aktivierungen im Hörkortex zu erkennen ist. Werden akustische Reize nur dem rechten Ohr präsentiert, ist die Aktivität im linksseitigen Hörkortex trotz Informationsübertragung auf beide Hemisphären stärker als im rechtsseitigen. Umgekehrte Aktivierungsverhältnisse entstehen, wenn nur das linke Ohr beschallt wird (Jäncke & Shah, 2002).

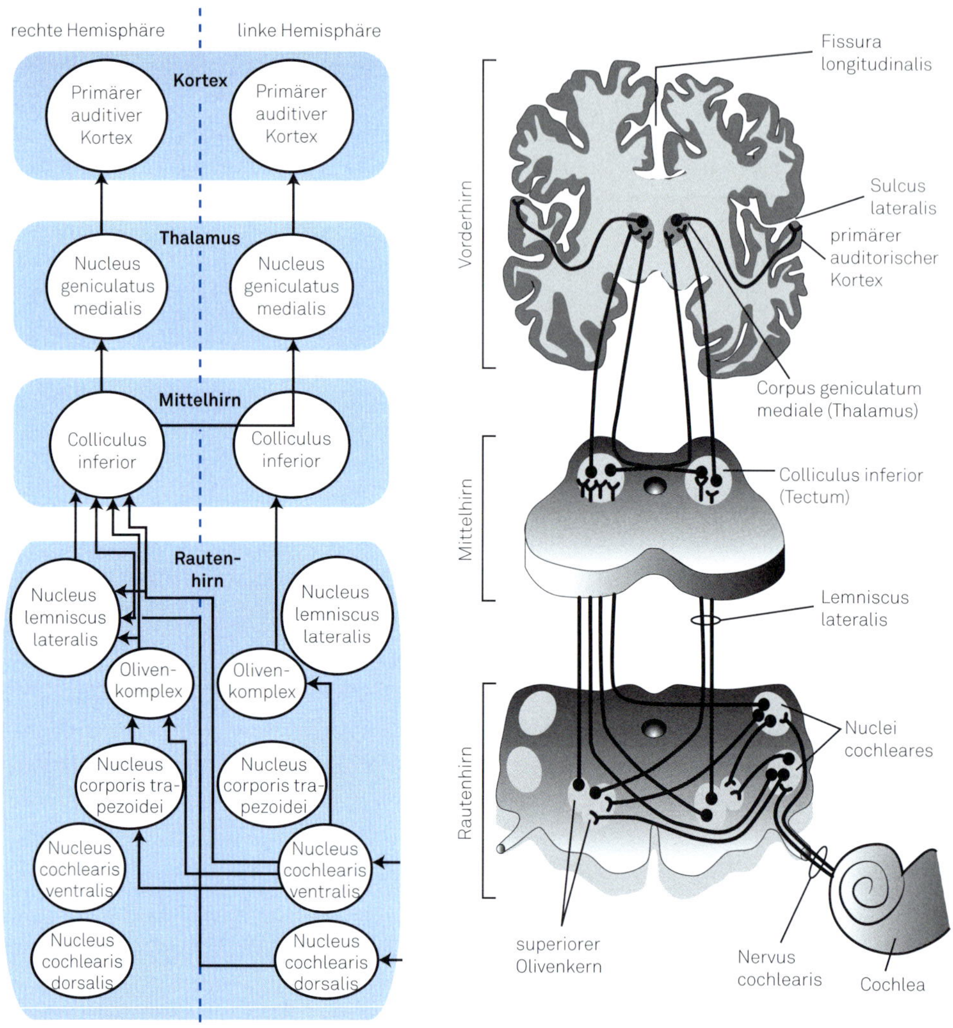

Abbildung 9-13: Schematische Darstellung der Hörbahn. Dargestellt sind die Kerngebiete des Rhombencephalons, Mesencephalons, Thalamus und der primäre Hörkortex. Dargestellt ist die Verschaltung aus der „Sicht" des linken Ohrs.

Hörkortex

Der Hörkortex besteht aus verschiedenen Teilgebieten mit unterschiedlichem zytoarchitektonischen Aufbau. Der primäre Hörkortex liegt auf dem Gyrus temporalis superior. Er kann gut darstellt werden, wenn die Sylvische Fissur mit einer Zange hochgeklappt wird, sodass die plane Fläche des Gyrus temporalis superior freiliegt (**Abb. 9-14**). So sind quer verlaufende Gyri zu erkennen, die auch als Querwindungen bezeichnet werden; dies sind die **Heschl-Querwindungen**. Bei ca. zwei Drittel aller Gehirne können auf der rechten Hemisphäre zwei und auf der linken nur eine Querwindung festgestellt werden. Auf den Heschl-Querwindungen (auch als Heschl-Gyrus bezeich-

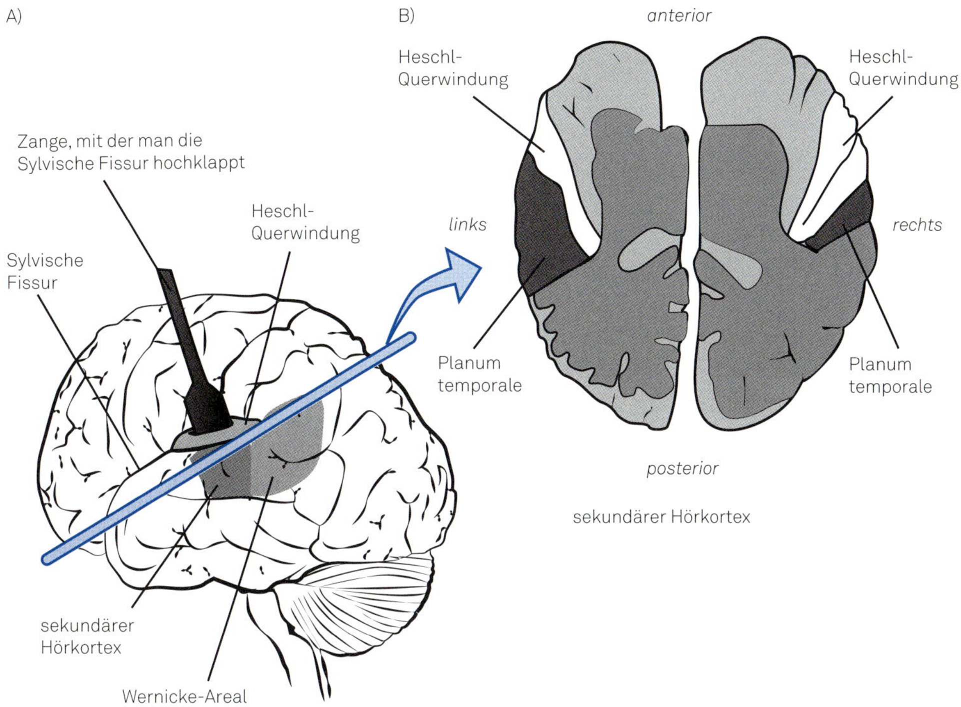

Abbildung 9-14: (A) Blick auf den lateralen Teil des Gehirns und Andeutung eines Horizontalschnitts durch die perisylvische Hirnregion. Dargestellt ist auch eine Zange, mit der die Sylvische Fissur abgehoben werden kann, sodass man den primären und sekundären Hörkortex freilegen und von außen betrachten kann. (B) Horizontalschnitt durch die Sylvische Fissur mit Hervorhebung der Heschl-Querwindungen und des Planum temporale. Zu erkennen sind rechts zwei Heschl-Querwindungen. Das Planum temporale liegt hinter den Heschl-Querwindungen und ist in der Regel links größer als rechts.

net) liegt der **primäre Hörkortex**. Er besteht aus drei Subarealen,[31] die einen ähnlichen zytoarchitektonischen Aufbau zeigen, der sich allerdings vom benachbarten sekundären Hörkortex deutlich unterscheidet: kleine granuläre Zellen, kleine Pyramidenzellen in Schicht IIIc, eine große Schicht IV und eine kleine Schicht V.

Hinter dem primären Hörkortex liegt auf dem Gyrus temporalis superior das **Planum temporale**. Es wird gelegentlich auch als „Dach" des Wernicke-Areals bezeichnet (Jäncke & Steinmetz, 2003). Weite Bereiche des Planum temporale sind mit einem stark granulären Kortex ausgestattet, dessen zytoarchitektonischer Aufbau dem des Assoziationskortex ähnelt. Dieser Kortextyp unterscheidet sich deutlich vom Kortex der primären Hörrinde und deutet an, dass Bereiche des Planum temporale in die sekundäre und tertiäre Verarbeitung auditorischer Informationen involviert sind. Auffallend ist v.a., dass das Planum temporale stark asymmetrisch ist. Bei den meisten Menschen ist es links deutlich größer als auf der rechten Seite. Bei Rechtshändern ist diese Links-rechts-Asymmetrie stärker ausgeprägt als bei Linkshändern (s. Kap. 6; **Abb. 9-14**).

31 Areal Te1.2, Te1.0 und Te1.1.

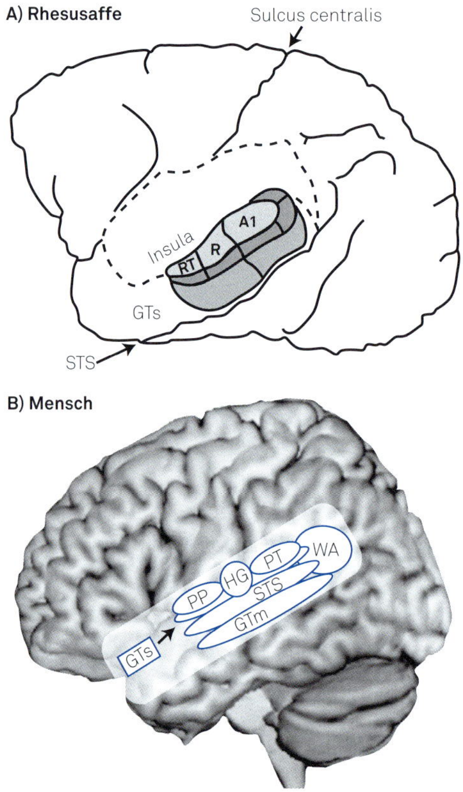

Abbildung 9-15: Schematische Darstellung der Hörkortexbereiche beim (A) Makaken und (B) Menschen. (A) Man erkennt den primären Hörkortex (A1) und die rostral angelagerten Bereiche des primären Hörkortex (R und RT). Um den primären Hörkortex ist ein erster „Gürtel" (belt) von sekundärem auditorischen Kortex angeordnet (in dunkelgrau gekennzeichnet). Um diesen lagert sich ein weiterer „Gürtel" an, der parabelt. Diese sekundären auditorischen Areale liegen alle auf dem Gyrus temporalis superior (GTs). (B) Man erkennt den Heschl-Gyrus (HG) auf dem der primäre Hörkortex liegt. Hinter dem Heschl-Gyrus ist das Planum temporale und davor das Planum polare. Die Neurone im Sulcus temporalis superior (STS), im Gyrus temporalis superior und medius sind auch in auditorische Analysen eingebunden. Eingezeichnet ist auch noch ein Teil des Wernicke-Areals (WA), das sich bis in den Parietallappen erstreckt. Alle Hirngebiete um die Sylvische Fissur werden auch als perisylvische Hirngebiete bezeichnet und sind mit einer Box gekennzeichnet.

Neben diesen beiden wichtigen Teilgebieten des Hörkortex sind weitere Hirngebiete in die auditorischen Analysen eingebunden: das Planum polare, das vor dem Heschl-Gyrus auf dem Gyrus temporalis superior liegt, sowie der gesamte Gyrus temporalis superior (GTs), die neuronalen Netze im Sulcus temporalis superior (STS) und Bereiche des dorsalen Gyrus temporalis medius (GTm), ferner ein anatomisch schwer abgrenzbares Gebiet am posterioren Ende der perisylvischen Hirnregion, das Parietallappenbereiche mit einschließt und als Teil des Wernicke-Areals bezeichnet wird **(Abb. 9-15)**.

Auf der Basis von Affenuntersuchungen wird davon ausgegangen, dass sich die unterschiedlichen Hirngebiete, die für die auditorische Wahrnehmung verantwortlich sind, wie „Gürtel" aneinanderlagern. Um den primären Hörkortex sind demnach die sekundären und tertiären Hirngebiete gürtelförmig angeordnet. Bei Makaken spricht man von einem „Kernhörkortex", dem primären Hörkortex (A1). Vor A1 liegen mindestens zwei rostrale Teile von A1 (R und RT). Um A1 herum ist der sekundäre auditorische Kortex wie ein „Gürtel" (belt) angeordnet. Um diesen „Gürtel" findet sich ein größerer „Gürtel", der im Englischen als parabelt bezeichnet wird **(Abb. 9-15)**.

Eine weitere anatomische Besonderheit besteht darin, dass der linksseitige Hörkortex über mehr Volumen weißer Substanz verfügt. Die Myelinisierung des Planum temporale ist auf der linken Hemisphäre stärker als auf der rechten. Aufgrund dessen wird vermutet, dass der linksseitige Hörkortex schnellere Analysen als der rechtsseitige durchführen kann (**Abb. 9-16**; Zatorre et al., 2002).

Funktionelle Neuroanatomie des Hörkortex

Der auditorische Kortex ist anatomisch anders aufgebaut als der visuelle Kortex: Bereits auf unterster Verarbeitungsebene werden die In-

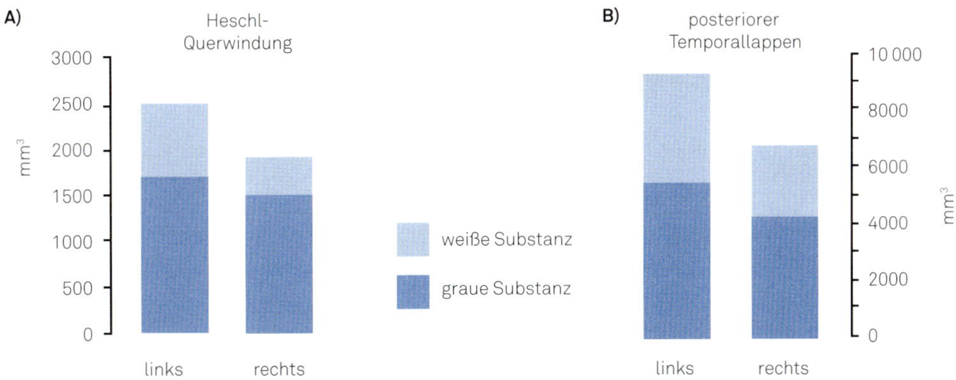

Abbildung 9-16: Schematische Darstellung der Volumenunterschiede für die graue und weiße Substanz im Heschl-Gyrus und im posterioren Temporallappen. (Nachgezeichnet und modifiziert nach Zatorre et al., 2002).

formationen beider Ohren zusammengeführt. Insofern ist auf kortikaler Ebene die Information des jeweiligen Ohrs praktisch verloren gegangen. Auch sind im auditorischen Kortex im Gegensatz zum visuellen Kortex weniger anatomisch-funktionelle Spezialisierungen zu erkennen, was nicht bedeuten muss, dass sie nicht vorliegen. Des Weiteren unterscheidet sich der auditorische Kortex des Menschen in vielen Aspekten von dem des Affen und anderer Tiere, weshalb bei direkten funktionell-anatomischen Vergleichen hinsichtlich auditorischer Funktionen zwischen Mensch und Tier Vorsicht geboten ist. Ein Beispiel hierfür sind die komplexen Sprachinformationen, die der Mensch lernen und auseinanderhalten kann. Wahrscheinlich ist der wesentliche Unterschied zwischen Mensch und Tier bezüglich des auditorischen Kortex in der Plastizität dieser Hirnregion beim Menschen zu sehen. Dafür spricht auch die sehr späte anatomische Reifung (s. Kap. 4).

Die auditorische Informationsverarbeitung ist in komplexe kognitive Prozesse eingebunden. So haben gerade beim Menschen Top-down-Einflüsse aus übergeordneten kortikalen Zentren erhebliche Auswirkungen auf das auditorische System. Wie in Kapitel 10 dargestellt werden wird, kann der Mensch willentlich den auditorischen Kanal abschwächen oder „verschließen", sodass die akustischen Informationen im primären auditorischen Kortex nicht oder zumindest stark abgeschwächt verarbeitet werden. Auf der anderen Seite ist es möglich, den auditorischen Kortex durch Aufmerksamkeit zu „schärfen" und ihn durch Übung zu besonderen Leistungen zu befähigen (z. B. bei Profimusikern, s. Kap. 17). Im Folgenden werden einige funktionell-anatomische Aspekte der auditorischen Wahrnehmung dargestellt.

Anhand von Einzelzellableitungen bei Affen konnte wiederholt eine **Tonotopie** des auditorischen Kortex herausgearbeitet werden. Diese Tonotopie legt nahe, dass die Anordnung der Frequenzsensibilitäten auf der Basilarmembran auch im primären auditorischen Kortex abgebildet ist. In anderen Worten bedeutet dies, dass bestimmte Neuronengruppen im auditorischen Kortex für die Verarbeitung von spezifischen Frequenzen spezialisiert sind. Die Untersuchungen am Affenkortex ergaben, dass tiefe Frequenzen von Neuronen im anterolateralen Teil und hohe Frequenzen im posteromedialen Teil des auditorischen Kortex verarbeitet werden **(Abb. 9-17)**.

Diese „ordentliche" Anordnung von frequenzspezialisierten Neuronen wird in man-

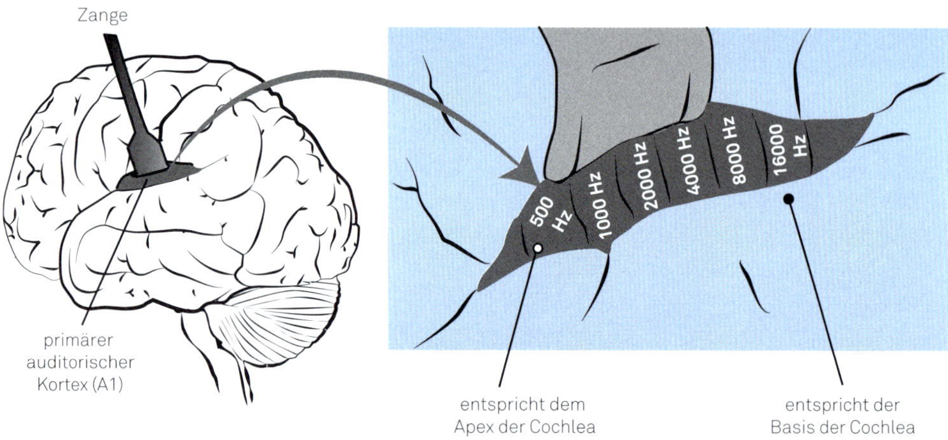

Abbildung 9-17: Typische Tonotopie im Hörkortex des Affen. Tiefe Töne werden vorrangig anterolateral und hohe Töne posteromedial verarbeitet. Links ist ein typisches menschliches Gehirn dargestellt, da oft die Tonotopie des Affengehirns für das Menschengehirn aus didaktischen Gründen übernommen wird.

chen Lehrbüchern auch auf den menschlichen Hörkortex übertragen. Untersuchungen am Menschen mittels moderner bildgebender Verfahren konnten diese Art der Tonotopie allerdings nicht belegen. Eine der ersten Untersuchungen, die zu einem anderen Ergebnis kam, ist die von Mühlnickel und Kollegen (1998). Sie hatten die Tonotopie mittels Magnetenzephalografie untersucht und eine von lateral nach medial angeordnete Tonotopie festgestellt, wobei die tiefen Töne von lateralen und die hohen von medial angeordneten Neuronen verarbeitet werden **(Abb. 9-18)**. Eine anterior-posteriore Anordnung, wie in den meisten Untersuchungen an Affen, konnten die Autoren nicht feststellen.

Eine andere Arbeitsgruppe nutzte die funktionelle Magnetresonanztomografie und konnte ein komplexes Muster der Tonotopie im auditorischen Kortex des Menschen feststellen (Formisano et al., 2003). Gemäß ihrer Ergebnisse existieren mehrere Streifen von Neuronengruppen, auf denen sich von anterolateral bis posteromedial die Frequenzsensibilitäten ändern **(Abb. 9-18)**. So konnte ein medial gelegener Streifen identifiziert werden, bei dem der anterolaterale Teil für hohe Frequenzen (1,1–2 kHz) spezialisiert ist. Weiter medial finden sich Neurone, die besonders auf niedrige Frequenzen (0,5–0,3 kHz) reagieren, während sich medial wieder Neuronengruppen anschließen, die besonders auf hohe Frequenzen (bis 3 kHz) ansprechen. Ein weiteres Band, das sich lateral an das erste mediale angliedert, ist nach vorne ausgedehnt, wo die Neurone für die hohen Frequenzen sehr weit anterolateral zu finden sind. Weiter mesial liegende Neurone zeigen ein umgekehrtes Muster mit anterioren Neuronengruppen, die besonders stark auf Töne mit hohen Frequenzen ansprechen, und posterioren Neuronengruppen, die auf Töne niedriger Frequenz reagieren. Zusammengefasst ist festzuhalten, dass die Tonotopie im auditorischen Kortex des Menschen komplexer als bei Primaten ist.

Die auditorische Wahrnehmung ist ein **hierarchischer Prozess**, auf dessen unterster Ebene elementare auditorische Analysen durchgeführt werden **(Abb. 9-19)**. Die Ergebnisse werden den nächsthöheren Verarbeitungsmodulen zugeführt (Bottom-up-Weg, Kap. 7). Im primären Hörkortex werden die ersten Frequenzanalysen vorgenommen, die Intensitäten der akustischen Reize codiert

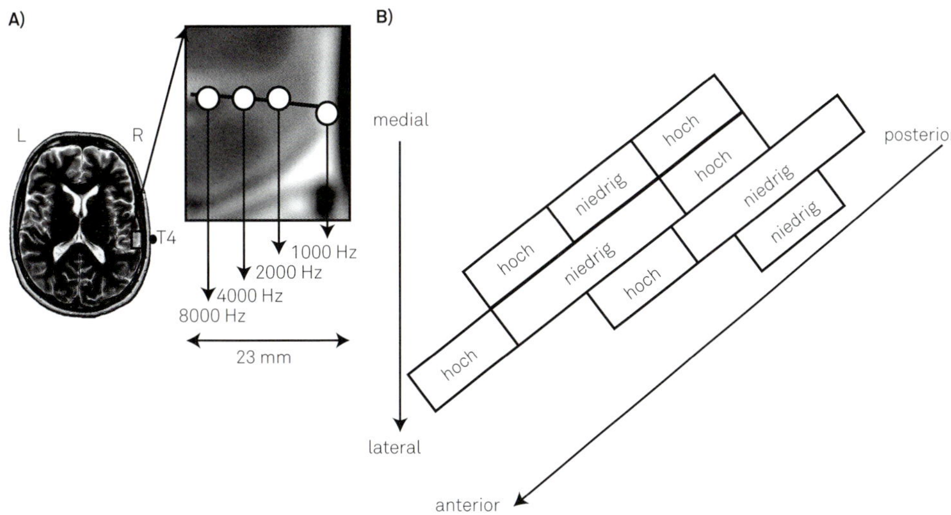

Abbildung 9-18: (A) Tonotopie im primären auditorischen Kortex des Menschen. Diese Tonotopie wurde mittels Magnetenzephalografie erschlossen. (B) Tonotopie, die anhand von Arbeiten mit der funktionellen Magnetresonanztomografie beim Menschen berechnet wurde.

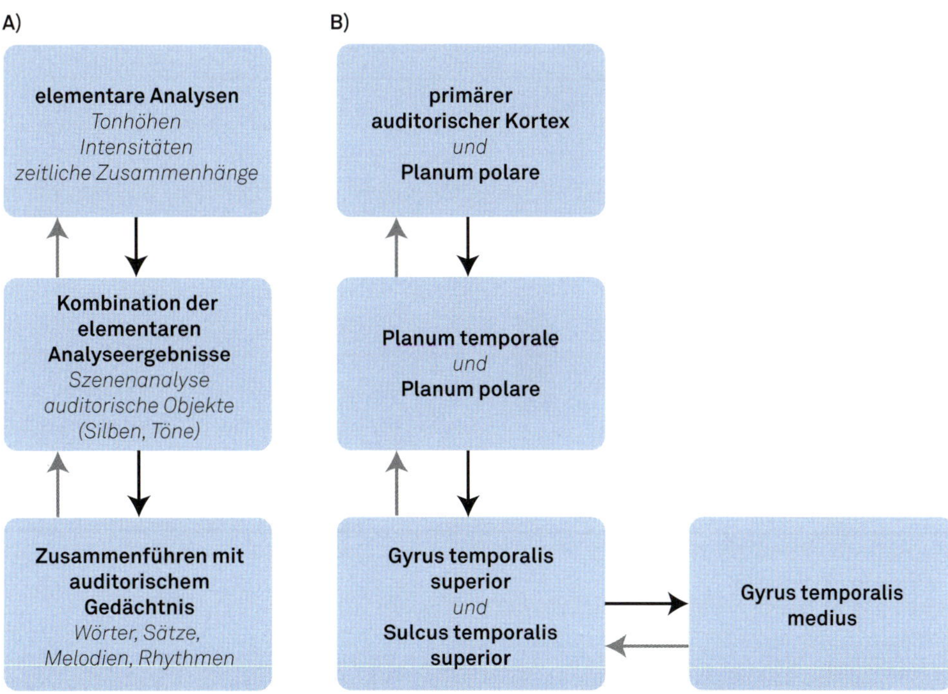

Abbildung 9-19: Schematische Darstellung der hierarchischen Organisation des auditorischen Systems. (A) Hierarchische Organisation der Verarbeitung im auditorischen System. (B) Zuordnung der Hirngebiete zu den Verarbeitungsebenen.

und erste zeitliche Analysen durchgeführt. Auf der nächsthöheren Ebene werden die Ergebnisse dieser elementaren Analysen zusammengeführt. Als wesentliche Hirnstruktur für diesen Bearbeitungsschritt wird das Planum temporale diskutiert, das gelegentlich auch als *Computational Hub* bezeichnet wird (Griffiths & Warren, 2002), um zum Ausdruck zu bringen, dass in diesem Hirngebiet komplexe Berechnungen stattfinden, die weit über die im primären auditorischen Kortex hinausgehen. Arbeiten mit bildgebenden Verfahren haben jedoch auch gezeigt, dass das Planum polare, das vor dem Heschl-Gyrus liegt, in ähnlicher Weise in komplexe Analysen eingebunden ist. Das Erkennen von sinntragenden auditorischen Elementen erfolgt jedoch erst in späteren Verarbeitungsschritten im Gyrus temporalis superior und in den neuronalen Netzwerken des Sulcus temporalis superior. Der Gyrus temporalis medius wird v.a. bei Sprachanalysen aktiviert, wenn die auditorisch dargebotenen Wörter und Sätze hinsichtlich grammatikalischer Aspekte analysiert werden.

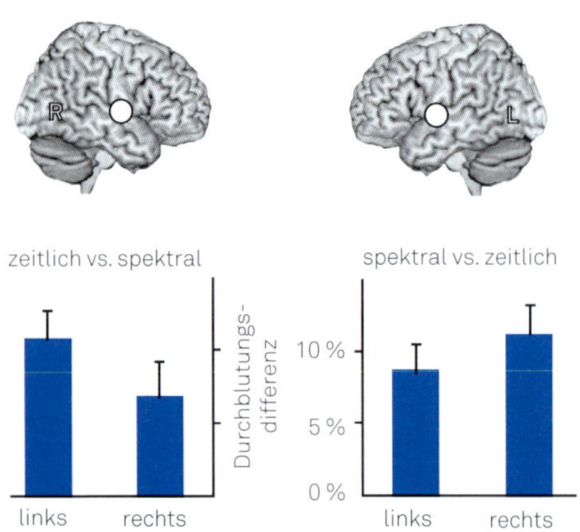

Abbildung 9-20: Verarbeitung von spektraler vs. temporaler Information im auditorischen Kortex. Spektrale Informationen werden verstärkt im rechtsseitigen Hörkortex und temporale Informationen im linksseitigen Hörkortex verarbeitet (nachgezeichnet nach Zatorre et al., 2002). Die hier dargestellten Durchblutungsveränderungen finden sich eher im Planum polare. Dargestellt sind die Durchblutungsdifferenzen zwischen den Bedingungen, in denen zeitliche oder spektrale Informationen verarbeitet wurden.

Generell scheinen auf den untersten Verarbeitungsebenen keine ausgeprägten funktionellen **Hemisphärenasymmetrien** in den auditorischen Modulen vorzuliegen. Erst auf den höheren Verarbeitungsstufen, auf denen komplexere Analysen durchgeführt werden, finden sich funktionelle Hemisphärenasymmetrien. So zeigt sich im Planum temporale eine Linksasymmetrie der Durchblutung, wenn die Versuchspersonen Konsonant-Vokal-Silben (und insbesondere kurze Stimmeinsatzzeiten) analysieren. Für die Analyse von Vokalen offenbaren sich symmetrische Durchblutungsmuster. Wie oben erwähnt, ist der linksseitige Hörkortex besser myelinisiert, wodurch die Informationen dort wahrscheinlich schneller innerhalb der Netzwerke transferiert werden können.

Dieser schnellere Informationsaustausch könnte auch der Grund dafür sein, dass der linksseitige Hörkortex für Zeitanalysen kurzer Ereignisse (< 100 ms) besser geeignet ist als der rechtsseitige. Da viele Sprachreize durch kurze Elemente charakterisiert sind (z.B. Stimmeinsatzzeiten von stimmlosen Konsonanten), ist es denkbar, dass diese besser im linksseitigen Hörkortex verarbeitet werden. Dafür spricht die linksseitig dominierende Durchblutung im Planum temporale bei der Analyse von Konsonant-Vokal-Silben. Bei der Analyse von Musik sind im Vergleich zur Sprache mehr Frequenzanalysen erforderlich oder es stehen Analysen von Melodien und Rhythmen im Vordergrund, für die nicht zwingend schnelle auditorische Analysen erforderlich sind. Diese Analysen werden verstärkt rechtsseitig durchgeführt. Insofern wird argumentiert, dass der linksseitige Hörkortex eher in zeitliche und der rechtsseitige in spektrale Analysen eingebunden ist (Zatorre et al., 2002).

Die **Intensität** akustischer Reize wird in den Haarzellen durch die Aktionspotenzialfrequenz codiert. Je lauter der Reiz, desto höher ist die Aktionspotenzialfrequenz im jeweiligen Nervus cochlearis. Diese Intensitätscodierung gelingt allerdings nur bis zu einer Schallintensität von ca. 55–60 dB, darüber hinaus kann die Schallintensität nicht mehr über die Zunahme der Aktionspotenzialfrequenz codiert werden. Da aber die meisten auditorischen Reize in unserer Umwelt eine größere Intensität als 60 dB aufweisen, stellt sich die Frage, wie das auditorische System höhere Schallintensitäten codiert. Jenseits dieser Schallintensitäten werden benachbarte Neurone im Hörkortex rekrutiert. Dies führt dazu, dass das aktivierte Volumen im primären und sekundären Hörkortex zunimmt, je lauter die akustischen Reize werden (s. **Abb. 7-8**).

Je komplexer ein akustischer Reiz wird, desto mehr Neuronengruppen sind an der Verarbeitung beteiligt. Dies zeigt sich in bildgebenden Arbeiten in einer Ausbreitung der Aktivierung im auditorischen Kortex. Subtrahiert man die Hirnaktivität, die sich nach Präsentation einfacher akustischer Reize (z.B. Töne) zeigt, von den Aktivierungen nach Präsentation von Klängen (die über ein reiches Obertonrepertoire verfügen), ist die „zusätzliche“ Aktivierung im primären und sekundären Hörkortex bei komplexen Klängen deutlich erkennbar (Menon, 2002; **Abb. 9-21**). Ähnliche Aktivitätszunahmen im Hörkortex finden sich letztlich bei allen komplexen Klängen, Geräuschen oder sonstigen akustischen Reizen. Je mehr Teilanalysen durchzuführen sind, desto stärker bzw. desto räumlich ausgedehnter ist die Aktivierung.

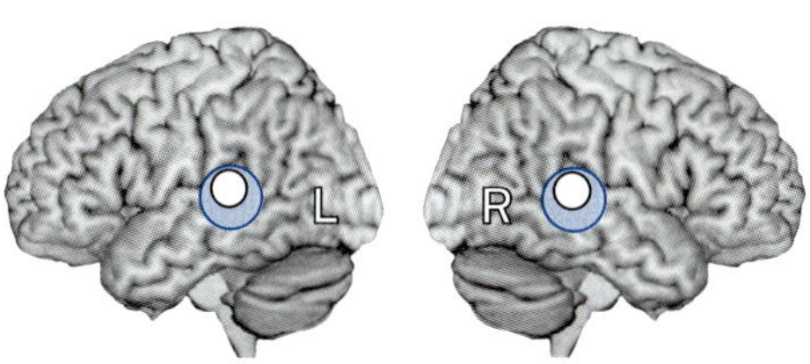

Abbildung 9-21: Die durch Klänge im Vergleich zu einfachen Tönen evozierte Durchblutungszunahme im primären und sekundären Hörkortex. Der kleine Kreis indiziert die Hirnaktivierung bei einfachen Tönen und der große Kreis die Hirnaktivierung bei komplexen Klängen.

Dass der Mensch zwei Ohren hat, ermöglicht ihm das Richtungshören, denn die Schallwellen von Quellen, die nicht genau mittig vor oder hinter uns liegen, kommen an dem näher zur Quelle liegenden Ohr um einen Sekundenbruchteil früher an, was als **interaurale Zeitdifferenz** bezeichnet wird. Nicht nur die Laufzeiten der Schallwellen zu den beiden Ohren unterscheiden sich, sondern auch die Intensitäten, mit denen die Schallwellen die Ohren erreichen. Diese **interaurale Pegeldifferenz** entsteht dadurch, dass der Kopf einen „Schatten“ wirft, der die Intensität der Schallwellen vermindert, die auf das weiter von der Schallquelle entfernte Ohr treffen. Diese Abschwächung betrifft v.a. hochfrequente Töne, da diese im Verhältnis zur Kopfgröße kurze Wellenlängen haben und daher vom Kopf leichter reflektiert werden. Tieffrequente Töne haben dagegen lange Wellenlängen, sodass sie vom Kopf nicht beeinträchtigt werden. Bei Affen konnten im Olivenkomplex Neurone identifiziert werden, die spezifisch auf interaurale Zeitdifferenzen ansprechen.

Beim Menschen werden zwar wie beim Affen bereits auf Hirnstammebene interaurale Differenzen berechnet, wichtig sind jedoch auch die kortikalen Mechanismen der Raumwahrnehmung. **Raumwahrnehmung** beim Menschen basiert sehr stark auf Erfahrung und deshalb auf im Gedächtnis gespeicherten Informationen. Um sich im Raum zurechtzufinden, werden auch Informationen aus anderen Modalitäten genutzt. Man muss sich nur vorstellen, wie unterschiedlich die Umwelten sind, die sich der Mensch selbst gestaltet hat. Stellen Sie sich vor, Sie würden in Manhattan oder in einem kleinen Häuschen auf dem Land leben. In Manhattan sind andere Geräuschquellen vorhanden als auf dem Land. Hinzu kommt, dass die Schallreflexionen in Manhattan wegen der vielen Hochhäuser sich von denen auf dem Land unterscheiden. Insofern muss die Lokalisation der Geräusche beim Menschen viel stärker auf Erfahrung beruhen als beim Affen.[32] Tatsächlich haben mehrere Arbeiten gezeigt, dass beim Menschen kortikale Neurone bzw. Neuronengruppen (nicht nur Hirnstammneurone) an der Raumorientierung beteiligt sind. Wenn akustische Reize zur Raumorientierung genutzt werden, sind v.a. posteriore perisylvische Hirngebiete aktiv. Müssen jedoch unterschiedliche Geräusche erkannt und ihnen eine Bedeutung zugeordnet werden (z.B., um typische Marktplatz-, Verkehrs-, Geschäfts- oder Bahnhofsgeräusche voneinander zu unterscheiden), sind v.a. Hirngebiete im mittleren und unteren Temporallappen aktiv. Auf der linken Hemisphäre ist auch der inferiore Frontalkortex aktiv, wahrscheinlich, weil Arbeitsgedächtnisfunktionen genutzt werden (Maeder et al., 2001). Neuere Arbeiten haben gezeigt, dass insbesondere die rechtsseitigen posterioren perisylvischen Hirngebiete für die auditorische Raumwahrnehmung spezialisiert sind (Spierer et al., 2009).

Werden Sprachsignale dargeboten, deren **Verständlichkeit** durch entsprechende akustische Manipulationen variiert wird, ist oft ein anteriores Gebiet im Sulcus temporalis superior der linken Hemisphäre besonders stark aktiviert. Einige Forscher vermuten, dass dieses Hirngebiet insbesondere für das Erkennen menschlicher Sprache von Bedeutung ist (Scott et al., 2000).

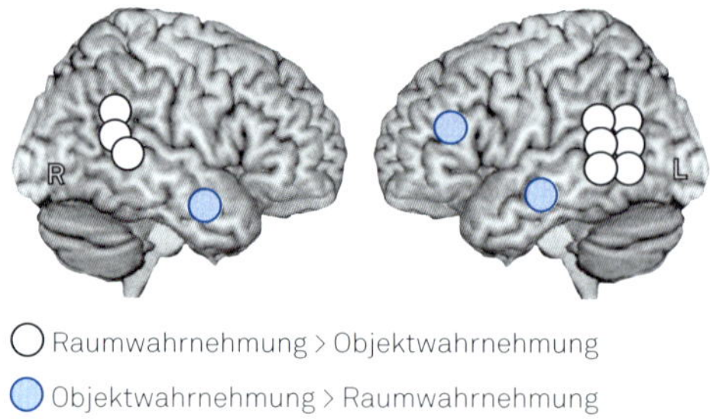

Abbildung 9-22: Schematische Darstellung der Hirngebiete, die bei auditiver Raumwahrnehmung stärker als bei auditiver Objektwahrnehmung aktiviert sind.

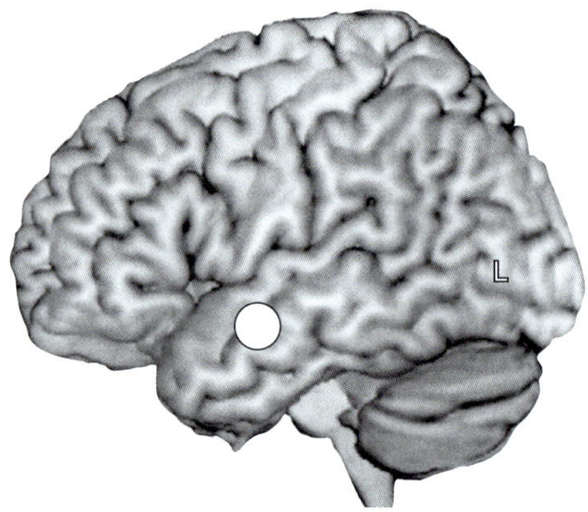

Abbildung 9-23: Schematische Darstellung des Hirngebiets (Sulcus temporalis superior links), das insbesondere bei der Verarbeitung der Sprachverständlichkeit beteiligt ist.

Wir können uns auch sehr gut vorstellen, etwas zu hören, ohne dass die akustischen Reize physikalisch präsent sind, z.B. ein Musikstück, das uns nicht mehr aus dem „Kopf" zu gehen scheint. In diesem Fall ist in der Regel der sekundäre Hörkortex aktiv, der die **auditorischen Gedächtnisbilder** abruft und sie unserem Bewusstsein zuführt. Dies ist ein Beispiel einer Top-down-Verarbeitung, bei der übergeordnete Verarbeitungsmodule des auditorischen Systems die Wahrnehmungsinhalte generieren.

32 Das soll nicht bedeuten, dass Affen nicht prinzipiell in der Lage wären, ähnliche Raumorientierungen zu lernen. In ihrer natürlichen Umwelt sind solche erfahrungsbedingten Einflüsse nur geringer.

Diese Hirngebiete können auch aktiv sein, ohne dass die akustischen Reize präsent sind. Bei professionellen Pianisten kann dieses Phänomen eindrücklich beobachtet werden, wenn sie auf einem elektrischen Piano spielen und kurzfristig der Lautsprecher abgestellt wird. Wird dann die Hirnaktivität mittels funktioneller Magnetresonanztomografie gemessen, zeigt sich, dass der Hörkortex (in der Regel der sekundäre) beim Spielen aktiv ist, ohne dass der Pianist sein eigenes Spiel hören kann. Offenbar stimulieren die motorischen Programme zum Ansteuern der Fingerbewegungen gleichzeitig auch das auditorische System, um die auditorischen Perzepte abzurufen, die mit den spezifischen Fingerbewegungen gekoppelt sind (Baumann et al., 2007). Diese besondere Kopplung zwischen dem motorischen und dem auditorischen System ist durch häufiges Pianospielen aufgebaut worden.

Auch ohne exzeptionelle Expertise finden sich Kopplungen zwischen dem auditorischen und anderen sensorischen Systemen. Viele visuelle Episoden sind in unserem Gedächtnis mit typischen auditorischen Perzepten gekoppelt. Sieht man z.B. einen Hammer, der auf einen Nagel geschlagen wird, erwartet man im Moment des Auftreffens auf den Nagel ein charakteristisches Geräusch. Auch wenn der Hammer zu Boden fällt und wir die Flugbahn des Hammers visuell verfolgen, erwarten wir im Moment des Aufschlags ein typisches Geräusch. Dies sind typische Episoden, die mit charakteristischen auditorischen Perzepten gekoppelt sind. In einem Experiment, in dem diese visuell-auditorischen Kopplungen kortikal kartiert wurden, wurden den Probanden in einer Versuchsbedingung Videoclips dargeboten, in denen der Ton abgeschaltet war. In den Kontrollbedingungen wurden diese Videoclips mit Ton dargeboten. Es zeigte sich, dass in der Anordnung ohne Ton auch der sekundäre Hörkortex aktiv war, so, als würden die Versuchspersonen das „fehlende" Geräusch automatisch in die visuelle Szene „hineinassoziieren" (Bunzeck et al., 2005).

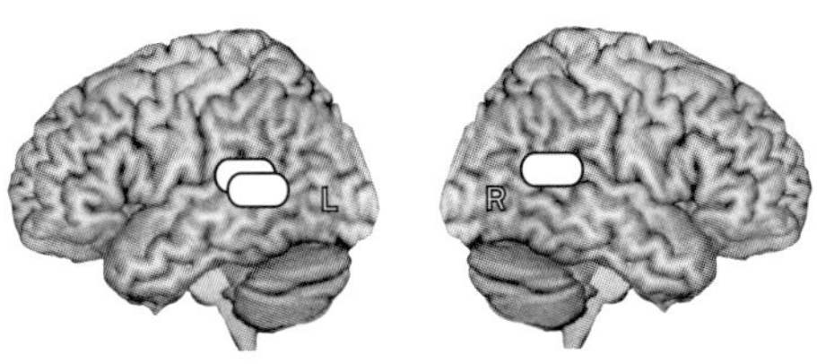

Abbildung 9-24: Schematische Darstellung der Aktivierungen, die in der Studie von Bunzek et al. (2006) gefunden wurden. Die markierten Hirngebiete waren bei Präsentation von Videoclips aktiv, bei denen der Ton abgeschaltet war. Diese Filmsequenzen waren allerdings mit typischen auditorischen Wahrnehmungen gekoppelt. Offenbar evozieren die visuellen Stimuli auditorische Perzepte, die über den sekundären auditorischen Kortex abgerufen werden.

Derartige **visuoauditorische Assoziationen** können durch Lernen aufgebaut werden. Ein entsprechendes Experiment wird in Kapitel 17 (Plastizität) besprochen. Werden für einige Minuten gleichzeitig visuelle und auditorische Reize präsentiert, ist es möglich, allein durch die Präsentation der visuellen Reize den sekundären Hörkortex zu aktivieren (s.a. **Abb. 17-9**). Obwohl visuoauditorische Assoziationen durch Lernen etabliert werden und obwohl sie eine normale Variante des Lernens und der Hirnplastizität sind, können die mit diesen Experimenten erzielten Befunde dazu beitragen, pathologische visuoauditorische Kopplungen besser zu verstehen.

Ein interessantes pathologisches Problem sind **Musikhalluzinationen** bei Personen, die infolge von Erkrankungen des peripheren Hörsystems ertaubt sind. Im Zustand vollständiger Taubheit entwickeln einige dieser Personen Musikhalluzinationen. Das bedeutet, dass sie, ohne dies unterdrücken zu können, Musikstücke oder Fragmente von Musikstücken „hören". Diese Musikstücke sind physikalisch nicht präsent, sondern entstehen über einen Top-down-Prozess im Hörkortex. Dies konnte Timothy Griffiths (2000) in einem berühmten Experiment eindrücklich belegen. Er untersuchte die Hirndurchblutung mittels Positronen-Emissions-Tomografie bei diesen Patienten und korrelierte die Durchblutungskennwerte mit der subjektiven Stärke der Musikhalluzinationen. Dabei stellte er fest, dass die Durchblutungsstärke im sekundären auditorischen Kortex mit der Stärke der Musikhalluzinationen korrelierte. Offenbar induziert der sekundäre auditorische Kortex die Wahrnehmung der Musik.

Neurophysiologie des auditorischen Systems

Die im vorangegangenen Abschnitt dargestellten Befunde zeigen im Wesentlichen, welche Hirngebiete an der auditorischen Wahrnehmung beteiligt sind. Das menschliche Gehirn agiert jedoch als ein dynamisches System, das innerhalb weniger Millisekunden Informationen verarbeitet und Vorhersagen für kommende Ereignisse herausarbeitet. Für die Analyse schneller Prozesse im Zusammenhang mit der auditorischen Wahrnehmung muss demzufolge auf Registriermethoden zurückgegriffen werden, die im Millisekundenbereich neurophysiologische Hirnaktivierungen erfassen. Typische Methoden, die dazu beim Menschen eingesetzt werden, sind die Magnetenzephalografie und die Elektroenzephalografie. Selten werden auch intrazerebrale Ableitungen am offengelegten Gehirn durchgeführt. Häufiger wird versucht, anhand der Skalpverteilung der elektrischen Hirnaktivität (oder an der Magnetfeldverteilung an der Schädeloberfläche) die intrazerebralen Quellen der Aktivitäten zu schätzen. Wie in Kapitel 5 besprochen, sind diese noninvasiven Schätzungen intrazerebraler Aktivierungsquellen mittlerweile recht genau.

Die auditorische Wahrnehmung erfordert eine **Serien-parallel-Wandlung** der auditorischen Signale, da das zu analysierende akustische Signal eine sequenzielle Abfolge von akustischen Reizen ist. Diese Reize müssen nacheinander analysiert werden, um einen Begriff oder ein Perzept auszulösen. Bei Sprachsignalen setzt sich eine Serie von Phonemen zu Silben und letztlich zu Wörtern zusammen. Auch auf der nächsthöheren Ebene müssen die Wörter zu Satzfragmenten, Sätzen oder ganzen Sinneinheiten zusammengefügt werden. Bei Musikreizen ist dies genauso: Mehrere nacheinander dargebotene Töne (Klänge) machen eine Melodie aus. Die visuelle Wahrnehmung ist mehr durch parallele Verarbeitung gekennzeichnet. Erst wenn Bilderserien oder Filme wahrgenommen werden, wird eine Serien-parallel-Wandlung notwendig.

Der besondere serielle Charakter der auditorischen Reize erfordert auch eine schnelle Analyse mit vielen prädiktiven Anteilen (feedforward). Das ist ungefähr so vorstellbar, dass gerade verarbeitete auditorische Signale einen Mechanismus auslösen, der die zu erwartenden nächsten auditorischen Reize vorhersagt. Nur so kann das auditorische System den Strom der schnell aufeinanderfolgenden akustischen Reize analysieren und zu einer Wahrnehmung gelangen. Dieser **Vorhersagemechanismus** ist zwingend notwendig, um den akustischen Signalstrom in sinnvolle Elemente zu unterteilen. Vor allem bei den Sprachsignalen sind die Grenzen zwischen Phonemen und Silben oft fließend. Bei Musikstücken ist dies ähnlich, denn oft „fließen" die Töne ineinander, sodass die Grenzen zwischen den Tonübergängen nicht immer eindeutig erkennbar sind.

Insgesamt machen diese Beispiele deutlich, dass gerade bei der auditorischen Wahrnehmung schnelle Analyseprozesse, die durch Vorhersagemechanismen ergänzt werden, notwendig sind. Insofern sind zur Analyse der neurophysiologischen Grundlagen der auditorischen Wahrnehmung auch Methoden sinnvoll, die eine Registrierung neurophysiologischer Ereignisse auf Millisekundenbasis ermöglichen.

Frühe auditorische Verarbeitung

Mittels Elektro- und Magnetenzephalografie können die auditorisch evozierten Potenziale gemessen werden, die am besten am Vertex des Schädels (Elektrodenposition Cz) ableitbar sind (s. a. Kap. 5). Typischerweise ist dieses auditorisch evozierte Potenzial durch die Potenzialabfolge P1, N1, P2 gekennzeichnet, weshalb diese Potenzialfolge gelegentlich auch als **P1-N1-P2-Komplex** bezeichnet wird.

Die P1-Komponente ist eine positive Deflexion des evozierten Potenzials, das ca. 50 ms nach Reizeinsatz am Vertex zu messen ist. Die neuronalen Generatoren sind v. a. im primären Hörkortex geortet worden. Zu diesen Hirngebieten gehören der Hippocampus, das Planum temporale, laterale Temporalkortexanteile und wahrscheinlich auch Hirnstammkerne (Martin et al., 2008). An diesen verteilten Generatoren ist zu erkennen, dass bereits auf einer frühen Stufe der auditorischen Informationsverarbeitung der primäre Hörkortex mit anderen Hirngebieten interagiert.

Die folgende N1-Komponente tritt mit Maximalamplitude ca. 100 ms nach Reizeinsatz auf. Für diese Komponente sind viele intrazerebrale Generatoren gefunden worden, v. a. im primären und sekundären Hörkortex (Planum temporale und posteriorer Gyrus temporalis superior; Meyer et al., 2006). Die folgende P2-Komponente hat ihr Maximum ca. 180 ms nach Reizeinsatz. Die intrazerebralen Generatoren sind weit verteilt und können im Hörkortex, aber auch außerhalb liegen, z. B. in den Mittellinienstrukturen des Frontalkortex und Parietallappens (Meyer et al., 2006). Da sich akustische Reize über die Zeit entfalten, ist der Reiz präsent, während sich das evozierte Potenzial entfaltet.

Am Ende des akustischen Reizes ist ein abgeschwächter P1-N1-P2-Komplex zu beobachten. Der erste P1-N1-P2-Komplex tritt nach Reizeinsatz auf und wird als **On-Reaktion** bezeichnet, während der zweite P1-N1-P2-Komplex nach Reizende auftritt und als **Off-Reaktion** bezeichnet wird **(Abb. 9-25)**.

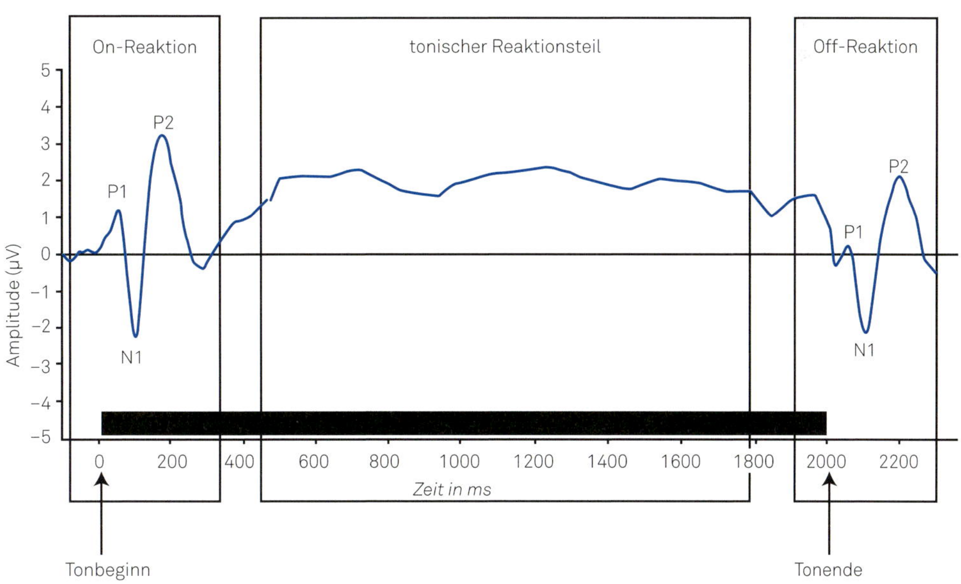

Abbildung 9-25: Typischer P1-N1-P2-Komplex nach Tondarbietung. Nach Toneinsatz istdie On-Reaktion und nach Tonende die Off-Reaktion erkennbar.

Solche On-Off-Reaktionen treten praktisch bei allen akustischen Reizen auf, die länger als 400 ms dauern.

Bei kurzen Reizen sind die Off-Reaktionen nicht mehr erkennbar, da sie in der On-Reaktion verborgen sind. Der physiologische Prozess des Verarbeitens des Reizendes findet jedoch statt, auch wenn er nicht mehr eindeutig erkennbar ist. Werden lange Reize (die z. B. 2 s lang sind) verwendet, dann lässt sich der tonische Mittelteil der neurophysiologischen Reaktion sehr gut separieren **(Abb. 9-25)**. Bei kurzen Reizen sind diese Teile ebenfalls vorhanden, nur meistens in die Komponentenabfolge der On-Reaktion eingebettet. Anhand dieses Beispiels ist zu erkennen, dass die auditorische Analyse ein sequenzieller Prozess ist, bei dem Reizbeginn und -ende sowie der tonische Mittelteil des Reizes separat verarbeitet werden.

Diese und ähnliche Aufeinanderfolgen von neurophysiologischen Reaktionen sind bei der sequenziellen Tondarbietung und bei der Präsentation von Sprachlauten zu erkennen. Bei der sequenziellen Darbietung von Tönen (z. B. bei der Präsentation eines Musikstücks) löst jeder Ton drei neurophysiologische Reaktionen aus: die On-Reaktion, einen tonischen Mittelteil und die Off-Reaktion. Auch beim Wechsel innerhalb eines Lauts (z. B. bei dem Diphthong /ue/ in „Gruezi“) kann man beim Wechsel von den Formanten, die typisch sind für das /u/, zu den Formanten, die typisch sind für das /e/, eine On-Reaktion feststellen, vorausgesetzt, der Diphthong wird mindestens 400 ms lang ausgesprochen (Martin et al., 2008). Diese zweite On-Reaktion wird auch *Acoustic Change Complex* (ACC) genannt **(Abb. 9-26)**. Sie wird in der Phonetik und der Klinischen Linguistik häufig genutzt, um zu überprüfen, ob die Testpersonen in der Lage sind, Formantwechsel zu verarbeiten.

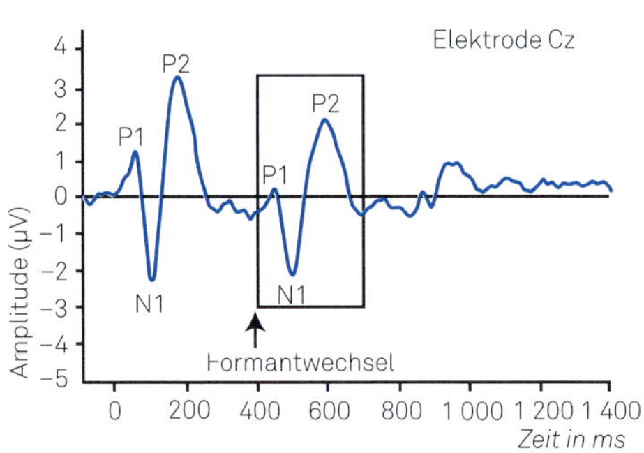

Abbildung 9-26: Acoustic Change Complex (ACC) bei der Wahrnehmung eines Diphthongs. Die zweite On-Reaktion indiziert den Formantwechsel von /u/ nach /e/ des Diphthongs /ue/ (nach Martin et al., 2008).

Dieser P1-N1-P2-Komplex kann auch gemessen werden, wenn die akustischen Reize nicht physikalisch präsent sind, sondern von den Versuchspersonen nach einem Hinweisreiz vorgestellt werden (Martin et al., 2008).

Die auditorische Analyse ist, wie oben dargestellt, ein schneller **sequenzieller Prozess**. Um zu verdeutlichen, wie schnell die beteiligten neurophysiologischen Prozesse sich während des Verarbeitens von auditorischen Reizen verändern, können die während der Reizverarbeitung gemessenen Hirnaktivitäten statistisch gruppiert werden. Gemessen wird die Hirnaktivität während der Reizdarbietung, z. B. mit einem hochauflösenden EEG (z. B. 128 Elektroden). Anschließend werden die evozierten Potenziale auf diese Reize und die Verteilung derselben ermittelt, um für jede Millisekunde eine Verteilung der elektrischen Aktivität an der Schädeloberfläche zu erhalten. Nun kann über die Zeit berechnet werden, wie lange die Verteilung der elektrischen Aktivität konstant bleibt bzw. wann sie wechselt.

Die stabilen Zustände elektrischer Aktivität werden **Microstates** genannt. Diese Microstates können als Aktivierungszustände des Gehirns interpretiert werden, in denen das Gehirn (und in diesem Fall insbesondere das auditorische System) konstant aktiv ist. Typischerweise sind sie 40–150 ms lang. Vermutet wird, dass während eines Microstates *ein* psychologischer Prozess abläuft. Wird die Abfolge von Microstates während der Präsentation von Tönen und Geräuschen berechnet, ist erkennbar, dass während der ersten 400 ms nach Reizpräsentation sich 6–7 Microstates abwechseln, dabei können sich einige mehrfach wiederholen (**Abb. 9-27**). In den ersten 200 ms ereignen sich 4–5 Microstate-Wechsel. Das bedeutet, dass schon auf einer frühen auditorischen Verarbeitungsstufe 4–5 verschiedene psychologische Prozesse ablaufen, die sich rasch abwechseln (Ott et al., 2011).

Das auditorische System ist nicht nur ein schneller sequenzieller Analysator, sondern auch ein System mit hervorragenden **Vorhersagefähigkeiten**. Schon wenige Töne einer Melodie reichen aus, um den Fortgang der Tonfolge zu antizipieren. Auch bei der Sprachwahrnehmung sind die prädiktiven Fähigkeiten wichtig für das Sprachverständnis. Die Fähigkeit zur Vorhersage von auditorischen

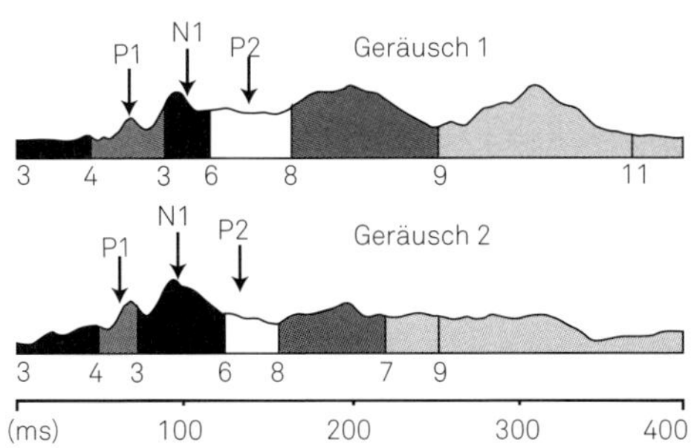

Abbildung 9-27: Abfolge von Microstates bei der Wahrnehmung von Geräuschen (nach Ott et al., 2011). Jedes einzelne Segment indiziert einen neurophysiologischen Aktivierungszustand des Gehirns während der Verarbeitung von akustischen Reizen. In den mit Pfeilen gekennzeichneten Segmenten sind die typischen Komponenten des auditorisch evozierten Potenzials verborgen. Die Microstates sind an Übergängen der Global Field Power (GFP) dargestellt. Die GFP ist die für jede Millisekunde berechnete Variabilität der an allen Elektroden gemessenen evozierten Potenziale.

Ereignissen lässt sich auch anhand charakteristischer Hirnreaktionen ablesen (Bendixen et al., 2012). Schon nach wenigen Präsentationen von akustischen Reizen hat das auditorische System eine Gedächtnisspur für diese Reize gebildet und erwartet entsprechend die nächsten Reize.

Entsprechen diese Reize der Erwartung, generiert das auditorische System eine Reaktion in Form eines evozierten Potenzials, das als **Repetition Positivity** bezeichnet wird. Es ist ein positives Potenzial, das über frontozentralen Elektroden auftritt und dessen Amplitude mit der Sicherheit der Erwartung zunimmt. Dieses Potenzial ist nach nur wenigen Wiederholungen des gleichen Tons noch recht klein und wird mit zunehmender Anzahl der Wiederholungen größer. Je häufiger ein Reiz wiederholt wird, desto sicherer ist das System, dass demnächst wieder der gleiche Reiz auftritt. Die Repetition Positivity tritt in einem Zeitbereich von 80 bis 250 ms auf.

Wenn der präsentierte Ton nicht der Erwartung entspricht, generiert das System eine Mismatch-Reaktion, die als **Mismatch-Negativity** bekannt ist (s. a. Kap. 5). Diese Mismatch-Negativity hat ihr Maximum über zentralen Elektrodenpositionen und tritt in einem Intervall von 100 bis 200 ms auf. Sie wird umso größer, je deutlicher der Unterschied zwischen dem häufig (standard) und dem selten (deviant) auftretenden Reiz ist. Die N1-Amplitude ist verringert, wenn das auditorische System den sie auslösenden Reiz gut vorhersagen kann. Auch wenn der akustische Reiz durch einen Tastendruck selbst ausgelöst wird, ist die N1-Amplitude etwas verringert, offenbar, weil das auditorische System den Ton anhand der motorischen Aktion vorhersagen kann.

Die frühen neurophysiologischen Reaktionen des auditorischen Systems codieren auch die Intensität des auditorischen Reizes. Dies ist gut an der Amplitude der N1-Komponente zu erkennen, die mit zunehmender Intensität des auditorischen Reizes größer wird. Letztlich konnte gezeigt werden, dass auch die **evozierte Gamma-Band-Reaktion** (evoked gamma-band response)[33] in Abhängigkeit von der Schallintensität variiert. Je intensiver ein Reiz, desto größer ist die Amplitude der Gamma-Band-Reaktion (Schadow et al., 2007). Im Übrigen korreliert die intensitätsabhängige Amplitude der Gamma-Band-Reaktion mit der BOLD-Reaktion des auditorischen Kortex.

Eine weitere Komponente des auditorisch evozierten Potenzials, die ungefähr 200 ms nach Reizeinsatz auftritt, ist die **Early right anterior negativity** (ERAN). Diese Negativierung des auditorisch evozierten Potenzials (mit leichter rechtshemisphärischer Dominanz) tritt auf, wenn die dargebotenen akustischen Reize eine Regel brechen. Solche **Regelbrüche** können sehr gut mit Akkord-Sequenzen aus sechs Akkorden getestet werden. Präsentiert man die Akkorde Dominante, -Tonika, - Subdominante, - Subdominante und Dominante, dann erwartet der Hörer nach diesen fünf Akkorden implizit eine Tonika. Folgt ein unerwarteter (irregulärer) Akkord, wird die ERAN ausgelöst. Ihre Generatoren befinden sich bilateral im Gyrus temporalis superior und im linksseitigen Gyrus frontalis inferior (Sammler et al., 2009).

Eine ähnliche EEG-Reaktion tritt bei Verletzungen sprachlich-syntaktischer Regeln auf. Diese Reaktion ist auf der linken Hemisphäre etwas stärker und wird deshalb auch als **Early left anterior negativity** (ELAN) bezeichnet. Auch die intrazerebralen Quellen der ELAN liegen im Gyrus temporalis superior und im linksseitigen Gyrus frontalis inferior. Aufgrund der überlappenden neuronalen Generatoren und der Ähnlichkeit hinsichtlich der Auslösung (Regelverletzung) wird vermutet, dass ähnliche Prozesse bei der Verarbeitung von Musik- und Sprachsyntax beteiligt sind (Sammler et al., 2009).

Der linke und rechte Hörkortex oszillieren bereits im Ruhezustand in unterschiedlichen Frequenzen. Der linksseitige auditorische Kortex oszilliert vorrangig im Gamma-Frequenzbereich (28–40 Hz), während der rechtsseitige im Theta-Frequenzbereich oszilliert (4–8 Hz). Diese Oszillationen korrelieren auch mit den Fluktuationen der Hämodynamik im Ruhezustand. Die Entdecker dieser Oszillationen vermuten (Giraud & Poeppel, 2012), dass mittels der jeweiligen Oszillationen zeitliche Rahmen erstellt werden, die bestimmte auditorische Analysen determinieren. Die schnellen Gamma-Oszillationen im linksseitigen Hörkortex sollen schnelle auditorische Analysen ermöglichen, wie sie z. B. für Phonemanalysen notwendig sind. Die langsameren Oszillationen des rechtsseitigen Hörkortex sollen einen günstigen Rahmen für langsamere Analysen bieten, sodass z. B. die Analyse und Segmentierung von Silben im rechtsseitigen Hörkortex optimaler verläuft.

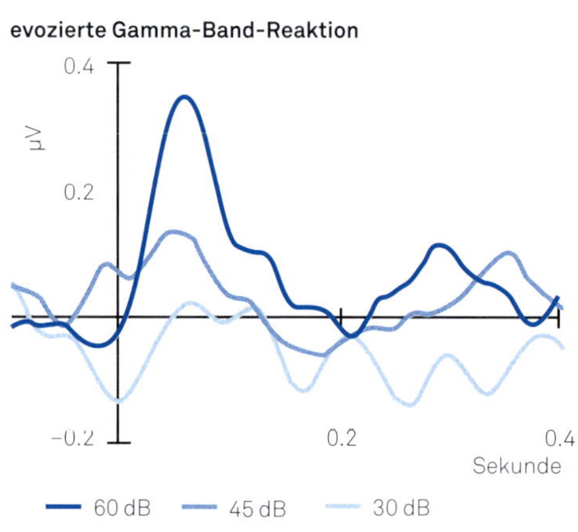

Abbildung 9-28: Gamma-Band-Reaktionen auf akustische Reize mit unterschiedlicher Intensität (30 dB, 45 dB und 60 dB). Das Maximum der Gamma-Band-Reaktion liegt ca. bei 60–70 ms (nach Schadow et al., 2007).

33 Die Gamma-Band-Reaktion auf einen auditorischen Reiz wird durch Filterung des evozierten Potenzials im Frequenzbereich von 25 bis 60 Hz gewonnen. Ihr Maximum liegt im Bereich von 50 ms.

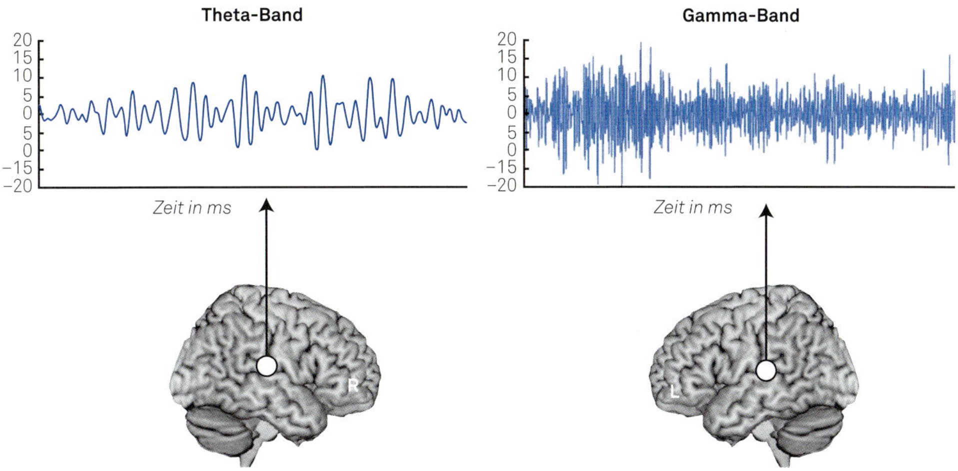

Abbildung 9-29: Darstellung der präferierten Oszillationen für den links- und rechtsseitigen Hörkortex. Im linksseitigen Hörkortex wird die schnelle Gamma-Band-Oszillation (25–60 Hz) präferiert, während im rechtsseitigen Hörkortex die langsamere Theta-Band-Oszillation (4–7 Hz) dominiert (nach Giraud & Poeppel, 2012).

Zusammenfassend ist festzuhalten, dass in den ersten 200 ms akustische Reize einen sequenziellen Verarbeitungsprozess durchlaufen, der im Hirnstamm beginnt und in den sekundären auditorischen Arealen endet. Hierbei muss jedoch berücksichtigt werden, dass bereits während der Verarbeitung im primären Hörkortex parallel andere Hirngebiete in die Verarbeitung eingebunden sind (Hippocampus und lateraler Temporallappen). Wie im visuellen System werden diese Verarbeitungswege durch Top-down-Einflüsse aus übergeordneten Strukturen beeinflusst (z.B. Aufmerksamkeit). Der sequenzielle Weg der auditorischen Informationsverarbeitung kann wie folgt zusammengefasst werden:

- **Cochlea**
  - Transduktion in den Haarzellen
- **Hirnstamm**
  - Im Hirnstamm werden die auditorischen Informationen weiter- und teilweise vorverarbeitet zum Hörkortex geleitet. Hierbei erfolgen Umschaltungen auf unterschiedliche Kerngebiete. Diese Umschaltungen generieren typische Komponenten der Hirnstammpotenziale innerhalb der ersten 10 ms der auditorischen Informationsverarbeitung. Diese **Hirnstammpotenziale** können mittels Hirnstamm-Audiometrie gemessen werden. Wichtig hierbei ist, dass sehr kurze akustische Klicks sehr häufig (bis zu 2000-mal) präsentiert werden. Folgende typische Komponenten des Hirnstammpotenzials können unterschieden werden:
    - Welle I/II nach ca. 2 ms: Nervus cochlearis
    - Welle III nach ca. 3 ms: cochleäres Kerngebiet
    - Welle IV nach ca. 4 ms: obere Oliven
    - Welle V nach ca. 6 ms: Brücke
    - Welle VI/VII ca. 8–10 ms: Lokalisation unsicher; wahrscheinlich Colliculi inferior
- **Hörkortex**
  - primärer Hörkortex (Heschl- Querwindungen)
    - P1-Amplitude des evozierten Potenzials ca. 50–60 ms nach Reizeinsatz

  - evozierte Gamma-Band-Reaktion ca. 50–60 ms nach Reizeinsatz
  - N1-Amplitude des evozierten Potenzials ca. 100 ms nach Reizeinsatz
- sekundärer Hörkortex
  - N1-Amplitude des evozierten Potenzials ca. 100 ms nach Reizeinsatz
  - teilweise auch P2-Komponente des evozierten Potenzials ca. 180 ms nach Reizeinsatz
  - ELAN und ERAN ca. 200 ms nach Reizeinsatz

Späte auditorische Verarbeitungsprozesse
Wie oben erwähnt, interagieren Top-down-Einflüsse mit dem Bottom-up-Verarbeitungsweg der auditorischen Informationsverarbeitung. Diese Einflüsse sind an den oben dargestellten Komponenten der evozierten Potenziale erkennbar, die alle (mit Ausnahme der Hirnstammpotenziale) durch Top-down-Einflüsse moduliert werden können. Selbst wenn die (normalerweise) evozierenden Reize nicht vorhanden sind, können diese Komponenten des auditorisch evozierten Potenzials gemessen werden, allerdings in der Regel mit geringerer Amplitude. Die Top-down-Einflüsse werden v.a. auf den späteren Stufen der Informationsverarbeitung offensichtlich, wenn andere Hirngebiete und andere psychische Funktionen mit den auditorischen Informationen interagieren.

Etwa ab 200–300 ms nach Reizeinsatz beginnt **die komplexe Objektwahrnehmung** und das auditorische Arbeits- und das Langzeitgedächtnis werden genutzt. Des Weiteren werden die auditorischen Informationen mit anderen Modalitäten in Verbindung gebracht, d.h. visuelle, taktile und/oder gustatorische Informationen werden mit den auditorischen assoziiert. Dies führt zu einer verteilten Aktivierung, die verschiedene Hirngebiete umfasst. Diese verteilte Hirnaktivität kann mittels evozierter Potenziale, aber insbesondere durch elektrische Oszillationen der Hirnaktivität gemessen werden. Viele dieser später auftretenden Hirnaktivierungen wie auch die Oszillationen sind nicht zwingend typisch für die auditorische Informationsverarbeitung, sondern sie treten in ähnlicher Form auch bei anderen Reizen aus anderen Modalitäten auf.

Ein typisches Beispiel für eine verteilte Verarbeitung unter Einschluss mehrerer Hirngebiete ist die ELAN/ERAN (s.o.), denn diese EEG-Komponenten indizieren eine synchrone Verarbeitung im Gyrus temporalis superior und im Gyrus frontalis inferior. Vermutlich werden hier auditorische Informationen aus dem auditorischen Gedächtnis im Gyrus temporalis superior abgerufen und im auditorischen Arbeitsspeicher im Gyrus frontalis inferior bearbeitet.

Nach der frühen auditorischen Analyse werden die auditorischen Informationen weiteren psychischen Prozessen zugeführt, deren Verarbeitungsmodule verteilt im Gehirn liegen. Beispielhaft ist die Komplexität der auditorischen Informationsverarbeitung im Zusammenhang mit der Musikwahrnehmung schematisch in **Abbildung 9-30** dargestellt. Zu erkennen ist auch die Überlappung zwischen Musik- und Sprachwahrnehmung und der Zusammenhang zwischen der Wahrnehmung und der Motorik (Singen, Tapping und Sprechen). Insofern ist einsichtig, dass mit zunehmender Komplexität der auditorischen Wahrnehmung mehr Hirngebiete synchronisiert werden müssen.

Es ist daher nicht verwunderlich, dass z.B. beim Hören von Musik weite Teile des Gehirns, synchron miteinander oszillieren. Dies wurde insbesondere für das Gamma-Band gezeigt (Andrade & Bhattacharya, 2003; Bhattacharya & Petsche, 2001). Aber auch in anderen Frequenzbereichen wurden Zunahmen der Kohärenzen zwischen verschiedenen Hirngebieten während des Musikhörens nachgewiesen (Peterson & Thaut, 2007).

Zusammengefasst ist die auditorische Wahrnehmung ein hierarchischer Prozess, der

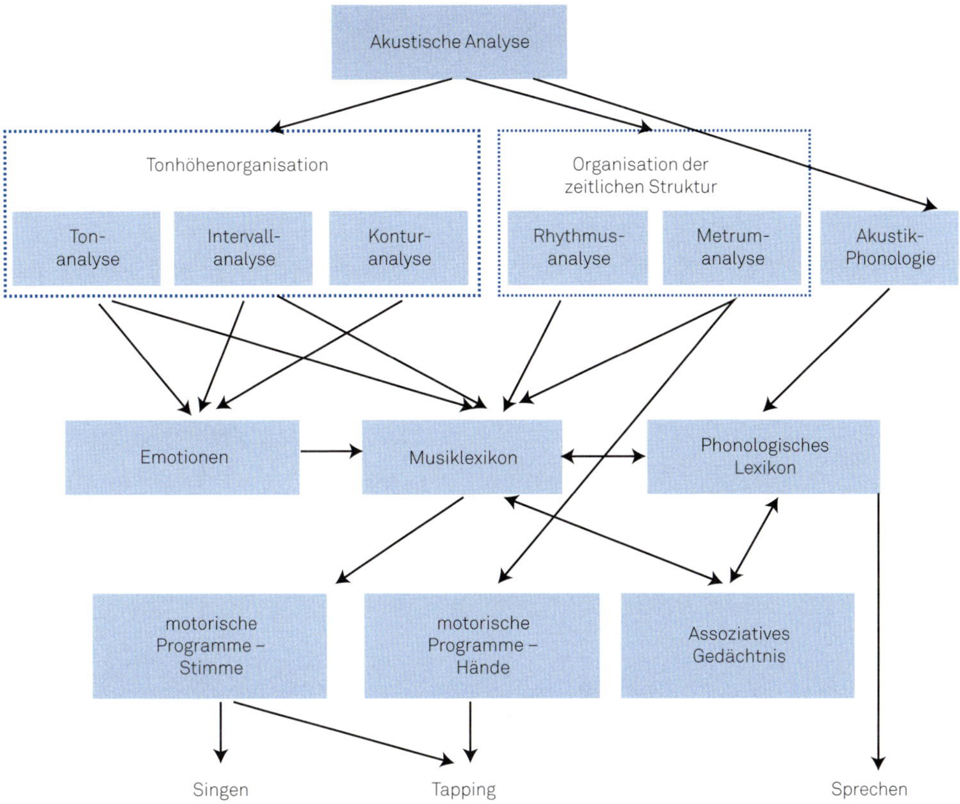

Abbildung 9-30: Schematische Darstellung der Komplexität der Musikwahrnehmung (aus Jäncke, 2008).

schematisch in **Abbildung 9-31** dargestellt ist. Die Transduktion der Schallwellen erfolgt in der Cochlea, von der aus die elektrischen Signale über die Hörbahn zum Hörkortex geleitet werden. Auf dem Weg über die Hörbahn erfolgen erste Analysen. In der Regel sind dies spektrotemporale Berechnungen, das Zusammenführen der Informationen beider Ohren und elementare räumliche Analysen. Im Hörkortex erfolgt eine erste Abstraktion der auf den unteren Ebenen berechneten Informationen. Es werden Vorhersagen getroffen, Invarianzen erkannt und das auditorische sensorische Gedächtnis wird aufgebaut und/oder die hereinkommenden Informationen werden mit dem sensorischen Gedächtnis verglichen. Auf der nächsten Ebene folgt die Anbindung der auditorischen Informationen an andere Sinnesmodalitäten. Letztlich entsteht im Assoziationskortex ein Modell des auditorischen Objekts.

9.5. Zusammenfassung

- Was wir hören, sind Schallwellen, d.h. Druckschwankungen in elastischen Medien. Diese Druckschwankungen sind z.B. Verdichtungen und Verdünnungen der Luft innerhalb einer bestimmten Zeiteinheit, die auf das Ohr treffen.
- **Schallwellen** sind physikalisch durch die Frequenz, die Amplitude und die Komplexität der sich überlagernden Schallwel-

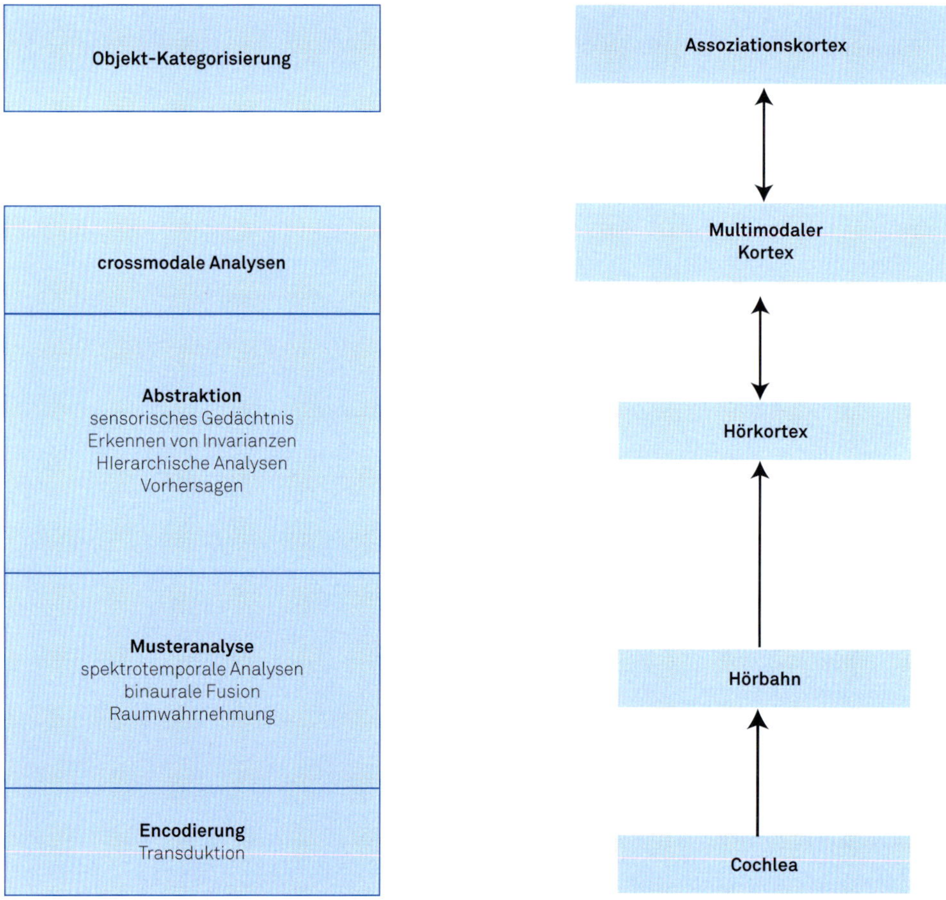

Abbildung 9-31: Schematische Darstellung des hierarchischen Ablaufs der auditorischen Wahrnehmung (nach Griffiths & Warren, 2004).

len definiert (physikalische Dimension). Jeder dieser physikalischen Aspekte ist mit bestimmten psychischen Erlebnissen bzw. Wahrnehmungen gekoppelt (psychische bzw. perzeptuelle Dimension). Die unterschiedlichen Frequenzen des Schalls (Schwingungen pro Zeiteinheit) werden als Tonhöhen erlebt: schnelle Frequenzen als hohe Töne und langsame Frequenzen als tiefe Töne. Schallwellen mit hohen Amplituden werden als laut und Schallwellen mit niedrigen Amplituden als leise wahrgenommen. Die Anzahl und Art der sich überlagernden Schallwellen und ihre Vereinigung zu einem Klang erleben wir als Klangfarbe (Timbre).

- **Isophone** sind Kurven gleicher Lautheit und berücksichtigen die frequenzabhängige subjektive Empfindlichkeit für Lautheit. Gemessen wird die Lautheit mit der Sone- und/oder der Phon-Skala.
- Das menschliche Ohr wird in ein äußeres, mittleres und inneres Ohr unterschieden.
- Auf der Basilarmembran befindet sich das eigentliche Sinnesorgan, das **Corti-Organ**, das die Rezeptoren (Haarzellen) trägt. Sie haben an ihrer Spitze haarförmige Fortsätze, die Stereozilien genannt werden.

Diese Zilien sind untereinander durch dünne Fäden verbunden, die als Tip-Links bezeichnet werden. Unterschieden wird zwischen inneren und äußeren Haarzellen.
- Die Druckschwankungen werden in das Innenohr weitergeleitet und übertragen sich auf die **Basilarmembran**. Auf der Basilarmembran wird eine Wanderwelle mit einem frequenzabhängigen Schwingungsmaximum erzeugt. Tiefe Frequenzen führen zu einem Schwingungsmaximum nahe am Steigbügel, während hohe Frequenzen ein Schwingungsmaximum nahe am Apex (Helicotrema) erzeugen (Ortsprinzip).
- Die Haarzellen am Ort der Maximalschwingung werden besonders stark erregt und erzeugen elektrische Erregungen, die über den Nervus cochlearis weitergeleitet werden. Der adäquate Reiz für die Haarzellen ist eine minimale Auslenkung oder Verbiegung der Zilien infolge der Bewegung der Basilar- und der Tektorialmembran.
- Mittels des Salvenprinzips können auch höhere Frequenzen codiert werden.
- Die **Hörbahn** umfasst die Kerngebiete und Faserstränge, über die die auditorischen Informationen von der Cochlea nach zentral in den Hörkortex transferiert werden. Zur Hörbahn gehören der Nervus cochlearis, der Nucleus cochlearis, der Olivenkomplex, der Trapezkörperkomplex, der Nucleus lemnisci lateralis, der Lemniscus lateralis, die Colliculi inferior, das Corpus geniculatum mediale, die Radiato acustica (Hörstrahlung) und der primäre Hörkortex (Heschl-Querwindungen).
- Zum **Hörkortex** zählen der primäre Hörkortex mit den Heschl-Querwindungen, das dahinterliegende Planum temporale, das vor dem Heschl-Gyrus liegende Planum polare, weite Teile des Gyrus temporalis superior, viele Neurone im Sulcus temporalis superior und Teile des hinteren perisylvischen Hirngebiets mit Anteilen des Gyrus angularis und des Gyrus supramarginalis. Der hintere Teil der perisylvischen Hirnregion wird auch als Wernicke-Areal bezeichnet.
- Der primäre und der sekundäre Hörkortex sind anatomisch asymmetrisch aufgebaut, mit mehr weißer Substanz links als rechts. Das Planum temporale weist eine Links-rechts-Volumenasymmetrie auf.
- Der Hörkortex des Menschen weist eine andere Tonotopie als das Affengehirn auf. Grundsätzlich ist die Tonotopie im menschlichen Gehirn komplexer als im Affengehirn.
- Die auditorische Wahrnehmung ist ein **hierarchischer Prozess**, bei dem auf unterster Ebene elementare auditorische Analysen durchgeführt werden, deren Ergebnisse den nächsthöheren Verarbeitungsmodulen zugeführt werden. Grob kann zwischen einem Bottom-up- und einem Top-down-Weg der Informationsverarbeitung im auditorischen System unterschieden werden. Beide Informationswege interagieren auf allen Ebenen miteinander.
- Mittels bildgebender Verfahren können verschiedene Teilgebiete des auditorischen Systems ausgemacht werden, die für bestimmte Analysen spezialisiert sind.
- Die Analyse zeitlich kurzer Ereignisse wird vorrangig im linksseitigen Hörkortex, und hier insbesondere im Planum temporale, durchgeführt. Bei Analysen von räumlichen Zusammenhängen werden nicht nur Hirnstammstrukturen, sondern auch kortikale Strukturen genutzt. Insbesondere dorsale Teile des auditorischen Systems sind in solche räumlichen Analysen eingebunden. Die Sprachverständlichkeit wird mit Hirngebieten im linksseitigen anterioren Sulcus temporalis superior in Verbindung gebracht. Auch wenn die akustischen Reize physikalisch nicht präsent sind, können durch Imagination oder Assoziation mit Reizen anderer Modalitäten Aktivierungen im Hörkortex evoziert werden.

- Der **zeitliche Ablauf der auditorischen Informationsverarbeitung** kann mittels EEG und MEG präzise analysiert werden. Anhand dieser Verfahren kann der Weg der neurophysiologischen Verarbeitung von den Hirnstammzentren (in den ersten 10 ms nach Reizeinsatz) bis zum primären und sekundären Hörkortex nachverfolgt werden. Am Vertex kann ein typisches auditorisch evoziertes Potenzial mit dem P1-N1-P2-Komplex abgeleitet werden. Die Generatoren der auditorisch evozierten Potenziale liegen im primären und sekundären auditorischen Kortex. Jedoch konnten auch Generatoren außerhalb des Hörkortex gefunden werden, was darauf hinweist, dass bereits auf den frühen Verarbeitungsstufen Interaktionen mit anderen Hirngebieten außerhalb des Hörkortex erfolgen.
- Das auditorische System ist mit Mechanismen zur Vorhersage zukünftiger auditorischer Ereignisse ausgestattet. Diese Vorhersagefähigkeit ist anhand spezifischer Parameter der evozierten auditorischen Potenziale zu erkennen.
- Die Latenzen des P1-N1-P2-Komplexes entwickeln sich innerhalb der ersten 200 ms nach Reizeinsatz. Nach diesen 200 ms werden zunehmend mehr nicht-auditorische psychische Funktionen und Hirngebiete außerhalb des Hörkortex mit in die Analyse einbezogen. Die Hirnaktivität dieser eher „späten" Verarbeitungsprozesse kann anhand der kohärenten kortikalen Aktivität in verteilten Hirngebieten festgestellt werden.
- Insgesamt ist die auditorische Wahrnehmung als ein hierarchischer und sequenzieller Prozess aufzufassen, der nach der Verarbeitung im Hörkortex zu einer Einbindung multimodaler Hirngebiete führt. Letztlich werden die multimodalen Informationen im Assoziationskortex mit Begriffen und Konzepten assoziiert, was schließlich zu einer Objektwahrnehmung führt.

9.6. Fragen und Aufgaben

- Beschreiben Sie die Eigenschaften von akustischen Signalen.
- Welche physikalischen Aspekte von akustischen Reizen sind mit welchen psychischen Erlebensdimensionen assoziiert?
- Definieren Sie Isophone.
- Wie wird die Dezibel-Skala bestimmt?
- Wie ist das menschliche Ohr aufgebaut?
- Wie werden die Schallwellen in elektrische Signale umgewandelt?
- Was versteht man unter dem Orts- und Salvenprinzip?
- Beschreiben Sie die Hörbahn.
- Welche Hirngebiete werden zum Hörkortex gezählt?
- Welche anatomischen Besonderheiten kann man für den Hörkortex bzw. die verschiedenen Hörkortexareale feststellen?
- Welche funktionellen Besonderheiten können Sie für den Hörkortex festhalten? Wo und wie werden Intensität, Verständlichkeit, Komplexität, Timbre und Raumwahrnehmung im Hörkortex verarbeitet?
- Beschreiben Sie den sequenziellen Ablauf der auditorischen Informationsverarbeitung anhand der typischen Komponenten der Hirnstammpotenziale und der kortikalen auditorischen Potenziale.
- Was ist die evozierte Gamma-Band-Reaktion?
- Welche Prozesse finden nach den ersten 200 ms nach dem Einsatz auditorischer Reize statt?

9.7. Weiterführende Literatur

Griffiths, T.D., Warren, J.D. (2004). What is an auditory object? Nat Rev Neurosci, 5 (11), 887–892.

Griffiths, T.D., Warren, J.D., Scott, S.K., Nelken, I., King, A.J. (2004). Cortical processing of complex sound: a way forward? Trends Neurosci, 27(4), 181–185.

Harris, K.D., Bartho, P., Chadderton, P., Curto, C., de la Rocha, J., Hollender, L., Sakata, S. (2011). How do neurons work together? Lessons from auditory cortex. Hear Res, 271(1–2), 37–53.

King, A.J., Nelken, I. (2009). Unraveling the principles of auditory cortikal processing: can we learn from the visual system? Nat Neurosci, 12(6), 698–701.

Sharpee, T.O., Atencio, C.A., Schreiner, C.E. (2011). Hierarchical representations in the auditory cortex. Curr Opin Neurobiol, 21 (5), 761–767.

10. Aufmerksamkeit

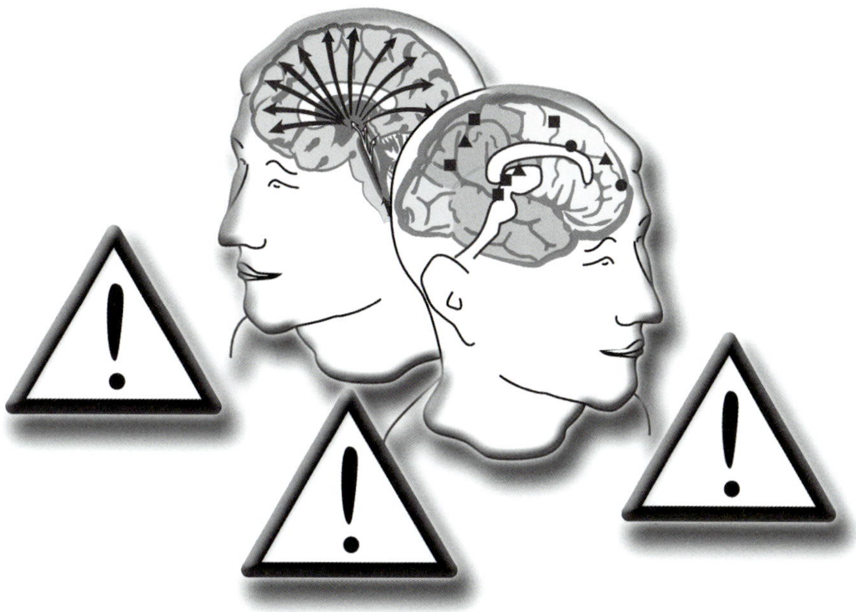

10.1. Das Wesen der Aufmerksamkeit

„Jeder weiß, was Aufmerksamkeit ist“ („Everyone knows what attention is“), begann der theoretische Psychologe William James (1890) seine Ausführungen über die menschliche Aufmerksamkeit. Tatsächlich verfügen wir noch nicht über ein kohärentes Verständnis der Aufmerksamkeit. Keines der vielen Modelle kann das psychische Konstrukt Aufmerksamkeit vollständig erklären. Mittlerweile setzt sich die Erkenntnis durch, dass der „Aufmerksamkeit“ kein einheitlicher Mechanismus und damit auch keine einzelne definierte anatomische Struktur zugrunde liegt. Ferner wird diskutiert, ob ein wissenschaftliches Konstrukt der Aufmerksamkeit überhaupt notwendig sei oder ob „Aufmerksamkeit“ vielmehr als deskriptiver Begriff diene. Insofern ist es nicht erstaunlich, dass in manchen Lehrbüchern der kognitiven Psychologie und der Neuropsychologie der Begriff und das Konstrukt „Aufmerksamkeit“ nicht ausführlich behandelt werden. Die klinische Neuropsychologie und die modernen kognitiven Neurowissenschaften haben jedoch gezeigt, dass die Aufmerksamkeit ein wesentliches Element aller kognitiven Funktionen ist.

Diese Erkenntnis wurde bereits 1755 von dem Philosophen Georg Friedrich Meiers in seinem Werk *Anfangsgründe aller schönen Wissenschaften* publiziert (Meiers, 1755). Im Kapitel über die Aufmerksamkeit schreibt er:

„Wir werden aus dem folgenden gewahr werden, daß alle übrige untere Erkenntnisvermögen, ausser der Abstraktion, nichts anders sind, als besondere Arten der Aufmerksamkeit; alle Regeln demnach, die man bey der Ausbesserung der Aufmerksamkeit beobachten muß, die muß man auch ausüben, wenn man alle übrige Erkenntnisvermögen verbessern will. Wir wollen also der Natur folgen, und dasjenige Vermögen zuerst untersuchen, welches bey allen übrigen zum Grunde liegt, und ohne welches kein anderes verbessert werden kan.“

Schon Meiers hat erkannt, dass die Aufmerksamkeit eine wichtige Kernfunktion fast aller Kognitionen ist. Auch aus heutiger Sicht stehen alle psychischen Funktionen mit Aufmerksamkeitsprozessen in Verbindung (s.a. Kap. 11). Im Folgenden wird mangels einer allgemein akzeptierten Aufmerksamkeitstheorie der derzeitige Kenntnisstand bezüglich der Aufmerksamkeit aus dem Blickwinkel der Neuropsychologie bzw. der Neurowissenschaften zusammenfassend dargestellt. Hierbei wird auf viele Detailmodelle und spezielle Vorstellungen (insbesondere aus der kognitiven Psychologie) aus Platzgründen verzichtet.

William James (1890) legte eine deskriptive Beschreibung der Aufmerksamkeit vor, die auch für dieses Kapitel als Einstieg dienen soll:

„Attention is the taking possession of the mind, in clear and vivid form, of one out of what seem several simultaneously possible objects or trains of thought ... It implies withdrawal from some things in order to deal effectively with others.“

Aus heutiger Sicht kann diese **Definition** wie folgt paraphrasiert werden: Durch die Aufmerksamkeit gelingt es uns, aktiv einen kleinen Teil der Informationsmengen zu verarbeiten, die auf unser Sensorium einprasseln, die unserem Gedächtnis zur Verfügung stehen und die Gegenstand vieler Denkprozesse sind. Diese Definition beinhaltet drei wesentliche Aspekte:
(1) Es wird davon ausgegangen, dass begrenzte Kapazitäten (für die Aufmerksamkeit und das Denken im Allgemeinen) vorliegen,
(2) dass infolge der begrenzten Kapazitäten eine Auswahl der zu bearbeitenden Informationen vorgenommen werden muss und letztlich
(3) dass sich die Aufmerksamkeit nicht nur auf die Wahrnehmung beschränkt, sondern praktisch alle Denktätigkeiten betrifft.

10.2. Bewusstsein – Aufmerksamkeit

Im Zusammenhang mit der Aufmerksamkeit wird häufig das Bewusstsein thematisiert. Manche Forscher vertreten die Auffassung, dass Aufmerksamkeit und Bewusstsein ähnliche, wenn nicht gar identische Prozesse seien. Dies ist nicht der Fall, denn es können bewusste und unbewusste Aufmerksamkeitsprozesse unterschieden werden. Jedoch gibt es Überschneidungen zwischen Bewusstsein und Aufmerksamkeit. Diese Überschneidungen werden insbesondere in der medizinischen Definition des Bewusstseinsbegriffs deutlich, in der Bewusstsein als Zusammenspiel zwischen dem Grad der Aufmerksamkeit, der Orientierung, dem Denken, der Erinnerung und dem Handeln bezeichnet wird. Auch die sogenannten „Schutzreflexe", also das Husten und die Reaktion auf Schmerz, werden zum Bewusstsein gezählt. In der Neuropsychologie und Neurologie werden hierarchisch aufgebaute Bewusstseinszustände unterschieden:

- **Koma**: Kognitive Kontrolle und Bewusstsein fehlen völlig, der Betroffene ist nicht weckbar.
- **REM-Schlaf**: Eine Schlafphase, in der viel geträumt wird, wobei die Träume relativ gut erinnert werden.
- **Somnolenz**: Hierbei handelt es sich um ein Hypnosestadium. Die in diesem Stadium „erlebten" Ereignisse werden nur teilweise erinnert.
- **Relaxation**: In dieser Phase besteht keine gezielte Aufmerksamkeitslenkung. Am besten lässt sich diese Phase als „ungezieltes Dösen" bezeichnen.
- **Scanning**: In dieser Phase wird bereits die Aufmerksamkeit genutzt und auf verschiedene Aspekte der Außenwelt gelenkt, ohne dass ein konkretes Ziel vorliegt. Gewissermaßen werden Um- und Innenwelt überflogen.
- **Vigilanz**: Ein Aspekt der Daueraufmerksamkeit, der durch die Aufrechterhaltung der Aufmerksamkeit über einen längeren Zeitraum gekennzeichnet ist. Operationalisiert wird Vigilanz als das Beachten von selten vorkommenden Reizen über einen längeren Zeitraum.
- **Tenazität**: Anspruchsvollste Aufmerksamkeitsform mit höchster Anspannung und Verarbeitungsintensität, bei der alle Aspekte der Aufmerksamkeit (selektive Aufmerksamkeit, geteilte Aufmerksamkeit etc.) genutzt werden können.

In Fällen von Traumata, z. B. im Zusammenhang mit Autounfällen, wird der Bewusstseinsgrad anhand der Glasgow Coma Scale (GCS), einer einfachen Skala zur Abschätzung einer Bewusstseinsstörung, von den behandelnden Ärzten eingeschätzt (s. **Tab. 10-1**). Sie

Tabelle 10-1: Glasgow Coma Scale.

Augen öffnen	**Punkte**
spontan	4
auf Aufforderung	3
auf Schmerzreiz	2
keine Reaktion auf Schmerzreiz	1
beste verbale Kommunikation	
konversationsfähig, orientiert	5
konversationsfähig, desorientiert	4
inadäquate Äußerung (Wortsalat)	3
unverständliche Laute	2
keine Reaktion auf Ansprache	1
beste motorische Antwort	
auf Aufforderung	6
auf Schmerzreiz, gezielt	5
auf Schmerzreiz, abnorme Abwehr	4
auf Schmerzreiz, Beugeabwehr	3
auf Schmerzreiz, Strecksynergismen	2
keine Reaktion auf Schmerzreiz	1

beinhaltet drei Rubriken, für die jeweils Punkte vergeben werden:

- Augenöffnung
- beste sprachliche Antwort auf Ansprache
- beste motorische (Bewegungs-)Reaktion.

Die maximale Punktzahl ist 15 (bei vollem Bewusstsein), die minimale 3 (Tod oder tiefes Koma). Bei 8 oder weniger Punkten ist von einer sehr schweren Funktionsstörung des Gehirns auszugehen und es besteht die Gefahr von lebensbedrohlichen Atmungsstörungen. Die GCS wird z.B. bei der Einschätzung der Schwere eines Schädel-Hirn-Traumas, aber auch allgemein in der Neurologie verwendet.

Die GCS orientiert sich an einer recht einfachen, aber medizinisch hilfreichen Definition des Bewusstseins. Hierbei wird Bewusstsein als ein Wachzustand definiert, in dem wir Erfahrungen machen, über die wir aus freien Stücken oder auf Wunsch berichten können. Die neuronalen Grundlagen dieses Zustandes zu entdecken und besser zu verstehen, ist eine der wichtigen Aufgaben der Neurowissenschaften. Bis heute ist es allerdings noch nicht gelungen, ein grundsätzliches und von allen akzeptiertes Grundverständnis der neuronalen Grundlagen des Bewusstseins zu entwickeln. Es existieren allerdings einige interessante Ansätze, die an dieser Stelle kurz thematisiert werden sollen. Wichtige Aspekte der neuronalen Grundlagen des Bewusstseins sind die Prozessierungstiefe (was wiederum mit der Aufmerksamkeit zusammenhängt) und ob die neuronale Verarbeitung in einem Vorwärtsmodus (Feedforward) oder auch rekurrent (also wiederholt und rückwirkend) erfolgt. Die Feedforward-Verarbeitung kann tief oder flach sein, und ebenso kann die wiederkehrende Verarbeitung flach und auf eine kleine Gruppe von neuronalen Modulen beschränkt sein oder weit verbreitet sein und einen großen Teil des Gehirns, einschließlich der „exekutiven" Bereiche im Frontalkortex, einbeziehen. Prinzipiell kann man ggfs. vier Arten der neuronalen Verarbeitung im Zusammenhang mit dem Bewusstsein unterscheiden:

1) Bei einer **einfachen (flachen) Feedforward-Verarbeitung** wird nur eine begrenzte Anzahl von Neuronen bzw. Neuronengruppen aktiviert. Diese Aktivierungen sind räumlich begrenzt und können daher das Verhalten weder direkt noch indirekt beeinflussen oder erzeugen. Sie führen auch nicht zu kognitiven Prozessen, die es dem Menschen ermöglichen, über die Empfindungen, Wahrnehmungen und Gedanken Auskunft zu geben. Man könnte sich dieses neurophysiologische Aktivierungsmuster wie eine Art Einbahnstraße vorstellen, auf der sich die neuronale Aktivierung in eine Richtung ausbreitet und dann mit der Zeit verschwindet. Diese Verarbeitung wird demzufolge nicht von bewusstwerdenden Phänomenen begleitet.
2) Bei einer **komplexeren (tiefen) Feedforward-Verarbeitung** breitet sich die Aktivierung über weiter verteilte Hirngebiete und neuronale Module aus und kann auch motorische Regionen und den präfrontalen Kortex erreichen. Diese neuronale Aktivierung verfügt somit über das Potenzial, direkt eine motorische Reaktion zu erzeugen (oder zu hemmen) oder das Verhalten auf andere Weise zu beeinflussen (z.B. Priming). Potenzielle motorische Programme werden durch sie aktiviert und nicht notwendigerweise ausgeführt. Da diese Aktivierungsausbreitung nur in eine Richtung (also feedforward) verläuft, bleiben die neuronalen Aktivierungen unbewusst. Stellen Sie es sich als einen kortikalen Reflex vor, wie wenn Sie eine Weinflasche greifen, die versehentlich vom Tisch fällt, oder wenn ein Tennisprofi einen Aufschlag erwidern muss, der mit 140 mph geschlagen wurde. Dies sind komplexe Aktionen, die komplexe (und wahrscheinlich kortikale) Berechnungen erfordern. Zum Zeitpunkt

der Einleitung dieser Handlungen gibt es jedoch noch keine bewusste Erfahrung.

3) Bewusste Verarbeitungen und Empfindungen entstehen erst dann, wenn die neuronalen Aktivitäten größere neuronale Netze aktivieren und die Aktivierungen auch rekurrent (also wiederkehrend) erfolgen. Die Aktivierungen verlaufen also nicht in eine Richtung, sondern kehren quasi zurück und kreisen zwischen den verschiedenen neuronalen Modulen. Ein Beispiel wäre, wenn der primäre visuelle Kortex aktiviert wird und die Aktivierung sich vom primären visuellen Kortex in die sekundären Areale ausbreitet, um dann wieder rekurrent den primären visuellen Kortex aktiviert. Dies wäre eine **einfache rekurrente Aktivierung**. Diese einfachen rekurrenten Aktivierungen können sich dann in den sekundären visuellen oder auditorischen Wahrnehmungsarealen verteilen. Sie führen dann zu bewussten Erfahrungen und Wahrnehmungen, und viele Einzelelemente werden dann zu einer Szene und zu einem Objekt zusammengefügt. Diese Form der rekurrenten Aktivierung oder Interaktion verschiedener neuronaler Module erreicht allerdings nicht motorische, präfrontale oder sprachliche Hirnbereiche. Demzufolge kann diese Art der bewussten Erfahrung das Verhalten nicht beeinflussen, und man kann auch darüber nicht darüber berichten. Infolgedessen handelt es sich um eine fragile Form des Bewusstseins, die je nach Wahrnehmungsaspekt schnell überschrieben werden kann.

4) **Tiefgreifende rekurrente neuronale Verarbeitungen** werden uns dagegen vollends bewusst. Diese Form der neuronalen Verarbeitung tritt auf, wenn eine Aktivierung weit verteilte wiederkehrende Interaktionen in neuronalen Netzen hervorruft, die auch den präfrontalen Kortex und motorische Strukturen einbeziehen. Die in diesen weit verteilten Netzen verarbeiteten Informationen sind dann vollständig für kognitive Operationen zugänglich und stehen unter aufmerksamer und bewusster Kontrolle. Über diese Erfahrungen und Wahrnehmungen kann man sich dann sprachlich und motorisch mitteilen. Treten solche weit verteilten Aktivierungen im Zusammenhang mit externen Stimulationen auf, kann nur eine begrenzte Anzahl von Stimuli verarbeitet werden (Flaschenhals der Aufmerksamkeit).

10.3. Kontrollierte und automatische Prozesse

Die meisten kognitiven Prozesse können in zwei Kategorien eingeteilt werden: automatische und kontrollierte Prozesse. **Automatische Prozesse** laufen ohne bewusste Kontrolle ab. Sie erfordern kaum Willenskraft und werden meistens durch parallel verlaufende Kontrollprozesse gesteuert. **Kontrollierte Prozesse** sind uns bewusst. Sie erfordern viel Aufmerksamkeit, werden durch bewusste Verhaltensintentionen gestartet und durch bewusste Kontrollprozesse begleitet. In der Regel werden kontrollierte Prozesse sequenziell abgearbeitet und verlaufen im Vergleich zu automatisierten Prozessen langsamer.

Der Vorteil von automatisierten Prozessen liegt darin, dass sie ohne viel Kontrollaufwand und Aufmerksamkeitsanforderung durchgeführt werden können. Diese Art von Kontrollprozessen ist geeignet, um häufig wiederkehrende Tätigkeiten effektiv zu bearbeiten. Dagegen sind sie in der Regel nicht flexibel genug, um schnell auf sich ändernde Anforderungen zu reagieren. Ein typisches Beispiel für einen automatisierten Prozess ist das Autofahren eines geübten Fahrers. Von einem geübten Autofahrer werden alle Kontrolltätigkeiten automatisch und mit wenig Aufmerksamkeit durchgeführt. Diese Automatisierung führt dazu, dass andere Tätigkeiten (Sprechen, Radiohören etc.) quasi nebenbei durchgeführt werden können. Bei automatisierten Prozessen wird auch keine Aufmerksamkeit auf die Tätigkeit verwendet, was ebenfalls sehr gut beim Autofahren zu erkennen ist. Gelegentlich fahren wir bekannte Strecken ab, ohne Einzelheiten oder gar bestimmte Gegebenheiten dieser Strecken zu erinnern. Das Beispiel des Autofahrens zeigt sehr eindrücklich, dass vormals kontrollierte Prozesse durch intensives und langjähriges Üben zu automatisierten Prozessen werden können.

Wie kontrollierte Prozesse zu automatisierten Prozessen werden, ist nicht genau bekannt. Derzeit wird davon ausgegangen, dass die Verarbeitung auf den einzelnen Stufen **effizienter** wird, z. B. durch das Zusammenfassen von Kontrollschritten. Bezogen auf das Autofahren könnte das bedeuten, dass das Einlegen eines Gangs durch einen einzigen Befehl eingeleitet wird. Dieser Befehl würde dann das entsprechende Programm starten, das ohne entsprechende Rückmeldungen und weitere Kontrollen abläuft. Anschließend würden die Armbewegungen zum Auswählen der Schalterposition, die Fußbewegungen zum Niederdrücken der Kupplung und zur Kontrolle der Geschwindigkeit quasi automatisch und koordiniert allein durch einen einzigen Befehl ausgelöst werden. Bei einer weniger automatisierten Kontrolle müsste jeder einzelne Teilschritt durch einen Befehl initiiert und ggf. kontrolliert werden.

Es ist schon lange bekannt, dass durch intensives Üben kontrollierte Prozesse in automatisierte überführt werden können. Der Trainingseffekt folgt allerdings einer negativ beschleunigten Kurve. Das bedeutet, dass er anfangs sehr groß ist und die Trainingsgewinne mit zunehmender Trainingsdauer immer geringer werden. Ab einem bestimmten Zeitpunkt ist kein nennenswerter Trainingseffekt mehr feststellbar.

Grundsätzlich ist davon auszugehen, dass einfache Tätigkeiten schneller durch automatisierte Prozesse kontrolliert werden. Je schwieriger eine Aufgabe ist, desto eher sind kontrollierte Prozesse notwendig. Allerdings kann durch Üben auch eine schwierige Aufgabe subjektiv leicht und damit automatisiert werden. Ein Beispiel hierfür ist das Lesen, dass zu Beginn des Lesenlernens ungeheuer schwer ist und kontrolliert mit viel Aufmerksamkeit durchgeführt wird. Mit größerer Übung wird selbst das schwierige Lesen zu einem automatisierten Prozess, der uns sehr einfach erscheint. Kinder, die wenig lesen, werden demnach das Lesen immer als schwierig und ressourcenraubend empfinden, weil sie durch zu wenig Üben keine Automatisierung erfahren haben. Obwohl die automatisierte Tätigkeit keiner bewussten Kontrolle bedarf, kann sie durch bewusste Prozesse gestartet und gestoppt werden.

Automatisierung wird häufig angestrebt, um Gefahren zu vermeiden. Zum Beispiel müssen Piloten vor jedem Flug eine immer wiederkehrende Prozedur durchführen, um die Sicherheit und Flugfähigkeit des Flugzeugs zu kontrollieren. Dies kann hilfreich sein, da durch die Automatisierung Tätigkeiten abgerufen werden können, die selbst in erregenden Situationen erfolgreich ablaufen können. Andererseits können Fehler auftreten, wenn automatisierte Prozesse für die aktuelle Situation nicht angemessen sind.

Solche Fehler treten leider immer wieder bei Flugunfällen auf, wie in einem Fall, als Pilot und Copilot ihre Checkliste abarbeiteten und nicht feststellten, dass das Antigefriersystem ausgeschaltet war. Diese Einstellung war für die allermeisten Flugbedingungen korrekt, nur nicht zu diesem Zeitpunkt, denn es drohte ein Unwetter mit Vereisungsproblemen. Weil die beiden Piloten völlig automatisiert die Checkliste abarbeiteten, haben sie ihre bewussten Kontrollmechanismen nicht genutzt, um das Antigefriersystem diesmal ausnahmsweise anzuschalten, denn den Wetterbericht kannten sie ja. Hieran ist sehr eindrücklich zu erkennen, dass in solchen Situationen ein ständiger Wechsel zwischen bewussten und unbewussten bzw. kontrollierten und automatisierten Prozessen notwendig ist. Man erkennt auch, dass bestimmte Berufe die Fähigkeit voraussetzen, elegant zwischen diesen Kontrollprozessen hin und her zu schalten.

10.4. Aufmerksamkeitsmetaphern und Aufmerksamkeitsinstanzen

In der Aufmerksamkeitsforschung wird häufig von Metaphern bzw. von Metaphern der Aufmerksamkeit gesprochen. Eine Metapher ist in der Psychologie eine konzeptuelle Zuordnung von Eigenschaften, Strukturen und Beziehungen bezüglich eines bestimmten Aspekts. Eine Metapher definiert oder konstruiert ein bestimmtes theoretisches Konzept der Aufmerksamkeit. Gemäß diesem Konzept wird festgelegt, welche Aspekte der Aufmerksamkeit wichtig sind. Aufmerksamkeitsmetaphern sind meist wie Bilder definiert und bestimmen maßgeblich die Forschungsparadigmen, mit denen Aufmerksamkeitsphänomene untersucht werden. Derzeit werden folgende Aufmerksamkeitsmetaphern verwendet:

- „Filter“-Metapher
- „Spotlight“-Metapher
- „Spotlight-in-the-brain“-Metapher
- „Attention-as-vision“-Metapher.

10.4.1. Die „Filter“-Metapher

Die „Filter“-Metapher wurde insbesondere im Zusammenhang mit der selektiven Aufmerksamkeit gewählt. Hierbei geht es im Wesentlichen um das Herausfiltern bzw. Abschwächen von bestimmten Informationen, um andere Informationen bevorzugt zu verarbeiten. Im Rahmen der „Filter“-Metapher wird die Aufmerksamkeit eher als Struktur und nicht als Prozess betrachtet. Alle frühen Theorien der Aufmerksamkeit haben mit der „Filter“-Metapher gearbeitet. Diese Theorien unterschieden sich lediglich hinsichtlich der Frage, ob es einen oder mehrere Filter gibt und an welcher Stelle der Informationsverarbeitung dieser bzw. diese Filter platziert sind (frühe vs. späte Selektion oder Filter vs. Abschwächen). Überwiegend wurden diese Theorien auf der Basis von auditorischen Experimenten unter Verwendung des dichotischen Hörtests entwickelt.

10.4.2. Die „Spotlight“-Metapher

Die „Spotlight“-Metapher wurde im Gegensatz zur „Filter“-Metapher überwiegend durch Experimente am visuellen System entwickelt. Im Rahmen dieser Vorstellung wird die Aufmerksamkeit als Scheinwerfer (Spotlight) aufgefasst, von dem ein bestimmter Bereich in der Außenwelt angestrahlt wird, der somit im Fokus der Aufmerksamkeit steht. Diese Metapher thematisiert allerdings nicht die Anzahl möglicher Scheinwerfer, wie sie kontrolliert werden, wie groß und wie homogen sie sind.

10.4.3. Die „Spotlight-in-the-brain“-Metapher

Diese Metapher ist eine Uminterpretation der ursprünglichen „Spotlight“-Metapher. Mit ihr wird hervorgehoben, dass Aufmerksamkeitsprozesse an die Aktivität bestimmter Hirngebiete gebunden sind. Während bei der ursprünglichen „Spotlight“-Metapher sich der Scheinwerfer (und damit der Fokus der Aufmerksamkeit) auf Objekte im visuellen oder auditorischen Feld oder auf Gedanken richten soll, wird im Rahmen der „Spotlight-in-the-brain“-Metapher von einem „neuronalen Scheinwerfer“ ausgegangen, der auf bestimmte Hirngebiete „strahlt“ und damit die Aktivität in diesen Gebieten verstärkt, während die Aktivität in den nicht „bestrahlten“ Gebieten geringer wird. Unklar ist allerdings, wer bzw. welche Funktion diesen neuronalen Scheinwerfer bedient und entscheidet, welche Hirnregion „bestrahlt“ wird. Diese Metapher ist mit aktuellen Befunden kompatibel, die mit bildgebenden Verfahren gewonnen wurden, die zeigten, dass die jeweiligen Hirngebiete ihre neuronale Aktivität steigern, wenn sie Informationen mit erhöhter Aufmerksamkeit verarbeiten.

10.4.4. Die „Attention-as-vision“-Metapher

Im Rahmen dieser Metapher wird Aufmerksamkeit als emergente Eigenschaft des jeweiligen Wahrnehmungssystems aufgefasst. Das bedeutet, dass die Aufmerksamkeit spontan durch bestimmte Aspekte der Wahrnehmung und zwangsläufig ohne Rückgriff auf einen übergeordneten Kontrolleur entsteht und gelenkt wird. Am Beispiel der visuellen Wahrnehmung ist diese Überlegung gut erklärbar. Dem Aufmerksamkeitsfokus ist die Fovea (Ort des schärfsten Sehens auf der Netzhaut) zugeordnet. Das bedeutet, dass automatisch Aufmerksamkeit für das auf der Fovea abgebildete Objekt entsteht, wenn es fokussiert wird.

Allen Aufmerksamkeitsmodellen ist gemein, dass bislang unklar ist, welche Instanz die Aufmerksamkeit kontrolliert. Im Grunde wird von zwei unterschiedlichen Modellansätzen ausgegangen, die neuerdings zu einem Hybrid-Ansatz zusammengefasst werden:

- Top-down-Ansätze
- Bottom-up-Ansätze
- Hybrid-Ansätze zwischen Top-down- und Bottom-up-Ansätzen.

10.4.5. Top-down-Ansätze

Diese Ansätze gehen davon aus, dass die Aufmerksamkeit als übergeordnete Instanz eine ursächliche Wirkung auf die Modulation der Informationsverarbeitung hat. Allerdings bleibt ungeklärt, welche Instanz diese Kontrolle durchführt.

10.4.6. Bottom-up-Ansätze

Im Rahmen dieser Modelle wird davon ausgegangen, dass kein ursächlicher Aufmerksamkeitsmechanismus vorliegt, der von „oben herab“ die Informationsverarbeitung moduliert. Aufmerksamkeit wird vielmehr als Begleiterscheinung (Epiphänomen) von sensorischen, perzeptuellen und kognitiven Operationen aufgefasst. Typische Beispiele sind Wettbewerbsphänomene, wenn simultan dargebotene Reize quasi um neuronale Verarbeitungsressourcen konkurrieren. Dabei zeigt sich, dass oft schon elementare Reizeigenschaften entscheiden, welche Reize bevorzugt und damit mit höherer Aufmerksamkeit verarbeitet werden. So kann sich z. B. der lautere Ton gegenüber einem leiseren im Hinblick auf die Wahrnehmung durchsetzen, weil er mehr neuronale Aktivität „absorbiert“, sodass nicht mehr genügend neuronale Aktivität für den leiseren Reiz übrig bleibt. Insofern wird Aufmerksamkeit durch das Ergebnis eines Wettkampfs bereits auf unterster Verarbeitungsebene gesteuert.

10.4.7. Hybrid-Ansätze

Moderne theoretische Überlegungen gehen von einer Wechselwirkung zwischen Top-down- und Bottom-up-Ansätzen aus. Diese Modelle, die in der Literatur als „Biased-competition“-Modelle bezeichnet werden, werden in einem gesonderten Abschnitt dieses Kapitels besprochen, da sie einerseits auf der Basis von neurowissenschaftlichen Untersuchungen entwickelt worden sind und andererseits auch über eine hohe Erklärungskraft verfügen.

10.5. Neuropsychologie der Aufmerksamkeit

In der Neuropsychologie und den kognitiven Neurowissenschaften haben sich mehrdimensionale Konzepte der Aufmerksamkeit durchgesetzt. Diese Konzepte berücksichtigen moderne Ergebnisse aus der kognitiven Psychologie, der klinischen Neuropsychologie und greifen auch Überlegungen älterer Theorien auf. Im Folgenden werden die weithin gebräuchliche Taxonomie der Aufmerksamkeit nach Zoomeren-Sturm und das „Biased-competition"-Modell dargestellt (Kastner & Ungerleider, 2001; Sturm, 2009).

10.5.1. Taxonomie der Aufmerksamkeit nach Zoomeren-Sturm

In der Neuropsychologie hat sich eine Taxonomie von Aufmerksamkeitsfunktionen durchgesetzt, mittels derer die Aufmerksamkeit in zwei größere Funktionsbereiche, **Intensität** und **Selektivität**, eingeteilt wird. Diese Funktionsbereiche werden gelegentlich auch als **Dimensionen der Aufmerksamkeit** aufgefasst. Der Aufmerksamkeitsdimension Intensität werden die Unterfunktionen **Alertness**, **Vigilanz** und **Daueraufmerksamkeit** zugeordnet. Unter der Aufmerksamkeitsdimension Selektivität werden die **selektive Aufmerk-**

Tabelle 10-2: Taxonomie der Aufmerksamkeit (nach Sturm, 2009).

Dimension	Bereich	Paradigmen	funktionelle Netzwerke
Intensität	Aufmerksamkeitsaktivierung (Alertness) • intrinsisch • tonisch • phasisch	einfache visuelle und auditorische Reaktionszeitaufgaben; mit und ohne Warnreiz	Hirnstamm, Formatio reticularis noradrenerge Kerngebiete DLPFC, IPL
	Daueraufmerksamkeit	langandauernde Signalentdeckungsaufgaben; Signale häufig	rechte Hemisphäre intralaminare und retikuläre Thalamuskerne anteriorer Teil des Cingulums
	Vigilanz	langandauernde Signalentdeckungsaufgaben; Signale selten	rechte Hemisphäre intralaminare und retikuläre Thalamuskerne anteriorer Teil des Cingulums
räumliche Aufmerksamkeit (Orientierung)	räumliche Verschiebung des Aufmerksamkeitsfokus	z. B. Posner-Paradigma, Wechsel der räumlichen Aufmerksamkeit	IPL Colliculi superiores Pulvinar
Selektivität	selektive oder fokussierte Aufmerksamkeit	Wahlreaktionsaufgaben; Reagieren auf Signale vor dem Hintergrund von Störreizen	frontothalamische Verbindungen anteriores Cingulum inferiorer Frontalkortex
	geteilte Aufmerksamkeit	Dual-task-Aufgaben; Multi-task-Aufgaben	präfrontaler Kortex (bilateral) vorderes Cingulum

samkeit und die **geteilte Aufmerksamkeit** zusammengefasst. Aufgrund dieser Einteilung ist jeder Teilbereich der Aufmerksamkeit mittels eines Tests oder einer Gruppe von Tests operationalisiert (s. a. **Tab. 10-2**).

(1) Intensität der Aufmerksamkeit

Der Intensitätsaspekt der Aufmerksamkeit umfasst die **Alertness** (deutsch: Aufmerksamkeitsaktivierung), die **Daueraufmerksamkeit** und die **Vigilanz.** Häufig wird eine Unterteilung in tonische und phasische Alertness vorgenommen. Während die tonische Aufmerksamkeitsaktivierung (tonische Alertness) durch den physiologischen Zustand des Organismus bestimmt wird, wird mit der phasischen Alertness die plötzliche Zunahme der Aktivierung unmittelbar nach einem Warnreiz ausgedrückt.

Die intrinsische Alertness beschreibt die interne und kognitive Kontrolle des Erregungsniveaus zu einem bestimmten Messzeitpunkt. Ein typisches Beispiel ist das Phänomen der reaktiven Anspannungssteigerung (Düker, 1963). Wenn jemand z. B. ein oder zwei Glas Wein getrunken hat und dann Reaktionszeitaufgaben lösen soll, kann er die leichte Ermüdung merken und „reaktiv" und bewusst alle verfügbaren Aufmerksamkeitsreserven reaktivieren, um bessere Leistungen zu erbringen.

Abzugrenzen ist die Alertness von weiteren Intensitätsaspekten der Aufmerksamkeit, die unter die Begriffe Vigilanz und Daueraufmerksamkeit fallen. Hierunter werden „längerfristige Aufmerksamkeitszuwendungen" zusammengefasst. Vigilanzleistungen werden definiert als Aufmerksamkeitsleistungen, die in der Entdeckung relevanter Stimuli über lange Zeitperioden (oft über Stunden) bestehen, wobei die entscheidenden Reize typischerweise nur sehr selten und in unregelmäßigen Intervallen zwischen zahlreichen irrelevanten

Intensitätsdimension der Aufmerksamkeit

- **tonische Alertness**: tonische Aufmerksamkeitsaktivierung, die durch den physiologischen Zustand des Organismus unter anderem in Abhängigkeit von der Tageszeit bestimmt ist. Die tonische Alertness umfasst auch die Aufmerksamkeitsaktivierung vom Koma bis zur Wachheit. In der Medizin wird häufig (fälschlicherweise) der Begriff „Bewusstsein" verwendet. Bewusstsein erfordert allerdings mehr als reine tonische Alertness.
- **phasische Alertness**: plötzliche Zunahme der Aktivierung und Aufmerksamkeit unmittelbar nach einem Warnreiz. Genauer ist zwischen externer oder, um mit der nächsten Alertnesskategorie konsistent zu bleiben, von extrinsischer Alertness zu sprechen.
- **intrinsische Alertness**: beschreibt die interne und kognitive Kontrolle des Erregungsniveaus zu einem bestimmten Messzeitpunkt. Ein Beispiel ist die reaktive Anspannungssteigerung, bei der nach bemerktem Erregungsabfall reaktiv, teilweise willentlich, die Anspannung gesteigert wird.
- **Vigilanz**: Aufmerksamkeitsleistung, die im Zusammenhang mit der Entdeckung relevanter Stimuli über lange Zeitperioden (oft über Stunden) notwendig ist. Typischerweise erscheinen die entscheidenden Reize nur sehr selten und in unregelmäßigen Intervallen zwischen zahlreichen irrelevanten Stimuli. Zum Beispiel monotone Fließbandarbeit kann Vigilanz erfordern.
- **Daueraufmerksamkeit**: Aufmerksamkeitsleistung, die im Zusammenhang mit der Entdeckung relevanter Stimuli über lange Zeitperioden (oft über Stunden) notwendig ist. Typischerweise erscheinen die entscheidenden Reize sehr häufig und in regelmäßigen Intervallen zwischen zahlreichen irrelevanten Stimuli.

Stimuli auftreten. Klassische Vigilanzaufgaben im Alltag sind beispielsweise die Fehlerkontrolle am Fließband oder das Autofahren auf einer wenig befahrenen Autobahn. Wenn dagegen die Aufmerksamkeit über längere Zeit hinweg auf eine oder mehrere Informationsquellen gerichtet werden muss, wobei die relevanten Stimuli in hoher zeitlicher Dichte aufeinanderfolgen, spricht man von Daueraufmerksamkeit.

(2) Selektivität der Aufmerksamkeit

Während die Alertness im Wesentlichen die Grundaufmerksamkeit beschreibt, beinhaltet die Selektivitätsdimension der Aufmerksamkeit jenen Teil, der sich mit der Zuwendung zu ganz bestimmten Reizen beschäftigt. Der Organismus kann seine Aufmerksamkeit so steuern, dass er nur bestimmte Reize beachtet und bearbeitet, während er sich für andere nicht interessiert.

Die Fähigkeit, sich selektiv bestimmten Reizen zuzuwenden, wird sehr häufig mit dem Modell der „begrenzten kognitiven Ressourcen" aus der kognitiven Psychologie in Verbindung gebracht. Durch die Fähigkeit der Selektion kann sich der Organismus mit seinen begrenzten Ressourcen auf eine Reizquelle oder eine Aufgabe einstellen. Das kann schwer werden, wenn die Konkurrenzreize sehr attraktiv und eindringlich sind, dann müssen mit „aller Kraft" die störenden Reize ausgeschaltet bzw. unterdrückt werden.

Auch für den Funktionsbereich der Mehrfachtätigkeiten (*dual task* oder *multi task*) wird das Konzept der „begrenzten kognitiven Ressourcen" bemüht. Die Kontrolle jeder Handlung erfordert ein gewisses Maß an Aufmerksamkeit und kognitivem Kontrollaufwand. Wird nur eine Aufgabe bearbeitet, kann die gesamte Aufmerksamkeit dieser einen Aufgabe gewidmet werden. Je mehr Aufgaben gleichzeitig durchgeführt werden, desto schwieriger wird es, die Aufmerksamkeit auf die verschiedenen Kontrollprozesse zu verteilen. Konzentriert man sich auf zwei mehr oder weniger schwere Aufgaben gleichzeitig, dann muss die Aufmerksamkeit entweder alternierend zwischen den beiden Kontrollprozessen hin- und herschalten oder auf die beiden Aufgaben verteilt werden. Muss hin- und hergeschaltet werden, kommt hinzu, dass man sich von der Reizquelle, auf die die Aufmerksamkeit aktuell gelenkt wird, quasi „losreißen" muss, um sich der neuen zuzuwenden.

Mehrfachtätigkeiten erfordern in der Regel ein hohes Maß an Kontrollaufwand.

10.5.2. „Biased-competition"-Modell der Aufmerksamkeit

Das „Biased-competition"-Modell der Aufmerksamkeit wurde von den Neurowissenschaftlern Desimone und Duncan zunächst auf der Basis von Einzelzellableitungen an Affen (v.a. im visuellen Kortex) entwickelt (Desimone & Duncan, 1995). Später wurde es auf den Menschen übertragen, da eine Reihe von fMRT-Befunden dieses Modell stützt (Beck & Kastner, 2005).

Das Modell basiert auf folgendem Befund: Nehmen wir mal an, wir überprüfen die Aktivität eines Neurons im visuellen Kortex und präsentieren dem rezeptiven Feld dieses Neurons zwei Stimuli (Reiz A und B), zunächst separat und dann gemeinsam. Sie stellen fest, dass bei Präsentation von Reiz A das Neuron mit einer bestimmten Feuerrate antwortet und bei Präsentation von Reiz B halb so stark reagiert. Was passiert, wenn beide Reize gemeinsam präsentiert werden? Kann am Neuron die Summenaktivität registriert werden (A + B) oder reagiert das Neuron so, als ob nur Stimulus 1 präsentiert würde (wie bei A)? Die bislang vorliegenden Tier- und Humanuntersuchungen sprechen dafür, dass bei Präsentation beider Reize im rezeptiven Feld das Neuron mit der Durchschnittsaktivität reagiert. Das bedeutet, dass die durch Reiz A hervorgerufene Aktivität durch die gleichzeitige Präsentation des Reizes B vermindert wird. Man könnte auch sagen, dass Reiz B die Reaktion des Neurons auf Reiz A vermindert bzw. unterdrückt. Es findet also ein gewisses Maß an Wettbewerb bereits auf der Ebene des rezeptiven Feldes und der angeschlossenen Neurone statt **(Abb. 10-1)**.

Selektivitätsdimension der Aufmerksamkeit

- **visuell-selektive oder fokussierte Aufmerksamkeit**: Hierbei geht es um die Selektivität der Reizverarbeitung. Bestimmte Reize werden verarbeitet, während andere nicht beachtet und nicht analysiert werden. Dies kann sehr effizient mit Wahlreaktionsaufgaben untersucht werden. Hierbei muss auf einen Reiz reagiert werden, während bei anderen Reizen nicht reagiert werden soll. Dies kann experimentell erschwert werden, indem Störreize präsentiert werden, die den Reizen, auf die reagiert werden soll, sehr ähnlich sind.
- **visuell-räumliche selektive Aufmerksamkeit:** Bei dieser Variante der selektiven Aufmerksamkeit wird die Aufmerksamkeit auf eine bestimmte räumliche Position gelenkt. Dieser Aufmerksamkeitsbereich wird in der Regel mittels des Posner-Paradigmas[34] realisiert, mit dem die Aufmerksamkeit auch verdeckt (covert), d. h. ohne Augenbewegung auf eine bestimmte räumliche Position, fixiert werden kann. Ein wesentlicher Teilaspekt dieses Aufmerksamkeitsbereichs ist der Wechsel von einem Aufmerksamkeitsfokus zum nächsten. Im Alltag wird diese Form der Aufmerksamkeit beim Autofahren genutzt. Wir schauen geradeaus und richten „verdeckt" unsere Aufmerksamkeit nach rechts auf den Bürgersteig, um eventuelle Passanten zu entdecken. Kurz danach richten wir die Aufmerksamkeit auf die andere Seite, um vorbeifahrende Fahrzeuge ggf. besser zu erkennen.
- **auditorisch-räumliche selektive Aufmerksamkeit:** Dieser Aufmerksamkeitsbereich beschreibt die Aufmerksamkeitsverlagerung von einem Ohr auf das andere. Wenn z. B. das Handy an ein Ohr gehalten wird, kann die Aufmerksamkeit auf dieses Ohr verlagert werden. Das andere Ohr nimmt weniger gut akustische Reize wahr. Getestet wird dieser Aufmerksamkeitsbereich mit dem dichotischen Hörtest[35], bei dem beiden Ohren simul-

34 Das Posner-Paradigma ist eine Versuchsanordnung, die von dem Psychologen Michael Posner entwickelt wurde (Posner et al., 1982). Im Prinzip werden bei dieser Aufgabe Hinweisreize präsentiert, die andeuten, dass mit hoher Wahrscheinlichkeit auf einer Seite des Computerbildschirms ein Reiz folgen wird, auf den die Versuchsperson so schnell wie möglich zu reagieren hat. Dieser Hinweisreiz zeigt den Ort des später kommenden Zielreizes mit hoher Wahrscheinlichkeit an (z. B. 80 %). Die Versuchsperson wird die Aufmerksamkeit „verdeckt" (ohne die Augen in die Richtung zu bewegen) auf den erwarteten Ort lenken. Die Folge ist, dass die Reaktionen auf den Zielreiz schneller sind, wenn der Zielreiz am erwarteten Ort erscheint. Erscheint er am unerwarteten Ort, sind die Reaktionen sehr langsam. Posner vermutet, dass die Aufmerksamkeit in dieser Bedingung vom erwarteten Ort „gelöst" (disengagement) werden, sich zum neuen Ort verlagern (shift) und sich am neuen Ort wieder verankern muss (engagement).

35 Beim dichotischen Hörtest werden über einen Stereokopfhörer beiden Ohren simultan unterschiedliche Reize zugeführt.

tan unterschiedliche Reize präsentiert werden. Die Aufgabe der Testperson besteht darin, nur Informationen eines Ohrs zu erkennen und auf die Reize des anderen Ohrs nicht zu achten, was auch als fokussierte auditorische Aufmerksamkeit (focussed attention right, focussed attention left) bezeichnet wird. Auch hier kann die Fähigkeit zum Wechsel von einem Ohr zum anderen geprüft werden.

- **geteilte Aufmerksamkeit:** Dieser Aufmerksamkeitsbereich beschreibt die Verteilung der Aufmerksamkeit auf mehrere Informationsquellen. Dies ist typischerweise der Fall bei Mehrfach- bzw. Doppeltätigkeitsaufgaben. Aufgaben zur kognitiven Flexibilität können zur Untersuchung der geteilten Aufmerksamkeit eingesetzt werden. Im Unterschied zur selektiven Aufmerksamkeit wird bei der geteilten Aufmerksamkeit der Aufmerksamkeitsfokus von einer Aufgabe auf die andere verlagert oder auf verschiedene Aufgaben verteilt. Eine besondere Variante der geteilten Aufmerksamkeit ist die Verteilung der Aufmerksamkeit auf beide Ohren beim dichotischen Hörtest und nicht nur auf ein Ohr wie beim dichotischen Hörtest mit Fokussierung auf ein Ohr.

Im Rahmen des „Biased-competition"-Modells wird davon ausgegangen, dass dieser Wettbewerb durch Aufmerksamkeit beeinflusst werden kann, wobei ein Bottom-up- und ein Top-down-Weg unterschieden wird. Ein Beispiel für einen *Bottom-up-Einfluss* ist, wenn bereits auf der Ebene der sensorischen Verarbeitung bestimmte Reizattribute dazu führen, dass ein Reiz oder ein bestimmter Reizaspekt bevorzugt verarbeitet wird. Typische Attribute sind Reizintensität, Helligkeit oder Lautstärke. Unterscheiden sich die gemeinsam präsentierten Reize hinsichtlich solcher elementaren Aspekte, dann ist es sehr wahrscheinlich, dass der intensivere Reiz bevorzugt verarbeitet wird, also quasi automatisch mehr Aufmerksamkeit auf sich zieht. Allerdings kann auch noch ein *Top-down-Einfluss* wirksam werden. Dies können übergeordnete Ziele, Präferenzen oder Emotionen sein, die diesen Wettbewerbsprozess um neuronale Aktivität und Aufmerksamkeit quasi von oben beeinflussen. Wenn Sie z. B. den Wunsch haben, eine Suppe zu essen, dann wird das Bild eines Löffels eher Ihre Aufmerksamkeit auf sich ziehen als das Bild einer Gabel.

Diese Interaktion zwischen Bottom-up- und Top-down-Einflüssen ist v. a. im Zusammenhang mit der **„Spotlight-in-the-brain"-Metapher** von Bedeutung. Wenn Sie sich räumlich orientieren wollen, dann richten Sie Ihre Aufmerksamkeit auf eine räumliche Position und vermindern damit den unterdrückenden Einfluss anderer Attribute in Ihrem rezeptiven Feld. Auf diese Weise können selbst laute oder sehr helle Reize quasi zugunsten übergeordneter Ziele unterdrückt werden. Selbst automatisch evozierte emotionale Prozesse können durch übergeordnete Handlungsziele unterdrückt werden (Schupp et al., 2007).

Mittlerweile hat sich das „Biased-competition"-Modell als sehr hilfreich für das Verständnis des Ineinandergreifens von Bottom-up- und Top-down-Prozessen bei der Aufmerksamkeitskontrolle erwiesen. Es existieren auch sehr elegante mathematische Modelle zur formalen Beschreibung dieser Interaktionen (Deco & Zihl, 2004). Diese Modelle werden auch genutzt, um komplizierte Interaktionen zu erklären. Ein typisches Beispiel ist der Stroop-Effekt. Dieser Effekt beschreibt ein Phänomen, das bei Personen mit hoher Lesekompetenz auftritt, wenn sie die Farbe,

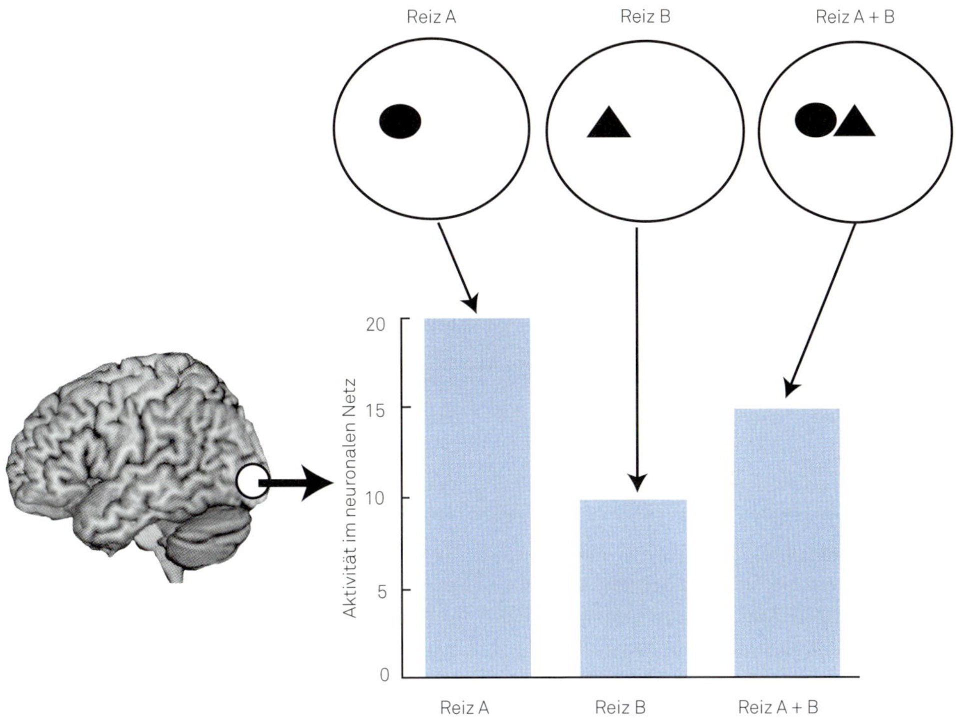

Abbildung 10-1: Schematische Darstellung des „Biased-competition"-Modells. Die Hirnaktivität in einem Hirngebiet hängt davon ab, ob die Aufmerksamkeit auf einen Reiz konzentriert werden kann oder ob sie auf mehrere Reize (hier zwei) verteilt werden muss. Müssen zwei Reize simultan verarbeitet werden, dann pendelt sich die Hirnaktivität auf ein Niveau ein, das zwischen den Hirnaktivitäten liegt, die bei alleiniger Präsentation der beiden Reize auftreten. In diesem Fall würde die Hirnaktivität auf Reiz A bei simultaner Präsentation von Reiz A und B deutlich abnehmen.

mit der Farbwörter geschrieben sind, benennen sollen. Wenn das Wort „grün" in rot geschrieben ist und die Versuchsperson die Farbe benennen und nicht das Wort lesen soll, dann wird sie ein wenig verwirrt sein, weil sie automatisch das Wort liest. Offenbar tritt hier Konkurrenz zwischen verschiedenen Wahrnehmungsmodulen auf und bei Lesekompetenten dominiert das Lese- über das Farbmodul. Die mathematischen Modelle beschreiben, wie innerhalb eines jeden Moduls „Wettbewerbseffekte" und übergeordnete Einflüsse wirksam werden (O'Reilly & Munakata, 2000).

10.5.3. Neuroanatomie der Aufmerksamkeit

Aufmerksamkeit wird durch ein weit verteiltes Netzwerk kontrolliert, das aus sechs unterschiedlichen Hirnstrukturen besteht:

1. **aktivierendes retikuläres aufsteigendes System** (ARAS), das vorwiegend im Hirnstamm lokalisiert ist
2. **Colliculi superiores** im Mittelhirn
3. **Thalamus**
4. große Bereiche des **Parietallappens**
5. **anteriores Cingulum**
6. lateraler Teil des **Frontalkortex**.

Prinzipiell sind diese Hirnstrukturen bei allen Aufmerksamkeitsformen aktiv, wobei jedes dieser Hirngebiete für die einzelnen Aufmerksamkeitsformen unterschiedliche Bedeutung hat.

Aufsteigendes retikuläres aktivierendes System (ARAS)

Auf der untersten Ebene ist dieses Hirngebiet angesiedelt, das im Englischen auch als reticular activating system (RAS) bezeichnet wird. Dieses System besteht aus eng miteinander verbundenen Nervenzellen, die in der Medulla oblongata (verlängertes Rückenmark) und im Hirnstamm lokalisiert sind. Dieses Netzwerk projiziert über den Thalamus in den Kortex und moduliert die Aktivität des gesamten Gehirns (**Abb. 10-2**). Das ARAS ist verantwortlich für die Herstellung und Aufrechterhaltung des allgemeinen Aktivitäts- bzw. Alertnessniveaus und wesentlich in die Regulation des Schlaf-Wach-Rhythmus und die Kontrolle des allgemeinen Wachheitszustands eingebunden. Schäden in diesem Hirnbereich oder eine Unterbrechung der Aktivitätsmodulation zum Kortex können zu schwerwiegenden Beeinträchtigungen der Aufmerksamkeit führen.

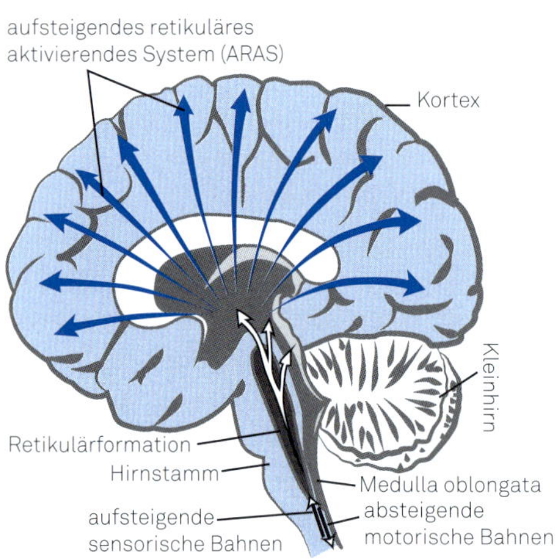

Abbildung 10-2: Das aufsteigende retikuläre Aktivierungssystem (ARAS) mit den angeschlossenen Hirngebieten.

Schäden in diesem Hirnbereich können z. B. zum **Koma** führen. Patienten, die sich im Koma befinden, reagieren nicht mehr auf externe Reize, in schweren Fällen zeigen sie keine Defensivreaktionen auf noxische und/oder schmerzhafte Reize. In der Regel müssen bilaterale Schädigungen oder diffuse Beeinträchtigungen des ARAS vorliegen, um ein Koma zu verursachen. Ursachen für diese Störungen können verschiedene neurologische Erkrankungen sein (Meningitis, Hirnstammtumore, epileptische Anfälle, Hämorrhagien oder Schädel-Hirn-Trauma). Andere mögliche Ursachen sind metabolische Störungen (z. B. Kohlenmonoxidvergiftungen), Vitaminmangel (z. B. Thiamin) oder Vergiftungen (z. B. Alkohol). Bei einigen Komapatienten können sich die Funktionen des ARAS wieder verbessern und sie können in einen **chronischen vegetativen Zustand** (chronic vegetative state) übergehen. In diesem Fall sind einige ARAS-Funktionen noch intakt, sodass wichtige Körperfunktionen problemlos ablaufen. Patienten im chronisch vegetativen Zustand zeigen einen Schlaf-Wach-Rhythmus, erhaltene Atemfunktionen und ein funktionierendes autonomes Nervensystem. Sie zeigen jedoch keine Wahrnehmung für Reize aus der externen Welt und nehmen deshalb nicht wahr, was um sie herum passiert. Sie verfügen auch über keine Wahrnehmung ihrer inneren Bedürfnisse, können Bewegungen nicht bewusst beginnen oder mit der Umwelt kommunizieren. Bei optimaler medizinischer Versorgung können diese Patienten mehrere Jahre lang in diesem Zustand verharren und überleben.

Einige Patienten gehen vom Koma in den sogenannten **Stupor** über. Solche Übergänge treten in der Regel in der Rückbildungsphase von metabolisch bedingten Komazuständen auf. Auf ihrem Weg der Besserung reagieren diese Patienten auf lautes Zurufen ihres Namens oder wenn sie geschüttelt werden. Allerdings gelingt es den Patienten nicht, zu sprechen oder willentlich Bewegungen zu initiieren, ferner fallen sie schnell wieder in einen Zustand minderer Bewusstheit zurück. Grundsätzlich gilt die Regel, dass je länger die Patienten im Koma verharren, desto schlechter ist die Prognose für eine spätere Heilung und vollständige Wiederherstellung der vollen Funktionsfähigkeit. Während früher davon ausgegangen wurde, dass Komapatienten keine Wahrnehmung haben, belegen neue bildgebende Studien, dass sie über unbewusste Wahrnehmungen verfügen. So konnte z. B. gezeigt werden, dass bei einer Komapatientin der Gyrus fusiformis (das Gesichtswahrnehmungsareal) aktiv war, wenn ihr Gesichter bekannter Personen präsentiert wurden. Andere Studien unter Nutzung des EEG belegen ähnliche präattentive Verarbeitungen im Gehirn von Komapatienten (Tshibanda et al., 2010).

Neben der Kontrolle des Wachheitsgrades ist das ARAS auch wesentlich in das Warnen, Wecken und Erregen des Gehirns eingebunden. Diese Funktionen können mittels Contingent negative variation (CNV) gemessen werden. Zwischen dem Warnsignal und dem reaktionsauslösenden Reiz baut sich über dem Vertex eine negative Gleichspannungsverschiebung auf. Die CNV ist auf eine allgemeine Vorerregung wahrscheinlich frontaler Hirngebiete zurückzuführen. Diese Vorerregung wird durch den Warnreiz initiiert und steigert damit die Reaktionsbereitschaft auf den später folgenden reaktionsauslösenden Reiz. Die Reaktionszeiten auf Reize, die durch solche Warnreize angekündigt werden, sind bekanntlich schneller als die bei Reizen, denen kein Warnreiz vorausging (phasische Alertness).

Colliculi superiores

Aufmerksamkeit erfordert, wie oben dargestellt, einen bestimmten Wachheitsgrad, der im Wesentlichen durch das ARAS initiiert wird. Auf der nächsten Ebene der Aufmerksamkeitssteuerung muss die Aufmerksamkeit auf ein bestimmtes Objekt oder eine bestimmte räumliche Position gelenkt werden. Um die Aufmerksamkeit flexibel zwischen Orten und Objekten hin und her zu schwenken, benötigen wir die Colliculi superiores, Kerngebiete im dorsalen Teil des Mittelhirns. Gemeinsam mit den Colliculi inferiores, die Teil des auditorischen Systems sind, bilden sie die Vierhügelplatte.

Die Colliculi sind in die **Kontrolle der Augenbewegungen** eingebunden. In Abhängigkeit vom sich verändernden Aufmerksamkeitsfokus richten wir unseren Blick auf die Objekte, die wir aufmerksam beachten müssen oder wollen. In diesem Sinn werden die wichtigen Informationen auf der Fovea centralis der Retina abgebildet. Dazu müssen sich die Augen auf das entsprechende Objekt fokussieren. Dies realisieren wir durch Sakkaden, also kurze Augenbewegungen. Zwei unterschiedlich schnelle Sakkaden werden unterscheiden: Die Express-Sakkaden sind sehr schnelle Augenbewegungen, die innerhalb von 120 ms ablaufen. Sie werden automatisch und reflexiv durch wichtige und teilweise biologisch vorprogrammierte Reize ausgelöst. Die langsamen Sakkaden, die ca. 200–300 ms dauern, sind meist bewusst initiierte Augenbewegungen zum wichtigen Objekt.

Durch die unmittelbare Nähe der Colliculi superiores zu motorischen Kernen des Hirnstamms und Mittelhirns ergeben sich kurze Informationswege und damit eine enge und schnell funktionierende Beziehung zwischen Aufmerksamkeit, visueller Informationsverarbeitung und Augenbewegung. Bildgebende Studien belegen des Weiteren, dass die Colliculi superiores auch grundsätzlich in die Aufmerksamkeit eingebunden sind. So konnte z. B. gezeigt werden, dass eine enge Beziehung zwischen der neuronalen Aktivität des primären Sehzentrums und den Colliculi superiores besteht. Wahrscheinlich sind diese beiden

Hirngebiete miteinander verbunden, wobei die Colliculi superiores das Aktivierungsniveau des primären visuellen Kortex über eine Rückkopplungsschleife beeinflussen (Noesselt et al., 2002).

Die Bedeutung der Colliculi superiores für die Aufmerksamkeitskontrolle zeigt sich eindrücklich bei einigen neurologischen Erkrankungen. Zu nennen ist hier die **progressive supranukleäre Blickparese** (progressive supranuclear palsy, PSP). Diese Erkrankung ist durch Degeneration der Basalganglien und der Colliculi superiores gekennzeichnet. Die Patienten, die unter dieser Erkrankung leiden, verhalten sich wie Blinde. Ihnen gelingt es nicht, Blickkontakt mit einem Gesprächspartner aufrechtzuerhalten, und sie können sich nicht demjenigen zuwenden, der ihnen entgegenkommt. Selbst beim Essen gleitet ihr Blick von ihrem Teller fort. Das wesentliche Problem dieser Patienten besteht darin, dass sie ihren Blick nicht von einem Ort zum nächsten lenken können.

Bislang wurden nur die Colliculi superiores als wichtige Kontrollstation für die gerichtete Aufmerksamkeit thematisiert. Die Colliculi inferiores sind ebenfalls in die Aufmerksamkeitskontrolle eingebunden, allerdings mehr im Zusammenhang mit der Aufmerksamkeitsausrichtung bei auditorischen Reizen. Sehr wahrscheinlich wird die räumliche Ausrichtung der Aufmerksamkeit beim dichotischen Hörtest über die Colliculi inferiores kontrolliert.

Thalamus

Von den vielen Kerngebieten des Thalamus sind in die Aufmerksamkeitskontrolle insbesondere die intralaminaren Kerne, das mediodorsale Kerngebiet, die retikulären Kerne und das Pulvinar eingebunden **(Abb. 10-3)**. Bis auf das Pulvinar sind diese Kerngebiete an der Kontrolle des Schlaf-Wach-Rhythmus beteiligt und arbeiten demzufolge eng mit dem ARAS zusammen. Die Aktivität dieser Kerngebiete korreliert mit dem Ausmaß der Alertness und deshalb auch mit der Leistung bei Alertnessaufgaben. Auch bei Daueraufmerksamkeits- und Vigilanzaufgaben sind diese Kerngebiete besonders aktiv, wenn das Aufmerksamkeitsniveau erhöht ist. Bei abnehmender Aufmerksamkeit dagegen sinkt auch die Aktivität im Thalamus.

Eine etwas spezifischere Funktion hat das Pulvinar, das in die Kontrolle der **selektiven Aufmerksamkeit** eingebunden ist. Diesem Hirngebiet wird insbesondere eine Filterfunktion zugeschrieben. Patienten, die unter Läsionen im Pulvinar leiden, haben Probleme bei der Bindung der Aufmerksamkeit an eine bestimmte Position. Gleichzeitig gelingt es ihnen auch weniger gut, Informationen an anderen Positionen zu filtern. In Untersuchungen an Primaten konnte die Funktion des Pulvinars sehr gut herausgearbeitet werden. Injiziert man eine chemische Substanz (Muscimol; ein GABA-Agonist, der die Aktivität hemmt) in das Pulvinar, so erkennen die Affen an dem Ort, an dem sie eine visuelle Information erwarten, die präsentierten Objekte wesentlich schlechter als im unbehandelten Zustand. Das bedeu-

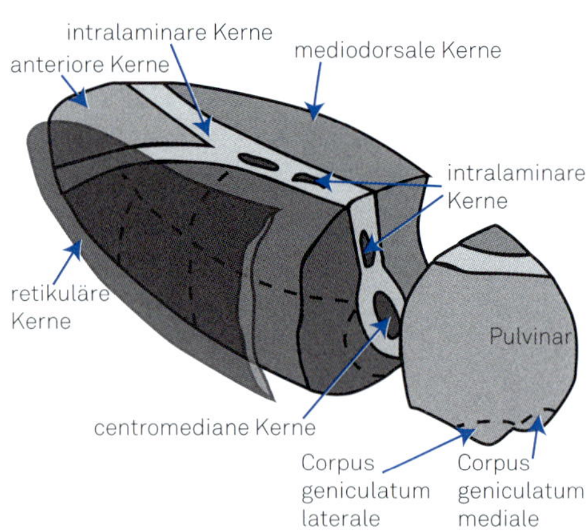

Abbildung 10-3: Der Thalamus mit den Kerngebieten, die für die Aufmerksamkeitskontrolle wesentlich sind.

tet, dass sie die Aufmerksamkeit nicht an den spezifischen Ort binden können, an dem sie den sie interessierenden Reiz erwarten. Die Aufmerksamkeit kann dort nicht „festgebunden" oder „festgehalten" werden. Auch der Wechsel von einem Aufmerksamkeitsfokus (shift) zu einem anderen ist bei Hemmung des Pulvinars beeinträchtigt.

In Bildgebungsstudien mit Menschen finden sich Durchblutungszunahmen im Pulvinar insbesondere bei der Bearbeitung von Diskriminationsaufgaben, wenn bestimmte Reize im Kontext anderer Reize erkannt werden sollen. Diese frühe Filterung und Konzentration auf einen bestimmten Reiz erfolgt innerhalb von 30 bis 85 ms nach Reizpräsentation. Dass bereits so früh relevante von irrelevanten Reizen unterschieden werden können, kann man mit evozierten Potenzialen messen.

Ein in diesem Zusammenhang häufig genutztes Paradigma ist das sogenannte **P50-Paradigma**, bei dem in schneller Abfolge zwei auditorische Reize aufeinanderfolgen. Bei Gesunden löst jeder der beiden Reize eine positive Komponente im ereigniskorrelierten Potenzial (EKP) aus, die jeweils etwa 50 ms nach dem Reiz erscheint und daher als P50-Amplitude bezeichnet wird. Allerdings ist die P50-Amplitude auf den zweiten Reiz im Vergleich zu der auf den ersten signifikant verringert, was als P50-Suppression bezeichnet wird. Bei Schizophrenen zeigt sich für den zweiten auditorischen Reiz keine solche P50-Suppression (Holstein et al., 2010). Es spricht vieles dafür, dass die Amplitudenverringerung der zweiten P50-Amplitude aufgrund einer thalamischen Hemmung erfolgt. In anderen Worten, der Thalamus „erkennt", dass der zweite Reiz dem Gehirn bereits bekannt ist und somit für die weitere Verarbeitung nicht mehr so wichtig ist. Bei einigen Erkrankungen (z. B. Schizophrenie) sind solche Amplitudenabschwächungen nicht festzustellen, was vermuten lässt, dass hier die Filterfunktion des Thalamus nicht optimal arbeitet.

Parietallappen

Im Parietallappen befinden sich neuronale Schaltkreise, die in die Kontrolle komplexerer Aufmerksamkeitsleistungen eingebunden sind. Dabei kontrollieren die folgenden Teilbereiche des Parietallappens offenbar unterschiedliche Teilaspekte der Aufmerksamkeit: Sulcus intraparietalis (englisch: intraparietal sulcus, IPS), Lobulus parietalis superior (LPs, englisch: superior parietal lobule, SPL), Lobulus parietalis inferior (LPi, englisch: inferior parietal lobule, IPL), parietotemporales Übergangsgebiet.

Sulcus intraparietalis:
- alle Aufgaben, die visuelle Aufmerksamkeit erfordern
- Aufmerksamkeit für räumliche Positionen (räumliche Aufmerksamkeit)
- Aufmerksamkeit für visuelle und auditorische Objekte
- aufmerksames Zusammenführen verschiedener visueller und auditorischer Attribute (Binding)

Lobulus parietalis superior:
- Wechsel der Aufmerksamkeit von einem zu einem anderen Ort (shift of attention) auch ohne Augenbewegungen (verdeckte Aufmerksamkeitsverschiebung)
- Reaktionswahl aufgrund von Rauminformationen

Lobulus parietalis inferior:
- Aufmerksamkeit kontralateral zum jeweiligen IPL; v. a. im Zusammenhang mit dem Hemineglekt
- aufmerksame Beachtung von zeitlichen Aspekten ist eher mit linksseitigen Aktivierungen im IPL verbunden

parietotemporales Übergangsgebiet:
- willentliche Zuweisung von Aufmerksamkeitsressourcen zu kognitiven Aufgaben

- Bei Läsion dieses Gebietes kann die P300-Komponente nicht mehr evoziert werden. Je mehr Aufmerksamkeit eine Person einer Aufgabe oder einem Reiz willentlich zuwendet, desto größer ist die Amplitude der P300-Komponente.

Insgesamt kann festgehalten werden, dass der Parietallappen mit seinen verschiedenen Unterstrukturen eine wichtige Schaltzentrale für die Aufmerksamkeitskontrolle darstellt.

Anteriores Cingulum

Nachdem genügend Vigilanz und Alertness aufgebaut wurde, die interessierenden Reize erkannt und anvisiert wurden, müssen Entscheidungen getroffen werden. Diese Entscheidungen münden entweder in Handlungen oder kognitive Aktivitäten. Eine wichtige Hirnstruktur, die in die Kontrolle dieser Selektions- und Entscheidungsprozesse eingebunden ist, ist das anteriore Cingulum. Dieses Hirngebiet liegt oberhalb des vorderen Corpus callosum und ist ein wichtiges Bindeglied zwischen dem Kortex und tiefer liegenden Hirnstrukturen (insbesondere dem limbischen System und dem ARAS). Die Stärke der Aktivität in diesem Hirngebiet hängt von der Schwierigkeit der Aufgabe und der notwendigen psychischen Energie ab, um bestimmte Handlungsimpulse zu unterdrücken und dadurch andere zu ermöglichen.

Ein typisches Beispiel für eine Aufgabe, welche die Aktivität des Cingulums nach sich zieht, ist die bekannte **Stroop-Aufgabe**. Den Versuchspersonen werden hierbei Farbworte in unterschiedlichen Farben präsentiert. Die Aufgabe besteht darin, die Farbe zu benennen, in der das jeweilige Wort geschrieben ist. Wird z. B. das Wort „blau" in roten Lettern geschrieben, wird automatisch der Impuls ausgelöst, das Wort zu lesen und den Farbnamen (also „blau") anzugeben. Die Aufgabe besteht allerdings darin, die Farbe („rot") und nicht das Wort zu benennen. Insofern muss die Versuchsperson das Lesen des Wortes „blau" unterdrücken und die Farbe „rot" benennen. Der Impuls, das Wort zu lesen und nicht die Farbe zu benennen, ist darin begründet, dass in unserer Kultur Lesen derart überlernt ist, dass wir automatisch und spontan lesen „müssen".

Aktivität im vorderen Cingulum ist nicht nur zu finden, wenn Konflikte gelöst werden müssen, sondern auch dann, wenn schwierige Aufgaben zu lösen sind, die viele Lösungsmöglichkeiten bieten. Einige Autoren gehen aufgrund von Ergebnissen aus Bildgebungsstudien davon aus, dass der obere Teil des anterioren Cingulums eher in die Selektion von Reaktionen im Kontext von kognitiven Aufgaben eingebunden ist, während der untere Teil des anterioren Cingulums eher in die Kontrolle von Handlungen eingebunden ist, die im Zusammenhang mit emotionalen Aufgaben auftreten. Ob diese Einteilung gerechtfertigt ist, werden zukünftige Arbeiten zeigen. Auf diesen Punkt werden wir im Kapitel über die exekutiven Funktionen noch einmal zurückkommen. Insgesamt bleibt festzuhalten, dass das anteriore Cingulum quasi die Endstrecke der Aufmerksamkeitskontrolle ist. Hier werden die relevanten Handlungen ausgelöst, die in Abhängigkeit von der Aufmerksamkeitskontrolle ausgewählt werden.

Lateraler Frontalkortex

Der laterale Frontalkortex wird im Zusammenhang mit der Kontrolle der exekutiven Funktionen (Kap. 11) und der Psychomotorik (Kap. 12) eingehend besprochen. Im lateralen Frontalkortex sind viele psychische Funktionen lokalisiert, die zur gelernten Verhaltenskontrolle eingesetzt werden. Ebenso wie das Cingulum ist auch der laterale Frontalkortex in die Selektion und Filterung von Reizen sowie in die Handlungskontrolle eingebunden. Im Unterschied zum Cingulum ist der laterale Frontalkortex an komplexeren Selektions-,

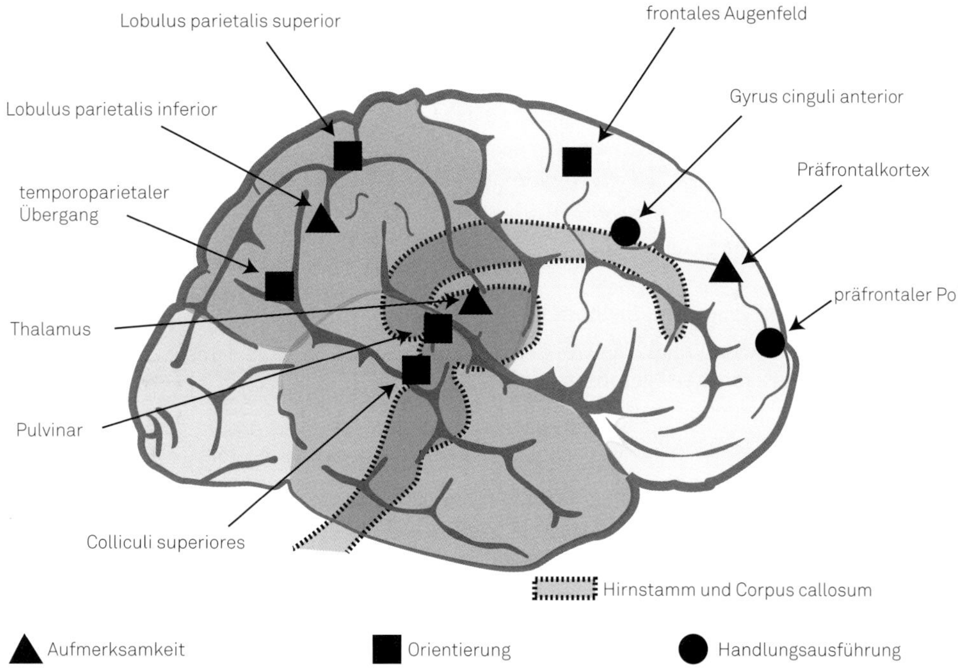

Abbildung 10-4: Darstellung der Hirnregionen, die in die Aufmerksamkeitskontrolle eingebunden sind.

Filterungs- und Handlungskontrollprozessen beteiligt. Anders als das Cingulum steht der laterale Frontalkortex im direkten Kontakt mit vielen Hirngebieten, die neuronale Netzwerke enthalten, die höhere kognitive Prozesse kontrollieren. So existieren direkte Verbindungen zum expliziten und prozeduralen Gedächtnis, zum Arbeitsgedächtnis, zum Denken und Planen, zu den Emotionen, zur motorischen Kontrolle, zu den Augenbewegungen, zur Sprachproduktion und zur Verhaltenskontrolle. Lernen und Anpassen wird im Wesentlichen über den lateralen Frontalkortex kontrolliert. Über den lateralen Frontalkortex gelingt es dem Gehirn, die Umwelt mit gelernten und automatisierten Verhaltensprogrammen in Verbindung zu bringen. Des Weiteren werden über den lateralen Frontalkortex Umweltereignisse mit unserem erworbenen Wissen assoziiert.

10.6. Neurophysiologie der Aufmerksamkeit

10.6.1. Verstärkung neuronaler Aktivität

Grundsätzlich kann festgehalten werden, dass aufmerksam beachtete und bearbeitete Reize immer mit stärkeren neuronalen Antworten in jenen Hirngebieten assoziiert sind, die für die Verarbeitung dieser Reize spezialisiert sind. Dies ist praktisch für alle Modalitäten (visuell, auditorisch, taktil und motorisch) beschrieben worden. Im Folgenden werden einige Beispiele dargestellt, die diese Befunde belegen.

In einer fMRT-Untersuchung wurde den Versuchspersonen jede Sekunde eine von sechs unterschiedlichen Silben präsentiert, während die hämodynamische Reaktion im auditorischen Kortex (primärer und sekundärer) auf diese Silben gemessen wurde (Jancke et al., 1999b). Diese Beschallung erfolgte im Rahmen von drei unterschiedlichen Versuchsbedingungen. In einer Versuchsbedingung waren die Versuchspersonen angehalten, eine bestimmte Silbe (in diesem Fall /ta/) zu erkennen und beim Erkennen eine Reaktionstaste zu drücken (Signalerkennung). Bei Präsentation der anderen Silben sollten die Versuchspersonen nicht reagieren. Insofern handelte es sich um eine Aufgabe, bei der die **selektive Aufmerksamkeit** gefordert war. Gleichzeitig handelte es sich auch noch um eine sogenannte Go-/No-go-Aufgabe. Das bedeutet, dass nur bei einem ganz bestimmten Reiz eine Reaktion erforderlich war, während andere Reize (auch wenn sie dem Zielreiz sehr ähnlich waren) keine Reaktionen erforderten. In einer zweiten Bedingung sollten die Probanden lediglich aufmerksam auf die Silben achten. Es wurde keine Reaktion und auch keine Erkennungsaufgabe von den Versuchspersonen verlangt (passives aufmerksames Zuhören). Diese Aufgabe erforderte **tonische**

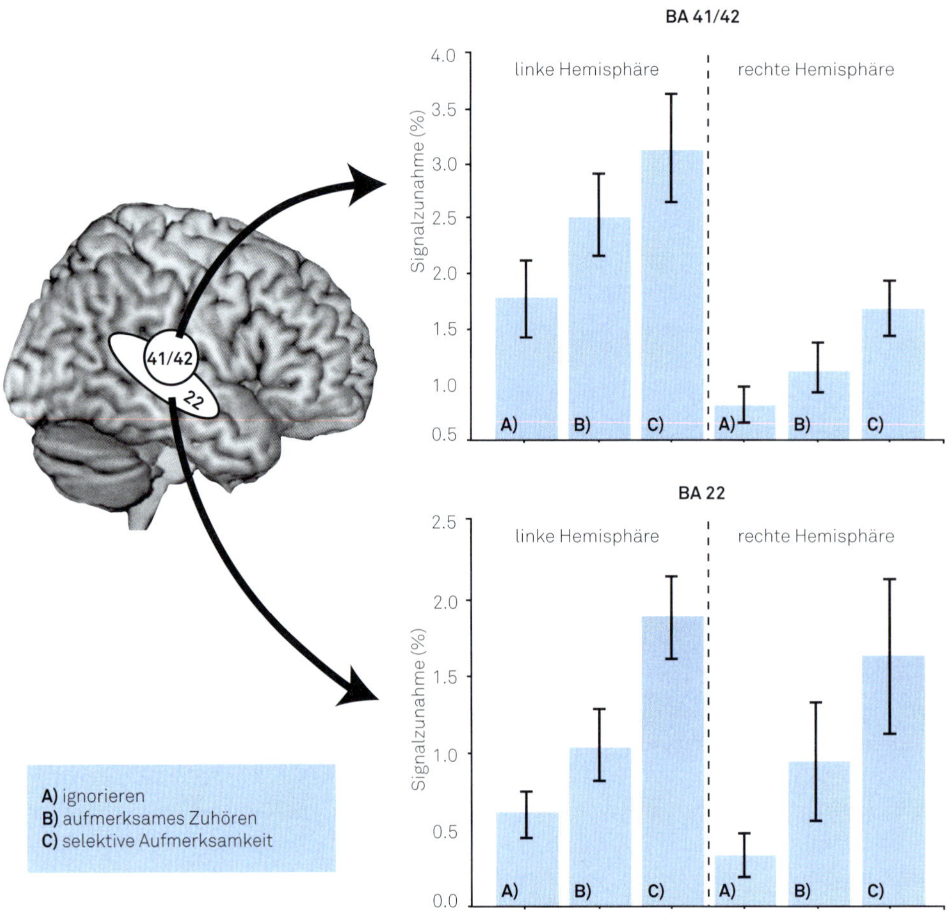

Abbildung 10-5: Ergebnisse aus dem Experiment von Jäncke et al. (1999). Die Versuchspersonen hörten sechs unterschiedliche Silben und waren instruiert, die Silben entweder zu ignorieren, ihnen passiv zuzuhören und eine bestimmte Silbe zu entdecken. Man erkennt, dass die Hirnaktivität im auditorischen Kortex (BA 41/42 und 22) am geringsten war, wenn die Versuchspersonen die Reize ignorieren sollten.

und intrinsische Alertness. In der dritten Bedingung sollten sich die Versuchspersonen nicht auf die Silben konzentrieren, sondern sich wie bei der progressiven Relaxation auf Körperteile konzentrieren. Das bedeutet, sie sollten die Silben einfach ignorieren. Physikalisch waren die Reize in allen drei Bedingungen völlig identisch, es variierte nur die Art und Weise, wie die Aufmerksamkeit eingesetzt wurde. Die im primären (BA 41/42) und sekundären (BA 22) auditorischen Kortex gemessenen Aktivitäten variierten allerdings enorm. Die schwächsten Aktivitäten waren während des Ignorierens der Silben und die stärksten während der Silbenerkennung zu messen. Das bedeutet, dass die neuronale Aktivität im auditorischen Kortex extrem stark von der Art der Aufmerksamkeitszuwendung abhängt **(Abb. 10-5)**.

Eine ähnliche aufmerksamkeitsabhängige Aktivitätsmodulation findet sich auch beim **dichotischen Hören** (Jancke et al., 2001). Beim dichotischen Hören werden den Versuchspersonen simultan zwei unterschiedliche akustische Signale für jedes Ohr präsentiert. Wenn die Versuchspersonen instruiert sind, nur auf das rechte Ohr zu achten und die dem linken Ohr präsentierten Reize zu ignorieren (focused right, FR), ist die Aktivität im auditorischen Kortex kontralateral zum beachteten Ohr (also links) erheblich stärker als kontralateral zum nicht beachteten Ohr. Das bedeutet, dass im linksseitigen auditorischen Kortex stärkere neuronale Aktivitäten zu verzeichnen sind als im rechtsseitigen auditorischen Kortex. Die Aktivitätsverhältnisse ändern sich, wenn die Versuchspersonen instruiert sind, nur die Reize zu beachten, die dem linken Ohr präsentiert werden (focused left, FL), und jene zu ignorieren, die dem rechten Ohr dargeboten werden. In dieser Situation ist die Aktivität im rechtsseitigen auditorischen Kortex deutlich stärker als im linksseitigen auditorischen Kortex. Festzuhalten ist, dass bei derselben Stimulation (denn die

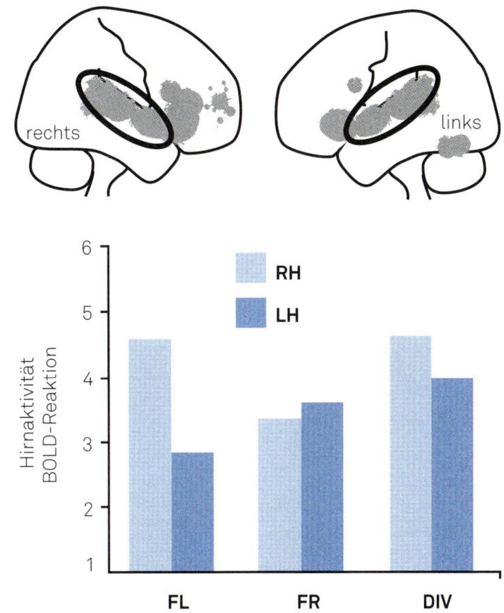

Abbildung 10-6: Darstellung der Aktivitätsveränderung im auditorischen Kortex in Abhängigkeit von der Fokussierung der Aufmerksamkeit auf das rechte Ohr (FR:focused right), das linke Ohr (FL: focused left) oder beide Ohren (DIV: divided). Nach Jäncke et al. (2001). RH: rechte Hemisphäre, LH: linke Hemisphäre.

Reize bleiben physikalisch identisch) sich das kortikale Aktivierungsmuster in Abhängigkeit von der Aufmerksamkeitsfokussierung auf das rechte oder linke Ohr erheblich ändert **(Abb. 10-6)**.

Auch mittels evozierter Potenziale können solche Aufmerksamkeitseffekte festgestellt werden. Angenommen, Sie nehmen an einem Experiment teil, in dem Ihnen zwei Töne unterschiedlicher Frequenz dargeboten werden. Bei der Präsentation eines Tons sollen Sie eine Reaktionstaste drücken, während Sie bei der Präsentation des anderen Tons nichts machen müssen. Demzufolge widmen Sie einem Ton mehr Aufmerksamkeit als dem anderen. Werden nun evozierte Potenziale getrennt für beachtete und nicht beachtete Reize berechnet, ist festzustellen, dass die N1-Amplitude für

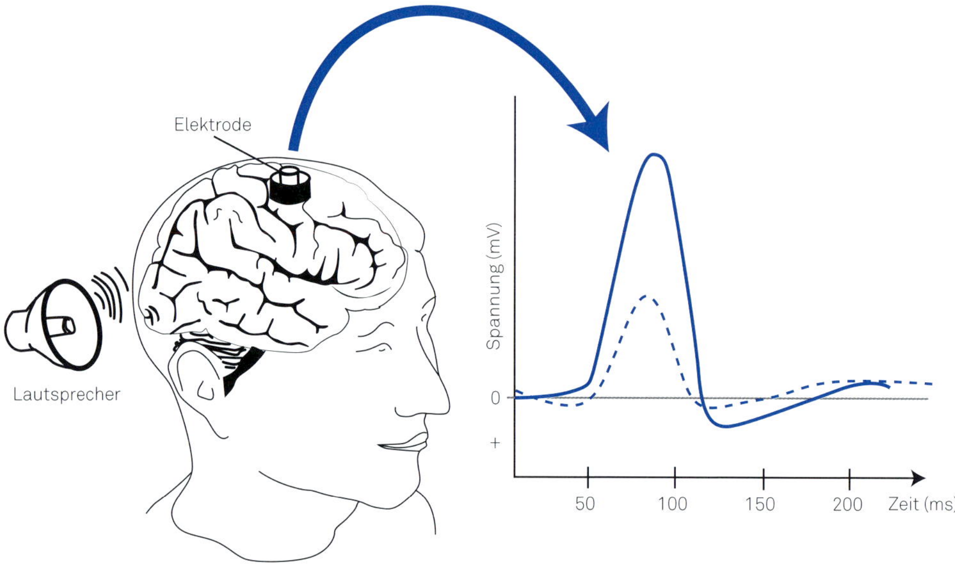

Abbildung 10-7: Typisches Beispiel für die Abhängigkeit der N1-Amplitude des auditorisch evozierten Potenzials von der Aufmerksamkeit. Das hier dargestellte auditorisch evozierte Potenzial wurde am Vertex (oben auf dem Schädel) abgeleitet. Die gestrichelte Linie repräsentiert das auditorisch evozierte Potenzial auf Reize, die nicht aufmerksam beachtet werden. Die durchgezogene Linie repräsentiert das evozierte Potenzial auf Reize, die aufmerksam beachtet wurden.

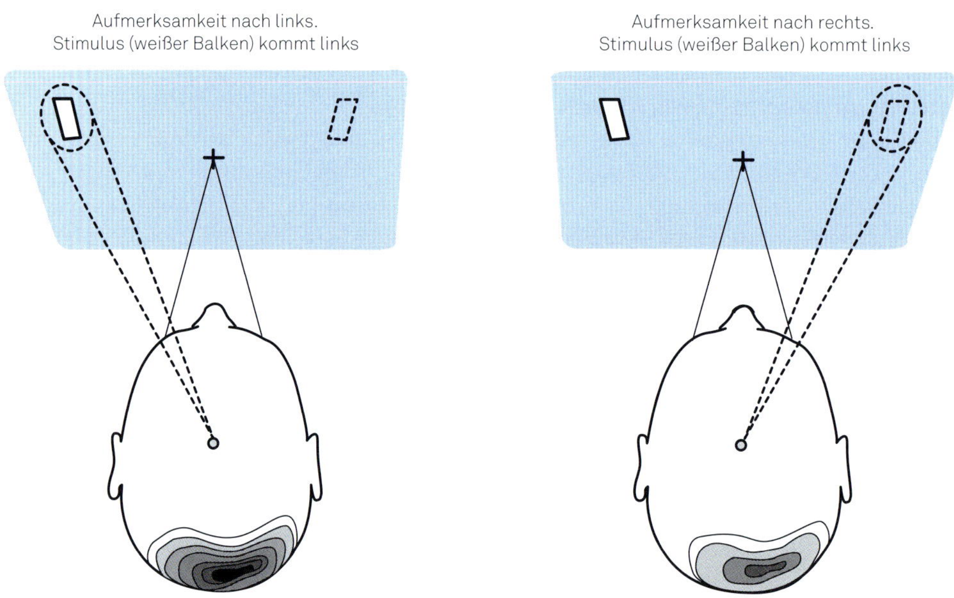

Abbildung 10.8: Beispiel für aufmerksamkeitsabhängige neuronale Aktivitäten im visuellen Kortex. Bei Beachtung des linken Gesichtsfeldes und Präsentation des Reizes im beachteten Feld ist die neuronale Aktivität im rechten (kontralateralen) visuellen Kortex stärker als bei Fokussierung der Aufmerksamkeit auf das rechte Gesichtsfeld.

beachtete Reize deutlich größer als die N1-Amplitude für weniger beachtete auditorische Reize ist.

Quellenlokalisationsexperimente haben gezeigt, dass die intrazerebralen Quellen der N1-Amplitude des auditorisch evozierten Potenzials unter anderem im auditorischen Kortex liegen (**Abb. 10-7**). Insofern bestätigen diese EEG-Experimente die oben besprochenen fMRT-Ergebnisse. Auch im visuellen System sind solche Aufmerksamkeitseffekte festzustellen. Die neuronalen Aktivitäten sind im visuellen Kortex immer abhängig von der Aufmerksamkeit, die dem betrachteten Reiz gewidmet wird. Wenn z. B. die Aufmerksamkeit auf das linke Gesichtsfeld gelenkt wird, dann sind die neuronalen Antworten im rechtsseitigen visuellen Kortex (also kontralateral zum beachteten Gesichtsfeld) stärker als auf visuelle Reize, die zwar linksseitig präsentiert werden, die Aufmerksamkeit allerdings nach rechts verlagert wurde (**Abb. 10-8** und **10-9**).

Diese durch Aufmerksamkeit hervorgerufene Verstärkung der neuronalen Aktivität hat zur **„Spotlight-in-the-brain"-Metapher** geführt. Hierbei wird die Aufmerksamkeit als eine Art „Taschenlampe" aufgefasst, die auf jene Hirngebiete „leuchtet", die gerade besonders intensiv gebraucht werden. Dadurch wird die Aktivität in einigen Hirngebieten verstärkt und in anderen Hirngebieten abgeschwächt. Dies lässt sich in Experimenten nachweisen, in denen den Versuchspersonen nacheinander unterschiedliche Objekte an unterschiedlichen Positionen dargeboten werden. Die Objekte unterscheiden sich hinsichtlich ihrer Form, Farbe und Größe. In verschiedenen Versuchsbedingungen werden zwar die gleichen Objekte dargeboten, aber die Versuchspersonen werden unterschiedlich instruiert.

In einer Versuchsbedingung besteht die Aufgabe darin, nur auf die Reaktionstaste zu drücken, wenn ein rotes Objekt auftaucht, unabhängig von der Lokalisation und der Art des Objekts. Die Probanden konzentrieren sich

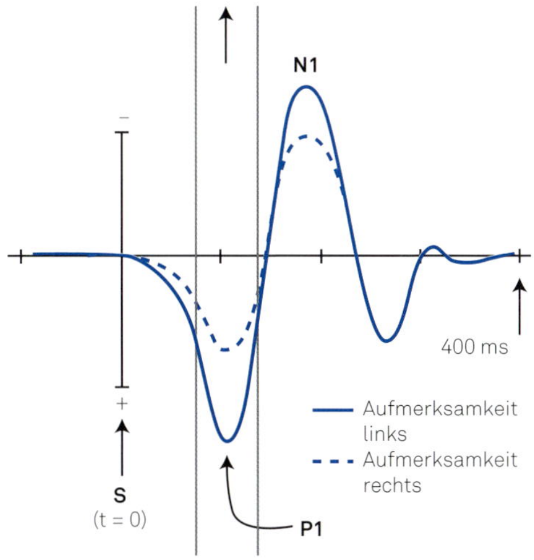

Abbildung 10-9: Visuell evozierte Potenziale auf aufmerksam beachtete und weniger aufmerksam beachtete visuelle Reize. Die Versuchspersonen mussten ihre Aufmerksamkeit auf den linksseitigen oder rechtsseitigen Gesichtsfeldbereich richten. Der Zielreiz wurde allerdings nur im linksseitigen Gesichtsfeldbereich präsentiert. Man erkennt, dass der P1-N1-Amplitudenkomplex größer ist, wenn der Reiz im aufmerksam beachteten Gesichtsfeldbereich (links) präsentiert wurde (durchgezogene Linie).

also auf die Farbe, was zur Folge hat, dass die Aktivität im Farbareal V4 (im Gyrus fusiformis) besonders stark ist. Wenn sie in einer anderen Versuchsbedingung ihre Aufmerksamkeit auf ein ganz bestimmtes Objekt (z. B. ein Gesicht) lenken und instruiert werden, nur dann eine Taste zu drücken, wenn dieses bestimmte Objekt unabhängig von der Farbe auftaucht, dann wird insbesondere das Gesichtswahrnehmungsareal (FFA) aktiv. Wenn sie instruiert werden, auf die Reaktionstaste zu drücken, wenn ein Objekt (egal welches und in welcher Farbe) oben rechts auf dem Bildschirm erscheint, dann werden die Raumwahrnehmungsareale im Parietallappen besonders stark aktiv. Die Farb- und Objektwahrnehmungsareale sind dann weniger stark aktiv.

Der Aachener Neuropsychologe Walter Sturm hat mittels PET die Durchblutungsveränderung bei intrinsischer Alertness untersucht (Sturm et al., 2004). Zur Erinnerung: Die **intrinsische Alertness** beschreibt die interne und kognitive Kontrolle des Erregungsniveaus zu einem bestimmten Messzeitpunkt. Das Ziel von Sturms Experimenten war es, ein neuronales Netzwerk zu identifizieren, das insbesondere in die Kontrolle der Alertness eingebunden ist. Er konnte zeigen, dass insbesondere auf der rechten Hemisphäre Hirnbereiche im ventralen Frontalkortex, im vorderen Cingulum und im Lobulus parietalis inferior stärker durchblutet waren. In einer Folgeuntersuchung konnte dieser Befund nicht repliziert werden, stattdessen wurde eine vorwiegend bilaterale Durchblutungssteigerung festgestellt. Die Durchblutungsveränderungen sind auch hier vorwiegend in einem parietofrontalen Netzwerk zu messen gewesen, allerdings nicht nur in ventralen Hirngebieten, wie in der ersten Untersuchung, sondern auch in dorsalen Hirngebieten (dorsaler Frontalkortex und Parietallappen). Bei geteilter räumlicher Aufmerksamkeit (wenn die Versuchspersonen auf bestimmte räumliche Positionen zu achten hatten) war bis auf den Lobulus parietalis superior prinzipiell das gleiche Netzwerk aktiv (Sturm et al., 2006). Im Grunde weist dieser Befund auf drei Aspekte hin:

1. Die Aufmerksamkeitsnetzwerke für unterschiedliche Aufmerksamkeitsaufgaben überschneiden sich.
2. Es scheint dorsale und ventrale Hirngebiete zu geben, die in die Aufmerksamkeitskontrolle eingebunden sind.
3. Das Cingulum ist offenbar immer in die Aufmerksamkeitskontrolle eingebunden.

Das Aufmerksamkeitsmodell von Corbetta und Shulman (Kap. 10.9.) vereinigt elegant beide Befunde von Sturm und Kollegen.

10.6.2. Aufmerksamkeit und elektrische Hirnoszillationen

In jüngster Zeit rücken zunehmend die elektrischen Oszillationen des Gehirns, die mittels des Elektroenzephalogramms und der Magnetenzephalografie an der Schädeloberfläche gemessen werden können, in den Fokus neurowissenschaftlicher Untersuchungen und theoretischer Überlegungen. Wie in Kapitel 5 dargestellt, werden die EEG- und MEG-Oszillationen in Frequenzbänder eingeteilt. Mit zunehmender Aufmerksamkeit und Aufgabenanforderung nimmt die Energie im Alpha-Band (8–13 Hz), und hier insbesondere im unteren Alpha-Band (8–10 Hz), ab. Diese Abnahme wird als **Desynchronisation** – in diesem Fall als **Alpha-Desynchronisation** – bezeichnet. Alpha-Synchronisationen bzw. zunehmende und starke Oszillationen im Alpha-Band repräsentieren wahrscheinlich einen „wachen“, aber „unaufmerksamen“ Grundzustand des Gehirns. Manche Forscher vermuten sogar, dass eine Alpha-Synchronisation so etwas wie eine kortikale Hemmung andeutet.

Die Alpha-Desynchronisation ist nicht nur im Zusammenhang mit Aufmerksamkeitsprozessen zu beobachten, sondern auch dann, wenn neuronale Netzwerke aktiv sind und gemäß ihrer Spezialisierung konkrete Informationsverarbeitungsprozesse durchführen. Die Hirngebiete, die aktiv sind und Alpha-Desynchronisation zeigen, sind dann in der Regel von Hirngebieten umgeben, die eine Alpha-Synchronisation aufweisen. Dies könnte auf eine spezielle inhibitorische Kontrolle der benachbarten Netzwerke hindeuten. Interessant sind auch neuere Studien, die zeigen, dass im visuellen Kortex kontralateral zum beachteten Gesichtsfeld eine Alpha-Desynchronisation während des Erwartens und Präsentierens von visuellen Reizen auftritt. Gleichzeitig findet man über dem anderen visuellen Kortex (ipsilateral zum beachteten Gesichtsfeld) vor und während der Reizpräsentation eine Alpha-Synchronisation.

Wenn Aufmerksamkeit und Konzentration weiter abnehmen und man einen entspannten, leicht dösigen Zustand erreicht, nimmt die Energie im **Theta-Band** zu (**Theta-Synchronisation**). Bei Einnahme von **Benzodiazepinen** oder unter Alkohol reduziert sich die Energie im Alpha- und Beta-Band noch stärker und es ist vermehrt Delta-Aktivität (0,5–3,5 Hz) zu beobachten (Alpha- und Beta-Desynchronisation sowie Delta-Synchronisation). Im Übrigen nimmt die Energie im Delta-Band im Schlaf, unter Hypnose, in Trance, während sexueller Erregung und bei der Verarbeitung neuer, aber wichtiger Reize zu.

Auch die hochfrequenten Oszillationen im Gamma-Band (30–100 Hz) reagieren im Zusammenhang mit Aufmerksamkeitsprozessen. Obwohl in diesem Kapitel die einzelnen Frequenzbänder separat beschrieben wurden, ist es wahrscheinlich, dass diese Oszillationen im Zusammenhang mit verschiedenen kognitiven Prozessen interagieren. Wichtig ist wahrscheinlich, dass Oszillationen in den unterschiedlichen Frequenzbereichen in verschiedenen miteinander verbundenen Hirngebieten gemeinsam, also kohärent, oszillieren. Dies konnte die Arbeitsgruppe um Giulio Tononi sehr eindrücklich mittels transkranieller Magnetstimulation (TMS) und gleichzeitiger Ableitung des EEG zeigen. Die Wissenschaftler konnten nachweisen, dass mit steigendem Grad der Wachheit und Aufmerksamkeit die Kohärenz (als die korrelierte Aktivität) der Hirnaktivität zunimmt. Hierzu haben sie den Versuchspersonen während des Non-REM-Schlafs einen TMS-Puls über dem Prämotorkortex appliziert und die elektrische Aktivität des Gehirns gemessen. Hiermit konnten sie zeigen, dass sich die durch den TMS-Puls evozierte Aktivität nicht nennenswert im Gehirn ausbreitete. Anders war es im entspannten Wachzustand, in dem sich die evozierte Hirnaktivität über weiter entfernte Hirngebiete ausbreitete. Das bedeutet, dass die Kohärenz (also die Verbundenheit) der Hirngebiete mit zunehmender Wachheit und wahrscheinlich Aufmerksamkeit zunimmt (Massimini et al., 2005).

10.6.3. Neurochemie der Aufmerksamkeit

Verschiedene Neurotransmittersysteme sind an der Modulation der Aufmerksamkeit bzw. der unterschiedlichen Teilaspekte der Aufmerksamkeit beteiligt. Die wichtigsten sind das noradrenerge, das serotonerge und das cholinerge System.

Noradrenerges System

Die Bedeutung des noradrenergen Systems für die Regulation der Aufmerksamkeit ist an der Noradrenalinfreisetzung während gesteigerter Aufmerksamkeit und im wachen Zustand zu erkennen. Während des REM-Schlafs nimmt die Aktivität in diesem System und damit auch die Noradrenalinfreisetzung ab. Das noradrenerge System umfasst Kerngebiete im Hirnstamm mit efferenten Einflüssen zum Thalamus, limbischen System und Kortex. Im Hirnstamm (genauer im Rhombencephalon) befindet sich als wichtiges Kerngebiet dieses Systems der **Locus caeruleus** (auch Locus coeruleus). Dieser noradrenalinhaltige Kernkomplex liegt im dorsalen Tegmentum etwas vor den Colliculi inferiores und erstreckt sich bis zum vierten Ventrikel. Wichtige Verbindungen des Locus caeruleus sind der dorsale tegmentale und der dorsale periventrikuläre Weg. Der dorsale tegmentale Weg begleitet das mediale Vorderhirnbündel durch den kaudalen und lateralen Hypothalamus bis zum basalen Vorderhirn und zum Kortex. Der zweite Weg projiziert in den dorsalen Thalamus und in verschiedene hypothalamische Zentren.

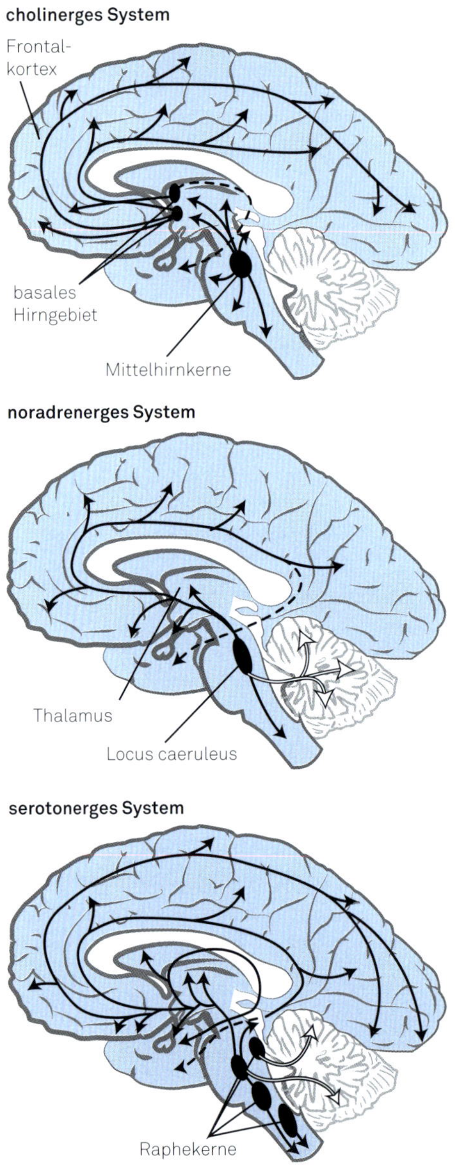

Abbildung 10-10: Schematische Darstellung der verschiedenen Transmittersysteme, die an der Regulation der Aufmerksamkeit beteiligt sind.

In Tierversuchen ist die elektrische Aktivität des LC im Zusammenhang mit verschiedenen Wachheitsstadien untersucht worden. Bei Wachheit ist die Aktivität im LC erhöht und während des Schlafs nimmt sie ab. Diese Aktivitätsveränderungen sind auch mit der Ausschüttung von Noradrenalin gekoppelt (je stärker der LC aktiviert ist, desto mehr Noradrenalin wird ausgeschüttet). Die Bedeutung des LC und der Freisetzung von Noradrenalin ist an der P300-Komponente des evozierten Potenzials erkennbar, die auch im Tierversuch (insbesondere bei Affen) abgeleitet werden kann. Bei bilateraler Läsion des LC wird die Amplitude der P300-Komponente kleiner. Die Latenzen der P300-Amplitude korrelieren auch mit den Latenzen der LC-Reaktionen. Die Latenz bis zum Auftreten einer Reaktion im LC nach Präsentation eines Reizes beträgt ca. 90 ms, während die Latenz der P300-Amplitude ca. 300 ms beträgt. Die Latenzen der beiden neurophysiologischen Reaktionen korrelieren auch mit den Leistungen bei Vigilanz- und Aufmerksamkeitsaufgaben (lange Latenzen sind mit schlechten Leistungen bei den Aufmerksamkeitsaufgaben verbunden).

Serotonerges System

Ein wichtiges Kerngebiet des serotonergen Systems, die **Raphekerne**, liegt im Stammhirn zwischen der Medulla oblongata und dem Mesencephalon. Die serotonergen Nervenbahnen dieses Kernkomplexes verteilen sich im ganzen Gehirn. An ihren Enden wird Serotonin ausgeschüttet. Ein bestimmter Bereich der Raphekerne (die sogenannte hypnogene Zone) ist zuständig für die Auslösung des synchronen Schlafs, seine Zerstörung führt zu völliger Schlaflosigkeit. Oft wirken diese serotonergen Einflüsse antagonistisch zum noradrenergen System. Postsynaptisch wirkt Serotonin hemmend. Die Raphekerne beeinflussen durch weit verzweigte Efferenzen global das Gehirn. Diese „verteilte" Beeinflussung ist wahrscheinlich wichtig, um eine Aktivitätsumverteilung im Gehirn im Zusammenhang mit unterschiedlichen Wachheitszuständen (z. B. Schlaf) vorzunehmen. Unter Stress nimmt die Ausschüttung von Serotonin zu, während sie im Stamm- und Zwischenhirn vermindert ist. Diese Aktivitätsumverteilung könnte der Grund dafür sein, dass unter Stress schnellere, wenn auch weniger durchdachte Reaktionen ausgelöst werden können.

Derzeit wird diskutiert, ob Depressionen, bipolare und Angststörungen mit einem Serotoninmangel zusammenhängen bzw. durch einen solchen verursacht werden. Sicher ist, dass die Depressions- und Angstsymptomatik durch eine Erhöhung des Serotoninspiegels deutlich gelindert werden kann. Gelegentlich wird auch behauptet, dass die aktuelle Serotoninkonzentration etwas mit „Liebe" zu tun habe und insbesondere bei „Verliebten" erhöht sei. Häufig wurde allerdings berichtet, dass ein ausgeglichener bzw. leicht erhöhter Serotoninspiegel das Wohlbefinden erhöht bzw. ein Gefühl der Zufriedenheit ausgelöst habe, weshalb Serotonin auch als „Glückshormon" bezeichnet wird. Angenommen wird ferner, dass ein erhöhter Serotoninspiegel im Gehirn zu einer Erhöhung der Ejakulationsschwelle führt.

Cholinerges System

Das cholinerge System (Neurotransmitter **Acetylcholin**, ACh) ist ebenfalls während wacher Zustände aktiv; während des Non-REM-Schlafs nimmt diese Aktivität ab und während des REM-Schlafs wieder zu. Gesteigerte Aktivität im cholinergen System führt zu einer Desynchronisation im EEG (Abnahme des Alpha-Band-Anteils im EEG) und zu einer Zunahme der Wachheit. Das cholinerge System kann durch externe Gabe von Nikotin (z. B. Nikotinpflaster bei Nichtrauchern) stimuliert werden. Nikotin führt zu einer EEG-Desynchronisation (im Alpha-Band) und beeinflusst eine Reihe von Kognitionen (Newhouse et al., 2011; Thiel & Fink, 2008). Insbesondere die Aufmerksamkeitsverlagerung bei räumlichen Aufmerksamkeitsaufgaben wird deutlich verbessert, während Untersuchungen zum Einfluss auf die Alertness zu uneinheitlichen Ergebnissen geführt haben. Diese Verhaltensänderung ist mit einer reduzierten Durchblutung in verschiedenen Hirngebieten im Frontal- und Parietallappen assoziiert (rechtsseitig im Gyrus angularis und Gyrus frontalis medius, linksseitig im Sulcus intraparietalis und im Precuneus). Neben dieser Aktivitätsreduktion kann gelegentlich auch eine Aktivitätszunahme im rechtsseitigen Gyrus temporalis superior beobachtet werden. Insgesamt ist festzuhalten, dass Nikotin insbesondere das Alerting-System (im Sinne des Modells von Corbetta und Shulman, 2002) moduliert.

10.7. Zeitlicher Verlauf von Aufmerksamkeitsprozessen

In den psychologischen Aufmerksamkeitsmodellen wird immer wieder die Frage aufgeworfen, zu welchem Zeitpunkt der Informationsverarbeitung Aufmerksamkeitsprozesse wirksam werden. Dies findet in der Diskussion der Modelle der frühen oder späten Filterung Niederschlag. Moderne EEG- und MEG-Untersuchungen sind sehr gut geeignet, den Verlauf der Informationsverarbeitung und das Wirksamwerden von Aufmerksamkeitseinflüssen zu messen. In einem mittlerweile klassischen Experiment wurden den Versuchspersonen per Kopfhörer auf beiden Ohren Töne präsentiert. Sie waren instruiert, nur auf ein Ohr zu achten und die dem anderen Ohr präsentierten Informationen zu ignorieren. In einer anderen Bedingung sollten die Versuchspersonen die Zieltöne auf dem vormals nicht beachteten Ohr mit Aufmerksamkeit beachten. Auf diese Weise lassen sich evozierte Potenziale auf die Zielreize für zwei unterschiedliche Bedingungen berechnen. Einmal, wenn die Zielreize dem beachteten Ohr, und einmal, wenn die Zielreize dem nicht beachteten Ohr präsentiert wurden. Das evozierte Potenzial für die beachteten Zielreize war bereits während der ersten 100 ms nach Reizpräsentation negativer als die evozierten Potenziale auf die nicht beachteten Reize. Berechnet man für diese beiden evozierten Potenziale ein Differenzpotenzial, erhält man die sogenannte **negative Differenz-Komponente** (Nd; **Abb. 10-11**). Ähnliche Effekte können auch für visuell evozierte Potenziale ermittelt werden (**Abb. 10-9**). Insgesamt belegen diese Befunde, dass die Aufmerksamkeit bereits sehr früh ihren Einfluss entfalten kann.

Im visuellen System ist vor dem P1-N1-Komplex eine weitere Komponente festzustellen, die als **C1-Komponente** bezeichnet wird. Sie kann bereits 50–70 ms nach dem visuellen Reiz beobachtet werden und wird neuronalen Aktivitäten des primären visuellen Kortex zugeordnet. Diese Komponente reagiert nicht auf Aufmerksamkeitsvariationen. Obwohl einige fMRT-Untersuchungen Aktivitätsveränderungen im primären visuellen Kortex im Zusammenhang mit Aufmerksamkeitsvariationen erbracht haben (Jancke et al., 1999a), bedeutet dies nicht, dass auch tatsächlich schon auf der frühen Stufe der Informationsverarbeitung im primären visuellen Kortex Aktivitätsmodulationen aufgrund der Aufmerksamkeit stattgefunden haben. Dazu ist die fMRT im Hinblick auf die zeitliche Auflösung (im Sekundenbereich) viel zu ungenau.

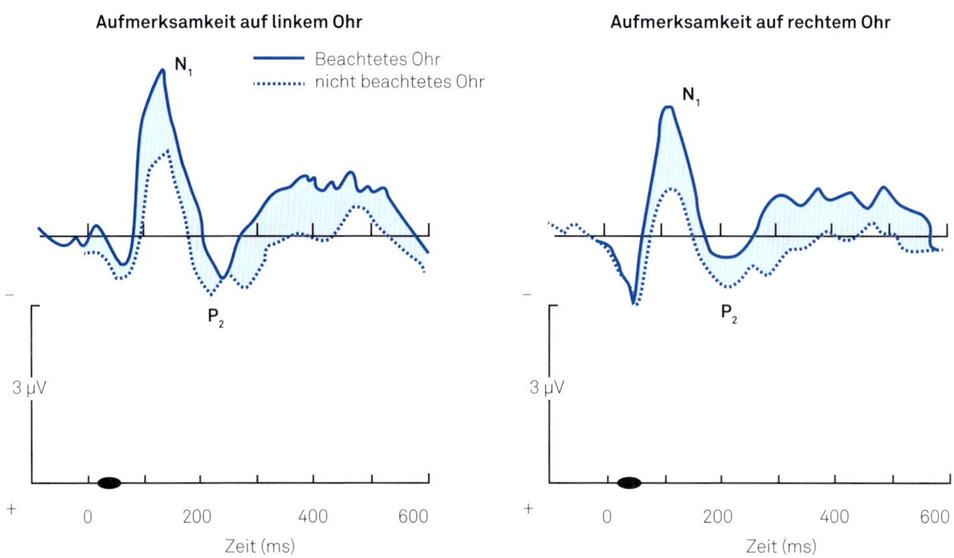

Abbildung 10-11: Modulation früher Komponenten des evozierten Potenzials. Das Potenzial ist größer, wenn es durch einen Reiz evoziert wird, der dem beachteten Ohr präsentiert wird. Bitte beachten Sie, dass in diesem Versuch das linke und rechte Ohr simultan beschallt wurden, aber die Aufmerksamkeit je nach Versuchsbedingung nur auf das linke oder rechte Ohr gerichtet wurde. Besonders hervorgehoben sind die Komponenten N1 und P2. Links sind die evozierten Potenziale für Reize dargestellt, die dem linken beachteten Ohr präsentiert wurden. Rechts erkennt man die evozierten Potenziale für Reize, die dem rechten beachteten Ohr dargeboten wurden. Die durchgezogene Linie repräsentiert die evozierten Potenziale, die man bei Aufmerksamkeitslenkung auf das beachtete Ohr erhält. Die gestrichelte Linie stellt das evozierte Potenzial dar, dass man bei Aufmerksamkeitslenkung auf das nicht beachtete Ohr erhält. Die Differenz zwischen der durchgezogenen und gestrichelten Linie um die N1 wird als Nd-Komponente bezeichnet. Die aufmerksamkeitsabhängige Differenz der evozierten Potenziale beginnt bereits in den ersten 100 ms.

Ein kombiniertes EEG- und fMRT-Experiment von Noesselt et al. (2002) konnte zeigen, dass die Aufmerksamkeitsmodulation im primären visuellen Kortex ca. 200 ms nach Reizbeginn erfolgt. Insofern handelt es sich hierbei nicht um eine Aufmerksamkeitsmodulation auf früher Verarbeitungsstufe, sondern wahrscheinlich um eine Rückkopplung aus übergeordneten extrastriären Hirngebieten zum primären visuellen Kortex.

Die Aufmerksamkeit wird zwar relativ früh, aber in der Regel erst in den sekundären Arealen wirksam. Spätere Komponenten der evozierten Potenziale reagieren recht stark auf Aufmerksamkeitsmodulationen. So wird z.B. die N200-Komponente (Negativierung ca. 200 ms nach Reizeinsatz) sehr stark durch die Fokussierung der Aufmerksamkeit beeinflusst. Manchmal wird diese Komponente auch als „pc"-Komponente bezeichnet, da sie mit maximaler Amplitude parietal (p) und kontralateral (c) zum beachteten Reiz aufgezeichnet wird. Die P300-Komponente ist eine Positivierung des evozierten Potenzials ca. 300 ms nach Reizeinsatz. Die P300-Amplitude reflektiert Gehirnaktivität, die erforderlich ist, um eine Repräsentation im Kurzzeitgedächtnis aufrechtzuerhalten, wenn das mentale Modell der Umgebung aktualisiert wird. Darüber hinaus ist die P300-Amplitude proportional zur Menge an Aufmerksamkeit, die einer Aufgabe gewidmet wird. Die P300-Amplitude kann also als ein Index der Gehirnaktivität angesehen werden, der die Verarbeitung einkommender Informationen und ihre Integration in aktuelle Gedächtnisrepräsentationen reflektiert. Die Gipfellatenz der P300-Komponente wird als ein Maß für die Geschwindigkeit des Reizevaluationsprozesses angesehen.

Insbesondere die P300-Amplitude, die über dem frontalen Kortex (meist Fz) abgeleitet wird (auch als „Novel"-P300 bezeichnet), reagiert besonders stark auf Aufmerksamkeitsprozesse. Neue Reize evozieren über frontalen Hirngebieten P300-Komponenten mit großen Amplituden, die bei mehrfacher Präsentation des jeweiligen Reizes immer kleiner werden (Habituation). Auch die späteren Komponenten, die mit komplexen kognitiven Operationen in Zusammenhang gebracht werden (z.B. N400 indiziert semantische Integration; P600 indiziert Prozesse im Zusammenhang mit dem verbalen episodischen Gedächtnis), reagieren stark auf Aufmerksamkeitsmodulationen.

10.8. Neurophysiologie bewusster und reflexiver Aufmerksamkeitssteuerung

Wie im vorangegangenen Kapitel dargestellt, weist beim visuell evozierten Potenzial der P1-N1-Komplex größere Amplituden bei Reizen auf, die aufmerksam beachtet werden. Dieser Vergrößerungseffekt kann durch vorausgegangene Hinweisreize moduliert werden. Wird ca. 100–250 ms vor dem Reiz, der das evozierte Potenzial auslöst, ein Hinweisreiz (der die Versuchsperson vorwarnt, dass gleich der wichtige Reiz erscheinen wird) präsentiert, dann ist die P1-Amplitude deutlich vergrößert. Das bedeutet, dass der Vergrößerungseffekt sehr schnell, also nach ca. 50–70 ms auftritt (das ist die typische Latenz der P1-Amplitude). In diesem Zusammenhang wird auch von einer schnellen und **automatischen Aufmerksamkeitslenkung** gesprochen.

Werden jedoch längere Interstimulusintervalle (ISI) zwischen Hinweis- und Zielreiz verwendet (>300 ms), wird die Amplitude der P1-Komponente kleiner und die der N1-Komponente größer. Es wird vermutet, dass dann Top-down-Einflüsse wirksam werden und es zu einer langsameren und **bewussten Aufmerksamkeitslenkung** kommt (**Abb. 10-12**). Auch in Reaktionszeitexperimenten kann festgestellt werden, dass das Interstimulusintervall zwischen Hinweisreiz und Zielreiz für den begünstigenden Effekt auf die Reaktionszei-

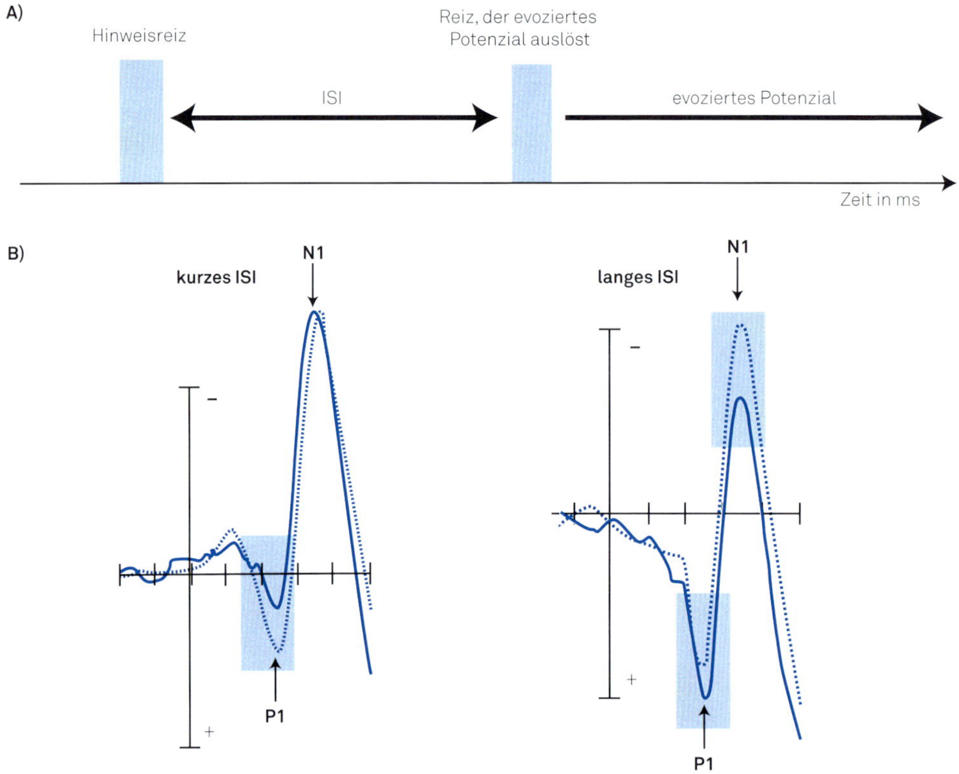

Abbildung 10-12: Evozierte Potenziale, die durch Hinweisreize moduliert werden. (A) Die spezifische Art der Modulation hängt entscheidend von dem Interstimulusintervall (ISI) zwischen dem Hinweisreiz und dem Reiz ab, der das evozierte Potenzial auslöst. (B) Ist das ISI kurz (in etwa 100–200 ms), dann ist die P1-Amplitude des visuell evozierten Potenzials in der Bedingung mit dem Hinweisreiz deutlich vergrößert. Ist das ISI länger als 200 ms, ist die P1-Amplitude in der Bedingung mit dem Hinweisreiz kleiner; gleichzeitig ist aber die N1-Amplitude größer als in der Bedingung ohne Hinweisreiz.

ten entscheidend verantwortlich ist. Bei kurzen ISI zwischen Hinweis- (auch Warnreiz) und Zielreiz sind die Reaktionszeiten sehr schnell und v. a. schneller als ohne Hinweisreiz. Bei langen ISI werden die Reaktionszeiten langsamer als ohne Hinweisreize.[36] Diese Reaktionszeitverlängerung wird darauf zurückgeführt, dass nun Top-down-Einflüsse ihre Wirkung entfalten, um zu verhindern, dass die Aufmerksamkeit zu lange auf einen bestimmten Ort gerichtet ist. Wenn am beachteten Ort kein wichtiger Reiz erscheint, dann wäre das ja Ressourcenverschwendung, denn es ist dann sinnvoller, die Aufmerksamkeit auf andere Positionen zu richten. Diese Befunde sind sehr gut mit der „Spotlight"-Metapher der Aufmerksamkeit kompatibel. Die Aufmerksamkeit kann automatisch oder willentlich auf einen bestimmten Ort gelenkt werden und da-

36 Dieses Phänomen wird auch als **Inhibition of Return** bezeichnet. Damit soll zum Ausdruck gebracht werden, dass die Aufmerksamkeit sich vom Initialort der Aufmerksamkeitsfokussierung zu anderen Positionen verlagert und die Rückkehr an den Initialort gehemmt wird.

mit die Verarbeitung der dort erscheinenden Zielreize verbessern.

10.9. Aufmerksamkeitsmodelle

10.9.1. Aufmerksamkeitsmodell nach Posner

Posner und Petersen (1990) haben ein Aufmerksamkeitsmodell vorgeschlagen, das auf der Grundlage von Arbeiten aus dem Bereich der kognitiven Psychologie entwickelt wurde. Zunächst standen die neurophysiologischen und neuroanatomischen Grundlagen nicht im Vordergrund von Posners Arbeiten. Gemäß seiner Ansicht wird die Aufmerksamkeit genutzt, um drei wesentliche Funktionen zu gewährleisten: Orientierung, Aufrechterhaltung von Vigilanz und Daueraufmerksamkeit sowie exekutive Kontrolle. In seinen späteren Arbeiten hat er diese unterschiedlichen Aufmerksamkeitsfunktionen verschiedenen neuroanatomischen Netzwerken zugeordnet. Diese Netzwerke kooperieren miteinander, aber auch mit anderen neuronalen Netzwerken. Folgende drei Netzwerke schlägt Posner vor:

- **Orientierungsnetzwerk**: Orientierung zu Ereignissen (insbesondere visuellen Ereignissen). Dieses Netzwerk wird aufgrund der beteiligten Hirngebiete auch als posteriores Netzwerk bezeichnet.
- **Vigilanz-/Alertness-Netzwerk**: Herstellen und Aufrechterhalten eines alerten und vigilanten Zustands.
- **Exekutives Netzwerk**: Kontrolle und Bereitstellung von bewussten Willenshandlungen. Dieses Netzwerk wird aufgrund der beteiligten Hirngebiete auch als anteriores Netzwerk bezeichnet.

Das Zusammenspiel dieser drei Netzwerke kann man sich folgendermaßen vorstellen: Angenommen, in Ihrer nächsten Umgebung erscheint ein interessanter Reiz. Das Aufmerksamkeitsnetzwerk wird zunächst veranlassen, dass die Aufmerksamkeit vom gerade beachteten Reiz „losgerissen" wird (disengage). Dann muss sich die Aufmerksamkeit auf den neuen Reiz ausrichten (move und shift). Dies kann durch Augen- und Kopfbewegungen, aber auch verdeckt erfolgen. Im letzten Stadium muss sich die Aufmerksamkeit auf den neuen Reiz ausrichten und sich auf ihn „fokussieren" (engage). Alle drei Prozesse sind aufwendig und erfordern kognitive Ressourcen.

Orientierungsnetzwerk

Das Orientierungsnetzwerk kontrolliert das Zuwenden zu neuen und das Abwenden von alten Reizen. Tritt ein neuer und interessanter Reiz auf, muss sich der Organismus vom alten, gerade betrachteten Reiz lösen. Dieses „Loslösen" oder „Losreißen" vom alten Reiz (im Englischen „disengagement") wird von Hirnstrukturen kontrolliert, die vorwiegend im posterioren Hirnbereich lokalisiert sind (Parietallappen, Colliculi superiores, Thalamus und Pulvinar). Aufgrund der anatomischen Lage wird dieses Netzwerk auch gelegentlich als posteriores Aufmerksamkeitssystem bezeichnet. Hierbei übernimmt insbesondere der Parietallappen die Rolle der bewussten Aufmerksamkeitszuwendung und trägt zur Orientierung im Raum bei. Denn wenn ein neuer Reiz anvisiert werden muss, erfordert das die korrekte Lokalisation des Reizes im Raum. Wir werden noch in anderen Kapiteln lernen, dass das Parietallappensystem nicht nur in die Aufmerksamkeitskontrolle eingebunden ist, sondern auch in die Kontrolle der räumlichen Orientierung.

Ist der neue Reiz räumlich korrekt lokalisiert, müssen die entsprechenden Augenbewegungen ausgelöst und präzise gesteuert werden. Dies übernimmt insbesondere das Mittelhirn und hier die Colliculi superiores. Letztlich sind in diesen Prozess noch der Tha-

Tabelle 10-3: Aufmerksamkeitsmodell von Posner inklusive der beteiligten Hirnstrukturen und der jeweiligen Aufmerksamkeitsfunktionen

Aufmerksamkeitsnetzwerk	Funktion	Neuroanatomie
Orientierungsnetzwerk	• Orientierung zum Reiz • Loslassen vom Reiz (disengage) • Hinwendung zum Reiz (move) • Anbinden an neuen Reiz (engage)	• Lobulus parietalis superior • Übergangsbereich zwischen hinterem Temporallappen und unterem Parietallappen • Colliculi superiores
Vigilanz-/Alertness-Netzwerk	Aufrechterhalten eines aktivierten und alerten Zustands	rechtes frontoparietales Netzwerk
exekutives Netzwerk	Bereitstellung und Kontrolle von Willenshandlungen	• vorderes Cingulum • lateraler Präfrontalkortex • Orbitofrontalkortex • Basalganglien • Thalamus

lamus und besonders das Pulvinar eingebunden. Diese Strukturen unterstützen das Filtern und Sortieren wichtiger Informationen. Dieses Orientierungssystem ist nicht nur aktiv, wenn Augenbewegungen vom alten Reiz zum neuen, aufmerksamkeitsfordernden Reiz stattfinden, sondern auch dann, wenn die Aufmerksamkeit „verdeckt", also ohne Augenbewegungen erfolgt. Diese Form der Aufmerksamkeitsverschiebung muss man sich ungefähr so vorstellen: Nehmen wir mal an, Sie würden mit Ihrem Auto eine belebte Straße entlangfahren. Ihre Augen sind nach vorne auf die Straße gerichtet. Sie wissen allerdings, dass auf dieser Straße gelegentlich Kinder auf dem Bürgersteig spielen. Insofern sind Sie innerlich vorgewarnt, dass von rechts Gefahr drohen könnte. Ihre Aufmerksamkeit hat sich innerlich, also verdeckt, nach rechts orientiert. Wenn nun tatsächlich ein Kind von rechts kommend auf die Straße läuft, werden Sie schneller reagieren, als wenn ein Kind von links erscheinen würde. Posner postuliert in seinen frühen Arbeiten, dass für das „Losreißen" insbesondere der Lobulus parietalis superior verantwortlich sei. Studien an neurologischen Patienten haben allerdings ergeben, dass Störungen im „Losreißen" der Aufmerksamkeit oft dann auftreten, wenn Läsionen im Übergangsbereich zwischen dem Temporal- und dem Parietallappen vorliegen, insbesondere dann, wenn die zu beachtenden Reize neu sind. Läsionen im Bereich des Lobulus parietalis superior sind eher mit Problemen der bewussten Aufmerksamkeitsverschiebung verbunden, wenn die Aufmerksamkeit nach der Präsentation von Hinweisreizen verschoben werden soll. Auch die visuelle Suche nach Reizen im Raum ist bei diesen Läsionen erheblich gestört. Neuere Arbeiten belegen auch, dass das hintere Orientierungssystem durch den Neurotransmitter Acetylcholin (ACh) vermittelt wird. ACh wird im Nucleus basalis (in der Nähe des Nucleus accumbens) gebildet und innerviert weite Teile des Kortex und auch den Parietallappen. Läsionen des Nucleus basalis führen zu Störungen des „Losreißens" von einem Reiz im ipsiläsionalen Gesichtsfeld (auf der gleichen Seite, wo der lädierte Nucleus basalis liegt) und zu Problemen der „Aufmerksamkeitsverlagerung“ auf die andere (kontraläsionale) Seite und des dortigen „Anbindens“ an den neuen Reiz.

Vigilanz-Alertness-Netzwerk

Für Posner und Petersen ist das Vigilanznetzwerk für die Generierung und Aufrechterhaltung des „Grundaktivierungsniveaus“ bzw. der „Grundreaktionsbereitschaft“ verantwortlich. Sie gehen davon aus, dass das Mittelhirn und rechtshemisphärische kortikale Areale (v.a. der rechtsseitige Präfrontalkortex) hierfür spezialisiert sind. Ein wichtiger Transmitter in diesem Netzwerk ist das Noradrenalin (Kap. 10.6.).

Exekutives Netzwerk

Dieses System wird auch als anteriores Netzwerk bezeichnet und ist in die selektive Entdeckung sensorischer und semantischer Ereignisse involviert. Es übernimmt des Weiteren eine wichtige Funktion bei der willentlichen Aufmerksamkeitskontrolle. Zu diesen Kontrollprozessen werden Inhibition, Aufgabenwechsel, Konfliktlösung, Ressourcenzuteilung und Planungsprozesse gezählt. Anatomisch werden diesem Netzwerk Teile des mittleren präfrontalen Kortex (v.a. das anteriore Cingulum, ACC) sowie die supplementärmotorischen Felder zugeordnet. Auch eine Beteiligung der Basalganglien und des Thalamus wird diskutiert. Die zentrale Struktur ist allerdings das anteriore Cingulum.

10.9.2. Aufmerksamkeitsmodell nach Mesulam

Der Neurologe Marsel Mesulam (1981) hat im Rahmen mehrerer Publikationen ein eigenes Aufmerksamkeitsmodell vorgelegt. Dieses Modell sieht vier Module vor, die unterschiedliche Aspekte der Aufmerksamkeit kontrollieren sollen und in unterschiedlichen Hirngebieten lokalisiert sind. Diese vier Module sind wechselseitig miteinander verknüpft (Abb. 10-13):

- Das **Arousal-System** zur Bereitstellung der grundsätzlichen Aktivierung. Es entspricht neuroanatomisch und funktionell dem bereits dargestellten ARAS.
- Das **sensorische Repräsentationssystem** im Parietallappen. Dieses Modul soll die sensorischen Informationen der Umwelt integrieren und mental repräsentieren. Insbesondere der obere Teil des Parietallappens (Lobulus parietalis superior) wird als anatomische Struktur vorgeschlagen, welche die entsprechenden neuronalen Netzwerke enthalten soll.
- Das **motorische Kontrollsystem** im Frontalkortex. Dieses System (inklusive des frontalen Augenfelds) soll die motorischen Programme zur Verfügung stellen, mit denen gemäß der Aufmerksamkeitsanforderungen die Umwelt exploriert, abgetastet und fixiert wird. Im Frontalkortex werden auch die Augenbewegungen gemäß der Aufmerksamkeitsanforderungen kontrolliert.
- Das **Motivationssystem** im anterioren Gyrus cinguli. Dieses Modul ist für die Verarbeitung der motivationalen Bedeutung der wahrgenommenen Reize verantwortlich.

Wie oben erwähnt, bestehen zwischen den genannten Strukturen Wechselwirkungen. Die sensorische Repräsentation in den parietalen Regionen ist beispielsweise Grundlage für die Koordination von explorativen Bewegungen. Aus diesen Bewegungen werden Informationen gewonnen, die sich wiederum auf die sensorische Repräsentation auswirken. Motivationale Vorgänge greifen direkt in die vorher genannten Prozesse ein. Große Unterschiede zum oben genannten Modell von Posner sind nicht zu identifizieren. Für die räumliche Aufmerksamkeit sind nach Mesulam ebenfalls die

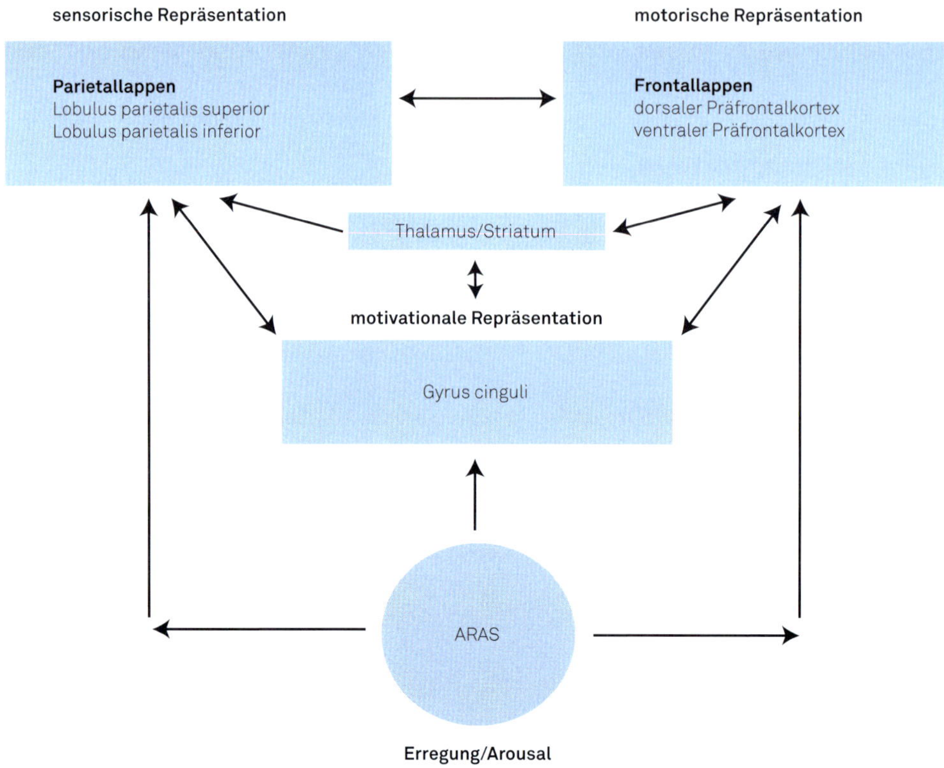

Abbildung 10-13: Aufmerksamkeitsmodell nach Mesulam.

parietalen und cingulären Strukturen von Bedeutung, was sich mit dem Modell von Posner und Petersen deckt. Auch die Bedeutung des Gyrus cinguli für die Target-Entdeckung kann mit der Bedeutung der cingulären Strukturen für die motivationale Bedeutungsgebung in Einklang gebracht werden.

10.9.3. Aufmerksamkeitsmodell nach Mirsky

Allan F. Mirsky (1996) hat ein Aufmerksamkeitsmodell vorgelegt, das im Wesentlichen empirisch-deskriptiv mittels der Analyse von neuropsychologischen Testbefunden herausgearbeitet wurde. Hierzu hat er eine neuropsychologische Testbatterie verwendet und diese einer großen Gruppe von gesunden Kontrollpersonen und psychiatrischen Patienten zur Bearbeitung vorgelegt. Die Testresultate wurden statistischen Analysen unterzogen und vier Grundfaktoren konnten identifiziert werden. Diese Grundfaktoren nennt Mirsky „Grundelemente der Aufmerksamkeit" (elements of attention). In seiner ersten Publikation hat er vier Elemente erwähnt, kürzlich wurde ein fünftes Element (stable) hinzugefügt. Allerdings weist dieses Element sehr viele Gemeinsamkeiten mit dem dritten Element auf, sodass im Folgenden nur die vier ursprünglichen „Elemente der Aufmerksamkeit" dargestellt werden:

1. **Focus-execute**: Dieses Element beschreibt das Fokussieren und Anwenden (Exekutieren) der Aufmerksamkeit. In der bislang in diesem Kapitel verwendeten Terminologie

gehören die selektive Aufmerksamkeit und die mit der Aufmerksamkeit verbundene Handlungskontrolle zu diesem Aufmerksamkeitselement.

2. **Shifting attention**: Dieses Element beschreibt den Wechsel bzw. die Verlagerung der Aufmerksamkeit von einem Ort/Gegenstand zum anderen.
3. **Sustained attention**: Hiermit ist die Daueraufmerksamkeit (inkl. der Vigilanz) gemeint. Dieses Aufmerksamkeitselement soll die notwendigen Ressourcen zur Verfügung stellen, um über längere Zeiträume aufmerksam zu sein.
4. **Encode attention**: Hiermit beschreibt Mirsky die Fähigkeit, Informationen kurzzeitig im Gedächtnis zu halten, während gleichzeitig andere verarbeitet werden, die in Bezug zu den gespeicherten Informationen stehen. Wie wir später sehen werden, wird dieses Aufmerksamkeitselement heute eher dem Arbeitsgedächtnis zugeordnet.

Mirskys Modell ist insbesondere für den klinischen Alltag, und hier v.a. im Zusammenhang mit der Funktionsbeschreibung von psychiatrischen und neurologischen Patienten, von Bedeutung, v.a. da er Standardtests genutzt hat, die quasi in allen (zumindest in US-amerikanischen) Kliniken genutzt werden. Des Weiteren hat Mirsky intensiv psychiatrische und neurologische Patienten untersucht, sodass er typische „Aufmerksamkeitsprofile“ bestimmter Patientengruppen herausarbeiten konnte. Kritisch anzumerken ist allerdings, dass die von ihm vorgenommenen Zuordnungen der einzelnen Aufmerksamkeitselemente zu Hirngebieten angesichts neuerer Befunde zu grob sind. Die einzelnen Elemente können gemäß Mirsky mit folgenden neuropsychologischen Tests untersucht und bestimmten Hirngebieten zugeordnet werden:

Element 1: Focus-execute

- Tests:
  - Zahlen-Symbol-Test (Wechsler-Intelligenztest)
  - Stroop-Test
  - „Letter-Cancellation“-Test (ähnlich dem d2-Strich-Test)
  - Trail-Making-Test (TMT-A und TMT-B)
- beteiligte Hirngebiete
  - focus:
    - Lobulus parietalis inferior
    - Gyrus temporalis superior
  - execute:
    - Lobulus parietalis inferior
    - Striatum

Element 2: Shifting attention

- Test: „Wisconsin-card-sorting“-Test
- beteiligtes Hirngebiet: Präfrontalkortex

Element 3: Sustained attention

- Test: „Continuous-performance“-Test (CPT). Dieser Test ist den Daueraufmerksamkeits- und Vigilanztests deutscher Computertestbatterien sehr ähnlich (TAP, Wiener Determinationsgerät).
- beteiligte Hirngebiete
  - Hirngebiete in der Mittellinie des Frontalkortex (anteriores Cingulum, dorsaler Frontalkortex)
  - Hirnstamm (ARAS)

Element 4: Encode attention

- Tests:
  - Zahlenspannetest (forward und backward digit span aus dem Wechsler-Intelligenztest)
  - Rechenaufgaben (Wechsler-Intelligenztest)
- beteiligte Hirngebiete
  - Hippocampus (es ist sehr problematisch, den Hippocampuskomplex als wichtige Hirnstruktur dieses Aufmerksamkeitselements aufzufassen)
  - Amygdala

10.9.4. Aufmerksamkeitsmodell nach Corbetta und Shulman

Die Washingtoner Neurologen und Neuroradiologen Maurizio Corbetta und Norman Shulman haben im Rahmen eines Übersichtsartikels ihre Interpretation der publizierten Befunde aus bildgebenden Untersuchungen zur Aufmerksamkeit zusammengefasst (Corbetta & Shulman, 2002). Als Ergebnis ihrer Literaturübersicht schlagen sie ein neuroanatomisch orientiertes Aufmerksamkeitsmodell mit zwei Systemen vor, einem **dorsalen** und einem **ventralen Aufmerksamkeitssystem**.

Das **dorsale Aufmerksamkeitssystem**, das insbesondere den Lobulus parietalis superior (superior parietal lobule, SPL), den Sulcus intraparietalis (intraparietal sulcus, IPS) und das frontale Augenfeld (frontal eye field, FEF) umfassen soll, ist in die Top-down-Kontrolle der Aufmerksamkeit eingebunden. Dieses System soll bilateral angelegt sein und eine zielgerichtete Reiz-Reaktions-Auswahl bereitstellen. Es weist viele Gemeinsamkeiten mit Mesulams frontalem und parietalem System auf. Obwohl Corbetta und Shulman explizit das frontale Augenfeld als wesentliches frontales Hirngebiet für die Top-down-Kontrolle hervorheben, muss davon ausgegangen werden, dass auch andere frontale Hirnbereiche in diese Kontrolle eingebunden sind. Insbesondere dorsale prämotorische Hirngebiete, die an der Bewegungsplanung beteiligt sind, müssen zum Top-down-System hinzugezählt werden. Die grundsätzliche Bedeutung dieses Systems ist es, die sensorischen Repräsentationen der Umwelt mit den motorischen Repräsentationen, die für die Handlungsausführung wichtig sind, zu verbinden. Der Grund dafür, dass Corbetta und Shulman das frontale Augenfeld besonders hervorheben, ist, dass in den meisten Untersuchungen mit dem Posner-Paradigma oder vergleichbaren Varianten von Aufgaben gearbeitet wurde. In diesen Untersuchungen kann man häufig Aktivierungen im frontalen Augenfeld beobachten. Möglicherweise weil implizit oder explizit Augenbewegungen inhibiert oder gestartet werden.

Das **ventrale System**, das stark rechtslateralisiert ist, umfasst Hirngebiete im unteren Parietallappen (LPi), im Übergangsbereich zwischen dem hinteren Teil des Temporallappens und dem unteren Teil des Parietallappens (temporoparietal junction, TPJ) und den ventralen Präfrontalkortex (ventral prefrontal kortex, vPFC). Dieses System fungiert als Bottom-up-System, das durch die eintreffenden Reize aktiviert wird und quasi als „Abschalter“ für das Top-down-System dient. Das „Abschalten“ soll durch enge Verbindungen zwischen IPL und TPJ erfolgen. Der ventrale Präfrontalkortex soll in die Evaluation neuer Reize und in Verhaltenssimulationen eingebunden sein. Obwohl in der Publikation wörtlich der Begriff des „Abschalters“ (circuit breaker) benutzt wurde, um deutlich zu machen, dass das Bottom-up-System durch Reize „getrieben“ den Top-down-Mechanismus unterbrechen kann, wird von den Autoren ausdrücklich betont, dass zwischen beiden Systemen intensive Wechselwirkungen vorliegen. So soll das Top-down-System sogar das Bottom-up-System mit Informationen über die mögliche Relevanz der eintreffenden Reize versorgen. Auf diese Art und Weise kann z. B. die gelernte Bedeutung von Reizen in das ventrale System „einfließen“.

Zusammengefasst wird in diesem Modell ein ventrales von einem dorsalen System unterschieden **(Abb. 10-14)**. Das ventrale System fungiert als ein reizgetriebenes Bottom-up-System, das man auch als Alerting-System bezeichnen könnte. Wichtige Reize (biologisch wichtige Reize und Reize, die durch Lernen wichtig geworden sind) erregen automatisch Aufmerksamkeit und werden in diesen ventralen Strukturen verarbeitet. Die Realisierung von zielgerichteten Verhaltensweisen erfordert die Wirksamkeit des Top-down-Systems.

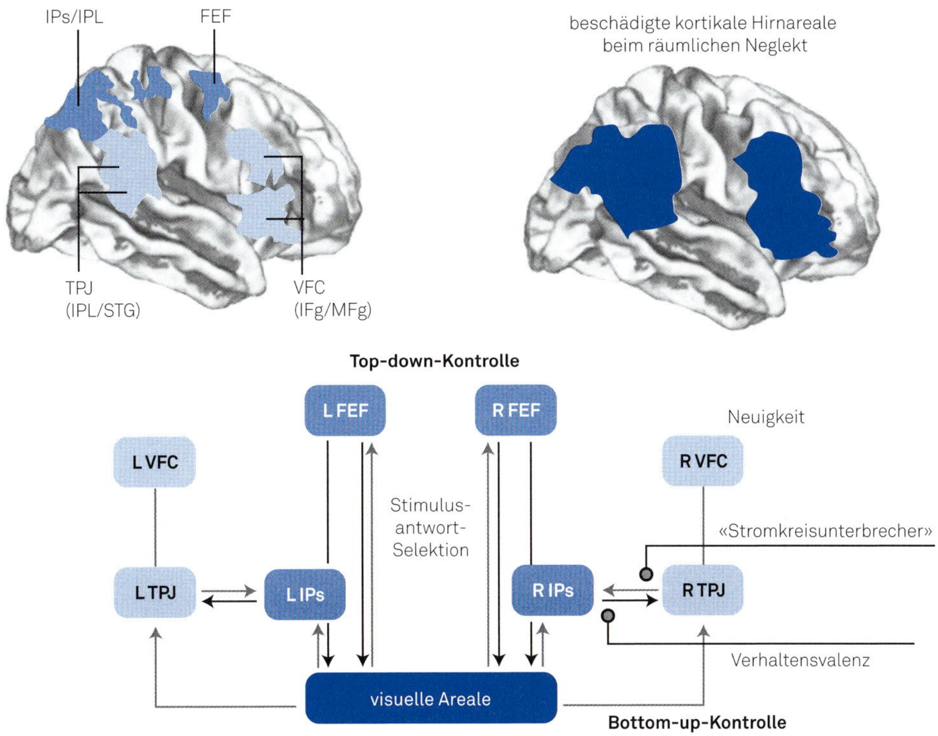

Abbildung 10-14: Schematische Darstellung des neuroanatomischen Aufmerksamkeitsmodells von Corbetta und Shulman. Oben links sind die Hirnstrukturen dargestellt, die das dorsale und ventrale Aufmerksamkeitssystem ausmachen. Rechts oben sind typische Läsionsorte dargestellt, die zu einem Neglekt führen. Im unteren Teil der Abbildung sind das Bottom-up- (helle Rechtecke) und das Top-down-Netzwerk (dunkle Rechtecke) mit ihren Teilstrukturen dargestellt. Man erkennt hier auch die wechselseitige Beziehung der beiden Aufmerksamkeitssysteme.(Nachgezeichnet nach Corbetta & Shulman, 2002)

Das hier dargestellte Modell ist mit vielen Befunden aus dem Bereich der kognitiven Neurowissenschaften und der Bildgebung kompatibel. Es ist insbesondere auch kompatibel mit aktuellen Befunden, welche die genaue Lokalisation von Hirnläsionen im Zusammenhang mit dem Neglekt beschreiben. Patienten, die unter einem Neglekt leiden, weisen in der Regel Läsionen rechtsseitig im unteren Parietallappen bis hinab in den hinteren Teil des Temporallappens auf. Gelegentlich treten auch Läsionen im ventralen Frontalkortex auf. Diese Patienten missachten konsistent Informationen, die kontralateral zur Läsion, also im linken Gesichtsfeld präsent sind. Auf der anderen Seite werden sie teilweise „magnetisch" von Informationen im rechten Gesichtsfeld angezogen. Diese Patienten können auch den Raum kontralateral zur Läsion nicht explorieren, was bedeutet, dass sie keine oder nur wenige Arm- und Augenbewegungen in diesem Bereich zeigen.

10.10. Aufmerksamkeitsstörungen

Wie dargestellt, sind die in die Kontrolle der Aufmerksamkeit eingebundenen Hirnstrukturen weit im Gehirn verteilt Es gibt nicht „das"

Aufmerksamkeitszentrum, sondern eher verteilte Netzwerke. Insofern ist es verständlich, dass viele Hirnstörungen (fokale und verteilte), psychiatrische Erkrankungen, Hirnreifungsprobleme, aber auch Fehllernen mit Aufmerksamkeitsstörungen assoziiert sind. Im Folgenden werden zwei für die Neuropsychologie wichtige Syndrome beschrieben, die mit Aufmerksamkeitsstörungen assoziiert sind.

10.10.1. Neglekt

Der Neglekt ist unter anderem eine Störung der Aufmerksamkeit, die durch eine halbseitige Schädigung des Gehirns (meistens rechts im unteren Parietallappenbereich) hervorgerufen wird. Das häufigste Symptom von Neglekt-Patienten ist, dass sie Dinge übersehen, die auf der kontraläsionalen Seite (also links) liegen. Die Betroffenen stoßen gegen Hindernisse wie z.B. Türen oder Stühle, die sich auf der kontraläsionalen Seite befinden; sie reagieren nicht oder nur selten, wenn man sie auf der kontraläsionalen Seite anspricht; sie essen nur eine Hälfte ihres Tellers leer; sie rasieren nur eine Gesichtshälfte; sie können Dinge, die sie suchen, nicht oder nur schwer finden, wenn sie auf der kontraläsionalen Seite lokalisiert sind. Insofern kann man sich sehr gut vorstellen, dass Neglekt-Patienten große Mühe haben, sich im Alltag zurechtzufinden.

Die Störung kann in mehreren Modalitäten (visuell, auditiv und taktil) auftreten (**multimodale Störung**). Dass ein wesentlicher Aspekt dieser Störung die fehlerhafte Aufmerksamkeitslenkung ist, ist auch daran zu erkennen, dass entsprechende Hinweise, auf das „vernachlässigte" Wahrnehmungsfeld zu achten, meistens nur kurzfristig Erfolg haben. Wird ein Neglekt-Patient gebeten, sich auf Gegenstände oder Objekte auf der vernachlässigten Seite zu konzentrieren, kann er diese vorübergehend wahrnehmen. Allerdings richten diese Patienten ihren Blick normalerweise nur auf die Seite, auf der die Läsion liegt (ipsiläsionale Seite), und schauen selten von sich aus auf die beeinträchtigte Seite. Moderne Analysen von Augenbewegungen bestätigen die nach rechts versetzte Blickrichtung eindrücklich (Karnath et al., 1996). Wenn Neglekt-Patienten den Raum vor sich nach bestimmten Objekten absuchen müssen, dann ist ihre Blickbewegung deutlich nach rechts verschoben. Auch Handbewegungen bei der Suche nach Objekten auf einem Tisch werden eher nach rechts verschoben und „vernachlässigen" die linke Tischseite. Im klinischen Alltag geht der Neglekt häufig mit Anosognosie (Unfähigkeit, eine Halbenseitenlähmung zu erkennen) einher, die Patienten sind sich ihrer Einschränkung also nicht bewusst. Interessant ist auch, dass der Neglekt sich auf Erinnerungen auswirkt.

Lange Zeit galt, dass Läsionen (meistens rechts) im oberen und teilweise im unteren **Parietallappen** zu einem Neglekt führen. Der Tübinger Neuropsychologie Hans-Otto Karnath hat jedoch anhand einer sehr sorgfältigen Analyse von 140 Neglekt-Patienten gezeigt, dass die Kernläsion v.a. im hinteren rechtsseitigen **Temporallappen** liegt. Dieser Befund ist erstaunlich, da man jahrzehntelang davon ausging, dass die Kernregion im Parietallappen läge. Allerdings bleibt festzuhalten, dass praktisch alle Neglekt-Patienten neben der Läsion im hinteren rechtsseitigen Temporallappen auch Läsionen zumindest im unteren Teil des Parietallappens aufwiesen (Karnath et al., 2004; **Abb. 10-15**).

Der Gyrus temporalis superior kann im Wesentlichen als eine Zwischenstation zwischen dem dorsalen und ventralen Informationspfad der visuellen Informationsverarbeitung aufgefasst werden. Insofern ist der Gyrus temporalis superior ein Bindeglied zwischen dem unteren Parietallappen (als Teil des dorsalen Strangs) und dem unteren Temporallappen (als Teil des ventralen Strangs). Der Gyrus temporalis superior erhält aus beiden

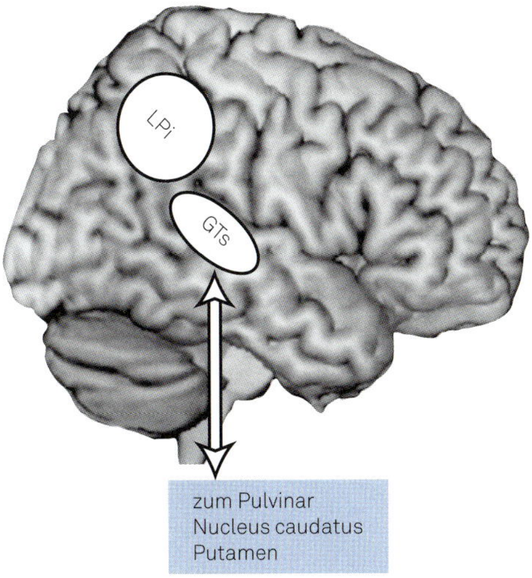

Abbildung 10-15: Läsionsorte (GTs: Gyrus temporalis superior, LPi: Lobulus parietalis inferior) nach Karnath et al. (2004), die mit dem Entstehen einer Neglekt-Symptomatik einhergehen.

Systemen Informationszufluss. Das bedeutet, dass hier Objektinformationen (aus dem unteren Temporallappen) mit Rauminformationen (aus dem Parietallappen) integriert werden.

Zur Diagnostik des Neglekts werden verschiedene **Testverfahren** eingesetzt. Dazu gehören die Linienhalbierung, Such- und Durchstreichaufgaben, Nachzeichnen und Leseaufgaben. Bei der Linienhalbierung werden dem Probanden horizontale Linien vorgelegt, die er in der Mitte durchstreichen soll. Eine Verschiebung der Halbierungen zu einer Seite spricht für einen Neglekt. Bei rechtsseitiger Läsion und Neglekt zur linken Seite sind die Linienhalbierungen nach rechts verschoben. Häufig verwendet werden auch Such- und Durchstreichaufgaben. Hierbei erhält der Proband einen Bogen Papier, auf dem verschiedene Symbole (Dreiecke, Quadrate oder Buchstaben) zufällig verteilt sind. Auf diesem Blatt soll der Patient ein bestimmtes Zielobjekt suchen und durchstreichen. Hierbei zeigt sich, dass Neglekt-Patienten die Symbole auf der kontraläsionalen Seite auslassen. Als weitere Gruppe von Tests werden auch Kopier- oder Zeichenaufgaben genutzt. Informativ kann z.B. das freie Zeichnen sind. Der Patient wird gebeten, ein Bild (z.B. ein Haus oder einen Tisch) nachzuzeichnen oder aus dem Gedächtnis ein Objekt zu malen. Neglekt-Patienten lassen bei ihren Zeichnungen Teile aus, normalerweise auf der kontraläsionalen Hälfte des Motivs, und zeichnen so z.B. nur eine halbe Uhr. Diesbezüglich existieren einige eindrucksvolle Beispiele von Malern, die Selbstporträts angefertigt haben, während sie unter einem Neglekt litten. Hierbei zeigt sich, dass diese Maler in der Regel nur die rechte Seite des Blatts bemalten. Das wohl bekannteste Beispiel lieferte der deutsche Maler Anton Räderscheidt, der sich während der Symptomverbesserung mehrmals selbst porträtierte. Auch Leseaufgaben und die in diesem Zusammenhang erbrachten Leistungen können Aufschluss über das Vorliegen eines Neglekts geben. Liest der Patient einen vor ihm liegenden Text, vergisst er häufig die am Anfang (also links) stehenden Wörter.

Der Neglekt bessert sich meist spontan. Bei ca. zwei Dritteln der Patienten ist nach mehr als einem Jahr kein Neglekt mehr nachweisbar. Beim übrigen Drittel bleiben deutliche Einschränkungen bestehen. Durch **therapeutische Interventionen** kann die Neglektsymptomatik reduziert werden. Zur Neglekttherapie werden verschiedene Verfahren genutzt. Hierzu gehören das visuelle Explorationstraining, die Vibrationstherapie der Nackenmuskeln, das Alertnesstraining, die optokinetische Stimulation und die Prismenadaptation mit einer Prismenbrille.

In **experimentellen Situationen** kann man den Neglekt kurzfristig beeinflussen und eliminieren. Eine schon seit Langem bekannte Methode ist die einseitige kalorische Stimulation, bei der entweder warmes oder kaltes Wasser durch den Gehörgang in ein Ohr gespült wird. Zu bedenken ist allerdings, dass die Spülung des Gehörgangs kurzzeitig zu Nystagmus, massivem Schwindel bis hin zum Erbrechen führen kann. Im Rahmen dieses Kapitels sind Befunde interessant, in denen unbewusste Hinweisreize im negierten Gesichtsfeld eine Hinwendung der Aufmerksamkeit zum vernachlässigten Gesichtsfeld nach sich zogen. Eine Genfer Arbeitsgruppe konnte dies eindrücklich mittels eines cleveren Experiments nachweisen (Rotshtein et al., 2007). Sie boten den Neglekt-Patienten tachistoskopisch (also sehr kurz und kaum merklich) schematische Abbildungen von Furcht ausdrückenden Gesichtern dar. Kurz nach dem jeweiligen emotionalen Hinweisreiz wurde an der Position, an der das Gesicht präsentiert wurde, ein Balken dargeboten. Die neurophysiologischen Reaktionen 120 ms nach diesem Balken (gemessen mit einem visuell evozierten Potenzial) waren bereits stärker als bei der Präsentation eines neutralen Gesichts. Das bedeutet, dass offenbar unbewusst Aufmerksamkeit auf das negierte Gesichtsfeld gelenkt werden kann.

Um den Neglekt zu erklären, werden derzeit verschiedene Modelle diskutiert. Im Rahmen dieses Kapitels werden die **Aufmerksamkeitsmodelle** zur Erklärung des Neglekts beschrieben. Eines der ersten Aufmerksamkeitsmodelle ist das von Marcel Kinsbourne vorgeschlagene Modell. Nach Kinsbourne generiert jede unserer beiden Hirnhälften einen Aufmerksamkeits-Shift in die jeweils gegenüberliegende Seite der Außenwelt. Dabei wird gleichzeitig auch die Aktivität der jeweils anderen Hirnhemisphäre gehemmt. Durch die gegenseitige Hemmung befinden sich beide Hirnhemisphären in einer Aktivitätsbalance. Bei einer Läsion einer Hemisphäre nimmt der hemmende Einfluss der unbeschädigten Hemisphäre auf die geschädigte zu. Umgekehrt nimmt der Einfluss der beschädigten Hemisphäre auf die gesunde ab. Bei Läsion der rechten Hemisphäre nimmt demzufolge der hemmende Einfluss der geschädigten rechten Hemisphäre auf die linke ab. Dadurch entsteht ein stärkerer Einfluss der linken Hemisphäre

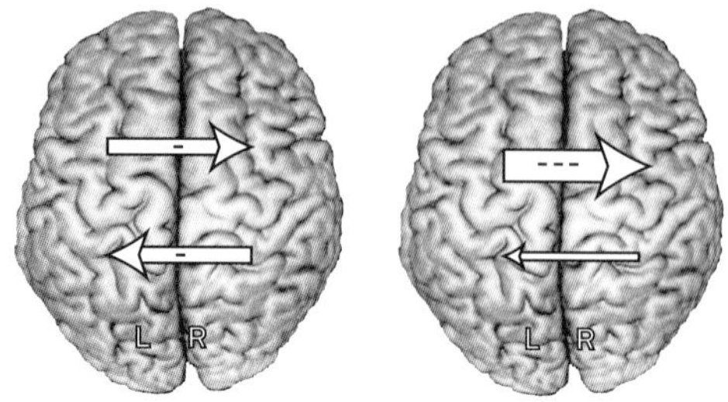

Abbildung 10-16: Modell von Kinsbourne bezüglich der Aufmerksamkeitslenkung und des Neglekts. Links ist der Normalfall und rechts die Situation beim Neglekt.

(LH-bias) und die Aufmerksamkeit wird verstärkt nach rechts gelenkt. Bei einer Läsion der linken Hemisphäre nimmt der hemmende Einfluss der linken Hemisphäre auf die rechte Hemisphäre auch ab. Der dann entstehende zunehmende Einfluss der rechten Hemisphäre (RH-bias) führt aber zu einer vergleichsweise schwächeren Aufmerksamkeitsverlagerung nach links. Der LH-bias ist stärker als der RH-bias (**Abb. 10-16**). Im Rahmen des Aufmerksamkeitsmodells nach Posner wird eher die Unfähigkeit oder die Schwierigkeit des Loslösens der Aufmerksamkeit (disengagement) von einem Reiz thematisiert. Wie oben dargestellt, wird das Loslösen der Aufmerksamkeit eher mit dem Lobus parietalis superior in Verbindung gebracht. Da aber die neuen Untersuchungen von Karnath ergeben haben, dass der Kern der Läsion bei Neglekt-Patienten im Gyrus temporalis superior liegt, ist das Posner-Modell nicht mehr vollumfänglich mit diesen Befunden kompatibel.

10.10.2. Bálint-Holmes-Syndrom

Das Bálint-Holmes-Syndrom ist ein sehr seltenes neurologisches Syndrom, das neben schweren räumlichen Aufmerksamkeits- und Orientierungsstörungen Symptome wie opti-

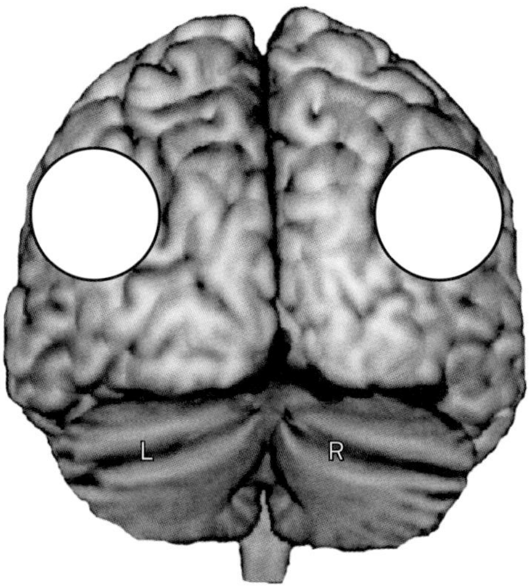

Abbildung 10-17: Schematische Darstellung der Läsionsorte, die dem Bálint-Holmes-Syndrom zugrunde liegen.

sche Ataxie[37], Blickbewegungsstörungen, Simultanagnosie[38] beinhaltet. Dominierend ist jedoch die visuelle Aufmerksamkeitsstörung. Die betroffenen Menschen nehmen die visuelle Welt fälschlicherweise als unzusammenhängende Menge an Einzelobjekten wahr. Komplexere Bilder oder Szenen können demnach nicht mehr im Ganzen erfasst werden. Diesen Teil des Syndroms bezeichnet man auch als Simultanagnosie. Die zugrunde liegenden Läsionen sind bilateral im okzipitoparietalen Übergangsbereich lokalisiert. Das bedeutet, dass der dorsale Strang erheblich betroffen ist **(Abb. 10-17)**.

37 Unfähigkeit oder Schwierigkeit, zielgerichtete Handbewegungen anhand visueller Kontrolle durchzuführen.

38 Extreme Einengung der visuellen Aufmerksamkeit auf einzelne Teilaspekte komplexer Bilder, sodass diese nicht im Ganzen aufgefasst werden können.

10.11. Zusammenfassung

- Aufmerksamkeit ist für viele psychologische Funktionen elementar.
- Aufmerksamkeit und Bewusstsein sind keine identischen Phänomene. Sie überschneiden sich allerdings in einigen Bereichen.
- Einfache und komplexe Feedforward-Aktivierungen in neuronalen Netzen sind nicht mit bewusstwerdenden Phänomenen assoziiert.
- Komplexe Feedforward-Aktivierungen können Aufmerksamkeit hervorrufen, während einfache Feedforward-Aktivierungen unabhängig von Aufmerksamkeitsprozessen ablaufen.
- Bewusste Verarbeitungen und Empfindungen entstehen erst dann, wenn die neuronalen Aktivitäten größere neuronale Netze aktivieren und die Aktivierungen auch rekurrent (also wiederkehrend) erfolgen. Einfache rekurrente Aktivierungen entfalten sich in der Regel ohne Aufmerksamkeitsanforderung, werden aber bewusst. Tiefgreifende rekurrente neuronale Verarbeitungen werden uns dagegen vollends bewusst und erfordern auch Aufmerksamkeitsprozesse (Flaschenhals der Aufmerksamkeit).
- Es wird davon ausgegangen, dass begrenzte Kapazitäten für die Aufmerksamkeit und das Denken im Allgemeinen vorliegen.
- Infolge der begrenzten Kapazitäten trifft das Gehirn mittels bestimmter Aufmerksamkeitsprozesse eine Auswahl der zu bearbeitenden Informationen.
- Die Aufmerksamkeit beschränkt sich nicht nur auf die Wahrnehmung, sondern erstreckt sich praktisch auf alle Denktätigkeiten.
- Aufmerksamkeit hilft uns zu überprüfen, wie gut wir uns in den aktuellen Lebenssituationen zurechtfinden.
- Sie hilft uns, die Gegenwart mit der Vergangenheit (Gedächtnis) in Verbindung zu

bringen, und trägt damit zur Erstellung eines kohärenten und kontinuierlichen Abbildes unserer Erfahrung bei.

- Sie hilft uns, zukünftige Aktionen zu planen und zu kontrollieren. Dazu werden Informationen aus Gegenwart und Vergangenheit benötigt.
- Die **Modelle**, die frühe Auswahlprozesse favorisieren, gehen davon aus, dass bereits auf frühen Stufen der Informationsverarbeitung Informationen herausgefiltert oder zumindest „abgeschwächt" werden.
- Modelle, die späte Auswahlprozesse favorisieren, propagieren einen Auswahlmechanismus, bei dem die Selektion später erfolgt. Diese Auswahl erfolgt demzufolge erst beim Eingang ins Gedächtnis, ins Bewusstsein oder wenn Handlungen ausgewählt werden sollen. Diese Modelle eröffnen ein größeres Spektrum.
- Die Modelle der begrenzten Ressourcen gehen davon aus, dass die Aufmerksamkeit durch die freien mentalen Ressourcen begrenzt ist. Bei erhöhten Anforderungen kommt es deshalb zu einer Leistungsverschlechterung.
- Aufmerksamkeitssteigerungen können bewusst oder unbewusst erfolgen.
- Unterschieden werden zwei **Dimensionen der Aufmerksamkeit**: Intensität und Selektion.
- Hinsichtlich der **Intensität der Aufmerksamkeit** wird folgende Einteilung vorgenommen: (1) tonische Alertness: länger andauernde, durch den physiologischen Zustand des Organismus bestimmte tonische Aufmerksamkeitsaktivierung; umfasst auch die Aufmerksamkeitsaktivierung vom Koma bis zur Wachheit; (2) phasische Alertness: plötzliche Zunahme von Aktivierung und Aufmerksamkeit unmittelbar nach einem Warnreiz; (3) intrinsische Alertness: interne und kognitive Kontrolle des Erregungsniveaus zu einem bestimmten Messzeitpunkt; (4) Vigilanz: Aufmerksamkeitsleistung, die im Zusammenhang mit der Entdeckung seltener, in unregelmäßigen Intervallen erscheinender relevanter Stimuli über lange Zeitperioden notwendig ist; (5) Daueraufmerksamkeit: Aufmerksamkeitsleistung, die im Zusammenhang mit der Entdeckung häufiger, in regelmäßigen Intervallen auftretender relevanter Stimuli über lange Zeitperioden notwendig ist.
- Hinsichtlich der **Selektivität** wird folgende Einteilung der Aufmerksamkeit vorgenommen: (1) visuell-selektive oder fokussierte Aufmerksamkeit: Bestimmte Reize werden verarbeitet, während andere nicht beachtet und nicht analysiert werden; (2) visuell-räumliche selektive Aufmerksamkeit: Spezialvariante der selektiven Aufmerksamkeit, bei der diese auf eine bestimmte räumliche Position gelenkt wird; (3) auditorisch-räumliche selektive Aufmerksamkeit: Aufmerksamkeitsverlagerung von einem Ohr auf das andere; untersuchbar mittels des dichotischen Hörtests; (4) geteilte Aufmerksamkeit: Verteilung der Aufmerksamkeit auf mehrere Informationsquellen; dies ist typischerweise der Fall bei Mehrfach- bzw. Doppeltätigkeitsaufgaben.
- Das **„Biased-competition"-Modell** der Aufmerksamkeit: Unterschiedliche Reize konkurrieren um Aufmerksamkeit und neuronale Verarbeitungsressourcen (Bottom-up-Weg). Über Top-down-Einflüsse kann auf diese Verarbeitung Einfluss genommen werden.
- Aufmerksamkeit wird durch ein weit verteiltes Netzwerk von Hirnstrukturen kontrolliert. Dieses **Aufmerksamkeitsnetzwerk** besteht aus sechs unterschiedlichen Hirnstrukturen: (1) den aktivierenden retikulären aufsteigenden System (ARAS), (2) den Colliculi superiores im Mittelhirn, (3) dem Thalamus, (4) großen Bereichen des Parietallappens, (5) dem anterioren Cingulum, (6) dem lateralen Teil des Frontalkortex.

- Aufmerksam beachtete Reize führen zu stärkeren **neuronalen Reaktionen** in den sensorischen Hirngebieten als nicht aufmerksam beachtete (attentional enhancement, Verstärkungseffekt). Zum Beispiel sind die Amplituden des P1-N1-Komplexes des auditorisch evozierten Potenzials unter Aufmerksamkeit größer. Ebenso führen aufmerksam beachtete visuelle Reize zu größeren Amplituden im P1-N1-Komplex des visuell evozierten Potenzials.
- Die **hämodynamischen Reaktionen** im auditorischen und visuellen Kortex sind auf aufmerksam beachtete akustische Reize stärker als auf nicht aufmerksam beachtete. Allerdings sind vorrangig die sekundären Areale stärker aktiv als die primären. Die primären Areale werden wahrscheinlich durch eine Rückkopplung aus den sekundären Arealen durch Aufmerksamkeit moduliert.
- Wird die Aufmerksamkeit auf bestimmte Aspekte von Reizen gelenkt (z.B. selektiv auf Farbe, Form, Bewegung oder Ort des Erscheinens), nimmt die Aktivität im jeweils spezialisierten Verarbeitungsmodul zu („Spotlight-in-the-brain"-Metapher).
- Neben den lokalen Aktivitätsveränderungen finden sich auch verteilte Aktivitätssteigerungen in einem Netzwerk, das insbesondere große Bereiche des Frontal- und Parietallappens umfasst. Diesbezüglich besteht eine Tendenz der stärkeren rechtsseitigen Aktivität in diesem frontoparietalen Netzwerk.
- Mit zunehmender Aufmerksamkeitsanforderung sind lokale und verteilte Alpha-Desynchronisationen v.a. im unteren Alpha-Band (8–10 Hz) zu beobachten.
- **Alpha-Synchronisation** repräsentiert einen „wachen", aber „unaufmerksamen" Grundzustand des Gehirns. Alpha-Synchronisation indiziert lokale Hemmungen, meist um Hirngebiete, um die herum Alpha-Desynchronisation stattfindet. Es besteht eine negative Korrelation zwischen Hirndurchblutung und Alpha-Power im Frontal- und Parietalkortex. Im entspannten, dösigen Zustand nimmt die Energie im Theta-Band zu (Theta-Synchronisation). Bei Einnahme von Benzodiazepinen oder unter Alkohol reduziert sich die Energie im Alpha- und Beta-Band noch stärker und es ist vermehrt Delta-Aktivität (0,5–3,5 Hz) zu beobachten. Bei aufmerksam und kontrolliert durchgeführten kognitiven Tätigkeiten nimmt die Energie im Gamma-Band (> 30 Hz) zu. Bewusste und aufmerksame Kognitionen sind mit kohärent oszillierenden kortikalen Hirnaktivierungen verbunden.
- Die für die **Aufmerksamkeitskontrolle** wichtigsten Transmittersysteme sind: das Noradrenalin-, Serotonin-, und das Acetylcholinsystem.
- Circa 100 ms nach Reizeinsatz führt gesteigerte Aufmerksamkeit für den dargebotenen Reiz zu einer Zunahme der Amplitude der ersten Negativierung im evozierten Potenzial. Dies ist mittels der Nd-Komponente messbar.
- Auch die späteren Komponenten des evozierten Potenzials (N200, P300 und N400) werden durch Aufmerksamkeit beeinflusst.
- Die P300-Komponente, die insbesondere über frontalen Hirnregionen abgeleitet wird (auch als „Novel"-P300 bezeichnet), reagiert besonders stark auf Aufmerksamkeitsprozesse. Neue Reize evozieren über frontalen Hirngebieten P300-Komponenten mit großen Amplituden, die bei mehrfacher Präsentation des jeweiligen Reizes immer kleiner werden (Habituation).
- Im visuellen System sind auch **Rückkopplungseffekte** bekannt, die mit der Aufmerksamkeit zusammenhängen. So kann man ca. 200 ms nach Reizpräsentation eine aufmerksamkeitsbedingte Aktivitätserhöhung im primären visuellen System feststellen.
- Aufgrund der Tatsache, dass die Aufmerksamkeit durch ein verteiltes neuronales

Netzwerk kontrolliert wird, resultieren viele Hirnschädigungen in Aufmerksamkeitsstörungen.

- Auch Hirnreifungsprobleme, die insbesondere die Hirnstrukturen betreffen, die an der Aufmerksamkeitskontrolle beteiligt sind, führen zu Aufmerksamkeitsproblemen.
- Das **Neglekt-Syndrom** tritt nach einseitiger Läsion (meistens rechts) im hinteren Gyrus temporalis superior auf. Die Patienten „vernachlässigen" die Umwelt kontralateral zur Läsion.
- Das **Aufmerksamkeitsmodell** geht von einer interhemisphärischen Aktivitätskontrolle der Aufmerksamkeit aus. Im Normalfall führt dies zu einer Aktivitätsbalance zwischen beiden Hemisphären. Die rechte Hemisphäre soll allerdings die Aufmerksamkeit auf beide Seiten der Umwelt ausrichten können, während die linke Hemisphäre die Aufmerksamkeit lediglich nach rechts verschieben kann.
- Dem **Bálint-Holmes-Syndrom** liegt eine beidseitige Läsion im okzipitoparietalen Übergangsbereich zugrunde. Die Patienten leiden an optischer Apraxie, Blickbewegungsstörungen, schweren räumlichen Orientierungsstörungen und einer Simultanagnosie.
- Die **Simultanagnosie** beschreibt ein Störungsbild, bei dem die Patienten einzelne Elemente noch erkennen können, sie aber nicht zu einem gemeinsamen Bild zusammenzufassen in der Lage sind.

10.12. Fragen und Aufgaben

- Beschreiben Sie, an welchen psychischen Prozessen Aufmerksamkeit beteiligt ist.
- Was sind kontrollierte und automatische Prozesse?
- Beschreiben Sie die gängigen Aufmerksamkeitsmetaphern.
- Beschreiben Sie die Taxonomie der Aufmerksamkeit.
- Was ist der wesentliche Unterschied zwischen Vigilanz und Daueraufmerksamkeit?
- Was besagt das „Biased-competition"-Modell?
- Beschreiben Sie die anatomischen Strukturen, die in die Kontrolle der Aufmerksamkeit eingebunden sind.
- Wie reagieren die Hirngebiete neurophysiologisch auf Reize, die aufmerksam bearbeitet werden? Nennen Sie Beispiele.
- Welche Transmittersysteme sind in die Kontrolle der Aufmerksamkeit eingebunden?
- Wie ist der zeitliche Verlauf des Aufmerksamkeitseinflusses?
- Erläutern Sie die Befunde zur automatischen und bewussten Aufmerksamkeitskontrolle.
- Erklären Sie die Aufmerksamkeitsmodelle von Posner, Mesulam und Mirsky. Welche Gemeinsamkeiten und Unterschiede können Sie feststellen?
- Beschreiben Sie das Aufmerksamkeitsmodell nach Corbetta und Shulman.
- Erläutern Sie den Neglekt und das Bálint-Holmes-Syndrom und deren Bedeutung für die Aufmerksamkeit.

10.13. Weiterführende Literatur

Desimone, R., Duncan, J. (1995). Neural mechanisms of selective visual attention. Annu Rev Neurosc, 18, 193–222.

James, W. (1890). The principles of psychology. New York, London: Holt and Macmillian.

Lanaj, K., Chang, C.H., Johnson, R.E. (2012). Regulatory focus and work-related outcomes: a review and meta-analysis. Psychol Bull, 138(5), 998–1034.

Mesulam, M.M. (1981). A cortical network for directed attention and unilateral neglect. Ann Neurol, 10(4), 309–325.

Mirsky, A.F. (1996). Disorders of attention: A neuropsychological perspective. In: G.R. Lyon, N.A. Krasnegor (Eds.) Attention, memoy, and executive function (pp. 71–96). Baltimore: Paul H. Brookes.

Posner, M.I., Petersen, S.E. (1990). The attention system of the human brain. Annu Rev Neurosci, 13, 25–42.

11. Exekutive Funktionen

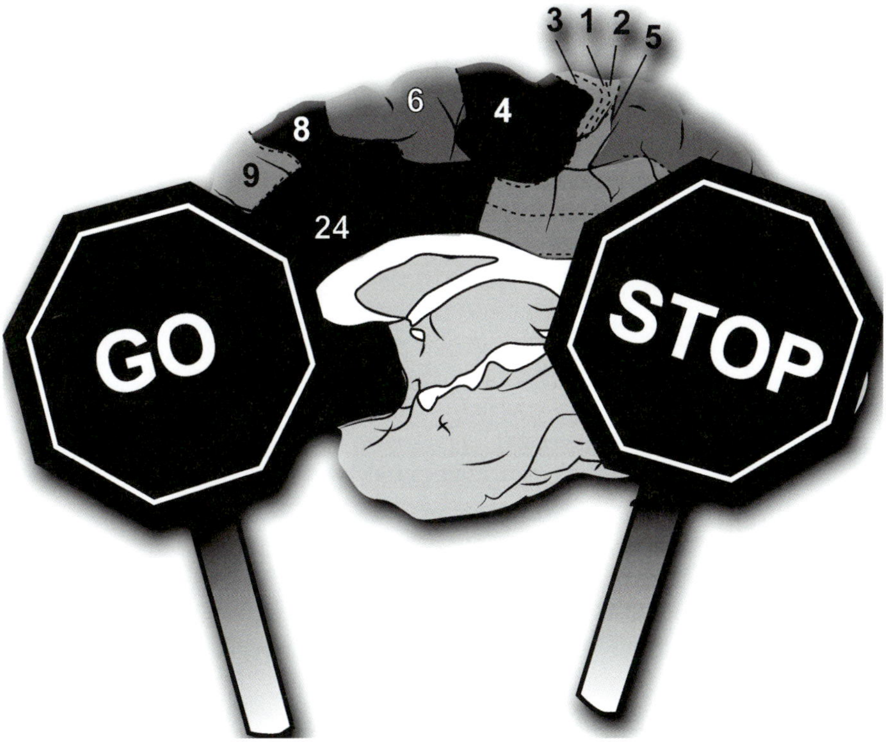

11.1. Was sind exekutive Funktionen?

Der Mensch ist ausgestattet mit einem System, das Handlungen und Gedanken kontrolliert. Dieses Kontrollsystem wird v. a. genutzt, wenn die zu kontrollierenden Handlungen und Gedanken nicht automatisiert ablaufen. Dies ist v. a. dann der Fall, wenn man den Handlungen und Gedanken besondere Aufmerksamkeit zukommen lassen will, wenn Hindernisse die Ausführung erschweren oder wenn man mit Vorsatz handelt. Auch wenn mehrere Schritte verfolgt und realisiert werden müssen, um einen komplexen Plan zu verwirklichen, wird eine besondere Kontrolle unseres Verhaltens erforderlich, welche die Zwischenschritte überprüft. Die Kontrollinstanz, die dabei zum Einsatz kommt, wird als exekutive Funktion (EF) bezeichnet. In der Literatur hat sich der Begriff exekutive Funktion durchgesetzt, es werden jedoch auch alternative Begriffe verwendet, die diese Kontrollinstanz treffender beschreiben: z. B. zentrale oder kognitive Kontrolle.

Wie dargelegt, werden die EF genutzt, um andere grundlegende psychische Funktionen (z. B. Aufmerksamkeit, Gedächtnis, Motorik) zu orchestrieren und sinnvoll einzusetzen, um ein möglichst günstiges Verhaltensergebnis zu erzielen.

Typische **psychische Funktionen**, die unter dem Begriff EF subsumiert werden, sind:

- Setzen von Zielen
- Planen, Entscheiden
- Setzen von Prioritäten
- Starten und Sequenzieren von Handlungen
- Kontrolle und Beobachtung von Handlungsergebnissen
- Korrektur eigener Handlungen
- Erkennen von Fehlern
- Umgang mit neuen Informationen
- Regellernen
- Aufrechterhalten von Handlungsplänen
- Selbstkontrolle
- abstraktes Denken
- motorische Kontrolle.

> Exekutive Funktionen (EF) sind Kontrollprozesse, die es einem Individuum erlauben, sein Verhalten situationsgerecht zu optimieren, indem die grundlegenden psychischen Funktionen zielführend eingesetzt werden.

Obwohl eine akzeptierte Definition der EF existiert, ist die Vielzahl von Untergliederungen und Subkomponenten verwirrend und erschwert den Blick auf das Gemeinsame der EF. Des Weiteren sind viele der in der Literatur erwähnten Verhaltensbereiche nicht oder nur mäßig gut operationalisiert. Hinzu kommt, dass die Datenquellen sehr unterschiedlich und teilweise auch nicht miteinander kompatibel sind. So korrespondieren die Befunde aus Untersuchungen mit Läsionspatienten nicht immer mit den Befunden aus bildgebenden Untersuchungen.

Interessant ist, dass der Begriff EF im Grunde nur im Kontext der klinischen Neuropsychologie, der Neurologie und der kognitiven Neurowissenschaften verwendet wird. In der kognitiven Psychologie werden die Teilfunktionen, die den EF zugeordnet werden, als eigenständige Funktionsbereiche betrachtet (z. B. Denken, Problemlösen, Motivation und Handlungskontrolle). Insofern „passen" Neuropsychologie/kognitive Neurowissenschaften und kognitive Psychologie in dieser Hinsicht nicht wirklich gut zueinander. Das ist nicht unproblematisch, denn die klinische Neuropsychologie könnte von den theoretischen und empirischen Ansätzen der kognitiven Psychologie profitieren.

11.2. Theoretische Überlegungen zu den exekutiven Funktionen

Vier einflussreiche theoretische Ansätze sind im Zusammenhang mit den EF vorgeschlagen worden: (1) das System der überwachenden Aufmerksamkeit (supervisory attentional system, SAS), (2) handlungstheoretische Modelle, (3) Arbeitsgedächtnismodelle und (4) die Theorie der somatischen Marker.

11.2.1. System der überwachenden Aufmerksamkeit

Norman und Shallice haben ein einflussreiches Modell vorgeschlagen, in dem die Aufmerksamkeitskontrolle für die Planung und Überwachung von Handlungen eine herausragende Rolle spielt (System der überwachenden Aufmerksamkeit; supervisory attentional system, SAS; Norman & Shallice, 1980; 1986). Kernüberlegung ihres Modells ist, dass manche Handlungen automatisch ablaufen, während andere bewusste Kontrolle erfordern. Abhängig davon, ob die Handlung automatisch oder bewusst abläuft, greifen zwei unterschiedliche Subsysteme in die Kontrolle ein: das supervisory attentional system (SAS) und das contention scheduling system (CS).

Das CS ist ein automatisch arbeitendes System, das aus Aktionsschemata besteht. Diese werden durch Umweltreize ausgelöst und entfalten sich automatisch ohne bewusste Kontrolle. Im Gedächtnis sind viele Schemata gespeichert, die für verschiedene Situationen Aktionsschemata anbieten. Es können auch mehrere Schemata für die gleiche Situation vorliegen. Damit aber in bestimmten Situationen immer das passende Schema abgerufen wird, hemmen sich die Schemata untereinander und sind in Hierarchien angelegt, wobei das Schema, das in der Hierarchie am weitesten oben angeordnet ist, die größte Chance hat, sich zu entfalten. Es übt auf die untergeordneten Schemata starke hemmende Einflüsse aus. Die automatischen Schemata entfalten sich in Routinesituationen. So wird ein geübter Autofahrer viele Verkehrssituationen bei der morgendlichen Fahrt zur Arbeit automatisch meistern. Insbesondere die Routinetätigkeiten wie das Einlegen der verschiedenen Gänge, Gasgeben und Bremsen wird er automatisch und ohne Probleme koordinieren. Sobald allerdings eine unerwartete Situation eintritt – z. B. ein Kind auf die Straße läuft –, muss der Ablauf der Routinetätigkeit unterbrochen werden und neue situationsangepasstere Handlungen müssen an die Stelle der Routinetätigkeiten treten. In dieser Situation greift das SAS ein, indem es die Aufmerksamkeit auf schwach aktivierte Schemata richtet und dadurch deren Aktivität verstärkt (attentional enhancement; s. Kap. 10). Typische Situationen, in denen das SAS eingreift und das CS ersetzt, sind:

- Situationen, in denen Planen und Entscheiden gefordert sind
- Situationen, die eine Fehlerkorrektur und eine Verhaltensanpassung erfordern
- Situationen, in denen wenig gut beherrschte Reaktionen angewendet werden oder die völlig neue Reaktionen erfordern
- Situationen, die als gefährlich oder technisch schwierig eingeschätzt werden
- Situationen, die es notwendig machen, dass überlernte und fest eingefahrene Verhaltensmuster überwunden werden.

11.2.2. Handlungstheoretische Modelle

Im Rahmen der psychologischen Handlungstheorie sind Handlungen Verhaltensweisen, die durch Zielgerichtetheit, Zweckhaftigkeit und Bewusstheit gekennzeichnet sind. Ein wichtiges Grundmodell wurde von Miller und

Kollegen (1960) vorgeschlagen und ist unter dem Akronym TOTE bekannt geworden. Es beinhaltet vier Elemente:

1. Bei Annäherung an eine Situation oder ein Problem werden diese einer ersten Überprüfung unterzogen (test).
2. Als Ergebnis dieser Überprüfung erfolgt eine Handlung, die den Ausgangszustand gemäß einem Ziel verändern soll (operate).
3. Es erfolgt eine erneute Überprüfung, ob die gewünschte Veränderung erreicht wurde (test).
4. Wird im Rahmen der Überprüfung festgestellt, dass das erwünschte Ziel erreicht wurde, wird die Schleife verlassen (exit), ansonsten erfolgt ein weiterer Durchlauf.

Karl Pribram, einer der Autoren dieses ersten handlungstheoretischen Modells, nahm an, dass der Frontalkortex eine vorrangige Bedeutung bei der Planung, Strukturierung und Überwachung komplexer Handlungsabläufe hat. Mittlerweile sind komplexere handlungstheoretische Modelle vorgeschlagen worden (Kalveram, 1998), die jedoch bislang keinen direkten Einfluss auf die Neuropsychologie hatten. Grundsätzlich muss festgestellt werden, dass die Grundstruktur der thematisierten Handlungen Diskrepanzen zwischen einem Soll- und einem Ist-Wert sind, die der Handelnde überwinden muss (Soll-Ist-Wert-Differenz oder Regelabweichung). Das Ziel der Handlung ist die Reduktion oder Eliminierung der Regelabweichung.

11.2.3. Arbeitsgedächtnismodelle

Einige Wissenschaftler gehen davon aus, dass das Konzept der EF weitestgehend identisch ist mit dem Konzept des Arbeitsgedächtnisses. Im klassischen Arbeitsgedächtnismodell von Baddeley (2010) wird eine zentrale Exekutive angenommen, die zwei untergeordnete Systeme kontrollieren soll: die phonologische Schleife und das visuell-räumliche Notizbuch (s. Kap. 16). Baddeley fasst die zentrale Exekutive als einen Supervisor auf, der in die Auswahl, Aufrechterhaltung und Manipulation der Informationen eingreift, die für das Arbeitsgedächtnis verwendet werden.

Auch Smith und Jonides (1999) beschreiben Mechanismen, die sie dem Arbeitsgedächtnis zuschreiben, die aber im Grunde genommen Aspekte der exekutiven Kontrolle sind: (1) die Aufmerksamkeitsausrichtung auf relevante und die Inhibition von irrelevanten Informationen und Prozessen (attention and inhibition), (2) die zeitliche Organisation von Prozessen und die Organisation des Wechsels des Aufmerksamkeitsfokus von einer Aufgabe zur nächsten (task management), (3) das Planen von Teilschritten zum Erreichen eines übergeordneten Ziels (planing), (4) das Aktualisieren und Überprüfen von Inhalten des Arbeitsgedächtnisses zum Planen der nächsten Teilschritte (monitoring) und (5) das Codieren von Inhalten des Arbeitsgedächtnisses im Hinblick auf Zeit und Ort des Auftretens (coding). Die hier aufgeführten Prozesse ähneln denen, die typischerweise den EF zugeordnet werden.

Auch in dem neuen Arbeitsgedächtnismodell von Cowan (2011) wird die exekutive Kontrolle als ein Bestandteil des Arbeitsgedächtnisses aufgefasst. Einige Arbeiten weisen auch darauf hin, dass Störungen des Arbeitsgedächtnisses Verhaltensauffälligkeiten nach sich ziehen, die typischerweise als dysexekutive Störungen (also Störungen der EF) bezeichnet werden (Kimberg & Farah, 1993). In einem aktuellen Simulationsmodell exekutiver Kontrolle werden die EF durch sechs Funktionen des Arbeitsgedächtnisses erklärt (Hazy et al., 2007). Insgesamt wird deutlich, wie stark die Überschneidungen zwischen dem Konzept des Arbeitsgedächtnisses und dem EF-Konzept sind. Allerdings muss darauf hingewiesen werden, dass das Arbeitsgedächtniskonzept nicht alle Aspekte der EF erklären kann, denn die Komplexität der Handlungsregulation im Alltag hängt auch (wenn nicht sogar entscheidend) von Gefühlen, Antrieben und Motiven ab.

11.2.4. Theorie der somatischen Marker

Einige Autoren unterscheiden *cold* (kognitive) und *hot* (motivationale) EF (Kerr & Zelazo, 2004). Auch der Wille wird neben dem Motiv und der Motivation als eine wichtige Komponente der EF erkannt. Insofern sind Motive, Gefühle und Antriebe wichtige Aspekte der Verhaltenskontrolle.

Darauf weist auch Antonio Damasio im Rahmen seiner Theorie der somatischen Marker (s. Kap. 20) hin. Der wesentliche Aspekt dieser Theorie ist, dass menschliche Entscheidungen durch Gefühle beeinflusst werden. Wichtig ist auch, dass für Damasio Emotionen, Entscheidungen und Denken eng miteinander verzahnt sind. Die **somatischen Marker** sind emotionale Reaktionen, die über das vegetative Nervensystem oder im Sinne einer Simulation im Kortex generiert werden. Diese somatischen Marker greifen in Entscheidungssituationen ein und dienen als Richtungsweiser für die Verhaltenskontrolle und -planung. Hierbei sind v.a. der Frontalkortex und insbesondere der ventromediale Präfrontalkortex wesentlich beteiligt, denn über diese Hirngebiete werden Erfahrungen mit den somatischen Markern verknüpft und so zu verhaltenssteuernden Elementen. Können diese Verknüpfungen nicht realisiert werden, z.B., weil der ventromediale Präfrontalkortex lädiert ist, dann gelingt es dem Patienten nicht, die somatischen Marker für seine Handlungssteuerung zu nutzen. Als Folge werden für die Betroffenen Belohnung und Bestrafung unwirksam und sie können die zu erwartenden (emotionalen) Konsequenzen ihrer Handlungen nicht mehr abrufen. Ein betroffener Patient mag z.B. wissen, dass er sich strafbar macht, wenn er einen Diebstahl begeht, aber er kann keinen Zusammenhang zwischen dem Diebstahl und Gefühlen wie Angst, Ärger, Abscheu und Reue herstellen. Insofern werden sich seine Entscheidungen von emotional verankerten Regeln entkoppeln. Fehlt der modulierende Einfluss von Emotionen, dann werden Entscheidungen impulsiv und willkürlich getroffen.

11.2.5. Reduktion auf Basisprozesse

Basierend auf einer Pfadanalyse unterscheiden Miyake und Kollegen (2000) voneinander mehr oder weniger unabhängige Basisfunktionen. Um zu diesem Ergebnis zu gelangen, haben sie vielfach genutzte Tests zur Messung von EF von einer großen Gruppe von Probanden bearbeiten lassen, die Testergebnisse statistisch weiterverarbeitet und zu drei unabhängigen Dimensionen bzw. Basismechanismen zusammengefasst:

1. Wechsel des Aufmerksamkeitsfokus (**shifting**)
2. Inhibition dominanter Antworttendenzen (**inhibition**)
3. Aktualisierung von Arbeitsgedächtnisinhalten (**updating**).

Der Vorteil dieses Ansatzes besteht darin, dass mit Operationalisierungen gearbeitet wurde. Das bedeutet, dass bestimmte Tests genutzt werden können, um die jeweiligen Basisfunktionen zu überprüfen.

Eine Reduktion auf Basisprozesse schlagen auch Stuss und Alexander (2007) auf der Basis von Metaanalysen von Patientendaten vor. Sie teilen die EF in drei funktional unabhängige Prozesse der Aufmerksamkeitskontrolle ein:

1. Energetisierung (energization)
2. Initiierung und Aufrechterhaltung von Reiz-Reaktions-Verbindungen (task-setting)
3. Aufgabenlösungsüberwachung und Verbesserung der Verhaltensanpassung (monitoring).

Auch bei diesem Ansatz bieten die Autoren Operationalisierungen zur Untersuchung der verschiedenen Prozesse an. Des Weiteren schlagen sie anhand ihrer Patientendaten vor, dass diese drei Prozesse vorrangig von unterschiedlichen Hirngebieten verarbeitet werden. Die Energetisierung erfolgt vorrangig im superioren medialen Frontalkortex, die Aufrechterhaltung von Reaktionsverbindungen linkslateral im Präfrontalkortex und die Verhaltensüberwachung rechtslateral im Präfrontalkortex.

11.2.6. Konzept der exekutiven Funktionen nach Drechsler

Vor Kurzem wurden ein Gesamtüberblick und eine Taxonomie der exekutiven Funktionen und ihrer Störungen vorgelegt (Drechsler, 2007). Die besondere Leistung dieser Taxonomie besteht darin, dass die Autorin die verschiedenen theoretischen Strömungen bezüglich der EF zusammengeführt und in einen gemeinsamen konzeptuellen Rahmen eingebettet hat. Hierbei fügt sie die klassischen Aspekte der EF mit Emotionen, Motivationen und den unterschiedlichen Komplexitätsebenen der Anforderungen an die EF elegant zusammen (**Abb. 11-1**).

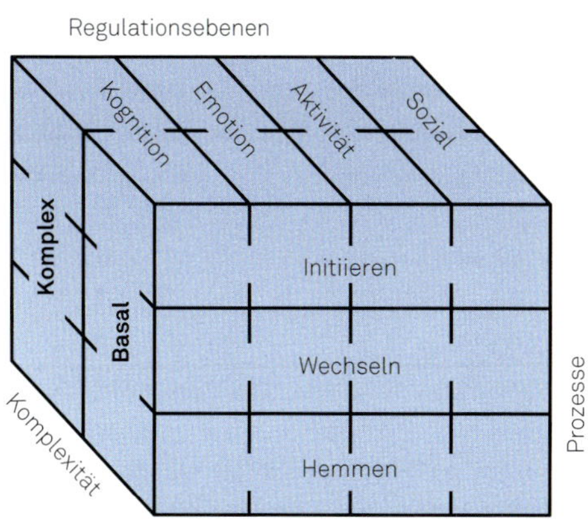

Abbildung 11-1: Beschreibungsebenen exekutiver Funktionen (nach Drechsler, 2007).

Sie unterscheidet vier **Regulationsebenen**:

- kognitive Regulation
- Aktivitätsregulation
- Emotionsregulation
- Regulation von Sozialverhalten,

zwei **Komplexitätsebenen**:

- basal
- komplex

und vier **basale Prozesse**:

- Hemmen
- Initiieren
- Wechseln
- Erneuern von Informationen im Arbeitsspeicher.

Hinsichtlich der basalen Prozesse orientiert sie sich an den Ergebnissen von Miyake und Kollegen (s.o.). Ob der vierte Prozess (Erneuern von Informationen im Arbeitsspeicher) als basaler Prozess aufzufassen ist, ist umstritten. Die Autorin gibt an, dass die getrennte Beschreibung von Regulationsprozessen heuristisch begründet ist und sich an klinisch relevanten Beschreibungs- und Beobachtungsebenen orientiert. In **Tabelle 11-1** ist die Taxonomie aufgeführt. Wie erwähnt, werden hier im Gegensatz oder besser in Ergänzung zu den bislang existierenden Modellen zur EF alle im Zusammenhang mit den EF diskutierten Bereiche zusammengefasst. Bemerkenswert ist auch, dass den jeweiligen Regulationsebenen die zugehörigen Störungen zugeordnet werden. Aufgeführt sind auch die jeweiligen Operationalisierungen.

Tabelle 11-1: Exekutive Funktionen: Ebenen regulativer Prozesse, klinische Störungsmerkmale und Aufgabenparadigmen. Die Darstellung der Prozesse ist etwas komplexer als es Abb. 11-1 vermuten lässt (mit Genehmigung der Autorin aus Drechsler, 2007, entnommen).

Ebene der Regulationsprozesse exekutive Funktionen	Störungsebene klinische Verhaltensauffälligkeiten	Aufgabenparadigma (Beispiel)
kognitive Regulation basale Regulationsprozesse		
Aufrechterhalten und Erneuern von Informationen im Arbeitsspeicher	oberflächliche Informationsaufnahme, Proband verliert den Faden, kann sich kurzfristig nichts merken	N-back-Aufgaben, Brown-Peterson-Technik, Spannmasse-Aufgaben
Initiieren	Fehlen spontaner Handlungen, „Anlaufschwierigkeiten“, Verlangsamung	Flüssigkeitsaufgaben, intrinsische Alertness
Wechseln	Perseverationen, mangelndes Umstellvermögen, Rigidität	Aufgaben mit Wechsel des Zielkriteriums
Hemmen	Impulsivität, Ablenkbarkeit	Go-/No-go-Aufgabe
kognitive Regulation komplexe Regulationsprozesse		
Monitoring/Überwachung • Ergebniskontrolle • Zielkontrolle	Flüchtigkeitsfehler, Ziele werden aus den Augen verloren, Regelbrüche	Sorgfaltsleistung, z. B. in Durchstreichtests, Aufgaben mit expliziter Regelvorgabe (z. B. Turmtest)
Problemlösen und Planen • Ziele finden und auswählen • Hypothesen, Ideen generieren • Strategien auswählen • Teilschritte bilden, in eine sinnvolle Reihenfolge bringen • Evaluieren, Relativieren	Proband weiß nicht, wie er vorgehen soll, fehlende Kreativität, unsystematisches, sprunghaftes Arbeiten, Abbrüche, kein vorausschauendes Handeln, fehlende Zukunftsorientierung, fehlende Plausibilitätskontrollen, Proband kann den verlangten Aufgabenrahmen nicht abschätzen (wie präzise, wie detailliert, welcher Umfang etc.?)	Planungsaufgaben (z. B. Weg-Zeit-Aufgaben, Turmtest), Flüssigkeitsaufgaben Schätzaufgaben
Aufgabenorganisation • Zeit einteilen • Prioritäten setzen • gleichzeitiges Bearbeiten mehrerer Aufgaben unter Zeitdruck	Unpünktlichkeit, falsche Zeiteinschätzung, langsamer, ineffizienter, chaotischer Arbeitsstil, „Hängenbleiben“ an unwichtigen Details, Zusammenbruch unter Stress	Multitasking
Aufmerksamkeitsverteilung	Aufmerksamkeit kann nicht gleichzeitig auf mehrere Aufgaben gerichtet werden; keine Anpassung an wechselnden Schwierigkeitsgrad	Test zur geteilten Aufmerksamkeit

Ebene der Regulationsprozesse exekutive Funktionen	Störungsebene klinische Verhaltens-auffälligkeiten	Aufgabenparadigma (Beispiel)
Konfliktverarbeitung	Probleme beim Unterdrücken einer dominanten Antwort	Interferenzaufgaben (z. B. Stroop)
Encodierstrategien/ Abrufstrategien	unsystematischer Lernstil, Diskrepanz zwischen gutem Wiedererkennen und vermindertem spontanen Abruf	Lerntests mit Strategie-anwendung (z. B. CVLT)
Aktivitätsregulation		
Aktivitätshemmung/ Fehlen von Aktivierung	Apathie, Antriebsmangel, Interessenlosigkeit, Indifferenz	Alertness-Aufgaben, Flüssigkeitsaufgaben, klinische Verhaltens-skalen
Aktivitätsüberschuss/ Fehlen von Hemmung	Ruhelosigkeit, überschießendes Verhalten, Ablenkbarkeit durch interne oder externe Reize, Sprech-drang, Abschweifen, sexuelle/ soziale Desinhibition	Go-/No-go-Aufgabe, Tests zur Aufmerksamkeits-fokussierung, klinische Verhaltensskalen
emotionale Regulation		
Affektregulation	Wutausbrüche, Reizbarkeit, Weinen, Euphorie, Depression	klinische Verhaltens-skalen
Lernen durch Feedback und emotionale Bewertung	keine Verhaltensanpassung nach Feedback, instabile Ziele, unangemessenes Risikoverhalten, Unwirksamkeit von Belohnung oder Bestrafung, fehlender Belohnungs-aufschub, verminderte Frustrations-toleranz, Suchtverhalten	Aufgaben zur Überprüfung der Risikoabwägung und des Lernens aus Feedback (z. B. Iowa Gambling Task) reversal learning
soziale Regulation		
Bewusstsein für die eigene Person/Störungsbewusstsein	verminderte Introspektionsfähigkeit, eingeschränktes Störungsbewusst-sein bzw. unangemessene Beurtei-lung der Konsequenzen der Störung	klinische Skalen zum Störungsbewusstsein
Bewusstsein für andere		
• Empathie/Perspektiven-wechsel	fehlendes Einfühlungsvermögen in Gefühle und Gedanken anderer, Ich-Bezogenheit	Theory-of-Mind-Aufgaben
• Sozialverhalten	distanzloses Verhalten, Taktlosigkeit, Ignorieren/Fehldeuten von sozialem Feedback	klinische Verhaltens-skalen
• Gesprächsverhalten	Gesprächskonventionen werden nicht beachtet, Nichtverstehen oder unangemessener Einsatz von Humor	Checklisten zum kom-munikativen Verhalten

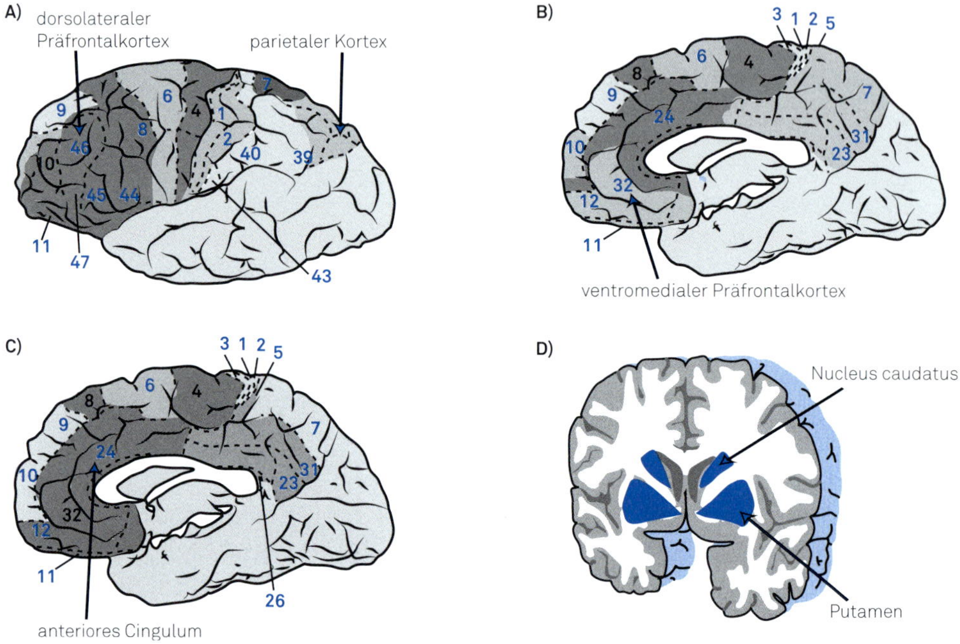

Abbildung 11-2: Wichtige Hirngebiete, die in die Kontrolle der exekutiven Funktionen eingebunden sind. Aufgeführt sind auch die Brodmann-Areal-Nummern.

11.3. Anatomie der exekutiven Kontrolle

Eine wichtige Hirnstruktur für die exekutiven Funktionen ist der Frontalkortex. Dieses Hirngebiet nimmt ca. ein Drittel des gesamten Hirnvolumens ein. In vielen Lehrbüchern wird immer wieder betont, dass beim Menschen das relative Volumen (bezogen auf den Frontalkortex) viel größer sei als bei den Primaten. Neuere anatomische Arbeiten können dies allerdings nicht belegen (Semendeferi et al., 2002). Auch bei verschiedenen Affenarten nimmt der Frontalkortex ca. ein Drittel des gesamten Hirnvolumens ein.

An der **Kontrolle der exekutiven Funktionen** sind einige Hirngebiete besonders stark beteiligt: der dorsolaterale Präfrontalkortex (DLPFC), der ventromediale Präfrontalkortex (VMPFC), der posteriore Parietallappen (PPC) und die Basalganglien (BG). In der Regel werden die Brodmann-Areale 9 und 46 als DLPFC zusammengefasst. Eine etwas großzügigere Definition rechnet zum DLPFC die Brodmann-Areale 9–12, 45 und 46 sowie den oberen Teil des Areals 47. Zum VMPFC gehören der Orbitofrontalkortex (OFC) und die medialen Teile des Frontalkortex. Zum medialen Teil des Frontalkortex gehört auch der anteriore cinguläre Kortex (ACC; Brodmann-Areale 24 und 32[39]; **Abb. 11-2; Tab. 11-2**). Gelegentlich wird dieser Hirnbereich auch als Cingulum bezeichnet.

39 BA 32 ist eher das cinguläre Motorareal, da aber das Cingulum bei ca. einem Drittel der Gehirne nicht deutlich vom cingulären Motorareal zu trennen ist, soll BA 32 hier zum Cingulum gerechnet werden. BA 25 ist die Area subcallosa unter dem Rostrum des Corpus callosum. BA 23 ist der posteriore Teil des Cingulums, der nicht zum Frontalkortex gehört.

Tabelle 11-2: Hirngebiete im Frontalkortex mit ihren Brodmann-Areal-Nummern und den wichtigsten Funktionen.

Brodmann-Areal	anatomische Bezeichnung	wahrscheinliche Funktionen (linke Hemisphäre)	wahrscheinliche Funktionen (rechte Hemisphäre)
4	primärer Motorkortex (M1)	kortikale Motoneurone für die Ansteuerung der kontralateralen Extremitäten; bei Rechtshändern ist das linksseitige M1-Areal auch in die Kontrolle der ipsilateralen Extremitäten eingebunden	kortikale Motoneurone für die Ansteuerung der kontralateralen Extremitäten
6	lateraler Prämotorkortex	Vorbereitung, Kontrolle und Lernen von komplexen Handlungsfolgen; Anbinden der Motorik an externe Reize	Vorbereitung, Kontrolle und Lernen von komplexen Handlungsfolgen; Anbinden der Motorik an externe Reize
8	frontales Augenfeld	Kontrolle von konjugierten lateralen Augenbewegungen	Kontrolle von konjugierten lateralen Augenbewegungen
45, 47, 44	ventrolateraler Präfrontalkortex (VLPFC)	Abruf und Halten semantischer und linguistischer Funktionen; Areale 44 + 45 = Broca-Areal	Abruf und Halten von visuellen und räumlichen Informationen
46, 9	dorsolateraler Präfrontalkortex (DLPFC)	Auswahl von möglichen Reaktionen; Hemmung von nicht benötigten Reaktionen; Manipulation von Arbeitsgedächtnisinhalten	Kontrolle von Informationen, die im Gedächtnis bearbeitet werden; Kontrolle von Vigilanz, Daueraufmerksamkeit und Alertness
10	rostraler Präfrontalkortex (RPFC)	Kontrolle von Mehrfachaufgaben; Halten und Bearbeiten von zukünftigen Zielen, während aktuelle Ziele bearbeitet werden; der mesiale Teil wird mit der Kontrolle der „Theory of Mind“ in Zusammenhang gebracht	wie auf der linksseitigen Hemisphäre
24, 32	Cingulum pars anterior	Kontrolle und Verarbeitung von Konflikten und Fehlern	
11	Orbitofrontalkortex (OFC)		
ventromedialer Präfrontalkortex (VMPFC)	Assoziieren von Emotionen mit konventionellen Reizen und Verhaltensweisen		

11.3.1. Anatomisch-funktionelles Netzwerk der exekutiven Funktionen

Die oben aufgeführten Hirngebiete sind anatomisch und funktionell eng miteinander verbunden; v.a. der Präfrontalkortex mit anderen Hirngebieten. Die meisten Afferenzen erreichen den Präfrontalkortex über den Thalamus (ca. 80%), und hier insbesondere über die mediodorsalen Kerngebiete (**Tab. 11-3**). Der dorsale Teil des Präfrontalkortex erhält seine Afferenzen aus den medial liegenden Kerngebieten (dem magnozellulären Teil). Über diese Kerngebiete des Thalamus ist der Präfrontalkortex mit den Mittelhirnstrukturen (Substantia nigra und Tegmentum), dem Kleinhirn und eben mit dem Thalamus (z.B. dem Globus pallidus) verbunden. All diese Hirngebiete sind besonders in die Kontrolle der Motorik und der Verstärkung eingebunden.

Der ventromediale Teil des Präfrontalkortex erhält seine Afferenzen über die parvozellulären Teile des mediodorsalen Thalamus. Diese thalamischen Kerngebiete erhalten ihren afferenten Zufluss aus Hirngebieten, die in die Kontrolle der Emotionen und der Erregung eingebunden sind (z.B. von der Amygdala und dem limbischen System). Ein anderes Teilgebiet des Thalamus (Pars paralamellaris) projiziert in das frontale Augenfeld. Ein weiteres thalamisches Hirngebiet, das in Kapitel 10

Tabelle 11-3: Zusammenfassung der bidirektionalen Verbindungen zwischen dem PFC und anderen Hirngebieten.

anatomische Verbindungen vom PFC zu anderen Hirngebieten (Efferenzen)
• PFC → VMPFC → Limbisches System – Amygdala • PFC → Hypothalamus • PFC → Hippocampus (nur wenige Verbindungen) • PFC → entorhinaler Kortex • PFC → Basalganglien • PFC → sekundäre sensorische Areale
anatomische Verbindungen zum PFC (Afferenzen)

• Thalamus (mediodorsale Kerne) → PFC (Kontrolle von Motorik und Verstärkung)
  • pars magnozellularis → dorsaler PFC
    • Substantia nigra → pars magnozellularis
    • Kleinhirn → pars magnozellularis
    • Globus pallidus → pars magnozellularis
    • ventrales Tegmentum → pars magnozellularis
    • Basalganglien → pars magnozellularis
  • pars parvozellularis → ventromedialer PFC
    • Amygdala → pars parvozellularis
  • pars paralamellaris → frontales Augenfeld
  • Pulvinar → PFC
  • sekundäre sensorische Areale → PFC
  • OFC → PFC
    • primäres Geruchszentrum → OFC
    • primäres Geschmackszentrum → OFC
    • primäres somatosensorisches Gebiet → OFC
  • Parietallappen → PFC
  • Hippocampus → PFC

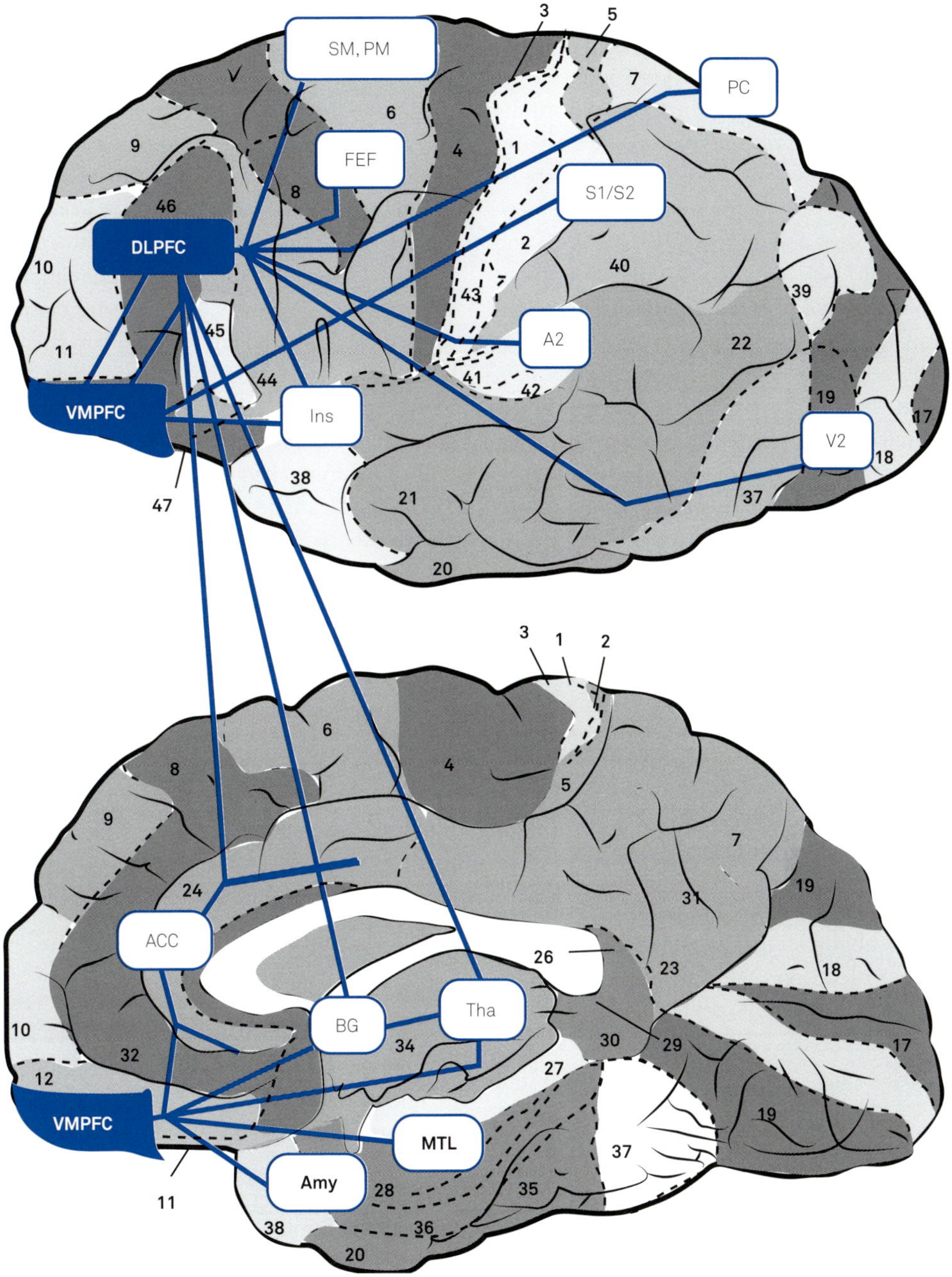

Abbildung 11-3: Die wichtigsten anatomischen Verbindungen zwischen dem Präfrontalkortex und anderen Hirngebieten. Die meisten Verbindungen sind bidirektional. DLPFC: dorsolateraler Präfrontalkortex, VMPFC: ventromedialer Präfrontalkortex, SM: supplementär motorisches Areal, PM: Prämotorkortex, FEF: frontales Augenfeld, INS: Insular, PC: Parietalkortex, S1/S2: somatosensorische Areale, A2: sekundärer auditorischer Kortex, V2: sekundärer visueller Kortex, ACC: anteriores Cingulum: BG: Basalganglien, Amy: Amygdala, MTL: mesiotemporale Hirngebiete, Tha: Thalamus.

besprochen wurde, ist das Pulvinar, das insbesondere in den Parietallappen projiziert. Neben diesen Hirngebieten projizieren sekundäre visuelle und auditorische sensorische Areale in den Präfrontalkortex. Auch Hirngebiete aus dem inferioren Temporallappen (Objektwahrnehmung) projizieren in den Präfrontalkortex und insbesondere in BA 46 und BA 8 (DLPFC). Über den OFC ist der Präfrontalkortex mit den primären sensorischen Zentren für die Verarbeitung von Geruch, Geschmack und Somatosensorik verbunden, denn der OFC erhält direkte Afferenzen aus diesen Hirngebieten. Auch der Parietallappen, das Inselgebiet und die Basalganglien projizieren in den Präfrontalkortex, und hier insbesondere in den DLPFC.

Efferent ist der PFC mit dem limbischen System, dem Hypothalamus, dem Hippocampus und dem entorhinalen Kortex, den Basalganglien und den sekundären sensorischen Arealen verbunden. In **Tabelle 11-3** sind diese Verbindungen schematisch und in **Abbildung 11-3** grafisch dargestellt.

11.3.2. Rolle der Basalganglien

Der Frontalkortex ist mit den Basalganglien intensiv bidirektional verbunden. Unterschieden werden drei „Basalganglien-Schleifen", die in verschiedene Aspekte der EF eingebunden sind: (1) DLPFC-Schleife, (2) VMPFC-Schleife und (3) ACC-Schleife (**Abb. 11-4**). Dyskonnektionsstörungen innerhalb dieser Schleifen führen zu spezifischen Verhaltensauffälligkeiten. Unterschieden wird entsprechend der betroffenen Schleife

(1) ein dorsolaterales Präfrontalhirnsyndrom,
(2) ein Orbitofrontalhirnsyndrom und
(3) ein vorderes cinguläres Syndrom.

Das dorsolaterale **Präfrontalhirnsyndrom** ist typischerweise mit Problemen in höheren kognitiven Funktionen assoziiert. Hierbei liegen Defizite in der Planung, der kognitiven Flexibilität, der Sequenzierung, beim Gedächtnisabruf, beim Kategoriewechsel sowie Perseverationen vor. Andere Funktionsbereiche wie Sprache, Rechnen und Wahrnehmung sind nicht betroffen, sofern sie nicht von den EF abhängen. Das **Orbitofrontalhirnsyndrom** ist mit Persönlichkeitsveränderungen, Störungen der Emotionalität und des Sozialverhaltens verbunden. Die Patienten werden impulsiv, mitunter aggressiv, wirken enthemmt, distanzlos und verhalten sich deutlich risikobetonter. Es liegt offenbar eine Störung der Verhaltenshemmung vor. **Beeinträchtigungen der cingulären Schleife** sind mit Antriebsminderungen in verbunden.

Die Basalganglien gelten als Kerngebiete, die typischerweise in motorische Kontrollprozesse eingebunden sind. Patienten mit Basalganglienstörungen leiden unter motorischen Kontrollproblemen, insbesondere unter dem Problem, Bewegungen zu starten oder zu beenden. Ursache ist eine Degeneration der Substantia nigra, was zur Folge hat, dass zu wenig Dopamin gebildet wird und das gesamte frontostriatale System unter einem Dopaminmangel leidet. Mittlerweile existieren zahlreiche Befunde, die belegen, dass die Basalganglien auch in die Kontrolle von Kognitionen eingebunden sind. Ein wesentlicher Grund dafür ist, dass die Basalganglien über den Thalamus mit dem DLPFC, dem ACC und dem OFC verbunden sind. Das bedeutet, dass sie auch auf Kognitionen und emotionale Prozesse Einfluss nehmen können. In der Tat leiden Basalganglienpatienten neben den motorischen Störungen unter einer Reihe von kognitiven Problemen (Assoziationslernen etc.).

11.3.3. Frontalkortex

Dass der Frontalkortex in die Kontrolle der EF eingebunden ist, ist unzweifelhaft. Allerdings ist bislang noch nicht eindeutig geklärt, wie er organisiert ist, um die EF zu kontrollieren.

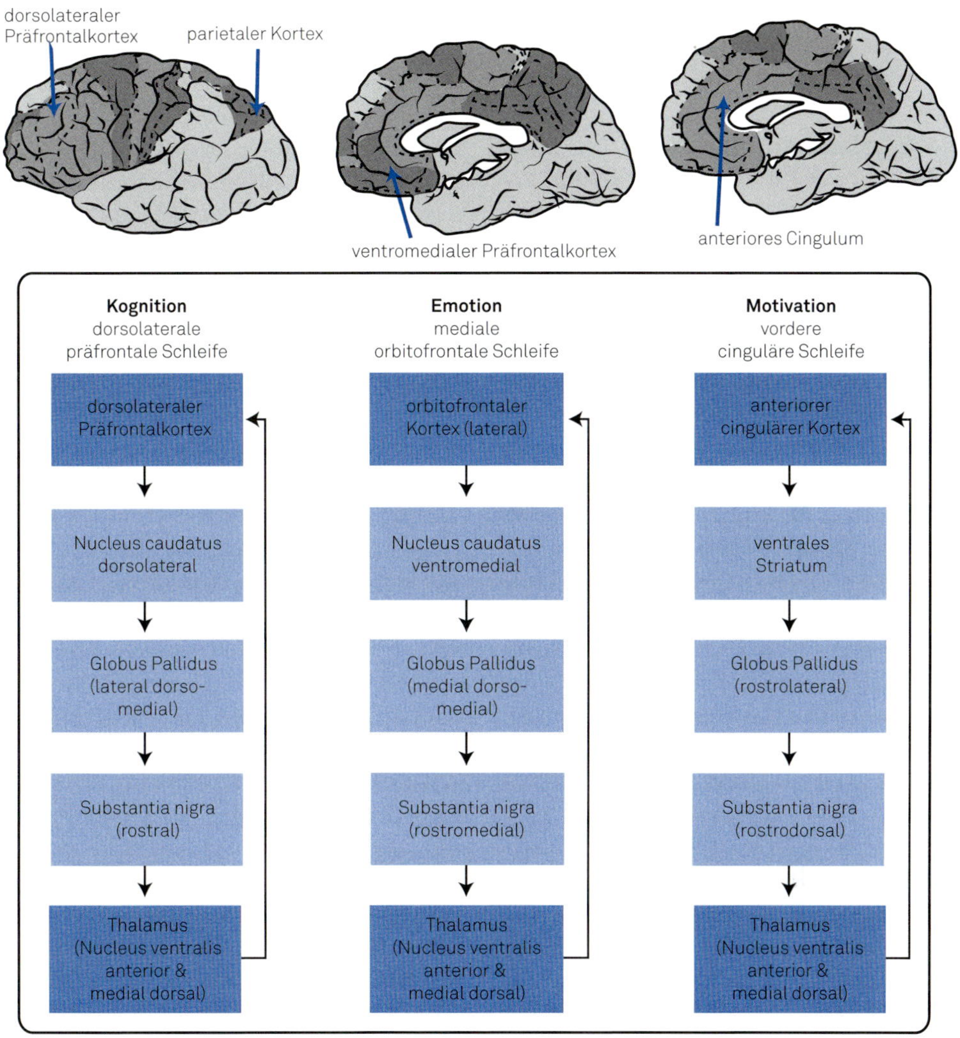

Abbildung 11-4: Drei Basalganglienschleifen. Jede Schleife ist in andere Funktionsbereiche (Kognition, Emotion und Motivation) eingebunden (angelehnt an Alexander et al., 1990 und Müller & Münte, 2009).

Dieses Problem mag auch der Grund dafür sein, dass derzeit viele unterschiedliche Befunde, Modelle und Interpretationen hinsichtlich der Funktion des Frontalkortex vorliegen. Auffällig ist auch, dass Studien an Patienten mit Frontalkortexläsionen und bildgebende Untersuchungen zu Frontalkortexfunktionen nicht immer zu korrespondierenden Ergebnissen führen. Ein weiteres Problem ist die Schwierigkeit der Operationalisierung der EF und der präzisen Abgrenzung von anderen psychischen Funktionen. Wie noch gezeigt wird, sind mit den EF Aufmerksamkeits- und Arbeitsgedächtnisfunktionen verbunden, sodass sie sehr schwer von den EF experimentell und konzeptuell zu trennen sind. Bevor wir uns den speziellen funktionellen Aspekten des Frontalkortex zuwenden, werden allgemeine Funktionsprinzipien des Frontalkortex besprochen.

11.4. Modelle der Frontalkortexfunktionen

11.4.1. Domänenspezifisch oder funktionsspezifisch

Es wird diskutiert, ob der Präfrontalkortex domänen- oder funktionsspezifisch organisiert ist. Unter einem **domänenspezifischen Organisationsprinzip** wird verstanden, dass einige Teilgebiete des PFC für bestimmte Modalitäten (auch Domänen genannt) spezialisiert sind. Ein typisches Beispiel wäre, wenn Teilgebiete des PFC in die räumliche Analyse und andere in die Analyse von Objektinformationen eingebunden wären. Der domänenspezifische Ansatz stammt aus der Tierforschung und ist wesentlich durch die Arbeiten von Patricia Goldman-Rakic (1996) geprägt worden. Sie konnte zeigen, dass im Präfrontalkortex des Affen viele Neurone existieren, die spezifisch auf räumliche Informationen ansprechen, während andere auf nichträumliche Informationen ansprechen. Hierbei sollen Neurone oberhalb des Sulcus principalis eher räumliche Informationen bearbeiten (insbesondere kurzzeitig abspeichern, halten und manipulieren), während ventral des Sulcus principalis lokalisierte Neurone eher nichträumliche Informationen (z.B. Gesichts- und Objektinformationen) halten und manipulieren sollen. Einige bildgebende Arbeiten am Menschen schienen diese Befunde zu bestätigen. Die Mehrzahl der bildgebenden Arbeiten konnte allerdings diese Form der Domänenspezifität nicht belegen.

Im Rahmen des **funktionsspezifischen Ansatzes** wird davon ausgegangen, dass Teilbereiche des PFC für bestimmte kognitive Funktionen spezialisiert sind. Forscher, die sich diesem Ansatz verpflichtet sehen, gehen davon aus, dass bestimmte Subareale des PFC für ganz bestimmte Teilaspekte der EF spezialisiert sind. Zum Beispiel sollen spezifische Teilaspekte der EF wie Wechseln, Initiieren und Hemmen von unterschiedlichen neuronalen Netzwerken innerhalb des Frontalkortex kontrolliert werden. Für die Teilfunktionen des Arbeitsgedächtnisses Halten und Manipulieren scheint sich eine funktionale Spezialisierung bestätigt zu haben, denn es hat sich gezeigt, dass diese in unterschiedlichen Bereichen des PFC verarbeitet werden. Beim Manipulieren von Informationen ist eher der DLPFC aktiv, beim Halten von Informationen der VLPFC (Petrides, 2005; **Abb. 11-5**). Nicht nur für diese Arbeitsgedächtnisfunktionen konnte eine funktionelle Spezialisierung der PFC-Teilbereiche festgestellt werden, sondern auch für andere Funktionsbereiche. Die Frage ist jedoch, wie *spezifisch* die Spezialisierung werden kann. Ist es z.B. möglich, dass Teilbereiche der EF wie das Inhibieren, Initiieren und Wechseln von unterschiedlichen Teilstrukturen des DLPFC bearbeitet werden? Diese Frage wird derzeit noch diskutiert.

Die schwerwiegendsten Argumente gegen den funktionsspezifischen Ansatz liefern einige Übersichtsarbeiten, die gezeigt haben, dass identische oder stark überlappende Bereiche des DLPFC und des VLPFC durch unterschiedliche EF-Aufgaben aktiviert werden können (Duncan & Owen, 2000). In diesen Arbeiten konnten also keine spezialisierten

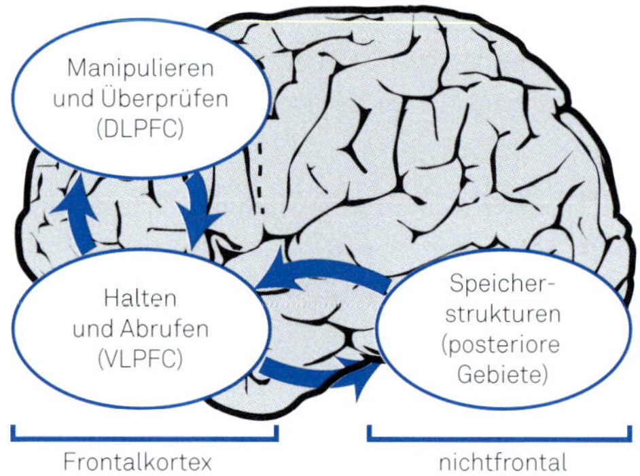

Abbildung 11-5: Schematische Darstellung der wichtigsten Funktionen des PFC (nach Petrides, 2005).

Strukturen innerhalb des DLPFC und VLPFC für Teilbereiche der EF gefunden werden, sondern jede EF-Teilfunktion aktivierte die gleichen oder zumindest stark überlappende (und mit den aktuellen Methoden nicht trennbare) Hirngebiete. Der Grund für diese Aktivitätsüberlappung wird in den psychischen Funktionen gesehen, die bei allen EF genutzt werden, d.h. in der Aufmerksamkeit und dem Arbeitsgedächtnis. Wenn diese psychischen Funktionen bei allen oder zumindest den meisten EF-Funktionen beteiligt sind, dann verwundert es nicht, wenn es zu ähnlichen und überlappenden kortikalen Aktivierungen kommt. Kürzlich konnten Duncan und Owen (2006) zeigen, dass bei bestimmten Aufmerksamkeitsaufgaben, die eine bewusste Zuwendung erforderten, aber keine Handlung oder Entscheidung nach sich zogen, ein frontoparietales Netzwerk aktiv war, das auch bei der Bearbeitung von typischen EF-Aufgaben aktiv ist.

11.4.2. Hierarchische Modelle

Hierarchische Modelle der funktionellen Organisation des PFC werden derzeit intensiv diskutiert. Eines der ersten hierarchischen Modelle wurde von Joaquin Fuster in den 1990er Jahren vorgestellt und mehrfach weiterentwickelt und präzisiert (Fuster, 2001; **Abb. 11-6**). Für ihn ist der PFC hierarchisch organisiert. Auf der untersten Ebene befinden sich die primären motorischen Areale, es folgt der PFC und die höchste Hierarchieebene ist der Frontalpol. Je höher die Hierarchiestufe, desto integrativer sind die Funktionen dieser Areale. Auch die posterioren Hirngebiete sind gemäß Fuster hierarchisch organisiert; von den sensorischen Arealen am posterioren Pol des Gehirns bis zu den parietalen Hirngebieten. Die posterioren Hirngebiete sind für die Wahrnehmung und der PFC ist für die Handlungskontrolle zuständig. Beide Hirnsysteme

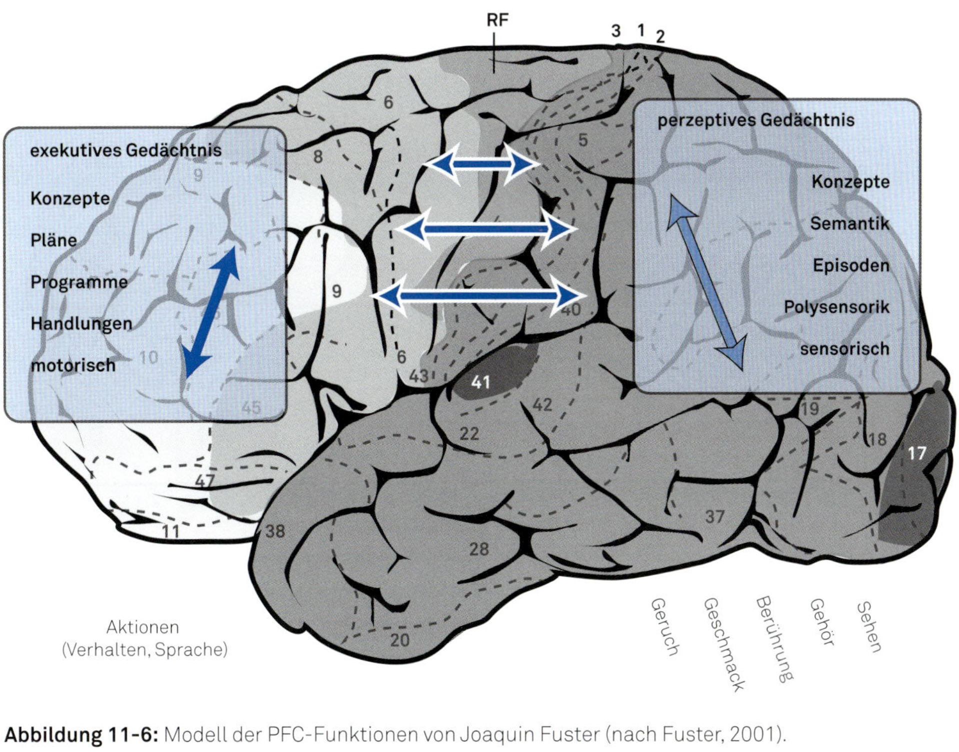

Abbildung 11-6: Modell der PFC-Funktionen von Joaquin Fuster (nach Fuster, 2001).

interagieren intensiv miteinander und bilden einen **Wahrnehmungs-Handlungs-Zyklus** (perception-action-cycle).

Dieses Modell ist eines der ersten hierarchischen Frontalkortexmodelle, die einen Hierarchie-Gradienten auf der **rostrokaudalen Achse** für den PFC vorschlagen (**Abb. 11-7**). Auch Fuster unterscheidet drei Teilbereiche des OFC (orbital, medial, lateral), die unterschiedliche Funktionsbereiche abdecken (Emotion, Motivation und Kognition). Das Gemeinsame aller PFC-Bereiche ist die zeitliche Organisation und Integration unterschiedlicher Informationen. Man kann sich die zeitliche Organisation als eine **Serien-Parallel-Wandlung** vorstellen. Die auf der untersten Stufe vorliegenden, noch sequenziell auf der Zeitachse angeordneten Informationen werden von der übergeordneten Hierarchieebene zu einer (parallelen) Information umgewandelt. Dabei wird diese Serien-Parallel-Wandlung von anderen psychischen Funktionen (z.B. Arbeitsgedächtnis und Aufmerksamkeit) unterstützt.

Diese hierarchische Anordnung von speziellen (in kaudalen PFC-Bereichen kontrollierten) zu allgemeinen und übergeordneten (in rostralen PFC-Bereichen kontrollierten) Funktionsbereichen ist in der Übersichtsarbeit von David Badre (2008) konkretisiert worden. Er unterscheidet vier Gruppen von hierarchischen PFC-Modellen, bei denen die psychischen

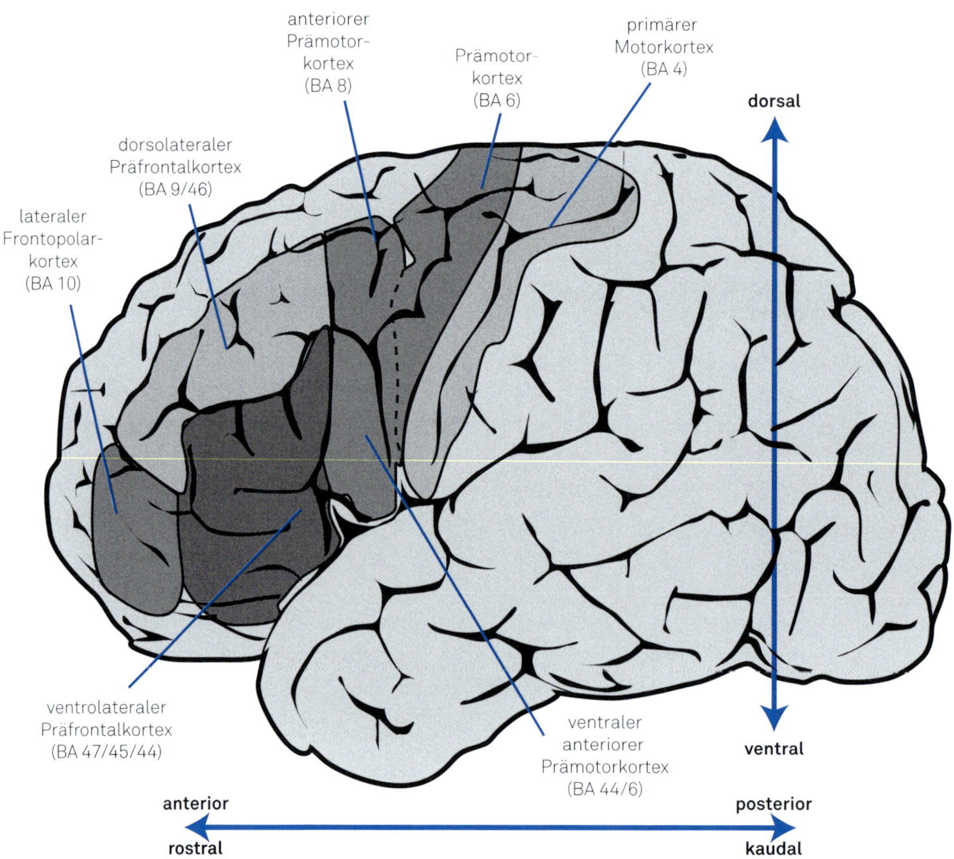

Abbildung 11-7: Rostrokaudale Organisation des PFC (nach Badre, 2008).

Funktionen auf der rostrokaudalen Achse angeordnet sind (Abb. 11-8): (1) **domänenspezifische** vs. **domänenübergreifende Modelle**, (2) Modelle der **relationalen Komplexität**, (3) das **Kaskadenmodell** der relationalen Beziehung und (4) ein Modell des **Abstraktionsgrades** mentaler Repräsentationen. Die letzteren drei Modelle sind konkretere Varianten des PFC-Modells von Joaquin Fuster.

Weiter oben wurden die domänenspezifischen Ansätze zur funktionellen Organisation des PFC besprochen und dabei die ventral-dorsale Achse beschrieben. Wie dargestellt, sind die Belege für diese Domänenspezifität widersprüchlich. Allerdings existieren Befunde, die eine **domänenspezifische Organisation** des PFC auf der rostrokaudalen Ebene nahelegen. Die kaudalen PFC-Bereiche sind hierbei eher in die direkte (domänenspezifische) Kontrolle des Verhaltens bzw. der Motorik eingebunden. So sind die Areale 6 und 8 (prämotorische Gebiete) an der Vorbereitung und Programmierung der aktuellen Motorik beteiligt, während die anterioren Gebiete des PFC eher die übergeordneten Pläne kontrollieren (domänenübergreifend), was durch hohe Korrelationen der Hirnaktivitäten in den kaudalen und rostralen Gebieten während der Bewegungsvorbereitung angezeigt wird. Bei Patienten mit Läsionen in den rostralen Hirngebieten kann man feststellen, dass die posterioren PFC-Gebiete (insbesondere die Prämotorareale) aktiv sind, obwohl es den Patienten nicht gelingt, eine angemessene Bewegung durchzuführen. Offenbar ist die funktionelle Verbindung zwischen den rostralen und kaudalen Gebieten unterbrochen.

Im Rahmen anderer Modelle wird der PFC funktional anhand der **Komplexität der mentalen Beziehungen** eingeteilt. Hierbei wird der VLPFC als Gebiet betrachtet, welches das Operieren mit einfachen Repräsentationen,

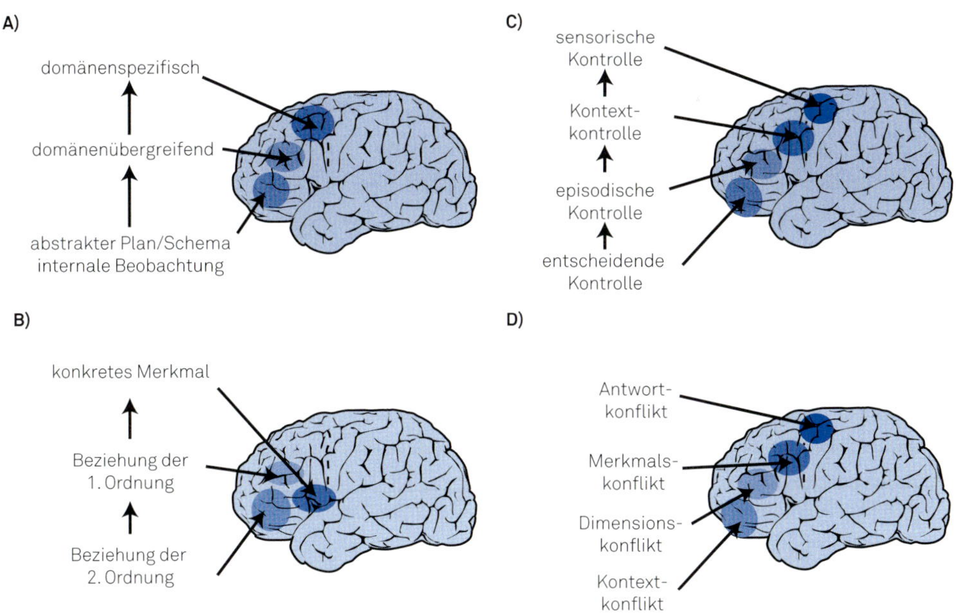

Abbildung 11-8: Schematische Darstellung der hierarchischen rostrokaudalen Organisation Frontalkortex nachgezeichnet nach Badre (2008). (A) Domänenübergreifende zu domänenspezifische rostrokaudale Organisation. (B) Modell der Organisation nach der relationalen Komplexität. (C) Kaskadenmodell der relationalen Beziehung. (D) Modell des Abstraktionsgrades mentaler Repräsentation.

z. B. das Behalten von konkreten und einfachen Merkmalen („Das Auto ist rot."), bewerkstelligt. Auf der nächsthöheren Hierarchieebene wird dann der etwas kaudaler gelegene DLPFC mit einbezogen. Dies tritt ein, wenn z. B. Beziehungen zwischen verschiedenen Merkmalen geknüpft werden müssen („Das Auto ist rot und zum Transport geeignet."). Komplexere Beziehungen zwischen verschiedenen Merkmalen erfordern dann den anterioren PFC. Der anteriore PFC ist im Rahmen dieser Modelle die Struktur, welche die komplexesten mentalen Merkmalszusammenhänge bearbeitet. Andere Autoren betonen, dass der anteriore PFC nicht nur an der Verarbeitung von komplexen mentalen Beziehungen beteiligt ist, sondern grundsätzlich aktiv wird, wenn mehrere kognitive Operationen miteinander koordiniert werden müssen. Mentale Beziehungen zwischen verschiedenen Objekten und Merkmalen wären demzufolge nur ein Sonderfall des Operierens mit mehreren kognitiven Operationen.

Im **Kaskadenmodell** werden direkte Einflüsse von übergeordneten auf untergeordnete Hirngebiete angenommen. Die Befürworter dieses Modells sprechen auch von hierarchischen Kontrollsignalen, die in die Verhaltenskontrolle eingreifen. Auf der untersten Ebene sollen z. B. sensorische Verarbeitungsmodule durch Signale aus dem Prämotorkortex beeinflusst werden, sodass die entsprechenden motorischen Programme aufgrund des sensorischen Kontextes ausgewählt werden können (sensorische Kontrolle). Auf der nächsthöheren Ebene nehmen Signale aus anterioren PFC-Bereichen Einfluss auf den Prämotorkortex und leiten die Wahl der motorischen Programme auf der Basis von Kontext einflüssen (Kontextkontrolle). Weiter anterior liegende Hirnbereiche tragen dann zur Handlungsauswahl bei, indem sie den zeitlichen Kontext mit einbeziehen (episodische Kontrolle). Der frontopolare Kortex trägt auf der höchsten Hierarchieebene zur Verhaltenskontrolle bei, indem Informationen bezüglich des ausstehenden zeitlichen Bezuges zur Verfügung gestellt werden. Diese ausstehenden zeitlichen Bezüge veranlassen das System, Entscheidungen für die zukünftigen Handlungen zu treffen (Verzweigungskontrolle). Von kaudal nach rostral unterscheiden sich die Kontrollsignale im Hinblick darauf, ob unmittelbare sensorische und episodische Informationen, Kontextinformationen oder bevorstehende Informationen aus der Umwelt zur Handlungskontrolle beitragen.

Eine vierte Modellgruppe (Modell des Abstraktionsgrades mentaler Repräsentation) betont nicht die hierarchisch organisierten Kontrollsignale, die quasi von „oben" nach „unten" durchgeschaltet werden, sondern die hierarchisch organisierten **psychologischen Anforderungen**. So können z. B. abstrakte Handlungsanweisungen untergeordnete spezifische Anweisungen bestimmen. Hierbei konkurrieren auf jeder Hierarchieebene verschiedene Repräsentationen miteinander um Ausführung. Mit anderen Worten: Sie erzeugen Konflikte, die gelöst werden müssen. So können auf der abstrakten Ebene verschiedene Repräsentationen von Handlungen miteinander konkurrieren. Welche abstrakte Handlung gewählt wird und zur Ausführung kommt, hängt von Entscheidungen ab, die in anderen Hirngebieten durchgeführt werden. Ist eine Entscheidung auf der obersten abstrakten Ebene getroffen worden, dann werden spezifischere Repräsentationen auf der nächstunteren Ebene aktiviert. Auch hier müssen dann Entscheidungen bezüglich der weiter zu verfolgenden Repräsentationen getroffen werden. Dies setzt sich fort bis in die motorischen Areale.

11.4.3. Dorsolaterales präfrontales Kontrollsystem

Anhand der oben aufgeführten Modellvorstellungen ist ersichtlich, dass die theoretische Einordnung der Befunde bezüglich der PFC-

Funktionen nicht einheitlich ist. Im Folgenden werden einige wichtige Befunde hinsichtlich der Beteiligung des DLPFC an der exekutiven Kontrolle dargestellt. Im Vordergrund stehen Befunde aus der Bildgebung, wobei Standardtests zur Überprüfung der exekutiven Funktionen verwendet wurden.

Verhaltenshemmung und -initiierung

Oft müssen wir liebgewonnene Handlungen, Regeln oder Gedanken unterbinden, um die Möglichkeit zu eröffnen, dass sich neue entfalten können. Dies sind Fähigkeiten, die Patienten mit Läsionen im DLPFC mehr oder weniger ausgeprägt abhanden gekommen sind. Diesen Patienten gelingt es nur mühsam, einmal eingeschlagene Problemlösungswege zu verlassen und neue Problemlösestrategien zu entwickeln. Ihnen gelingt es auch nicht, sich Neuem zuzuwenden, weil die alten Informationen zu dominant sind und sich nicht hemmen lassen. Die hier kurz skizzierten Fertigkeiten werden in der Neuropsychologie mit Standardtests überprüft, die im Folgenden näher dargestellt werden: Wisconsin-Card-Sorting-Test, Stroop-Test und Flüssigkeitstests.

Beim **Wisconsin-Card-Sorting-Test** werden dem Probanden vier Karten vorgelegt. Eine fünfte Karte, die der Proband einem Kartenstapel entnimmt, soll einer der vier Karten zugeordnet werden. Das Zuordnungskriterium (Farbe, Form oder Anzahl der Symbole) wird dem Probanden nicht mitgeteilt. Findet der Proband über „Versuch und Irrtum" das gültige Kriterium, erhält er eine positive Rückmeldung vom Untersucher. Das Zuordnungskriterium bleibt für weitere zehn Kartenzüge konstant. Bei der elften Zuordnung wird es spontan und unerwartet für den Probanden vom Versuchsleiter gewechselt. Der Proband muss dann sein zuvor genutztes Kriterium ändern. Gemessen wird, wie lange der Proband benötigt, um das neue Kriterium anzuwenden, und wie oft er die alte Regel anwendet. Das Anwenden einer alten, aber nicht mehr gültigen Regel wird als **Perseveration** bezeichnet. Eine solche Verhaltensweise zeigen Patienten mit Läsionen im DLPFC. Sie perseverieren auf der alten Regel und können sich nicht auf die neue Regel umstellen.

fMRT-Untersuchungen mit gesunden Probanden während des Lösens des Wisconsin-Card-Sorting-Tests haben ergeben, dass ein frontoparietales Netzwerk aktiv ist. In der Arbeit von Specht und Kollegen (2009) wurden die Aktivierungen während des Lösens von Arbeitsgedächtnisaufgaben mit den Aktivierungen während des Bearbeitens von Wisconsin-Card-Sorting-Test-Aufgaben verglichen. Hierbei zeigten sich bilaterale Aktivierungen im Frontalkortex, und hier insbesondere im DLPFC, im anterioren PFC und im ventrolateralen Präfrontalkortex (VLPFC; **Abb. 11-9**). Es offenbarte sich allerdings ein Lateralisierungsmuster mit stärkerer Aktivierung im rechtsseitigen VLPFC beim Bearbeiten von Arbeitsgedächtnisaufgaben und stärkerer Aktivierung im rechtsseitigen DLPFC beim Bearbeiten des Wisconsin-Card-Sorting-Tests (**Abb. 11-9**). Hier offenbart sich, dass der VLPFC eher in das Halten und der DLPFC in das Manipulieren von Informationen eingebunden ist. Neben dem PFC waren auch bilateral der Parietallappen und ein Gebiet im linksseitigen Temporallappen aktiv.[40]

Der Psychologe Ridley Stroop hat 1935 ein nach ihm benanntes Verfahren – den **Stroop-Test** – vorgestellt, mit dem er die individuelle

40 In der klinischen Neuropsychologie wird der Wisconsin-Card-Sorting-Test in der Regel zur Überprüfung von Frontalkortexfunktionen eingesetzt. Die Studie von Specht et al. (2009) zeigt allerdings deutlich, dass nicht nur der Frontalkortex, sondern auch viele andere Hirngebiete bei der Lösung der Aufgaben eingebunden sind. Des Weiteren zeigen diese Resultate, dass verschiedene Gebiete des Frontalkortex (ventral vs. dorsal, anterior vs. posterior) aktiv sind. Insgesamt belegen diese Befunde, wie unspezifisch der Wisconsin-Card-Sorting-Test ist.

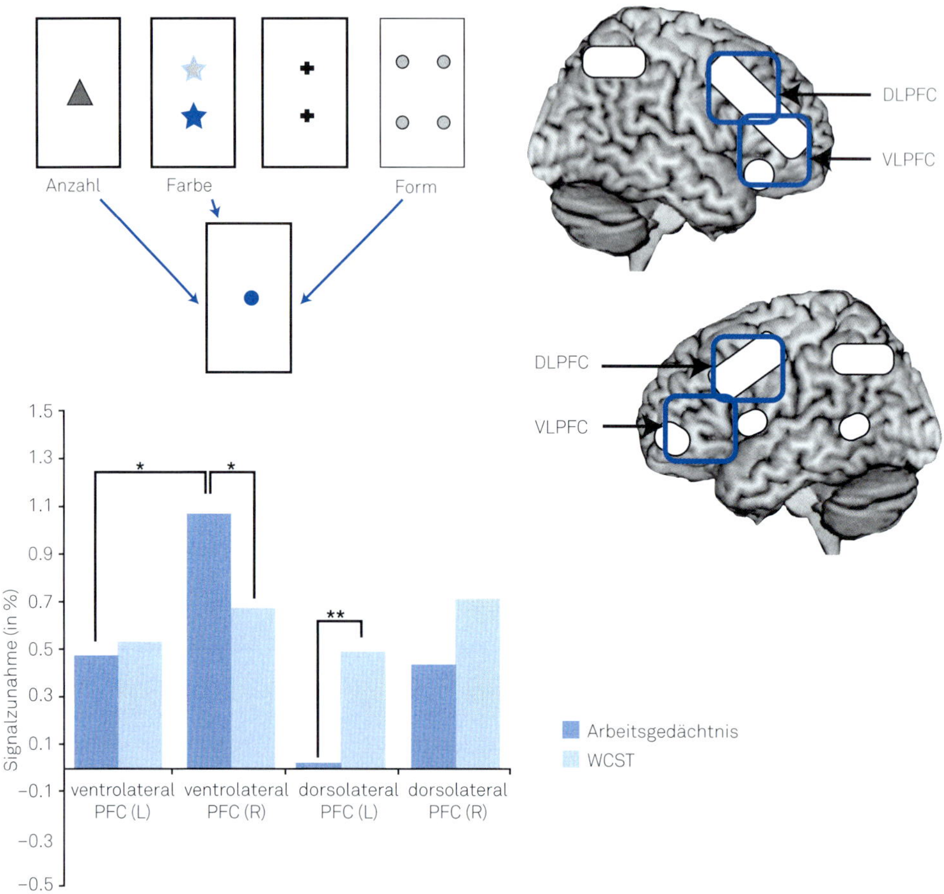

Abbildung 11-9: Beispiel für den Wisconsin-Card-Sorting-Test und die mittels fMRT gemessenen Hirnaktivierungen beim Bearbeiten des Wisconsin-Card-Sorting-Test. Bei den Spielkarten repräsentieren die unterschiedlichen Grautönungen unterschiedliche Farben, die hier nicht dargestellt werden können. In den Standardtests werden in der Regel die Farben Rot, Blau, Grün und Gelb genutzt. Man erkennt, dass beim Wisconsin-Card-Sorting-Test bilaterale Durchblutungssteigerungen im Präfrontalkortex (PFC) auftreten. (Nach Specht et al., 2009)

Interferenzneigung bei der Farb-Wort-Interferenz gemessen hat. Dieser Test besteht aus Farbworten, die in unterschiedlichen Farben geschrieben sind. Es gibt kongruente und inkongruente Bedingungen. In den kongruenten Bedingungen ist das Farbwort in der Farbe geschrieben, die es benennt. Das Wort „rot" erscheint dann in roten Buchstaben, das Wort „blau" in blauen. In den inkongruenten Bedingungen ist das jeweilige Farbwort in einer anderen Farbe dargestellt; das Wort „blau" kann in gelben Buchstaben dargestellt sein. In den inkongruenten Bedingungen geraten die Probanden immer in einen Konflikt, insbesondere wenn sie die Farbe benennen sollen, in der das Wort geschrieben ist. Dieser Konflikt resultiert in längeren Antwortzeiten als bei der Übereinstimmung von Farbname und Wortfarbe. Er ist darin begründet, dass die Person das Wort automatisch lesen muss (weil Lesen in unserem Kulturkreis bei den meisten Menschen automatisiert ist), obwohl sie den Wortinhalt nicht beachten soll. Sie kann das Lesen nicht unterdrücken. Die Farbwahrnehmung ist weniger automatisiert. Um die Benennung der Farbe zu gewährleisten, muss das automatisierte Lesen gehemmt werden. Dieser Konflikt zwischen der stark überlernten und automatisierten Lesefähigkeit und der weniger automatisierten Farbbenennung wird vom Cingulum und vom lateralen Präfrontalkortex verarbeitet.

Kürzlich konnte gezeigt werden, dass bei solchen Konflikten auch ein Hirngebiet an der Schnittstelle zwischen dem ventralen und dorsalen Präfrontalkortex aktiv wird, das an der Verbindungsstelle zwischen dem Sulcus frontalis inferior und dem Sulcus praecentralis inferior liegt (inferiores frontales Kreuzungsareal; Derrfuss et al., 2012).

Frontalhirnpatienten leiden auch darunter, dass sie ineffizient mit neuen kognitiven Anforderungen umgehen. Untersucht wird dies mit sogenannten **Flüssigkeitstests**. Typische Aufgaben sind die verbalen Flüssigkeitstests. Hierbei erhalten die Probanden die Aufgabe, innerhalb einer vorgegebenen Zeitspanne so viele Wörter wie möglich mit einem bestimmten Anfangsbuchstaben zu bilden. Im angloamerikanischen Sprachraum werden oft die Anfangsbuchstaben „F“, „A“ und „S“ genutzt. Im deutschsprachigen Raum wird der **Regensburger Wortflüssigkeitstest** verwendet, der neben der Aufgabe, anhand bestimmter Anfangsbuchstaben Wörter zu bilden, auch semantische Flüssigkeitsaufgaben anbietet. Mit einem weiteren Flüssigkeitstest kann die Fähigkeit, neue räumliche Muster zu produzieren, gemessen werden. Ein gebräuchlicher Test ist der 5- Punkte-Test, bei dem die Probanden nacheinander vorgegebene Punkte mit Linien verbinden müssen, um neue Figuren zu zeichnen.

fMRT-Untersuchungen während des Lösens von solchen Flüssigkeitsaufgaben haben gezeigt, dass bei diesen Aufgaben insbesondere weite Teile des Frontalkortex (dorsolateral und ventrolateral) aktiv sind. Diese Untersuchungen haben eine Besonderheit ergeben: Bei phonologischen Flüssigkeitsaufgaben, also Aufgaben, bei denen die Probanden in einer bestimmten Zeit so viele Wörter wie möglich finden müssen, die mit einem bestimmten Anfangsbuchstaben beginnen, sind dorsale Bereiche des Gyrus frontalis inferior aktiviert. Bei semantischen Flüssigkeitsaufgaben sind die Durchblutungszunahmen etwas weiter ventral verortet (Costafreda et al., 2006; **Abb. 11-10**). Bei räumlichen Flüssigkeitsauf-

> Beim Wisconsin-Card-Sorting-Tests (WCST) sind bilateral der DLPFC, der VLPFC und parietale Hirngebiete aktiv. Unterschiede zu den Aktivierungen beim Lösen von Arbeitsgedächtnisaufgaben findet man im rechtsseitigen VLPFC (bei Arbeitsgedächtnisaufgaben stärker als bei WCST-Aufgaben) und im rechtsseitigen DLPFC (bei WCST-Aufgaben stärker als bei Arbeitsgedächtnisaufgaben).

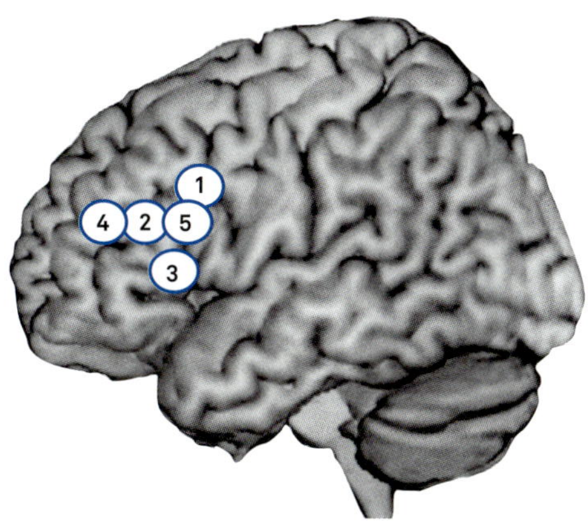

Abbildung 11-10: Schematische Darstellung der Hirnaktivierungen bei verschiedenen Flüssigkeitsaufgaben. (1) Bei phonologischen Flüssigkeitsaufgaben, (2) bei semantischen Flüssigkeitsaufgaben, (3) während des Aufgabenwechsels, (4) beim Initiieren und Auswählen und (5) beim Ausführen von Bewegungen.

gaben zeigen sich ebenfalls Durchblutungszunahmen im Präfrontalkortex, allerdings mit einer leichten rechtsseitigen Aktivierungsdominanz.

Verhaltensplanung

Planen wird definiert als der zielgerichtete Versuch, erworbenes Wissen für zukünftige Handlungen optimal einzusetzen. Wer keinen Plan hat, sieht sich außerstande, den Anforderungen, die aktuell oder zukünftig an ihn gestellt werden, durch geeignetes Verhalten vorausschauend zu begegnen. Zur Untersuchung von Planungsprozessen werden häufig Varianten des **Tower-of-London-Tests** (ToL) verwendet. Der ToL-Test, der auch als **Tower-of-Hanoi-Test** existiert, liegt in verschiedenen Versionen vor. Das Grundprinzip dieses Tests ist bei allen Versionen identisch. Der Test besteht aus mehreren Stäbchen, die nebeneinander angeordnet sind. Auf diesen Stäbchen sind Kugeln in unterschiedlichen Farben aufgesteckt. Die Versuchsperson hat die Aufgabe, die Kugeln von einer Ausgangsposition in eine andere Position zu verlagern und dabei bestimmte Regeln einzuhalten. Diese Regeln können je nach Version variieren. Eine häufig angewendete Regel ist, immer nur eine Kugel pro Zug zu bewegen. Gemessen werden die Zeit und die Anzahl der Züge, die benötigt werden, um die Aufgabe zu lösen. Je nach Anzahl der Kugeln und Stäbchen kann die Schwierigkeit variiert werden. Für die verschiedenen Varianten des ToL-Tests existieren umfangreiche Normen. Untersuchungen mit-

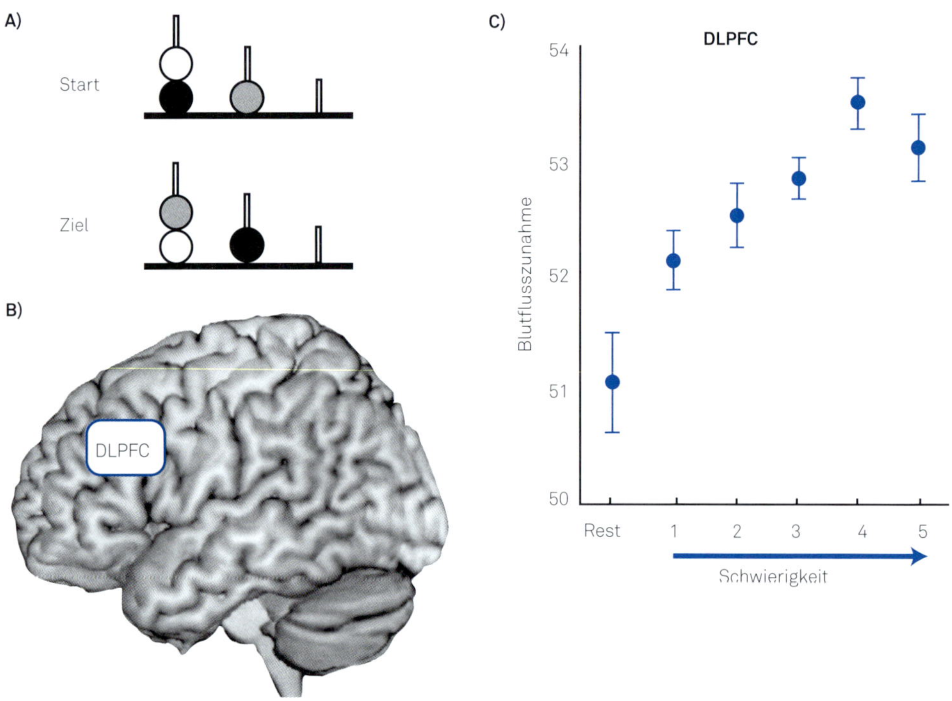

Abbildung 11-11: (A) Beispiel für ToL-Aufgabe und (B) typische fMRT-Aktivierung beimLösen der ToL-Aufgabe (nach Unterreiner & Owen, 2006). (C) Rechts erkennt man die hämodynamischen Reaktionen im DLPFC in Abhängigkeit von der Schwierigkeit der Aufgabe.

tels der funktionellen Magnetresonanztomografie haben ergeben, dass während des Lösens von ToL-Aufgaben insbesondere der dorsolaterale Präfrontalkortex aktiviert ist. Die Aktivierungen nehmen mit der Anzahl der notwendigen Züge und mit der Schwierigkeit der Aufgabe zu (Unterrainer & Owen, 2006; Abb. 11-11).

Andere Tests, mit denen exekutive Funktionen überprüft werden können, sind der Six-Elements-Test und der Executive-Route-Finding-Test. Bei dem Six-Elements-Test wird die Fähigkeit überprüft, sechs einfache Aufgaben (2 Reiseberichte diktieren, 2 Rechenaufgaben lösen und 2 Objekt- und Bilderbenennungsaufgaben) zeitlich zu planen und bei der Durchführung die einzelnen Zeitbeschränkungen einzukalkulieren. Beim Executive-Route-Finding-Test bekommen die Patienten die Aufgabe, ein bestimmtes Zimmer in einem mehrstöckigen Gebäude zu finden, ohne vom Untersuchungsleiter Hinweise zu erhalten. Bewertet werden Instruktionsverständnis, Strategien zur Informationssuche, das Behalten von Anweisungen, die Handlungskontrolle, die Fehlerkorrektur sowie das zielgerichtete Verfolgen der Aufgabe. Mittlerweile liegen auch einige neue Computerversionen von Planungstests vor. Besonders hervorzuheben sind der Plan-a-day-Test und das Norderstedt-Adventure von Funke (2003). Diese Tests sind nicht nur als Diagnoseinstrumente konzipiert, sondern bieten auch vielfältige Möglichkeiten zum Training von Planungsfertigkeiten.

Selbstkontrolle

Insbesondere der rechtsseitige DLPFC ist in die Selbstkontrolle eingebunden, wobei dieses Gebiet im Sinne einer Top-down-Kontrolle die angeschlossenen Hirngebiete (VLPFC, VMPFC, limbisches System und Basalganglien) kontrolliert und in der Regel hemmt. Über den DLPFC können wir unsere Gefühle, Antriebe und Intentionen kontrollieren. Selbstkontrolle reicht etwas weiter als die oben besprochene Verhaltenshemmung. Wird der rechtsseitige DLPFC gehemmt (z. B. mittels niederfrequentem rTMS oder kathodaler tDCS), reduziert sich die vom DLPFC ausgeübte Top-down-Hemmung und die Probanden werden risikoreicher und ungehemmter (Knoch, 2007). Gleichzeitig neigen sie auch zunehmend eher dazu, sich von der Realität zu entfernen und virtuelle Realitäten als real aufzufassen (Jancke et al., 2009).

11.4.4. Ventromediales präfrontales System

Die wichtigste Funktion des ventromedialen Präfrontalkortex ist die **Verhaltenshemmung**. Über den VMPFC werden gelernte Regeln, die mit ihnen verbundenen Emotionen, Verstärkung und Bestrafung wirksam. Patienten mit bilateralen Läsionen des VMPFC erbringen weitgehend normale Leistungen in neuropsychologischen Tests (z. B. in Tests zur Messung des Arbeitsgedächtnisses, der Aufmerksamkeit und des Gedächtnisses), in ihrem Alltagsverhalten sind sie jedoch massiv auffällig. Sie wirken sozial unangepasst, schwanken zwischen Euphorie und Trauer, lachen in unangemessenen Situationen, sind gelegentlich apathisch oder werden aggressiv. Eine wesentliche Ursache ihres Verhaltens ist, dass sie die Konsequenzen ihres Verhaltens nicht erkennen und zur Kontrolle einsetzen können. Das hat auch Auswirkungen auf die Kontrolle von zukünftigem Verhalten. Diese Patienten können ihr Verhalten nicht planen, denn sie können auch die möglichen Konsequenzen des zukünftigen Verhaltens nicht abschätzen. Dadurch wird ihr Verhalten momentbezogen und selbstgenügsam. Auch fehlt es ihnen an Einsicht in ihre Verhaltensprobleme. Antonio Damasio nennt dieses Verhalten **erworbene Soziopathie**.

Der französische Neurologe Francois Lhermitte (Lhermitte, 1986; Lhermitte et al., 1986) beschrieb weitere Symptome bei Patienten mit Läsionen im VMPFC und bezeichnete sie zusammenfassend als **Umweltabhängigkeitssyndrom** (environmental dependency syndrome). Diese Patienten fielen durch ein übertriebenes Imitations- sowie durch Utilisationsverhalten auf. Das übertriebene Imitationsverhalten zeigte sich in den Interviewsituationen, die Lhermitte mit diesen Patienten erlebte. Die Patienten imitierten spontan Gesten, mimische Ausdrücke und komplexe Handlungsfolgen des Interviewers. Unter dem Utilisierungsverhalten[41] verstand Lhermitte die übertriebene Abhängigkeit des Verhaltens der Patienten von externen Reizen. Das Verhalten wird stimulusgetrieben und weniger abhängig von internen Motiven. Sehen diese Patienten ein Glas vor sich, dann gießen sie Wasser hinein. Platziert man einen Hammer vor ihnen, beginnen sie zu hämmern. Sie führen Handlungen aus, die mit den Objekten der Umwelt assoziiert sind.

Parietales Kontrollsystem

Wie oben dargestellt, ist ein weit verteiltes Netzwerk an der exekutiven Kontrolle beteiligt, das nicht nur den Frontalkortex, sondern auch andere Hirngebiete einschließt. Eine wichtige Struktur ist der Parietallappen, der vielfältig zur exekutiven Kontrolle beiträgt, z. B.:

- Aufmerksamkeitslenkung (Kap. 10)
- motorische Transformationen (Kap. 12)
- Fremd- und Eigenunterscheidung.

Wie bereits dargestellt, ist die Aufmerksamkeitslenkung eine wesentliche Komponente der EF. Im Grunde wird über die EF die Aufmerksamkeit auf bestimmte Funktionsbereiche gelenkt. Insofern ist es nicht verwunderlich, dass eine für die Aufmerksamkeit wichtige Hirnstruktur wie der Parietallappen in die exekutive Kontrolle eingebunden ist. Bei der exekutiven Kontrolle werden auch Handlungen vorbereitet, sequenziert, kontrolliert und an die Umweltgegebenheiten angepasst. Das bedeutet, dass motorische Kontrollprozesse mit eingebunden werden müssen. Die mit eingebundenen Kontrollprozesse sind im Wesentlichen motorische Transformationen (sensomotorische Transformationen, kinematische Transformationen und Werkzeugtransformationen), die vorwiegend im Parietallappen ausgeführt werden (insbesondere im intraparietalen Sulcus).

Letztlich wird über das Parietallappensystem das Körperwissen und die Fähigkeit zur Fremd- und Eigenunterscheidung mit in die Entscheidung eingebunden. Denn wenn ein Individuum seine Handlungen plant, muss es wissen, wer der Agent der Handlung ist. Vor allem aufgrund von Läsionsstudien ist bekannt, dass insbesondere der rechtsseitige Parietallappen (vorwiegend der inferiore Parietallappen mit Übergriff auf den Okzipitalkortex) das Körperwissen verarbeitet und auch die Zuordnung zum Handelnden vornimmt. Läsionen in diesen Hirngebieten führen zur **Asomatognosie** (Leugnen der Zugehörigkeit einer Extremität), zur **Somatoparaphrenie** (die eigene Extremität wird einer anderen Person zugeschrieben) und zur **Anosodiaphorie** (eine schwere Krankheit wird als Lappalie bewertet).

Cinguläres Kontrollsystem

Im Aufmerksamkeitsmodell von Posner und Petersen wird dem anterioren Cingulum (als wichtigem Bestandteil des anterioren Netzwerks) eine zentrale Rolle im „exekutiven Kontrollsystem“ zugeschrieben (Kap. 10). Es soll wichtige Funktionen bei der willentlichen Aufmerksamkeitskontrolle, bei der Inhibition,

41 Utilisieren bedeutet „Nutzbarmachung“. In dem hier verwendeten Sinn bedeutet es, dass die Patienten die in der Umgebung entdeckten Reiz nutzbar machen.

dem Aufgabenwechsel, der Konfliktlösung, der Ressourcenzuteilung und bei Planungsprozessen übernehmen. Eine wichtige und in vielen Studien immer wieder beschriebene Funktion, die mit dem ACC in Verbindung gebracht wird, ist die Konfliktlösung und -bearbeitung. Immer wenn Konflikte vorliegen, welches Verhalten bei einer bestimmten Reizsituation zu wählen ist, ist das ACC aktiv. Zur Untersuchung von Konflikten werden typischerweise Stroop-Aufgaben (s.o.) oder Flanker-Aufgaben eingesetzt. Bei den Flanker-Aufgaben wird den Versuchspersonen eine Reihe von Zeichen dargeboten. Dies können z.B. fünf Buchstaben sein. Die Probanden müssen allerdings nur auf den mittleren Buchstaben achten, denn der ist für die zu tätigende Reaktion wesentlich. Die Aufgabe könnte darin bestehen, dass der Proband auf die rechts angeordnete Reaktionstaste drücken soll, wenn in der Mitte ein /S/ steht. Steht in der Mitte ein /H/, bestünde die Aufgabe darin, auf eine links angeordnete Taste zu drücken. Werden fünf /S/ oder fünf /H/ nebeneinander dargeboten, ist die Aufgabe relativ einfach zu lösen, denn die Information ist eindeutig (kongruente Bedingung; **Abb. 11-12**). Wenn allerdings ein /S/ in der Mitte steht, das rechts und links jeweils von zwei /H/ flankiert ist (HHSHH), dann wird die Aufgabe schwieriger. Die flankierenden Buchstaben fordern implizit zum Drücken der links angeordneten Reaktionstaste auf. Auch die umgekehrte Buchstabenanordnung (ein /H/ in der Mitte mit flankierenden /S/: SSHSS) ist relativ schwierig, denn die flankierenden Buchstaben fordern implizit zum Drücken der rechts angeordneten Taste auf (inkongruente Bedingung). In den inkongruenten Bedingungen entsteht ein Konflikt, der zu längeren Reaktionszeiten führt. Dieser Konflikt ist typischerweise mit Durchblutungszunahmen im ACC verbunden.

Auch bei Anwendung des klassischen Stroop-Tests zeigen sich typischerweise Durchblutungszunahmen im ACC. Der Stroop-Test wurde in einigen Untersuchungen zu einem

kongruent	inkongruent
SSSSS	**SSHSS**
HHHHH	**HHSHH**

Abbildung 11-12: Typische Flanker-Aufgabe. Der Proband hat die Aufgabe, auf den in der Mitte stehenden Buchstaben zu achten. Ein in der Mitte stehendes /S/ verlangt das Betätigen einer rechts angeordneten Taste, während ein in der Mitte stehendes /H/ das Drücken der links angeordneten Taste erfordert. Werden in einer Reihe die gleichen Buchstaben dargeboten, dann liegt eine kongruente Bedingung vor. Wird der in der Mitte stehende Buchstabe von anderen Buchstaben flankiert, die mit der anderen Reaktion assoziiert sind, dann liegt eine inkongruente Bedingung vor.

emotionalen Stroop-Test modifiziert (Mathews & MacLeod, 1985). Hierbei werden den Probanden emotional „geladene" Wörter in unterschiedlichen Farben dargeboten. So kann z.B. das Wort „Trauer" in Rot, das Wort „Freude" in Grün oder das Wort „Tod" in Blau präsentiert werden. Die Probanden haben die Aufgabe, die Farbe der dargebotenen Wörter zu benennen. Die Farbbenennung ist bei Personen verlangsamt, die eine besondere emotionale Beziehung zu dem emotionalen Wort haben, das gerade dargeboten wird. Ein depressiver Proband zeigt z.B. eine verlangsamte Farbbenennung bei der Präsentation des Wortes „Trauer". Auch gesunde Probanden lassen sich durch die emotionalen Wörter beeinflussen. Die Farbbenennungen für emotionale Wörter (z.B. „Krieg", „Tod", „Krankheit", „Krebs") erfolgen immer etwas langsamer als für neutrale Wörter. Die Verlangsamung kommt wahrscheinlich dadurch zustande, dass das negative emotionale Wort die Aufmerksamkeit von der aktuellen Aufgabe (Benennung der Farbe) ablenkt. Trotz allem kommt es zu einem Konflikt zwischen der Benennung der Farbe und des Wortes. Auch bei solchen emotionalen Stroop-Aufgaben ist das

ACC aktiv. Allerdings findet sich die Aktivität nicht in den gleichen Arealen des ACC wie bei klassischen Stroop-Aufgaben. Die klassischen Stroop-Aufgaben führen eher zu Aktivierungen im dorsalen ACC, während die emotionalen Stroop-Aufgaben mit Aktivierungen im ventralen Teil des ACC assoziiert sind (Bush et al., 2000).

Auch elektrophysiologisch kann die Beteiligung des ACC an der Verhaltenskontrolle nachgewiesen werden. Wenn die Probanden bei Flanker-Aufgaben (oder Stroop-Aufgaben) Fehler machen, dann kann über dem Vertex die Error-Related Negativity (ERN) ca. 80–150 ms nach dem Begehen des Fehlers gemessen werden. Es handelt sich hierbei um eine Negativierung, deren Quellen dem anterioren Cingulum zugeschrieben werden. Die Komponente wird durch dopaminerge Signale aus den Basalganglien (Nucleus accumbens) und dem Mittelhirn (ventrales Tegmentum) „getrieben“. Offenbar ist das ACC bereits sehr früh in die Verhaltenskontrolle eingebunden.

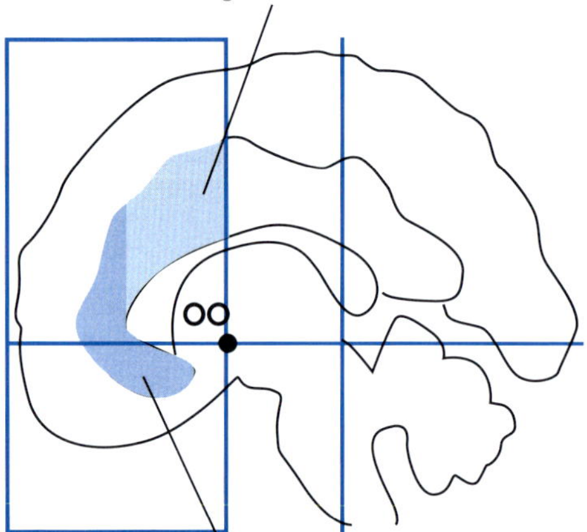

Abbildung 11-13: Schematische Darstellung der Ergebnisse von Bush und Kollegen (2000). Der dorsale Teil des ACC ist eher in die Verarbeitung kognitiver Konflikte eingebunden. Kognitive Konflikte entstehen bei den typischen Stroop-Aufgaben mit den Farbwort-Farb-Interferenzen. Deshalb wird dieser Teilbereich des ACC auch als kognitiver Teil bezeichnet. Der ventrale Teil des ACC reagiert besonders stark bei emotionalen Stroop-Aufgaben. Dieser Bereich wird deshalb als emotionaler Teil des ACC bezeichnet.

Die oben dargestellten Befunde werden in der Regel als Evidenz für die Beteiligung des ACC an der Lösung von Konflikten interpretiert. Allerdings zeigen andere Untersuchungen, dass das ACC auch an anderen Prozessen beteiligt ist. So konnte z.B. nachgewiesen werden, dass beim Verarbeiten von zurückgemeldeten Informationen (z.B., wenn die Korrektheit einer Reaktion angezeigt oder der Erhalt der Belohnung bemerkt wird) das ACC aktiv ist. Auch bei der Fehlervermeidung findet sich eine stärkere Aktivität im ACC. Bemerkenswert ist, dass Patienten mit Läsionen im ACC bei Konfliktaufgaben eher unauffällig sind. Deshalb wird vermutet, dass das ACC eher an der Kontrolle der Motivation beteiligt ist. Das würde bedeuten, dass der Antrieb, sich mit Konflikten oder den Problemen der Verhaltenskontrolle auseinanderzusetzen, über das ACC kontrolliert würde.

Der visuelle Konzentrationsverlaufstest

Neben den oben dargestellten Flanker- und Stroop-Aufgaben werden in den kognitiven Neurowissenschaften auch häufig sogenannte Go-/No-go-Aufgaben eingesetzt. Im Prinzip funktionieren die Aufgaben so, dass die Versuchspersonen bei einem bestimmten Reiz schnell reagieren müssen (indem sie zum Beispiel eine Reaktionstaste niederdrücken), während sie bei einem No-go-Reiz nicht reagieren sollen. Eine besondere Variante von Go-/No-go-Aufgaben sind die cued-Go-/No-go-Aufgaben. Die Reize werden bei diesem Aufgabentyp nacheinander dargeboten. Dabei kann ein bestimmter Reiz als Hinweisreiz für einen folgenden Go-Reiz dienen. Das heißt, dass die Versuchsperson sich nach dem Hinweisreiz auf den möglicherweise in der Folge erscheinenden Go-Reiz vorbereiten kann. Wird der Go-Reiz tatsächlich dargeboten, kann die Person die Reaktion auslösen. Erscheint allerdings der No-go-Reiz, muss sie die bereits vorbereitete Reaktion unterbinden bzw. hemmen. Mit solchen Versuchsanordnungen kann man recht elegant verschiedene psychologische Prozesse im Zusammenhang mit exekutiven Funktionen und den damit verbundenen neurophysiologischen Grundlagen untersuchen.

Eine interessante Variante dieser Go-/No-go-Aufgaben ist der sogenannte **visuelle Konzentrationsverlaufstest** (*Visual-Continuous-Performance-Test*, VCPT) (**Abb. 11-14**). Dabei werden verschiedene Bilder nacheinander (getrennt durch ein Intervall von einer Sekunde Dauer) dargeboten. Dies können zwei Bilder von Tieren (A-A, A für *animal*) sein, Bilder von Tieren und Pflanzen (A-P, P für *plants*), zwei Pflanzen (P-P) oder ein Bild von einer Pflanze gefolgt von einem Bild, welches einen Menschen bei der Arbeit darstellt (P-H, H für *human*). Die Versuchspersonen sollen allerdings nur auf den zweiten Reiz der Bedingung A-A reagieren. Das zweite Tierbild dient demzufolge als Go-Reiz. Folgt dem ersten Tierbild allerdings kein weiteres Tierbild, sondern das Bild einer Pflanze (A-P), müssen die Versuchspersonen die vorbereitete Reaktion hemmen. Das Bild der Pflanze dient demzufolge als No-go-Reiz. Die anderen Bildfolgen sind Kontrollbedingungen, die für die Abschätzung von sensorischen Funktionen und Aufmerksamkeitsfunktionen wichtig sein können.

Personen, welche Schwierigkeiten haben, eine bereits vorbereitete Reaktion zu hemmen, werden bei Erscheinen der No-go-Reize recht häufig fälschlicherweise die Reaktionstaste betätigen (*commission error*). Manche Versuchspersonen reagieren verzögert oder sehr variabel auf die Go-Reize. Sie können auch manchmal nicht auf Go-Reize reagieren (*omission error*). Interessanter sind neben den Verhaltensauffälligkeiten aber vielmehr die ERPs, die in den Go- und No-go-Bedingungen gemessen werden können. Diese ERPs geben uns Aufschluss über die während und vor der Reaktion stattfindenden neurophysiologischen Prozesse. Demzufolge können wir mit diesen speziellen ERPs mehr erfahren als alleine durch die Verhaltensparameter.

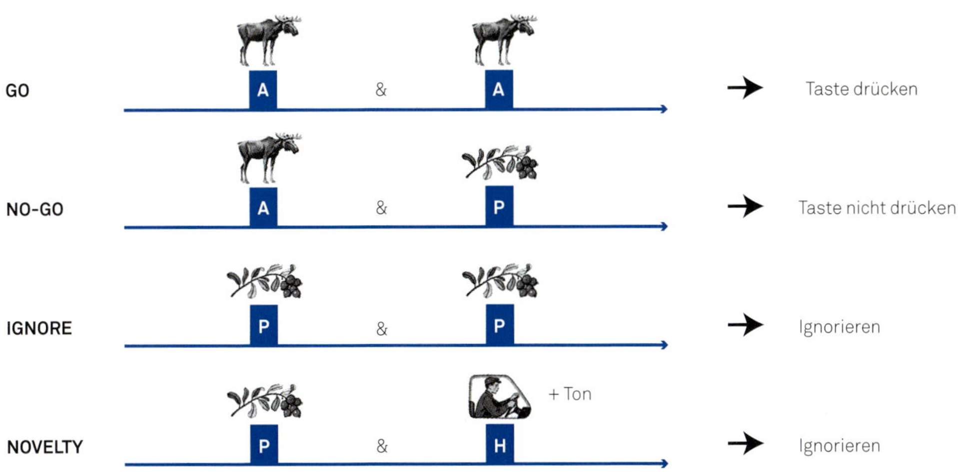

Abbildung 11-14: Visueller Konzentrationsverlaufstest (VCPT) (mit Dank von Dr. Andreas Müller überlassen (nach Müller et al., 2011).

Eine interessante und lohnenswerte Strategie diese ERPs auszuwerten besteht darin, sie in Teilkomponenten zu zerlegen. Dies macht man mit einem bestimmten mathematischen Verfahren (*independent component analysis*: ICA). Nach der Zerlegung mittels der ICA erhält man neue, voneinander unabhängige ERPs, die unterschiedliche Topografien und auch unterschiedliche intrakortikale Quellen (also Hirngebiete, die zur Aktivierung beitragen) aufweisen. Jede dieser unterschiedlichen ERPs repräsentieren neurophysiologische Prozesse, die mit bestimmten Aspekten der exekutiven Funktionen verbunden sind. Mit dieser ICA-Methode kann man drei für die exekutiven Funktionen wichtige ERP-Komponenten herausarbeiten: (1) Die fronto-zentrale P3a-No-go-Komponente, (2) die parietale P3b-Go-Komponente, (3) die zentro-fron-

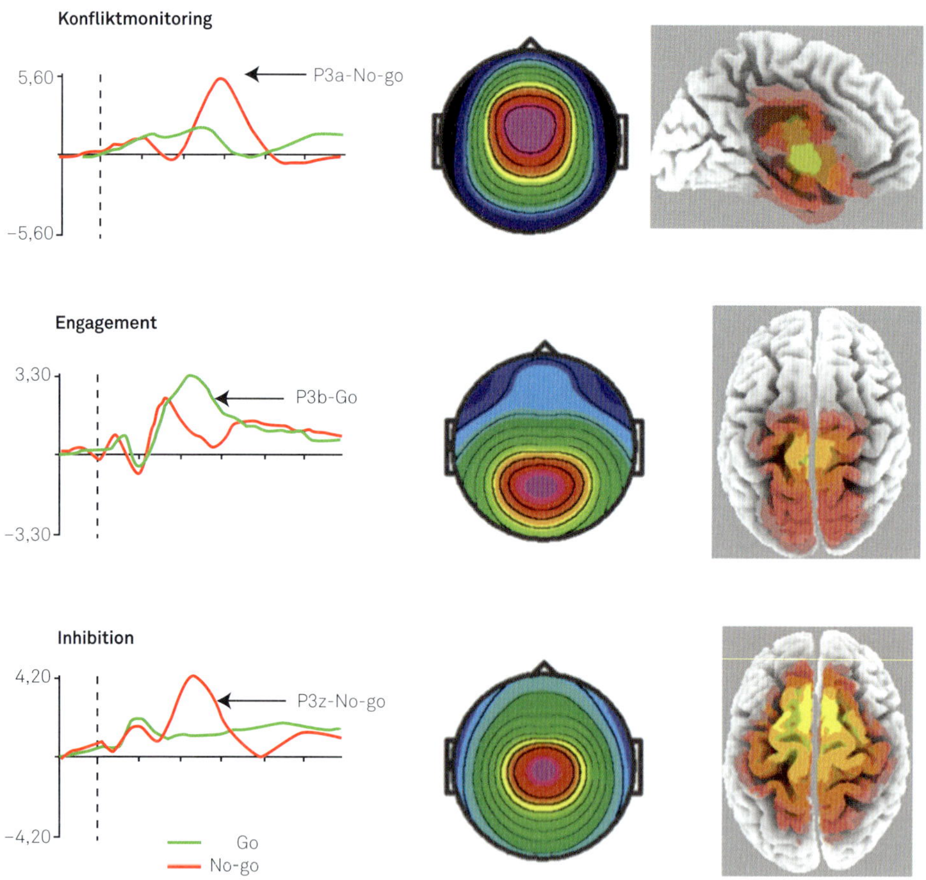

Abbildung 11-15: Dargestellt sind die drei für exekutive Funktionen wesentlichen ERP-Komponenten, die man im Zusammenhang mit der Konzentrationsverlaufsaufgabe (VCPT) und der ICA erhält. (1) Die fronto-zentrale P3a-No-go-Komponente, (2) die parietale P3b-Go-Komponente und (3) die zentro-frontale P3z-Komponente. Dargestellt sind in unterschiedlichen Farben die Komponenten für die Go- (rot) und die No-go-Reaktion (grün) (mit Dank von Dr. Andreas Müller überlassen (Müller et al., 2011) und ergänzt durch Informationen aus Kropotov et al., 2011).

tale P3z-Komponente (siehe hierzu auch **Abb. 11-15**).

Die fronto-zentrale P3a-No-go-Komponente wird auch als **Konfliktmonitoringkomponente** bezeichnet. Sie ist eine Positivierung, welche zirka 300–400 ms nach dem No-go-Reiz auftritt und ein fronto-zentrales Maximum (meist über Cz) aufweist. Die intrakortikalen Quellen findet man vor allem in Mittellinienstrukturen und hier vor allem im Cingulum. Diese Komponente repräsentiert neurophysiologische Aktivierungen, die notwendig sind, um Fehler zu entdecken und sie gegebenenfalls zu korrigieren. Im Zusammenhang mit dem Konzentrationsverlaufstest repräsentiert diese Komponente neurophysiologische Aktivierungen, bei denen erwartete Handlungen mit der aktuellen Handlung verglichen werden. Wenn das ausgeführte oder gehemmte Verhalten nicht der Erwartung entspricht, wird eine Änderung im Verhalten ausgelöst, um die Diskrepanz zu korrigieren.

Die parietale P3b-Go-Komponente wird auch als Aktivierungs- und/oder **Engagementkomponente** bezeichnet. Sie tritt im Zeitbereich von 200–400 ms nach dem Go-Reiz auf. Bei dieser Komponente kann man intrakortikale Aktivierungsquellen vor allem im Parietallappen und Frontallappen feststellen. Sie repräsentiert die Bereitstellung der notwendigen Aufmerksamkeitsressourcen für die Bewältigung der Aufgabe. Die P3b-Go-Komponente kann man am besten an parietalen Elektrodenpositionen (z. B. an Pz) ableiten.

Die **Inhibitionskomponente** (auch als P3z-No-go bezeichnet) ist durch eine Positivierung zirka 300–400 ms nach dem No-go-Reiz gekennzeichnet. Die kortikalen Quellen findet man vor allem im medialen Frontalkortex (SMA und pre-SMA). Diese Komponente kann an der Schädeloberfläche am besten an Cz registriert werden. Diese Komponente repräsentiert die neuronalen Ressourcen, die zur Unterdrückung einer inadäquaten Reaktion notwendig sind.

11.5. Zusammenfassung

- Exekutive Funktionen (EF) sind Kontrollprozesse, die es einem Individuum erlauben, sein Verhalten situationsgerecht zu optimieren, indem die grundlegenden psychischen Funktionen zielführend eingesetzt werden.
- Im Rahmen des Modells **„System der überwachenden Aufmerksamkeit“** (supervisory attentional system, SAS) greifen zwei unterschiedliche Subsysteme in die Kontrolle ein. Das contention scheduling system (CS) ist ein automatisch arbeitendes System, das aus Aktionsschemata besteht. Diese werden durch Umweltreize ausgelöst und entfalten sich ohne bewusste Kontrolle automatisch. In bestimmten Situationen greift das „System der überwachenden Aufmerksamkeit“ ein, indem es die Aufmerksamkeit auf schwach aktivierte Schemata richtet und dadurch deren Aktivität verstärkt. Typische Situationen, in denen das SAS eingreift und das CS ersetzt, sind: (1) Situationen, in denen Planen und Entscheiden gefordert sind; (2) Situationen, die einer Fehlerkorrektur und einer Verhaltensanpassung bedürfen; (3) Situationen, in denen wenig gut beherrschte Reaktionen angewendet werden oder die völlig neue Reaktionen erfordern; (4) Situationen, die als gefährlich oder technisch schwierig eingeschätzt werden; (5) Situationen, die es notwendig machen, dass man überlernte und fest eingefahrene Verhaltensmuster überwinden muss.
- Im Rahmen der theoretischen Überlegungen zu den exekutiven Funktionen werden auch handlungstheoretische Modelle, Modelle des Arbeitsgedächtnisses und die Theorie der somatischen Marker diskutiert. In empirischen Arbeiten werden die verschiedenen exekutiven Funktionen auf Basisfunktionen reduziert: (1) Wechsel des Aufmerksamkeitsfokus (shifting), (2) Inhi-

bition dominanter Antworttendenzen (inhibition) und (3) Aktualisierung von Arbeitsgedächtnisinhalten (updating). Klinische Studien reduzieren die exekutiven Funktionen auf drei funktional unabhängige Prozesse der Aufmerksamkeitskontrolle: (1) Energetisierung (energization), (2) Initiierung und Aufrechterhaltung von Reiz-Reaktions-Verbindungen (task-setting) und (3) Aufgabenlösungsüberwachung und Verbesserung der Verhaltensanpassung (monitoring).

- Renate Drechsler schlägt eine umfassende **Taxonomie** der exekutiven Funktionen vor. Sie umfasst vier Regulationsebenen: (1) kognitive Regulation, (2) Aktivitätsregulation, (3) Emotionsregulation und (4) Regulation von Sozialverhalten. Diese Regulationsebenen werden in zwei Komplexitätsebenen eingeteilt (basal und komplex).
- An der **Kontrolle der exekutiven Funktionen** sind insbesondere der dorsolaterale Präfrontalkortex (DLPFC), der ventromediale Präfrontalkortex (VMPFC), der posteriore Parietallappen (PPC) und die Basalganglien (BG) beteiligt. In der Regel werden die Brodmann-Areale 9 und 46 als DLPFC zusammengefasst. Eine etwas großzügigere Definition rechnet zum DLPFC die Brodmann-Areale 9–12, 45 und 46 sowie den oberen Teil des Areals 47. Zum VMPFC gehören der Orbitofrontalkortex (OFC) und die medialen Teile des Frontalkortex. Zum medialen Teil des Frontalkortex zählt auch der anteriore cinguläre Kortex (Brodmann-Areale 24 und 32). Dieser Hirnbereich wird auch als Cingulum bezeichnet.
- Der DLPFC ist funktionell und anatomisch intensiv bidirektional mit anderen Hirngebieten verbunden.
- Unterschieden werden drei **„Basalganglien-Schleifen"**, die in unterschiedliche Aspekte der EF eingebunden sind: (1) DLPFC-Schleife, (2) VMPFC-Schleife und (3) ACC-Schleife. Dyskonnektionsstörungen innerhalb dieser Schleifen führen zu spezifischen Verhaltensauffälligkeiten. Dabei werden entsprechend der betroffenen Schleife ein (1) dorsolaterales Präfrontalhirnsyndrom, (2) ein Orbitofrontalhirnsyndrom und (3) ein vorderes cinguläres Syndrom unterschieden.
- Derzeit werden domänen- und funktionsspezifische Modelle sowie hierarchische Modelle des PFC diskutiert.
- Verschiedene Bereiche des PFC und v.a. des DLPFC sind bei unterschiedlichen Aufgaben zur Testung der exekutiven Funktionen unterschiedlich stark aktiviert. Beim Wisconsin-Card-Sorting-Test (WCST) sind bilateral der DLPFC, der VLPFC und parietale Hirngebiete aktiv. Unterschiede zu den **Aktivierungen** beim Lösen von Arbeitsgedächtnisaufgaben findet man im rechtsseitigen VLPFC (bei Arbeitsgedächtnisaufgaben stärker als bei WCST-Aufgaben) und im rechtsseitigen DLPFC (bei WCST-Aufgaben stärker als bei Arbeitsgedächtnisaufgaben). Beim Lösen des Stroop-Tests ist insbesondere auch die Verbindungsstelle zwischen dem Sulcus frontalis inferior und dem Sulcus praecentralis inferior (inferiores frontales Kreuzungsareal) aktiv. Bei phonologischen Flüssigkeitsaufgaben sind dorsale Bereiche des Gyrus frontalis inferior aktiv. Bei semantischen Flüssigkeitsaufgaben sind eher ventrale Frontalkortexbereiche aktiv.
- Mit zunehmender Schwierigkeit des Tower-of-London-Tests nimmt die Aktivität im DLPFC zu.
- Der rechtsseitige DLPFC ist in die Selbstkontrolle eingebunden.
- Die wichtigste Funktion des ventromedialen Präfrontalkortex ist die Verhaltenshemmung. Über ihn werden gelernte Regeln, die mit ihnen verbundenen Emotionen, Verstärkung und Bestrafung wirksam.
- Der Parietallappen greift in die exekutive Kontrolle v.a. in Form von folgenden Funk-

tionen ein: (1) Aufmerksamkeitslenkung, (2) motorische Transformationen und (3) Fremd- und Eigenunterscheidung.

- Das cinguläre Kontrollsystem ist insbesondere bei der Bearbeitung von Konflikten eingebunden. Man unterscheidet einen dorsalen (kognitiven) und einen ventralen (emotionalen) Teil.
- Mit dem visuellen Konzentrationsverlaufstest kann man ERPs evozieren, die für die Analyse exekutiver Funktionen wichtig sind. Die ERPs werden mit einer ICA vorverarbeitet, so dass voneinander unabhängige Komponenten berechnet werden.
- Mit dieser ICA-Methode kann man drei für die exekutiven Funktionen wichtige ERP-Komponenten herausarbeiten: (1) Die fronto-zentrale P3a-No-go-Komponente, (2) die parietale P3b-Go-Komponente, (3) die zentro-frontale P3z-Komponente.
- Die fronto-zentrale P3a-No-go-Komponente wird auch als Konfliktmonitoringkomponente bezeichnet. Die intrakortikalen Quellen findet man vor allem in Mittellinienstrukturen und hier vor allem im Cingulum. Diese Komponente repräsentiert neurophysiologische Aktivierungen, die notwendig sind, um Fehler zu entdecken und sie gegebenenfalls zu korrigieren.
- Die parietale P3b-Go-Komponente wird auch als Engagementkomponente bezeichnet. Bei dieser Komponente kann man intrakortikale Aktivierungsquellen vor allem im Parietallappen und Frontallappen feststellen. Sie repräsentiert die Bereitstellung der notwendigen Aufmerksamkeitsressourcen für die Bewältigung der Aufgabe.
- Die Inhibitionskomponente (P3z- No-go) ist durch eine Positivierung zirka 300-400 ms nach dem No-go-Reiz gekennzeichnet. Die kortikalen Quellen findet man vor allem im medialen Frontalkortex (SMA und pre-SMA). Diese Komponente repräsentiert die neuronalen Ressourcen, die zur Unterdrückung einer inadäquaten Reaktion notwendig sind.

11.6. Fragen und Aufgaben

- Definieren Sie die exekutiven Funktionen.
- Beschreiben Sie die theoretischen Positionen der verschiedenen Modelle der exekutiven Funktionen und vergleichen Sie diese Modelle miteinander.
- Erläutern Sie die Taxonomie der exekutiven Funktionen nach Drechsler.
- Welche Hirngebiete sind in die Kontrolle der exekutiven Funktionen eingebunden?
- Welche Rolle spielen die Basalganglien bei der Kontrolle der exekutiven Funktionen?
- Wie ist der PFC mit anderen Hirngebieten anatomisch verbunden?
- Welche Modelle des PFC kennen Sie?
- Vergleichen Sie die einzelnen Modelle.
- Worin ist das Problem begründet, dass einzelne Hirngebiete des PFC nicht eindeutig mit bestimmten Teilfunktionen der exekutiven Funktionen in Verbindung zu bringen sind?
- Welche Rolle spielt der Parietallappen bei der Kontrolle der exekutiven Funktionen?
- Welche Rolle spielt das Cingulum bei der Kontrolle der exekutiven Funktionen?
- Welchen neurophysiologischen und psychologischen Prozess repräsentiert die Aktivierungskomponente des ERPs im Zusammenhang mit der visuellen Konzentrationsverlaufsaufgabe?
- Welchen neurophysiologischen und psychologischen Prozess repräsentiert die Inhibitionskomponente des ERPs im Zusammenhang mit der visuellen Konzentrationsverlaufsaufgabe?
- Welchen neurophysiologischen und psychologischen Prozess repräsentiert die Konfliktmonitoringkomponente des ERPs im Zusammenhang mit der visuellen Konzentrationsverlaufsaufgabe?

11.7. Weiterführende Literatur

Badre, D. (2008). Cognitive control, hierarchy, and the rostro-caudal organization of the frontal lobes. Trends Cogn Sci, 12(5), 193–200.

Fuster, J. M. (2001). The prefrontal cortex – an update: time is of the essence. Neuron, 30(2), 319–333.

Goldman-Rakic, P.S. (1996). The prefrontal landscape: implications of functional architecture for understanding human mentation and the central executive. Philos Trans R Soc Lond B Biol Sci, 351(1346), 1445–1453.

12. Motorische Kontrolle

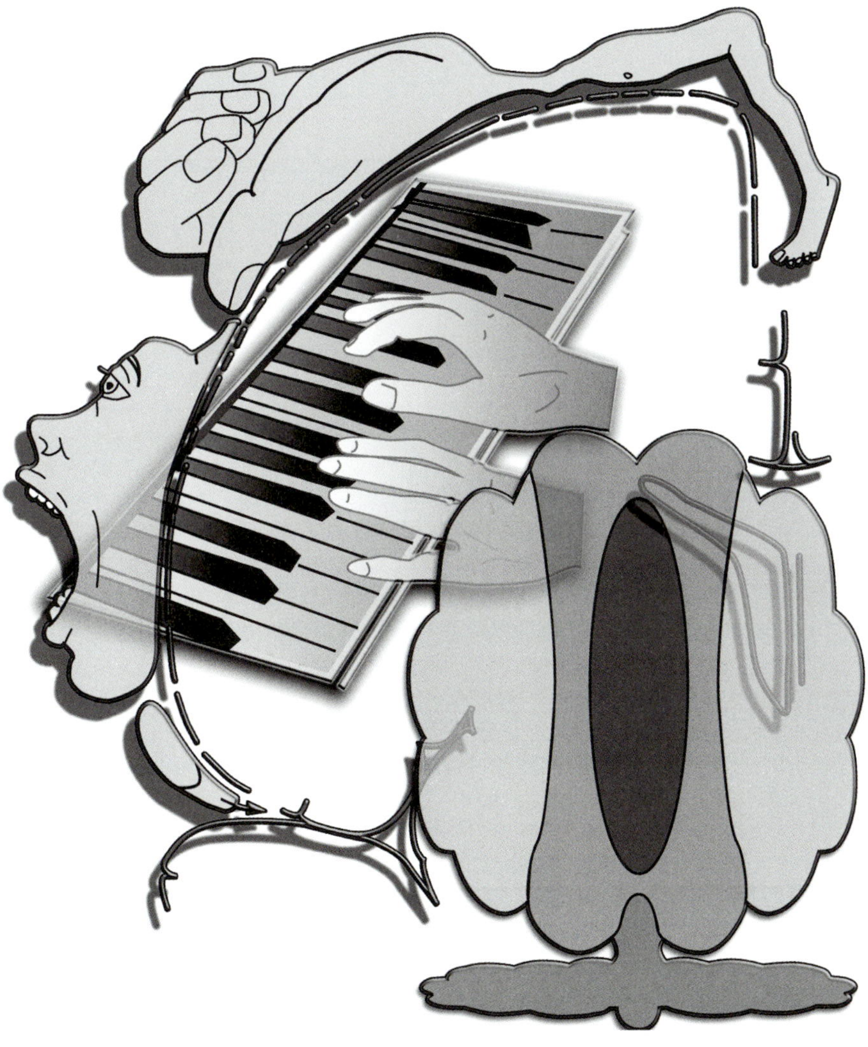

12.1. Faszination der Bewegung

Unsere Bewegungen und die damit verbundenen Kontrollprozesse sind uns mehr oder weniger nicht bewusst. Wenn wir laufen und werfen, bemerken wir gar nicht, welche komplexen Kontrollprozesse während dieser Bewegungen in unserem Gehirn ablaufen. Uns wird die Komplexität der Bewegungssteuerung erst bewusst, wenn wir aufgrund neurologischer Beeinträchtigungen Bewegungen nicht mehr kontrolliert ausführen können und selbst die einfachsten Bewegungen mühsam und schwierig werden. Besonders auffällig ist die Schwierigkeit der Bewegungskontrolle bei Spitzensportlern und Musikern. Ist es nicht faszinierend zu beobachten, wie Profigolfer den viel zu kleinen Ball mit dem Golfschläger derart treffen, dass er weit und präzise fliegt? Bewundernswürdig ist auch die motorische Geschicklichkeit von Pianisten oder Streichern, die mit enormer Geschwindigkeit und Präzision ihr Instrument bedienen. Ein Weltklassepianist muss beim Spielen bis zu 1800 Noten pro Minute auf dem Klavier mit höchster Präzision anschlagen (z.B., wenn er die 11. Variation der 6. Paganini-Etüde von Franz Liszt spielt).

Des Weiteren ist zu berücksichtigen, dass der Mensch anders als alle Tiere über große Freiheiten verfügt, Bewegungen zu erfinden, und sie bis zur Perfektion lernen kann. Er kann sich Werkzeuge ausdenken, mit denen er andere Werkzeuge herstellt, um mit diesen dann komplizierte Objekte zu fertigen (rekursives Denken). Auf diese Weise gelingt es dem Menschen, Kulturgegenstände zu erschaffen, die seine Natur ausmachen. Alle diese Tätigkeiten, so selbstverständlich uns die meisten auch erscheinen mögen, sind an komplexe motorische Kontrollprozesse gebunden, die im Folgenden dargestellt werden.

12.2. Das motorische Transformationsproblem

Im Zusammenhang mit der Kontrolle menschlicher Bewegungen wird von einem „Problem der Bewegungskontrolle“ oder dem „motorischen Transformationsproblem“ gesprochen. Worin besteht das Problem? Um eine Bewegung in Gang zu setzen, ist es notwendig, dass eine Kette von Befehlen im Nervensystem generiert und verarbeitet wird:

- Motoneurone feuern (Neurophysiologie)
- Muskeln kontrahieren (Mechanik)
- Glieder bewegen sich (Kinematik)
- Werkzeuge werden betätigt (Werkzeuggebrauch)
- Kontrolle des Bewegungserfolgs.

Im Verlauf dieser Informationsverarbeitung findet eine Reihe von Transformationen statt, wobei das Ausgangssignal (z.B. ein bestimmtes Aktivitätsmuster im Motorkortex) letztlich zu einer Bewegung führt, die mechanisch (z.B. Kraft) und kinematisch (z.B. Geschwindigkeit) beschreibbar ist. Konkret bedeutet dies, dass elektrophysiologische Erregungsmuster in Kräfte und kinematische Größen umgewandelt, also transformiert werden. Dieser Ablauf wird als **motorische Transformation** bezeichnet.

Etwas formaler formuliert, kann der sequenzielle Ablauf der Transformationen auf einem Kontinuum von proximal nach distal geordnet werden. Zur proximalen Seite hin kann die Aktivität von Nervenzellen in Rückenmark oder Gehirn angeordnet werden, zur distalen Seite die Bewegung eines Endeffektors im Raum, die durch Bewegungen mehrerer Gelenke bestimmt wird. Ein geläufiges Beispiel ist die Bewegung eines Cursors auf einem Bildschirm, der mithilfe einer Maus kontrolliert wird. Die Übergänge von einem proximaleren Signal zu einem distaleren Signal sind die motorischen Transformationen.

In diesem Zusammenhang werden Teiltransformationen unterschieden **(Abb. 12-1)**.

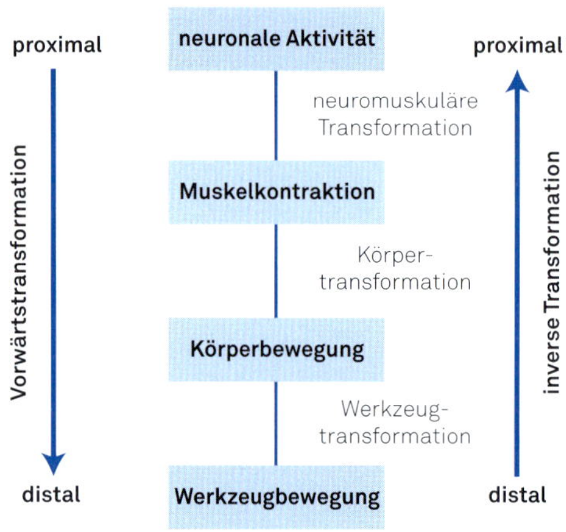

Abbildung 12-1: Motorische Transformationen. Dargestellt sind die „Vorwärtstransformation" und die „inverse Transformation". Bei der „Vorwärtstransformation" wird die neuronale Aktivität letztlich in Bewegungen umgewandelt. Bei der „inversen Transformation" wird die Vorstellung einer Bewegung letztlich zu neuronalen Erregungen umgewandelt.

Der Übergang von neuronaler Aktivität zur Muskelaktivität (also die Transformation elektrischer Erregungen zur Kraftentwicklung) wird **neuromuskuläre Transformation** genannt. Im nächsten Schritt erfolgt die Transformation von Muskelaktivität zur Kinematik. Dieser Schritt wird als **Körpertransformation** bezeichnet, um zum Ausdruck zu bringen, dass eine Gliedmaßenbewegung (des Körpers) durch die Mechanik des Muskels erreicht werden muss. Als letzter Transformationsschritt erfolgt die **Werkzeugtransformation**. Bei diesem Schritt wird die Kinematik dem Werkzeuggebrauch angepasst.

Jede einzelne Transformation muss gelernt und nachadjustiert werden. Man stelle sich ein kleines Kind vor, das lernen muss, einen Hammer zu bewegen. Bei dieser motorischen Aktion müssen die neuronalen Signale in Kraft und Kinematik umgewandelt werden. Die Kraft verändert sich allerdings im Verlauf des Wachstums und mit zunehmender Muskelmasse. Das bedeutet, dass sich die Körper-, aber auch die Werkzeugtransformation ständig den sich ändernden körperlichen Möglichkeiten anpassen muss. Des Weiteren muss gelernt werden, sich auf unterschiedliche Arten von Hämmern einzustellen, um die effizientesten Werkzeugtransformationen zu wählen. Bei Spitzensportlern, aber auch Profimusikern kann der jeweilige Transformationsprozess derart spezifisch sein, dass andere Werkzeuge (z.B. andere Tennisschläger) oder andere Instrumente (z.B. ein anderes Piano als jenes, das man gewohnt ist zu spielen) schon zu merkbaren Veränderungen der motorischen Aktionen führen, weil die jeweilige Werkzeug- und Körpertransformation den spezifischen Instrumenten und Werkzeugen durch Lernen angepasst wurde.

Diese kurze Skizze soll genügen, um die Komplexität motorischer Transformationen sowie ihre Abhängigkeit von situativen und organischen Gegebenheiten zu verdeutlichen. Das zentrale Problem der Bewegungskontrolle ist, die motorischen Kommandos so zu bestimmen, dass nach Durchlaufen der motorischen Transformation die beabsichtigte Bewegung entsteht. Da dieses Problem aber von fast jedem Menschen täglich viele Male mühelos gelöst wird, stellt sich die Frage, welche neuronalen und kognitiven Prozesse dazu notwendig sind. Eine Voraussetzung für eine erfolgreiche Bewegungskontrolle ist die **Invertierung motorischer Transformationen**, mit der die für eine beabsichtigte Bewegung erforderliche Muskelaktivität bestimmt werden kann.

Unter der Invertierung motorischer Transformationen wird im Wesentlichen die Umkehrung der motorischen Transformation verstanden (**Abb. 12-1**). Mit anderen Worten ist es die Suche nach den korrekten oder am besten geeigneten motorischen Kommandos, um eine bestimmte Handlung zu ermöglichen. Im Zusammenhang mit der Planung und Vorbereitung von Bewegungen werden die mentalen Repräsentationen der verschiedenen Transformationen abgerufen und es wird die jeweils am besten geeignete Teiltransformation gewählt. In gewisser Weise ist dieser Prozess in seiner Flussrichtung als umgekehrt (also invertiert) zum Ablauf der oben beschriebenen motorischen Transformation aufzufassen. Man muss sich inverse Transformation als eine Art *inneres Modell* der motorischen Transformationen vorstellen, das so etwas wie die mathematischen Anweisungen enthält, mit denen die Transformationen bewerkstelligt werden. Dieses Modell ist nicht an einer bestimmten Stelle im Gehirn lokalisiert, sondern in einem weit verteilten Netzwerk, das viele Hirngebiete umfasst. Ein wesentliches Merkmal eines inneren Modells ist, dass es vom aktuellen Zustand der motorischen Transformation abgekoppelt ist. Es ist zwar flexibel und kann an Änderungen der motorischen Transformation angepasst werden, das aber stets nur mit Verzögerung. Da die motorische Transformation kompliziert und variabel ist sowie Zufallseinflüssen unterliegt, kann ein inneres Modell der motorischen Transformation (und entsprechend die inverse Transformation) auch nur eine begrenzte Genauigkeit haben.

12.3. Ein einfaches Modell der menschlichen Bewegungskontrolle

Bewegungen sind das Ergebnis komplexer neuronaler Prozesse, die durch innere und äußere Einflüsse bestimmt werden. Sensorische Reize, emotionale, kognitive und motivationale Faktoren beeinflussen die Formulierung eines Bewegungsziels. Um dieses Ziel zu ermöglichen, muss der Organismus einen Bewegungsplan entwerfen, indem letztlich eine Bewegungssequenz gewählt wird, mit der das Bewegungsziel möglichst präzise erreicht werden soll. Die geplante Abfolge muss dann in entsprechende motorische Kommandos transformiert werden, damit der Bewegungsapparat die intendierten Bewegungen auch tatsächlich ausführt **(Abb. 12-2)**.

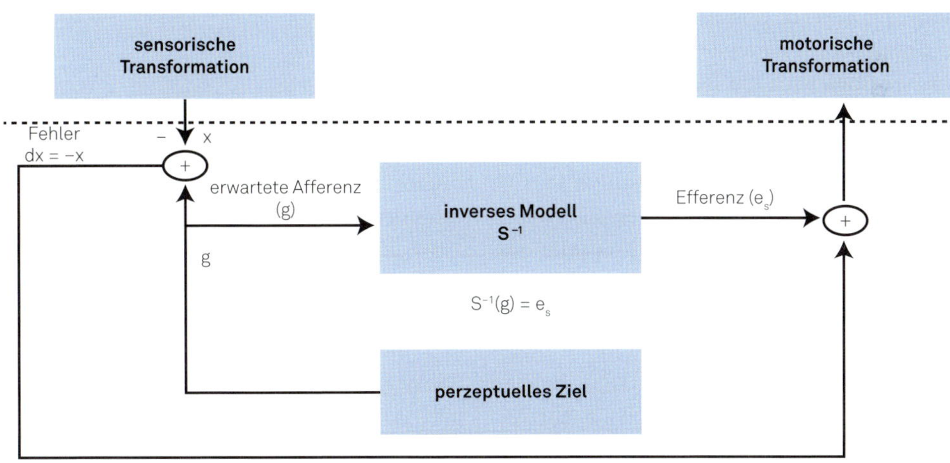

Abbildung 12-2: Schematischer Ablauf der sensomotorischen Kontrolle. Zentraler Bestandteil der sensomotorischen Kontrolle ist das inverse Modell. Erwartete Afferenzen (g), die z.B. aus dem Gedächtnis abgerufen werden, werden durch das inverse Modell in Efferenzen (e_s) umgewandelt,die den motorischen Transformationen zugeführt werden. Die durch die Bewegung erzeugten sensorischen Informationen werden mit dem perzeptuellen Ziel (g) verglichen. Bei Abweichung der durch die Bewegung produzierten tatsächlichen sensorischen Information von der erwarteten Afferenz werden Korrekturen vorgenommen (dx), welche die motorischen Transformationen beeinflussen (nach Kalveram, 1998).

Motorische Planungsprozesse sind sequenzieller Natur und gehen den eigentlichen Kontrollprozessen zeitlich voraus. Die Kontrolle der Willkürmotorik ist definiert als ein Prozess, bei dem ein motorischer Plan in Bewegung umgesetzt wird. Willkürmotorik unterscheidet sich von Reflexmotorik, bei der sensorische Reize eine definierte und nicht veränderbare Bewegungsantwort auslösen. In diesem Kapitel wird v.a. die Kontrolle der Willkürmotorik dargestellt. Dabei darf nicht vergessen werden, dass Reflexmotorik häufig parallel zur Willkürmotorik abläuft und beide Prozesse sich wechselseitig beeinflussen können.

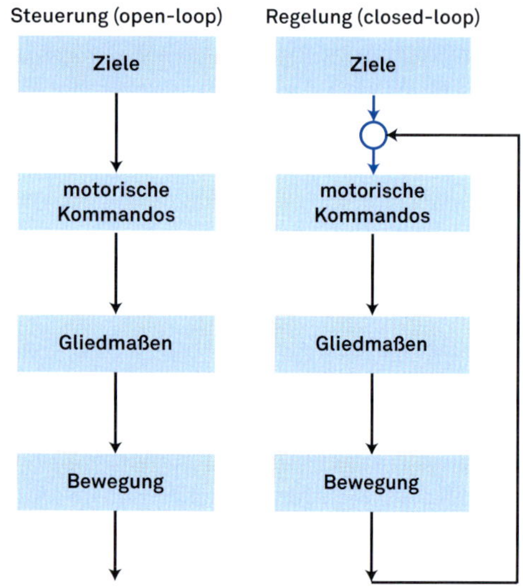

Abbildung 12-3: Schematische Darstellung von Steuerung und Regelung bzw. Open-loop- und Closed-loop-Kontrolle. Bei der Regelung wirkt ein Rückmeldesignal auf die motorischen Kommandos zurück und kann die Bewegungskontrolle während der Bewegung beeinflussen. Bei der Steuerung lösen die motorischen Kommandos Bewegungen aus, deren Rückmeldungen nicht in die aktuelle Bewegungskontrolle eingreifen.

12.3.1. Regelung und Steuerung

Prinzipiell können zwei motorische Kontrollprozesse unterschieden werden: motorische Regelung und Steuerung. Beide Begriffe sind aus der Regelungstechnik entlehnt **(Abb. 12-3)**. Im englischen Sprachraum werden im Zusammenhang mit der motorischen Kontrolle alternativ die Begriffe closed-loop (für Regelung) und open-loop (für Steuerung) verwendet. Genutzt werden auch die Begriffe feedforward-control (für Steuerung) oder negative feedback-control (für Regelung). Im menschlichen Gehirn laufen beide Prozesse parallel ab, sodass in den meisten Fällen die beobachtbare Bewegung immer durch beide Kontrollmodi bestimmt wird.

Bei der **Regelung** werden Signale des zu regelnden Vorgangs dem System zurückgemeldet, damit es sich anpassen kann. Im Zusammenhang mit der motorischen Kontrolle bedeutet das, dass Signale des motorischen Systems und des Gesamtorganismus während der Bewegung erfasst und dem motorischen Kontrollzentrum zwecks Anpassung der ablaufenden Bewegung zurückgemeldet werden. Im einfachsten Fall heißt dies, dass afferente Signale aus den Muskeln oder visuelle Signale aus der Umwelt genutzt werden, um ablaufende motorische Vorgänge zu kontrollieren. Da die Verarbeitung der Rückmeldung zeitintensiv ist, sind Regelungsvorgänge bei der motorischen Kontrolle eher bei langsamen Bewegungen festzustellen. Hierbei ist zu bedenken, dass die afferenten Informationen erst einmal entstehen müssen, dann über die afferenten Bahnen zum Kontrollzentrum zurückgeleitet und dort verarbeitet werden. Erst nach dieser Verarbeitung kann das Regelungssignal in die Peripherie zurückgeschickt werden. Je nach zu regelndem Organ kann diese Verzögerung bis zu 200 ms dauern.

Typische Beispiele sind das Lenken eines Autos oder die Folgebewegungen der Augen beim Beobachten eines sich am Horizont bewegenden Tiers. Der Vorteil dieses Kontrollprozesses besteht darin, dass auf Veränderungen in der Umwelt während der Bewegungsausführung reagiert werden kann. Ein wesentlicher Nachteil ist, dass der tatsächliche Zustand der Peripherie und der Kontrollzustand im Gehirn nie exakt übereinstimmen. Diese Zeitverzögerung ist dafür verantwortlich, dass negativ geregelte Systeme, bei denen ein bestimmter Bewegungsfehler minimiert werden soll, zu unkontrollierten Schwingungen neigen. Das bedeutet, dass motorische Kontrollprozesse, die ausschließlich auf dem Prinzip der Regelung beruhen, nie glatt bzw. stabil sein werden. Geregelte motorische Kontrollprozesse zeichnen sich demzufolge dadurch aus, dass sie um einen stabilen Zustand herum schwingen. Dies lässt sich anhand von Zeigebewegungen auf kleine Ziele und bei sogenannten visuellen Nachfolgeaufgaben demonstrieren. Bei diesen Aufgaben sind Oszillationen im Bewegungsprofil um den Soll-Wert herum typisch.

Steuerung erfordert einen Plan bzw. ein Programm (s. u.), gemäß dem die Bewegungsausführung ohne sensorische Rückmeldung erfolgt. Der Informationsablauf ist offen (ohne Rückmeldung), demzufolge wird die Steuerung im Englischen auch als open loop bezeichnet. Steuerungsprozesse sind insbesondere bei sehr schnellen Bewegungen festzustellen. Der Nachteil einer reinen Steuerung ist, dass Planungsfehler oder plötzlich auftretende externe Störungen nicht berücksichtigt werden können. Nur „vorhersehbare" mögliche Veränderungen des Bewegungszustands können kompensiert werden, indem der motorische Plan in der nachfolgenden Bewegung entsprechend abgeändert wird. Es können auch „vorhersehbare" Fehler so „antizipiert" werden, dass zu deren Korrektur schnelle Ausgleichsprozesse quasi als Programme bereitgestellt werden. Ein typisches Beispiel ist das schnelle Klavierspielen, das gesteuert (und nicht geregelt) wird. Sollte allerdings ein kleiner motorischer Fehler auftreten, der vom motorischen System erahnt wird, dann kann er durch vor der Bewegung bereitgestellte Korrekturbewegungen korrigiert werden.

12.3.2. Das motorische Programm

Heutzutage wird davon ausgegangen, dass die Bewegungsabläufe zentral als motorische Programme oder analog zu den Gedächtnisinhalten als motorische Engramme repräsentiert sind. In den 1960er Jahren hat der Kognitionspsychologe Keele (Keele & Posner, 1968; Keele et al., 2003) den Begriff des **motorischen Programms** spezifiziert und postuliert; diesem folgend sind die relevanten motorischen Kommandos an die Muskulatur bereits vor Bewegungsbeginn als motorisches Programm abgelegt. Die zentrale Idee ist, dass das motorische Programm – ähnlich einem Computerprogramm – als Code im Gehirn abgespeichert und jederzeit abrufbar ist. Hierbei wird angenommen, dass das motorische Programm als ein Satz zentraler Kommandos zur Durchführung von Bewegungen aufgefasst werden kann. Das Programm läuft nach Bewegungsbeginn ohne Rückgriff auf sensorische Rückmeldungen ab. Etwaige Fehler in der Bewegungsausführung können frühestens nach einer Reaktionsperiode (ca. 200 ms) durch ein aktualisiertes Programm korrigiert werden. Insofern kann das motorische Programm als ein reiner Steuerungsmechanismus aufgefasst werden.

Da man nicht für jede einzelne Bewegung ein spezifisches motorisches Programm erlernen bzw. speichern kann, wurde das Programmkonzept in den 1970er Jahren erweitert. Im Unterschied zum ursprünglichen Ansatz, in dem alle relevanten physiologischen und biomechanischen Parameter einer Bewegung eindeutig festgelegt sind, wird im Rahmen des neuen Modells davon ausgegangen, dass das motorische Programm als eine Art Bewegungsschablone aufzufassen ist. Diese

Bewegungsschablone wird jetzt als **generalisiertes motorisches Programm** (GMP) bezeichnet. Nicht einzelne Muskelkommandos werden gespeichert, sondern das GMP spezifiziert die invariante Kinematik und die dynamischen Bewegungsmerkmale. Invariante Parameter sind z.B. die Reihenfolge der Bewegungskomponenten, deren zeitliche Struktur sowie deren relative Kraft. Das GMP ist demzufolge ein abstraktes Muster der auszuführenden Bewegung und bestimmt nicht die präzise Aktivierung verschiedener Muskelgruppen. Die jeweiligen Bewegungen werden durch **motorische Parameter** spezifiziert. Motorische Parameter können die Dauer, die Amplitude und die Frequenz von Bewegungen sein. Durch die Anwendung verschiedener Parameter kann das GMP zu unterschiedlichen Bewegungen führen. Mit diesem Programmkonzept ist es gelungen, eines der wesentlichen Probleme des ursprünglichen Konzepts des motorischen Programms zu umgehen, nämlich das Problem der Speicherung einer sehr großen, wenn nicht gar nahezu unendlich großen Menge von motorischen Programmen. Das GMP definiert als abstraktes Muster Gruppen von Bewegungen, deren individueller „Charakter" durch die jeweiligen motorischen Parameter festgelegt wird. Das GMP wird durch Lernen erworben. Die Feinanpassung der Bewegung erfolgt im zweiten Schritt durch Parameteradjustierung.

Obwohl das Konzept des GMP aus Sicht der kognitiven Psychologie erfolgreich genutzt wurde, um menschliche Bewegungen zu beschreiben, ist derzeit unklar, wie das GMP neuronal repräsentiert ist. Fest steht allerdings, dass das GMP nicht in einem bestimmten Hirnareal gespeichert, sondern vermutlich in einem verteilten Netzwerk innerhalb der Motorareale abgelegt ist.

12.4. Motorareale

Die zentrale Kontrolle der Bewegungssteuerung erfolgt durch ein hierarchisch strukturiertes System, das kortikale, subkortikale, zerebelläre und spinale Elemente umfasst. In diesem System haben alle Innervationen der Extremitäten letztlich ihren Ursprung in Neuronen, die im Rückenmark oder im Hirnstamm lokalisiert sind. Diese spinalen Neurone (Motoneurone) werden von absteigenden Informationen des Hirnstamms und des Kortex beeinflusst und durch das Kleinhirn und die Basalganglien moduliert. Demzufolge umfasst die Bewegungssteuerung neuronale Strukturen, die auf verschiedenen Ebenen des zentralen Nervensystems verteilt sind.

Der Kortex kann die Aktivität des Rückenmarks direkt oder indirekt kontrollieren. Direkte Verbindungen werden über den **kortikospinalen Trakt** hergestellt, der eine Länge von ca. 90 cm hat. Gelegentlich wird dieser Trakt auch als Pyramidenbahn bezeichnet, da man früher davon ausging, dass er seinen Ursprung in den großen Pyramidenzellen des Kortex hat. Heutzutage ist bekannt, dass der kortikospinale Trakt seinen Ursprung auch in anderen kortikalen Zellen als den Pyramidenzellen haben kann.

Kortikospinale Axone haben ihren Ursprung in unterschiedlichen Arealen des Kortex. Diese Areale konnten durch zyto- und myeloarchitektonische Studien sowie durch neuere bildgebende Arbeiten beschrieben und unterschieden werden **(Abb. 12-4)**. Das bekannteste Areal ist der primäre motorische Kortex, auch M1 genannt (Brodmann-Areal 4). Dieses Areal ist auf dem Gyrus praecentralis unter Einschluss der Zentralfurche (Sulcus centralis) lokalisiert. Kortikospinale Axone haben ihren Ursprung auch im prämotorischen Kortex (BA 6) und in Bereichen des somatosensorischen Kortex, insbesondere auf dem Gyrus postcentralis unter Einschluss der hinteren Wand des Sulcus centralis (auch S1 genannt; BA 1, 2 und 3).

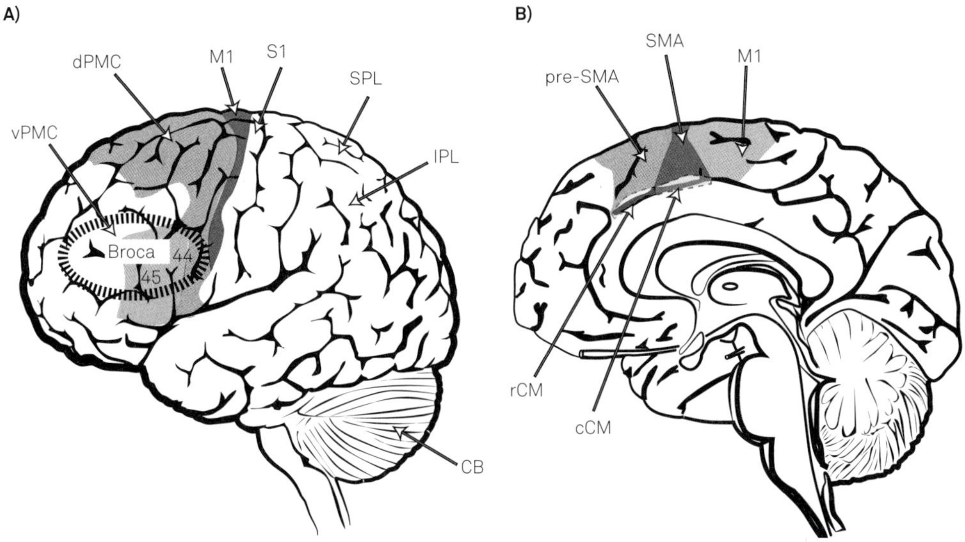

Abbildung 12-4: Motorareale. (A) Laterale Ansicht und (B) mesiale Ansicht. M1: primärer Motorkortex, dPMC: dorsaler Prämotorkortex, vPMC: ventraler Prämotorkortex, S1: sensomotorischer Kortex, SPL (superior parietal lobule): Lobulus parietalis superior, IPL (inferior parietal lobule): Lobulus parietalis inferior, PRC: Präcentralis, CB: Cerebellum – Kleinhirn, pre-SMA: präsupplementärmotorisches Areal, SMA: supplementärmotorisches Areal, rCM: rostrales cinguläres Motorareal, cCM: kaudales rostrales cinguläres Motorareal, Broca: Broca-Areal.

Der **somatosensorische Kortex** als wichtigste kortikale Umschaltstation für afferente Informationen aus der Tiefensensibilität ist im Wesentlichen auf dem Gyrus postcentralis und in der hinteren Wand der Zentralfurche lokalisiert. Die Tatsache, dass auch der somatosensorische Kortex Ursprung efferenter Axone ist, macht deutlich, dass eine einfache Einteilung in einen motorischen und einen sensorischenmotorischen Kortex nicht mehr angemessen ist. Der prämotorische Kortex (PMC) dehnt sich von vorderen Teilen des Gyrus praecentralis über den Sulcus centralis bis zum hinteren Teil des Gyrus frontalis superior aus. Aufgrund von Einzelzellableitungen an nichtmenschlichen Primaten und neueren Arbeiten unter Verwendung bildgebender Verfahren wird der prämotorische Kortex weiter in einen kaudalen Teil (PMCc), der auf dem Gyrus praecentralis unmittelbar vor M1 lokalisiert ist, und einen rostralen Bereich (PMCr), der unmittelbar vor PMCc liegt, unterteilt. Weitere funktionale Einteilungen sehen einen ventralen Teil vor (vPMC), der unterhalb (also ventral) des dorsalen prämotorischen Kortex (dPMC) lokalisiert ist. Vor dem dorsalen prämotorischen Kortex ist das frontale Augenfeld (BA 8) lokalisiert, das für konjugierte und willentliche Augenbewegungen verantwortlich ist. Hinter der Zentralfurche finden sich weitere motorische Areale, insbesondere das somatosensorische Areal auf dem Gyrus postcentralis, aber auch die weiter posterior gelegenen Areale im Lobulus parietalis superior (LPS) unmittelbar hinter dem Sulcus postcentralis (BA 5 und 7) unter Einschluss des Sulcus intraparietalis (IPS).

Das **supplementärmotorische Areal** (SMA) ist auf der medialen Hemisphärenoberfläche vor Areal 4 lokalisiert und hat etwa dieselbe rostrokaudale Ausdehnung wie der laterale prämotorische Kortex. Es ist nach neueren

Untersuchungen in ein rostrales präsupplementärmotorisches (pre-SMA) und ein kaudales Areal, das eigentliche supplementärmotorische Areal (SMA), zu gliedern. Unterhalb dieser supplementärmotorischen Areale auf dem Gyrus cinguli sind mindestens zwei weitere motorische Areale zu identifizieren, das rostrale und das kaudale cinguläre Motorareal (rCMA und cCMA).

Neben diesen klassischen motorischen Arealen werden weitere motorikrelevante Areale diskutiert, die insbesondere bei sensomotorischen Interaktionen bedeutsam sind. Hierzu zählen spezielle Gebiete im intraparietalen Sulcus, die insbesondere mit der visuell- und auditorisch-motorischen Interaktion in Verbindung gebracht werden. Schließlich ist das Broca-Sprachzentrum auf der linken Hemisphäre zu erwähnen, das die motorischen Abläufe beim Sprechen steuert. Es liegt direkt vor dem lateralen prämotorischen Kortex und entspricht den Brodmann-Arealen 44 (kaudal) und 45 (rostral).

12.4.1. Organisation der Motorareale

Zwei Organisationsprinzipien innerhalb der motorischen Areale können unterschieden werden: die somatotopische Ordnung und die hierarchische Mehrebenenorganisation. Innerhalb jedes motorischen Teilsystems besteht eine **somatotopische Repräsentation** des Körpers (räumliche Zuordnung zwischen Körperperipherie und jeweiligem motorischen Areal). Im primären motorischen Kortex (M1) ist diese Ordnung am deutlichsten erkennbar und kann durch direkte elektrische Stimulationen von M1, aber auch durch Registrierung kortikaler Durchblutungsmuster (fMRT) erschlossen und letztlich als sogenannter motorischer Homunkulus dargestellt werden **(Abb. 12-5)**. Hierbei zeigt sich, dass die efferente Innervation des Beckenbodens, des Fußgelenks und des oberen Beinbereichs direkt an

Homunkulus motorisch

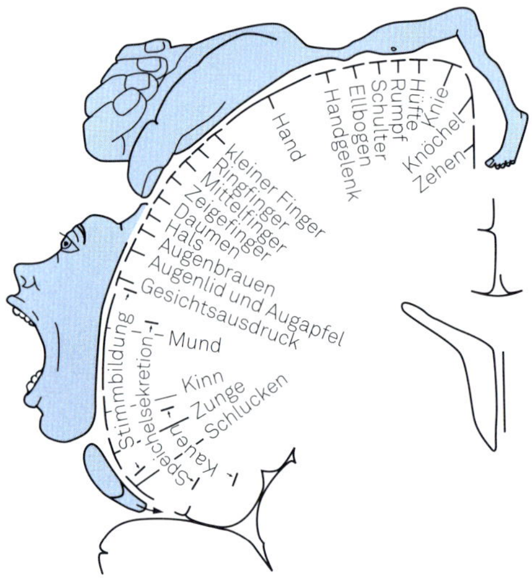

Abbildung 12-5: Somatotopie im Motorkortex (Homunkulus). (Nachgezeichnet nach Penfield & Rasmussen, 1950, und Zilles & Rehkämper, 1998)

den medialen Wänden des Lobulus paracentralis liegt. An der Mantelkante befinden sich die Repräsentationen des oberen Beinbereichs, während die Repräsentationen des Schulterbereichs (proximale Extremitäten) etwas weiter lateral folgen. Auf der lateralen Konvexität des Gyrus praecentralis schließt sich das Handareal an, gefolgt vom Gesichtsareal. Am unteren Ende des primären motorischen Kortex findet sich die Repräsentation der Kauwerkzeuge und der Zunge.

Hierbei fällt insbesondere auf, dass die Gliedmaßen, die über besonders gute motorische Fähigkeiten verfügen, wie z. B. Finger, Lippen, Zunge, weit überproportionale Anteile des Gyrus praecentralis einnehmen, während Rumpf und proximale Extremitäten nur auf relativ kleinen Anteilen repräsentiert sind. Neben diesem motorischen Homunkulus ist auf dem Gyrus postcentralis ein sensomotorischer Homunkulus zu unterscheiden, der im Wesentlichen hinsichtlich der relativen Größe der Repräsentationsgebiete dem motorischen Homunkulus ähnlich ist.

Die somatotopische Repräsentation für die distalen Extremitäten (Finger, Hand und Arm) ist im Wesentlichen auf einer Hemisphäre lokalisiert, d.h., die entsprechenden Areale einer Hemisphäre kontrollieren die Extremitäten der kontralateralen Körperseite. Dieses Kontrollprinzip hängt mit der Kreuzung der Pyramidenbahnen am Übergangsgebiet zwischen Medulla oblongata (verlängertes Rückenmark) und dem Rückenmark zusammen. Dort kreuzt ein Großteil der Pyramiden-, aber auch der extrapyramidalen Bahnen auf die kontralaterale Seite. Eine Ausnahme bilden die dem Kleinhirn entstammenden Efferenzen, die zweimal kreuzen, sodass letztlich eine Kleinhirnhemisphäre die ipsilaterale Körperseite innerviert. Das supplementärmotorische Areal ist grob somatotop gegliedert, wobei von rostral nach okzipital die Repräsentation von Gesicht, Arm und Bein zu identifizieren ist. Das supplementärmotorische Areal einer Seite beeinflusst ipsi- und kontralateral die peripheren Zielorgane. Dabei können die Motoneurone für die proximale Muskulatur über Projektionen zum Hirnstamm und Rückenmark direkt erreicht werden. Distale Muskelgruppen, wie sie etwa zur Versorgung der Hand benötigt werden, sind von hier aus nur über den primären motorischen Kortex anzusprechen. Der prämotorische Kortex ist ebenfalls somatotop organisiert, wobei die Abfolge von Bein-, Arm- und Gesichtsrepräsentation ebenso wie im primären motorischen Kortex von dorsal nach ventral angeordnet ist.

Das zweite Organisationsprinzip ist die **hierarchische Mehrebenenorganisation** (**Abb. 12-6**). Auf der untersten Ebene dieser Hierarchie ist das Rückenmark bzw. sind die jeweiligen Rückenmarksegmente angesiedelt. Auf dieser Ebene erfolgen einfache Reflexkontrollen (mono- und polysynaptische Reflexe innerhalb eines Rückenmarksegments), aber auch Reflexe, die über mehrere Rückenmarksegmente verlaufen. Diese Reflexe können auch beim Menschen beachtliche Koordinationsleistungen, nur mit Unterstützung der Stützmotorik, hervorbringen. Hierzu zählen die gekreuzten Streckreflexe, die wahrscheinlich die Grundlage für die Schreitbewegungen des Menschen sind. Auf der höchsten Ebene sind die prämotorischen Areale sowie die Assoziationsareale im Frontal- und Parietallappen angesiedelt. Diese Areale sind in die motorische Planung eingebunden, wobei diese Planungen anhand aktueller, vergangener, gewünschter bzw. vorgestellter sensorischer Informationen vorgenommen werden. In diesen „höheren" Arealen sind psychische Funktionen lokalisiert, die auch zur Funktion anderer Kognitionen beitragen. Der Motorkortex

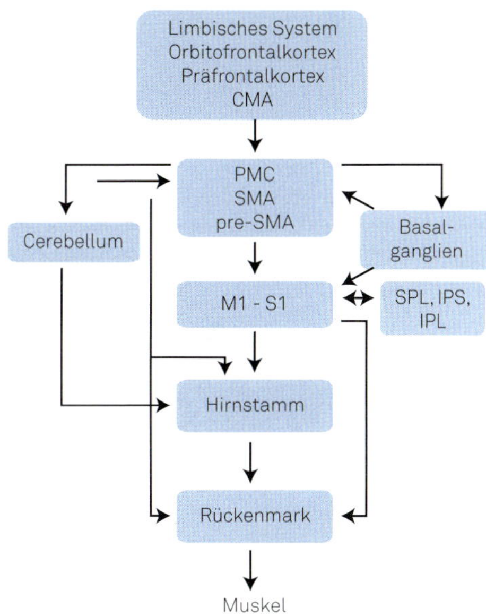

Abbildung 12-6: Hierarchische Mehrebenenorganisation der Motorik. Dargestellt sind die verschiedenen Funktionselemente, die in die motorische Kontrolle eingebunden sind. CMA: cinguläres Motorareal, M1: primärer Motorkortex, PMC: Prämotorkortex, S1: sensomotorischer Kortex, SPL (superior parietal lobule): Lobulus parietalis superior, IPL (inferior parietal lobule): Lobulus parietalis inferior, IPS: intraparietaler Sulcus, Cerebellum: Kleinhirn, pre-SMA: präsupplementärmotorisches Areal, SMA: supplementärmotorisches Areal.

mit den Basalganglien und dem Kleinhirn ist im Wesentlichen an der Übersetzung dieser „höheren", der Motorik nahestehenden Kognitionen in die aktuellen Bewegungen beteiligt.

Die hier dargestellte Hierarchie motorischer Kontrollelemente belegt, dass die motorische Kontrolle durch verteilte Systeme erfolgt, wobei auf jeder Ebene spezielle Kontrollinstanzen durchlaufen werden. Hierbei trägt jedes Funktionselement zum Gelingen des motorischen Ablaufs bei. Die übergeordneten Funktionselemente (z.B. im prämotorischen, aber auch im frontalen Kortex) sind wahrscheinlich nicht mit den Details der Bewegung vertraut. In diesen Arealen werden die übergeordneten Pläne festgelegt, die dann durch die untergeordneten Strukturen realisiert werden. Insofern erzwingt diese hierarchische Organisation eine Reihe von Transformationen. Diese Transformationen verlaufen auf den obersten Ebenen nach dem Prinzip der „Parallel-Serien-Wandlung" (s. Kap. 11), wobei zunächst übergeordnete Pläne, die als Schemata oder Skripte vorliegen, in entsprechende untergeordnete Teilschemata oder Teilskripte zerlegt bzw. transformiert werden müssen. Auf weiteren Ebenen werden dann die entsprechenden motorischen Kommandos abgerufen und zur Peripherie geleitet, wo weitere Transformationsschritte notwendig werden. Diese zeitliche Realisation der Teilschritte muss dann einem zeitlichen Muster (Rhythmus) zugeordnet werden, gemäß dem die einzelnen Teilschritte realisiert werden.

Neben dieser zeitlichen Sequenzierung der Einzelschritte sind weitere Umcodierungen notwendig. So erfordert ein Handlungsplan die mentale Vorstellung eines Schemas oder Skripts. Diese mentale Vorstellung setzt voraus, dass dieses Schema oder Skript aus dem

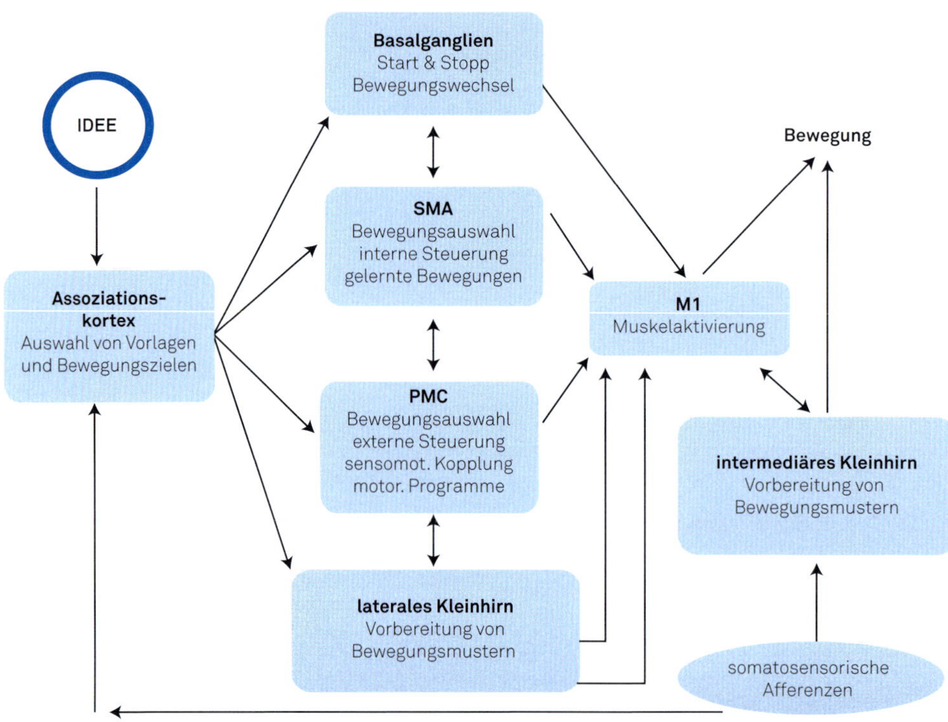

Abbildung 12-7: Hierarchische Funktionsanordnung der motorischen Kontrolle.

Gedächtnis abrufbar ist. Dann muss es in einer bestimmten Form im Arbeitsgedächtnis repräsentiert werden. Wie diese Repräsentation erfolgt, ist derzeit noch nicht eindeutig geklärt. So wird vermutet, dass diese Repräsentationen vor und während der Bewegung „wahrnehmungsnah" als Bilder (images) in den visuellen Arealen vorwiegend des ventralen Informationswegs (ventral stream) vorliegen. Manche Repräsentationen können aber auch verbaler (in Form von Handlungsanweisungen) oder auditorischer (z.B. Rhythmen) Natur sein. In solchen Fällen sind die Repräsentationen in Sprachearealen und im auditorischen Kortex lokalisiert. Eine andere Hypothese geht davon aus, dass Schemata und Skripte bereits in vorbereiteter und in für die Motorik zugänglicher Form vorliegen (motoriknah).

12.4.2. Funktion einzelner kortikaler Areale – der Informationsfluss im motorischen System

Die Funktionen, die durch die einzelnen Hirnbereiche kontrolliert werden, sind noch nicht gänzlich verstanden, zumal viele motorische Funktionen offenbar durch das Zusammenspiel verschiedener Areale realisiert werden. Das soll nicht bedeuten, dass alle motorischen Funktionen über ein verteiltes neuronales Netzwerk kontrolliert werden. Dass dies nicht so ist, wird täglich in der neurologischen Klinik an Patienten beobachtet, die spezifische motorische Ausfälle infolge von eng lokalisierten Läsionen zeigen. Im folgenden Abschnitt werden die „klassischen" Funktionen einzelner motorischer Areale beschrieben.

Primärer motorischer Kortex – M1

Früher wurde davon ausgegangen, dass bestimmte Neurone aus M1 bestimmte Muskelgruppen ansteuern würden. Neuere anatomische und physiologische Untersuchungen belegen jedoch, dass die Zuordnung von Neuronengruppen zu den peripheren Muskeln bzw. zu den spinalen Motoneuronen wesentlich komplexer ist. So ist insbesondere für die Repräsentation der Hand bekannt, dass individuelle Axone der Pyramidenbahn an Gruppen von Motoneuronen terminieren, die verschiedene Muskeln innervieren. Des Weiteren konnte gezeigt werden, dass ein einziger Muskel kortikal an verschiedenen Stellen repräsentiert ist, wobei die räumliche Variabilität bei nichtmenschlichen Primaten 2–3 mm erreicht. Selbst die relative räumliche Zuordnung einzelner Finger ist nicht immer eindeutig und folgt nicht grundsätzlich dem motorischen Homunkulus, sodass gelegentlich von einer verteilten kortikalen Repräsentation gesprochen wird. Offenbar werden über horizontale Verbindungen zwischen solchen kortikalen Neuronen Neuronengruppen zusammengefasst, die das Erregungsmuster im Vorderhorn des Rückenmarks kontrollieren, um ein koordiniertes Kontraktionsmuster hervorzurufen.

Anhand von Mikroelektrodenableitungen in M1 beim Affen konnte gezeigt werden, dass das spezifische elektrische Entladungsmuster in einer großen Gruppe von Neuronen abhängig von der Bewegungsrichtung der Hände variierte. Jedes einzelne Neuron der Neuronengruppe zeigte graduell sich ändernde Entladungsmuster abhängig von der Bewegungsrichtung, wobei jedes Neuron offenbar bei bevorzugten Bewegungsrichtungen mit verstärkter Aktivität antwortete. Für jedes Neuron ergibt sich somit eine glockenförmige **Bewegungsrichtungstuningkurve** (Abb. 12-8) mit einer Bewegungsrichtung, die zu maximaler Entladung führt, und Bewegungsrichtungen, die zu geringeren bzw. minimalen Entladungen führen. Hieraus ergibt sich in den Neuronengruppen für jede aktuelle Bewegungsrichtung aus der Resultante der individuellen neuronalen Entladungen ein Vektor, der sogenannte **Populationsvektor**. Dieser Popu-

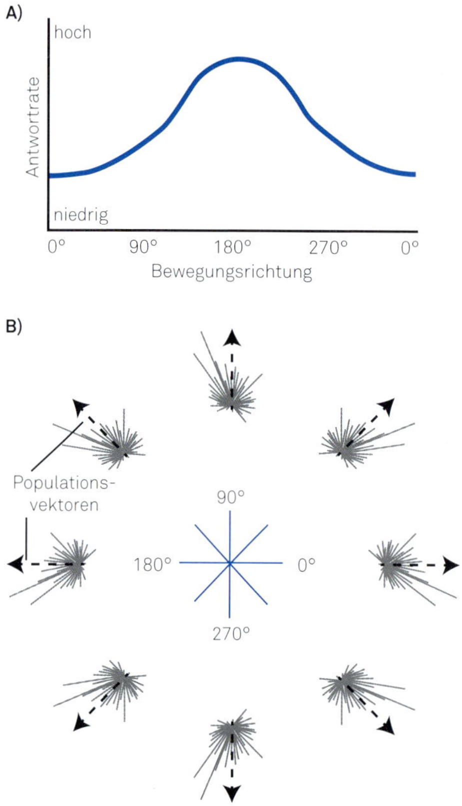

Abbildung 12-8: (A) Bewegungsrichtungstuningkurve. Jedes Neuron reagiert auf eine bestimmte Bewegungsrichtung mit maximaler Frequenz. Bei diesem Neuron ist es die Bewegungsrichtung 180° vom Körper weg. (B) Verschiedene Populationsvektoren. Je nach Bewegungsrichtung sind unterschiedliche Neurone maximal aktiv. Daraus ergeben sich für die Neuronengruppe unterschiedliche Populationsvektoren.

lationsvektor indiziert somit die Summenentladungsstärke einer Neuronengruppe bei gegebener Bewegungsrichtung. Neben der Codierung der Bewegungsrichtung sind die einzelnen M1-Neurone auch in die Kraftkontrolle der Gliedmaßen eingebunden. Insofern kann davon ausgegangen werden, dass über M1 wichtige motorische Parameter (Kraft, Richtung und Geschwindigkeit) für die motorischen Programme übermittelt werden.

Prämotorische Areale

Wie oben dargestellt, werden laterale von medialen sowie ventrale von dorsalen prämotorischen Arealen unterschieden. Vom lateraldorsalen prämotorischen Kortex (dPMCc und dPMCr) führt eine bilateral organisierte motorische Bahn in den Hirnstamm, die dort auf ebenfalls bilaterale Bahnen (tecto- und vestibulospinale Bahnen) umgeschaltet wird, die letztlich in den entsprechenden Rückenmarksegmenten terminieren. Der prämotorische Kortex ist mit dem parietalen Areal 7, das seinerseits eine wichtige Funktion bei der Kontrolle visuell gesteuerter Armbewegungen ausübt, sowie mit dem Areal 19 des visuellen Assoziationskortex durch direkte Faserverbindungen verbunden. Ferner bestehen reziproke Verbindungen zum primären motorischen Kortex und zu den supplementärmotorischen Arealen beider Hemisphären. Dagegen gibt es keine direkten Projektionen vom primär somatosensorischen Kortex (Brodmann-Areale 1 und 2, 3) zum prämotorischen Kortex. Bildgebende Studien beim Menschen haben Durchblutungszunahmen im lateralen prämotorischen Kortex bei folgenden motorischen Tätigkeiten belegt:

- distale und proximale Stütz- und Haltemotorik
- proximale Willkürbewegungen
- Bewegungen, die eine sensorische Führung erfordern
- Etablierung neuer oder Modulation bereits gelernter motorischer Programme.

Im Gegensatz zum supplementärmotorischen Areal fanden sich keine bzw. nur schwache Aktivierungen der prämotorischen Areale bei der internen Programmierung von Bewegungssequenzen, z.B. beim Vorstellen von Bewegungen.

Während die Funktionen der dorsalen prämotorischen Areale bekannt sind, besteht für die ventralen prämotorischen Areale hinsichtlich der von ihnen kontrollierten Funktionen noch kein Konsens. Die Funktion des ventralen Prämotorkortex erhellen könnten Befunde, die in den homologen Arealen bei nichtmenschlichen Primaten erhoben werden konnten. Es konnte gezeigt werden, dass einige Neurone in diesem Gebiet besonders stark feuern, wenn die Affen von anderen (Affen oder Menschen) ausgeführte Bewegungen sehen, die sie später selbst ausführen sollen. Die entsprechenden Neurone werden als Spiegelneurone bezeichnet. Unter Einsatz bildgebender Verfahren konnte beim Menschen gezeigt werden, dass der ventrale Prämotorkortex vorwiegend bei der Vorstellung und Imitation komplexer Bewegungen aktiv ist. Die enge räumliche Nähe zum bzw. die gelegentliche Überlappung mit dem Broca-Areal lässt vermuten, dass hierbei ähnliche Funktionen aktiviert sind wie beim Generieren einer Sprachäußerung.

Für das **supplementärmotorische Areal** (SMA) wird traditionell angenommen, dass es in die Planung und die intern geleitete Initiierung von Bewegungen eingebunden ist. Dies zeigt sich sehr deutlich bei Patienten mit bilateralen Läsionen in diesem Hirnbereich, die nicht oder nur schwer in der Lage sind, willentlich zu sprechen oder andere Bewegungen in Gang zu setzen, obwohl automatische Bewegungen (u.a. Reflexe) unbeeinflusst sind. Bei der Initiierung der Bewegung durch externe Reize zeigen diese Patienten allerdings keine motorischen Auffälligkeiten. Trotz dieser eindrucksvollen Befunde sind die Funktionen, die durch das supplementärmotorische Areal kontrolliert werden, noch nicht vollständig verstanden. Neuere Befunde aufgrund bildgebender Verfahren erbrachten, dass dieses Gebiet verstärkt in folgende motorische Kontrollprozesse eingebunden ist:

- uni- und bimanuale sequenzielle Bewegungen
- bimanuale und bipedale Bewegungen
- kurzzeitige Speicherung von Bewegungssequenzen, z.B. zwischen der Ausführung unterschiedlicher Bewegungen oder im Zuge von Bewegungsvorbereitungen
- rein mentale Durchführung von komplexeren Bewegungen.

Das weiter rostral gelegene **präsupplementärmotorische Areal** (pre-SMA) dagegen ist offenbar in andere, allerdings das SMA ergänzende Funktionskreise eingebunden. Einzelzellableitungen bei nichtmenschlichen Primaten und kernspintomografische Studien belegen, dass dieses Gebiet insbesondere bei folgenden motorischen Prozessen verstärkt beteiligt ist:

- Wechsel zwischen verschiedenen motorischen Programmen (motor program shift)
- Lernen neuer sequenzieller uni- und bimanualer Bewegungsmuster
- Anpassen sequenzieller Bewegungsmuster an sich verändernde Anforderungen.

Das **cinguläre motorische Areal** (CMA) lässt in Human- und Tierexperimenten neurophysiologische Aktivierungen während unterschiedlicher motorischer Aktivitäten erkennen. Obwohl die bisherigen Ergebnisse noch zu unvollständig sind, um im Rahmen eines Lehrbuchs ausführlicher besprochen zu werden, scheinen die cingulären Motorareale in die Auswahl von motorischen Handlungen eingebunden zu sein, wobei diese Auswahl im Zusammenhang mit internen Motivationslagen zu stehen scheint. Im vorangegangenen Kapitel wurde die Rolle des Cingulums bei der Fehlerkorrektur und -erkennung besprochen. Es ist durchaus möglich, dass Teile des cingulären Motorareals auch in die allgemeine Fehlerkorrektur und Fehlererkennung eingebunden sind.

Parietallappen

Parietallappenregionen machen einen Großteil des dorsalen visuellen Informationswegs (dorsal stream) aus. Läsionsstudien an Menschen sowie Einzelzellableitungen bei nichtmenschlichen Primaten ergaben, dass verschiedene Parietallappenbereiche an Aufmerksamkeits- und sensomotorischen Integrationsprozessen beteiligt sind. **Abbildung 12-9** zeigt schematisch den menschlichen Parietalkortex mitsamt den wesentlichen anatomischen Landmarken. Der Parietallappen beginnt hinter dem Sulcus centralis mit dem Gyrus postcentralis, auf dem das primäre somatosensorische Areal lokalisiert ist. Dieses somatosensorische Areal ist ähnlich wie der Gyrus praecentralis somatotop gegliedert, sodass sich hier ein somatosensorischer Homunkulus ergibt. Hinter dem Gyrus postcentralis ist ein superiorer (SPL) von einem inferioren Parietalkortex (IPL) zu unterscheiden. Getrennt werden diese beiden Regionen vom intraparietalen Sulcus (IPS). Entlang des beim

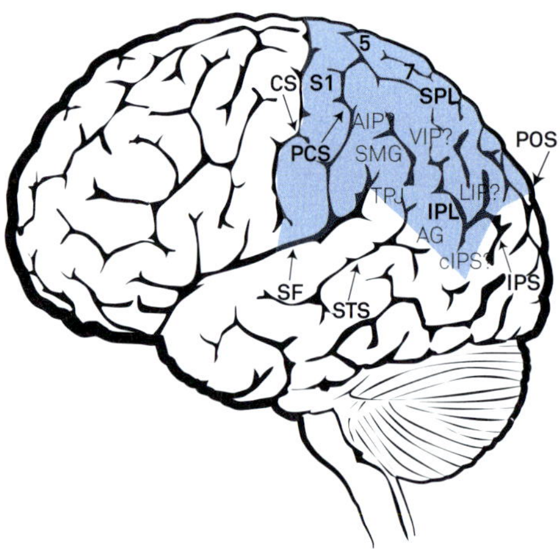

Abbildung 12-9: Hervorgehoben ist hier der Parietallappen mit den für die motorische Kontrolle wichtigen Teilstrukturen. IPS: intraparietaler Sulcus, AIP: anteriorer intraparietaler Sulcus, VIP: ventraler intraparietaler Sulcus, LIP: lateraler intraparietaler Sulcus, cIPS: kaudaler intraparietaler Sulcus, SPL: Lobulus parietalis superior, POS:parietookzipitaler Sulcus, TPJ: temporalparietaler Übergangsbereich, SMA: Gyrus supramarginalis, AG: Gyrus angularis, SF: Sylvische Fissur, STS:Sulcus temporalis superior, CS: Sulcus centralis,S1: somatosensorischer Kortex, PCS: Sulcus postcentralis.

Menschen ca. 7 cm langen intraparietalen Sulcus sind mindestens fünf Subregionen zu unterscheiden, die in unterschiedliche sensomotorische Prozesse involviert sind (Culham & Kanwisher, 2001):

- der **laterale intraparietale Sulcus** (LIP), der Sakkaden im Zusammenhang mit Aufmerksamkeitsprozessen kontrolliert
- eine vor dem lateralen intraparietalen Sulcus gelegene Greif-Region, die beim Zeigen und Greifen zu kortikalen Aktivierungen führt
- der **anteriore intraparietale Sulcus** (AIP), der beim visuell geführten Greifen, beim taktilen Explorieren, beim vorgestellten Objektmanipulieren und beim mentalen Rotieren aktiv ist
- der **kaudale intraparietale Sulcus** (cIPS), der insbesondere bei der dreidimensionalen visuellen Wahrnehmung beteiligt ist
- das beim Menschen noch nicht eindeutig nachgewiesene Gebiet im **ventralen intraparietalen Sulcus** (VIP), das bei visuell wahrgenommenen Bewegungen in Richtung zum Gesicht sowie bei Stimulationen des Gesichts aktiv ist.

Insgesamt kann der intraparietale Sulcus als ein Hirngebiet aufgefasst werden, in dem visuomotorische (und wahrscheinlich auch audiomotorische) Transformationen erfolgen. Diese Transformationen sind wichtig, denn durch sie werden die sensorischen Informationen so transformiert, dass sie für die Motorik „handhabbar" sind. Im Zusammenhang mit der visuomotorischen Transformation werden die visuellen Informationen, die noch eine retinotope Organisation aufweisen, in körperzentrierte Koordinaten transformiert.

Neben diesen Arealen im intraparietalen Sulcus können im superioren Parietallappen Regionen identifiziert werden, die in die visuelle Kontrolle von Bewegungen involviert sind. Häufig sind die Aktivierungen in diesen Gebieten jedoch nicht eindeutig mit sensomotorischen Prozessen in Verbindung zu bringen, da selbst psychische Funktionen wie die räumliche Aufmerksamkeit, unabhängig von Bewegungen, unter Beteiligung des Parietallappens ablaufen.

Kleinhirn

Das Kleinhirn (Cerebellum) kann man als einen Satellitenrechner auffassen, der parallel zum bidirektionalen Informationsfluss zwischen Kortex und Peripherie angeordnet ist **(Abb. 12-10)**. Das Kleinhirn erhält einen intensiven afferenten Zustrom von somatosensorischen, vestibulären, visuellen und auditorischen Informationen. Gleichzeitig erhält es Afferenzen aus dem Motorkortex, aber auch aus anderen Kortexbereichen. Das Kleinhirn innerviert über die Kleinhirnkerne verschiedene Hirnbereiche direkt oder indirekt. Hierzu gehören der Hirnstamm und der Thalamus. Über den Thalamus nimmt das Kleinhirn direkten Einfluss auf das extrapyramidale System (Basalganglien-Schleife).

Das Kleinhirn wird in drei unterschiedliche Bereiche unterteilt **(Abb. 12-11)**:

- Vestibulocerebellum
- Spinocerebellum
- Neocerebellum.

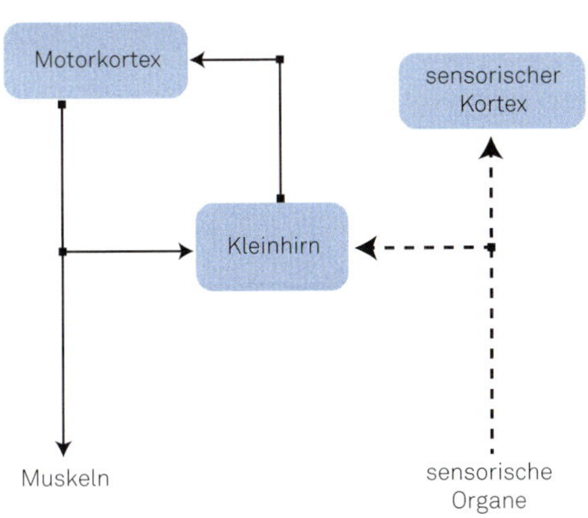

Abbildung 12-10: Schematische Darstellung des Informationsflusses zum und vom Kleinhirn.

Der entwicklungsgeschichtlich älteste Teil – das **Vestibulocerebellum** – wird von den vestibulären Kernen des Hirnstamms innerviert und koordiniert Gleichgewicht und Augenbewegungen. Läsionen in diesem Bereich führen zu charakteristischen Störungen des Gleichgewichts. So wird z.B. der vestibulookuläre Reflex durch Läsionen im Vestibulocerebellum beeinträchtigt. Dieser Reflex ist für die visuomotorische Interaktion des Menschen notwendig, da über diesen Reflex das Auge auch bei sich bewegendem Kopf auf fixierte Objekte ausgerichtet bleiben kann.

Das **Spinocerebellum** erhält afferente Informationen von den Effektoren aus der Peripherie über das Rückenmark. Des Weiteren reagieren einzelne Zellen in diesem Gebiet auf auditorische und visuelle Reize und belegen, dass das Kleinhirn auch in polysensorische Integrationen eingebunden ist. Das Spinocerebellum hat sich wahrscheinlich im Zuge der Phylogenese mit zunehmender Anforderung an die Feinmotorik entwickelt. Läsionen des Spinocerebellums resultieren in Störungen der glatten Bewegungsabläufe, sodass manche Bewegungen ruckartiger ausfallen. Läsionen im Bereich der Vermis (mesialer Teil des Spinocerebellums) resultieren in Störungen von Stand- und Haltemuskulatur und führen zu einer Dysfunktion hinsichtlich der Koordination der axialen Muskulatur. Chronischer Alkoholkonsum zerstört Zellen im anterioren Vermisbereich. Patienten mit diesen Läsionen leiden deshalb an Geh- und Standstörungen. Auch akuter Alkoholkonsum beeinträchtigt die Geh- und Standfunktionen. Läsionen der etwas weiter lateral gelegenen intermediären Zone (Grenze zwischen Spinocerebellum und Neocerebellum) führen zu ungeschickten, irregulären und teilweise erratischen Bewegungen. Schnelle Zeigebewegungen resultieren häufig in sogenannten Dysmetrien, d.h. im „Überschießen“ der Bewegung über den angepeilten Zielpunkt hinaus. Häufig können diese Patienten die begonnenen Bewegungen nicht

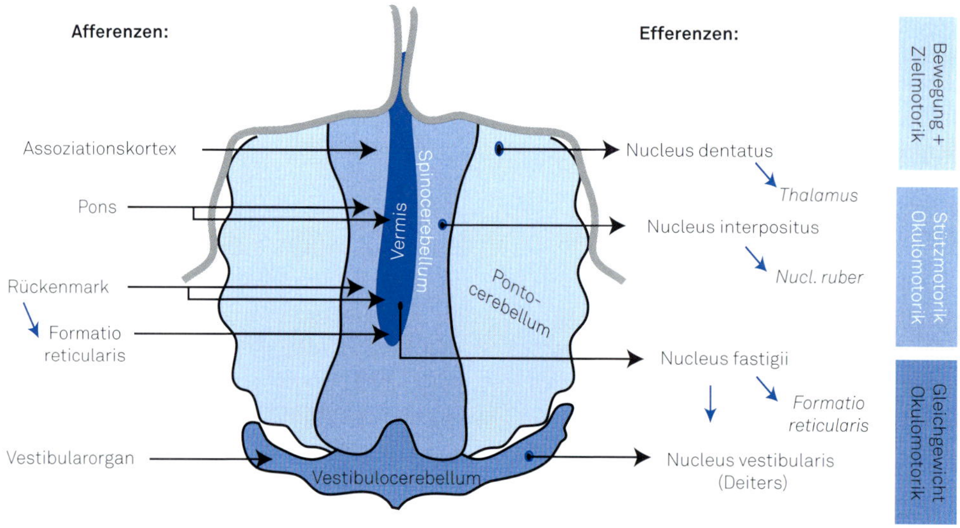

Abbildung 12-11: Schematische Darstellung der Einteilung des Kleinhirns. Synonym gebraucht wird häufig auch noch die Einteilung nach dem stammesgeschichtlichen Alter (Phylogenese). Gemäß dieser Einteilung entspricht das **Vestibulocerebellum** dem Archicerebellum, das **Spinocerebellum** dem **Paläocerebellum** und das **Pontocerebellum** dem **Neocerebellum**.

glatt und effizient beenden. Beim Erreichen des Ziels setzen Bewegungsoszillationen ein (Intentionstremor).

Der laterale Bereich des Kleinhirns (**Kleinhirnhemisphären** oder **Neocerebellum**) hat im Zuge der Entwicklungsgeschichte immens an Volumen zugenommen. Dieses Gebiet erhält vielfältige Afferenzen von sensorischen und motorischen Hirnbereichen und sendet seine Efferenzen über den Nucleus dentatus zum extrapyramidalen System, zum Kortex und zum Thalamus. Über den Thalamus gelangen die Efferenzen der Kleinhirnhemisphären in den primären motorischen Kortex, den lateralen prämotorischen Kortex und die präfrontalen Hirnbereiche. Insofern ist das Neocerebellum in die willentliche Kontrolle der Motorik eingebunden. Läsionen der Kleinhirnhemisphären resultieren in Bewegungsstörungen, die denen ähnlich sind, die bei Läsionen der intermediären Zone auftreten. Zusätzlich können Störungen bei der sequenziellen Abfolge von komplexen Bewegungen auftreten, wobei die Patienten häufig keinen „glatten" Übergang von der einen zur anderen Teilbewegung realisieren können. Häufig ist auch die Bewegungsinitiierung verzögert, weshalb vermutet wird, dass das Neocerebellum stärker in die Bewegungsplanung involviert ist, während das intermediäre Cerebellum eher an der Regulation der aktuellen Bewegung beteiligt ist. Bildgebende Arbeiten belegen, dass das Neocerebellum vorwiegend bei komplexeren Bewegungen aktiv ist, die offenbar mehr Kontrollkapazität erfordern, während die intermediäre Zone mehr in die Kontrolle von automatischen Bewegungen eingebunden ist.

Das Kleinhirn ist, wie erwähnt, als ein Satellitenrechner aufzufassen, der parallel zum Informationsfluss vom und zum Gehirn angeordnet ist. Das bedeutet, dass die ab- und aufsteigenden Bahnen mit dem Kleinhirn verbunden sind. Über die absteigenden Bahnen erhält das Kleinhirn eine Kopie der Befehle, die in die Peripherie zu den Muskeln gelangen (**Efferenzkopie**). Gleichzeitig erhält es eine Kopie der Afferenzen, die aus den sensorischen Organen zum Gehirn geleitet werden (**Affe-**

renzkopie). Man vermutet, dass das Kleinhirn anhand der Efferenzkopie auch die erwarteten Afferenzen vorausberechnen kann und diese mit den tatsächlichen Afferenzen (**Reafferenz**) vergleicht. Aus diesem Vergleich ergibt sich dann eine Differenz (**Exafferenz**), die die Genauigkeit der Voraussage der erwarteten Afferenzen ausdrückt und als wichtige Regelgröße im motorischen System genutzt wird.

Aufgrund der besonderen Verschaltung des Kleinhirns ist es in viele Zusatzberechnungen eingebunden, die für die motorische Kontrolle wichtig sind. Es ist in die zeitliche und sequenzielle Koordination der Motorik involviert, nutzt sensorische Informationen, um Bewegungen „glatter" erscheinen zu lassen, und ist am Aufbau von Reiz-Reaktions-Verbindungen beteiligt. Die Berechnung von Reiz-Reaktions-Verbindungen wird auch als Codierung bezeichnet und man erkennt diese Leistung sehr gut an der visuell-motorischen Kopplung (s. u.). Hierbei werden funktionelle Kopplungen zwischen visuellen Reizen und motorischen Kommandos hergestellt. So muss z. B. ein Tennisspieler die visuell ermittelte Position des Tennisballs mit seiner Armposition (Werkzeugtransformation) und seiner Körpertransformation in Übereinstimmung bringen.

Basalganglien

Die Basalganglien (soweit sie für die Motorik relevant sind) bestehen aus fünf Kerngebieten, die am basalen Pol des Gehirns platziert sind: **Nucleus caudatus, Putamen, Globus pallidus, Substantia nigra, Nucleus subthalamicus**. Nucleus caudatus und Putamen werden zum **Striatum** zusammengefasst. Das Striatum erhält afferenten Informationszustrom aus dem Kortex und dem Thalamus. Efferente Informationen werden fast ausschließlich über das interne Segment des Globus pallidus (Pars interna) und einen Teil der Substantia nigra (Pars reticularis) in das Rückenmark projiziert. Die restlichen Basalganglienanteile (Pars compacta der Substantia nigra, Nucleus subthalamicus und Pars externa des Globus pallidus) sind im Wesentlichen mit Modulationsprozessen betraut. Diese Kerngebiete projizieren in den Basalganglienkreislauf. Die Efferenzen aus den Basalganglien in die Peripherie steigen überwiegend in das Rückenmark hinab. Basalganglienefferenzen erreichen aber auch den Thalamus, der die motorischen Areale im Frontallappen innerviert.

Die von den Basalganglien ausgeübte Modulationsfunktion ist im Wesentlichen hemmender Natur, wobei das Ausmaß der Hemmung vom exzitatorischen Eingang aus dem Kortex abhängt. Entfällt innerhalb des Basalgangliensystems z. B. der hemmende Einfluss der Substantia nigra auf das Striatum (z. B. bei der Parkinsonkrankheit), nimmt der hem-

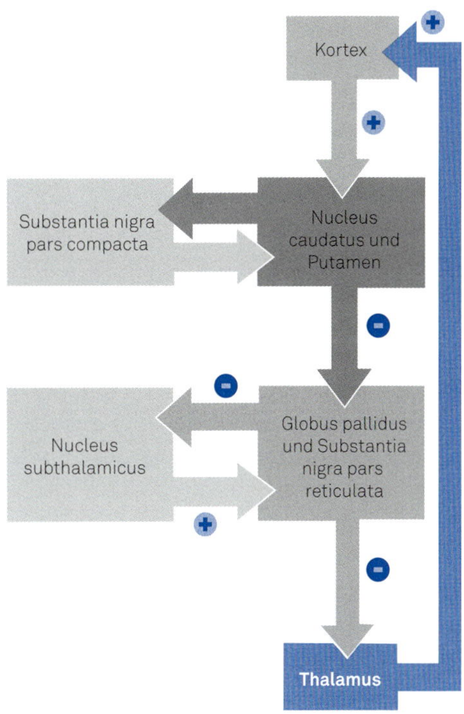

Abbildung 12-12: Schematische Darstellung der Basalganglienverschaltung. Das Pluszeichen indiziert erregende Einflüsse, während das Minuszeichen hemmende Einflüsse indiziert.

mende Einfluss der Basalganglien auf motorische Kortexareale zu, sodass v.a. das Starten und das Beenden von Bewegungen erschwert werden. Wenn allerdings der hemmende Einfluss vom Striatum zum Globus pallidus reduziert ist, was im Fall der Huntingtonkrankheit wahrscheinlich der Fall ist, dann resultiert daraus als „Nettokonsequenz" reduzierte Hemmung und damit kortikale Erregung, die letztlich in „überschießenden" Bewegungen resultiert. Diese Beispiele belegen, dass innerhalb des Basalgangliensystems ein kompliziertes Gleichgewicht zwischen hemmenden und erregenden Einflüssen existiert (**Abb. 12-12**), das letztlich die Efferenzen aus den kortikalen Bereichen moduliert.

12.5. Planung von Bewegungen

Bewegungen passieren nicht einfach so, selbst dann, wenn sie uns nicht bewusst sind. Bewegungen werden vorbereitet und geplant. Man stelle sich Michelangelo vor, der seine berühmte Skulptur David modellieren möchte. Wie konnte er dieses wunderschöne Kunstwerk realisieren? Welche psychischen Vorgänge waren notwendig, um über mehrere Jahre hinweg diese Skulptur zu modellieren? Versuchen wir uns vorzustellen, welche kognitiven Prozesse in einem Bildhauer „ablaufen" müssen, damit er eine Skulptur formen kann.

Zunächst benötigt er eine mehr oder weniger bewusste Vorstellung von dem zu modellierenden Objekt. Dann muss er über ein Motiv verfügen, diese Skulptur zu modellieren, das in Motivation und einen Willen mündet, sich dieser mühevollen Aufgabe zu stellen. Die Vorstellung oder – anders ausgedrückt – die mentale Repräsentation des Ziels muss zu konkreten Zielen geformt und die dazu passenden motorischen Kommandos müssen ausgewählt und im motorischen Gedächtnis gefunden werden. Bei der Auswahl der motorischen Kommandos ist zu berücksichtigen, dass ähnliche und konkurrierende Kommandos gehemmt werden. Werden keine nützlichen motorischen Kommandos gefunden, müssen neue Kommandos erlernt oder aus bestehenden neu zusammengesetzt werden. Dann muss die Handlung gestartet werden. Möglich ist ja, dass alle motorischen Kommandos vorhanden sind, man motiviert ist, eine bestimmte Vorstellung zu realisieren, sich aber nicht traut, weil man Sorge hat, den sozialen Regeln zu widersprechen. Entscheidet man sich, die Handlung auszuführen, muss letztlich überprüft werden, ob das Bewegungsziel erreicht wurde, und gemäß dieser Überprüfung kann der ganze vorher durchlaufene Prozess nochmals unter veränderten Bedingungen ablaufen. Vor einer Bewegung findet also ein komplizierter Ablauf von psychischen Prozessen statt. Zusammengefasst lässt sich festhalten, dass folgende psychische Prozesse ablaufen, wenn eine Bewegung ausgeführt werden soll:

- Aufbau der Motivation, eine Bewegung auszuführen
- Auswahl der Aufgabe
- Definition des Bewegungsziels
- Auswahl der auszuführenden Handlung
- Wahl der entsprechenden motorischen Kommandos
- Auswahl der passenden Parameter für die motorischen Kommandos,
- letzte Überprüfung, ob alles korrekt ausgewählt wurde
- letzte Überprüfung, ob die gewählte Bewegung auch wirklich ausgeführt werden soll
- Start der Bewegung
- das Bewegungsergebnis muss verarbeitet werden und es müssen für die folgende Bewegung anhand der festgestellten Fehler und Unzulänglichkeiten Anpassungen vorgenommen werden.

Bewegungsvorbereitungsprozesse werden im Rahmen von Verhaltensexperimenten oder mittels neurophysiologischer Methoden untersucht. In Verhaltensexperimenten können Reaktionszeiten und Fehlerraten gemessen werden, die im Zusammenhang mit der Auswahl von Bewegungen auftreten. So ist z.B. bekannt, dass die Reaktionszeiten länger sind, wenn zwischen verschiedenen Bewegungen gewählt werden muss. Wird immer wieder die gleiche Bewegung ausgeführt, dann werden die Reaktionszeiten immer kürzer. Die längeren Reaktionszeiten repräsentieren demzufolge die Auswahl der notwendigen motorischen Kommandos aus einer definierten Menge von konkurrierenden motorischen Kommandos. Verlängerte Reaktionszeiten sind auch festzustellen, wenn die Versuchspersonen zwischen komplexen und ähnlichen Bewegungen zu wählen haben. Nicht nur die aktive Auswahl von motorischen Programmen ist in der Reaktionszeit repräsentiert, sondern auch die Unterdrückung von ähnlichen, aber weniger effizienten motorischen Programmen kostet offenbar „psychische" Energie.

Bewegungsvorbereitungsprozesse können gut mittels ereigniskorrelierter Potenziale gemessen werden **(Abb. 12-13)**. Hierzu wird das sogenannte Bereitschaftspotenzial (BP) oder das aus dem Bereitschaftspotenzial abgeleitete lateralisierte Bereitschaftspotenzial (LRP) gemessen. Eine andere Variante, Bewegungsvorbereitungsprozesse neurophysiologisch zu untersuchen, ist die sogenannte Contingent negative variation (CNV).

Das **Bereitschaftspotenzial** wird über die Mittelung vieler EEG-Sequenzen, die vor dem Bewegungsbeginn gemessen werden, errechnet. Es ist ein Gleichspannungspotenzial, das sich vor Bewegungsbeginn aufbaut. Circa 1,5 s vor Bewegungsbeginn „entwickelt" sich eine bis zum Bewegungsbeginn zunehmende Negativierung. Diese Negativierung ist am ausgeprägtesten über zentralen Elektrodenpositionen (Cz und Fz) und repräsentiert Hirnaktivierungen in lateralen und mesialen prämotorischen Hirnbereichen. In BP-Versuchen werden die Versuchspersonen aufgefordert,

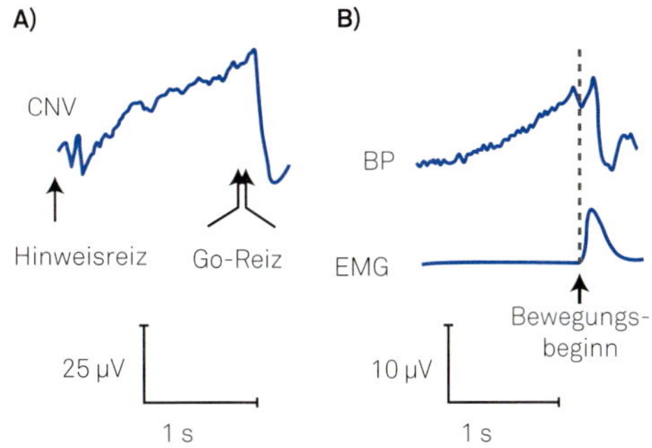

Abbildung 12-13: (A) Beispiel für eine Contingent negative variation (CNV). Zwischen einem Hinweisreiz und einem Go-Reiz entwickelt sich eine negative Gleichspannung. Vor allem der Teil der Gleichspannung, der vor dem Go-Reiz auftritt, repräsentiert Bewegungsvorbereitungsprozesse. (B) Bereitschaftspotenzial (BP), das sich vor einer Bewegung aufbaut. Es ist ein negatives Gleichspannungspotenzial, das sich ca. 1.5 s vor der Bewegung über dem Vertex zu entwickeln beginnt.

verschiedene definierte Bewegungen wiederholt auszuführen, wobei der Bewegungsbeginn ihnen mehr oder weniger selbst überlassen ist.

Die **Contingent negative variation** ist eine langsame Verschiebung des EEG-Potenzials nach negativ im Zeitraum zwischen einem Hinweisreiz (S1) und einem imperativen Signal (S2). Die spätere Phase der CNV, die vor dem imperativen Reiz ansteigt, ist über dem Vertex maximal und dem BP sehr ähnlich. Trotz der Ähnlichkeit wird die späte CNV von einer Vielzahl kortikaler Generatoren erzeugt. Die späte CNV besteht wahrscheinlich aus zwei verschiedenen bewegungsbezogenen Komponenten: Eine Komponente zeigt sich an zentroparietalen Elektrodenpositionen (Pz) und reflektiert wahrscheinlich, dass die Reiz-Reaktions-Verbindungen für verschiedene erwartete Möglichkeiten im Zusammenhang mit dem imperativen Reiz (S2) bereitgehalten werden. Das könnten z.B. im Gedächtnis gehaltene Vorsätze wie „Sobald die Reize rot werden, muss ich die linke Taste drücken" sein. Die andere Komponente der späten CNV hat ein frontozentrales Maximum (Fz) und spiegelt wahrscheinlich effektorspezifische Aktivierungen der handmotorischen Areale wider.

Das lateralisierte Bereitschaftspotenzial (LRP) ist als eine bestimmte Art zu betrachten, wie die EEG-Daten verrechnet werden. Das LRP wird von zwei symmetrischen Kopfhautpositionen abgeleitet (meistens an den Elektrodenpositionen C3 und C4) und ist definiert als die Potenzialdifferenz zwischen diesen beiden Elektrodenpositionen. Konkret ist dies die Differenz zwischen den Bereitschaftspotenzialen kontralateral minus ipsilateral zur jeweils reagierenden Hand. Zur Ermittlung des LRP wird diese Potenzialdifferenz getrennt für Durchgänge mit Reaktion der rechten und der linken Hand aufsummiert und gemittelt. In formaler Schreibweise und unter Nutzung der Elektrodenpositionen C3 und C4 ergibt sich daraus folgende Formel für das LRP:

$$LRP = ((C3-C4)_{\text{Bewegung rechts}} + (C4-C3)_{\text{Bewegung links}})/2.$$

Dieses Verrechnungsverfahren entfernt aus den Daten nichtlateralisierte sowie konstante Asymmetrien. Somit reflektiert das LRP motorische Selektionsprozesse, in diesem Fall, welche Hand für die nächste Reaktion gewählt wird. Die Generatoren für das LRP sind im primären motorischen Kortex (M1), aber auch im lateralen Prämotorkortex (PMC) zu finden.

Bewegungsvorbereitungsprozesse werden auch mit modernen bildgebenden Verfahren untersucht. Der Vorteil dieser Verfahren besteht in der besseren räumlichen Auflösung der zu kartierenden psychischen Funktionen. Allerdings ist die zeitliche Auflösung zu ungenau, um die Durchblutungsveränderungen vor Bewegungsbeginn präzise von jenen zu trennen, die während der Bewegung auftreten. Die bis heute mit diesen Methoden durchgeführten Arbeiten belegen jedoch, dass laterale und mesiale prämotorische Areale, aber auch Parietallappenbereiche (und hier besonders der intraparietale Sulcus) an der Vorbereitung von Bewegungen beteiligt sind **(Abb. 12-14)**.

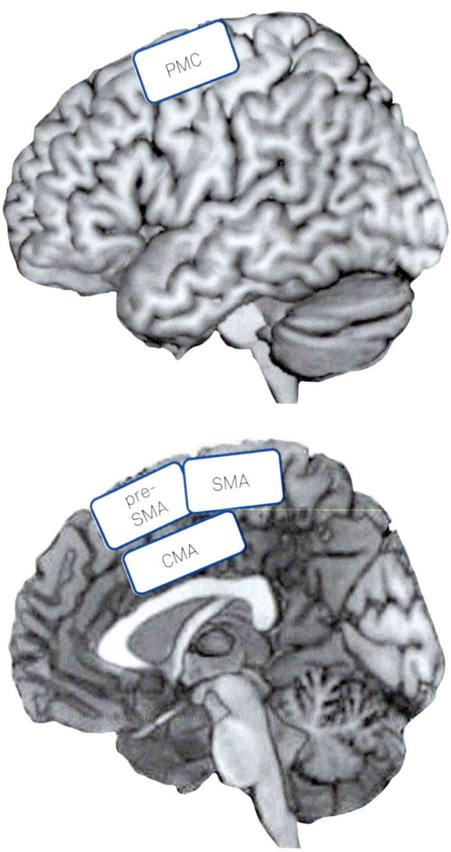

Abbildung 12-14: Laterale (PMC) und mesiale prämotorische (SMA, pre-SMA, CMA) Areale, die in die Bewegungsvorbereitung eingebunden sind.

12.6. Bewegungsvorbereitung und Willenshandlungen

Dem Neurophysiologen Benjamin Libet (1983) ist beim Betrachten des Bereitschaftspotenzials aufgefallen, dass die Negativierung vor Bewegungsbeginn außerordentlich früh, d.h. ca. 1,5 s vor der Bewegung begann. Er leitete daraus ab, dass die neurophysiologische Bewegungsvorbereitung vor der psychologischen erfolge. Er konnte sich nicht vorstellen, dass der Wille, eine einfache Handbewegung zu starten, bereits 1 s oder gelegentlich auch 1,5 s vor der Bewegung präsent ist. Um dies genauer zu untersuchen, gestaltete er ein berühmt gewordenes Experiment, das im Folgenden wiedergegeben wird **(Abb. 12-15)**.

Wie in den klassischen Experimenten zum Bereitschaftspotenzial waren die Versuchspersonen angehalten, einfache Fingerbewegungen auszuführen. Sie konnten den Zeitpunkt der Bewegung selbst wählen, waren allerdings instruiert, zwischen den einzelnen Finger-

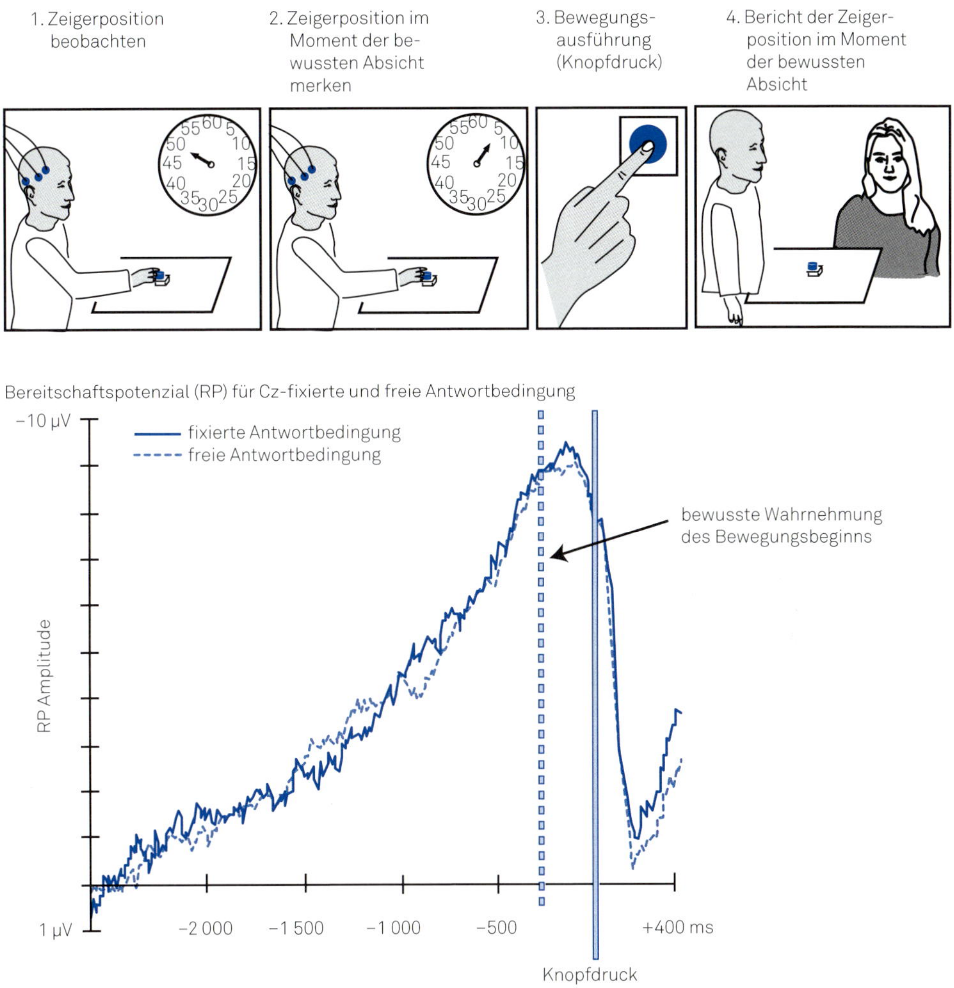

Abbildung 12-15: Das Libet-Experiment mit einem typischen Ergebnis. In der oberen Bilderreihe ist der Ablauf des typischen Libet-Experiments schematisch dargestellt. Im Prinzip muss sich die Versuchsperson während des Tastendrucks die Zeigerposition einer vor ihr angebrachten Uhr merken und diese Position dem Versuchsleiter mitteilen (nach Haggard, 2008). Im unteren Bild ist ein typisches Bereitschaftspotenzial dargestellt. Als Senkrechten sind die Zeitpunkte des Tastendrucks und des subjektiv empfundenen freien Willens, die Taste zu drücken, eingezeichnet. Man erkennt, dass die bewusste Wahrnehmung des Wunsches, die Bewegung auszuführen, ca. 300 ms vor Bewegungsbeginn auftritt. (Nachgezeichnet nach Haggard, 2008)

bewegungen ca. 4–10 s verstreichen zu lassen. Gleichzeitig sollten die Probanden eine vor ihnen angebrachte große Uhr betrachten und sich die Zeigerstellung zu dem Zeitpunkt merken, da sie den Impuls zur erneuten Fingerbewegung spürten. Diesen Zeitpunkt sollten sie nach der Bewegung dem Versuchsleiter mitteilen. Während des gesamten Versuchsablaufs wurde das EEG gemessen.

Libet erfasste folgende Messwerte: das Bereitschaftspotenzial, den Beginn der Fingerbewegung und den Zeitpunkt, an dem die Versuchsperson den Wunsch verspürte, die Fingerbewegung durchzuführen. Er stellte fest, dass die Versuchspersonen ca. 300 ms vor dem Bewegungsbeginn den Impuls zur Bewegung spürten. Das bedeutete allerdings, dass mindestens 700 ms vor dem Impuls die motorischen Areale aktiv waren, um die Bewegung vorzubereiten. Daraus leitete er ab, dass der freie Wille für die Bewegungsvorbereitung mehr oder weniger unbedeutend sei, denn das „Gehirn" würde unbewusst die Bewegungen vorbereiten, ohne dass der freie Wille auf diese Vorbereitung Einfluss nehmen könne. Dieses Experiment und seine Interpretation sind Gegenstand vielfältiger und weitreichender Diskussionen über den freien Willen. Viele zeitgenössische Hirnforscher leiten aus diesen Befunden ab, dass der Mensch über keinen freien Willen verfüge und dass demzufolge der freie Wille als psychischer Mechanismus zur Verhaltenssteuerung eine reine Illusion sei (Walter, 2004).

Bei der Bewertung der oben dargestellten Befunde darf nicht außer Acht gelassen werden, dass das klassische Experiment von Libet Mängel aufweist, welche die weitreichenden Interpretationen eigentlich unmöglich machen. Die Versuchspersonen mussten im Grunde eine Doppeltätigkeitsaufgabe durchführen, denn sie waren instruiert, gleichzeitig mit der Bewegungsvorbereitung auch eine Uhr zu betrachten und sich die Zeigerposition zu merken, die sie gesehen hatten, als sie den Impuls zur Bewegung verspürten. Insofern mussten die Versuchspersonen viele psychische Funktionen anwenden, um diese Aufgabe zu meistern (Aufmerksamkeit, Arbeitsgedächtnis etc.). Des Weiteren mussten zur Berechnung der Bereitschaftspotenziale die einfachen Bewegungen wiederholt durchgeführt werden. Insofern ist es durchaus möglich, dass die Bereitschaftspotenziale nicht die willentliche Vorbereitung der Fingerbewegung repräsentierten, sondern eher die neuronalen Aktivitäten, die mit der Vorhersage immer wiederkehrender einfacher Bewegungen zusammenhängen. Um Aussagen über die Wirksamkeit und Bedeutung des freien Willens als bewegungssteuerndes Element treffen zu können, müssten komplexere Bewegungen untersucht werden. Nicht nur komplexere Bewegungen wären in diesem Zusammenhang interessant, sondern auch Bewegungen, die wichtige und weitreichende Konsequenzen haben. Denn insbesondere in Situationen, in denen unsere Handlungen mit bedeutenden Konsequenzen verbunden sind, müssen kognitive Kontrollprozesse regulierend eingreifen. Insofern werden das Libet-Experiment und die damit zusammenhängenden Interpretationen zunehmend infrage gestellt.

Neuere Experimente am offengelegten Gehirn von Patienten, die eine neurochirurgische Operation erwarteten, belegen, dass der Wunsch, eine Bewegung durchzuführen (urge to move), mit neurophysiologischen Aktivierungen im unteren Teil des Parietallappens assoziiert ist (Desmurget et al., 2009; **Abb. 12-16**). Interessant ist, dass dieses spezifische Aktivitätsmuster im Parietallappen nicht mit gleichzeitiger Aktivität in den Gliedmaßen assoziiert ist, die man wünscht zu bewegen. Daraus ließe sich ableiten, dass der untere Parietallappen den Wunsch, eine Bewegung durchzuführen, neuronal codiert.

Im Zusammenhang mit dieser Diskussion muss der freie Wille vom Bewusstwerden motorischer Handlungen unterschieden werden.

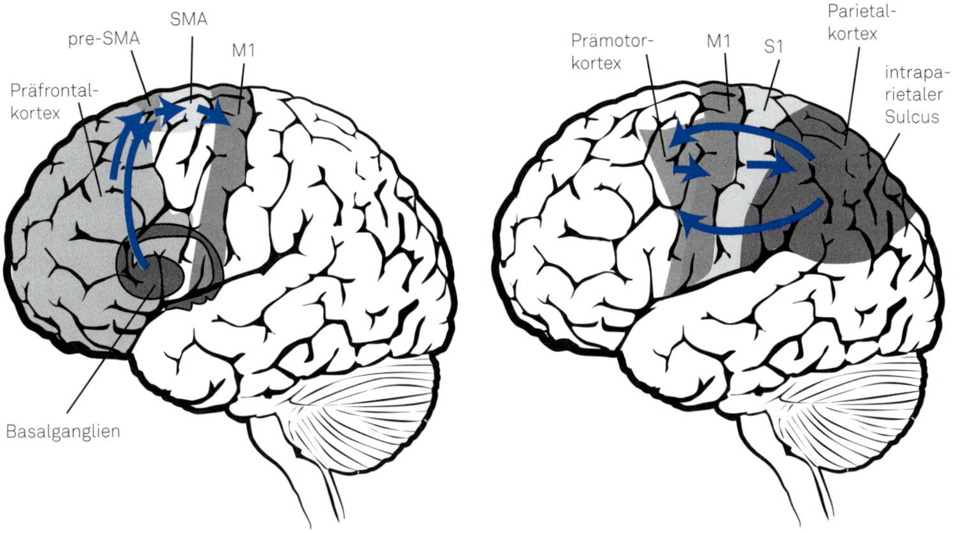

Abbildung 12-16: Zusammenfassung der Ergebnisse von Desmurget et al. (2008). Im Parietallappen soll der „Wunsch", eine Bewegung durchzuführen, codiert sein. Dieser „Wunsch" wird in den lateralen Prämotorkortex übertragen und löst dort die motorischen Kommandos aus.

Es ist vorstellbar, dass sogar Willenshandlungen mehr oder weniger unbewusst ablaufen können. Im Hinblick auf das Bewusstwerden von Handlungen kann ein Kontinuum angenommen werden, das sich zwischen **Reflexen** und **Willenshandlungen** erstreckt **(Abb. 12-17)**. Reflexe, die ausschließlich reizgetrieben sind, laufen ab, ohne dass sie bewusst werden. Willenshandlungen, die auf der anderen Seite dieses Kontinuums angesiedelt und vorwiegend reizunabhängig sind, laufen vorwiegend bewusst ab. Allerdings ist es möglich, dass sich Teile der Willenshandlung oder gar die gesamte Willenshandlung unbewusst entfalten.

Die psychischen Prozesse, die sich bei Willenshandlungen entfalten, sind als serielle Abfolge von Teilprozessen vorstellbar **(Abb. 12-18)**. Am Beginn der Willenshandlung findet sich die Motivation für eine bestimmte Handlung. Mit anderen Worten geht es hier um die Frage, ob man eine bestimmte Bewegung ausführen soll, und wenn man sie ausführt, warum man diese Bewegung ausführt? In diesem Zusammenhang steht auch das Ziel, das mit der spezifischen Bewegung erreicht werden soll (Zielauswahl). Dies hat etwas mit Planen und der Zukunftsorientierung zu tun. Planungsprozesse werden vorwiegend von Hirnstrukturen im frontopolaren Kortex kontrolliert. Hat man sich für ein bestimmtes Ziel entschieden, muss geklärt werden, mit welchen spezifischen Bewegungen dieses Ziel erreicht werden soll.

Im nächsten Schritt muss die spezifische Aufgabe oder das spezifische Teilziel ausgewählt werden (Teilzielauswahl). In der Regel

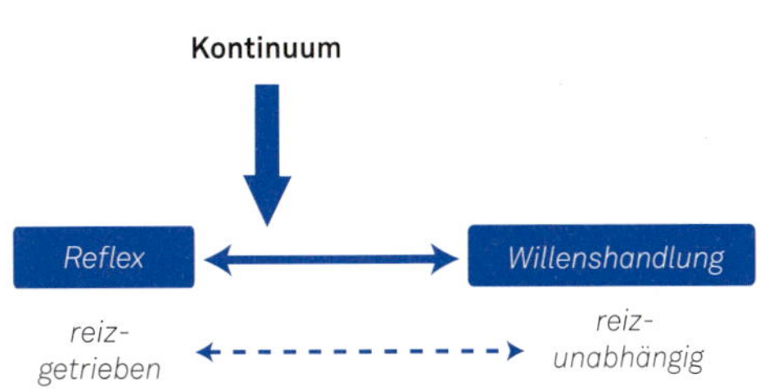

Abbildung 12-17: Kontinuum zwischen Reflex und Willenshandlung.

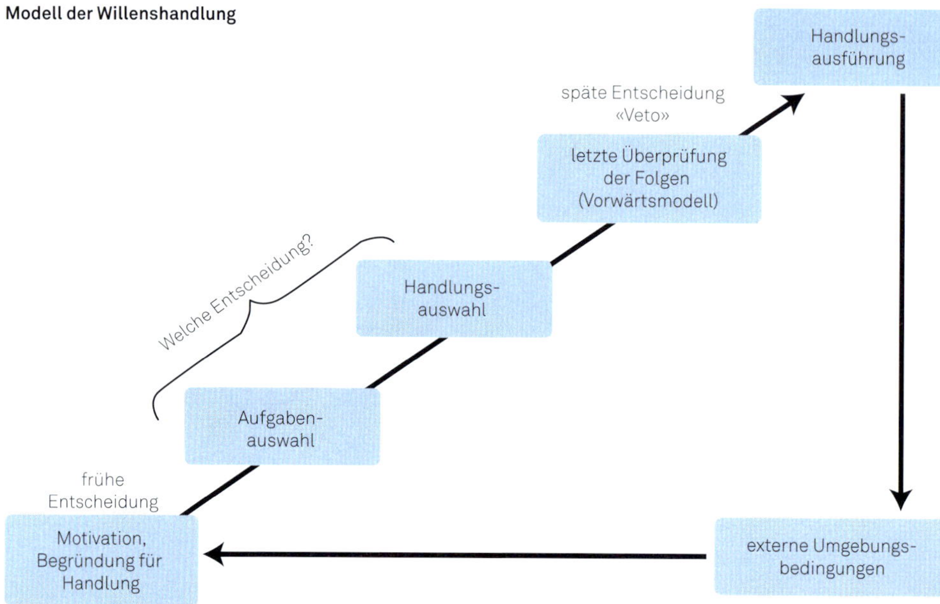

Abbildung 12-18: Ablauf der Willenshandlung. (Nachgezeichnet nach Haggard, 2008)

wird das Hauptziel durch Realisierung verschiedener Teilziele erreicht, die seriell angeordnet werden müssen. Die Auswahl des aktuellen Teilziels ist nicht unproblematisch und erfordert die Hemmung anderer Teilziele, damit sich das wichtige und im Moment effizientere Teilziel entfalten kann. Patienten mit Läsionen im lateralen Frontalkortex und in der pre-SMA haben mit der Auswahl von Teilzielen Schwierigkeiten. Ein typisches Beispiel ist die **Magnetapraxie**, die bei Patienten mit den oben beschriebenen Läsionen häufig festgestellt werden kann. Diese Patienten greifen wahllos nach allen sich in ihrem Sehfeld anbietenden Objekten. Sie können nicht mehr selbstkontrolliert auswählen; sie sind reizgetrieben. Ein anderes Beispiel ist das sogenannte **Alien-Hand-Syndrom**. Sofern Patienten mit diesem Syndrom nur Frontalkortexläsionen haben, führen sie Handlungen aus, die sie eigentlich gar nicht ausführen wollen. Ihnen ist quasi ihr eigener Wille als verhaltenssteuerndes Element durch die Frontalkortexläsion abhandengekommen. Die von den Patienten ausgelösten Bewegungen und Handlungsfolgen können selbst für die Patienten peinlich werden (in der Literatur ist z.B. ein Fall von unwillentlicher Masturbation verbürgt; Bejot et al., 2008).

Hat die Teilzielauswahl stattgefunden, muss im nächsten Schritt aus dem Repertoire aller verfügbaren Bewegungen die jeweils adäquate ausgewählt werden (Bewegungsauswahl). Aufgrund von bildgebenden Untersuchungen ist bekannt, dass für die Bewegungsauswahl ein frontoparietales Netzwerk verantwortlich ist. Im Parietallappen werden die sensorischen Ziele, die mit den Bewegungen erreicht werden sollen, berechnet und mental repräsentiert. Wahrscheinlich werden hier auch einige der Berechnungen durchgeführt, die oben als **invertierte Transformation** bezeichnet wurden. Das bedeutet, es werden aus den vorgestellten sensorischen Zielen die notwendigen motorischen Kommandos erschlossen, mit denen diese sensorischen Ziele erreicht werden können. Auch die Berechnung von **Soll-Ist-Differenzen** erfolgt im Wesentlichen im Parietallappen. Ein weiteres Problem, das gelöst werden muss, ist die Festlegung, dass die handelnde Person als der Verursacher der Handlung angesehen wird (**Ich als Agent**). Wir wissen, dass insbesondere Läsionen im unteren Teil des Parietallappens dazu führen können, dass diese Ursachenzuschreibung nicht mehr angemessen funktioniert. Das kann z.B. zu einer weiteren Variante des Alien-Hand-Syndroms führen, bei der Bewegungen, aber auch Körperteile nicht als zur Person gehörend wahrgenommen werden. Die unter dem Alien-Hand-Syndrom leidende Person kann dann den Eindruck entwickeln, dass beim Schreiben auf einer Computertastatur mehrere Hände neben der eigenen arbeiten. Auch durch elektrische Stimulation des unteren Teils des Parietallappens (Gyrus angularis) am offengelegten Gehirn kann das Gefühl evoziert werden, dass der so stimulierte Patient seinen Körper verlässt und durch den Raum schwebt, also eine Dissoziation des wahrgenommenen Körpers von dem, was eine Person sich selbst zuschreibt, stattfindet.

Sind alle Vorbereitungsschritte absolviert, besteht immer noch die Möglichkeit, die vorbereitete Bewegung nicht auszuführen. Dieses Phänomen wird in der Literatur als **Veto-Möglichkeit** bezeichnet. Anhand bildgebender Arbeiten weiß man, dass diese Veto-Funktion über frontomediale Hirngebiete vermittelt wird.

Am Ende dieser Kette von psychischen Funktionen befindet sich die Auslösung der Bewegung. Sie erfolgt über den primären Motorkortex und führt dazu, dass die Gliedmaßen angemessen angesteuert werden (Bewegungsauslösung).

Im Verlauf der Vorbereitung von Willenshandlungen sind unterschiedliche Zustände zu identifizieren, in denen Willensentscheidungen wirksam werden können. Ein wichtiger Aspekt bei der Vorbereitung von Willenshandlungen ist bislang ausgespart worden: die Einflüsse aus der Umwelt. Aus der Umwelt erreichen den Organismus Reize und Anreize, bestimmte Bewegungen in Betracht zu ziehen und sie auszuführen. Insofern haben wir es hier mit einem typischen sensomotorischen Handlungskreislauf zu tun, wobei die Bewegung dazu dient, dem Organismus bestimmte sensorische Eindrücke zu vermitteln.

12.7. Bewegungslernen

Jeder, der Sport treibt oder ein Musikinstrument spielt, weiß, dass stetes Üben die Bewegungen verbessert. Aber was verbessern wir, wenn wir üben? Aus den vorangegangenen Kapiteln sollte deutlich geworden sein, was wir beim Üben von Bewegungen konkret verbessern:

- motorischen Programme
- Parameter für die motorischen Programme
- Repräsentation der Bewegungsziele
- verschiedene motorische Transformationsschritte
- inverse Transformation.

Im Verlauf des motorischen Lernens werden verschiedene Phasen durchlaufen. Zu Beginn (**kognitive Phase**) sind uns die zu lernenden Bewegungen häufig bewusst. Wir können sie explizit beschreiben, aber nicht notwendigerweise auch gut ausführen. Diese Phase ist jedem bekannt, der eine neue Sportart erlernt. Der Trainer erklärt die entsprechenden Bewegungen und der Lernende kann sie auch verbal nachvollziehen. Nur gelingt es ihm in der Regel nicht, die Bewegung auch korrekt auszuführen. Nur durch intensives Üben kann der Lernende die nächste Phase des motorischen Lernens erreichen, die als **assoziative Phase** bezeichnet wird. In dieser Phase gelingen die motorischen Aktionen schon deutlich besser. Während des Durchführens sind dem Lernenden aber noch die expliziten Bewegungsbeschreibungen präsent. Das bedeutet, der Lernende kann die Bewegungen benennen und auch gut verbal beschreiben. Erst durch weiteres Üben wird die **automatische Phase** erreicht. In dieser Phase werden die Bewegungen automatisch durchgeführt, ohne dass der Akteur in der Lage ist, sie explizit zu beschreiben. Dieses Phänomen zeigt sich eindrücklich bei Profisportlern, die große Probleme haben, ihre besonderen motorischen Tätigkeiten verbal zu beschreiben; sie können sie einfach. Hierbei kommt zum Ausdruck, dass die motorischen Programme prozeduralisiert sind und ohne Rückgriff auf bewusste Kontrollprozesse ablaufen. Für die motorische Kontrolle ist dies der optimale Lernzustand.

In diesen drei Phasen sind jeweils spezifische Hirngebiete an der motorischen Kontrolle beteiligt. In der **kognitiven Phase** ist ein ausgedehntes Netzwerk an der motorischen Kontrolle beteiligt. Dieses Netzwerk umfasst je nach Komplexität der motorischen Handlung folgende Hirngebiete:

- primärer motorischer Kortex (M1)
- Lobulus parietalis superior (SPL)
- Lobulus parietalis inferior (IPL)
- dorsaler Prämotorkortex (dPMC)
- dorsolateraler Präfrontalkortex (DLPFC)
- ventrolateraler Präfrontalkortex (VLPFC)
- mesiale prämotorische Areale (SMA, pre-SMA, CMA).

In der **assoziativen Phase** sind im Wesentlichen die gleichen Hirngebiete aktiv wie in der kognitiven Phase, jedoch mit geringerer Intensität und geringerer räumlicher Ausbreitung. Wird die **automatische Phase** erreicht, verändert sich das Aktivierungsmuster während der Bewegungsdurchführung erheblich. Kortikal sind die Aktivierungen bei der Kontrolle gelernter Bewegungen deutlich reduziert und konzentrieren sich im Wesentlichen auf den primären Motorkortex, den dorsalen und zentralen Prämotorkortex, das SMA, die Basalganglien und das Kleinhirn. In dieser Phase werden vornehmlich **interne Kontrollmechanismen** genutzt, was dazu führt, dass die Bewegungskontrolle unabhängiger von externen Reizen wird. Typische Hirngebiete in der automatischen Phase sind:

- primärer motorischer Kortex (M1)
- dorsaler Prämotorkortex (dPMC)
- ventraler Prämotorkortex (vPMC)
- supplementärmotorisches Areal (SMA)
- Basalganglien
- Kleinhirn.

Im Rahmen der internen Kontrolle wird wahrscheinlich verstärkt auf fest etablierte Transformationsalgorithmen zurückgegriffen **(Abb. 12-19)**. Dadurch ist es möglich, bekannte inverse Transformationen zu verwenden und die motorische Kontrolle im Sinne eines Steuerungsprozesses (also ohne Einfluss durch externe Rückmeldungen; feedforward) ablaufen zu lassen.

Durch diesen Kontrollmodus ist das Gehirn in der Lage, schnell und automatisch Fehler zu korrigieren. Gleichzeitig wird der Kortex von zeitraubenden Berechnungen „befreit“ und kann sich auf andere Analysen konzentrieren. Die Basalganglien und v. a. das Kleinhirn übernehmen bei geübten Bewegungen viele Berechnungen, die parallel zur Kontrolle von Willenshandlungen ablaufen. So kann z. B. das Kleinhirn Reiz-Reaktions-Assoziationen ermitteln und für die motorische Kontrolle zur Verfügung stellen.

Dass das Kleinhirn gerade für solche Reiz-Reaktions-Assoziationen spezialisiert ist, kann anhand von **Prismenexperimenten** nachgewiesen werden. Lässt man eine Versuchsperson mit einem Pfeil auf eine Scheibe werfen (beim Dartspiel), wird sie mehr oder weniger gut die Pfeile um den zentralen Zielpunkt herum platzieren. Trägt sie allerdings eine Prismenbrille, die ihren Geradeausblick um ca. 20° nach links versetzt, wird sie zu Beginn diese Pfeile ca. 20° nach rechts positionieren. Nach einer Reihe von Durchgängen

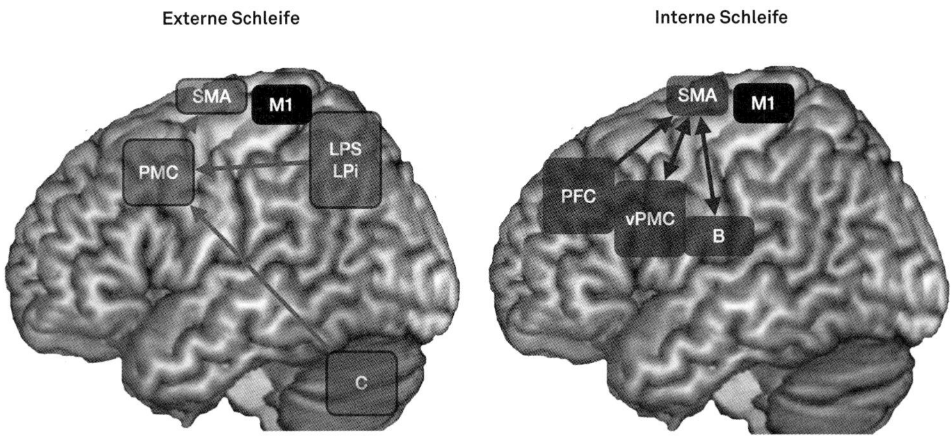

Abbildung 12-19: Veränderung von externer zu interner Kontrolle beim Lernen motorischer Abläufe. Je besser eine Bewegung beherrscht wird, desto weniger wird der laterale Prämotorkortex und der laterale Parietallappen in die motorische Kontrolle eingebunden. Vor allem die SMA und die Basalganglien übernehmen dann als interne Schleife die motorische Kontrolle.

passt sich das Gehirn an diese veränderte Reiz-Reaktions-Beziehung an. Der Versuchsperson gelingt es dann recht genau, das Ziel zu treffen. Wird die Prismenbrille wieder abgenommen, lässt sich ein **Nacheffekt** feststellen. Die Versuchsperson trifft nicht das Ziel, sondern platziert die Pfeile zunächst etwas nach links versetzt. Es dauert eine Weile, bis sie sich an die neue Situation gewöhnt hat und wiederum mehr oder weniger genau den zentralen Zielpunkt trifft. Patienten, die unter einer Kleinhirnläsion leiden, können sich nicht an die durch die Prismenbrille veränderte Blickrichtung anpassen. Sie platzieren, die Prismenbrille tragend, die Pfeile konsistent nach rechts um ca. 20° versetzt. Nehmen sie die Prismenbrille wieder ab, kann bei ihnen kein Nacheffekt festgestellt werden. Sie positionieren die Pfeile um den zentralen Zielpunkt herum (Abb. 12-20).

Andere Beispiele für durch motorisches Lernen etablierte automatische Kontrollprozesse sind bei professionellen Pianisten festzustellen. Bei ihnen führen kleine Abweichungen der Fingerbewegungen auf der Klaviertastatur zu automatischen Korrekturbewegungen, die unter Einbezug des SMA, des Cingulums, der Basalganglien und des Kleinhirns erfolgen.

12.8. Bewegung, Vorstellung und Sprache

Aufgrund der Tatsache, dass die neuronalen Netzwerke, die in die Kontrolle der Sprache und der Feinmotorik eingebunden sind, vorwiegend auf einer Hemisphäre – meist der linken – lokalisiert sind, wurden häufig funktionelle Zusammenhänge zwischen diesen Funktionen vorgeschlagen. Im Rahmen einer Hypothese wird davon ausgegangen, dass die linke Hemisphäre im Wesentlichen für die Kontrolle von sequenziellen Bewegungen spezialisiert ist. Ohne Frage müssen beim Sprechen vielfältige sequenzielle Operationen erfolgen, bevor das akustische Sprechereignis beim Zuhörer verständlich ankommt. Zunächst muss der Gedanke, der wahrscheinlich in paralleler Form (z. B. als Schema) vorliegt, in eine serielle Ordnung gewandelt werden (**Parallel-Serien-Wandlung**). Die daraus resul-

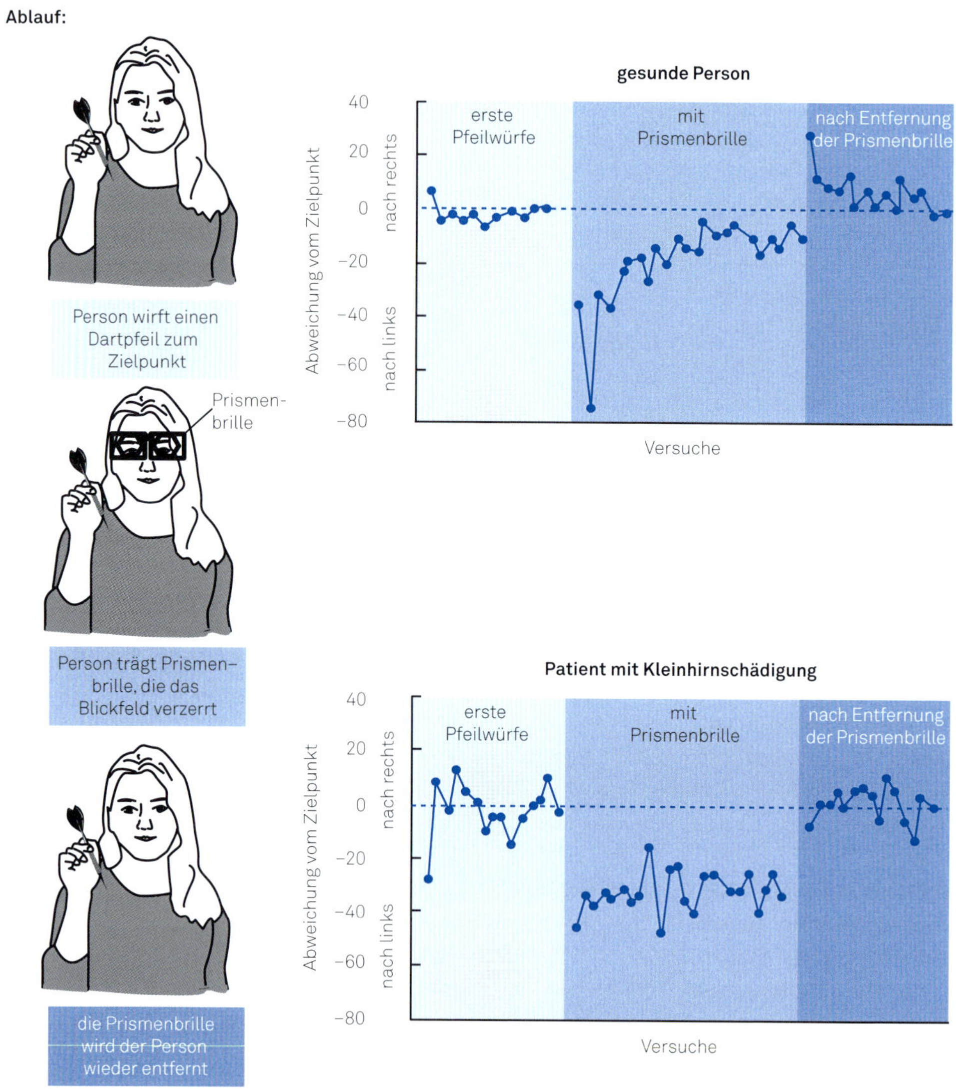

Abbildung 12-20: Prismenbrillenversuch bei gesunden Personen und Kleinhirnpatienten (Nachgezeichnet nach Thach et al., 1992).

tierenden sequenziell geordneten Elemente müssen dann durch sehr präzise aufeinander abgestimmte motorische Realisationen zu verständlichen Phonemen geformt werden. Hierbei ist die präzise zeitliche Ordnung und das Einhalten von bestimmten Zeitintervallen wichtig, damit der Empfänger verstehen kann, was der Sprecher übermitteln will. Probleme der sequenziellen Ordnung treten v. a. dann auf, wenn die für diesen Prozess verantwortlichen Hirngebiete Läsionen aufweisen (z. B. im Zuge einer Broca-Aphasie).

Läsionen der linken Hemisphäre im Bereich der prämotorischen Areale führen auch zu Störungen sequenzieller Bewegungen, die nicht direkt mit linguistischen Funktionen in

Zusammenhang zu bringen sind. Diese als Apraxien bekannten motorischen Störungen betreffen nicht eine einzelne Hand oder ein einzelnes Bein, sondern wirken sich gleichermaßen auf die Gliedmaßen beider Körperseiten aus. Bewegungen des Mundes und des Gesichts scheinen auch verstärkt von einer Hemisphäre – meist der linken – kontrolliert zu werden. Diese Befunde betonen die Bedeutung der linken Hemisphäre für die Kontrolle von sequenziellen Bewegungen.

Eine der bekanntesten Hypothesen, die einen Zusammenhang zwischen motorischen und sprachlichen Funktionen nahelegt, ist von Michael Corballis (2002) formuliert worden. Hiernach soll die linke Hemisphäre über ein spezielles Modul für die Kontrolle von sequenziellen Abfolgen verfügen (**Generative assembly device**, GAD; **Abb. 12-21**), das komplexe Sequenzen aus einer beschränkten Anzahl von einfachen Elementen generieren kann. Corballis vermutet, dass die Funktionen dieses Moduls auch für andere Leistungen der linken Hemisphäre verfügbar sind. Hierbei geht Corballis davon aus, dass im Zuge der menschlichen Phylogenese auch die neuronalen Netzwerke, die für die Kontrolle der Hand- und Armfunktionen spezialisiert sind, von diesem Modul Gebrauch machen können. Damit könne der Mensch wegen des aufrechten Gangs seine Hände für andere Zwecke als die Lokomotion einsetzen.

Andere Hypothesen gehen davon aus, dass die Sprachlateralisierung eine direkte Folge der motorischen Spezialisierung ist (Kimura, 1980). Durch die zunehmende Spezialisierung für feinmotorische Tätigkeiten sollen sich spezialisierte Strukturen vorwiegend auf der linken Hemisphäre entwickelt haben, die dann auch – zumindest teilweise – für die phylogenetische Sprachentwicklung verwendet wurden. Welche dieser Hypothesen letztlich den größten Erklärungswert haben wird, wird vielleicht nicht eindeutig feststellbar sein. Für dieses Kapitel ist lediglich von Bedeutung, dass ein funktionaler Zusammenhang zwischen sequenziellen Bewegungen und der Sprache bzw. dem Sprechen nicht unwahrscheinlich ist. Neuere Arbeiten unter Verwendung bildgebender Verfahren belegen, dass der linksseitige ventrale prämotorische Kortex, der stark mit dem Broca-Areal überlappt, bei der Vorstellung und Vorbereitung sowie bei der Imitation von bedeutsamen Bewegungen stark aktiviert ist.

Wie gezeigt, sind mit motorischen Prozessen auch typische psychische Prozesse wie Aufmerksamkeit und Gedächtnis verknüpft. Nirgendwo wird die innere Bedingtheit und Abhängigkeit der Bewegungssteuerung jedoch deutlicher als in Situationen, in denen der Mensch sich nicht bewegt, aber darüber nachdenkt oder sich vorstellt, sich zu bewegen. Mittlerweile sind einige Arbeiten publiziert worden, welche die kortikalen Aktivierungen im Zusammenhang mit Bewegungsvorstellungen ohne explizite Bewegung untersucht haben (mentales Vorstellen). Diese Arbeiten konnten belegen, dass fast alle motorischen Areale auch bei der mentalen Vorstellung von Bewegungen aktiviert sind, meistens jedoch weniger intensiv als beim tatsächlichen Durchführen der Bewegung. Während in der Anfangszeit der Erforschung dieser Prozesse postuliert wurde, dass beim Vorstellen von Bewegungen insbesondere der primäre motorische Kortex inaktiv bleiben würde, stellen neuere Arbeiten auch in diesem Areal kortikale Aktivierungen fest, die allein durch die Vorstellung, sich zu bewegen, hervorgerufen werden.

Offenbar kann das Gehirn, ohne direkt externe Reize wahrzunehmen, Vorstellungsbilder abrufen, wobei der Abruf in der Regel durch jene Hirngebiete kontrolliert wird, die auch bei der tatsächlichen Verarbeitung dieser Reize eingebunden sind. Ähnlich ist es beim Vorstellen von Bewegungen. Bezzola und Kollegen haben Golfneulinge untersucht und sie gebeten, sich einen Golfschwung vor und nach

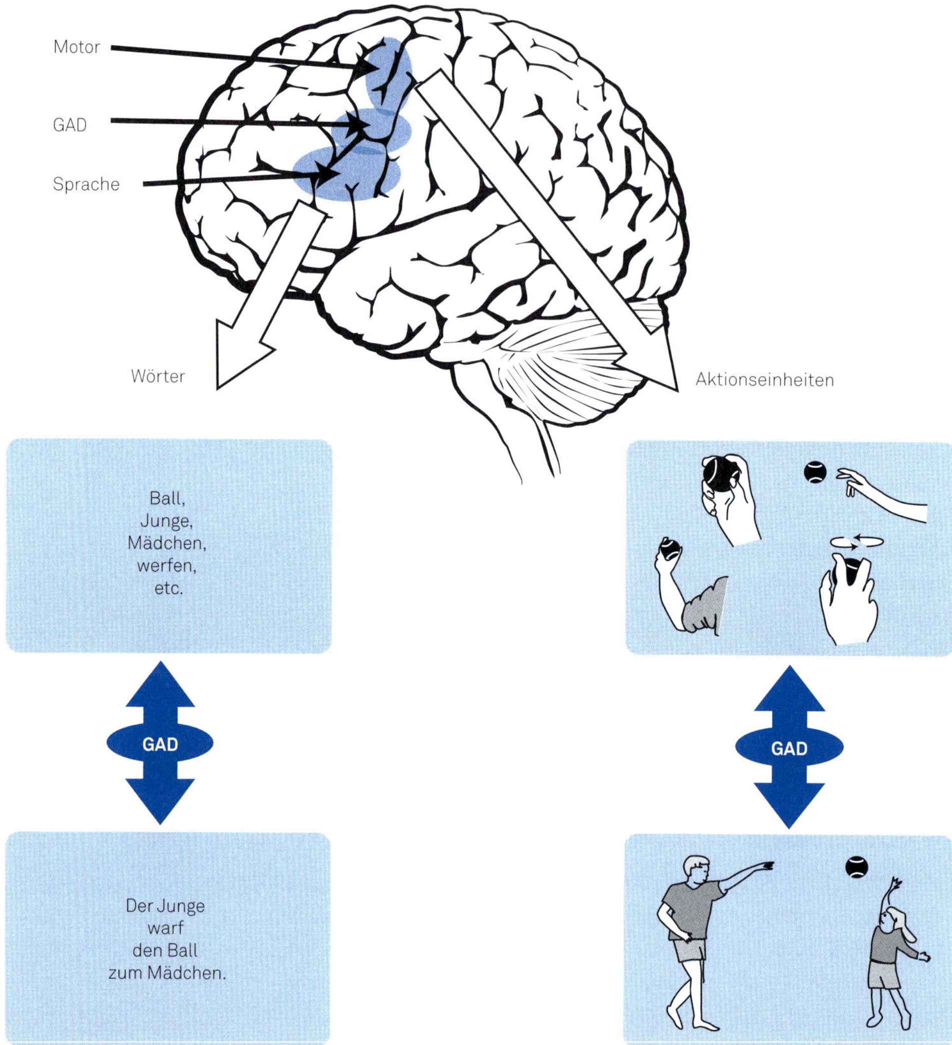

Abbildung 12-21: Generative assembly device (GAD) nach Michael Corballis (2002). Das GAD soll ein Hirngebiet sein, das zwischen den Motorarealen und dem Broca-Areal liegt. Es soll für die sequenzielle Ordnung von motorischen Aktionen spezialisiert sein.

einem 40 Stunden dauernden Golftraining vorzustellen (Bezzola et al., 2012). Während des Vorstellens der Golfschwünge wurden die Durchblutungsveränderungen im Gehirn gemessen und zwei wesentliche Befunde erhoben: Während des Vorstellens des Golfschwungs sind der Prämotorkortex, der superiore Parietallappen und der Nucleus caudatus aktiv. Nach dem Training hat sich dic Aktivität im Prämotorkortex verringert. Es sind also während des Vorstellens des Golfschwungs jene Hirngebiete aktiv, die wahrscheinlich beim Ausführen eines „echten“ Golfschwungs aktiv wären. Des Weiteren sind im Prämotorkortex nach dem Training geringere Aktivierungen festzustellen, was auch beim realen Durchführen der Bewegung zu erwarten wäre **(Abb. 12-22)**.

Durch die interne Aktivierung der motorischen Areale werden „Bewegungskorrelate“ erzeugt, die auch beim Durchführen der tatsächlichen Bewegung auftreten. In gewisser Weise könnten diese Befunde mit den Überlegungen zum (erweiterten) Reafferenzprinzip in Verbindung gebracht werden. Im Rahmen dieses Modells wird davon ausgegangen, dass von jeder Efferenz eine Efferenzkopie angefertigt wird, die dann zu einem speziellen Element, dem Korrelationsspeicher, weitergeleitet wird. Anhand der Efferenzkopie und der im Korrelationsspeicher abgelegten Informationen kann das System dann die erwarteten Afferenzen vorhersagen. Der Korrelationsspeicher kann auch umgekehrt betrieben werden, indem das System *mental vorgestellte* Afferenzen dem Korrelationsspeicher zuführt, der dann jene Efferenzen schätzt, die am besten geeignet sind, um die vorgestellten Afferenzen zu erreichen. Diese geschätzten Afferenzen und Efferenzen müssen neurophysiologisch repräsentiert sein. Eine Möglichkeit besteht darin, dass sie in jenen Hirnbereichen repräsentiert sind, die sie auch verarbeiten, wenn diese Afferenzen und Efferenzen explizit vorliegen. Insofern müssten beim Vorstellen von Bewegungen, je nachdem, was man sich vorstellt (die Afferenz oder die Efferenz), entsprechende kortikale Aktivierungen feststellbar sein.

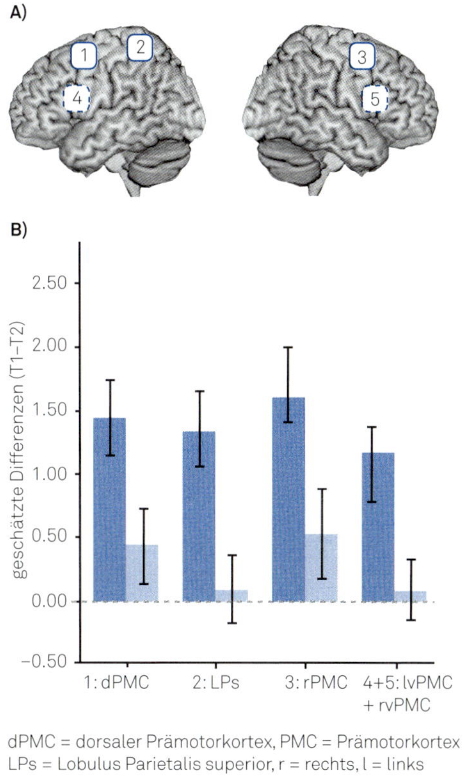

Abbildung 12-22: (A) Hirngebiete, die beim mentalen Vorstellen eines Golfschwungs aktiv waren. (B) Aktivierungsveränderungen im Prämotorkortex als Folge eines 40 Stunden dauernden Golftrainings. Aktivitätsreduktionen bei Golfnovizen, die am Golftraining teilgenommen hatten (dunkle Balken), und Aktivitätsreduktionen bei Golfnovizen, die nicht am Golftraining teilgenommen hatten (helle Balken).

12.9. Störungen der Motorik

Es gibt sehr viele Varianten motorischer Störungen. Im Rahmen dieses Lehrbuchs kann nicht auf jede einzelne eingegangen werden. Es werden einige Störungen hervorgehoben, die im Zusammenhang mit den bislang dargestellten Funktionen interessant sind.

Der **Morbus Parkinson** ist die wichtigste Erkrankung der Basalganglien. Ihr liegt eine Degeneration der dopaminergen Neurone in der Substantia nigra zugrunde. Im fortgeschrittenen Stadium der Erkrankung sind die dopaminergen Neurone in der Substantia nigra fast vollständig verschwunden. Als Folge dieser Degeneration sinkt die Dopaminkonzentration im Striatum auf bis zu 10 % der Normalkonzentration. Die Patienten zeigen die Kardinalsymptome Rigor, Tremor und Akinese. Die Akinese ist durch eine Unfähigkeit oder Schwierigkeit des Startens und Beendens von

Bewegungen gekennzeichnet. Der Rigor ist eine Muskelstarre, die sich durch eine gestörte Synchronisation zwischen der Muskelaktivität von Agonisten und Antagonisten ergibt. Der Tremor ist ein Muskelzittern, das auch in Ruhe auftritt. Die Gabe von L-Dopa, dem Vorläufer von Dopamin, kann die motorischen Symptome deutlich verringern.

Eine weitere Basalganglienstörung mit dramatischen Folgen für die Motorik ist die **Chorea Huntington**, die autosomal-dominant vererbt wird. Neben der Demenz treten choreatische Bewegungen auf, d. h. plötzlich einsetzende, unwillkürliche Bewegungen verschiedener Glieder, durch die initiierte Willkürbewegungen unterbrochen werden. Die Patienten versuchen gelegentlich, die choreatischen Bewegungen zu verbergen, indem sie diese in willkürliche Bewegungsabläufe einbauen. Im fortgeschrittenen Stadium sind die Muskelbewegungen jedoch nicht mehr kontrollierbar. Letztlich kommt es bei dieser Erkrankung zum plötzlichen Grimassieren und zu schleudernden Bewegungen von Armen und Beinen. Bei diesen Patienten findet sich ein starker Verlust GABAerger Neurone im Striatum. Dieser Mangel soll der Grund für den Ausfall der direkten Inhibition des Globus pallidus und der Substantia nigra sein.

Die **optische Ataxie** ist eine motorische Störung, die im Zusammenhang mit dem Bálint-Holmes-Syndrom auftritt. Die optische Ataxie ist die Unfähigkeit, zielgerichtete Hand- bzw. Greifbewegungen unter Kontrolle durch die Augen durchzuführen. Sie tritt auf, wenn bilaterale parietookzipitale Läsionen unter Einschluss des Gyrus supramarginalis und des Gyrus angularis vorliegen. Die Sehrinde ist dagegen nicht betroffen. Die Patienten können ihre Greifbewegungen nicht mehr mit den visuellen Informationen koordinieren, wahrscheinlich, weil die visuell-motorische Transformation nicht mehr möglich ist. Diese visuell-motorische Problematik kann demonstriert werden, wenn die Patienten aufgefordert werden, einen Brief in einen Briefkastenschlitz einzuwerfen. Ihnen gelingt es nicht auf Anhieb, den Brief in einer horizontalen Position zum Briefkastenschlitz zu führen. Sie müssen durch Probieren herausfinden, in welcher Position der Brief durch den Schlitz passt.

Unter dem Begriff der **Apraxie** werden verschiedene motorische Störungen zusammengefasst. Es handelt sich um Störungen der Ausführung willkürlicher zielgerichteter und geordneter Bewegungen bei ansonsten intakter motorischer Funktion. Eine Lähmung oder Ataxie besteht nicht und unwillkürliche Bewegungen können koordiniert ausgeführt werden. Betroffen sind die Mimik (Apraxie des Gesichts), das Sprechen (Apraxie der Sprechwerkzeuge), die Gestik und/oder der Gebrauch von Werkzeugen (Extremitätenapraxie). Die Ursache für dieses Störungsbild sind Hirnschädigungen meist der sprachdominanten Großhirnhälfte (bei 95 % der Rechtshänder und 70 % der Linkshänder ist dies jeweils die linke Hirnhälfte). Neurologische Ursachen dieser Läsionen sind Schlaganfälle, Demenzerkrankungen, Tumore, Hirnhautentzündungen oder andere neurologische Beeinträchtigungen der sprachdominanten Hemisphäre.

Der deutsche Neurologe und Psychiater Hugo Liepmann (Goldenberg, 2003) hat die Apraxie zuerst beschrieben und sie in drei Unterformen eingeteilt: die **ideomotorische**, die **ideatorische** und die **visuell-konstruktive Apraxie**. Heute wird vorwiegend die Klassifikation von Kenneth Heilman oder Georg Goldenberg verwendet. Heilman (Heilman & Valenstein, 2003) hat die Einteilung von Liepmann um weitere Unterformen ergänzt und präzisiert. Er unterscheidet sechs Apraxien (**Tab. 12-1**):

1. anteriore ideomotorische Apraxie
2. posteriore ideomotorische Apraxie
3. Leitungsapraxie
4. Disassoziationsapraxie
5. ideatorische Apraxie
6. konzeptuelle Apraxie.

Tabelle 12-1: Fehlermuster bei den unterschiedlichen Apraxien nach Heilman & Valenstein (2003).

Syndrom	Gesten	Verständnis	Imitation	Serien	Werkzeug
ant. ideomotor.	+++	0	++	0	0
post. ideomotor.	+++	+++	++	0	0
Leitungsapraxie	+	0	+++	0	0
Disassoziationsapraxie	+++	0	0	0	0
ideatorische Apraxie	0	0	0	+++	0
konzeptuelle Apraxie	0	0	0	0	+++

+++: sehr starke Beeinträchtigung, ++: starke Beeinträchtigung, +: moderate Beeinträchtigung; 0: keine Beeinträchtigung.

Bei der **anterioren ideomotorischen Apraxie** sind insbesondere Gesten und die Imitation von Bewegungen gestört. Patienten mit dieser Apraxie sind ungestört im Werkzeuggebrauch, können serielle Handlungen durchführen und aus den Bewegungen semantische Bedeutungen ableiten. Die **posteriore ideomotorische Apraxie** ist durch ein ähnliches Muster von motorischen Störungen gekennzeichnet. Zusätzlich ist das Erschließen eines semantischen Verständnisses aus Bewegungen nicht mehr möglich. Das bedeutet, dass diese Patienten Symbole aus den Gesten nicht mehr erkennen können. Ein typisches Symbol ist das Victory-Zeichen, das Winston Churchill auf vielen Fotos demonstrierte. Die **Leitungsapraxie** ist insbesondere durch die Schwierigkeit des Imitierens von vorgemachten Bewegungen gekennzeichnet. Gelegentlich können diese Patienten auch Gesten nicht mehr korrekt ausführen. Bei der **Disassoziationsapraxie** ist die Produktion von Gesten grundsätzlich gestört. Die **ideatorische Apraxie** ist durch häufige Fehler bei seriellen Handlungen gekennzeichnet. Das bedeutet, dass diese komplexen Handlungsfolgen nicht mehr korrekt ausgeführt werden können. Dies führt dazu, dass die unter diesen Störungen leidenden Patienten Teile der Handlungen auslassen, sie verfälschen oder eine falsche Reihenfolge der Handlungsfolge generieren. Die **konzeptuelle Apraxie** ist im Wesentlichen durch einen fehlerhaften Werkzeuggebrauch gekennzeichnet. Patienten, die unter dieser Apraxie leiden, können Werkzeuge wie Schraubenzieher und Hammer nicht korrekt verwenden. Alle anderen motorischen Aktionen sind dagegen unauffällig.

Georg Goldenberg (2007) unterteilt die Apraxien ebenfalls nach beobachtbaren Symptomen. Er unterscheidet drei Symptomgruppen:

- Probleme beim Imitieren von Gesten
- Probleme beim Ausführen bedeutungsvoller Gesten
- Probleme beim Gebrauch von Werkzeugen und Objekten.

Beim Imitieren von Gesten kommt es darauf an, ob die Patienten Hand- oder Fingerstellungen zu imitieren haben. Bei der Imitation von Handstellungen wird vermehrt auf das Körperwissen zurückgegriffen, da die Position der Hand in Relation zu unterschiedlichen Körperteilen (z.B. Stirn, Nase, Mund, Schulter) bestimmt werden muss. Diese Analyse wird vornehmlich linkshemisphärisch im Parietallappen vollzogen. Finger hingegen sind sich sehr ähnlich und entsprechend steht bei der Imitation von Fingerstellungen die visuell-räumliche Analyse dieser Objekte im Vordergrund, die vornehmlich rechtshemisphärisch durchgeführt wird. Insofern kann aus der differenziellen Analyse von fehlerhaften Imitationen der Finger- und Handstellungen auf die zugrunde liegenden Läsionen geschlossen werden. Die Analyse bedeutungsvoller Gesten wird im Wesentlichen durch das semantische Wissen geleitet, das vorwiegend im linkshemisphärischen Parietal- und Temporallappen gespeichert ist. Die Kontrolle komplexer Handlungsfolgen mit Werkzeugen und anderen Objekten erfordert eine dezidierte Planung der Handlung, bei der das Wissen bezüglich der Werkzeuge und Objekte, aber auch das Wissen über die Struktur des Körpers wichtig ist. Wissen bezüglich der Werkzeuge und des Körpers muss gerade beim Werkzeuggebrauch miteinander in Verbindung gebracht werden. Dieser Zusammenhang wurde bereits als Werkzeugtransformation beschrieben (s. o.). Werkzeugtransformationen sind hochkomplexe psychologische Funktionen, da kulturell erworbenes Wissen mit Bewegungen in Verbindung gebracht werden muss. Es bedeutet, dass gerade hier Lernen und Erfahrung sehr wichtig sind.

12.10. Zusammenfassung

- Der Mensch ist in der Lage, Bewegungen zu erfinden, die in der Natur nicht vorkommen. Dies deutet darauf hin, dass der Mensch sehr flexibel ist, Bewegungen zu lernen.
- Bei der Kontrolle menschlicher Bewegungen müssen motorische **Transformationen** durchgeführt werden. Unterschieden werden die neuromuskuläre Transformation, die Körper- und die Werkzeugtransformation.
- Bei der neuromuskulären Transformation wird neuronale Aktivität in Muskelaktivität umgewandelt.
- Bei der Körpertransformation wird Muskelaktivität in die Kinematik der Gliedmaßen transformiert.
- Im Rahmen der Werkzeugtransformation wird die Gliedmaßenkinematik in die Bewegung der Werkzeuge umgesetzt.
- Jeder Transformationsschritt wird gelernt und ständig angepasst.
- Das zentrale Problem der **Bewegungskontrolle** ist, die motorischen Kommandos so zu bestimmen, dass nach dem Durchlaufen der motorischen Transformation die beabsichtigte Bewegung entsteht.
- Die Kontrolle der Willkürmotorik ist definiert als ein Prozess, bei dem ein motorischer Plan in Bewegung umgesetzt wird. Willkürmotorik unterscheidet sich von Reflexmotorik, bei der sensorische Reize eine definierte und nicht veränderbare Bewegungsantwort auslösen.
- Prinzipiell können zwei motorische Kontrollprozesse unterschieden werden: motorische Regelung und Steuerung. Im englischen Sprachraum werden im Zusammenhang mit der motorischen Kontrolle die Begriffe closed-loop (für Regelung) und open-loop (für Steuerung) verwendet. Genutzt werden auch die Begriffe feedforward-control (für Steuerung) oder negative feedback-control (für Regelung). Im menschlichen Gehirn laufen beide Prozesse parallel ab, sodass in den meisten Fällen die beobachtbare Bewegung immer durch beide Kontrollmodi bestimmt wird.
- Das motorische Programm ist ein Satz zentraler Kommandos zur Durchführung von Bewegungen. Es läuft nach Bewegungsbeginn ohne Rückgriff auf sensorische Rückmeldungen ab. Mögliche Fehler in der Bewegungsausführung können frühestens nach einer Reaktionsperiode (ca. 200 ms) durch ein aktualisiertes Programm korrigiert werden. Insofern kann das motorische Programm als ein reiner Steuerungsmechanismus aufgefasst werden.
- Ein generalisiertes motorisches Programm (GMP) spezifiziert die invariante Kinematik und die dynamischen Merkmale einer Bewegung. Damit wird eine ganze Klasse von Bewegungen spezifiziert. Die jeweiligen spezifischen Bewegungen werden durch

motorische Parameter weiter spezifiziert. Motorische Parameter können die Dauer, die Amplitude und die Frequenz von Bewegungen sein. Durch die Anwendung verschiedener Parameter kann das GMP zu verschiedenen Bewegungen führen. Ein GMP wird durch Lernen erworben. Die Feinanpassung der Bewegung wird dann im zweiten Schritt durch Parameteradjustierung bewerkstelligt.

- Die wichtigsten **Motorareale** sind: primärer motorischer Kortex (M1), Prämotorkortex (PMC), somatosensorischer Kortex (S1), ventraler PMC, dorsaler PMC, frontales Augenfeld, supplementärmotorische Areale (SMA und pre-SMA), Lobulus parietalis superior (LPS), Sulcus intraparietalis (IPS), cinguläre Motorareale (CMA), Kleinhirn und Basalganglien.
- Zwei Organisationsprinzipien innerhalb der motorischen Areale werden unterschieden: die somatotopische Ordnung und die hierarchische Mehrebenenorganisation.
- Somatotopie ist grob definiert die Abbildung von Körperregionen auf bestimmten Hirnarealen. Im Motorkortex und im sensomotorischen Kortex lässt sich die Somatotopie als Homunkulus beschreiben und darstellen.
- Unter hierarchischer Mehrebenenorganisation wird die hierarchische Organisation der Module zur Kontrolle der Motorik verstanden. Auf der untersten Ebene dieser Hierarchie ist das Rückenmark bzw. sind die jeweiligen Rückenmarksegmente angesiedelt. Auf der höchsten Ebene sind die prämotorischen Areale sowie die Assoziationsareale im Frontal- und Parietallappen angesiedelt. Diese Areale sind in die motorische Planung eingebunden, wobei diese Planungen anhand aktueller, vergangener, gewünschter bzw. vorgestellter sensorischer Informationen vorgenommen werden. In diesen „höheren" Arealen sind psychische Funktionen lokalisiert, die auch zur Funktion anderer Kognitionen beitragen. Der Motorkortex ist zusammen mit den Basalganglien und dem Kleinhirn im Wesentlichen an der Übersetzung dieser „höheren" – der Motorik nahestehenden – Kognitionen in aktuelle Bewegungen beteiligt.
- Parallel-Serien-Wandlungen finden in hierarchisch angeordneten Systemen und insbesondere auch bei der Motorik statt. So werden z. B. übergeordnete motorische Programme an untergeordnete Kontrollzentren übergeben und dort in kleinere Teilprogramme aufgeteilt. Diese Teilprogramme laufen seriell ab, während das übergeordnete motorische Programm parallel vorliegt.
- Über den primären motorischen Kortex (M1) werden wichtige motorische Parameter (Kraft, Richtung und Geschwindigkeit) für die motorischen Programme übermittelt.
- Der laterale Prämotorkortex (lPMC) ist eingebunden in die Kontrolle folgender Aufgaben: (1) axiale und proximale Stütz- und Haltemotorik, (2) proximale Willkürbewegungen, (3) Bewegungen, die eine sensorische Führung erfordern, (4) Etablierung neuer oder Modulation bereits gelernter motorischer Programme.
- Der ventrale Prämotorkortex (vPMC) ist eingebunden bei der (1) Imitation von Bewegungen, (2) beim mentalen Vorstellen von Bewegungen und (3) beim Lernen komplexer Bewegungsabläufe.
- Das supplementärmotorische Areal (SMA) ist an folgenden Kontrollprozessen beteiligt: (1) uni- und bimanuale sequenzielle Bewegungen, (2) bimanuale und bipedale Bewegungen, (3) kurzzeitige Speicherung von Bewegungssequenzen und (4) mentale Durchführung von komplexeren Bewegungen.
- Das präsupplementärmotorische Areal (pre-SMA) ist an folgenden motorischen Prozessen beteiligt: (1) Wechsel zwischen verschiedenen motorischen Programmen

(motor program shift), (2) Lernen neuer sequenzieller uni- und bimanualer Bewegungsmuster und (3) Anpassen sequenzieller Bewegungsmuster an sich verändernde Anforderungen.

- Das cinguläre motorische Areal (CMA) ist an der Auswahl von motorischen Handlungen beteiligt, wobei es durch seine Verbindung zum limbischen System den motivationalen Teil der Bewegungsauswahl vermittelt.
- Im Parietallappen befinden sich neuronale Netzwerke, die an folgenden motorischen Kontrollprozessen beteiligt sind: (1) Kontrolle der Sakkaden im Zusammenhang mit Aufmerksamkeitsprozessen (LIP), (2) Vorbereitung von Greifbewegungen (IPS), (3) Vorbereitung und Durchführung visuell geführter Greifbewegungen (AIP), (4) Analyse dreidimensionaler Informationen im Zusammenhang mit Greifbewegungen (AIP), (5) visuell-motorische (und wahrscheinlich auch audiomotorische) Transformationen (z. B. Überführen von retinotopen und tonotopen zu körperzentrierten Koordinaten).
- Das **Kleinhirn** besteht aus drei größeren Abschnitten: Vestibulocerebellum, Spinocerebellum und Neocerebellum. Das Vestibulocerebellum ist in die Kontrolle des Gleichgewichts und der Okulomotorik eingebunden. Das Spinocerebellum ist spezialisiert für die Kontrolle der Stützmotorik und der Okulomotorik. Das Neocerebellum kontrolliert die komplexeren Bewegungen inklusive der Zielmotorik. Das Kleinhirn fungiert auch als Satellitenrechner (Hilfsrechner) für das motorische System. Des Weiteren kontrolliert das Kleinhirn den zeitlichen Takt von Bewegungen, trägt zur Entstehung eines glatten Bewegungsverlaufs bei und legt Reiz-Reaktions-Assoziationen fest.
- Die **Basalganglien** bestehen aus dem Nucleus caudatus, dem Putamen, dem Globus pallidus, der Substantia nigra und dem Nucleus subthalamicus. Nucleus caudatus und Putamen werden zum Striatum zusammengefasst. Das Striatum erhält afferenten Informationszustrom aus dem Kortex und dem Thalamus. Efferente Informationen werden über den Globus pallidus und die Substantia nigra in das Rückenmark projiziert. Substantia nigra, Nucleus subthalamicus und der Globus pallidus projizieren auch in den Basalganglienkreislauf. Über den Thalamus erreichen die Basalganglienefferenzen die motorischen Areale im Frontallappen. Die Basalganglien modulieren die Aktivität im motorischen System. Entfällt innerhalb der Basalganglien der hemmende Einfluss der Substantia nigra auf das Striatum (wie bei der Parkinsonkrankheit), nimmt der hemmende Einfluss der Basalganglien zu, sodass v. a. das Starten und das Beenden von Bewegungen erschwert werden. Wenn allerdings der hemmende Einfluss vom Striatum zum Globus pallidus reduziert ist (wie bei der Huntingtonkrankheit), dann resultiert daraus eine reduzierte Hemmung und damit eine kortikale Erregung, die letztlich zu „überschießenden“ Bewegungen führt.
- Die folgenden psychischen Prozesse sind bei der Bewegungsvorbereitung beteiligt: (1) Aufbau der Motivation, eine Bewegung auszuführen; (2) Auswahl der Aufgabe; (3) Definition des Bewegungsziels; (4) Auswahl der auszuführenden Handlung; (5) Wahl der entsprechenden motorischen Kommandos; (6) Auswahl der passenden Parameter für die motorischen Kommandos; (7) letzte Überprüfung, ob alles korrekt ausgewählt wurde; (8) letzte Überprüfung, ob die gewählte Bewegung auch wirklich ausgeführt werden soll; (9) Start der Bewegung; (10) das Bewegungsergebnis muss verarbeitet werden und es müssen für die folgende Bewegung anhand der festgestellten Fehler und Unzulänglichkeiten Anpassungen vorgenommen werden.

- Bewegungsvorbereitungsprozesse können mittels ereigniskorrelierter Potenziale gemessen werden. Hierzu wird das sogenannte Bereitschaftspotenzial (BP) oder das aus dem Bereitschaftspotenzial abgeleitete lateralisierte Bereitschaftspotenzial (LRP) berechnet. Eine andere Variante, Bewegungsvorbereitungsprozesse neurophysiologisch zu untersuchen, ist die sogenannte Contingent negative variation (CNV).
- Beim Libet-Experiment werden ebenfalls Bereitschaftspotenziale gemessen. Die Versuchsperson muss während des Tastendrucks auf eine große Uhr schauen und sich die Zeigerposition in dem Moment merken, in dem sie den Willen verspürte, auf die Taste zu drücken. Es stellte sich heraus, dass das Gehirn vor der vermeintlichen Willensentscheidung ca. 1 Sekunde offenbar in Vorbereitungsprozesse eingebunden ist. Daraus wird abgeleitet, dass der freie Wille die Bewegung gar nicht eingeleitet haben könne. Das Libet-Experiment wird aber methodisch und theoretisch diskutiert.
- Neuere Experimente am offengelegten Gehirn von Patienten, die eine neurochirurgische Operation erwarteten, belegen, dass der Wunsch, eine Bewegung durchzuführen (urge to move), mit neurophysiologischen Aktivierungen im unteren Teil des Parietallappens assoziiert ist.
- Willenshandlungen können als Kette von seriell ablaufenden Teilprozessen aufgefasst werden: Motivation für die Bewegung, Aufgaben- und Handlungsselektion, Vorhersage des Bewegungserfolgs und Bewegungsinitiierung. Am Ende dieser Kette besteht immer noch die Möglichkeit, die vorbereitete Bewegung nicht auszuführen. Dieses Phänomen wird als **Veto-Möglichkeit** bezeichnet. Aufgrund bildgebender Arbeiten weiß man, dass diese Veto-Funktion über frontomediale Hirngebiete vermittelt wird.
- Beim Bewegungslernen durchlaufen wir drei Phasen: die kognitive, die assoziative und die automatische Phase. In diesen drei Phasen sind jeweils spezifische Hirngebiete an der motorischen Kontrolle beteiligt. Am Beginn des Bewegungslernens sind je nach Komplexität der Bewegung ein laterales frontoparietales Netzwerk, der primäre Motorkortex, die lateralen Präfrontalkortexbereiche (DLPFC und VLPFC) und die supplementärmotorischen Areale beteiligt. Je besser die Bewegung beherrscht wird, desto mehr reduzieren sich die Aktivierungen in diesen Hirngebieten und konzentrieren sich im Wesentlichen auf den primären Motorkortex, den dorsalen und zentralen Prämotorkortex, das SMA, die Basalganglien und das Kleinhirn. In dieser automatischen Phase werden vornehmlich **interne Kontrollmechanismen** genutzt, was dazu führt, dass die Bewegungskontrolle unabhängiger von externen Reizen wird.
- Sprache und Bewegung weisen einige Gemeinsamkeiten auf. Bei der Sprach- und Bewegungsproduktion müssen Parallel-Serien-Wandlungen vorgenommen werden. Dies soll nach Michael Corballis in einem besonderen Hirngebiet, dem General assembly device (GAD), erfolgen, das sowohl für Sprache als auch für die Bewegung genutzt wird.
- Bei der Bewegungsvorstellung sind in der Regel die gleichen Hirngebiete aktiv, die auch bei der Bewegungsausführung aktiv wären. Die Aktivierungen sind allerdings geringer und weisen eine geringere räumliche Ausdehnung auf. Die Aktivierungen beim mentalen Vorstellen des Durchführens einer Bewegung verändern sich im Zuge des Übens der vorgestellten Bewegung.
- Die **optische Ataxie** ist eine motorische Störung, die im Zusammenhang mit dem Bálint-Holmes-Syndrom auftritt und durch die Unfähigkeit gekennzeichnet ist, zielgerichtete Hand- bzw. Greifbewegungen unter Kontrolle der Augen durchzuführen. Sie tritt auf, wenn bilaterale parietookzipitale Läsio-

nen unter Einschluss des Gyrus supramarginalis und das Gyrus angularis vorliegen.

- Unter dem Begriff der **Apraxie** werden verschiedene motorische Störungen bei der Ausführung willkürlicher zielgerichteter und geordneter Bewegungen bei intakter motorischer Funktion zusammengefasst.
- Nach Liepmann werden drei Apraxieformen unterschieden: (1) ideomotorische Apraxie, (2) ideatorische Apraxie und (3) visuell-konstruktive Apraxie.
- Nach Heilman werden sechs Apraxieformen unterschieden: (1) anteriore ideomotorische Apraxie, (2) posteriore ideomotorische Apraxie, (3) Leitungsapraxie, (4) Disassoziationsapraxie, (5) ideatorische Apraxie und (6) konzeptuelle Apraxie.

12.11. Fragen und Aufgaben

- Was versteht man unter einer motorischen Transformation?
- Was ist eine inverse Transformation?
- Definieren Sie ein motorisches Programm.
- Beschreiben Sie das Grundprinzip der sensomotorischen Kontrolle.
- Beschreiben Sie die Motorareale des menschlichen Gehirns.
- Erläutern Sie die grundsätzliche Organisation der Motorik.
- Beschreiben Sie die wesentlichen Funktionen von M1, den Prämotorarealen, dem Parietallappen und dem Kleinhirn bei der motorischen Kontrolle.
- Welche physiologischen Veränderungen treten bei der Planung und Vorbereitung von Bewegungen auf?
- Welche Aktivitätsveränderungen treten beim motorischen Lernen ein?
- Was passiert im Gehirn während der mentalen Vorstellung von Bewegungen?
- Besteht ein Zusammenhang zwischen Sprache und Bewegung?
- Welche Bewegungsstörungen sind in diesem Kapitel besprochen worden?

12.12. Weiterführende Literatur

Heuer, H., Jäncke, L. (2006). Psychomotorik. In: H. Spada (Hrsg.). Lehrbuch Allgemeine Psychologie (pp 553–614). Bern: Hans Huber.

Rosenbaum, D. A. (2009). Human Motor Control. 2nd ed. London: Academic Press.

Schmidt, R., Lee, T. (2011). Motor Control and Learning: A Behavioral Emphasis. 5th ed. Human Kinetics.

13. Allgemeines zum Gedächtnis

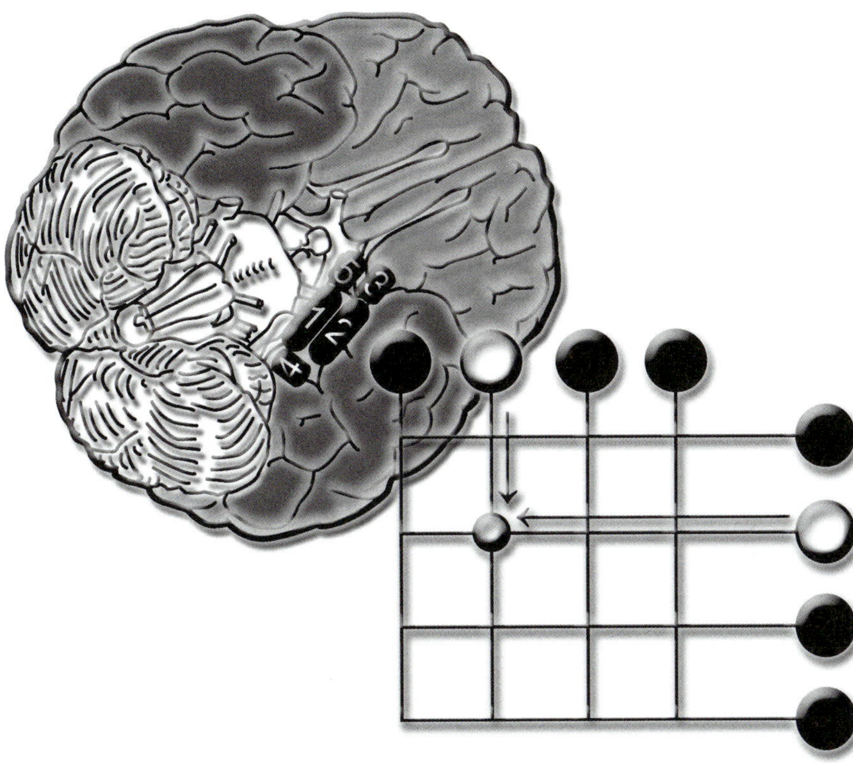

13.1. Warum das Gedächtnis so wichtig ist?

Der Mensch ist ein Kulturwesen, das sich seine Umwelt zu großen Teilen selbst erschafft und neu gestaltet. Er erschafft Objekte, verändert die Umwelt und kreiert die sozialen Regeln, nach denen er mit seinen Mitmenschen leben will. Dies erfordert Flexibilität im Umgang mit den Informationen, mit denen der Mensch im Verlauf seines Lebens konfrontiert wird. Aus diesem Grund muss er Wissen über seine Umwelt erwerben, speichern sowie in den entsprechenden Situationen abrufen und in Handlungen umsetzen. Auch das Gefühlsleben wird stark durch Erfahrungen beeinflusst. Wenn die Umwelt durch kulturelle Leistungen gestaltet wird, dann ist auch das, was als angenehm, unangenehm und gefährlich empfunden wird, stark erfahrungsabhängig. Lernen und Gedächtnis sind demzufolge für den Menschen enorm wichtig.

Gedächtnis ist ein Sammelbegriff für Prozesse und Systeme, die für die Einspeicherung, die Aufbewahrung, den Abruf, das Vergessen und die Anwendung von Informationen zuständig sind, sobald die ursprüngliche Quelle der Information nicht mehr verfügbar ist. Die im Gedächtnis verarbeiteten Informationen können vielfältig sein und reichen von Wörtern, Geräuschen, Bildern, Musikstücken, autobiografischen Aspekten, Wissen bis hin zu spezifischen Fertigkeiten (Motorik, Sprachregeln etc.).

Die unter dem Begriff Gedächtnis zusammengefassten Speichersysteme (**Gedächtnissysteme**) können hinsichtlich der Zeit, der Modalitäten, der beteiligten Prozesse oder des Bewusstseinsgrades der jeweiligen Gedächtnisfunktion unterschieden werden. Bezüglich der Zeitdauer der gespeicherten Informationen wird das Kurzzeit- (auch transientes Gedächtnis) vom Langzeitgedächtnis unterschieden. Hinsichtlich der unterschiedlichen Modalitäten kann zwischen verbalem und nichtverbalem Gedächtnis differenziert werden. Prozessorientierte Klassifikationen unterscheiden das Arbeitsgedächtnis von passiven Gedächtnisspeichern. Eine traditionelle Einteilung erfolgt nach dem Bewusstseinsgrad der am Gedächtnis beteiligten Prozesse; bewusste (deklarative) werden hier von unbewussten (impliziten) Gedächtnisspeichern unterschieden.

Unser Gedächtnis ist nicht immer perfekt. Gelegentlich haben wir das Gefühl, dass wir den Informationen bereits begegnet wären, ohne dass wir uns bewusst daran erinnern können. Dieses Gefühl der **Vertrautheit** (familarity) kennzeichnet auch einen wichtigen Gedächtnisprozess. Frühe Untersuchungen zum Lernen konzentrierten sich auf relativ einfache Lernprozesse wie das klassische und operante Konditionieren. Beide Lernformen sind sehr intensiv am Tiermodell untersucht worden, sind aber auch für das menschliche Lernen relevant. Als einfachste Lernformen werden die **Habituation** und die **Sensitivierung** aufgefasst.

Alle Lernformen weisen Gemeinsamkeiten auf. Allen gemein ist der Umstand, dass Informationen im Nervensystem, d.h. in Nervenzellen und Nervenzellverbänden gespeichert werden. Die zugrunde liegenden zellulären und molekularen Mechanismen sind bei allen Lern- und Gedächtnisvorgängen gleich. In den folgenden Abschnitten werden die unterschiedlichen Lern- und Gedächtnisprozesse dargestellt. Zunächst werden Gedächtnissysteme und -prozesse beschrieben; es folgen Lern- und Gedächtnisvorgänge auf Molekül- und Zellebene. Am Ende dieses Kapitels werden wir uns mit den möglichen Konsolidierungsprozessen im Gedächtnis auseinandersetzen. Die jeweiligen Gedächtnissysteme werden in eigenen Kapiteln detaillierter dargestellt.

13.2. Gedächtnissysteme

Die Gedächtnissysteme sind anhand von Läsions-, Bildgebungs-, EEG-Studien und v.a. mittels experimenteller Anordnungen im Rahmen von kognitionspsychologischen Experimenten definiert worden. Zwischen diesen Systemen existieren vielfältige Querbeziehungen, die in den nächsten Kapiteln besprochen werden.

Gedächtnissysteme sind hierarchisch gegliedert (**Tab. 13-1**). Auf der untersten Ebene ist der **sensorische Speicher** (auch Ultrakurzzeitgedächtnis) angesiedelt, in dem Informationen für wenige Sekunden gespeichert werden. Er liegt in zwei Formen vor: als visueller (ikonischer Speicher) und auditorischer Speicher (echoischer Speicher). Im **Kurzzeitgedächtnis** werden Informationen für Sekunden bis maximal wenige Minuten gespeichert. Die Aufnahmekapazität des Kurzzeitspeichers ist begrenzt. Es wird davon ausgegangen, dass ca. 7 ± 2 Informationseinheiten aufgenommen und kurzfristig behalten werden. Die Informationen werden entweder in das Langzeitgedächtnis überführt, dem Arbeitsgedächtnis bereitgestellt oder sie gehen verloren. Das **Langzeitgedächtnis** ist sowohl hinsichtlich der Dauer als auch der Kapazität unbegrenzt. Das **Arbeitsgedächtnis** nimmt eine Sonderstellung ein, denn es ist nicht nur eine Speicherstruktur, sondern v.a. ein System, in dem Informationen bearbeitet werden. Es besteht aus mehreren Subkomponenten: der phonologischen Schleife, dem visuell-räumlichen Notizblock und der zentralen Exekutive. Neuerdings wird auch ein episodischer Puffer als Teil des Arbeitsgedächtnisses aufgefasst (s.u.).

13.3. Gedächtnisprozesse

Die Gedächtnisprozesse können in vier Phasen eingeteilt werden. Aus Gründen der Übersichtlichkeit wird in diesem Lehrbuch das Vergessen als vierte Phase angesehen, was nicht in allen Lehrbüchern der Fall ist:

(1) Encodierung
(2) Konsolidierung
(3) Abruf
(4) Vergessen.

Encodierung: erste Phase des Gedächtnisprozesses. Sie wird häufig synonym mit dem Begriff Lernen verwendet. Man versteht darunter die Abspeicherung bzw. Einspeicherung von Informationen.

Konsolidierung: Die gespeicherten Informationen müssen aufrechterhalten werden. Man spricht in diesem Zusammenhang von **Retention** (englisch: retention). Während dieser

Tabelle 13-1: Tabellarische Darstellung der unterschiedlichen Gedächtnissysteme.

sensorischer Speicher (Ultrakurzzeitgedächtnis)	• ikonischer Speicher: visuell • echoischer Speicher: auditorisch
Kurzzeitgedächtnis	
Arbeitsgedächtnis	• zentrale Exekutive • Subsystem: phonologische Schleife, visuell-räumlicher Notizblock, episodischer Puffer
Langzeitgedächtnis (deklaratives System)	• episodisches Gedächtnis • semantisches Gedächtnis
Langzeitgedächtnis (implizites System)	• perzeptuelles Gedächtnis • prozedurales Wissen

Phase (**Retentionsphase** oder **Retentionsintervall**) kann es zu einer neuronalen Festigung dieser Information (der Gedächtnisspur) kommen.
Abruf: Um Gedächtniseinträge zu nutzen, müssen sie aus dem Gedächtnisspeicher abgerufen werden. Dies geschieht in der Abrufphase (englisch: recall).
Vergessen: Die gespeicherten Informationen können verloren gehen oder mit der Zeit verblassen.

13.4. Messung des Gedächtnisses

Zur Untersuchung des Gedächtnisses werden Wort- oder Bilderlisten oder auditorische Reize präsentiert. Um zu überprüfen, ob diese Reize gelernt wurden, werden zwei Abfragetechniken verwendet: die **Wiedererkennung** (recognition) und die **Reproduktion** (recall). In typischen Rekognitionsexperimenten werden die Reize zunächst in einer Lernphase dargeboten, damit die Versuchspersonen diese Reize lernen können. In der Testphase werden diese Reize erneut gezeigt und mit Reizen gemischt, die nicht während der Lernphase präsentiert wurden (Distraktoren). Die Versuchsperson muss nach jeder Präsentation eine Alt-neu-Entscheidung treffen. Bei einer korrekten Entscheidung weiß man, dass die Versuchsperson den Reiz offenbar behalten hat. Bei der Reproduktion muss ein Reiz wiedergegeben werden, der vorher schon einmal gelernt wurde. Dies wird als **freie Reproduktion** bezeichnet. Wird die Reproduktion durch einen Hinweisreiz unterstützt (retrieval cue), spricht man von einer **Reproduktion mit Hinweisreiz** (cued recall); sie liegt z. B. bei Multiple-Choice-Klausuren vor. Die Fragen und Antwortalternativen dienen als Hinweisreize für die korrekte Antwort. Reproduktionen mit Hinweisreizen führen zu den besten Gedächtnisleistungen. Wahrscheinlich ist das der Grund, warum Multiple-Choice-Aufgaben so beliebt sind.

13.5. Taxonomie des Langzeitgedächtnisses

Das Langzeitgedächtnis kann auf unterschiedliche Weise eingeteilt werden, am gebräuchlichsten ist die Einteilung hinsichtlich des Bewusstwerdens der jeweiligen Gedächtnisprozesse. Demzufolge wird das Gedächtnissystem grob in das bewusste (deklarative) und unbewusste (implizite) Gedächtnis eingeteilt. Diese Einteilung geht v. a. auf Studien mit und Beobachtungen von Läsionspatienten zurück, durch die gezeigt werden konnte, dass Patienten mit Läsionen in mesiotemporalen Hirnbereichen (insbesondere im Hippocampus) typischerweise einen Verlust oder zumindest eine Einschränkung von Gedächtnisinhalten aufweisen, die normalerweise bewusst angegeben werden können, v. a. Fakten oder Episoden (z. B. wer wann was mit wem gemacht hat). Unbewusste Gedächtnisinhalte, z. B. Handlungsabläufe (Autofahren, sportliche Tätigkeiten), aber auch Regeln (z. B. Grammatikregeln) sowie Wahrnehmungsaspekte bleiben bei Läsionen des mesiotemporalen Gedächtnissystems erhalten. Diese unbewussten Informationen werden beeinträchtigt oder gehen verloren, wenn andere Hirnsysteme betroffen sind. Die Einteilung in bewusstes und unbewusstes Gedächtnis wird aktuell diskutiert und ist mit Gegenvorschlägen konfrontiert. Nach einem neueren Vorschlag sollte das Gedächtnis anhand der beteiligten Hirnstrukturen eingeteilt werden (s. u.).

In **Tabelle 13-2** ist die Taxonomie des Langzeitgedächtnisses dargestellt. Das bewusste (deklarative) Gedächtnis besteht aus zwei untergeordneten Systemen: aus Faktenwissen und dem episodischen Gedächtnis. Das Faktenwissen (auch **semantisches Gedächtnis** genannt) repräsentiert das Wissen über die

Tabelle 13-2: Schematische Gliederung des Langzeitgedächtnisses.

deklarativ		**nondeklarativ**			
episodisches Gedächtnis	semantisches Gedächtnis	Fertigkeiten	Priming	perzeptuelles Gedächtnis	Konditionieren
Erfahrungen Personen Zeit Raum Ereignisse	Fakten Wissen	Handlungen Regeln	Bahnung	Wahrnehmung ohne Anbindung an das Wissen	Konditionierungen
bewusst	bewusst	unbewusst	unbewusst	unbewusst	unbewusst

gelernten Fakten. Es ist ein eher emotionsloses und damit „kaltes" Gedächtnissystem. Jahreszahlen von historischen Ereignissen, Formeln oder andere Sachverhalte sind in diesem System gespeichert. Das **episodische Gedächtnis** speichert Informationen über Ereignisse. Das Besondere dieses Gedächtnissystems ist, dass in ihm Gedächtnisinformationen miteinander verbunden sind, also **wer** mit **wem was wann** und **wo** gemacht hat. Das heißt, dass im episodischen Gedächtnis Informationen zur Zeit, zum Ort, zu Personen und den dazugehörigen Sachverhalten miteinander zu einem Gedächtnisengramm verbunden werden. In der Regel sind solche Ereignisse auch interessant und demzufolge mit emotionalen Regungen verbunden. Die beiden Subsysteme des bewussten Gedächtnisses benötigen insbesondere das mesiotemporale Hirnsystem sowie den Frontalkortex (insbesondere die lateralen Teile) und den Parietallappen (die lateralen Teile). Das episodische System greift darüber hinaus stärker auf das limbische System zurück, da episodische Informationen stärker mit emotionalen Informationen besetzt sind. Das **implizite Gedächtnis** umfasst das prozedurale Gedächtnis, ein perzeptuelles Gedächtnis, ein Gedächtnis für assoziative Zusammenhänge und ein Gedächtnis für elementare Aspekte, die durch klassisches und instrumentelles Konditionieren zustande kommen.

Das **prozedurale Gedächtnis** ist ein Gedächtnissystem, in dem Handlungsabläufe und Fertigkeiten (skills) gespeichert sind, z. B. Fahrradfahren, Autofahren oder sportliche Betätigungen. Diese Fertigkeiten werden durch intensives Üben aufgebaut und können nach Konsolidierung unbewusst durchgeführt werden. Am Beispiel des Autofahrens ist dies anschaulich darstellbar. Dem Anfänger fällt die Koordination der vielen Tätigkeiten beim Autofahren schwer. Er hat Mühe, den Anweisungen des Fahrlehrers zu folgen, gleichzeitig die verschiedenen Kontroll- und Steuertätigkeiten des Fahrzeugführens durchzuführen und dann auch noch dem Verkehr und den Verkehrsregeln zu folgen. Mit zunehmender Übung werden die einzelnen Kontroll- und Steuertätigkeiten beim Autofahren automatisiert, sodass sie ohne bewusste Wahrnehmung ablaufen. Das hat den Vorteil, dass komplizierte Handlungsabläufe ohne Rückgriff auf bewusste und damit Aufmerksamkeit fordernde Prozesse durchgeführt werden können. Des Weiteren eröffnet die unbewusste und automatische Kontrolle dieser Abläufe die Möglichkeit, dass gleichzeitig andere Tätigkeiten – auch bewusste – ausgeführt werden können. Am prozeduralen Gedächtnis beteiligt sind überwiegend die motorischen Hirngebiete (Motorkortex, Prämotorkortex, Basalganglien, Kleinhirn).

Weiterhin wird das **perzeptuelle Gedächtnis** unterschieden. Wie der Name bereits andeutet, handelt es sich um ein Wahrnehmungsgedächtnis. Typischerweise speichert dieses

Gedächtnissystem Wahrnehmungsinformationen, ohne diese an das semantische Gedächtnis anzubinden. Das kann dazu führen, dass wir das Gefühl haben, etwas wiederzuerkennen, ohne zu wissen, dass wir es gesehen haben, z.B., wenn wir eine Person in einem anderen Kontext als dem gewohnten treffen. Das perzeptuelle Gedächtnis trägt zur Erkennung eines Gesichtes bei, ohne dass die dazu „passende" Person erkannt wird. Déjà-vu-Erlebnisse sind ebenfalls mittels des perzeptuellen Gedächtnisses zu erklären. Eine bestimmte, vertraute Wahrnehmung wird erzeugt (z.B. eine bestimmte Landschaft), ohne dass man diese Wahrnehmungsbilder an das semantische Wissensgedächtnis anbinden kann. Das perzeptuelle Gedächtnis erzeugt dann ein Gefühl der Vertrautheit und stößt Interpretationsprozesse an, um das Vertrautheitsgefühl zu erklären, was je nach Persönlichkeitseigenschaft und den gespeicherten Gedächtnisinformationen zu teilweise skurrilen „Erklärungen" führen kann.

Das unbewusste **Gedächtnis für assoziative Zusammenhänge** ist sehr gut mittels Priming-Aufgaben untersucht worden. Bei Priming-Aufgaben werden den Versuchspersonen unterschiedliche Reize dargeboten, ohne dass sie wissen, dass diese Reize für spätere Aufgaben von Bedeutung sein werden. Sollen sie allerdings Aufgaben im Zusammenhang mit diesen Reizen bearbeiten, dann zeigt sich, dass sie diese Aufgaben schneller lösen, als wenn sie auf Reize zurückgreifen, die sie vorher noch nicht (auch nicht unbewusst) gesehen haben. Angenommen, Sie sitzen in einem Büro, um sich dort mit dem Versuchsleiter über einen nebensächlichen Sachverhalt auseinanderzusetzen. Auf einer in diesem Büro angebrachten Tafel stehen Wörter, die in keinem Zusammenhang mit dem Gespräch stehen. Auf diese Wörter wird während des Versuchs kein Bezug genommen. Nach dem Gespräch beginnt das Experiment in einem Nebenraum. Sie sehen auf einem Computerbildschirm Wortfragmente (Buchstabenkombinationen, in denen einige Buchstaben fehlen, um ein sinnvolles Wort zu ergeben), die Sie so schnell wie möglich zu korrekten vollständigen Wörtern zusammensetzen müssen. Sie werden die Wörter, die während des vorherigen Gesprächs an der Tafel standen und die Sie eher nebenbei betrachtet hatten, im Experiment viel schneller und häufiger korrekt vervollständigen, wenn diese als Wortfragmente präsentiert werden. Offenbar führt das unbewusste Betrachten der Wörter dazu, dass diese in den sie verarbeitenden sensorischen Netzwerken gespeichert werden. Sie können dann unbewusst auf diese Informationen zurückgreifen und die Aufgaben effizienter lösen.

Eine andere Gruppe von unbewussten Gedächtnissystemen umfasst Prozesse wie das **klassische und instrumentelle Konditionieren**. Hierbei handelt es sich um Lernprozesse, bei denen unbewusste Assoziationen zwischen verschiedenen Reizen, Reaktionen sowie Reizen und Reaktionen aufgebaut werden. Die letzte Gruppe impliziter Lernprozesse umfasst die zellulären Lernprozesse **Habituation** und **Sensitivierung**.

13.6. Gedächtnis auf der zellulären Ebene

Das menschliche Gehirn ist wie ein Netzwerk organisiert, in dem die Informationen neurophysiologisch und verteilt über das Netzwerk repräsentiert sind. Verschiedene Nervenzellen werden zu Nervenzellensembles (neural assemblies), auch **neuronale Netze** genannt, zusammengeschaltet. Jede Nervenzelle hat mit ca. 5000–10000 anderen Nervenzellen Verbindungen aufgebaut. Je nach Qualität und Quantität der Verbindungen sind die Netzwerke unterschiedlich groß, fragil oder widerstandsfähig oder arbeiten schneller oder langsamer. Diese Netzwerke codieren die gespeicherten Informationen als elektrische Erregungsmuster, die sich innerhalb des Nervenzellensembles in einer noch nicht gänzlich verstandenen Art entwickeln und entfalten. Nicht nur die spezifische Art der elektrischen Erregung innerhalb des Nervenzellensembles codiert die gespeicherte Information, die Codierung hängt vielmehr auch davon ab, welche Nervenzellen in das jeweilige Ensemble eingebaut werden. Da die Informationsübertragung innerhalb solcher Nervenzellnetzwerke über Synapsen erfolgt, kommt der Qualität und Quantität der synaptischen Verbindungen beim Lernen und bei Gedächtnisprozessen zentrale Bedeutung zu. Um es etwas salopp auszudrücken: Lernen erfolgt vorwiegend an den Synapsen!

In der Anfangsphase der akademischen Psychologie wurde von **Engrammen** oder **Gedächtnisspuren** gesprochen, um anzudeuten, dass die Gedächtnisinhalte „irgendwie“ im Gehirn abgelegt werden, ohne wirklich eine konkrete Vorstellung davon zu haben, wie sie im Gehirn verankert werden. Einen bis heute gültigen Vorschlag, wie Engramme oder Gedächtnisspuren in den Nervenzellensembles niedergelegt werden, unterbreitete der kanadische Neuropsychologe Donald O. Hebb (1949). Für Hebb war die synaptische Plastizität entscheidend. Das bedeutet, dass die meisten Synapsen nicht unveränderbar sind, sondern ständig neu entstehen, untergehen oder ihre Übertragungseffizienz auf benachbarte Neurone verändern können. Hebb postulierte, dass Synapsen durch bestimmte Aktivitätskonstellationen ihre Übertragungsstärke ändern können. Eine besondere Aktivitätskonstellation wurde in der Folge als **Hebb-Lernregel** bezeichnet und experimentell bestätigt: Je häufiger ein Neuron gleichzeitig (oder leicht zeitverzögert) mit einem anderen Neuron aktiv ist, umso bevorzugter werden die beiden Neuronen aufeinander reagieren. Diese bevorzugte Reaktion wird über biochemische Veränderungen der synaptischen Übertragung zwischen diesen beiden Neuronen ermöglicht.

Mit anderen Worten bedeutet dies, dass die Verbindungen zwischen gleichzeitig feuernden Nervenzellen gestärkt werden **(Abb. 13-1)**. Dieser Mechanismus wurde mit der Formel „neurons that fire together wire together“ (Neuronen, die gemeinsam feuern, steigern ihre synaptische Verbindung) plakativ zum Ausdruck gebracht.

Hebb-Lernregel

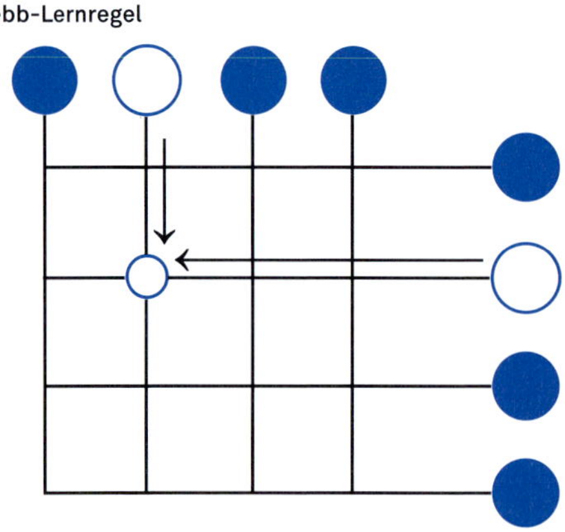

Abbildung 13-1: Schematische Darstellung der Hebb-Lernregel.

13.6.1. Habituation und Sensitivierung

Das Studium synaptischer „Lernmechanismen“ ist am menschlichen Gehirn praktisch unmöglich, weshalb auf Tiermodelle zurückgegriffen wird. Ein sehr praktisches Tiermodell ist die Schnecke, insbesondere die Aplysia californica, die über ein Saugrohr und Kiemen verfügt. Wird ein Wasserstrahl auf das Saugrohr gerichtet, ziehen sich die Kiemen sofort zurück. Die Schnecke zeigt also eine Abwehrreaktion. Sie gewöhnt sich jedoch nach wiederholter Stimulation des Saugrohrs an den Stimulus und zeigt schwächere oder letztlich keine Abwehrreaktionen. Dieser Gewöhnungsprozess wird als **Habituation** bezeichnet. Die Schnecke kann, auch nach erfolgter Habituation, wieder mit stärkerer Abwehr reagieren, wenn bestimmte zusätzliche Reize bestehen. Wird kurz vor dem Wasserstrahl auf das Saugrohr der Schwanz oder das Mantelgerüst der Schnecke elektrisch gereizt, verstärkt sich ihre Abwehrreaktion. Dieser Vorgang wird als **Sensitivierung** bezeichnet. Beide Vorgänge werden als elementare Grundlagen des Lernens und des Gedächtnisses aufgefasst und ihre neuronalen Grundlagen sind bekannt.

Um den Habituationsprozess zu verstehen, muss die neuronale Verschaltung von Saugrohr und Kiemen verstanden sein. Das Saugrohr wird von sensorischen Neuronen innerviert, die wiederum direkt mit nachgeschalteten Motoneuronen verbunden sind. Die Motoneurone lösen die Abwehrreaktion der Kiemen aus. Das sensorische Neuron ist also über eine Synapse mit dem Motoneuron verbunden. Wiederholte Stimulation des sensorischen Neurons führt zu reduzierter Ausschüttung von Neurotransmittern auf der präsynaptischen Seite, was wiederum dazu führt, dass das Motoneuron (postsynaptisch) schwächere Reaktionen (weniger Aktionspotenziale) generiert. Die geringere präsynaptische Neurotransmitterausschüttung ist auf einen reduzierten Einstrom von Kalzium in die präsynaptische Membran zurückzuführen. Kalzium stimuliert die Ausschüttung von Transmittern auf der präsynaptischen Seite. Je weniger Kalzium in die präsynaptische Membran fließt, desto weniger Neurotransmitter schüttet die präsynaptische Membran aus und desto schwächer wird auch das Motoneuron stimuliert.

Die Sensitivierung durch den aversiven Reiz auf den Schwanz der Schnecke führt zu einer **Zunahme der Neurotransmitterausschüttung** am sensorischen Neuron. Diese Zunahme wird durch ein Interneuron vermittelt, das eine synaptische Verbindung mit dem sensorischen Neuron eingeht. Dieses Interneuron wird durch den aversiven Reiz aktiviert und schüttet präsynaptisch den Neurotransmitter Serotonin aus. Serotonin führt auf der Seite des sensorischen Neurons zu einer Reduktion des Kaliumausstroms. Dadurch bleibt die Membran länger depolarisiert (also aktiviert), weil mehr Kalzium in die präsynaptische Membran fließt. In der Folge werden größere Mengen von Neurotransmittern vom sensorischen Neuron ausgeschüttet, die zur postsynaptischen Membran diffundieren.

Sensitivierung und Habituation gelten als einfachste Lern- und Gedächtnismechanismen. Beide Prozesse laufen innerhalb von wenigen Minuten ab und können deshalb als einfache Modelle des Kurzzeitgedächtnisses angesehen werden. Neuere Untersuchungen zeigten, dass längere Stimulationen, z. B. mittels aversiver Reize auf den Schwanz der Schnecke, Proteinsynthesen hervorrufen, die letztlich dazu führen, dass sich neue Synapsen bilden und bestehende gestärkt werden.

13.6.2. Langzeitpotenzierung und Langzeitdepression

Ein weiterer wichtiger zellulärer Mechanismus des Lernens und des Gedächtnisses ist die **Langzeitpotenzierung** (long-term potentiation, LTP). Dieser Mechanismus wurde ursprünglich im Hippocampus der Ratte identifiziert, mittlerweile ist er aber auch in verschiedenen Kortexgebieten, in der Amygdala und in den Basalganglien nachgewiesen worden. Das Grundprinzip der Langzeitpotenzierung ist gut an einer Modellsynapse zu verdeutlichen. Wird das präsynaptische Neuron elektrisch stimuliert, werden Neurotransmitter ausgeschüttet und exzitatorische postsynaptische Potenziale (EPSP) ausgelöst. Wird das präsynaptische Neuron über 1 s mit einer Frequenz von 100 Hz stimuliert (tetanische Stimulation), so sind EPSP über Minuten bis zu Stunden deutlich erhöht. Wird mit derselben Pulsfrequenz alle 10 min, z. B. 4-mal, gereizt, dann sind die EPSP über Stunden bis Wochen erhöht. Dieser LTP-Mechanismus ist sehr spezifisch (Spezifität von LTP), denn er ist nur an den Synapsen zu erkennen, die erregt wurden.

Neben der Spezifität ist die Assoziativität ein weiteres Prinzip im Zusammenhang mit dem LTP-Mechanismus. Damit ist gemeint, dass LTP auch bei miteinander funktionell verbundenen Neuronen feststellbar ist, nicht immer mit der gleichen Stärke wie am stimulierten Neuron, aber doch mit signifikant erhöhten EPSP. **Assoziativität** bedeutet, dass nur Synapsen, die am Zustandekommen eines bestimmten neuronalen Netzes beteiligt sind, LTP zeigen. Synapsen, auch solche, die unmittelbar in der Nachbarschaft zu Neuronen liegen, die LTP aufweisen, aber nicht zum funktionalen Netz gehören, zeigen keine LTP-bedingten Veränderungen.

Langzeitdepression (LTD) entsteht dagegen, wenn die Stimulationsfrequenz wesentlich geringer als 100 Hz ist. Genutzt werden hierbei Frequenzen um ca. 1 Hz. Danach ist das EPSP an der postsynaptischen Zelle reduziert und die synaptische Verbindung damit geschwächt.

Die molekularen Mechanismen der LTP sind sehr gut geklärt. LTP findet an Synapsen statt, die Glutamat als Transmitter nutzen. Postsynaptisch stimuliert Glutamat zwei Rezeptortypen: den NMDA- und den AMPA-Rezeptor. Der NMDA-Rezeptor ist während normaler Stimulationsbedingungen durch Magnesiummoleküle blockiert. Durch die tetanische Stimulation der Präsynapse wird die postsynaptische Membran so stark durch die großen Mengen an ausgeschüttetem Glutamat stimuliert, dass sich die Magnesiummoleküle von den NMDA-Rezeptoren ablösen. Dadurch wird der NMDA-Rezeptor frei und ermöglicht das Anbinden von Glutamat. Das hat zur Folge, dass mehr Kalzium über die postsynaptische Membran in die Zelle fließt. Dadurch wird ein Second-Messenger-Mechanismus ausgelöst, der die Sensibilität für Glutamat an den AMPA-Rezeptoren erhöht und die Erregbarkeit damit steigert.

In Rattenversuchen konnte gezeigt werden, dass Ratten, die in anregenden Umgebungen lebten, neuronale Erregungsmuster zeigten, die denen der LTP ähnlich waren. Auch Experimente, bei denen Ratten räumliche Zusammenhänge lernen mussten, resultierten in Erregungssteigerungen im Hippocampus, die denen ähnlich sind, die bei LTP gefunden werden. Eine andere Möglichkeit, herauszufinden, ob LTP verhaltensrelevant ist, besteht darin, Gene experimentell so zu beeinflussen (knock-out), dass die Bildung von NMDA-Rezeptoren im Hippocampus unmöglich wird. Die so behandelten Ratten waren nicht mehr in der Lage, räumliche Orientierungsaufgaben zu lernen, obwohl sie nichträumliche Aufgaben lernen konnten. Da der Hippocampus wesentlich am räumlichen Lernen beteiligt ist, deuten diese Studien darauf hin, dass LTP im Hippocampus an räumlichen Lern- und Gedächtnisprozessen beteiligt ist.

13.6.3. Veränderung der Synapsen beim Lernen

Während des Lernens finden morphologische Veränderungen an den Synapsen statt, d.h., sie verändern ihre Form, ihre Größe und ihre Anzahl. Diese Veränderungen erfordern das Auslesen von genetischen Informationen, damit die notwendigen Proteine gebildet werden können (Genexpression). Dieser Prozess der morphologischen Veränderung von Synapsen wird als **synaptische Konsolidierung** bezeichnet. Durch diese synaptische Konsolidierung wird die Verbindung zwischen den Synapsen verbessert, sodass die Informationsübertragung immer effizienter wird. Ein zentraler Mechanismus ist die Ausbildung von Ausstülpungen an den Dendriten, die in der Fachsprache auch Dendritic Spines genannt werden. Es handelt sich um kleine Fortsätze, die je nach Lerndauer und Lernvorgang unterschiedlich groß und unterschiedlich häufig sind. Vier Grundprinzipen der morphologischen Veränderung an den Synapsen (hier an den Dendriten) können unterschieden werden:

- Vergrößerung der dendritischen Fortsätze
- Entwicklung neuer synaptischer Zonen, die durch einen Spalt getrennt sind (perforierte Synapsen)
- Entwicklung von neuen und völlig getrennten dendritischen Fortsätzen
- Entwicklung neuer dendritischer Fortsätze.

Diese morphologischen Veränderungen können nacheinander auftreten. Dendritische Fortsätze können bereits nach 30 min dauernder LTP festgestellt werden. Nach ca. 1 h sind neue separate Fortsätze bereits erkennbar. Insgesamt kann festgehalten werden, dass sich durch diese morphologischen Veränderungen die Anzahl der Synapsen und die Größe der synaptischen Fläche vergrößert. Dadurch wird die synaptische Übertragung effizienter.

13.6.4. Zusammenfassung der synaptischen Mechanismen

- Gedächtnisinhalte bzw. Engramme werden in neuronalen Netzwerken gespeichert (Neural Assemblies).
- Hierbei ist die Verbindung zwischen den Neuronen wesentlich. Diese Verbindungen können infolge des Lernprozesses gestärkt oder abgeschwächt werden.
- Die molekularen Mechanismen des Lernens sind bislang an sehr einfachen Nervenzellmodellen untersucht worden (z. B. an dem der Schnecke).
- LTP und LDP sind wichtige Mechanismen des Lernens, die v. a. am Hippocampus (insbesondere in der Schicht CA1) untersucht worden sind.
- Habituation und Sensitivierung sind weitere zelluläre Modelle des Lernens. Bei diesen einfachsten Lernmechanismen sind die molekularen Mechanismen gut bekannt.
- Alle synaptischen Lernmechanismen erfordern Veränderungen der Genexpression, Proteinsynthese und führen zu morphologischen Veränderungen der Synapsen.

13.7. Neuronale Netze

Künstliche „neuronale Netze“ sind Computersimulationen echter neuronaler Netze. Analog zu den echten neuronalen Netzen bestehen die künstlichen neuronalen Netze aus Verarbeitungseinheiten, die ebenfalls als Neuronen bezeichnet werden. Diese Neuronen sind miteinander verbunden (Synapsen). Diese Verbindungen können unterschiedlich effizient sein und demzufolge unterschiedliche Gewichte aufweisen (man spricht auch von Verstärkungsfaktoren). Das Weiterleiten der Informationen erfolgt innerhalb dieser Netze gemäß unterschiedlicher Regeln (**Propagierungsregel**). Gemäß der jeweiligen Regel können die Informationen vorwärts (feedforward) oder zurückführend (feedback) weitergeleitet werden. Während des Ausbreitens der Erregungen innerhalb des Netzwerks nehmen die Neuronen unterschiedliche Aktivierungszustände an, die abhängig von den Netzeigenschaften und der jeweiligen Aktivierungsregel unterschiedlich ausfallen können. Die jeweilige Aktivität eines Neurons muss sich nicht zwangsläufig auf die anderen Neurone des Netzwerks ausbreiten, sondern kann abhängig von unterschiedlichen Ausgaberegeln geregelt werden. Manchmal muss eine bestimmte Aktivitätsschwelle der Neurone überschritten werden, damit die Aktivität weitergeleitet wird, aber auch andere, kompliziertere Ausgaberegeln sind möglich. Wichtig ist die **Aktivierungsregel**, die bestimmt, wie die Eingangsaktivierungen eines Neurons mit dessen momentanem Zustand zu einem neuen Zustand des Neurons kombiniert werden. Die

Neurone können unterschiedlich komplex und in unterschiedlichen Schichten angeordnet sein. Man spricht in diesem Zusammenhang von Ein- oder Mehrschichtennetzwerken. Manche Netzwerke weisen auch „verborgene" Schichten auf (hidden layers), die an internen Verarbeitungsprozessen beteiligt sind. Neuronale Netzwerke können abhängig von den beteiligten Neuronen und der Anzahl und Art der Verbindungen komplex werden (**Abb. 13-2**).

Das Verschaltungsmuster der „neuronalen Netze" und das Muster der Verbindungsverstärkungen repräsentieren die jeweiligen gespeicherten Informationen. Man könnte auch sagen, dass diese Muster als Engramme aufzufassen sind. Da es sich um Netzwerke handelt, die aus komplizierten Anordnungen von Neuronen, Verbindungen und Verbindungsstärken aufgebaut sind, wird auch von einer verteilten Repräsentation der gespeicherten Informationen gesprochen. Eine besondere Eigenschaft dieser Netzwerke ist, dass sie gemäß bestimmter Regeln (Lernregel) lernen und verlernen können. Das bedeutet auch, dass sich diese Muster über die Zeit hinweg verändern. Zusammenfassend kann festgehalten werden, dass künstliche neuronale Netzwerke aus folgenden Elementen bestehen:

- **Neuronen** (die elementaren Verarbeitungseinheiten)
- Netz der Verbindungen (**Synapsen**) zwischen den Neuronen
- Gewichte der Verbindungen (**Verbindungsverstärkungen**)
- **Propagierungsregel** für das Weiterleiten eines Inputs
- **Aktivationszustände** der Neuronen
- **Output-Funktionen** und Schwellenwerte der Neuronen
- **Aktivierungsregel**, die bestimmt, wie alle Eingänge eines Neurons, mit dessen momentanem Zustand zu einem neuen Zustand des Neurons kombiniert werden
- Lernregel, nach der die Gewichte der Verbindungen auf der Basis von Trainingseingaben verändert und angepasst werden können
- Umgebung, in der das lernende System arbeiten soll.

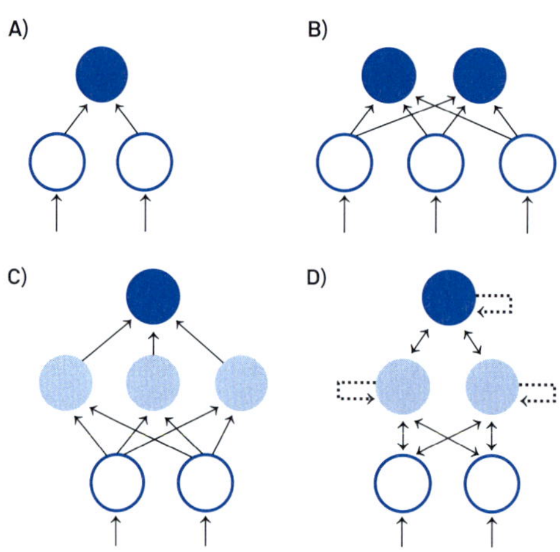

Abbildung 13-2: Vereinfachte Darstellung einfacher neuronaler Netze. (A) Einfaches Netz mit zwei Eingangs- und einem Ausgangsneuron. (B) Netz mit drei Eingangsneuronen und zwei Ausgangsneuronen. (C) Netz mit einer „verborgenen Schicht" aus drei Neuronen, zwei Eingangsneuronen und einem Ausgangsneuron. (D) Netz mit einer „verborgenen Schicht" aus zwei Neuronen, zwei Eingangsneuronen und einem Ausgangsneuron. (Nachgezeichnet und modifiziert nach Haberlandt, 1994)

Die **Aktivierungsregel** ist zentral für das Verständnis von neuronalen Netzwerken. Gemäß dieser Regel werden alle Eingänge eines Neurons (man spricht auch von Aktivierungen) mit dessen momentanem Zustand (Aktivierungszustand des Neurons) zu einem neuen Zustand des Neurons kombiniert (**Abb. 13-3**). Diese Kombination ist eine einfache mathematische Operation, in der die Eingangsaktivierungen mit den Verbindungsgewichten multipliziert werden. Wenn mehrere Eingangsneurone mit einem Ausgangsneuron verschaltet sind, dann müssen diese Produkte miteinander addiert

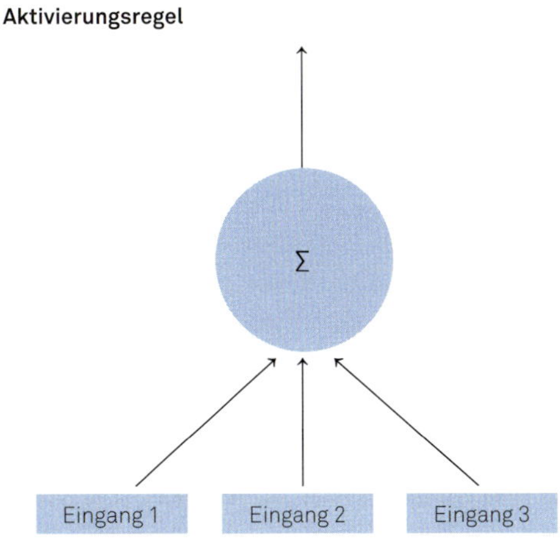

Abbildung 13-3: Aktivierungsregel.

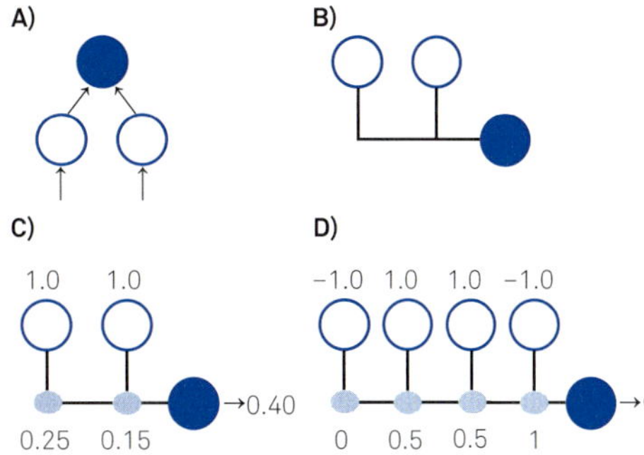

Abbildung 13-4: (A) Netzwerk aus drei Elementen: zwei Eingangsneuronen und einem Ausgangsneuron. Das Ausgangsneuron ist dunkelblau dargestellt. (B) Formale Darstellung des Netzwerks aus drei Elementen. (C) Darstellung wie in (B) allerdings sind die „Aktivitäten" der Eingangsneurone und die Gewichte als Zahlenwerte dargestellt. Die Gewichte sind grafisch noch als kleine Kreiselemente kenntlich gemacht. Die „Aktivität" des Ausgangsneurons ist auch angegeben. (D) Darstellung eines Netzwerks mit fünf Elementen, bestehend aus vier Eingangsneuronen und einem Ausgangsneuron.

werden, um zur Aktivierung des Ausgangsneurons zu gelangen. Formalisiert heißt das:

Ausgangsaktivierung = Summe (Eingangsaktivierung$_s$ × Gewicht$_{rs}$)

Die Indizes s und rs in der obigen Gleichung bezeichnen „sendende" (s) und „empfangene" (rs) Einheiten. In diesem Fall ist die Empfangseinheit auch eine Ausgabeeinheit und die Sendereinheit ist auch eine Eingangseinheit.

Grafisch ist die Aktivierungsregel in **Abbildung 13-3** dargestellt. Zu erkennen ist ein neuronales Netz mit drei Eingängen und einem Ausgangsneuron. Die Eingangsinformationen werden zu einer Ausgangsinformation verrechnet. Weitere Netzwerke mit zwei Eingangsneuronen und einem Ausgangsneuron sind in der **Abbildung 13-4** erkennbar. In dieser Abbildung wird auch ersichtlich, wie man zu einer formaleren und übersichtlicheren Darstellung der Netzwerke gelangt. Die Kreuzungspunkte der Linien in dieser Abbildung repräsentieren die jeweiligen Gewichte. Eingetragen sind einige Beispielgewichte.

Die beiden Eingangsneurone weisen die gleiche Aktivierung auf. Zur Veranschaulichung ist die Aktivierung beider Eingangsneurone mit dem Wert 1 angegeben.[42] Die Verbindung des ersten Eingangsneurons mit dem Ausgangsneuron (G1) hat ein Gewicht von 0.25 und die Verbindung des zweiten Eingangsneurons mit dem Ausgangsneuron (G2) hat das Gewicht 0.15. Um die Aktivierung des Ausgangsneurons zu berechnen, muss die Aktivierung des jeweiligen Eingangsneurons mit dem jeweils zugehörigen Gewicht multipliziert werden (1 × 0.25 = 0.25 plus 1 × 0.15 = 0.15). Diese beiden Werte werden dann summiert, um den aktuellen Aktivierungszustand des Ausgangsneurons zu erhalten:

Ausgangsaktivierung
= (1 × 0.25) + (1 × 0.15) = 0.40

42 Die hier dargestellten Rechenbeispiele sind dem Buch von Haberlandt (1994, S. 162–164, 168–169 und 173–174) entnommen und modifiziert worden.

Tabelle 13-3: Beispiel eines Netzwerks aus drei Neuronen (zwei Eingangsneuronen und ein Ausgangsneuron).

Eingang 1	Eingang 2	Gewicht 1	Gewicht 2	Ausgang
1.00	1.00	0.25	0.15	0.4000
1.00	1.00	0.25	0.00	0.2500
1.00	0.50	0.30	0.10	0.3500
0.50	1.00	0.10	−0.25	−0.2000
0.50	0.50	0.20	0.80	0.5000

Diese einfachen mathematischen Operationen sind auch in Form von Tabellen darstellbar. **Tabelle 13-3** zeigt verschiedene Zustände eines Netzwerks aus drei Neuronen. In den ersten beiden Spalten befinden sich unterschiedliche Werte für den Aktivierungsgrad der Eingangsneurone. Jede Zeile repräsentiert einen unterschiedlichen Zustandszeitpunkt. In der dritten und vierten Spalte finden sich die Werte für die Gewichte bzw. Verbindungsstärken. In der dritten Spalte finden sich die Gewichte, welche die Effizienz (oder Stärke) der Verbindung zwischen dem Eingangsneuron 1 (E1) und dem Ausgangsneuron kennzeichnen. Analog dazu enthält Spalte vier die Gewichte, welche die Verbindungsstärke von Eingangsneuron 2 (E2) zum Ausgangsneuron kennzeichnen. Die fünfte Spalte enthält die Summe der Produkte aus den jeweiligen Gewichten und den Eingangsstärken. Die Aktivität des Ausgangsneurons berechnet sich für den jeweiligen Zustand wie folgt:

Ausgangsaktivierung in Zustand 1
$= (1 \times 0.25) + (1 \times 0.15) = 0.40$

Ausgangsaktivierung in Zustand 2
$= (1 \times 0.25) + (1 \times 0.00) = 0.25$

etc.

In Abbildung 13-4D ist ein Netzwerk mit vier Eingangsneuronen und ein Ausgangsneuron dargestellt, also ein Netzwerk mit fünf Elementen. In **Tabelle 13-4** ist dieses Netzwerk aus fünf Elementen für unterschiedliche Zustände tabellarisch dargestellt. Die Aktivierungsregel ist die gleiche wie bei dem einfachen Beispiel des Netzwerks mit drei Elementen.

Ein anderes Beispiel ist ein Netzwerk mit zwei Eingangs- und zwei Ausgangsneuronen, also ein Netzwerk mit vier Elementen (**Abb. 13-5**).

Im Folgenden soll kurz dargestellt werden, dass solche Netzwerke, wenn sie einmal die

Tabelle 13-4: Beispiel eines Netzwerks aus fünf Neuronen (vier Eingangsneuronen [E1–E4] und ein Ausgangsneuron [A]). Die Gewichte sind in den Spalten G1–G4 abgetragen. Jede Zeile repräsentiert einen unterschiedlichen Zustand des Netzwerks.

E1	E2	E3	E4	G1	G2	G3	G4	A
1	1	1	1	0.3	0.5	0.3	0.2	1.30
1	1	0.5	0.5	0.25	0.15	0.2	0.3	0.65
1	−1	1	−1	0.25	0.15	0.2	0.3	0.00
1	−1	1	−1	0.5	0.5	0.8	0.15	0.65
0.1	0.1	1	1	0.5	0.4	0.1	0.2	0.39

Netzwerk mit zwei Eingangsneuronen

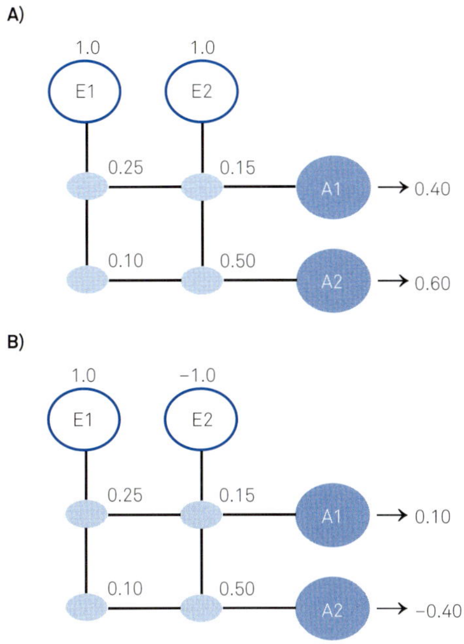

Abbildung 13-5: Netzwerk mit zwei Eingangsneuronen (E1 und E2) und zwei Ausgangsneuronen (A1 und A2). Zwei Netzwerke mit unterschiedlichen Gewichten.

Netzwerk mit vier Eingangsneuronen

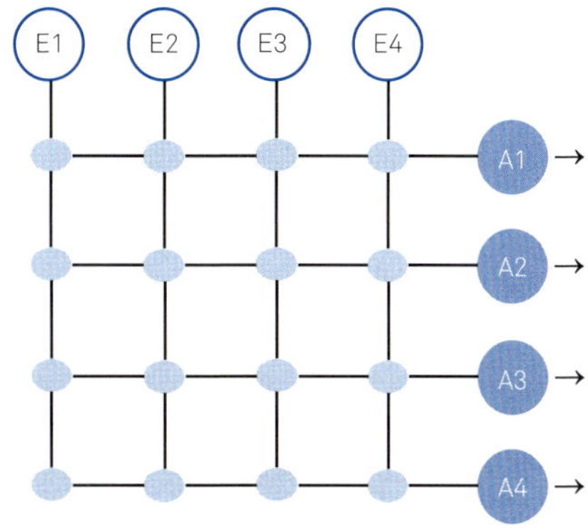

Abbildung 13-6: Netzwerk mit vier Eingangsneuronen (E1–E4) und vier Ausgangsneuronen (A1–A4). Ein 4-×-4-Netzwerk.

entsprechenden Gewichte gelernt haben, in der Lage sind, aus fragmentierten Eingangsinformationen die korrekte Information abzurufen. Stellen wir uns dazu ein 4-×-4-Netzwerk mit vier Eingangsneuronen und vier Ausgangsneuronen vor **(Abb. 13-6)**. Dieses Netzwerk hat demzufolge 16 Gewichte. Stellen wir uns weiter vor, das Netzwerk hätte gelernt, das englische Wort „horse" mit der deutschen Übersetzung „Pferd" zu assoziieren. Das Lernen hätte zu einem bestimmten Muster von Gewichten im neuronalen Netz geführt. In **Tabelle 13-5** ist ein solches Netz als Matrix dargestellt. In der ersten Zeile sind die Eingangsinformationen als Folge von vier Zahlen aufgeführt. Diese Zahlenkombination soll das Wort „horse" repräsentieren. Die gelernten Gewichte sind in der Matrix dargestellt. Das Muster am Ausgang (letzte Spalte) repräsentiert die deutsche Übersetzung von „horse", nämlich „Pferd". Immer dann, wenn dem Netzwerk das Wort „horse" präsentiert wird, assoziiert das Netzwerk die korrekte deutsche Übersetzung.

Was passiert allerdings, wenn diesem Netzwerk nicht die komplette Eingangsinformation zur Verfügung steht? Das kann z. B. eintreten, wenn die Lichtverhältnisse beim Lesen so schlecht sind, dass einige Eingangskanäle unzulängliche Informationen anbieten. In **Tabelle 13-6** haben wir eine solche Situation simuliert. Die Eingangsinformation in der dritten Spalte ist nicht vorhanden (deshalb ist dort als Eingangsinformation eine 0 aufgeführt). Das Netzwerk liefert als Ausgangsinformation

Tabelle 13-5: 4-×-4-Netzwerk, in dem das englische Wort „horse" mit dem deutschen Wort „Pferd" gekoppelt ist.

1	**−1**	**−1**	**1**	
−0.25	0.25	0.25	−0.25	**−1**
−0.25	0.25	0.25	−0.25	**−1**
0.25	−0.25	−0.25	0.25	**1**
0.25	−0.25	−0.25	0.25	**1**

Tabelle 13-6: Gleiches 4-×-4-Netzwerk wie oben, nur die Eingangsinformationen sind leicht verändert. Die Eingangsinformation in der dritten Spalte fehlt. Trotzdem ist das abgerufene Muster demOriginalmuster sehr ähnlich.

1	**–1**	**0**	**1**	
–0.25	0.25	0.25	–0.25	**–0.75**
–0.25	0.25	0.25	–0.25	**–0.75**
0.25	–0.25	–0.25	0.25	**0.75**
0.25	–0.25	–0.25	0.25	**0.75**

anstatt des Musters -1, -1, 1, 1 das Muster -.75,-.75,.75,.75. Das grundsätzliche Muster ist trotz unterschiedlicher Zahlen gleich (zwei relativ großen negativen Zahlen folgen zwei relativ große positive Zahlen). Unter der Voraannahme, dass Informationen am Ausgang, die größer oder gleich 0.75 oder kleiner oder gleich -0.75 sind, so interpretiert werden, als ob sie eine 1 oder eine -1 wären, assoziiert das Netzwerk die korrekte Übersetzung. Dies ist ein großer Vorteil solcher assoziativen Netzwerke, denn man kann mit diesem Modell erklären, warum Gedächtnisinformationen abgerufen werden können, ohne dass uns alle Eingangsinformationen zur Verfügung stehen!

Ein weiterer Vorteil von solchen assoziativen Netzwerken ist, dass diese lernen können, verschiedene Informationen im gleichen Netzwerk zu speichern. Dies soll an einem 4-×-4-Netzwerk kurz erläutert werden. Angenommen, dass dieses Netzwerk mit seinen 16 Gewichten gelernt hätte, zwei unterschiedliche englische Wörter (horse und cat) mit ihren Übersetzungen zu assoziieren. Um verschiedene Wörter im gleichen Netzwerk zu assoziieren, muss das Netzwerk Gewichte gelernt haben, die auf die beiden unterschiedlichen Eingangsinformationen gleichermaßen anzuwenden sind und die je nach Eingangsmuster eindeutige Assoziationen generieren. In **Tabelle 13-7** ist ein solches Netzwerk dargestellt. Man erkennt im Gegensatz zu den

Tabelle 13-7: 4-×-4-Netzwerk, das gelernt hat, die beiden englischen Wörter „horse" und „cat" mit den zutreffenden deutschen Übersetzungen zu assoziieren.

horse				
1	**–1**	**–1**	**1**	**Pferd**
0	0	0.5	–0.5	**–1**
–0.5	0.5	0	0	**–1**
0	0	–0.5	0.5	**1**
0.5	–0.5	0	0	**1**
cat				
–1	**1**	**–1**	**1**	**Katze**
0	0	0.5	–0.5	**–1**
–0.5	0.5	0	0	**1**
0	0	–0.5	0.5	**1**
0.5	–0.5	0	0	**–1**

Matrizen in den oben gezeigten Netzwerken unterschiedliche Gewichte. Wird das Eingangsmuster für „horse" angelegt, erinnert das Netzwerk korrekt die deutsche Übersetzung „Pferd". Das gleiche Netzwerk kann mit den gleichen Gewichten aus einem anderen Eingangsmuster (hier für „cat") die korrekte Übersetzung „Katze" assoziieren.

Zusammengefasst lässt sich an diesen Modellen ablesen, wie in etwa in den „echten" neuronalen Netzen anhand der Muster der Synapsengewichte unterschiedliche Informationen gespeichert werden können. Am Rande soll allerdings erwähnt werden, dass mit zunehmender Anzahl der in einem Netzwerk gespeicherten Informationen die Fähigkeit verloren geht, die korrekte Information aus fragmentierten Eingangsinformationen zu erschließen. Das Netzwerk wird dann zunehmend interferenzanfällig.

Die bislang dargestellten künstlichen Netzwerke sind einfach und dienen der Veranschaulichung, wie man sich die synaptischen Stärken als Gewichte innerhalb des Netzwerks vorstellen kann. Diese Gewichte verändern sich stän-

Netzwerk mit 16 Ein- und Ausgängen

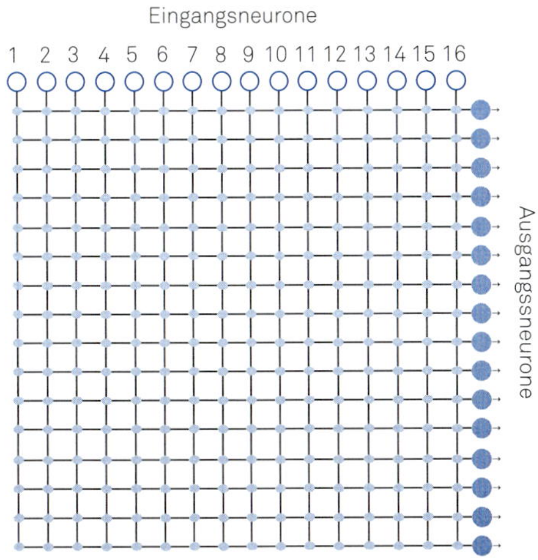

Abbildung 13-7: Schematische Darstellung eines Netzwerks mit 16 Eingängen und 16 Ausgängen. (Nachgezeichnet nachHaberlandt, 1994)

dig in Abhängigkeit von der Erfahrung und dem damit zusammenhängenden Lernen. Je nach Größe der Netzwerke können unterschiedlich viele Informationen gespeichert werden. In **Abbildung 13-7** ist ein Netzwerk mit 16 Eingängen und 16 Ausgängen dargestellt. Dieses Netzwerk weist 16 × 16 = 256 Gewichte auf und ermöglicht damit eine differenzierte Speicherung von Informationen.

H.M.

H.M. sind die Initialen eines neurologischen Patienten, dessen Fall für die kognitiven Neurowissenschaften von herausragender Bedeutung ist. H.M. litt unter epileptischen Anfällen. Die behandelnden Ärzte stellten fest, dass seine Anfälle durch Läsionen im Bereich des mesiolateralen Temporalkortex, und hier insbesondere im Hippocampus, bedingt gewesen seien. Aus diesem Grund entfernte ihm der Neurochirurg William Scoville beidseitig die Hippocampi. Nach der Operation stellten sich unerwartete neuropsychologische Ausfälle ein. Es zeigte sich, dass H.M. keine neuen expliziten Informationen mehr lernen konnte. Im Grunde verharrte er hinsichtlich seines expliziten Wissens in der Zeit unmittelbar vor seiner Operation. Obwohl er keine neuen expliziten Informationen mehr lernen konnte, war er in der Lage, motorische und sensomotorische Aufgaben zu lernen und die Leistungen zu perfektionieren. Auch Wahrnehmungsaufgaben meisterte er. Aufgrund seiner Defizite und der erhaltenen Fähigkeiten wurde im Wesentlichen die heute noch aktuelle Taxonomie des Gedächtnisses entwickelt. H.M. verstarb im Dezember 2008. Sein Gehirn wurde ein Jahr später unter großer medialer Anteilnahme seziert. Die Hirnschnitte sollen zu weiterführenden Forschungen an seinem Gehirn verwendet werden.

13.8. Mesiotemporales Gedächtnissystem

Das mesiotemporale Gedächtnissystem besteht aus dem **Hippocampus**, dem unmittelbar posterior anschließenden **entorhinalen Kortex**, dem anterior anschließenden **perirhinalen Kortex** und dem lateral liegenden **Gyrus parahippocampalis**. Letztlich muss auch noch der Mandelkern (**Amygdala**) dazugezählt werden, eine runde Hirnstruktur, die unmittelbar vor dem Hippocampus liegt **(Abb. 13-8)**. Dieses eng und bidirektional miteinander verbundene Hirnsystem bildet den Kern des expliziten Gedächtnissystems. Es ist darüber hinaus mit dem Neokortex im Frontal-, Parietal-, Temporal- und Okzipitallappen verbunden **(Abb. 13-9)**.

Schädigungen dieses Systems sind immer mit Beeinträchtigungen des expliziten Gedächtnisses bis hin zum totalen Verlust desselben verbunden. Aus Bildgebungs- und Läsionsstudien ist bekannt, dass dieses System an der Verknüpfung verschiedener Gedächtnisinformationen wesentlich beteiligt ist. Die verschiedenen Informationen werden hier integriert und in den Neokortex übertragen.

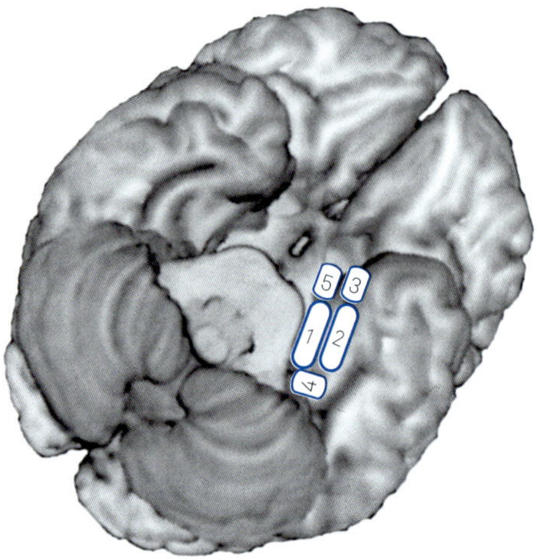

Abbildung 13-8: Die wichtigen mesiotemporalen Hirngebiete. Dargestellt ist die basale Ansicht. 1: Hippocampus, 2: Gyrus parahippocampalis, 3: perirhinaler Kortex, 4: entorhinaler Kortex, 5: Amygdala.

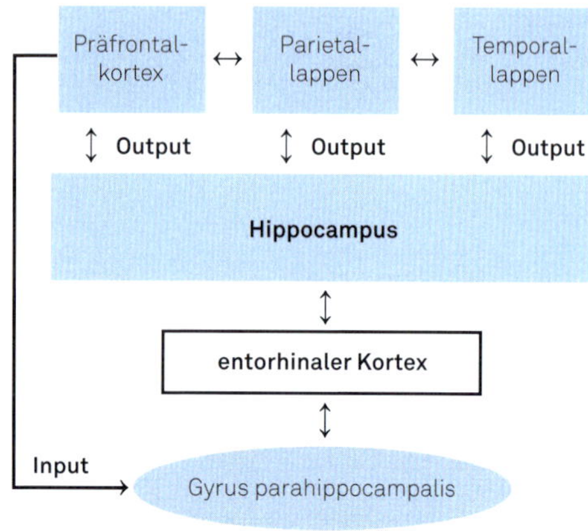

Abbildung 13-9: Verschaltung des mesiotemporalen Hirnsystems.

Verknüpfung und Integration (Vernetzung) sind die wesentlichen Aufgaben, die im Hippocampus und den anliegenden Hirngebieten bearbeitet werden, wie episodische Gedächtnisinformationen veranschaulichen. Als Beispiel soll hier eine Episode dienen, in der ein Student englische Vokabeln in einer bestimmten Situation, in Gegenwart bestimmter Personen und im Zusammenhang mit einem bestimmten Problem gelernt hat. Die zu lernenden Vokabeln sind mit der Situation, den Personen und dem Problem verknüpft. Die aktive neurophysiologische Verknüpfung unterschiedlicher Informationen übernehmen zu Beginn des Lernens der Hippocampus und das gesamte mesiotemporale Gedächtnissystem. Dieses System lernt sehr schnell, was wahrscheinlich daran liegt, dass im Hippocampus die **Langzeitpotenzierung** und die **Langzeitdepression** besonders effizient sind. Die Informationen, die in diesem System gelernt und gespeichert werden, müssen mit der Zeit in den Neokortex übertragen oder mit neokortikalen Strukturen zunehmend stärker verbunden werden (s. Kap. 13.9.).

Das mesiotemporale Gedächtnissystem ist während aller Stadien von expliziten Gedächtnisfunktionen beteiligt. Beim **Encodieren** neuer Informationen werden die zu lernenden Informationen dort miteinander verknüpft und dann in den kortikalen Hirnbereichen abgelegt. Beim **Abruf** werden über den Hippocampus und die angrenzenden Hirnstrukturen des mesiotemporalen Gedächtnissystems die „Verknüpfungen" mit den neokortikalen Hirngebieten reaktiviert und somit die gespeicherten Informationen wiedergefunden. Während der **Konsolidierung** werden die Verknüpfungen im Hippocampus aktiv gehalten und zunehmend in neokortikale Strukturen verlagert und mit ihnen stärker verbunden. Am Beginn der Konsolidierung sind mesiotemporale und neokortikale Hirngebiete gemeinsam aktiv, mit zunehmender Nutzung der in diesen Netzwerken gespeicherten Informationen werden jedoch die neokortikalen Netzwerke immer effizienter und übernehmen die Speicherung und den Abruf der Informationen gänzlich.

13.9. Von der zellulären Ebene zum übergeordneten System

In den vorangegangenen Kapiteln wurden grundlegende Prinzipien und Einteilungsgesichtspunkte des menschlichen Gedächtnisses besprochen. Auf der zellulären Ebene sind die synaptischen Mechanismen an den Gedächtnisprozessen beteiligt. Über die Veränderung der synaptischen Kontakte werden Netzwerke aufgebaut, in denen Informationen langfristig zur Verfügung stehen. Demzufolge kann das Engramm als ein Muster von synaptischen Verbindungen in einem verteilten Netzwerk aufgefasst werden.

Nach dem heutigen Wissensstand sind die zellulären Mechanismen für alle Gedächtnissysteme identisch. Das bedeutet: Bei jedem (!) Lern- und Gedächtnisvorgang wird auf neuronale Netzwerke zurückgegriffen, deren Struktur durch das Muster der synaptischen Verbindungen innerhalb des jeweiligen Netzwerks determiniert ist. Im Zusammenhang mit den verschiedenen Gedächtnissystemen haben die verschiedenen Hirngebiete unterschiedliche Bedeutungen für das jeweilige Gedächtnis.

Die Verfestigung von Gedächtnisinformationen (**Konsolidierung**) erfolgt auf zwei Ebenen (Diekelmann & Born, 2010): auf der Ebene der Synapsen (**Synapsenkonsolidierung**) und auf der Ebene des jeweiligen Gedächtnissystems (**Systemkonsolidierung**). Die Synapsenkonsolidierung erfolgt innerhalb von Minuten bis Stunden. Sie beinhaltet Veränderungen von Genexpressionen, die mit Proteinsynthesen verbunden sind. In der Folge werden die Synapsen verändert und ggf. verstärkt oder abgebaut. Diese Konsolidierung kann durch entsprechende Pharmaka (Protein-Synthese-Hemmer) gehemmt oder gesteigert werden. Wird sie gehemmt, kann dadurch die Konsolidierung gestört oder verhindert werden. Bislang konnte tierartenübergreifend festgestellt werden, dass die Konsolidierung der Synapsen insbesondere in den Hirngebieten stattfindet, die auch an der Kontrolle der jeweiligen Aufgabe beteiligt sind. Im Gegensatz zur Konsolidierung der Synapsen dauert die Systemkonsolidierung erheblich länger und kann Tage, Woche oder gar Jahre in Anspruch nehmen. Bei der Systemkonsolidierung verändert sich das System, in dem die Informationen gespeichert werden. Hirngebiete, die zu Beginn am Lernen und Speichern beteiligt waren, können für die Kontrolle der gelernten Funktion zunehmend an Bedeutung verlieren. Andere Hirngebiete können dann die Kontrolle dieser Funktion übernehmen. Systemkonsolidierung findet sowohl beim deklarativen wie auch beim impliziten Lernen statt.

13.10. Konsolidierung im deklarativen Gedächtnis

Im Zusammenhang mit dem deklarativen Gedächtnis werden zwei unterschiedliche Theorien der Systemkonsolidierung diskutiert: die **Standardkonsolidierungstheorie** (standard consolidation theory) und die **Viel-Spuren-Theorie** (multiple-trace theory). Die Standardkonsolidierungs-theorie geht davon aus, dass der Hippocampus neue Informationen schnell encodiert, da im Hippocampus **Langzeitpotenzierung** und **Langzeitdepression** möglich sind, und dass er diese Informationen dann ins langsamer arbeitende neokortikale System überträgt (**Abb. 13-10**). Der Hippocampus verknüpft beim Encodieren die verschiedenen Informationen, die mit der zu lernenden Information assoziiert sind.

Warum ist der Hippocampus beim deklarativen Lernen so wichtig? Nach allem, was wir derzeit über den Hippocampus wissen, werden in ihm die zu speichernden Informationen vielfältig untereinander und mit anderen Informationen verknüpft. Stellen Sie sich einen roten

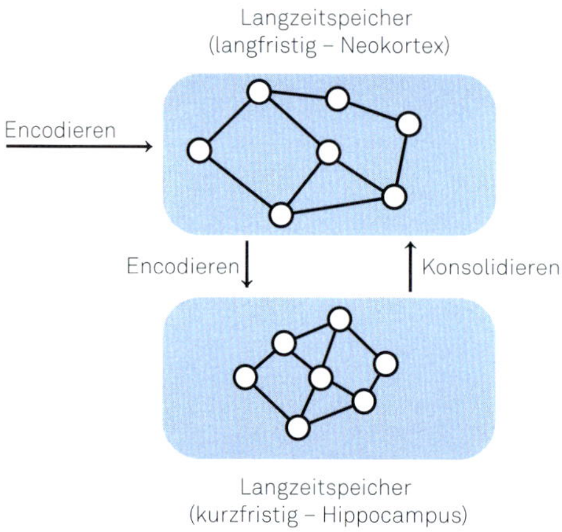

Abbildung 13-10: Schematische Darstellung der Standardkonsolidierungstheorie.

Fußball mit einer bestimmten Beschriftung vor: Sie müssen die Form (Ball) mit einer Farbe (Rot), einer Funktion (Fußballspielen) und den verbalen Informationen (Beschriftung) koppeln. Diese unterschiedlichen Informationen werden in verschiedenen Hirngebieten und unterschiedlichen Netzwerken verarbeitet und gespeichert. Sie müssen jetzt allerdings miteinander verkoppelt werden, um ein einheitliches Engramm zu formieren. Dies erfolgt über den Hippocampus. Über den Hippocampus werden die verschiedenen Netzwerke zusammengehalten und auch zusammengeführt **(Abb. 13-11)**. Der Vorgang der Systemkonsolidierung läuft dabei mehrstufig ab **(Abb. 13-12)**:

- Beim Encodieren neuer Informationen werden diese von neokortikalen Strukturen codiert und in den Hippocampus überführt.
- Im Hippocampus werden diese Informationen schnell gelernt bzw. konsolidiert. Hierbei werden die Verbindungen zu den Netzwerken im Neokortex aufrechterhalten und gestärkt.
- Mit zunehmender Konsolidierung, d.h. mit häufiger Reaktivierung dieser Netzwerke, bilden sich im Neokortex immer stabilere Netzwerke aus. Es bestehen dabei immer noch Verbindungen zum Hippocampus, sodass der Abruf über den Hippocampus immer noch möglich ist.

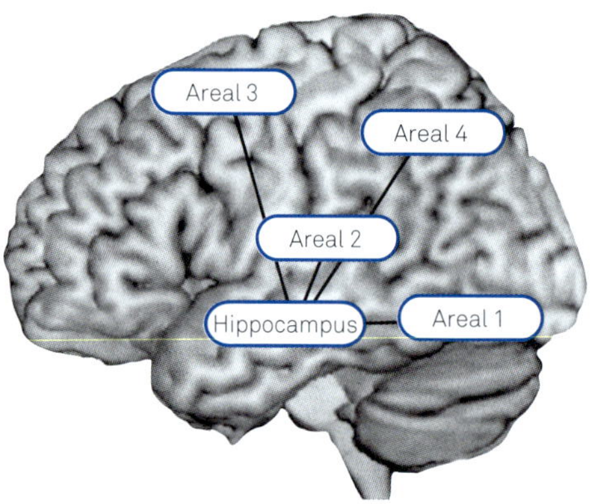

Abbildung 13-11: Verbindung des Hippocampus mit neokortikalen Hirngebieten. In den verschiedenen neokortikalen Arealen werden jeweils spezifische Informationen verarbeitet (z.B. in Areal 1 Farbinformationen, in Areal 2 akustische Informationen, in Areal 3 motorische Informationen, in Areal 4 räumliche Informationen). Der Hippocampus hat zu allen Arealen besondere Verbindungen aufgebaut, die das Gedächtnisnetzwerk ausmachen.

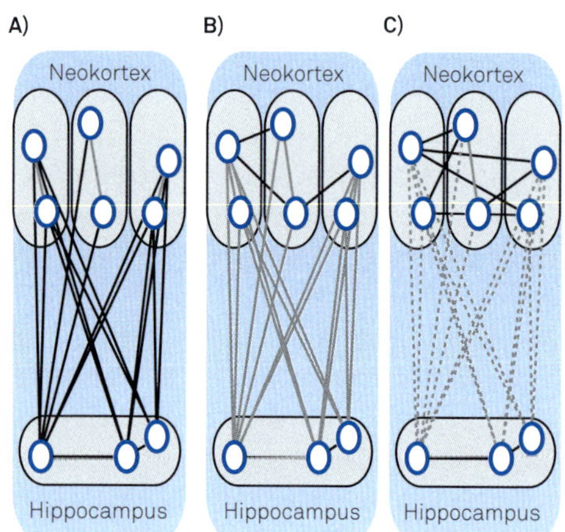

Abbildung 13-12: Ablauf der Systemkonsolidierung (nach Diekelmann & Born, 2010). (A) Beginn des Lernens, (B) fortgeschrittenes Stadium des Lernens, (C) am weitesten fortgeschrittenes Stadium des Lernens.

- Nach sehr häufiger Reaktivierung der Netzwerke kann der Hippocampus für den Abruf bestimmter Engramme bedeutungslos werden, da die Netzwerke im Neokortex so stabil sind, dass sie unter Vermeidung des Umwegs über den Hippocampus aktiviert werden können.

Die besondere Bedeutung des mesiotemporalen Gedächtnissystems beim Aufbau von verknüpften Gedächtnisinformationen wird durch eine Reihe von experimentellen Befunden belegt. Aus Bildgebungsstudien ist bekannt, dass insbesondere das Lernen von episodischen Informationen mit starken Aktivierungen des Hippocampus einhergeht. Episodische Informationen bestehen „von Natur aus" aus verschiedenen Informationen. Des Weiteren sind besonders lebhafte und mit verschiedenen Modalitäten verbundene Informationen mit ausgeprägter Hippocampusaktivität assoziiert. Die Systemkonsolidierung zeigt sich im Zusammenhang mit gut gelernten Informationen, für die genügend Zeit zur Verfügung stand, um sie in neokortikalen Hirngebieten zu verankern. Sind diese neokortikalen Netzwerke erst einmal fest etabliert, wird das mesiotemporale Hirnsystem immer weniger genutzt und wird mit der Zeit sogar unwichtig für die besonders gut gelernten Informationen.

Die **Standardkonsolidierungstheorie** kann den zeitlichen Gradienten von retrograden Amnesien im Zusammenhang mit Hippocampusläsionen erklären **(Abb. 13-13)**. Alte Gedächtnisengramme, die über einen längeren Zeitraum reaktiviert und konsolidiert werden, sind besonders gut im Neokortex verankert und werden auch nach langer Zeit erinnert. Selbst Patienten mit Läsionen in mesiotemporalen Hirngebieten (unter Einschluss des Hippocampus) können weit zurückliegende Informationen noch gut erinnern. Dies belegt, dass bestimmte bewusste Gedächtnisengramme existieren, deren Abruf den Hippocampus nicht mehr erfordert (siehe **Box: Der Taxifahrer ohne Hippocampus**). Bei Patienten, die unter einer Alzheimer-Demenz leiden, ist der Gedächtnisgradient umgekehrt. Da bei ihnen starke Degenerationen des Neokortex vorliegen, verlieren sie auch den Zugang zu ihrem deklarativen Gedächtnis, weshalb sie viele Informationen aus ihrer Vergangenheit vergessen. Sie leiden allerdings auch unter Kurzzeitgedächtniseinbußen.

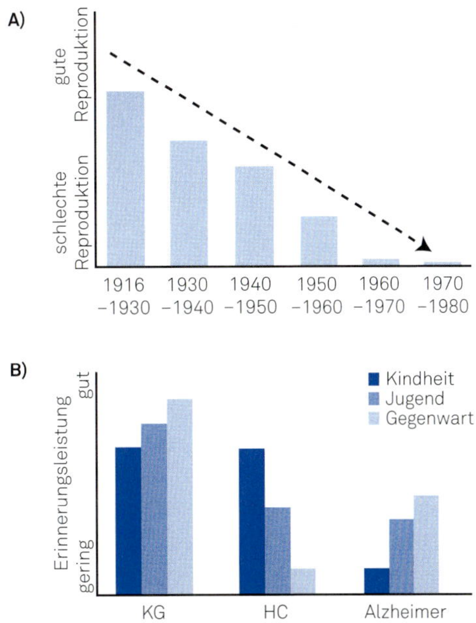

Abbildung 13-13: (A) Beispiel für einen negativen zeitlichen Gradienten im Zusammenhang mit einer Amnesie infolge einer Hippocampusläsion. (B) Zeitliche Gradienten für die Gedächtnisleistungen bei Gesunden (KG), bei Patienten mit Hippocampusläsionen (HC) und bei Patienten mit Alzheimer-Amnesien.

Eine andere Erklärung für die Bedeutung des Hippocampus ist die **Viel-Spuren-Theorie**. Der wesentliche Unterschied zur Standardkonsolidierungstheorie besteht darin, dass im Rahmen der Viel-Spuren-Theorie davon ausgegangen wird, dass der Hippocampus immer am Abruf von deklarativen Gedächtnisinformationen beteiligt ist. Auch wenn etwas gut gelernt wurde, soll der Neokortex die Spei-

Der Taxifahrer ohne Hippocampus

Ein interessantes Beispiel für das Unabhängigwerden des mesiotemporalen Gedächtnissystems konnte in einer Publikation dokumentiert werden (Maguire et al., 2006). Das Lernen von räumlichen Zusammenhängen, wie sie z.B. auf der Karte einer Großstadt wie London repräsentiert sind, greift insbesondere auf den hinteren rechtsseitigen Hippocampus zurück. Die dort befindlichen Netzwerke lernen räumliche Zusammenhänge und bauen ein Netzwerk auf, in dem diese Zusammenhänge abgelegt sind. Dieses Netzwerk ist auch beim Abruf der räumlichen Informationen beteiligt. Werden z.B. Londoner Taxifahrer während des Lösens von Orientierungsaufgaben untersucht, ist festzustellen, dass immer der Hippocampus und die dort befindlichen Netzwerke aktiv sind. In der oben angesprochenen Publikation wurde ein Mann vorgestellt, der seit einigen Jahrzehnten als Taxifahrer in London gearbeitet hatte. Er hatte somit genügend Gelegenheit, die räumlichen Informationen, die in den mesiotemporalen Netzwerken lokalisiert waren, in neokortikale Strukturen zu verlagern. Dieser Taxifahrer wies im vorangeschrittenen Alter massive Läsionen des Hippocampus auf, war aber dennoch in der Lage, sich in London sehr gut zurechtzufinden. Das bedeutet, dass er zur räumlichen Orientierung seine neokortikalen Netzwerke nutzen konnte und nicht mehr auf die hippocampalen Netzwerke zurückgreifen musste. Er konnte allerdings keine neuen räumlichen Zusammenhänge lernen; mit neuen Straßen und Wegleitungen hatte er demzufolge große Mühe.

cherung der Engramme nicht allein übernehmen, sondern der Hippocampus immer beteiligt sein. Im Rahmen der Viel-Spuren-Theorie wird davon ausgegangen, dass bei jeder Reaktivierung der gespeicherten Engramme eine neue „Spur" oder - anders ausgedrückt - eine neue Verbindung im Hippocampus zu den Netzwerken im Neokortex angelegt wird. Je länger also etwas gelernt und damit reaktiviert wurde, desto mehr „Spuren" und „Verbindungen" existieren im Hippocampus. Der zeitliche Gradient bei Amnesien wäre demzufolge eine lineare Funktion der Anzahl der zerstörten „Spuren" und „Verbindungen".

Beide Theorien berücksichtigen, dass der Hippocampus das schneller lernende und der Neokortex das langsamer lernende System ist. Offenbar ist diese Arbeitsteilung recht günstig, denn Simulationsstudien haben gezeigt, dass mit einem schnell und einem langsam lernenden System eine **Überlagerungskatastrophe** verhindert werden kann. Unter diesem Begriff versteht man, dass die Verknüpfungen zwischen den zu lernenden Informationen durch neue Informationen zu schnell überlagert werden; das System hätte dann keine Möglichkeit mehr, stabile Verknüpfungen aufzubauen.

13.11. Gedächtnis und Emotionen

Emotionen können als Verstärker für die Konsolidierung von gelernten Informationen wirken. Je stärker die emotionale Erregung beim Lernen, desto besser wird das Lernmaterial erinnert. Wahrscheinlich werden die gelernten Informationen durch die emotionale Erregung besser konsolidiert. Dies zeigen eine Reihe interessanter Arbeiten von denen eine exemplarisch an dieser Stelle dargestellt werden soll. Die Autoren dieser Arbeit (Judde & Rickard, 2010) ließen ihre Versuchspersonen Wortlisten auswendig lernen. Nach einer Woche luden sie diese Versuchspersonen wieder ins Labor ein, um zu überprüfen, wie viele dieser Wörter die Versuchspersonen noch erinnern würden. Die Anzahl der erinnerten Wörter diente als Indikator für die Langzeitgedächtnisleistung. Die Versuchspersonen wurden vor dem Experiment zufällig auf verschiedene Gruppen aufgeteilt. Eine Gruppe hörte unmittelbar (0 Minuten) nach dem Lernen der Wortliste emotional erregende Musik, eine andere 20 Minuten nach dem Lernen und eine dritte Gruppe 40 Minuten nach dem Lernen. Es zeigte sich, dass die Erinnerungsleistungen eine Woche später bei der Gruppe, die 20 Minuten nach dem Lernen emotional erregende Musik gehört hatte, deutlich besser war, als bei den anderen Versuchsgruppen und bei einer weiteren Kontrollgruppe, die keine Musik nach dem Lernen präsentiert bekommen hatte. Offenbar ist die emotionale Erregung, die 20 Minuten nach dem Lernen durch die Musik evoziert wird, für das Konsolidieren des Gelernten sehr förderlich (siehe **Abb. 13-14**).

Dieser Befund passt sehr gut zu den Erkenntnissen aus der Tierforschung, in der die neurophysiologischen Grundlagen der Gedächtniskonsolidierung untersucht worden sind. In diesen Arbeiten zeigte sich, dass neuronale Erregungen, die bei den Tieren bis 25 Minuten nach dem Lernen induziert wurden, das Konsolidieren von gelerntem Material deutlich verbesserte. Offenbar funktioniert diese Konsolidierungsverbesserung durch emotionale Erregung auch beim Menschen und kann auf recht einfache Art und Weise durch emotionale Musik hervorgerufen werden. Neurophysiologisch erklärt man sich diesen Effekt durch die vermehrte Ausschüttung von Katecholaminen (Adrenalin und Noradrenalin) und Glukokortikoiden, welche als Folge der emotionalen Erregung durch Musik auftritt. Adrenalin wird im Nebennierenmark gebildet und stimuliert vor allem die Amygdala,

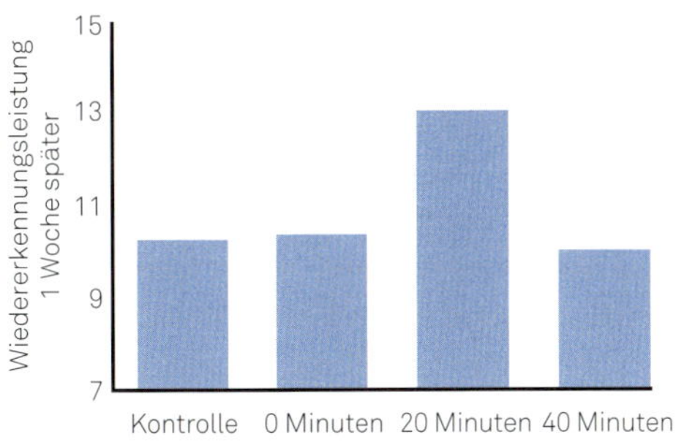

Abbildung 13-14: Schematische Darstellung der Ergebnisse von Judde und Rickard (2010). Dargestellt sind die Wiedererkennensleistungen von Wörtern, die vor ca. 1 Woche gelernt wurden. Dargestellt sind die Erkennensleistungen in Abhängigkeit davon, ob unmittelbar nach dem Lernen (0 Minuten), 20 Minuten nach dem Lernen oder 40 Minuten nach dem Lernen emotional erregende Musik präsentiert wurde. (Nachgezeichnet nach Judde & Rickard, 2010)

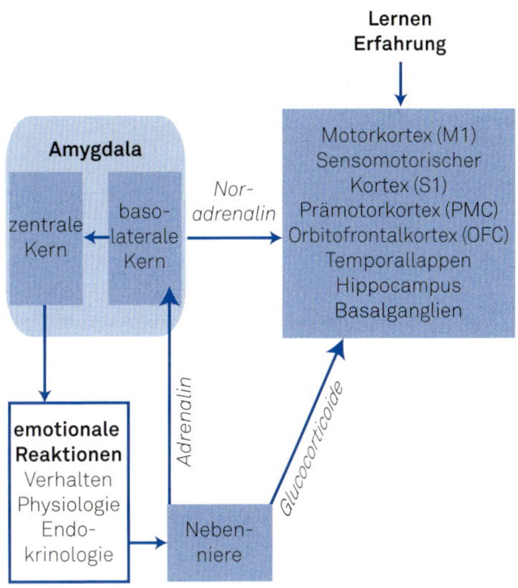

Abbildung 13-15: Schematische Darstellung der neurophysiologischen Mechanismen bei emotionaler Erregung, welche sich günstig auf die Konsolidierung auswirken. Zentral sind in diesem Wirkungsgefüge die endokrinen Reaktionen, wobei es zur Ausschüttung von Adrenalin/Noradrenalin und Glukokortikoiden aus der Nebenniere kommt. Über den adrenergen Weg wird der basolaterale Kernbereich der Amygdala moduliert. Der basolaterale Kernbereich stimuliert die Basalganglien, Motorkortex und andere kortikale Bereiche. Die Glukokortikoide modulieren die Basalganglien und vor allem die Aktivität in den kortikalen Hirnbereichen. Über diese „emotionale“ Schleife werden die Konsolidierungsprozesse im Kortex moduliert.

die wiederum Noradrenalin ausschüttet. In der Nebennierenrinde werden bei emotionaler Erregung vermehrt Glukokortkoide (Cortisol) ausgeschüttet. Noradrenalin und die Glukokortkoide stimulieren wiederum viele kortikale Hirnbereiche, die auch als Gedächtnisspeicher agieren. Durch diese Aktivitätsbeeinflussung 20 Minuten nach dem Lernen werden wahrscheinlich die Konsolidierung und die damit verbundenen synaptischen Prozesse günstig beeinflusst. Erfolgt diese Aktivitätsbeeinflussung früher (also unmittelbar nach dem Lernen) oder erheblich später (45 Minuten nach dem Lernen), bleibt der günstige Einfluss der emotionalen Erregung aus (siehe **Abb. 13-15**).

13.12. Zusammenfassung

- Das menschliche Gedächtnis ist als Netzwerk aufzufassen, in dem die gespeicherten Informationen (Engramme) als Muster von Synapsengewichten verstanden werden können.
- Das Gedächtnis kann auf der zellulären Ebene und auf der Ebene der Neuroanatomie (Systemebene) betrachtet werden.
- Auf der zellulären Ebene können im Zusammenhang mit dem Lernen neurophysiologische und neuroanatomische Veränderungen an den Synapsen festgestellt werden. Im Wesentlichen verändert sich infolge des Lernens die Effizienz der synaptischen Übertragung.
- Ein bedeutender Mechanismus zum Erklären der synaptischen Veränderungen im Zusammenhang mit dem Lernen ist die **Hebb-Lernregel**: Eine Synapse zwischen zwei Neuronen, die gleichzeitig (oder mit geringen zeitlichen Verzögerungen) Aktionspotenziale generieren, steigert ihre synaptische Stärke.
- Habituation und Sensitivierung sind zwei einfache Lernvorgänge, die an der Schnecke sehr gut untersucht worden sind. Die zellulären Mechanismen für diese Vorgänge sind bekannt.
- Die **Habituation** ist ein Gewöhnungsprozess, in dessen Zusammenhang die Reaktionen auf einen Stimulus immer schwächer werden. Die Reaktionsverminderung ist auf eine geringere präsynaptische Neurotransmitterausschüttung zurückzuführen. Verantwortlich dafür ist reduzierter Einstrom von Kalzium in die präsynaptische Membran. Kalzium stimuliert die Ausschüttung von Transmittern auf der präsynaptischen Seite. Je weniger Kalzium in die präsynaptische Membran fließt, desto weniger Neurotransmitter schüttet die präsynaptische Membran aus und desto schwächer wird auch das Motoneuron stimuliert.
- Bei der **Sensitivierung** nimmt die Reaktion auf einen aversiven Reiz zu. Die Stimulation führt zu einer vermehrten Neurotransmitterausschüttung am sensorischen Neuron. Diese Zunahme wird durch ein Interneuron vermittelt, das eine synaptische Verbindung mit dem sensorischen Neuron eingeht. Dieses Interneuron wird durch den aversiven Reiz aktiviert und schüttet präsynaptisch den Neurotransmitter Serotonin aus, der auf der Seite des sensorischen Neurons zu einer Reduktion des Ausflusses von Kalium führt. Dadurch bleibt die Membran länger depolarisiert (also aktiviert), weil mehr Kalzium in die präsynaptische Membran fließt. In der Folge werden auch größere Mengen von Neurotransmittern vom sensorischen Neuron ausgeschüttet, die zur postsynaptischen Membran diffundieren können.
- **Langzeitpotenzierung (LTP):** Wird das präsynaptische Neuron über 1 s mit einer Frequenz von 100 Hz stimuliert, sind die exzitatorischen postsynaptischen Potenziale (EPSP) über Minuten bis zu Stunden deutlich erhöht. Reizt man mit derselben Pulsfrequenz alle 10 min, z. B. 4-mal, dann

sind die EPSP über Stunden bis Wochen erhöht.

- **Molekulare Mechanismen der LTP:** Durch die tetanische Stimulation der Präsynapse wird die postsynaptische Membran so stark durch die großen Mengen an ausgeschüttetem Glutamat stimuliert, dass sich die Magnesiummoleküle von den NMDA-Rezeptoren ablösen. Dadurch wird der NMDA-Rezeptor frei und ermöglicht das Anbinden von Glutamat. Das hat zur Folge, dass mehr Kalzium über die postsynaptische Membran in die Zelle fließt. Dadurch wird ein Second-Messenger-Mechanismus ausgelöst, der die Sensibilität für Glutamat an den AMPA-Rezeptoren erhöht und die Erregbarkeit damit steigert.
- **Langzeitdepression (LDP)** entsteht dagegen, wenn die Stimulationsfrequenz wesentlich geringer als 100 Hz ist. Dazu werden Stimulationsfrequenzen um ca. 1 Hz verwendet. Danach ist das EPSP an der postsynaptischen Zelle reduziert und die synaptische Verbindung damit geschwächt.
- Vier verschiedene Grundprinzipen der **morphologischen Veränderung** an den Synapsen (hier an den Dendriten) können unterschieden werden: (1) Vergrößerung der dendritischen Fortsätze; (2) Entwicklung neuer synaptischer Zonen, die durch einen Spalt getrennt sind (perforierte Synapsen); (3) Entwicklung von neuen und völlig getrennten dendritischen Fortsätzen; (4) Entwicklung neuer dendritischer Fortsätze.
- Diese vier morphologischen Veränderungen können nacheinander auftreten. Dendritische Fortsätze können bereits nach 30 min dauernder LTP festgestellt werden. Nach ca. 1 h sind neue separate Fortsätze bereits erkennbar. Insgesamt kann festgehalten werden, dass durch diese morphologischen Veränderungen sich die Anzahl der Synapsen und die Größe der synaptischen Fläche vergrößert. Dadurch wird die synaptische Übertragung effizienter.
- Künstliche **„neuronale Netze“** sind Computersimulationen von echten neuronalen Netzen. Analog zu den echten neuronalen Netzen bestehen die künstlichen neuronalen Netze aus Verarbeitungseinheiten, die auch als Neuronen bezeichnet werden. Diese Neurone sind über spezielle Verbindungen miteinander verbunden (Synapsen). Diese Verbindungen können unterschiedlich effizient sein und demzufolge unterschiedliche Gewichte aufweisen (man spricht auch von Verstärkungsfaktoren).
- Künstliche neuronale Netzwerke bestehen aus folgenden Elementen: (1) Neuronen (die elementaren Verarbeitungseinheiten); (2) Netz der Verbindungen (Synapsen) zwischen den Neuronen; (3) Gewichte der Verbindungen (Verbindungsverstärkungen); (4) Propagierungsregel für das Weiterleiten eines Inputs; (5) Aktivationszustände der Neuronen; (6) Output-Funktionen und Schwellenwerte der Neuronen; (7) Aktivierungsregel, die bestimmt, wie alle Eingänge eines Neurons mit dessen momentanem Zustand zu einem neuen Zustand des Neurons kombiniert werden; (8) Lernregel, nach der die Gewichte der Verbindungen auf der Basis von Trainingseingaben verändert und angepasst werden können; (9) Umgebung, in der das lernende System arbeiten soll.
- Das menschliche Gedächtnis wird in **Langzeit- und Kurzzeitgedächtnis** unterteilt. Das Langzeitgedächtnis wird wiederum in ein bewusstes (deklaratives) und ein unbewusstes (implizites) Gedächtnis eingeteilt. Zum deklarativen Gedächtnis zählt man das episodische und das semantische Gedächtnis. Dem impliziten Gedächtnis werden das prozedurale und das perzeptuelle Gedächtnis, das Priming-Gedächtnis, das klassische Konditionieren sowie Habituation und Sensitivierung zugeordnet.

- Das mesiotemporale Gedächtnissystem ist für das deklarative Gedächtnis von herausragender Bedeutung.
- Im Zusammenhang mit dem deklarativen Gedächtnis werden zwei Theorien unterschieden, die die Konsolidierung und die Rolle des Hippocampus dabei erklären: die **Standardkonsolidierungstheorie** (standard consolidation theory) und die **Viel-Spuren-Theorie** (multiple-trace theory).
- Im Rahmen der Standardkonsolidierungstheorie wird davon ausgegangen, dass der Hippocampus schnell ein neuronales Netz aufbaut. Durch häufiges Reaktivieren der Gedächtnisinformationen wird das Gedächtnisnetzwerk zunehmend in neokortikalen Strukturen abgelegt. Nach häufiger Reaktivierung kann dann der Gedächtnisabruf ohne Rückgriff auf den Hippocampus erfolgen.
- Die Viel-Spuren-Theorie geht davon aus, dass bei jedem Reaktivieren des Gedächtnisinhalts eine neue „Spur“ bzw. eine neue Verbindung zu den bereits bestehenden hinzugefügt wird.
- Der Hippocampus hat eine besondere Rolle beim Zusammenfügen und Zusammenhalten der verschiedenen Informationen, die eine Gedächtnisspur ausmachen.
- Die Konsolidierung wird durch emotionale Erregung gefördert. Vor allem dann, wenn die emotionale Erregung relativ kurzzeitig nach dem Lernen eintritt (ca. 20 Minuten). Dann führen die aus der Nebenniere ausgeschütteten Katecholamine und Glukokortikoide zu einer effizienteren Konsolidierung.

13.13. Fragen und Aufgaben

- Wie werden die Gedächtnisinformationen prinzipiell gespeichert?
- Beschreiben Sie die Hebb-Lernregel.
- Beschreiben Sie Habituation und Sensitivierung.
- Was versteht man unter Langzeitpotenzierung und Langzeitdepression?
- Welche Grundprinzipen der morphologischen Veränderung an den Synapsen (hier an den Dendriten) können beim Lernen unterschieden werden?
- Aus welchen Elementen bestehen künstliche neuronale Netze?
- In welche Systeme kann das Gedächtnis eingeteilt werden?
- Beschreiben Sie das mesiotemporale Gedächtnissystem.
- Was ist der Unterschied zwischen der Standardkonsolidierungstheorie und der Viel-Spuren-Theorie?
- Welche Rolle spielt der Hippocampus beim Gedächtnis?
- Wie erklärt man sich den günstigen Einfluss der emotionalen Erregung auf die Konsolidierung?

13.14. Weiterführende Literatur

Gould, E. (2007). How widespread is adult neurogenesis in mammals. Nature Reviews Neuroscience, 8, 481–488.

Gruber, T. (2010). Gedächtnis. Heidelberg: VS Verlag.

Haberlandt, K. (1994). Cognitive Psychology. Zug: Allyn & Bacon.

McClelland, J.L., McNaughton, B.L., O'Reilly, R.C. (1995). Why there are complementary learning systems in the hippocampus and neokortex: insights from the success and failures of connectionist models of learning and memory. Psychological Rcvicw, 3, 419–457.

Tulving, E., Craik, F.I.M. (2000). The Oxford Handbook of Memory. Oxford: Oxford University Press.

14. Deklaratives Gedächtnis

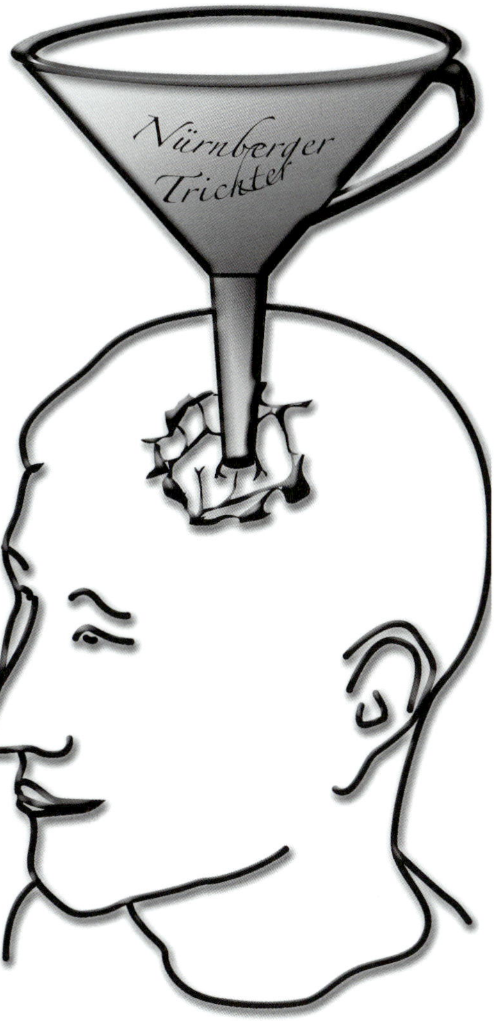

14.1. Das deklarative Gedächtnis und seine Teilkomponenten

Das deklarative Gedächtnis ist das Gedächtnissystem, das am stärksten mit dem Alltagsverständnis des Gedächtnisses in Verbindung gebracht wird. Es ist das Gedächtnis, dessen Inhalte wir bewusst angeben können. Im Gegensatz dazu sind uns die Gedächtnisinhalte des impliziten Gedächtnisses nicht bewusst. Der Unterschied zwischen dem bewussten und dem unbewussten Gedächtnis kann auch als der Unterschied zwischen **Wissen** und **Können** bezeichnet werden. Das deklarative Gedächtnis ist kein einheitliches Gedächtnissystem, sondern besteht aus Teilsystemen (**Abb. 14-1**). Unterschieden wird das **semantische** vom **episodischen** Gedächtnis; eine Sonderstellung nimmt das **autobiografische** Gedächtnis ein. Das semantische Gedächtnis ist unser Faktenwissen, während im episodischen Gedächtnis mit verschiedenen Bezügen versehene Ereignisse gespeichert sind, z.B. *wann* man *wo* mit *wem* in einem *Restaurant* gespeist hat. Hierbei werden Informationen über Personen, Orte und Zeitpunkte mit bestimmten Sachverhalten gekoppelt. Ein besonderer Gedächtnistyp ist das autobiografische Gedächtnis, das Informationen über uns und die von uns erlebten Ereignisse enthält. Es nutzt Informationen aus dem semantischen Faktengedächtnis und verbindet diese mit Informationen aus dem episodischen Gedächtnis.

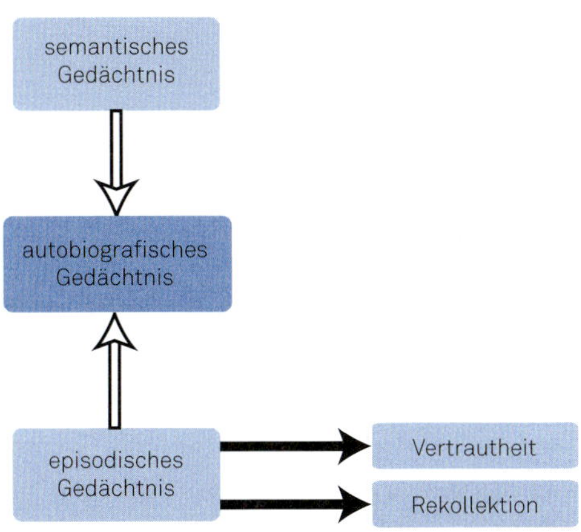

Abbildung 14-1: Schematische Darstellung des deklarativen Gedächtnisses.

Das Erinnern und der Abruf funktionieren im episodischen Gedächtnis unterschiedlich. Eine Möglichkeit besteht darin, sich an die gespeicherten Informationen zu erinnern. In diesem Zusammenhang werden die Gedächtnisinformationen abgerufen, indem alle verfügbaren zugehörigen Informationen mit aktiviert werden. Beim episodischen Gedächtnis sind das die Informationen über das *Wann*, *Wo*, *Warum*, *Wie* und *Wer*. Dieser Abruftypus wird **Rekollektion** genannt. Hierbei handelt es sich also um einen bewussten und detailreichen Abruf. Von dieser Art des Abrufs wird eine Form der Erinnerung unterschieden, die uns gelegentlich beim Lösen von Multiple-Choice-Aufgaben begegnet. In diesem Zusammenhang entwickeln wir eher ein Gefühl, dass wir die erinnerte Information kennen. Wir erinnern nicht die Details und sind uns auch nicht zwingend bewusst, diese Information zu kennen. Diese Form des Abrufs wird als **Vertrautheit** (familiarity) bezeichnet. Beide Arten des Abrufs werden von verschiedenen Hirnstrukturen kontrolliert.

14.2. Mesiotemporaler Hirnbereich und das deklarative Gedächtnis

14.2.1. Theorien

Um die Arbeitsweise des deklarativen Gedächtnisses näher zu erläutern, sind verschiedene Theorien vorgeschlagen worden. Die ersten beiden Theorien entstammen der Tierforschung und wurden auf den Menschen übertragen, während die beiden anderen

Theorien anhand der Analyse von Patienten entwickelt wurden, die Läsionen in mesiotemporalen und temporalen Hirngebieten aufwiesen:

1. Theorie der **kortikalen Karten** (cognitive map theory)
2. Theorie des **relationalen Gedächtnisses** (relational memory theory)
3. Theorie des **episodischen Gedächtnisses** (episodic memory theory)
4. allgemeine Theorie des **deklarativen Gedächtnisses** (declarative memory theory).

Die Theorie der **kortikalen Karten** entstand im Zusammenhang mit Untersuchungen an Nagern und Mäusen. In diesen Arbeiten konnte gezeigt werden, dass bestimmte Neurone im Hippocampus dieser Tiere „feuerten", wenn die Tiere an bestimmten Orten verweilten oder bestimmte Wegstrecken durchliefen. Offenbar codieren einzelne Neuronen und/oder Neuronengruppen räumliche Zusammenhänge. Bei epileptischen Patienten, denen Elektroden in den Hippocampus eingepflanzt wurden, konnten ortsabhängige Aktivitätsmuster im Hippocampus gemessen werden, was darauf hinweist, dass auch beim Menschen ähnliche Ortscodierungen im Hippocampus vorzufinden sind wie bei den Nagern und Mäusen. Ein eindrückliches Experiment haben Arne Ekstrom und Kollegen publiziert (Ekstrom et al., 2003). Sie ließen epileptische Patienten in einer virtuellen Umgebung mit einem Taxi durch verschiedene Szenarien fahren. Während die Patienten diese Aufgabe bewältigten, registrierten die Wissenschaftler in verschiedenen Hirngebieten die Aktivität von 317 Neuronen mittels Einzelzellableitungen. Die meisten registrierten Neurone waren in mesiotemporalen Hirngebieten (67 im Hippocampus, 54 im Gyrus parahippocampalis) lokalisiert. Darüber hinaus wurden Neuronenaktivitäten in der Amygdala (111 Neurone) und im Frontalkortex (85 Neurone) registriert. Insbesondere die Neurone im Hippocampus zeigten typische Aktivitätsmuster für bestimmte Rauminformationen. In gewisser Weise erhält diese Theorie Bestätigung durch neuere Experimente, in denen gezeigt werden konnte, dass sich der hintere rechtsseitige Hippocampus erfahrungsabhängig (vor allem im Hinblick auf Ortsinformationen) hinsichtlich des Volumens vergrößerte. Dies konnte an Londoner Taxifahrern nachgewiesen werden: Je länger diese in London als Taxifahrer arbeiteten, desto größer war der hintere rechtsseitige Hippocampus. Auch die Dichte der grauen Substanz des Hippocampus korrelierte mit der Berufserfahrung der Taxifahrer (Maguire et al., 2000).

Während die Theorie der kortikalen Karten noch sehr stark am räumlichen Gedächtnis orientiert war, wurde im Rahmen der **relationalen Gedächtnistheorie** versucht, die Idee der räumlichen Karte allgemeiner zu formulieren. Im Rahmen dieser Theorie wird nicht von einem Raum im Sinne einer Landkarte, sondern von einem **Gedächtnisraum** gesprochen. In diesem Gedächtnisraum sollen die einzelnen Informationen miteinander in einer bestimmten Beziehung stehen. Man kann sich den Gedächtnisraum als eine zweidimensionale Karte vorstellen, auf der verschiedene Gedächtnisinformationen aufgetragen und miteinander verknüpft sind, etwa wie bei einem semantischen Netzwerk. Solche relationalen Gedächtnisinformationen können für verschiedene Modalitäten existieren, also auch für räumliche, verbale oder andere Varianten.

Die Theorie des **episodischen Gedächtnisses** wurde im Gegensatz zu den oben erwähnten Theorien im Wesentlichen am Menschen erarbeitet. Hierbei waren insbesondere die detaillierten Analysen der Gedächtnisleistungen von Menschen hilfreich, die unter Läsionen mesiotemporaler und angrenzender temporaler Hirnbereiche litten. Es konnte vielfach bestätigt werden, dass Patienten mit Läsionen in mesiotemporalen Hirnbereichen (insbesondere im Hippocampus) besonders starke Einschränkungen (bis zum völligen

Ausfall) des retrograden episodischen Gedächtnisses aufweisen (s.o.). Diese Patienten können trotz der starken Beeinträchtigungen des episodischen Gedächtnisses noch recht gut ihr semantisches Gedächtnis nutzen und z.B. neue semantische Informationen lernen. Ein gutes Beispiel hierfür ist der Patient K.C., der von Rosenbaum und Kollegen vorgestellt wurde (Rosenbaum et al., 2005). Er hatte nach einer fast kompletten bilateralen Läsion des Hippocampus sein episodisches Wissen völlig verloren, war jedoch noch in der Lage, sein semantisches Gedächtnis zu nutzen, um Mathematikaufgaben zu lösen, Schach zu spielen, zu lesen und zu schreiben. Auch konnte er neue semantische Informationen lernen, neue episodische Informationen hingegen nicht. Dieser Fall belegt, dass die mesiotemporalen Hirnbereiche für den Aufbau und den Abruf episodischer Informationen wichtig sind. Es sind auch doppelte Dissoziationen berichtet worden, welche die Theorie des episodischen Gedächtnisses unterstützen. So konnte z.B. gezeigt werden, dass Läsionen des linksseitigen vorderen Temporallappens mit Beeinträchtigungen des semantischen Gedächtnisses einhergingen, nicht aber mit Beeinträchtigungen des episodischen Gedächtnisses. Andererseits führten Läsionen des Hippocampus zu Beeinträchtigungen des episodischen Gedächtnisses, aber nicht zu schwerwiegenden Beeinträchtigungen des semantischen Gedächtnisses.

Die Theorie des **deklarativen Gedächtnisses** wurde von Larry Squire formuliert und besagt, dass alle bewussten Informationen (z.B. räumliche und verbale) über das mesiotemporale Gedächtnissystem verarbeitet werden (Squire et al., 2004). Diese Theorie ist bislang die am weitesten akzeptierte, auch wenn sie durch neuere Befunde nicht mehr eindeutig gestützt wird, denn es konnte nachgewiesen werden, dass auch unbewusste Informationen über den Hippocampus gelernt und abgerufen werden (Henke, 2010).

Die Bedeutung des Hippocampus und des mesiotemporalen Systems für das deklarative Gedächtnis stellt sich auch im Zusammenhang mit den Phänomenen **Vertrautheit** und **Rekollektion** dar. Wie oben bereits beschrieben, versteht man unter dem Begriff Rekollektion den aktiven und bewussten Abruf von Informationen aus dem Gedächtnis, wobei auch die jeweiligen Verknüpfungen mit anderen Informationen abgerufen werden. Ein Beispiel ist das bewusste Abrufen einer Information bei einer Prüfung. Der Prüfer stellt eine Frage und der Prüfling kann diese mit ihren Querbezügen beantworten. Es liegt also eine bewusste Erinnerung vor. Diesem Prozess der Rekollektion wird ein anderer Erinnerungsprozess gegenübergestellt, die Vertrautheit. Dieser Erinnerungsprozess tritt ein, wenn uns Dinge bekannt vorkommen, ohne dass wir wissen, wo und wann wir sie gelernt haben. Im Zusammenhang mit Prüfungen begegnet uns das Vertrautheitsgefühl bei Multiple-Choice-Fragen. Wir erkennen die richtige Antwortalternative, aber wir wissen nicht, warum diese eine Alternative korrekt ist und die andere falsch. In diesem Zusammenhang kann uns eine Antwortalternative vertraut sein, ohne dass wir die Zusammenhänge detailliert und bewusst erkennen.

Rekollektion ist offenbar stark mit dem Hippocampus assoziiert. Zum Beispiel konnten mehrere Studien zeigen, dass nur bei der Rekollektion der Hippocampus aktiv war. Patienten, die unter Läsionen des Hippocampus leiden, zeigen Einbußen in der Rekollektion. Diese These ist allerdings umstritten. Nach anderen Ansichten ist der Übergang von Vertrautheit zur Rekollektion kontinuierlich (**Einprozesstheorie**). Das bedeutet, dass bei besserem und intensiverem Lernen vertraute Informationen zunehmend besser im deklarativen Gedächtnis verankert und mehr Bezüge zu anderen Informationen aufgebaut werden. Im Gegensatz dazu geht die **Zweiprozesstheorie** davon aus, dass für Rekollektion und

Vertrautheit unterschiedliche Hirngebiete genutzt werden und beide Prozesse funktionell unterschiedlich sind. Die aktuelle Literatur favorisiert das Zweiprozessmodell.

> **Gemeinsamkeiten der Theorien**
>
> Das Gemeinsame dieser Theorien zum deklarativen Gedächtnis besteht darin, dass über den Hippocampus die zu lernenden Informationen mit verschiedenen Informationen verbunden werden. Dies können räumliche, verbale oder sonstige Verbindungen sein. Wichtig ist, dass die Informationen vielfach verknüpft werden. Der Hippocampus trägt zu diesem Verknüpfungsprozess bei, indem er die Verbindungen zu den unterschiedlichen Hirngebieten, die mit der Speicherung der verbundenen Informationen betraut sind, aufrechterhält oder sie erstellt. Je stärker und vielfältiger diese Verbindungen sind, desto lebhafter sind auch die abgerufenen deklarativen Gedächtnisinformationen (s.o.).

14.2.2. Integration aller neurowissenschaftlichen Gedächtnistheorien

Allen oben genannten Theorien ist gemein, dass sie den Hippocampus als zentrale Station für die Verknüpfung von Informationen herausarbeiten. Der Hippocampus ist demzufolge beim Encodieren (also beim Verknüpfen), beim Konsolidieren (beim Verfestigen der Verknüpfungen) und beim Abruf der Verknüpfungen beteiligt. Allerdings konzentrieren sich diese Theorien teilweise auf unterschiedliche Subareale des Hippocampus. Räumliche Gedächtnisinformationen werden offenbar eher vom rechtsseitigen hinteren Hippocampus verarbeitet, während allgemeine Verknüpfungen eher linksseitig im Hippocampus verarbeitet werden. Eine andere Theorie, die **Hippocampus-Perirhinal-Theorie**, bezieht neben dem Hippocampus die anderen mesiotemporalen Hirngebiete ein, um die differenzielle Beteiligung an deklarativen Gedächtnisprozessen herauszuarbeiten. Der Hippocampus ist bidirektional mit den direkt angrenzenden Hirngebieten, dem perirhinalen Kortex und dem Gyrus parahippocampalis, verbunden. Der perirhinale Kortex ist sehr stark in den ventralen Informationsstrang eingebunden, der darauf spezialisiert ist, visuelle Informationen zu kategorisieren und zu erkennen (Was-Strang). Der Gyrus parahippocampalis dagegen ist stärker in den dorsalen Strang eingebunden, der für räumliche Analysen und motorische Kontrollen spezialisiert ist (Wo-Strang). Die beiden Teilbereiche des mesiotemporalen Systems sind also in unterschiedliche Schaltkreise eingebunden, werden allerdings über den Hippocampus miteinander in Verbindung gebracht. Dass diese Systeme funktionell unterschiedlich eingebunden sind, ist auch an ihrer unterschiedlichen Beteiligung an den Gedächtnisphänomenen **Rekollektion** und **Vertrautheit** zu erkennen. Bildgebende Studien konnten wiederholt belegen, dass der Hippocampus stärker während der Rekollektion durchblutet ist, während der rhinale Kortex gesteigerte Durchblutungen bei Vertrautheit zeigt.

Um diese Befunde zu verstehen, ist ein typisches Experiment zu diesem Thema hilfreich. Die Versuchspersonen lernen Wortlisten und werden in der anschließenden Abrufphase mit Wortlisten konfrontiert, die alte und neue Wörter (Distraktoren) enthalten. Sie müssen bei jedem Wort angeben, ob sie dieses Wort bewusst erinnern (indiziert Rekollektion) oder erkennen (indiziert Vertrautheit). Diese Entscheidung ist auch als Entscheidung zwischen Wissen (Rekollektion) und Können (Vertrautheit) aufzufassen. In anderen Experimenten werden Rekollektion und Vertrautheit anhand der Entscheidung untersucht, ob man einen Reiz definitiv schon einmal präsentiert bekam (definitiv ein alter Reiz = Rekollektion) oder ob ein Reiz definitiv neu ist (definitiv ein neuer Reiz = Vertrautheit). In diesen Versuchen wird Neuheit mit Vertrautheit gleichgesetzt, was experimentell und theoretisch nicht ganz korrekt ist. Wichtig ist aber, dass Rekollektion mit dem bewussten Wissen bezüglich eines gelernten Ereignisses einhergeht. Diese Entscheidungen werden im Folgenden der Einfachheit halber Wissensentscheidungen und die Entscheidungen, bei denen mehr Vertrautheit vorliegt, Könnensentscheidungen genannt. Typischerweise gehen die Wissensentscheidungen immer mit gesteigerter Aktivität im Hippocampus einher. Die Könnensentscheidungen dagegen sind mit reduzierter Durchblutung im Hippocampus, aber gesteigerter Durchblutung im rhinalen und perirhinalen Kortex assoziiert **(Abb. 14-2)**.

Im Hippocampus nimmt die Durchblutung auch zu, wenn sich die Versuchspersonen sicher werden, einem Item bereits schon einmal begegnet zu sein. Wahrscheinlich ist dann die Rekollektion aktiv. Die Durchblutung im perirhinalen Kortex nimmt dagegen ab, sobald

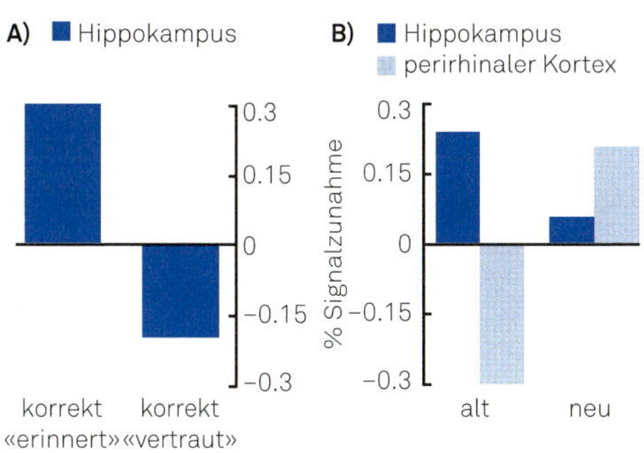

Abbildung 14-2: Durchblutungsveränderungen (als prozentuale Signalzunahme im fMRT) imHippocampus und im rhinalen Kortex bei der Rekollektion und der Vertrautheit. (A) Durchblutungsveränderungen im Hippocampus bei Rekollektion und Vertrautheit. (BDurchblutungsveränderungen im Hippocampus und im rhinalen Kortex bei Alt-neu-Entscheidungen. (Nachgezeichnet nach Daselaar et al., 2006; Prince et al., 2005)

die Versuchspersonen mit den Items zunehmend vertraut sind und den Inhalt bewusst erinnern. Dies deutet darauf hin, dass der perirhinale Kortex stärker in die Kontrolle der Vertrautheit eingebunden ist.

14.3. Frontalkortex und deklaratives Gedächtnis

Das mesiotemporale Hirnsystem ist zentral für das deklarative Gedächtnis. Allerdings sind auch andere Hirnbereiche am Encodieren und am Abruf von deklarativen Gedächtnisinformationen beteiligt. Eine besondere Rolle nimmt der **laterale Präfrontalkortex** (lPFC) ein. Anhand von Studien an Patienten mit Frontalkortexläsionen konnte gezeigt werden, dass diese Patienten eher Probleme mit dem Kontext der im deklarativen Gedächtnis gespeicherten Informationen haben. Ihnen sind oft die räumlichen und zeitlichen Bezüge der Gedächtnisinformationen nicht mehr präsent. Man nennt dieses Problem auch **Quellengedächtnisproblem**. Angenommen, Sie hätten bei einem bestimmten Lehrer in einem bestimmten Klassenzimmer die Grundlagen der Mechanik gelernt. Sie hätten, je nach schauspielerischem Geschick und Persönlichkeit des Lehrers, diese vermittelten Grundlagen mit den Äußerungen des Lehrers, seinem Aussehen, der Zeit, dem Klassenraum und der damaligen Lernsituation gekoppelt. An diesem Verbinden von Lerninformationen mit den Quellen (*wo*, *wann*, mit *wem* und unter *welchen* Umständen diese Information vermittelt wurde) ist der Frontalkortex wesentlich beteiligt. Bei Läsion des Frontalkortex können diese Kontextinformationen oder auch Quellen nicht mehr korrekt assoziiert werden oder sie gehen verloren. Dann leidet der Patient unter einer **Quellenamnesie**.

14.3.1. Encodieren im Frontalkortex

Die Funktion des lateralen Frontalkortex beim Encodieren neuer Informationen ist mittels der funktionellen Magnetresonanztomografie, des Elektroenzephalogramms (EEG) und des Magnetenzephalogramms (MEG) beschrieben worden. Der Vorteil dieser Methoden besteht darin, dass mit ihnen auch das gesunde Gehirn untersucht werden kann, denn beim neurologisch geschädigten Gehirn können Kompensationsprozesse nicht ausgeschlossen werden. Zur Untersuchung des deklarativen Gedächtnisses wird sehr häufig das **Subsequent Memory Paradigm** genutzt. Mittels dieses Paradigmas wird die Hirnaktivität während des Encodierens von Informationen untersucht, die später erinnert oder vergessen werden. Versuche zum Subsequent Memory Paradigm sind prinzipiell wie folgt gestaltet: Den Versuchspersonen werden nacheinander Reize dargeboten, die sie sich einprägen sollen (Encodierphase). Die Hirnaktivität wird mit der jeweiligen Methode während des Encodierens gemessen. In der Testphase werden die vorher präsentierten Reize nochmals dargeboten, wobei sie durchmischt sind mit Reizen, die nicht auf der Lernliste waren. In dieser Phase wird identifiziert, welche Reize gelernt wurden und welche nicht. Anschließend wird getrennt die mittlere Hirnaktivität in der Encodierphase für die Reize berechnet, die hinterher in der Testphase erinnert wurden oder nicht. Werden diese Hirnaktivitäten voneinander subtrahiert, können Unterschiede in den Hirnaktivierungen beim Encodieren von später gelerntem und vergessenem Material herausgearbeitet werden. Der neurophysiologische Effekt, der damit herausgearbeitet wird, wird **Difference-in-memory-Effekt** (DM-Effekt) genannt. DM-Effekte können Zunahmen (positive DM-Effekte) oder Abnahmen (negative DM-Effekte) von Hirnaktivierungen während des Encodierens von gelernten und nicht gelernten Reizen sein

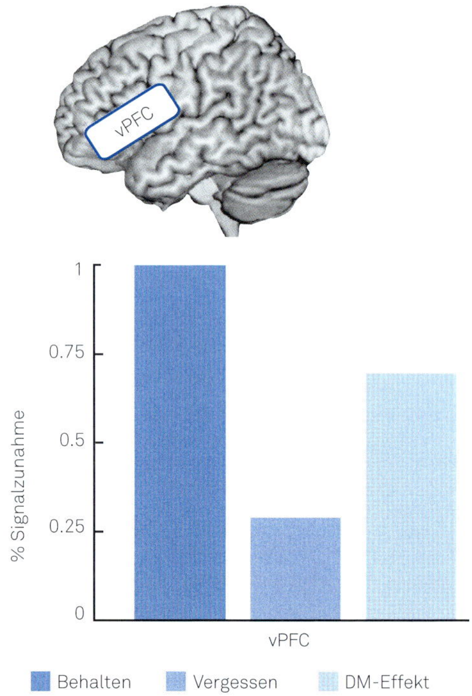

Abbildung 14-3: DM-Effekt (positiver) im ventralen Präfrontalkortex (vPFC). „Behalten“: Durchblutungszunahme beim Encodieren für Reize, die später erinnert wurden; „Vergessen“: Durchblutungszunahme beim Encodieren für Reize, die vergessen wurden; DM-Effekt: Differenz der Durchblutungen zwischen „Behalten“ und „Vergessen“.

(**Abb. 14-3** als Beispiel für einen positiven DM-Effekt im vPFC).

Positive DM-Effekte werden beim Encodieren im **Gyrus frontalis inferior** (auch als ventraler Präfrontalkortex bezeichnet = vPFC) festgestellt (**Abb. 14-4**). Linksseitig ist der positive DM-Effekt beim Encodieren von verbalem Material für das semantische Gedächtnis etwas größer. Beim Encodieren von nichtverbalen episodischen Informationen können beidseitig positive DM-Effekte im Gyrus frontalis inferior gemessen werden. Der Gyrus frontalis inferior weist eine funktionale Spezialisierung auf. Der vordere Teil des Gyrus frontalis inferior ist eher an der

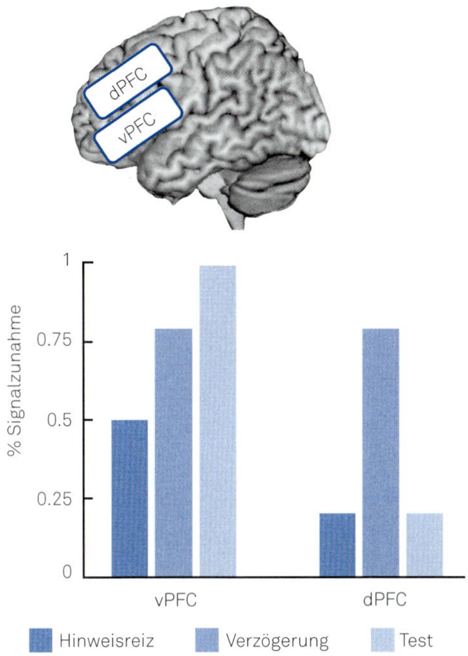

Abbildung 14-4: Positive DM-Effekte im ventralen (vPFC) und dorsolateralen (dPFC) Präfrontalkortex beim Encodieren neuer Informationen. DM-Effekte gemessen mittels fMRT. Angegeben sind prozentuale Signalveränderungen. Man erkennt hier auch, dass der DM-Effekt im vPFC durch den erleichterten Abruf (unter Zuhilfenahme von Hinweisreizen) schwächer wird. Der dPFC reagiert mit gesteigerter Aktivität vor allem bei dem verzögerten Abruf.

Encodierung von semantischen Informationen beteiligt, während der hintere Teil insbesondere in das Encodieren von phonetischen und phonologischen Informationen eingebunden ist. Der hintere Teil des Gyrus frontalis inferior ist auf der linken Hemisphäre weitgehend deckungsgleich mit dem **Broca-Areal.**

Wenn während des Encodierens zusätzliche Aufgaben anfallen, z. B. das Lernmaterial umorganisiert werden muss (etwa die Speicherung einer Zahlenfolge in umgekehrter Reihenfolge statt in der Reihenfolge, wie sie präsentiert wurde, oder wenn zwischen dem Lernen und dem Abruf Verzögerungen eingebaut werden), treten positive DM-Effekte im dorsolateralen Präfrontalkortex (dPFC; **Abb. 14-4**) auf, die mit den zusätzlich geforderten Arbeitsgedächtnisleistungen erklärt werden können. Das Abspeichern der in der Encodierphase präsentierten Reize in umgedrehter Reihenfolge erfordert den Einsatz des Arbeitsgedächtnisses. Je stärker das Arbeitsgedächtnis in die Encodierung eingebunden ist, desto besser werden die während der Encodierphase präsentierten Reize manipuliert (hier umgedreht) gelernt und in der Testphase erinnert.

DM-Effekte können auch in anderen Hirngebieten (z. B. im mesialen Temporallappen und im Parietallappen; siehe hierzu nächster Abschnitt) gemessen werden, was darauf hinweist, dass viele Hirngebiete am Aufbau des deklarativen Gedächtnisses beteiligt sind. Allerdings ist der laterale Frontalkortex besonders intensiv eingebunden, um die neuen Informationen zu organisieren, sie mit dem Arbeitsgedächtnis zu verbinden und Verbindungen zu den Kontextinformationen beim Encodieren herzustellen und aufrechtzuerhalten.

14.3.2. Abruf von Informationen

Um zu verstehen, wie der Frontalkortex beim Abruf episodischer Informationen beteiligt ist, muss man sich zunächst vergegenwärtigen, welche psychischen Vorgänge beim Abruf ablaufen. In der Regel wird der Abruf von Informationen aus dem episodischen Speicher durch ganz bestimmte Hinweisreize (cues) getriggert. Das können Fragen, Reize in der Umgebung oder selbst generierte Reize (z. B. Aufforderungen) sein. Diese Hinweisreize lösen ein Suchverhalten nach den passenden Informationen im episodischen Gedächtnis aus (**Gedächtnissuche**; memory search). Diese Suche ist nicht immer zielgenau, sondern sie „kreist“ mitunter um die jeweiligen Zielinformationen. Wird eine Information gefunden, muss sie „wiederhergestellt" bzw. verfügbar gemacht werden (**Wiederherstellung**; recovery). Dann muss überprüft werden, ob es die gesuchte Gedächtnisinformation ist und wie weit man noch vom „Ziel" entfernt ist. Hat man die gesuchte Information gefunden, muss der Suchvorgang abgebrochen werden, damit neue Suchprozesse gestartet werden können (**Überprüfung**; monitoring). Diese kurzen Ausführungen machen deutlich, dass der Abrufprozess ein komplexer Vorgang ist, der das episodische Gedächtnis in einen bestimmten Zustand versetzt, der auch **Abrufzustand** (retrieval mode) genannt wird. Dieser Abrufzustand ist ein länger dauernder tonischer Zustand, der von schnelleren transienten Zuständen unterschieden werden kann, die beim Abruf zu beobachten sind.

Ein weiterer Aspekt, der im Zusammenhang mit dem Abruf zu beobachten ist, ist der **Abruferfolg** (retrieval success). Der Abruferfolg ist ebenfalls mit bestimmten Hirnaktivierungsmustern assoziiert. Die mit dem Abruferfolg assoziierten Hirnaktivierungen erhält man, wenn man die Hirnaktivitäten, die bei erfolgreichem Abruf und nicht erfolgreichem Abruf zu messen sind, voneinander abzieht. Die Hirngebiete, die beim Abruferfolg stärker aktiv sind, sind wahrscheinlich besonders stark an Abrufprozessen und/oder an begleitenden psychischen Prozessen beteiligt. Der Abruferfolg stellt sich nicht immer automatisch ein, sondern erfordert einen psychischen Aufwand, der als **Abrufaufwand** (retrieval effort) bezeichnet wird. Der Abrufaufwand verstärkt sich naturgemäß in Situationen, in denen der Abruf schwieriger wird, z. B., wenn verschiedene ähnliche Informationen abgerufen werden müssen oder wenn der Abruf durch bestimmte Randbedingungen erschwert wird. Letzteres kann eintreten, wenn beim Abruf gleichzeitig weitere Tätigkeiten durchzuführen sind (z. B. Musikhören oder das Lösen mathematischer Aufgaben).

Tabelle 14-1: Zusammenfassung der beim Abruf ablaufenden psychischen Prozesse.

Abrufzustand (retrieval mode)	Hinweisreiz (cue) Gedächtnissuche (memory search) Wiederherstellung (recovery) Überprüfung – Entscheidung (monitoring)
Abruferfolg (retrieval success)	
Abrufaufwand (retrieval effort)	

EEG- und fMRT-Studien haben gezeigt, dass mit dem **Abrufzustand** und gelegentlich auch mit dem **Abrufaufwand** länger andauernde Aktivierungen insbesondere des rechtsseitigen Frontalkortex auftreten (in **Abb. 14-5** ist ein typisches Ergebnis hierzu dargestellt, in der mittels fMRT die Durchblutung des Frontalkortex beim Abruf gemessen wurde). Diese rechtsseitigen Aktivierungszunahmen reflektieren wahrscheinlich alle Kontroll- und Überwachungsprozesse, die mit dem Abruf von episodischen Gedächtnisinformationen assoziiert sind.

In diesem Zusammenhang ist eine Fallstudie über einen Patienten interessant, der unter einer Läsion des dorsalen PFC litt. Dieser Patient (B. G.) fiel in Gedächtnisexperimenten dadurch auf, dass er in den Testphasen auffallend viele Reize als „alt" (also gelernt) identifizierte. Eine genaue Analyse der Reaktionen ergab, dass er sehr viele „falsche Alarme" produzierte (Schacter et al., 1996). Das bedeutet, er indizierte viele Reize als „alt", obwohl sie gar nicht auf der Lernliste enthalten waren. Offenbar gelang es ihm nicht, den Impuls zu unterdrücken, „neue" Reize als gelernt zu identifizieren. Wahrscheinlich fühlte er sich in diesem Experiment herausgefordert, möglichst viele Treffer zu produzieren.

Ein weiterer Unterschied ist zwischen dem rechts- und linksseitigen Frontalkortex fest-

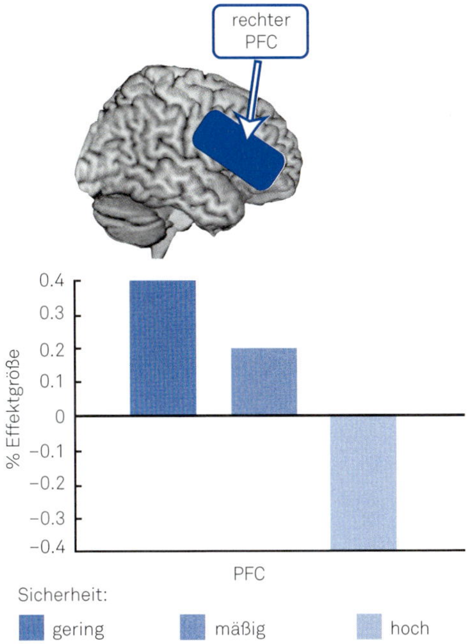

Abbildung 14-5: Durchblutungszunahmen im rechtsseitigen PFC in Abhängigkeit von der subjektiven „Sicherheit", mit der die Versuchspersonen angeben, eine vorher gelernte Information zuerinnern.

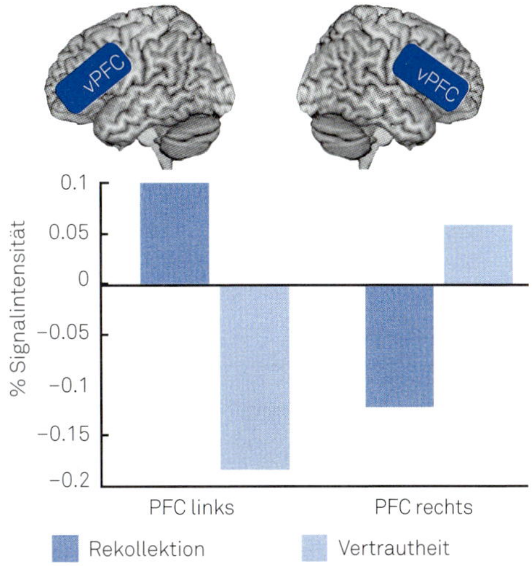

Abbildung 14-6: Lateralisierung der Durchblutung im PFC während des Abrufs von Gedächtnisinformationen in Abhängigkeit vom Vorliegen von „Rekollektion" und „Vertrautheit" (Henson et al., 1999).

stellbar. Der bewusste und detaillierte Abruf gespeicherter Informationen wird über den linksseitigen Frontalkortex vermittelt (**Rekollektion**). Sofern dieser detaillierte Abruf nicht möglich ist (z. B. aufgrund des fehlenden Zugriffs auf die Informationen oder weil sie nicht vorhanden sind), entsteht ein Vertrautheitsgefühl, das über den rechtsseitigen Frontalkortex vermittelt wird. Möglicherweise ist das Vertrautheitsgefühl mit größerer Unsicherheit verbunden, sodass der Kontrollaufwand beim Abruf erhöht ist. Dies konnte in verschiedenen Studien beschrieben werden. Werden episodische Informationen abgerufen, sind sich die Versuchspersonen nicht bei allen Informationen gleich sicher, ob die Informationen korrekt sind. Je sicherer sie sich sind, desto weniger stark ist die Aktivität im rechtsseitigen Frontalkortex. Zusammengefasst heißt das, je größer die Unsicherheit, ob die abgerufene Information wirklich gelernt wurde, desto stärker ist die Aktivität des rechtsseitigen Frontalkortex (**Abb. 14-5**).

Ein weiterer funktioneller Hemisphärenunterschied beim Encodieren und Abruf wird mit dem sogenannten **HERA-Modell** (Hemispheric encoding retrieval asymmetry) vorgeschlagen. Gemäß diesem Modell ist beim Encodieren von episodischen Informationen vermehrt der linksseitige Frontalkortex aktiv. Beim Abruf dagegen ist der rechtsseitige Frontalkortex verstärkt aktiv. Beim semantischen Gedächtnis (insbesondere wenn verbales Material verarbeitet wird) trifft das HERA-Modell nicht zu, denn hier ist vorrangig der linksseitige Frontalkortex aktiv. Es ist jedoch zu beachten, dass bei diesen Gedächtnisprozessen nicht nur eine Hemisphäre ausschließlich aktiv ist, sondern dass in der Regel beidseitige Durchblutungszunahmen nachzuweisen sind. Nur beim Encodieren und Abruf episodischer Informationen tritt eine relative Durchblutungsasymmetrie zugunsten des linken (beim

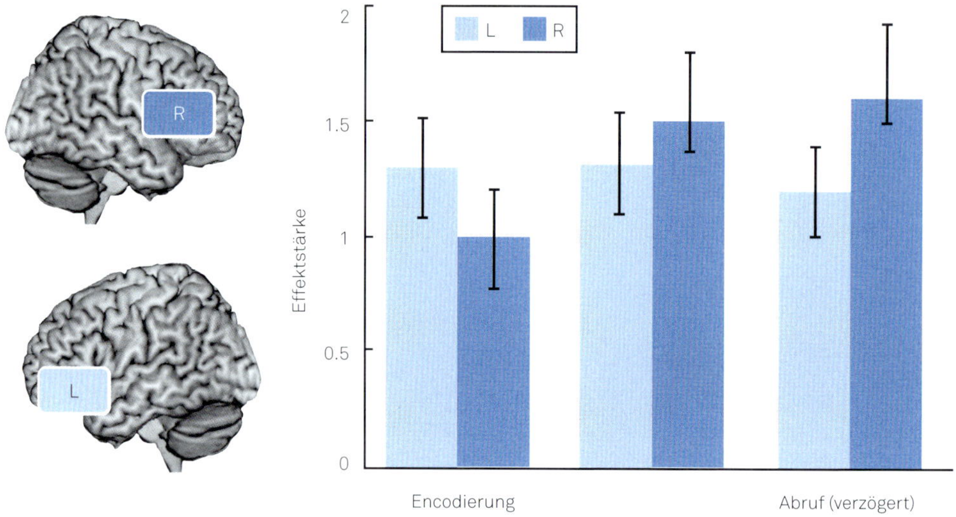

Abbildung 14-7: Beispiel für eine typische Durchblutungsasymmetrie gemäß dem HERA-Modell (nach Neuner et al., 2007).

Encodieren) und rechten (beim Abruf) Frontalkortex auf (**Abb. 14-7**).

14.3.3. Zusammenfassung

- Der Frontalkortex ist in das Encodieren und den Abruf von deklarativen Informationen eingebunden.
- Je besser der Abruferfolg, desto stärker ist die Aktivität im linksseitigen Gyrus frontalis inferior.
- Während des Abrufzustands treten länger andauernde Aktivierungen insbesondere des rechtsseitigen Frontalkortex auf.
- Gelegentlich kann festgestellt werden, dass der Abrufaufwand auch mit tonischen Aktivierungen des rechtsseitigen Frontalkortex assoziiert ist. Diese rechtsseitigen Aktivierungszunahmen reflektieren wahrscheinlich alle Kontroll- und Überwachungsprozesse, die mit dem Abruf von episodischen Gedächtnisinformationen assoziiert sind.
- Detaillierte Erinnerung (**Rekollektion**) ist mit starker linksseitiger Aktivität im PFC verbunden.
- **Vertrautheit** beim Abruf und die damit verbundene Unsicherheit, etwas wirklich gelernt zu haben, ist mit stärkerer Aktivität im rechtsseitigen PFC verbunden.
- Beim erfolgreichen Encodieren von nichtverbalen episodischen Informationen sind der rechtsseitige und linksseitige Gyrus frontalis inferior eingebunden.
- Der vordere Teil des Gyrus frontalis inferior ist eher an der Encodierung von semantischen Informationen, der hintere Teil insbesondere an der Encodierung von phonetischen und phonologischen Informationen beteiligt.

14.4. Parietallappen und deklaratives Gedächtnis

Die Hirngebiete des Parietallappens, die an deklarativen Gedächtnisprozessen beteiligt sind, sind insbesondere der Präcuneus, das retrospleniale Hirngebiet (oberhalb des Spleniums des Corpus callosum gelegen), der intraparietale Sulcus und der inferiore Parietallappen (LPi). All diese Hirngebiete sind besonders stark durchblutet, wenn der Abruf erfolgreich war. Gelegentlich zeigt sich auch ein linearer Zusammenhang zwischen der Stärke der Aktivierung in diesen Hirngebieten und dem Erfolg des Abrufs (je stärker durchblutet, desto besser der Abruf). Interessant ist, dass diese Hirngebiete während des Encodierens „deaktiviert" sind und negative DM-Effekte aufweisen **(Abb. 14-8)**. Das bedeutet, dass die Durchblutung in diesen Hirngebieten während des erfolgreichen Encodierens stärker deaktiviert ist als während des weniger erfolgreichen Encodierens. Diese Hirngebiete sind auch im „Grundzustand" oder „Grundbetrieb" (default mode) des Gehirns „aktiv" und zeigen bei vielen kognitiven Tätigkeiten geringe Aktivierungen. Dieser Zustand kann als ein „organisierter Leerlaufmodus" aufgefasst werden, der immer dann auftritt, wenn ein Mensch seine Gedanken schweifen lässt und seine Aufmerksamkeit nicht auf zu bewältigende Aufgaben oder externe Reize lenkt.

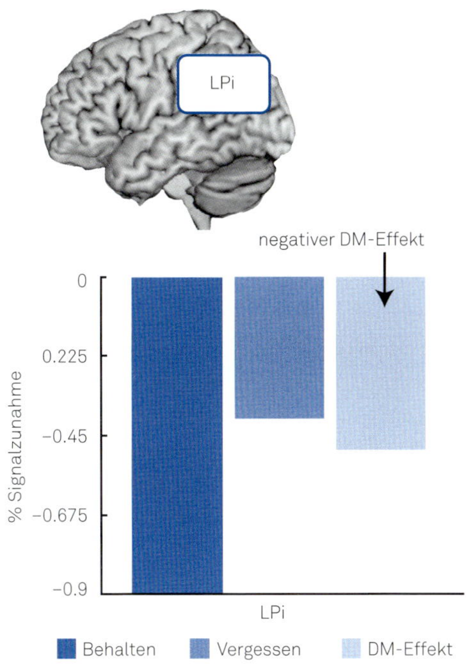

Abbildung 14-8: „Deaktivierung" im Lobulus parietalis inferior (LPi) beim Encodieren. Dargestellt ist auch der „negative DM-Effekt" beim Encodieren. Beim Abruf nimmt die Aktivität im LPi allerdings zu. Je besser der Abruf, desto stärker ist die Aktivierung im LPi. Ähnliche Aktivierungsmuster sind auch für den Präcuneus und das retrospleniale Gebiet berichtet worden.

14.5. Sensorische Areale und deklaratives Gedächtnis

Viele Gedächtnisinformationen werden dort gespeichert, wo sie während der Encodierung verarbeitet wurden. Werden also visuelle Reize encodiert, dann sind auch visuelle Areale beteiligt. Wenn akustische Reize encodiert werden, sind demzufolge auditorische Areale involviert. Sollen Versuchspersonen visuell präsentierte Wörter lernen, dann werden beim Abrufen dieser Wörter auch die visuellen Areale im Okzipitalkortex aktiv sein. Werden die Versuchspersonen dagegen instruiert, sich akustisch präsentierte Wörter zu merken, dann wird beim Abruf dieser Wörter der auditorische Kortex aktiv sein. Dieses Phänomen wird als **Reaktivierung** bezeichnet. Reaktivierung bedeutet, dass jene Hirngebiete beim Abruf aktiv sind, die auch bei der Encodierung beteiligt waren.

14.6. Elektrophysiologische Kennwerte des deklarativen Gedächtnisses

Das Elektro- und das Magnetenzephalogramm bieten hervorragende Möglichkeiten, Hirnaktivierungen zeitlich sehr präzise zu erfassen. Allerdings ist die Zuordnung der Hirnaktivierungen zu bestimmten Hirngebieten nicht unproblematisch. Da in den vorangegangenen Kapiteln die räumliche Zuordnung im Vordergrund stand, wurden die EEG- bzw. MEG-Befunde bislang nicht ausführlich dargestellt. In diesem Kapitel werden die EEG-Befunde zusammengefasst dargestellt, da sie hinsichtlich der zeitlichen Information, aber auch hinsichtlich der wahrscheinlich beteiligten neurophysiologischen Prozesse weitere Informationen liefern. Der oben bereits im Zusammenhang mit fMRT-Untersuchungen beschriebene Alt-neu-Effekt ist zuerst im Rahmen von EEG-Untersuchungen genutzt worden. In der Regel werden evozierte Potenziale (EVP) für Reize berechnet, die gelernt wurden (EVP für „alte" Reize), und für Reize, die nicht gelernt wurden (EVP für „neue" Reize). Werden diese EVP voneinander subtrahiert, erhält man Differenzpotenziale, die zwei typische Alt-neu-Effekte zeigen. Man spricht von einem linksparietalen Alt-neu-Effekt, der ungefähr 400–700 ms nach Präsentation des Testreizes auftritt, und einem frontalen Alt-neu-Effekt, der zwischen 300 und 500 ms nach Reizpräsentation erscheint. Diese Alt-neu-Effekte sind anhand der Topografie der EVP erkennbar (Topografie ist die Verteilung der elektrischen Aktivität an der Schädeloberfläche für ein bestimmtes Zeitfenster des EVP). Der linksparietale Alt-neu-Effekt ist durch eine große positive Deflexion des EVP über dem linksseitigen parietalen Schädelbereich gekennzeichnet. Der frontale Alt-neu-Effekt ist durch eine starke Negativierung des EVP über frontalen Schädelbereichen gekennzeichnet. Diese beiden Effekte werden mit den Subprozessen **Rekollektion** und **Vertrautheit** in Verbindung gebracht; Vertrautheit mit dem etwas früher auftretenden frontalen und Rekollektion mit dem später auftretenden parietalen Alt-neu-Effekt. Dieser Befund belegt erneut, dass während des Abrufs zwei unterschiedliche Abrufprozesse wirksam sein können. Der implizite Prozess (Vertrautheit) ist dabei etwas schneller (300–500 ms nach Reizdarbietung) als der explizite (Rekollektion; 400–800 ms nach Reizdarbietung). Auch diese Befunde unterstützen die Zweiprozesstheorie (s. o.).

Wahrscheinlich erfordert der Aufbau von Engrammen, die zur Rekollektion führen, Aufmerksamkeit und die Auseinandersetzung mit den zu lernenden Reizen. Aufmerksamkeit ist wahrscheinlich notwendig, um die neuen Informationen mit dem Kontext zu verbinden. Ist es nicht möglich oder nicht gewünscht, die notwendigen Aufmerksamkeitsressourcen aufzuwenden, wird lediglich Vertrautheit entwickelt. Angenommen, Sie fahren mit dem Auto in einem fremden Land (z. B. England) und müssen auf den Verkehr achten. Sie hätten wahrscheinlich nicht genügend Ressourcen zur Verfügung, um gleichzeitig auch noch aufmerksam dem Radioprogramm zu folgen. Sie könnten demzufolge die dort behandelten Informationen nicht zu einem bewusst werdenden Engrammgeflecht verarbeiten. In solchen Situationen werden Sie die Engramme mehr oder weniger unbewusst ablegen und Vertrautheit entwickeln, ohne dass Sie diese Informationen verknüpfen und mit Kontextinformationen versehen. Allerdings werden Sie den Eindruck haben, dass diese Informationen eben nicht fremd sind, Sie können sie jedoch nicht bewusst benennen. Im Übrigen bauen wir so auch die Vertrautheit mit Musik auf, die wir sehr häufig eher nebenbei hören.

Nicht nur die Hirnaktivität während und kurz nach dem Encodieren hängt mit der Güte der Gedächtnisleistungen zusammen, sondern auch die Hirnaktivität unmittelbar *vor* dem Encodieren. Dies konnten Otten und Kollegen belegen (Otten et al., 2006). Ihr Versuchsaufbau entspricht im Prinzip dem, den wir bereits aus den anderen Subsequent-Memory-Experimenten kennen. In diesem Experiment wird allerdings auch die Hirnaktivität vor der Encodierung gemessen und getrennt für gelernte und vergessene Reize analysiert. Die Differenz dieser Hirnaktivitäten ergibt den bereits bekannten **Difference-in-memory-Effekt** (DM-Effekt), nun jedoch auch für die Hirnaktivität vor der Encodierung. Hierbei ergab sich, dass die Hirnaktivität vor der Encodierung mit dem späteren Encodiererfolg zusammenhing. Über frontalen Hirngebieten zeigte sich eine stärkere Negativierung des evozierten Potenzials vor der Encodierung. Über parietalen Hirngebieten kehrte sich die Polarität zu einer Positivierung um. Am stärksten waren diese Effekte unmittelbar vor der Wortpräsentation. Die Autoren nennen diesen Effekt Prestimulus subsequent memory effect. Wahrscheinlich müssen die für die Encodierung relevanten Hirngebiete sich in einem optimalen neuronalen Erregungszustand befinden, damit sie effizient Encodieren können.

Der Abruf von Gedächtnisinformationen kann auch mittels EEG-Oszillationen untersucht werden. In einem typischen Experiment (Gruber et al., 2008) mussten die Versuchspersonen bei einer Wiedererkennungsaufgabe Alt-neu-Entscheidungen treffen. Während des Abrufs wurden Gamma-Band- und Theta-Band-EEG-Oszillationen an der Schädeloberfläche gemessen. Die Gamma-Band-Oszillation (hier 35–80 Hz) spiegelt die Aktivität neokortikaler Netzwerke wider. Die Theta-Band-Oszillationen können in diesem Fall als ein Indikator für die Interaktion zwischen mesiotemporalen Hirngebieten und dem Neokortex aufgefasst werden. Bei diesem Versuch zeigte sich, dass die Theta-Band-Aktivität nur dann anstieg, wenn die Versuchspersonen beim Abruf auch die Kontextinformationen erinnerten, also Rekollektion zeigten. Wenn sie allerdings nur in der Lage waren, anzugeben, ob die dargebotenen Reize alt oder neu waren (ohne Kontextbezug, also Vertrautheit), nahm die Gamma-Band-Aktivität zu. Im Übrigen trat die Gamma-Band-Aktivität etwas früher auf als die Theta-Band-Aktivität. Insgesamt bestätigen diese Befunde die Existenz von zwei Subprozessen beim Abruf von Gedächtnisinformationen. Andere Studien zeigen, dass die Gamma-Band-Aktivität beim erfolgreichen Encodieren zunimmt (Herrmann et al., 2010).

Weitere Befunde belegen, dass auch andere EEG-Oszillationen differenziell mit dem Abruferfolg zusammenhängen. Wird ein Reiz präsentiert, der semantisch erkannt werden soll, ist eine Abnahme der Energie im oberen Alpha-Bereich (10–12 Hz; **ereignisbezogene Desynchronisation**, ERD) zu beobachten, die ungefähr bis 4 s nach dem Reiz anhält und dann in eine Synchronisation (**ereignisbezogene Synchronisation**, ERS) des oberen Alpha-Bands übergeht. Eine Synchronisation indiziert eine Zunahme der Energie (hier im Alpha-Band). Gleichzeitig ist eine Synchronisation im Theta-Band ca. 500 ms nach der Präsentation des Reizes zu erkennen. Allerdings tritt die Theta-Synchronisation nur bei guten Lernern auf, also jenen Versuchspersonen, welche die dargebotenen Reize auch gut behalten haben, während bei schlechten Lernern eine Theta-Desynchronisation eintritt. Gute Lerner fallen darüber hinaus dadurch auf, dass sie stärkere Desynchronisationen im Alpha-Band aufweisen als schlechte Lerner **(Abb. 14-9)**. Was bedeuten diese Befunde? Je stärker die Desynchronisation im Alpha-Band und je stärker die Synchronisation im Theta-Band, desto besser können semantische Informationen später abgerufen werden. Die Theta-Band-Aktivität reflektiert die Interaktion zwischen mesiotemporalen Hirngebieten und dem Neokortex. Das bedeutet, je intensiver diese Interaktion, desto besser ist die Abrufleistung. Die Alpha-Band-Aktivität ist wahrscheinlich mit den Kontrollprozessen während des Enkodierens und späteren Abrufs assoziiert. Eine Zunahme der Alpha-Band-Oszillationen vor allem an posterioren Elektroden indiziert sehr wahrscheinlich kortikale Inhibitionsprozesse. Beim erfolgreichen Enkodieren und Abrufen müssen irrelevante Prozesse inhibiert werden, die sich möglicherweise störend auf das Enkodieren und Abrufen auswirken (siehe zusammenfassend **Tabelle 14-2**).

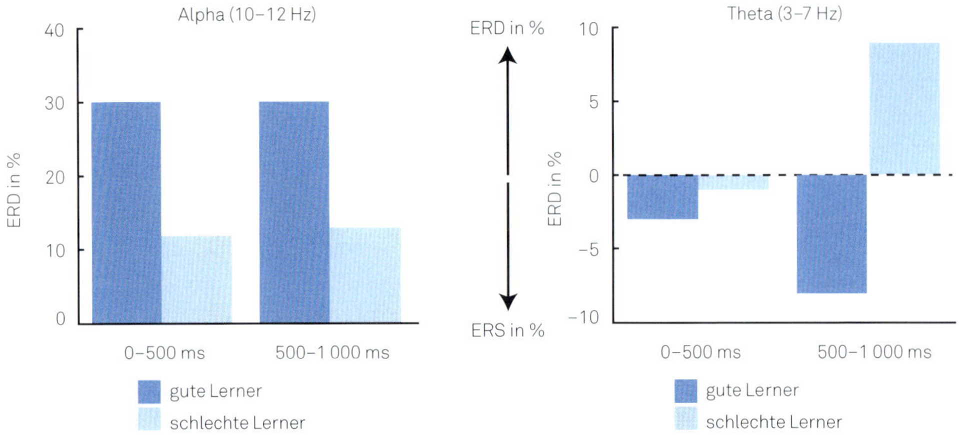

Abbildung 14-9: Ereignisbezogene Desynchronisation (ERD) im oberen Alpha-Band und ereignisbezogene Synchronisation (ERS) im Theta-Band, dargestellt für „gute" und „schlechte" Lerner. Die ERD und ERS sind auch jeweils für die ersten und zweiten 500 ms nach Präsentation des zu lernenden Reizes dargestellt. ERD und ERS sind als prozentuale Abweichungen von einem Ruhezustand berechnet worden. Die Grafik ist der von Klimesch (1999) nachempfunden.

Tabelle 14-2: Zusammenfassung der wichtigsten neurophysiologischen Befunde zum deklarativen Gedächtnis

Frontaler Alt-neu-Effekt	• Negativierung 300–500 ms des evozierten Potenzials nach Reizpräsentation über frontalen Elektroden im Zusammenhang mit Alt-neu-Paradigmen • Wird mit Vertrautheitsphänomen beim Erinnern in Verbindung gebracht
Links-parietaler Alt-neu-Effekt	• Positivierung 400–700 ms des evozierten Potenzials nach Reizpräsentation über parietalen Elektroden im Zusammenhang mit Alt-neu-Paradigmen • Wird mit der Rekollektion von Gedächtnisinhalten in Verbindung gebracht
Frontale Negativierung	• Über frontalen Hirngebieten zeigte sich eine stärkere Negativierung des evozierten Potenzials vor der Encodierung.
Zunahme der Theta-Band-Power	• Zunahme nur dann, wenn Versuchspersonen beim Abruf von Gedächtnisinformationen auch Kontextinformationen erinnern (also Rekollektion)
Zunahme der Gamma-Band-Power	• Zunahme dann, wenn Versuchspersonen beim Abruf von Gedächtnisinformationen keine Kontextinformationen erinnern (also eher Vertrautheit)
Zunahme der Gamma-Band-Power	• Beim erfolgreichen Enkodieren von Gedächtnisinformationen
Theta-Band-Synchronisation	• Zunahme der Theta-Band-Power beim Enkodieren zirka 500 ms nach Reizpräsentation nur dann, wenn der Reiz später erinnert wird
Alpha-Band-Desynchronisation	• Abnahme der Alpha-Band-Power beim Enkodieren zirka 1000 ms nach Reizpräsentation, wenn erfolgreich enkodiert wird
Späte Alpha-Band-Synchronisation	• Eine späte Zunahme der Alpha-Band-Power beim Enkodieren zirka 4 Sekunden nach Reizpräsentation, wenn erfolgreich enkodiert wird

Neuere Untersuchungen haben des Weiteren gezeigt, dass man offenbar das Encodieren willentlich unterbinden oder zumindest erschweren kann. Zur Untersuchung dieses Phänomens wurde unter anderem das **Nichtdenkparadigma** (no-think paradigm) verwendet. Hierbei werden die Versuchspersonen in einer Lernphase mit Wortpaaren (einem Hinweis- und einem Zielwort) konfrontiert. Nach der Lernphase folgt die experimentelle Phase, in der nur das Hinweiswort präsentiert wird und die Versuchspersonen in zwei Bedingungen unterschiedlich mit dem assoziierten Zielwort „umgehen" sollen. In den Nichtdenkbedingungen sollen sie das Assoziieren des Zielworts mit dem Hinweisreiz aktiv unterdrücken. In der Kontrollbedingung sind sie angehalten, sich das zum Hinweiswort passende Zielwort möglichst lebhaft vorzustellen. Es zeigte sich, dass in späteren Abrufbedingungen die Abrufleistung für das Zielwort am schlechtesten war, wenn eine Nichtdenkphase vorausgegangen war. Die gleichzeitig gemessenen EEG-Aktivitäten zeigten auch, dass die Verminderung des Abrufs in den Nichtdenkbedingungen mit charakteristischen EEG-Aktivitäten *vor dem Abruf* assoziiert waren (Hanslmayr et al., 2009).

14.7. Wie ist Wissen repräsentiert?

In den vorherigen Abschnitten wurden Engramme, Gedächtnisspuren und neuronale Netzwerke besprochen, in denen oder mit denen Gedächtnisinformationen gespeichert werden. In der kognitiven Psychologie wird bereits lange Zeit über die Frage nachgedacht, wie Gedächtnisinformationen gespeichert werden. In der kognitiven Psychologie wird von **Wissensrepräsentation** gesprochen, wenn ausgedrückt werden soll, wie Gedächtnisinformationen im deklarativen Gedächtnis gespeichert werden. Wenn Kognitionspsychologen von Wissen und der Repräsentation von Wissen sprechen, benutzen sie Begriffe wie **Konzept**, **Merkmal**, **Skript**, **Proposition**, **Handlung** oder **Symbol**, um zu beschreiben, was als Wissenselement aufzufassen ist. Wir wollen uns kurz diesen Begriffen zuwenden, um dann die wichtigsten theoretischen Vorstellungen bezüglich der Wissensrepräsentation zu erörtern.

Konzepte werden seit den Anfängen der griechischen Philosophie als grundlegende Einheiten des Denkens aufgefasst. Konzepte helfen uns, die Vielzahl von Objekten, Ereignissen und Beziehungen in unserer physikalischen und mentalen Welt zu organisieren. Mithilfe von Konzepten gelingt es, diese Aspekte auf wesentliche Grundelemente zu reduzieren. Hätten wir keine Konzepte, müsste jedes Objekt und jedes Ereignis einzeln abgespeichert und benannt werden. Man stelle sich eine Welt ohne das Konzept Mensch vor. Wir müssten dann für jede einzelne Person einen Begriff abspeichern und nutzen. Es würde uns v.a. sehr schwer fallen, Menschen von Tieren oder Möbeln zu unterscheiden. Um Konzepte entwickeln zu können, sind Kenntnisse über die Objekte, Ereignisse und Relationen erforderlich, die mittels der Konzepte ausgedrückt werden sollen. Oft sind die Kenntnisse nicht objektiv messbar, müssen gedanklich erschlossen werden oder man hat sie physikalisch nie erlebt und wird sie wahrscheinlich auch nie selbst bewusst erleben. Ein Beispiel für ein Konzept, das sehr stark auf Erschlossenem, Erdachtem und physikalisch nicht Definierbarem beruht, ist das Konzept des religiösen Glaubens.

Konzepte werden durch **Merkmale** beschrieben oder stehen über Merkmale miteinander in Verbindung. Merkmale sind in der Regel erlernt und können ein Leben lang stabil sein. Konzepte beziehen sich nicht nur auf Objekte, sondern auch auf Ereignisse. Konzepte für Ereignisse werden auch **Skripte** genannt (im Englischen auch events). Ein Restaurantbesuch ist ein Beispiel für ein Skript. Dieses Skript fasst viele Untereregnisse zusammen, die für einen Restaurantbesuch typisch sind (Reservierung, Ankunft, Einweisung durch den Ober, Platz nehmen, Speisekarte studieren, Auswahl des Essens, Bestellung etc.). Den Skripten ähnlich sind **Propositionen**. Das Spezifische an Propositionen ist, dass verschiedene Gedächtniselemente wie in einem Satz zusammengefasst und abgespeichert werden. Diese so zusammengefassten Elemente bilden eine Proposition, die als Einheit abgespeichert und abgerufen wird. Eine Proposition besteht typischerweise aus Subjekt, Prädikat, Objekt, Kontext und weiteren Elementen. Zum Beispiel besteht die Erinnerung „Vergangenen Winter habe ich in St. Moritz im Engadin Urlaub gemacht" aus den Begriffen „vergangener Winter" (Zeit), „St. Moritz im Engadin" (Ort), „ich" (Subjekt), „Urlaub machen" (Prädikat). Die gesamte Gedächtniskette ist allerdings eine Proposition und kann auf verschiedene Weisen verbalisiert oder visualisiert werden.

Handlungen sind zeitlich in sich geschlossene, auf ein Ziel gerichtete sowie inhaltlich und zeitlich gegliederte Einheiten der Tätigkeit. Handlungen grenzen sich von Tätigkeiten durch die mit der Absicht der Realisierung (Intention) verknüpfte Vorwegnahme des Ergebnisses (Antizipation) ab. Insofern ist jede Handlung ein bewusster psychischer Vorgang, der zielgerichtet ist und zur Erfüllung bestimmter Aufgaben eingesetzt wird. Für Teilhandlungen (Operationen) und die in diese eingeschlossenen Bewegungen gilt das nicht. Jede Handlung beinhaltet neben den Zielen auch kognitive Prozesse. Eine Handlung kann auch als eine sensomotorische Einheit aufgefasst werden, unter der eine Einheit von Wahrnehmung, Urteilen, Behalten, Reproduzieren und motorischem Ausführen (Bewegen) verstanden wird. **Symbole** sind Zeichen oder Bezeichnungen für Entitäten (Objekte, Zeichen, Wörter, Gegenstände, Handlungen, Regeln, Vorgänge etc.). Ein Stoppschild an einer Straßenkreuzung ist ein Symbol für ein Kommando (Proposition), das eine bestimmte Handlung erzwingt und mit bestimmten Skripten assoziiert ist. Symbole werden im jeweiligen Kulturkontext durch Lernen und Erfahrung definiert.

Wie ist nun dieses Wissen im deklarativen Gedächtnis organisiert? Gegenwärtig werden im Wesentlichen drei Modelle diskutiert, die nicht als einander ausschließende Organisationsprinzipien aufzufassen sind, sondern als unterschiedliche Strategien, mit denen Wissen organisiert und repräsentiert wird. Diese drei Modelle sind das **semantische Netzwerk**, das **Prototypenmodell** und die **Exemplartheorie**.

14.7.1. Semantisches Netzwerk

Das **semantische Netzwerkmodell** wurde von Collins und Quillian (Collins, 1969) vorgeschlagen. Die beiden Wissenschaftler haben ihr Modell auf der Basis relativ einfacher Verhaltensexperimente entwickelt. Die Versuchspersonen sollten die Korrektheit von Aussagen beurteilen und ihr Urteil so schnell wie möglich mittels eines Tastendrucks angeben (Satzüberprüfung; sentence verification). Die abhängige Variable in diesem Fall ist die Reaktionszeit. Angenommen, Sie müssten die Aussagen „Ein Kanarienvogel kann singen." (Aussage 1), „Ein Kanarienvogel hat Flügel." (Aussage 2) und „Ein Kanarienvogel kann sich bewegen." (Aussage 3) im Hinblick auf „wahr" oder „falsch" beurteilen. Am schnellsten werden die meisten Versuchspersonen Aussage 1 als „wahr" identifizieren, am längsten werden die Reaktionszeiten für Aussage 3 ausfallen. Kurze Reaktionszeiten indizieren einen schnellen und lange Reaktionszeiten einen langsameren Zugang zu den semantischen Informationen. Collins und Quillian schlossen daraus, dass die semantischen Informationen auf unterschiedlichen Ebenen lokalisiert sind. Ist eine Information auf einer unteren Ebene lokalisiert, dann gelingt der Zugriff schneller als auf Informationen, die sich auf einer übergeordneten Ebene befinden. Aus solchen Reaktionszeitexperimenten konstruierten die beiden Forscher das semantische Netzwerk. In **Abbildung 14-10** ist ein typisches semantisches Netzwerk dargestellt, das sich in vielen Lehrbüchern der kognitiven Psychologie findet.

In diesem Netzwerk repräsentiert jedes Viereck ein Konzept oder eine Kategorie. Jede Kategorie ist durch eine Gruppe von Merkmalen definiert. Um vom Konzept „Kanarienvogel" zum Konzept „Tier" zu gelangen, muss das übergeordnete Konzept „Vogel" durchlaufen werden. Dies erfordert Zeit und schlägt sich in längeren Reaktionszeiten bei Aussagebeurteilungen nieder. Die einzelnen Konzepte sind miteinander verbunden und können sich gegenseitig beeinflussen (z. B. aktivieren). Das hier dargestellte Netzwerk ist eines der ersten, das die beiden Wissenschaftler entwickelt hatten. Solche Netzwerke weisen einige Probleme auf. Zunächst ist festzuhalten, dass v. a. das Beispielnetzwerk sehr *taxonomisch* ist; d. h., es ähnelt sehr einer Taxonomie eines Zoologen. Hierbei stellt sich die Frage, ob die semantischen Netzwerke aller Menschen so „ordentlich" und wissenschaftlich aufgebaut sind. Ein anderes Problem betrifft die Nichtaustauschbarkeit einiger Merkmale. Zum Beispiel haben die Aussagen „Ein Rotkehlchen ist ein Vogel." und „Ein Huhn ist ein Vogel." die gleiche Beziehung und „Distanz" zur übergeordneten Kategorie (Vogel), aber sie unterscheiden sich im Hinblick auf ihre **Typikalität**. Viele werden darin übereinstimmen, dass ein Rotkehlchen mehr einem Vogel entspricht als einem Huhn. Deshalb werden Versuchspersonen der Aussage, ein Rotkehlchen sei ein Vogel, schneller zustimmen als der Aussage, dass ein Huhn ein Vogel sei.

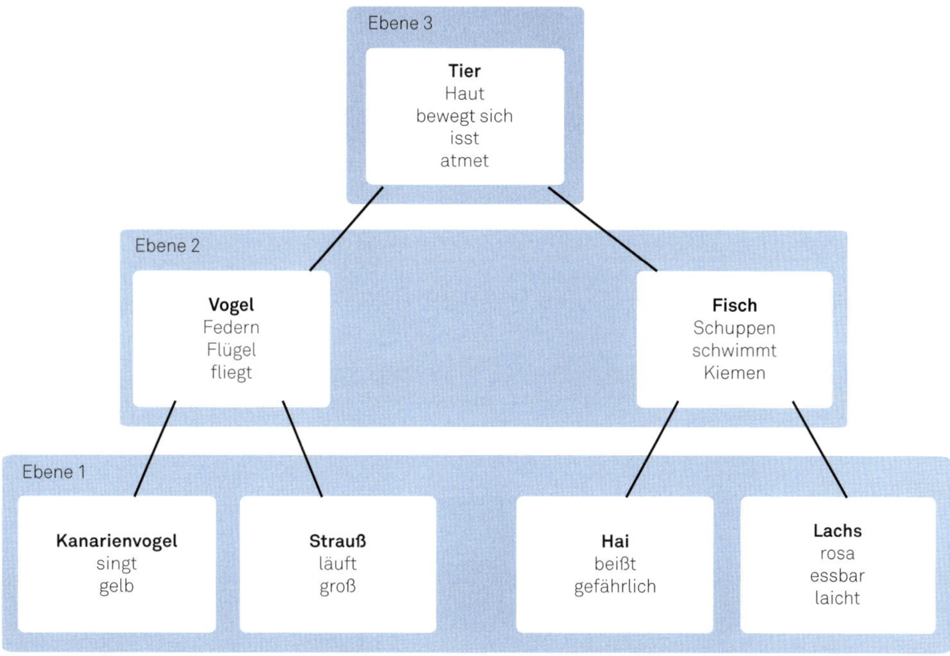

Abbildung 14-10: Beispiel eines semantischen Netzwerks nach Collins und Quillian (1969).

14.7.2. Prototypenmodell

Um dem Problem der Typikalität Rechnung zu tragen, wurde das **Prototypenmodell** vorgeschlagen (Malt & Smith, 1984). Auch im Rahmen des Prototypenmodells wird die Bedeutung eines Konzepts durch die Assoziationen mit benachbarten Konzepten definiert. Im Gegensatz zum semantischen Netzwerk wird die Ähnlichkeit der Konzepte durch Übereinstimmung mit einem Prototyp definiert. Bei unserem Beispiel bleibend, wird ein Prototypkonzept für Vogel angenommen, das durch typische Merkmale definiert ist. Je mehr Merkmale andere Konzepte mit diesem Prototyp teilen, desto mehr werden die anderen Konzepte im Sinne des Prototyps bewertet.

In **Tabelle 14-3** ist eine Merkmalsliste für einen Vogel aufgeführt. Des Weiteren sind bestimmte Vögel mit ihren Merkmalen inklusive der Übereinstimmungen mit dem Prototyp dargestellt. Zu erkennen ist, dass Rotkehlchen und Schwalbe exakt dem Prototyp entsprechen und deshalb auch sehr schnell dem Konzept Vogel zugeordnet werden. Huhn und Pinguin weisen nur ein gemeinsames Merkmal mit dem Prototyp Vogel auf, was mit langen Verifikationszeiten verbunden ist. Prototypenmodelle werden in der Psychologie breit angewendet (kognitive Psychologie, Wahrnehmungspsychologie, Sozialpsychologie etc.). Vor allem hat sich gezeigt, dass Prototypen sehr stark durch Erfahrung und Lernen beeinflusst sind. Prototypen sind flexibel und infolge von Lernen und Erfahrung schnell anpassbar. Sie müssen auch flexibel sein, denn sie können Kategorien nicht so perfekt beschreiben, dass jedes Objekt zweifelsfrei der entsprechenden Kategorie zugeordnet werden kann, daher wird auch von **unscharfen Konzepten** (fuzzy concepts) gesprochen. Prototypen verschiedener Konzepte können sich zu neuen Prototypen mischen und sie existieren für verschiedene Bereiche. Typische Beispiele sind sozialpsychologisch definierte Stereotype über Personengruppen (Männer vs. Frauen) oder Angehörige von verschiedenen Nationen und Berufsgruppen.

14.7.3. Exemplartheorie

Eine Erweiterung des Prototypenmodells ist die **Exemplartheorie**. Im Rahmen dieser Theorie wird davon ausgegangen, dass keine Repräsentationen von einzelnen Konzepten und/oder Prototypen existieren, sondern nur Erinnerungen an wahrgenommene Exemplare. Ein Konzept wird je nach Kontext und Fragestellung ad hoc konstruiert. Vereinfacht kann man sich das wie folgt vorstellen: Ein Kind sieht

Tabelle 14-3: Beispiel für Merkmalsübereinstimmungen von verschiedenen Vögeln mit dem Prototyp Vogel (nach Haberlandt, 1994).

Merkmale	Vogel	Rotkehlchen	Schwalbe	Geier	Huhn	Pinguin
fliegt	+	+	+	+	–	–
singt	+	+	+	–	–	–
legt Eier	+	+	+	–	+	+
ist klein	+	+	+	–	–	–
nistet in Bäumen	+	+	+	+	–	–
isst Insekten	+	+	+	–	–	–
Summe Übereinstimmungen	6	6	6	2	1	1

nacheinander vier verschiedene Hunde (Dackel, Schäferhund, Pudel und Bernhardiner). Jeder Hund wird als eine Gedächtnisspur im Gedächtnis (als Exemplar) gespeichert. Aus diesen Repräsentationen wird eine mittlere Repräsentation berechnet. Diese Repräsentation kann als ein ad hoc produzierter Prototyp aufgefasst werden. Bei diesem Mittelungsprozess werden Merkmale ausgewählt, einzelne werden besonders gewichtet (verstärkt oder abgeschwächt) oder sogar eliminiert.

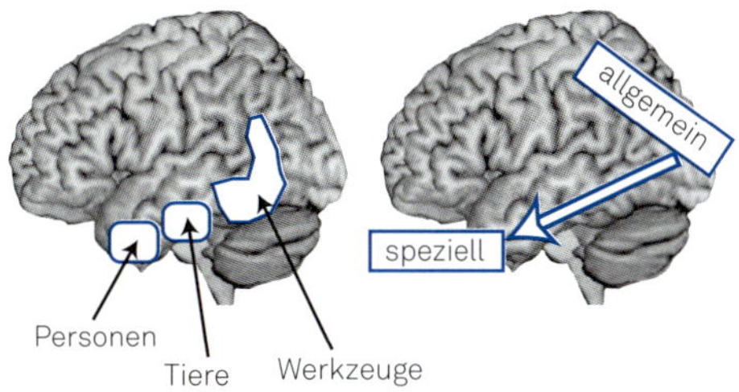

Abbildung 14-11: Schematische Darstellung der Orte im Temporallappen, an denen bestimmte Kategorien von Gedächtnisinformationen gespeichert sind (nach Damasio et al., 2001).

14.7.4. Neurowissenschaftliche Befunde

Eine Reihe von Befunden bei Läsionspatienten belegt, dass neuronale Netzwerke existieren, die für bestimmte Gedächtniskategorien spezialisiert sind. So wird z. B. von einem Patienten (J. J.) berichtet, der nach Temporallappenläsionen Einbußen im Erinnern von Möbeln und Nahrungsmitteln aufwies, während er Tiernamen erinnerte. Ein anderer Patient (P. S.) wies Gedächtniseinschränkungen bei Tiernamen auf, während er Möbel- und Nahrungsmittelnamen erinnerte. Antonio Damasio (1990) hat die Läsionsdaten von Patienten mit Temporallappenläsionen zusammengetragen und kommt zu dem Schluss, dass bestimmte Kategorien offenbar an bestimmten Orten des Temporallappens gespeichert sind. PET-Untersuchungen konnten diesen Befund an gesunden Probanden bestätigen. Gemäß diesen Befunden sind Gedächtnisinformationen über Personen (z. B. Namen) eher im vorderen Teil des Temporallappens gespeichert. Im mittleren Teil finden sich Informationen über Tiere und im hinteren Teil Informationen über Möbel und Werkzeuge (**Abb. 14-11**).

Friedmann Pulvermüller (Pulvermüller & Fadiga, 2010) schlägt vor, die kategoriespezifischen Hirnaktivierungen (im Zusammenhang mit dem verbalen Gedächtnis) eher im Sinne von neuronalen Netzwerken zu interpretieren, in denen teilweise weit voneinander getrennte Netzwerkknoten miteinander verbunden sind. Je nach spezifischer Kategorie sind in diese Netzwerke Hirnstrukturen eingebunden, die auch an der Wahrnehmung und motorischen Kontrolle der repräsentierten Informationen beteiligt sind (Farbnamen = Farbwahrnehmungsareale im unteren Teil des Temporallappens; Worte für Gesichter = sensomotorische Hirngebiete zur Verarbeitung von Gesichtsinformationen; Worte für Arme = Prämotorkortex; Worte für Formen = unterer Teil des Temporallappens; **Abb. 14-12**).

Die N-400 ist eine Komponente des evozierten Potenzials, die ca. 400 ms nach Präsentation von Reizen mit einem zentroparietalen Maximum gemessen werden kann. Diese Komponente reagiert sensibel auf semantische Manipulationen des evozierenden Reizes. So ist z. B. die N-400-Amplitude verringert, wenn Worte präsentiert werden, die sich semantisch sehr ähnlich sind. Andererseits können größere N-400-Amplituden gemessen werden, wenn Wörter präsentiert werden, die sich semantisch unähnlich sind. Die N-400-Amplitude kann auch beeinflusst werden, indem vor dem evozierenden Wort ein semantisch ähnliches Wort präsentiert wird. Dieses Phänomen wird als Bahnung (Priming) bezeichnet und es wird davon ausgegangen, dass das Bahnungswort (der Prime) das semantische Netzwerk so voraktiviert, dass die nachfolgenden Reize von

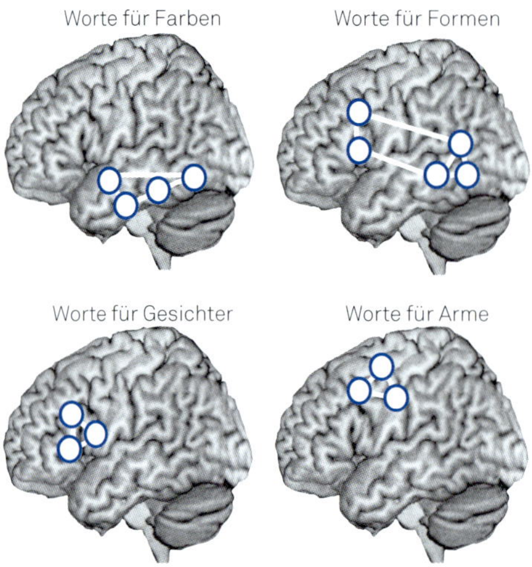

Abbildung 14-12: Schematische Darstellung von Netzwerken, die in das verbale Gedächtnis verschiedener Informationen eingebunden sind (nach Pulvermüller & Fadiga, 2010).

diesem voraktivierten Netzwerk effizienter und mit geringerer neuronaler Aktivität verarbeitet werden. Solche Bahnungsphänomene konnten auch mit Musik erzielt werden, die vor den Wörtern präsentiert wurde, welche die N-400-Komponente evozieren sollten. Wurde Musik präsentiert, die bestimmte semantische Konzepte evozierte (z. B. „Wärme", „Kälte" oder „Weite"), führten nachfolgende Wörter zu geringeren N-400-Amplituden, wenn sie mit den Konzepten der vorher präsentierten Musik zusammenhingen (Koelsch et al., 2004). Die jeweilige Musik hatte offenbar bestimmte semantische Netzwerke voraktiviert und eine effizientere nachfolgende Wortbearbeitung ermöglicht.

14.8. Beeinflussung des deklarativen Gedächtnisses

Die Gedächtnispsychologie hat die fördernden und hemmenden Faktoren von Gedächtnisleistungen herausgearbeitet. Die wesentlichen Einflussgrößen auf die Gedächtnisleistung sind im Folgenden dargestellt.

Abrufintervall (retention intervall): Je länger das Intervall zwischen Lernen und Abruf, desto schlechter sind die Abrufleistungen.

Listenlänge: Je mehr Informationen gelernt werden, desto schlechter sind die Abrufleistungen.

Serielle Position des zu lernenden Materials: Werden Listen von Informationen gelernt, werden die am Anfang und am Ende der Liste stehenden Informationen besser gelernt (Recency- und Primacy-Effekt).

Tiefe der Verarbeitung: Die Abrufleistung wird verbessert, wenn die gelernten Informationen semantisch verarbeitet werden. Damit werden die neuen Informationen an bestehende semantische Netzwerke angebunden. Beim Lernen müssen die zu lernenden Informationen an bereits bestehendes Wissen gekoppelt werden. Das gelingt, indem man die Testpersonen bittet, die neuen Informationen bezüglich vorgegebener semantischer Informationen zu verarbeiten (z. B.: Passt das Wort in einen bestimmten semantischen Kontext?).

Studierzeit: Je mehr bzw. länger gelernt wird, desto stärker verfestigen sich die Informationen im Gedächtnis.

Encodierspezifität: Der Abruf wird besser, wenn während des Abrufs ähnliche Begleitinformationen vorliegen wie beim Lernen.

Unverwechselbarkeit der gelernten Informationen: Je unverwechselbarer und damit einmaliger eine zu lernende Information ist, desto besser wird sie behalten.

Testmethode: Wiedererkennen gelingt besser als freier Abruf.

Häufigkeit des Testens: Eine Überprüfung der Gedächtnisleistung führt zu einer Verstärkung der Gedächtnisleistung für das gelernte Material. Je häufiger getestet wird, desto besser werden die getesteten Informationen behalten.

Neben den oben aufgeführten Methoden werden derzeit Techniken getestet, die aus dem

Forschungsbereich der Neurowissenschaften entlehnt wurden, um die deklarative Gedächtnisleistung zu verbessern. So haben einige neuere Studien gezeigt, dass die Erregung des lateralen Frontalkortex (z.B. mittels TMS und tDCS) das Encodieren verbessert. Eine Deaktivierung des lateralen Frontalkortex (insbesondere des linksseitigen Frontalkortex) verschlechtert die Lernleistung. Auch die Erregung von Hirngebieten im posterioren perisylvischen Hirnbereich resultiert in verbesserten Lernleistungen für verbales Material. Wenn sich diese Befunde in zukünftigen Studien bestätigen, erwachsen daraus interessante neue Ansätze zur Verbesserung von Gedächtnisleistungen.

Auch während des **Schlafs** entfalten sich gedächtnisfördernde Effekte. Insbesondere der Tübinger Neuropsychologie Jan Born hat dieses Phänomen erforscht (Diekelmann & Born, 2010). Er konnte zeigen, dass der frühe Schlaf, der durch tiefe Schlafphasen und typische Hirnaktivierungen (sogenannte Slow-wave-EEG-Muster) gekennzeichnet ist, einen fördernden Einfluss auf das deklarative Gedächtnis hat. Wörter, die vor dem Einschlafen gelernt wurden, wurden insbesondere in der ersten Schlafhälfte, wenn besonders viel Tiefschlaf und Slow-wave-EEG-Aktivität vorliegt, besser konsolidiert, was mit besseren Abrufleistungen nach dem Schlaf verbunden war. Jan Born erklärt dies mit einer optimaleren Konsolidierung, die über die Interaktion zwischen hippocampalen und kortikalen Netzwerken vermittelt wird (**Standardkonsolidierung**). Ein anderes Modell erklärt diesen Effekt mit einem generellen Abschwächen von synaptischen Verbindungen (downscaling hypothesis) während des Schlafs. Im Rahmen dieses Modells wird davon ausgegangen, dass durch generelles Abschwächen der synaptischen Verbindungen die schwachen Verbindungen gelöscht werden, während die starken (und damit wichtigen) erhalten bleiben. Der Schlafvorgang könnte als eine Art „Reinigungsvorgang" aufgefasst werden, im Rahmen dessen unnötige und schwache synaptische Verbindungen gelöst und die damit verbundenen Gedächtnisinformationen gelöscht werden. Welche der beiden Hypothesen letztlich Erklärungshoheit gewinnen wird, müssen zukünftige Studien ergeben.

Abschließend kann noch erwähnt werden, dass derzeit diskutiert wird, ob und wie stark das deklarative Gedächtnissystem genetisch beeinflusst wird. Als wichtiges Gen wird in diesem Zusammenhang das Apolipoprotein E (ApoE) und hier vor allem der Genotyp ApoE4 diskutiert. Träger dieses Genoytyps (es existieren noch die Varianten ApoE3, ApoE2) erkranken häufiger an der Alzheimer-Demenz vor allem in jüngeren Jahren (Bu et al., 2009; Cordre et al., 1993). Bei gesunden und jüngeren Personen dagegen scheint dagegen das ApoE4 einen günstigen Effekt auf das episodische Gedächtnis auszuüben. Träger dieser Genvariante erbrachten bessere episodische Gedächtnisleistungen erbringen als die Träger der anderen ApoE-Varianten. Die bessere episodische Gedächtnisleistung war auch mit einer geringeren Durchblutung im deklarativen Gedächtnisnetzwerk (Hippocampus, Orbitofrontalkortex, mittlere Frontalkortex und mittlerer Temporalkortex) während des Lernens und Abrufs verbunden (Mondadori et al., 2006). Das ApoE4 ist offenbar mit einer höheren Effizienz des episodischen Lernens bei jungen und gesunden Personen assoziiert. Bei mittelalten und älteren Personen dagegen scheint sich dagegen das ApoE4 eher ungünstig auf die Hirnentwicklung zu entfalten.

In einer weiteren Arbeit konnte gezeigt werden, dass die genetische Beeinflussung des Serotonin-Systems auch die Gedächtnisleistung zu beeinflussen scheint (de Queurvain et al., 2003). Das Serotonin ist ein Transmitter, der eine wichtige Funktion für das deklarative Gedächtnis ausübt. Eine relativ seltene Variante des Gens, das die Bildung des Serotonin-Rezeptors beeinflusst (Gen H452Y) und das nur bei ca. 9 % der Population vorkommt, war in dieser Arbeit mit einer leicht reduzierten verzögerten Gedächtnisleistung assoziiert. Die Träger dieser seltenen Genvariante erinnerten bei einem verbalen Gedächtnistest nach einem Tag im Durchschnitt etwa 2 Worte weniger als die „normale“ Gruppe. Obwohl diese Befunde einer weiteren Untersuchung bedürfen, kann festgehalten werden, dass das menschliche Gedächtnis sicher auch von genetischen Faktoren beeinflusst wird.

14.9. Zusammenfassung

- Zum deklarativen Gedächtnis werden das semantische und das episodische Gedächtnis gezählt. Eine Sonderstellung nimmt das autobiografische Gedächtnis ein, das Anteile des semantischen wie auch des episodischen Gedächtnisses enthält.
- Das semantische Gedächtnis repräsentiert unser Faktenwissen. Das episodische Gedächtnis speichert bestimmte Inhalte mit ihren Bezügen (wer wann was wo mit wem gemacht hat). Im autobiografischen Gedächtnis befinden sich Erinnerungen aus unserem Leben mit ihren jeweiligen zeitlichen Bezügen.
- Beim Abruf von Gedächtnisinformationen wird Rekollektion von Vertrautheit (Familiarität) unterschieden. Bei der Rekollektion werden Erinnerungen mit ihren Bezügen bewusst abgerufen. Bei der Vertrautheit fehlen die Bezüge und die Erinnerungen sind vage.
- Zur Beteiligung des mesiotemporalen Hirnsystems am deklarativen Gedächtnis gibt es vier Theorien: die Theorie der **kortikalen Karten**, die Theorie des **relationalen Gedächtnisses**, die Theorie des **episodischen Gedächtnisses** und die allgemeine Theorie des **deklarativen Gedächtnisses**.
- Rekollektion ist offenbar sehr stark mit dem Hippocampus assoziiert.
- Im Rahmen der **Einprozesstheorie** wird davon ausgegangen, dass der Übergang von Vertrautheit zur Rekollektion kontinuierlich ist. Im Gegensatz dazu geht die **Zweiprozesstheorie** davon aus, dass für Rekollektion und Vertrautheit unterschiedliche Hirngebiete genutzt werden und dass beide Prozesse funktionell unterschiedlich sind. Die aktuelle Literaturlage favorisiert das Zweiprozessmodell.
- Das Gemeinsame der Theorien zum deklarativen Gedächtnis besteht darin, dass die zu lernenden Informationen über den Hippocampus mit verschiedenen Informationen verbunden werden.
- Im Rahmen der **Hippocampus-Perirhinal-Theorie** werden neben dem Hippocampus weitere mesiotemporale Hirngebiete einbezogen, um die differenzielle Beteiligung an deklarativen Gedächtnisprozessen herauszuarbeiten. Der **perirhinale Kortex** ist dafür spezialisiert, visuelle Informationen zu kategorisieren und zu erkennen. Der **Gyrus parahippocampalis** dagegen ist für räumliche Analysen und motorische Kontrollen spezialisiert. Bildgebende Studien konnten belegen, dass der Hippocampus stärker während der Rekollektion durchblutet ist, während der rhinale Kortex gesteigerte Durchblutungen aufweist, wenn **Vertrautheit** vorliegt.
- Zur Untersuchung des deklarativen Gedächtnisses wird sehr häufig das **Subsequent Memory Paradigm** genutzt. Mittels dieses Paradigmas untersucht man die Hirnaktivität während des Encodierens von Informationen, die später erinnert oder vergessen werden. Den neurophysiologischen Effekt, den man damit herausarbeitet, nennt man Difference-in-Memory-Effekt (DM-Effekt). DM-Effekte können Zunahmen (positive DM-Effekte) oder Abnahmen (negative DM-Effekte) von Hirnaktivierungen während des Encodierens von gelernten und nicht gelernten Reizen sein.

- Positive DM-Effekte werden beim Encodieren im **Gyrus frontalis inferior** (auch bezeichnet als ventraler Präfrontalkortex = vPFC) festgestellt. Wenn während des Encodierens zusätzliche Aufgaben anfallen, z.B. das Lernmaterial umorganisiert werden muss (z.B. Speicherung einer Zahlenfolge in umgekehrter Reihenfolge statt in der Reihenfolge, wie sie präsentiert wurde), treten positive DM-Effekte im dorsalen lateralen Präfrontalkortex (dorsolateralen Präfrontalkortex = dPFC) auf.
- Beim Abruf von Informationen können verschiedene Prozesse unterschieden werden: Gedächtnissuche, Wiederherstellung, Überprüfung, Abrufaufwand und Abrufzustand. Diese Prozesse sind mit unterschiedlichem Abruferfolg assoziiert.
- EEG- und fMRT-Studien haben gezeigt, dass mit dem **Abrufzustand** und gelegentlich auch mit dem **Abrufaufwand** länger andauernde Aktivierungen insbesondere des rechtsseitigen Frontalkortex verbunden sind.
- Der bewusste und detaillierte Abruf gespeicherter Informationen wird über den linksseitigen Frontalkortex vermittelt (**Rekollektion**). Das Vertrautheitsgefühl wird über den rechtsseitigen Frontalkortex vermittelt. Je stärker die Unsicherheit, ob die abgerufene Information wirklich gelernt wurde, desto stärker ist die Aktivität des rechtsseitigen Frontalkortex.
- Das **HERA-Modell** (Hemispheric encoding retrieval asymmetry) besagt, dass beim Encodieren von episodischen Informationen vermehrt der linksseitige Frontalkortex aktiv ist. Beim Abruf dagegen ist der rechtsseitige Frontalkortex verstärkt aktiv. Beim semantischen Gedächtnis (insbesondere wenn verbales Material verarbeitet wird) greift das HERA-Modell nicht, denn bei diesem Material ist vorrangig der linksseitige Frontalkortex aktiv.
- Im Parietallappen sind an Gedächtnisprozessen die folgenden Hirngebiete beteiligt: Präcuneus, das retrospleniale Hirngebiet (oberhalb des Spleniums des Corpus callosum gelegen), der intraparietale Sulcus und der inferiore Parietallappen (LPi). All diese Hirngebiete sind besonders stark durchblutet, wenn der Abruf erfolgreich war. Während des Encodierens sind die Gebiete „deaktiviert“ und es treten negative DM-Effekte auf.
- Viele Gedächtnisinformationen werden dort gespeichert, wo sie während der Encodierung verarbeitet wurden (sensorische Areale). Beim Abruf dieser Informationen werden diese Areale erneut aktiviert (**Reaktivierung**).
- Mittels des EVP können **Alt-neu-Effekte** bei Gedächtnisuntersuchungen (ähnlich den DM-Effekten) gezeigt werden: ein linksparietaler Alt-neu-Effekt, der ungefähr 400–700 ms nach Präsentation des Testreizes auftritt, und ein frontaler Alt-neu-Effekt, der zwischen 300 und 500 ms nach Reizpräsentation erscheint. Rekollektion tritt im Zusammenhang mit dem linksparietalen und Vertrautheit im Zusammenhang mit dem frontalen Alt-neu-Effekt auf.
- Der Erfolg des Encodierens hängt auch von der Hirnaktivität vor dem Encodieren ab.
- Der Abruferfolg hängt mit der Aktivität im Alpha- und Theta-Band nach der Präsentation der zu lernenden Reize zusammen. Je stärker die Desynchronisation im Alpha-Band und je stärker die Synchronisation im Theta-Band, desto besser können semantische Informationen nach dem Lernen abgerufen werden. Die Theta-Band-Aktivität reflektiert die Interaktion zwischen mesiotemporalen Hirngebieten und dem Neokortex. Die Alpha-Band-Aktivität ist wahrscheinlich mit den Kontrollprozessen während des Abrufs assoziiert.
- Das Wissen ist in Form von **Konzepten**, **Merkmalen**, **Skripten**, **Propositionen**, **Handlungen** oder **Symbolen** im deklarativen Gedächtnis gespeichert.

- Wichtige theoretische Vorstellungen bezüglich der mentalen Repräsentationen des Wissens sind **semantische Netzwerkmodelle**, das **Prototypenmodell** und die **Exemplartheorien**.
- Gedächtnisleistungen hängen von vielen Faktoren ab. Beeinflussende Faktoren sind: die Dauer des Abrufintervalls, die Menge des Lernmaterials, die serielle Position des Lernmaterials, die Tiefe der Verarbeitung, die Studierzeit, die Encodierspezifität, die Unverwechselbarkeit der gelernten Informationen und die Häufigkeit des Testens.
- Während des Tiefschlafs, v.a. in der ersten Hälfte des Schlafs, werden Informationen konsolidiert, die dem deklarativen Gedächtnis zugeführt werden.
- Junge und gesunde Träger des Genotyps ApoE4 erbringen etwas bessere episodische Gedächtnisleistungen als Träger anderer ApoE-Varianten. Darüber hinaus erfolgt das Enkodieren und Abrufen der Lerninformationen neurophysiologisch effizienter. ApoE4 ist allerdings auch ein Risikofaktor für die Alzheimer-Demenz. Darüber hinaus werden noch weitere genetische Faktoren diskutiert, die Einfluss auf das Gedächtnissystem nehmen können.

14.10. Fragen und Aufgaben

- Welche Teilkomponenten des deklarativen Gedächtnisses kennen Sie?
- Definieren Sie das episodische, das semantische und das autobiografische Gedächtnis.
- Welche Theorien bezüglich der Einbindung des mesiotemporalen Hirnbereichs kennen Sie?
- Welche Rolle spielt der Frontalkortex beim Encodieren und beim Abruf von deklarativen Gedächtnisinformationen?
- Beschreiben Sie das Subsequent Memory Paradigm.
- Was ist ein Difference-in-memory-Effekt (DM-Effekt)?
- Definieren Sie Rekollektion und Vertrautheit im Zusammenhang mit dem Abruf deklarativer Gedächtnisleistungen.
- Beschreiben Sie das HERA-Modell.
- Beschreiben Sie die DM-Effekte für den Parietallappen. Was bedeutet das für die Beteiligung des Parietallappens am deklarativen Gedächtnis?
- Wie sind die sensorischen Hirngebiete in das deklarative Gedächtnis eingebunden?
- Beschreiben Sie den frontalen und den linksparietalen Alt-neu-Effekt im Zusammenhang mit elektrophysiologischen Gedächtnisuntersuchungen.
- Welche Befunde bezüglich der Hirnaktivität vor dem Encodieren kennen Sie?
- Wie sind die EEG-Oszillationen in die Encodierung und den Abruf von Gedächtnisinformationen eingebunden?
- Welche Effekte beeinflussen die Gedächtnisbildung?
- Welchen Einfluss hat der Schlaf auf das deklarative Gedächtnis?
- Welche genetischen Einflüsse auf das Gedächtnissystem kennen Sie?

14.11. Weiterführende Literatur

Gluck, M.A., Mercado, E., Myers, C.E. (2007). Learning and memory: From brain to behavior. Worth Publishers.

Oberauer, K., Mayr, U., Kluwe, E.R. (2006) Gedächtnis und Wissen. In: H. Spada (Hrsg.). Lehrbuch Allgemeine Psychologie. (pp. 116–196). Bern: Huber.

15. Nondeklaratives Gedächtnis

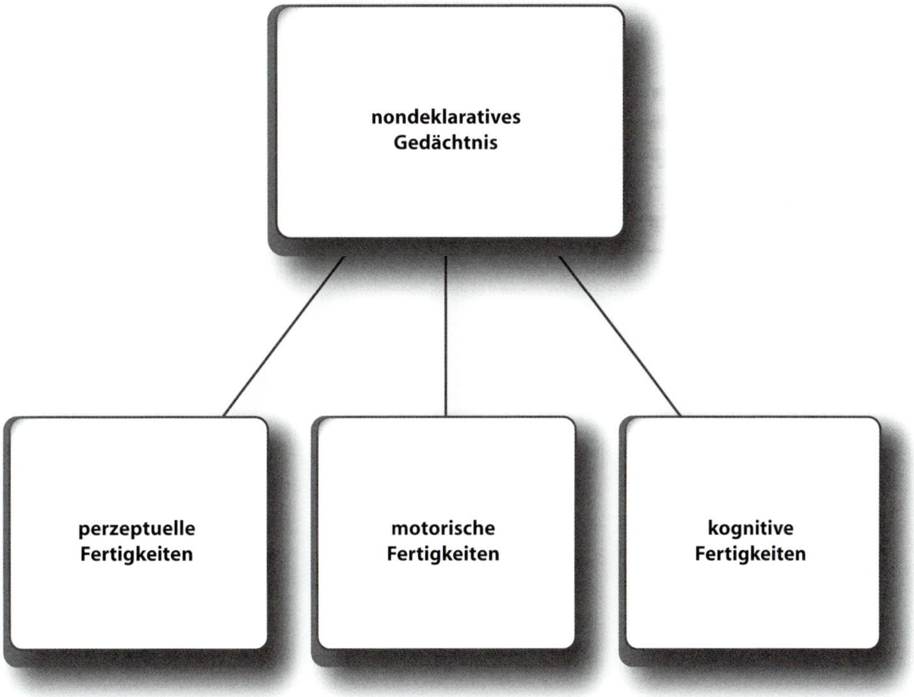

15.1. Einleitung

Das nondeklarative Gedächtnis unterscheidet sich vom deklarativen Gedächtnis dadurch, dass die Wiedergabe von Gedächtnisinhalten unbewusst, automatisch und ohne Willensanstrengung erfolgt. Unbewusst ist in diesem Zusammenhang der Zugriff auf die gespeicherte Information, der mit wenig Aufmerksamkeitsressourcen gelingt. Am unbewussten (nondeklarativen oder auch impliziten) Lernen ist das mesiotemporale Hirnsystem im Wesentlichen nicht beteiligt, was jedoch durch neuere Arbeiten infrage gestellt wird (Henke, 2010). Das unbewusste Gedächtnissystem wird anhand verschiedener Prozesse in Teilbereiche untergliedert:

- Bahnung (Priming)
- Lernen von Fertigkeiten (skill learning)
- Konditionierung
- Habituation.

Unter **Bahnung** (Priming) wird die Erleichterung der Verarbeitung eines Zielreizes (Target oder auch Probe) aufgrund der vorherigen Darbietung eines Bahnungsreizes (Prime) verstanden. Im Folgenden werden die englischen Begriffe beibehalten, weil sie sich auch in der deutschsprachigen Literatur etabliert haben. Allgemein ausgedrückt bezeichnet Priming die Beeinflussung der Verarbeitung (Kognition) eines Reizes durch die Präsentation eines vorangegangenen Reizes (der Prime), der implizite Gedächtnisinhalte aktiviert. Die Primes können Wörter, Bilder, Töne oder andere Reize sein. Der *Prime* ist ein Reiz, der mit dem *Probe* in einer bestimmten Beziehung steht. Entweder sind die beiden Reize identisch oder sie stehen semantisch oder konzeptuell miteinander in Beziehung. In Priming-Experimenten werden häufig auch Hinweisreize (manchmal auch als Testreize bezeichnet) genutzt, die vor der Präsentation der Probes dargeboten wurden. Die Präsentation des Primes führt dazu, dass die Versuchspersonen den geforderten Probe schneller und häufiger korrekt identifizieren. Die neurophysiologischen Reaktionen auf den Probe sind nach vorheriger Präsentation des Primes niedriger. Je nach Beziehung zwischen Prime und Probe und den genutzten Hinweisreizen werden folgende Formen des Primings unterschieden:

- direktes Priming
  - perzeptuelles Priming
  - konzeptuelles Priming
- indirektes Priming
  - semantisches Priming.

Beim **direkten Priming** sind Prime und Target identisch. Beim **indirekten Priming** sind beide Reize unterschiedlich und stehen zum Beispiel semantisch miteinander in Beziehung. Beim **perzeptuellen Priming** sind Prime und Probe identisch. Der Hinweisreiz ist ein verfremdeter Prime. Das kann ein Fragment eines Wortes oder nur der Wortstamm des vorher präsentierten Wortes sein. Dieser Hinweisreiz wird vor dem Probe dargeboten. Beim **konzeptuellen Priming** sind Prime und Probe ebenfalls identisch. Der Hinweisreiz ist mit dem Prime und Probe konzeptuell ähnlich. Wenn z. B. als Prime und Probe der Begriff „Fahrzeug“ genutzt wird, dann kann der Hinweisreiz „Werkstatt“ sein. Eine andere Variante des konzeptuellen Primings ist der allgemeine Wissenstest (general knowledge test), in dem die Versuchspersonen Allerweltsfragen beantworten sollen. Vor den Fragen werden den Versuchspersonen Primes präsentiert, die konzeptuell mit bestimmten Fragen in Verbindung stehen. So kann z. B. der Prime „Leopard“ das Beantworten der Frage „Wie heißt das schnellste landlebende Tier?“ günstig beeinflussen. Beim **semantischen Priming** stehen Prime und Probe semantisch miteinander in Beziehung. So könnte der Prime „Hund“ und der Probe „Katze“ sein. Die verschiedenen Formen des Primings sind in **Tabelle 15-1** dargestellt.

Tabelle 15-1: Schematische Darstellung verschiedener Varianten des Primings.

	Prime	Hinweisreiz	Target (Probe)
Perzeptuelles Priming	Fahrzeug	F_h_z_u_	Fahrzeug
Konzeptuelles Priming	Fahrzeug	Werkstatt	Fahrzeug
Semantisches Priming	Fahrzeug		Motorrad

Unter dem Begriff **Lernen von Fertigkeiten** werden verschiedene Lernbereiche zusammengefasst:

- Lernen von motorischen Fertigkeiten
- Lernen von perzeptuellen Fertigkeiten
- Lernen von kognitiven Fertigkeiten.

Ein typisches Beispiel für das Lernen von motorischen Fertigkeiten ist das Autofahren. Nachdem wir über viele Jahre die Bedienung eines Kraftfahrzeugs gelernt und perfektioniert haben, gelingt es uns, das Fahrzeug durch den Verkehr zu lenken, während wir verschiedene Tätigkeiten simultan ausführen. Wir hören währenddessen Musik, sprechen mit unseren Mitfahrern und gelegentlich telefonieren wir während des Fahrens. Auch das klassische Konditionieren wird zum nondeklarativen Gedächtnis gezählt.

Das Paradebeispiel für das **klassische Konditionieren** wurde am pawlowschen Hund beschrieben. Normalerweise wird ein Hund auf einen neutralen Reiz (z.B. einen Ton) nicht vermehrt Speichel absondern, sondern nur, wenn man ihn füttert oder ihm Futter zeigt. Der Futterreiz ist der unkonditionierte Reiz, der eine Reflexreaktion (die unkonditionierte Reaktion) auslöst. Wird einem Hund allerdings kurz vor dem Futterreiz wiederholt ein Ton präsentiert, bildet sich eine neurophysiologische Assoziation zwischen den neurophysiologischen Repräsentationen des Tons und des Futterreizes. Die Stärke dieser neurophysiologischen Verbindung hängt von der Häufigkeit der gemeinsamen Präsentation von Ton und Futterreiz ab. Schließlich wird der Ton allein den Speichelfluss auslösen. Der Ton wird dann zum konditionierten Reiz. Da der so ausgelöste Speichelfluss im Hinblick auf verschiedene Aspekte (zeitlicher Ablauf, Intensität etc.) nicht vollkommen identisch ist, wird diese Reaktion auch als konditionierte Reaktion bezeichnet. Der Ton löst den Speichelfluss automatisch aus und die konditionierte Reaktion ist nicht willentlich unterdrückbar.

Neben den oben beschriebenen Lernformen werden die Habituation und die Sensitivierung dem nondeklarativen Lernen zugeordnet. Diese beiden Lernformen wurden bereits im Zusammenhang mit den zellulären Lernmechanismen besprochen (Kap. 13.7.1.). Habituation tritt im Zusammenhang mit der **Orientierungsreaktion (OR)** auf. Treten unerwartete Reize auf, dann führt der Organismus eine Orientierungsreaktion aus. Diese Reaktion ist gekennzeichnet durch das Herabsenken der Sinnesschwellen, die Erhöhung der Muskelspannung und eine erhöhte Aktivität des vegetativen Nervensystems. Nach der Hinwendung zum auslösenden Reiz nehmen diese Reaktionen zunehmend ab. Diese Abnahme der Orientierungsreaktion wird als Habituation bezeichnet.

15.2. Verschiedene Formen des Primings

15.2.1. Perzeptuelles Priming

Beim perzeptuellen Priming sind Prime und Probe identisch. Das bekannteste Beispiel ist der **Wortfragmenttest** und die damit erzielten Ergebnisse. Dieser Test besteht aus zwei Ver-

Tabelle 15-2: Ablauf eines typischen Priming-Experiments (Wortfragmenttest).

Versuchsphase 1	Versuchsphase 2	Ergebnis
gelesene Wörter		
Element	E_e_e_t	schneller und besser vervollständigt als
Fahrzeug	F_h_z_u_	für jene Wörter, die in der ersten Versuchs-
Name	N_m_	phase nicht gelesen wurden
nicht gelesene Wörter		
Stein	S_e_n	
Monument	M_n_m_n_	
Klavier	K_a_i_r	

suchsphasen (**Tab. 15-2**). In der ersten Versuchsphase müssen die Versuchspersonen eine Wortliste lesen, wobei sie nicht instruiert werden, diese Wörter zu lernen. Meistens wird das Lesen mit einer Tarngeschichte verbunden. Den Versuchspersonen wird gesagt, sie sollen perfekt lesen oder auf den Klang der gelesenen Wörter achten. Wichtig ist, dass diese Wörter gelesen werden, ohne dass die Versuchspersonen den Eindruck haben, sie müssten sie lernen. Das Zeitintervall zwischen der ersten und zweiten Versuchsphase kann sehr kurz (unmittelbar anschließend) oder relativ lang sein (bis zu mehreren Wochen). In der zweiten Versuchsphase werden den Versuchspersonen Wortfragmente auf einem Computerbildschirm präsentiert. Diese Wortfragmente sind letztlich Wörter, in denen an bestimmten Positionen statt Buchstaben Striche stehen (**Tab. 15-2**). Es werden Wortfragmente von Wörtern dargeboten, die auf der Liste aus der ersten Phase enthalten waren (Testwörter), und von Wörtern, die nicht auf dieser Liste standen (Distraktoren). Die Aufgabe besteht darin, die Wortfragmente so schnell wie möglich zu sinnvollen Wörtern zusammenzufügen. Bei solchen Tests stellte sich heraus, dass Wortfragmente von Wörtern, die in der ersten Versuchsphase gelesen wurden, schneller und häufiger korrekt vervollständigt wurden als Wortfragmente, die in keinem Zusammenhang mit den Wörtern der Liste standen.

Dieser Test ist in mehreren Varianten im Umlauf, u.a. als Wortstammergänzungstest. Das Prinzip ist ähnlich, nur dass die Versuchspersonen in der zweiten Versuchsphase den Wortstamm sehen und nicht das ganze Wort. Sie müssen den Wortstamm zu einem Wort ergänzen. Auch hierbei sind sie schneller, wenn sie Wörter ergänzen müssen, die sie vorher gelesen haben.

Perzeptuelles Priming wird über Hirngebiete vermittelt, die für die Verarbeitung der physikalischen Eigenschaften der Testreize zuständig sind. Das bedeutet, dass perzeptuelles Priming nicht von den gleichen Hirngebieten kontrolliert wird, die auch an der Kontrolle des episodischen Gedächtnisses beteiligt sind. Unterschiede zum episodischen und semantischen Gedächtnis haben sich auf folgenden Ebenen gezeigt:

- Funktion
- Entwicklung
- Pathologie.

Funktionale Unterschiede zum episodischen und semantischen Gedächtnis können herausgearbeitet werden, indem entweder die Bedeutung oder die physikalischen Eigenschaften des zu lernenden Materials beeinflusst werden. Hierbei zeigt sich konsistent, dass bei Manipulation der Bedeutung des Lernmaterials die Leistung (und Hirnaktivität) des episodischen Gedächtnisses beeinflusst wird, während Manipulationen der physikalischen Eigenschaften keinen Einfluss auf das episodische Gedächtnis haben. Manipulationen der physikalischen Eigenschaften resultieren je-

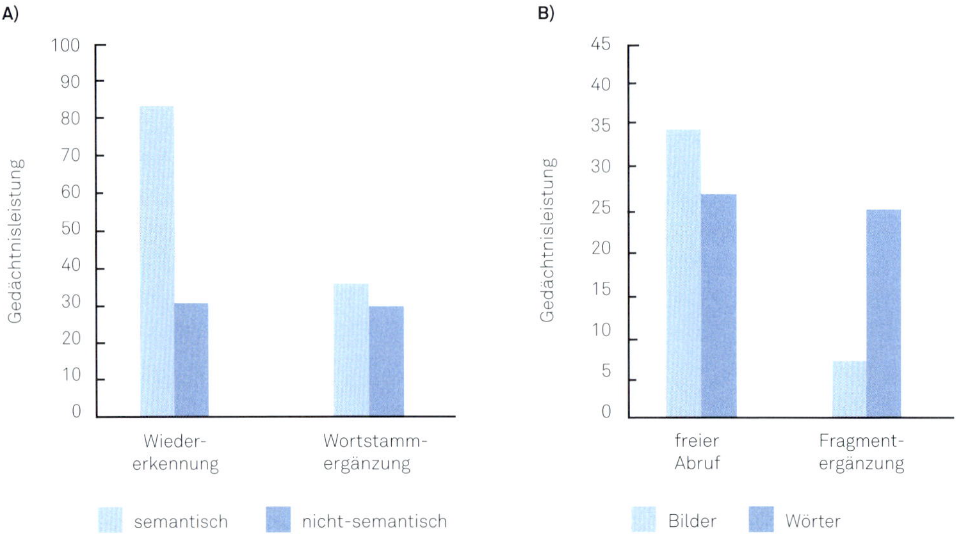

Abbildung 15-1: Befunde zur funktionalen Dissoziation von perzeptuellem Priming und episodischem Gedächtnis. (A) Semantisches Encodieren führt zu besseren Wiedererkennensleistungen bei einem Gedächtnistest. Bei einer Wortstammergänzungsaufgabe macht es allerdings keinen Unterschied, ob die Informationen semantisch oder nichtsemantisch encodiert wurden (nach Graf & Mandler, 1984). (B) Ein Priming-Effekt zeigt sich nur für Wörter, die auch als Wörter gelernt wurden (nach Weldon & Roediger, 1987).

doch in veränderten perzeptuellen Priming-Effekten. Ein typisches Experiment hierzu haben Graf und Mandler (1984) durchgeführt. Sie ließen Versuchspersonen Wörter „semantisch" oder „nichtsemantisch" encodieren. In der „semantischen" Bedingung mussten sie das zu lernende Wortmaterial während des Encodierens mit bestimmten Aussagen vergleichen und überprüfen, ob das zu lernende Wort mit der jeweiligen Aussage „semantisch" in korrekter Beziehung steht. In der anderen Versuchsbedingung war kein semantischer Vergleich gefordert. Wie erwartet, zeigten sich für die „semantisch" encodierten Wörter bessere Wiedererkennensleistungen als für die „nichtsemantisch" encodierten. Die Art der Encodierung hatte jedoch keinen Einfluss auf die Leistung bei Wortergänzungsaufgaben.

Ein anderes Experiment zu diesem Thema haben Weldon und Roediger (1987) durchgeführt. Sie ließen Versuchspersonen Begriffe entweder als Bilder oder als geschriebene Wörter lernen. Die Abrufleistungen beim freien Abruf waren praktisch identisch für Begriffe, die als geschriebene Wörter oder Bilder gelernt wurden. Es zeigte sich jedoch ein massiver Unterschied beim Wortfragmenttest, wo sich nur ein Priming-Effekt für Wörter zeigte, die auch als Wörter „gelernt" wurden. Wörter, die als Bilder gelernt wurden, ergaben keinen Priming-Effekt beim Wortergänzungstest (**Abb. 15-1**).

Perzeptuelle Priming-Effekte bleiben praktisch während des gesamten Lebens konstant. Anders ist dies bei der episodischen Gedächtnisleistung. Sie ist in der frühen Kindheit noch nicht gut ausgebildet, nimmt im Erwachsenenalter zu, um dann im Seniorenalter (im Durchschnitt) wieder abzunehmen (**Abb. 15-2**).

Läsionen in unterschiedlichen Hirngebieten beeinflussen perzeptuelles Priming und episodisches Gedächtnis unterschiedlich. Lä-

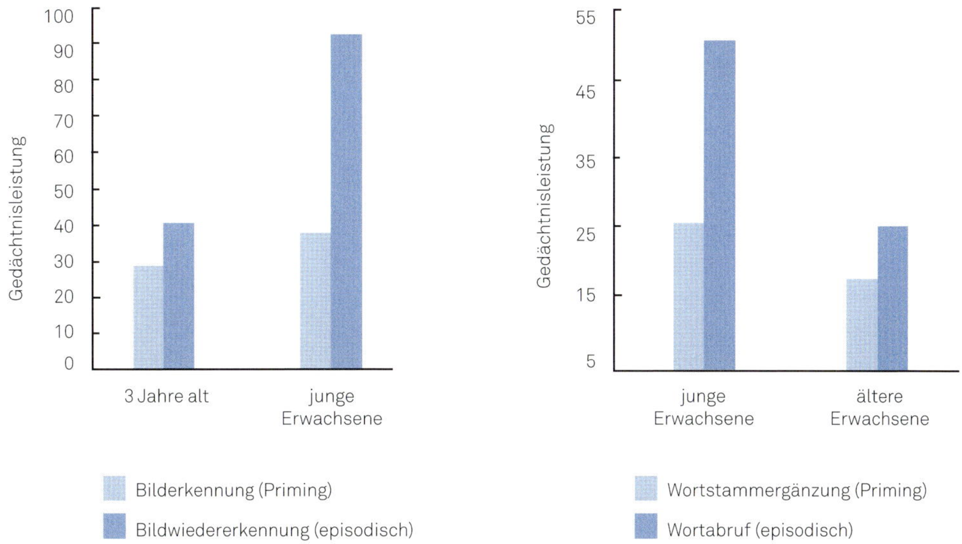

Abbildung 15-2: Priming-Leistungen und Leistungen des episodischen Gedächtnisses für verschiedene Altersgruppen. Die Priming-Leistung ist für unterschiedliche Altersgruppen konstant. Die episodische Gedächtnisleistung verändert sich dagegen über das Alter hinweg erheblich (nach Light & Singh, 1987; Parkin & Streete, 1988).

sionen in mesiotemporalen Hirngebieten führen zu den bereits besprochenen Ausfällen des deklarativen Gedächtnisses. Das perzeptuelle Priming wird durch solche Läsionen nicht beeinflusst. Jedoch führen Läsionen in primären und v.a. sekundären sensorischen Hirngebieten zu Defiziten beim perzeptuellen Priming. Auch Patienten, die unter Alzheimer-Demenz leiden, sind immer noch in der Lage, perzeptuelles Priming zu zeigen, obwohl im fortgeschrittenen Stadium der Erkrankung große Bereiche des Kortex degeneriert sind, was die wesentliche neurobiologische Grundlage für das reduzierte deklarative Gedächtnis ist.

Die neurophysiologischen Grundlagen des perzeptuellen Primings sind bislang noch nicht eindeutig geklärt. Ein typischer Befund, der v.a. mittels fMRT-Technik herausgearbeitet wurde, ist, dass nach wiederholter Präsentation der gleichen Reize die durch sie angestoßenen Durchblutungszunahmen abnehmen. Dieses Phänomen wird als **Wiederholungsunterdrückung** (repetition suppression) bezeichnet. Mittels fMRT kann die Wiederholungsunterdrückung in vielen Hirngebieten gleichzeitig untersucht werden, was z.B. Randy Buckner und Kollegen (2000) im Zusammenhang von Wortstammergänzungsaufgaben taten. Sie konnten zeigen, dass die Bearbeitung einer Wortstammergänzungsaufgabe mit Durchblutungszunahmen in einem verteilten Netzwerk assoziiert ist. Dieses Netzwerk beinhaltet den ventrolateralen Präfrontalkortex (links) und den ventralen Okzipitotemporalkortex (rechts). Priming reduzierte die Hirnaktivität in beiden Hirngebieten **(Abb. 15-3)**.

Darüber hinaus sind **maskierte Priming-Effekte** beobachtet worden. Maskierte Priming-Effekte werden evoziert, indem kurz nach dem Prime ein Maskierungsreiz präsentiert wird, der die bewusste Wahrnehmung des Primes verhindert. Mit anderen Worten: Die Versuchspersonen realisieren gar nicht, dass sie einen Prime präsentiert bekommen haben. Anschließend wird die Hirnaktivität auf den folgenden Probe gemessen. In der Regel ist die

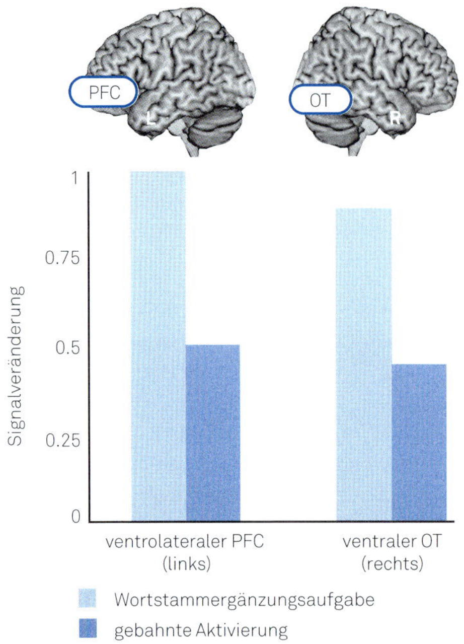

Abbildung 15-3: Schematische Darstellung der Wiederholungsunterdrückung bei einer Wortstammergänzungsaufgabe. Hierbei zeigte sich, dass die Bearbeitung einer Wortstammergänzungsaufgabe mit Durchblutungszunahmen in einem verteilten Netzwerk assoziiert ist. Dieses Netzwerk beinhaltet den linksseitigen ventrolateralen Präfrontalkortex (PFC) und den rechtsseitigen ventralen Okzipitotemporalkortex (OT). Priming reduzierte die Hirnaktivität in beiden Hirngebieten.

Durchblutung in den beteiligten Hirngebieten (gemessen mit fMRT) bei der Präsentation des Probes auch beim maskierten Priming geringer. Mittels der Wiederholungsunterdrückung können auch funktionelle Besonderheiten der beteiligten Hirnstrukturen herausgearbeitet werden. Stanilas Dehaene und Kollegen (2001) nutzten den maskierten Priming-Effekt und die damit verbundene Wiederholungsunterdrückung, um funktionelle Asymmetrien im Gyrus fusiformis und im Okzipitalkortex herauszuarbeiten. In ihrem Versuch präsentierten sie Wörter, die entweder in Groß- oder in Kleinbuchstaben geschrieben waren. Unmittelbar nach der ersten Präsentation dieser Wörter (der Primes) folgte ein Maskierungsreiz (eine zufällige Anordnung von Mustern). Danach wurde der Zielreiz (Probe) präsentiert. Im linksseitigen Gyrus fusiformis zeigte sich eine Verminderung der Durchblutung unabhängig davon, ob Prime und Probe groß- oder kleingeschrieben wurden (**Abb. 15-4**), d.h., ein großgeschriebener Prime evozierte eine Wiederholungsunterdrückung auch bei einem kleingeschriebenen Probe. Der rechtsseitige Okzipitalkortex zeigte jedoch nur eine Wiederholungsunterdrückung, wenn für den Probe die gleiche Buchstabengröße genutzt wurde wie für den Prime. Beim rechtsseitigen Okzipitalkortex müssen Prime und Probe offenbar physikalisch identisch sein, damit eine Wiederholungsunterdrückung ausgelöst werden kann. Der linksseitige Gyrus fusiformis dagegen scheint etwas mehr zu abstrahieren.

15.2.2. Konzeptuelles Priming

Beim konzeptuellen Priming wird das Lösen einer Aufgabe durch einen vorherigen Prime gefördert, weil der Prime mit der Aufgabe bzw. mit dem gewünschten Ergebnis konzeptuell in Verbindung steht. So kann z.B. der Prime „Leopard" das Beantworten der Frage „Wie heißt das schnellste landlebende Tier?" befördern, weil Prime und Hinweisreiz konzeptuell miteinander in Beziehung stehen. Es fällt oft schwer, konzeptuelles und semantisches Priming voneinander zu unterscheiden, da „Konzepte" und „Semantik" sehr viel gemeinsam haben. Den wirklich wesentlichen Unterschied haben wir oben bereits (siehe auch Tabelle 15-1) besprochen. Beim konzeptuellen Priming sind Prime und Probe identisch, beim semantischen Priming nicht. Beim konzeptuellen Priming wird als Hinweisreiz ein Reiz benutzt, der zum Prime eine konzeptuelle bzw. semantische Beziehung hat.

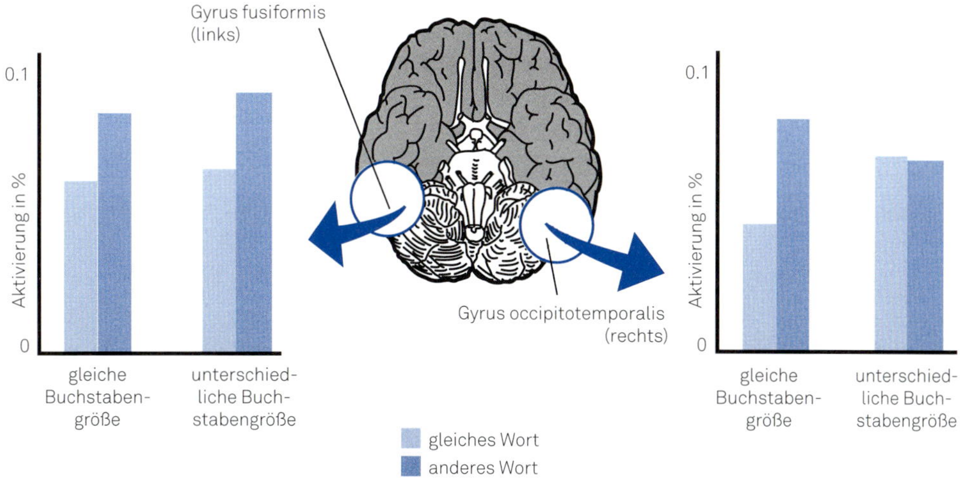

Abbildung 15-4: Aktivierungen (Durchblutungsveränderungen) im Gyrus fusiformis und im Okzipitotemporalkortex. Im Gyrus fusiformis tritt eine Verringerung der Aktivierung ein, wenn die Wörter wiederholt dargeboten werden, unabhängig davon, ob bei der wiederholten Darbietung die gleiche Buchstabengröße genutzt wurde. Im Okzipitotemporalkortex tritt die Aktivierungsverringerung nur dann ein, wenn bei der wiederholten Darbietung auch die gleiche Buchstabengröße wie bei der Erstdarbietung genutzt wurde (nach Dehaene et al., 2001).

Exemplarisch soll in diesem Zusammenhang das Experiment von Koutstaal und Kollegen (2001) dargestellt werden: In der ersten Phase des Experiments mussten die Versuchspersonen zwei Aufgaben durchführen: eine semantische und eine physikalische. In der zweiten Phase bearbeiteten sie nur die semantische Aufgabe, allerdings mit jeweils unterschiedlichen Wörtern. Bei der ersten Aufgabe mussten sie beurteilen, ob die dargebotenen Wörter „abstrakt" oder „konkret" waren (Abstrakt-konkret-Aufgabe). Das bedeutet, sie mussten semantische Entscheidungen treffen. In der zweiten Versuchsbedingung sollten sie überprüfen, ob die dargebotenen Wörter „groß-" oder „kleingeschrieben" waren (Groß-klein-Aufgabe). In dieser Bedingung sollten also Entscheidungen auf der Basis physikalischer Eigenschaften getroffen werden.

In der zweiten Versuchsphase mussten die Abstrakt-konkret-Aufgaben erneut absolviert werden, in einer Bedingung mit Wörtern, die beim ersten Mal bei der Abstrakt-konkret-Aufgabe bereits bearbeitet wurden. Die Probanden bearbeiteten also in beiden Versuchsbedingungen die Wörter semantisch (semantisch-semantisch; within-task). Das bedeutet, dass eventuell zu messende Wiederholungsunterdrückungseffekte auf konzeptuelles Priming zurückzuführen wären. Wenn die Versuchspersonen in der ersten Sitzung mit den Wörtern eine Groß-klein-Aufgabe bearbeiten und in der zweiten Sitzung semantische Entscheidungen treffen, dann haben sie schon Erfahrung mit den physikalischen Eigenschaften der Wörter. Sie bearbeiten in der zweiten Bedingung die Wörter, die sie in der ersten Versuchsbedingung auf der Basis von physikalischen Eigenschaften bearbeitet hatten, nun semantisch. Das bedeutet, sie wechseln in der Aufgabe von physikalisch zu semantisch (physikalisch-semantisch; across-task). Eventuell auftretende Wiederholungsunterdrückungseffekte können dann nicht auf konzeptuelles Priming zurückgeführt werden. In beiden Bedingungen können sich die Versuchspersonen z.B. den Klang der Wörter merken. Phonetische Verarbeitungen werden im posterioren Teil des Gyrus frontalis inferior durchgeführt.

Die mittels fMRT gemessenen Wiederholungsunterdrückungseffekte fielen für zwei Hirngebiete unterschiedlich aus. Der anteriore Bereich des linksseitigen Gyrus frontalis inferior zeigte Wiederholungsunterdrückungseffekte nur, wenn in beiden Versuchsbedingungen semantische Analysen durchgeführt wurden (within-task). Wenn ein Wechsel von physikalisch basierter zu semantisch basierter Analyse vorlag, wies dieses Hirngebiet keine **Wiederholungsunterdrückung** auf. Für diese Bedingung zeigte sich ein Wiederholungsunterdrückungseffekt nur im linksseitigen posterioren Teil des Gyrus frontalis inferior. Dieses Hirngebiet ist v.a. in phonetische Analysen eingebunden (**Abb. 15-5**).

15.2.3. Semantisches Priming

Beim semantischen Priming bahnt ein Prime ein semantisches Netzwerk. So kann z.B. das Wort „Katze“ das Netzwerk „Haustiere“ bahnen. Als Folge können Analysen unter Nutzung dieses Netzwerks effizienter durchgeführt werden. Man stellt sich vor, dass der Prime eine Bahnung innerhalb des semantischen Netzwerks erzeugt und weitere „Einträge“ in diesem Netzwerk „aktiviert“. In der kognitiven Psychologie wird dieses Phänomen als **Aktivierungsausbreitung** (spreading activation) bezeichnet. Diese „Aktivierung“ soll mit zunehmender Distanz zum Prime immer mehr abnehmen.

Die bislang publizierten Befunde bezüglich der Hirnaktivierung beim semantischen Priming sind recht widersprüchlich. Beim semantischen Priming werden häufig Wiederh olungsunterdrückungseffekte, aber auch Ak-

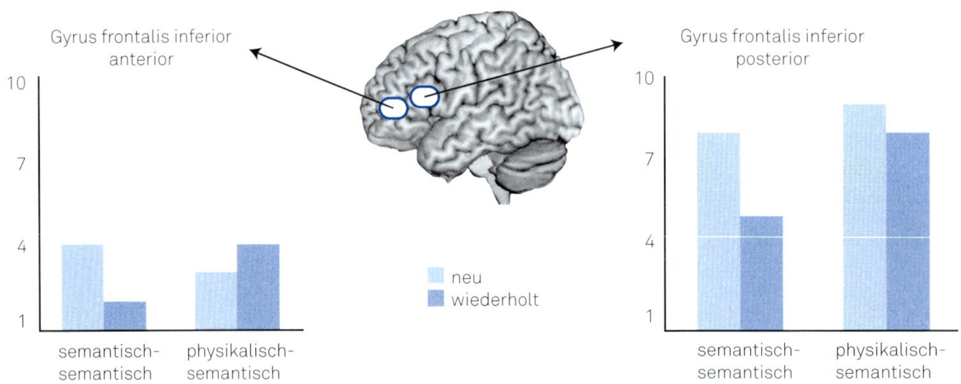

Abbildung 15-5: Ergebnisse des Versuchs von Koutstaal und Kollegen (2001) zum konzeptuellen Priming. Wenn die Versuchspersonen wiederholt semantische Aufgaben zu lösen hatten (semantisch-semantisch), dann zeigten der anteriore Gyrus frontalis inferior und der posteriore Gyrus frontalis interior eine **Wiederholungsunterdrückung**. Sofern die Versuchspersonen die dargebotenen Reize zunächst nach physikalischen Merkmalen (groß- oder kleingeschriebene Wörter) zu analysieren hatten und danach semantisch (physikalisch-semantisch), zeigte sich im anterioren Gyrus frontalis inferior kein Wiederholungsunterdrückungseffekt. In dieser Bedingung zeigte sich allerdings ein leichter Wiederholungsunterdrückungseffekt im posterioren Gyrus frontalis inferior, der bekanntlich in phonetische Analysen eingebunden ist.

tivierungsverstärkungen berichtet. Sachs und Kollegen (2011) haben sich mit diesen kontroversen Befunden auseinandergesetzt und zwei unterschiedliche Arten des semantischen Primings untersucht. Beim **kategorialen Priming** entstammen Prime und Zielwort der gleichen semantischen Kategorie und sind durch den gleichen übergeordneten Begriff miteinander verbunden. So sind z. B. die Begriffe „Bus" und „Auto" der gleichen übergeordneten Kategorie, Fahrzeuge, zugeordnet. Beispiele für solche kategorialen Beziehungen zwischen Prime und Zielwort sind Topf/Kessel, Jacke/Weste und Schrank/Kommode. Beim **assoziativen Priming** stehen Prime und Zielwort in einer engen funktionalen Beziehung und weisen Begriffsüberschneidungen auf. Typische Beispiele sind Topf/Herd, Jacke/Knopf oder Schrank/Kleid. Es zeigten sich in dem Experiment von Sachs und Kollegen unterschiedliche Priming-Effekte in den fMRT-Untersuchungen abhängig davon, ob kategoriales oder assoziatives Priming durchgeführt wurde. Beim kategorialen Priming ergab sich eine Wiederholungsunterdrückung der Durchblutung v. a. im rechtsseitigen Gyrus frontalis medius. Beim assoziativen Priming zeigte sich dagegen eine Aktivitätszunahme im linksseitigen Gyrus frontalis inferior (**Abb. 15-6**). Die Ursachen für diese Unterschiede sind bislang ungeklärt. Die Ergebnisse zeigen allerdings, dass semantische Informationen unterschiedlich verarbeitet werden können. Vermutet wird, dass die Aktivierungsabnahme im rechtsseitigen Frontalkortex mit dem Abrufaufwand der semantischen Informationen zusammenhängt, während die Aktivitätszunahme im linksseitigen Gyrus frontalis inferior mit der Aktivierungsausbreitung im semantischen Netzwerk zusammenhängen könnte.

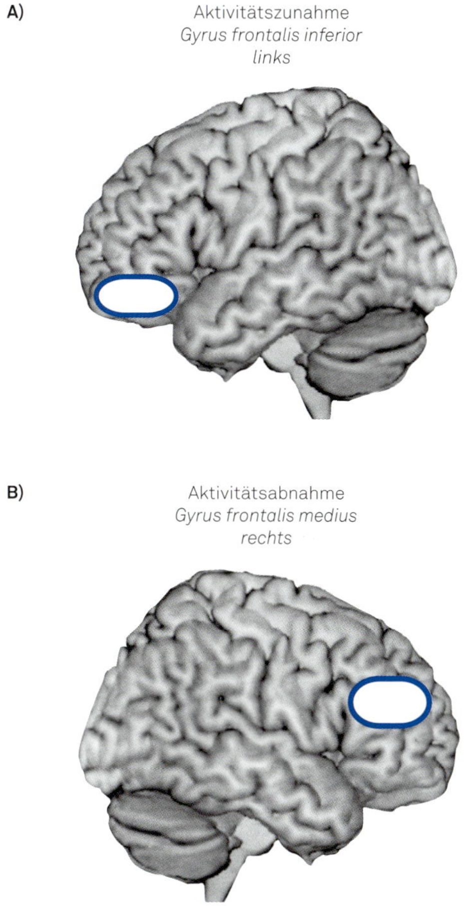

Abbildung 15-6: (A) **Aktivitätszunahme** im linksseitigen Gyrus frontalis inferior beim assoziativen Priming. (B) **Aktivitätsabnahme** im rechtsseitigen Gyrus frontalis medius beim kategorialen Priming (nach Sachs et al., 2011).

Semantisches Priming ist auch anhand der N400-Amplitude des evozierten Potenzials erkennbar. Die N400-Amplitude nimmt beim semantischen Priming ab. Einen interessanten Befund zum N400-Priming-Effekt konnte Stefan Koelsch mit seiner Arbeitsgruppe (2004). Er nutzte als Prime kurze Musikstücke, die bestimmte semantische Assoziationen auslösten. Wurden Musikexzerpte als Primes genutzt, die semantische Assoziationen mit „räumlicher Weite" oder „Winter" auslösten, dann fielen die N400-Amplituden auf Worte wie „Weite", „Winter" oder „Eis" kleiner aus.

15.2.4. Theorien zum Priming

Bislang werden drei Theorien diskutiert, die versuchen, die neurophysiologischen Grundlagen des Primings zu erklären: das Erschöpfungsmodell (fatigue), das Schärfungsmodell (sharpening) und das Verbesserungsmodell (facilitation; **Abb. 15-7**).

Im Rahmen des **Erschöpfungsmodells** wird davon ausgegangen, dass alle Neurone des aktivierten Netzwerks nach wiederholter Aktivierung ihre Aktivität senken. Die Gründe dafür können vielfältiger Art sein. Eine Möglichkeit besteht darin, dass die Ausschüttung der Transmitter reduziert wird, weil nicht genügend „Nachschub" an chemischen Substanzen in kurzer Zeit zur Verfügung gestellt werden kann. Eine andere Möglichkeit ist, dass die Nervenzellen sich teilweise noch in Refraktärphasen befinden. Dieses Modell kann allerdings den Zusammenhang mit den Verhalteneffekten nicht erklären. Wieso soll bei einer neuronalen „Erschöpfung" eines Nervenzellverbands gleichzeitig die von diesem Verband kontrollierte psychische Funktion besser und effizienter werden?

Beim **Schärfungsmodell** wird ein anderer Mechanismus vorgeschlagen, der eleganter

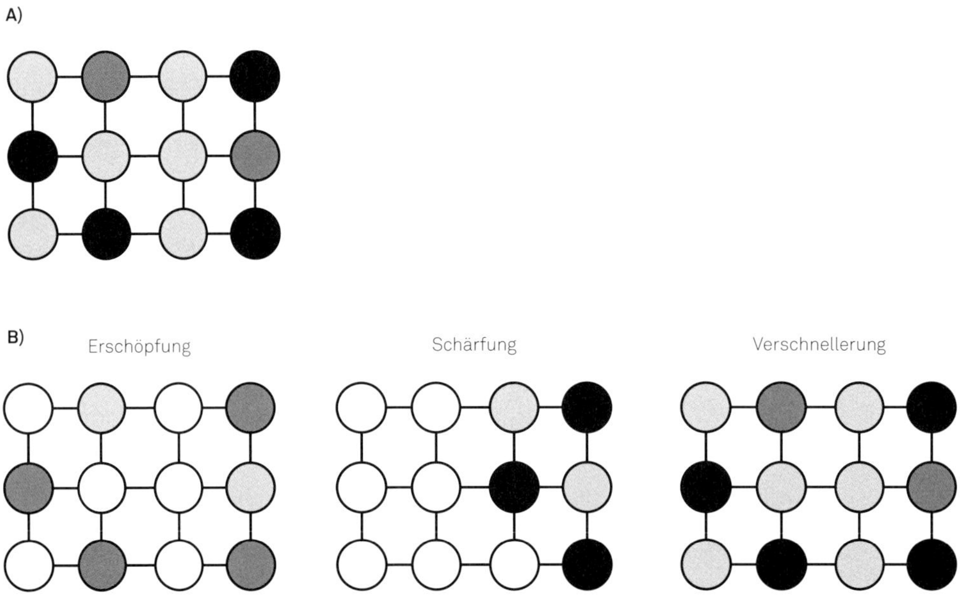

Abbildung 15-7: Schematische Darstellung der drei Modelle zur Erklärung des Primings. (A) Die Kreise repräsentieren ein dreischichtiges Neuronennetzwerk. Jeder einzelne Kreis ist in unterschiedlichen Grautönen dargestellt. Die Grautöne repräsentieren die Feuerrate der Neuronen (hell = gering, schwarz = maximal). Bei der ersten Präsentation des Reizes weist dieses Netzwerk ein bestimmtes Aktivierungsmuster auf. In (B) sind verschiedene Erklärungen für die häufig berichteten Aktivitätsabnahmen bei wiederholter Darbietung der gleichen Reize schematisch dargestellt. Im Rahmen des „Erschöpfungsmodells" geht man davon aus, dass die meisten Neurone des aktivierten Netzwerks nach wiederholter Aktivierung ihre Aktivität senken. Beim „Schärfungsmodell" geht man davon aus, dass nur die wesentlichen Neurone aktiv bleiben und gelegentlich auch ihre Aktivität steigern. In der Summe ist die Gesamtaktivität allerdings geringer als bei der ersten Präsentation. Beim „Verschnellerungsmodell" ist das Aktivierungsmuster so wie bei der ersten Präsentation. Die Aktivierung tritt allerdings schneller ein und wird schneller beendet. Auch das führt in der Summe zu einer geringeren Aktivität bei wiederholter Darbietung.

mit dem verbesserten Verhalten in Verbindung gebracht werden kann. Hierbei wird davon ausgegangen, dass nur die Neurone ihre Aktivität reduzieren, die nicht unmittelbar in die Kontrolle der jeweiligen psychischen Funktion eingebunden sind. Das heißt, die überflüssigen und „störenden" Neurone werden aus dem Netz „gelöscht", indem sie ihre Aktivität senken und sich nicht mehr an der Gesamtaktivität beteiligen. Die notwendigen Neurone dagegen bleiben dem Netz erhalten und können ihre Aktivitäten steigern. Weil die wichtigen und notwendigen Neurone die Verarbeitung des Reizes zunehmend übernehmen und diese Verarbeitung nicht mehr durch die „störende" Aktivität nicht notwendiger Neurone behindert wird, verbessert sich die Verarbeitung des Reizes. Daraus resultiert eine optimierte Verarbeitung mit den entsprechenden Verhaltenskonsequenzen.

Das **Verschnellerungsmodell** geht davon aus, dass bei repetitiver neuronaler Aktivität die neuronale Reaktion immer schneller beginnt (reduzierte Reaktionszeiten) und kürzer dauert. Die mittlere Aktivität des gesamten Netzwerks würde dann im Laufe der Zeit geringer werden. Die drei Modelle können allerdings die Heterogenität der Priming-Effekte nicht erklären. Warum sind manche Priming-Effekte so kurz und warum halten andere so lange an? Sind die neuronalen Grundlagen der Priming-Effekte in allen Hirngebieten gleich? Diese Fragen müssen in zukünftigen Arbeiten beantwortet werden.

15.3. Lernen von Fertigkeiten

Das Lernen von Fertigkeiten (skill learning) wird auch als **prozedurales Lernen** bezeichnet. Es ist eine unbewusste Form des Lernens, die sich vom Priming v. a. dadurch unterscheidet, dass sehr lange gelernt werden muss, bis die Fertigkeit beherrscht wird und sich eine feste Gedächtnisrepräsentation gebildet hat. Man spricht auch vom „Lernen-durch-Tun" (learning by doing). Ein weiteres typisches Merkmal des Lernens von Fertigkeiten ist die zunehmende Unabhängigkeit der Fertigkeit von Aufmerksamkeitsressourcen. Je besser die Fertigkeit beherrscht wird, desto weniger bewusster Kontrollaufwand und Aufmerksamkeit müssen eingesetzt werden. Es stehen dann weitere kognitive Ressourcen zur Verfügung, die für die Kontrolle anderer Fertigkeiten eingesetzt werden können, sodass zwei oder mehr Tätigkeiten gleichzeitig ablaufen können. Erkennbar ist dies beim geübten Pianisten, der während des Spiels singen oder auch das Notenblatt lesen kann. Das Lernen von Fertigkeiten ist auch dadurch gekennzeichnet, dass diese schwerlich beschrieben werden können. Man kann sie ausführen, aber es gelingt einem einfach nicht, sie anderen mitzuteilen. Dies lässt sich gelegentlich eindrücklich bei Profisportlern beobachten, wenn sie aufgefordert werden, ihre besonderen sportlichen Leistungen dem Publikum zu erklären (was dann in der Regel nicht gut gelingt). Ein anderes Beispiel ist die Grammatik der Muttersprache, die nach langem Üben irgendwie (nicht immer korrekt!) beherrscht wird.

Unbewusstes Lernen von Fertigkeiten ist in vielen Lebensbereichen zu beobachten. Typische Beispiele sind das Fahrradfahren, das Lenken eines Fahrzeugs, das Spielen eines Musikinstruments, der Erwerb der Lesefertigkeit, Schachspielen, der Gebrauch der Muttersprache, der Erwerb von Denkstrategien sowie das Erkennen von Gesichtern, räumlichen Zusammenhängen, akustischen Mustern und Melodien. Manche Forscher vermuten gar, dass fast alles, was in unserem Gedächtnis gespeichert wird, in einer unbewussten Form abgespeichert wird (*wir können mehr, als wir wissen*). Selbst Informationen, die bewusst erworben und im deklarativen Gedächtnis gespeichert wurden, können durch häufiges Anwenden in das implizite Gedächtnis überführt werden. Sie werden dann zu einer unbewussten Fertigkeit. Angesichts ihrer Vielfalt – die leicht zur Unübersichtlichkeit führen kann – werden die oben dargestellten Fertigkeiten in drei Lernbereiche eingeteilt, die im Folgenden näher beschrieben werden:

- Lernen von motorischen Fertigkeiten (motor skill learning)
- perzeptuelles Lernen (perceptual skill learning)
- Lernen von kognitiven Fertigkeiten (cognitive skill learning).

Wie oben dargestellt, ist eines der wesentlichen Merkmale des Lernens von Fertigkeiten die häufige Wiederholung. Dieses Phänomen ist mit dem Satz „Wiederholen ist die Mutter des Lernens" auf den Punkt zu bringen. Diese Erkenntnis hat zu dem sogenannten Power-Law des Lernens geführt. Power ist hier nicht mit Kraft gleichzusetzen, sondern hier kommt zum Ausdruck, dass der Zusammenhang zwischen dem Lernergebnis und der Wiederholungshäufigkeit in Form einer Exponentialfunktion beschrieben werden kann. Das von der Übung abhängige Lernergebnis kann dann mit einer Exponentialfunktion beschrieben werden. In der unten aufgeführten Formel wird die Lernleistung anhand der abnehmenden Reaktionszeit gemessen.

(1) $L_n = L_1 * n^{-a}$

L_n Leistung zum Zeitpunkt n

L_1 Leistung zu Beginn des Lernens

n Durchgang

a Lernindex oder Steigungsparameter

(2) $\log L_n = \log L_1 - a * \log n$

Durch Logarithmierung und entsprechende Umstellung erhält man die Formel (2). Der Lernindex, der in der Exponentialfunktion als Exponent in die Berechnung eingeht, wird in der Formel mit den logarithmierten Werten zum Steigungsparameter. Er definiert die Lernrate bzw. den Lernzuwachs pro Durchgang. Je nach Lernart und gelernter Aufgabe nimmt er spezifische Werte an. In den Formeln (1) und (2) ist er als negativer Wert definiert, was für Reaktionszeiten typisch ist, denn die nehmen ja mit zunehmender Lerndauer ab. Wenn es um Trefferraten oder die Genauigkeit einer Aufgabe geht, dann ist der Lernindex positiv. In diesem „Gesetz" kommt nicht nur zum Ausdruck, dass mit zunehmender Übungsdauer das Geübte besser beherrscht wird, sondern auch, dass der Lerngewinn am Anfang des Lernens größer ist als in späteren Lerndurchgängen. Wird der Zusammenhang zwischen Lerndauer und Verbesserung der Fertigkeit logarithmisch dargestellt, dann ergibt sich eine lineare Funktion. Dieser Zusammenhang ist recht aufschlussreich für die Verbesserung von Fertigkeiten und für die Gestaltung des Trainings. Mit dieser Funktion kann man vorhersagen, wie groß der jeweilige Lerngewinn durch zusätzliches Training sein wird. Das kann motivierend, aber auch ein wenig desillusionierend sein. Beginnt man mit dem Training, sind große Lerngewinne zu erwarten. Im fortgeschrittenen Stadium können allerdings nur geringe Lerngewinne anhand dieser Funktion vorhergesagt werden. Im Grunde kann sich ein Trainer, Lehrer oder der Übende selbst anhand dieser Funktion eine Vorstellung davon machen, welchen Lerngewinn er in Abhängigkeit vom jeweiligen Trainingszustand zu erwarten hat und ob sich der Trainingsaufwand überhaupt lohnt. Für einen Profisportler oder -musiker mögen auch kleine Lerngewinne von herausragender Bedeutung sein. Amateure sollten sich allerdings anhand dieses Power Laws gut überlegen, ob zusätzliche Trainingseinheiten den zu erwartenden geringen Erfolg überhaupt rechtfertigen.

In diesem Zusammenhang wird häufig darüber diskutiert, wie Begabung und Lernen von Fertigkeiten zusammenhängen. Der Kognitionspsychologe Ericsson (2004) vertritt die Position, dass selbst außergewöhnliche Fertigkeiten wie Schachspielen und Musizieren auf höchstem internationalem Niveau

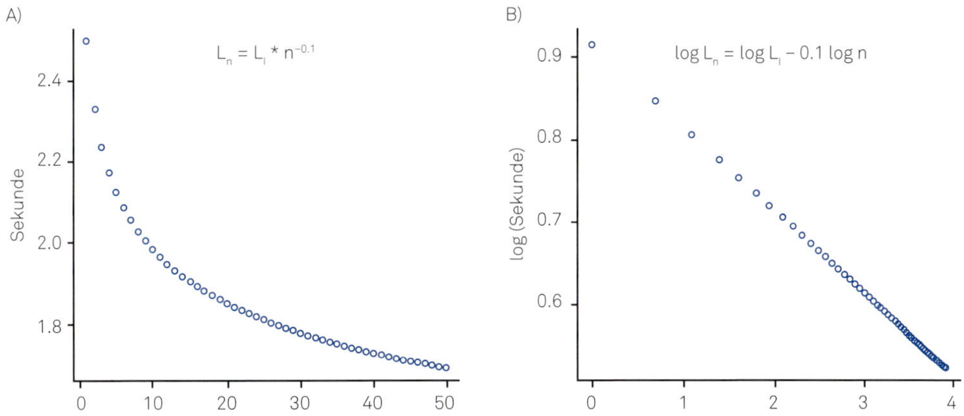

Abbildung 15-8: Power-Law des Lernens. (A) Darstellung des Zusammenhangs zwischen Lerndauer (Anzahl der Trainingseinheiten auf der x-Achse) und Lernleistung (als Abnahme der Bearbeitungsgeschwindigkeit auf der y-Achse). (B) Gleicher Zusammenhang wie in (A) nur die Werte sind logarithmiert.

Tabelle 15-3: Merkmale des Gedächtnisses für Fertigkeiten und des deklarativen Gedächtnisses.

Gedächtnis für Fertigkeiten	deklaratives Gedächtnis
ist anderen schwer zu beschreiben	ist anderen gut zu beschreiben
wird überwiegend ohne bewusste Kontrolle erworben	Inhalt ist bewusst verfügbar
erfordert viele Wiederholungen	kann während eines Durchgangs erworben werden
benötigt wenig Aufmerksamkeit	benötigt viel Aufmerksamkeit

wesentlich (wenn nicht gar ausschließlich) durch die Trainingsdauer bestimmt werden. Er konnte für seine Argumentation überzeugende Befunde vorlegen, die zeigen, dass selbst (vermeintlich) begabte klassische Musiker sehr viel Training benötigen, um in die Weltelite aufzusteigen. Er hat die Trainingszeiten der (meist klassischen) Musiker aus retrospektiven Befragungsdaten berechnet. Aus diesen Berechnungen geht hervor, dass die Dauer des Trainings sehr stark mit der Güte des Musizierens und damit auch mit dem Berufserfolg der Musiker zusammenhängt. Hervorragende Berufsmusiker (M++++) haben bereits im Alter von 20 Jahren mehr als 11 000 Stunden mit ihrem Instrument gearbeitet, während weniger gute Berufsmusiker (moderat gute; M++) nur ca. 8 000 Stunden geübt haben. Amateurmusiker kommen im Alter von 20 Jahren auf eine Trainingsdauer von ca. 1 500 Stunden (**Abb. 15-9**, in der weitere Informationen zur Trainingsintensität dargestellt sind).

Ähnliche Zusammenhänge zwischen der Trainingsdauer und der Leistung finden sich auch in anderen Bereichen. Das Golfspielen, das zu den technisch anspruchsvollen Sportarten gehört, erfordert ebenfalls viel Trainingsaufwand. Je besser die Fertigkeit des Golfspielens, desto häufiger wurde trainiert (Jäncke et al., 2009). Das Handicap beim Golfspiel ist ein präziser Messwert, der die Fertigkeit wiedergibt. Je besser man Golf spielt, desto niedriger ist das Handicap. Golftrainer verfügen über ein

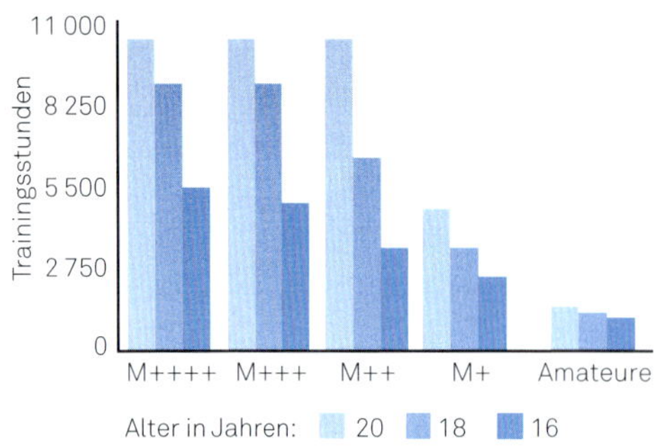

Abbildung 15-9: Darstellung der geschätzten Trainingsdauer von exzellenten (M++++), sehr guten (M+++), guten (M++), mäßig guten Berufsmusikern (M+) und Amateurmusikern. Dargestellt sind die geschätzten Trainingszeiten im Alter von 20, 18 und 16 Jahren. (Nachgezeichnet nach Ericsson, 2004)

Handicap von 0, während fortgeschrittene Golfnovizen über ein Handicap von 36 verfügen (**Abb. 15-10**). Auch beim Schachspielen ist die Spielhäufigkeit ein wichtiger, wenn nicht gar wesentlicher Faktor, der die Güte dieser Fertigkeit bestimmt. Die Leistung im Schachspiel kann ähnlich wie beim Golf durch einen bestimmten Kennwert, den Elo-Score, gemessen werden. Je besser die Spielfertigkeit, desto höher ist der Elo-Score. Der Elo-Score korreliert wiederum sehr hoch mit der Häufigkeit des Übens (de Bruin et al., 2008).

Gibt es demzufolge keine Begabung und wird alles durch fleißiges und häufiges Üben erworben? Sicherlich spielt in diesem Zusammenhang auch die Begabung eine nicht zu unterschätzende Rolle. Aber oft wird der Einfluss der Begabung auch überschätzt und implizit angenommen, dass Begabung das Üben überflüssig macht. Diese Extremposition ist nicht mehr haltbar. Wer über Begabung in einem bestimmten Fertigkeitsbereich verfügt, kann durch intensives Üben ein höheres Fertigkeitsniveau erreichen als jene Personen, die über weniger Begabung in diesem Bereich verfügen.

Bislang existieren leider nur wenige aussagekräftige Arbeiten zum Einfluss der Begabung und der Genetik auf das Lernen von Fertigkeiten. Eine interessante Arbeit haben Fox und Kollegen (1996) publiziert. Sie haben unter anderem eineiige Zwillinge die Pursuit-

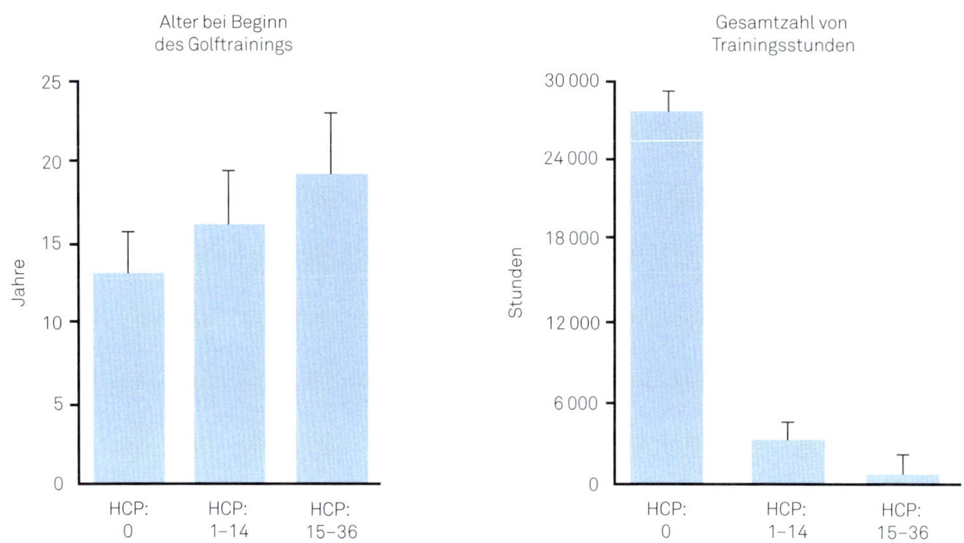

Abbildung 15-10: Lernaufwand für Golfspieler. HCP = Handicap (nach Jäncke et al., 2009).

Rotor-Aufgabe trainieren lassen. Das Testgerät, mit dem diese Aufgabe bearbeitet wird, ähnelt in etwa einem alten Schallplattenspieler. Auf der Oberfläche dieses Geräts bewegt sich ein Lichtpunkt auf einer vorbestimmten dreiecksförmigen Bahn. Die Geschwindigkeit der Bewegung des Lichtpunkts kann vom Versuchsleiter manipuliert werden. Die Versuchsperson muss mit einem Stift dem Lichtpunkt so genau wie möglich folgen; die Genauigkeit ergibt den Messwert. Je mehr diese Aufgabe geübt wird, desto besser werden die Leistungen. Wenn allerdings eineiige Zwillinge üben, dann werden sie sich im Laufe des Trainings immer ähnlicher. Sie werden sich sogar im Hinblick auf ihre Leistungen ähnlicher als zweieiige Zwillinge oder zufällig zusammengestellte Paare, die keine genetische Beziehung aufweisen. Offenbar wird mit zunehmender Übung die Fertigkeit immer weniger modifizierbar und hängt dann zunehmend von den genetischen Grundlagen ab. Dieser Befund belegt, dass genetische Grundlagen eine wichtige Rolle spielen und das Lernen von Fertigkeiten beeinflussen können. Demzufolge hängt die Leistung bei einer Fertigkeit von der Lernintensität *und* den genetischen Grundlagen (der Begabung) ab. Natürlich spielt auch die Art des Lernens, also die Didaktik eine wesentliche Rolle.

15.3.1. Lernen von motorischen Fertigkeiten

Selbst komplexe Handlungen können so gut geübt werden, dass sie sich unserer bewussten Kontrolle entziehen. Der Vorteil liegt darin, dass wir dann quasi „befreit“ sind, diese wohlgeübten Handlungen zu kontrollieren, und uns auch auf andere Tätigkeiten konzentrieren können.

Der Kognitionspsychologe Fitts (1954) hat sich bereits in der 1950er Jahren intensiv mit dem motorischen Lernen auseinandergesetzt und drei Stadien des motorischen Lernens vorgeschlagen:

- kognitives Stadium
- assoziatives Stadium
- automatisches Stadium.

Das **kognitive Stadium** ist dadurch gekennzeichnet, dass verbalisierbare Regeln vorliegen. Sie werden genutzt, um das Verhalten zu steuern. Stellen Sie sich vor, Sie würden den Rückhandschlag beim Tennis lernen. Der Tennislehrer wird den Bewegungsablauf zunächst beschreiben. Er sagt Ihnen, welche Position Sie zu dem ankommenden Ball einzunehmen haben, wie Sie den Schläger nach hinten zurückzuführen haben und wie Sie die Bewegung nach vorne zum Ball einleiten und durchführen sollen. Diese verbalen Regeln lernen Sie und Sie rufen sie während der Bewegung ab. Die Regeln sind Ihnen bewusst und viele verbalisieren Sie auch leise (subvokales Sprechen) während und vor der Bewegung. Diese bewusste Verbalisierung ist natürlich sehr langsam und erfordert viel Aufmerksamkeit. Das Ziel motorischen Lernens ist, die Bewegungen sehr schnell und mit wenig kognitiven Ressourcen (z. B. Aufmerksamkeit) auszuführen.

Während des Übens werden die verbalen Kommandos „verinnerlicht“, die Bewegung wird besser und die Bewegungskontrolle geht in die **assoziative Phase** über. In dieser Phase werden die verbalen Regeln zu einem stereotypen Regelablauf, etwa wie ein Mantra oder ein verbales Ritual. Die Bewegung wird dabei schneller und weniger abhängig von den verbalen Kommandos. Die verbalen Kommandos lösen die Bewegungselemente nicht mehr aus, sind aber noch parallel während der Bewegung vorhanden. Mit zunehmender Übung verschwindet auch der letzte Bezug zu den verbalisierbaren Regeln. Die Bewegungskontrolle tritt in das automatische Stadium ein. In diesem Stadium sind die Bewegungsabläufe automatisch, unbewusst und nicht mehr verbalisierbar. Die Bewegung wird schneller, aber nicht mehr beschreibbar. In dieser Phase weist die Fertigkeit die typischen Eigenschaften einer impliziten motorischen Tätigkeit auf.

> **Serielle Reaktionszeitaufgabe (serial reaction time task, SRTT)**
>
> Vor der Versuchsperson sind vier Tasten angebracht. Über jeder Taste befindet sich eine farblich gekennzeichnete LED-Lampe. Die vier LEDs leuchten in einer für die Versuchspersonen nicht erkennbaren Reihenfolge auf. Bei jedem Aufleuchten einer bestimmten LED-Lampe, ist die Versuchsperson aufgefordert, die zur jeweiligen Lampe gehörige Taste so schnell wie möglich zu drücken. Gemessen wird die Reaktionszeit vom Beginn des Aufleuchtens der Lampe bis zum Drücken der korrekten Taste. Das Muster, nach dem die LEDs aufleuchten, ist für den Probanden nicht bewusst erkennbar. Es ist aber so angelegt, dass es sich nach ca. 12-maligem Aufleuchten immer wieder wiederholt. Nehmen wir mal an, dass die vier LEDs von links nach rechts aufsteigend nummeriert sind. Dann könnte die sich ständig wiederholende, aus 12 Elementen bestehende Aufleucht-Sequenz wie folgt aussehen:
>
> 1 3 4 2 1 2 3 2 3 1 4 2
>
> Wenn sie sich wiederholt, ist die Kernsequenz nicht mehr bewusst erkennbar. Im Folgenden sind drei Sequenzen nacheinander dargestellt:
>
> 1 3 4 2 1 2 3 2 3 1 4 2 *1 3 4 2 1 2 3 2 3 1 4 2* 1 3 4 2 1 2 3 2 3 1 4 2
>
> Mit zunehmender Übung verkürzen sich die Reaktionszeiten, die durch das Aufleuchten der LEDs initiiert wurden, und das, obwohl die Versuchspersonen gar nicht die Wiederholung der Sequenzen bemerken. Sie bemerken auch keine Regelmässigkeit in der Abfolge der Tasten, die sie zu drücken haben. Diese Reaktionszeitverkürzung wird als Ausdruck des unbewussten motorischen Lernens aufgefasst **(Abb. 15-11)**.

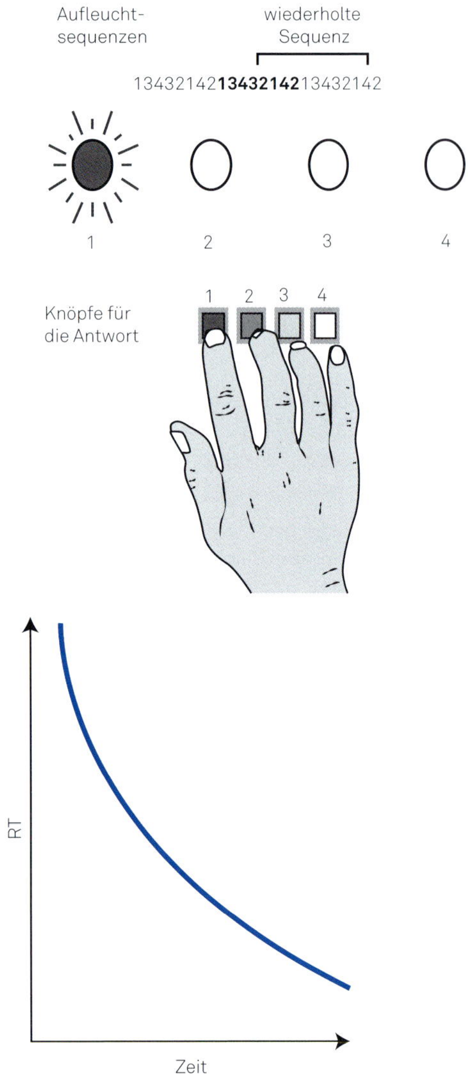

Abbildung 15-11: Schematische Darstellung der seriellen Reaktionszeitaufgabe und des damit erzielten typischen Befunds. Man erkennt eine kontinuierliche, mit der Dauer des Übens einhergehende, Abnahme der Reaktionszeit (RT).

In psychologischen Experimenten werden unterschiedliche Paradigmen genutzt, um das Lernen motorischer Fertigkeiten zu untersuchen. Die genutzten motorischen Aufgaben können in die seriell-motorischen und die motorischen Anpassungsaufgaben unterteilt werden. Zu den **seriell-motorischen Aufgaben** wird die serielle Reaktionszeitaufgabe gezählt. Auch andere motorische Aufgaben, in denen es darauf ankommt, die Abfolge von Bewegungselementen zu lernen, zählen dazu (z. B. Fingeroppositionsaufgaben). **Motorische Anpassungsaufgaben** sind dadurch charakterisiert, dass motorische Tätigkeiten an sich verändernde Gegebenheiten angepasst werden müssen. Eine typische Aufgabe ist die Pursuit-Rotor-Aufgabe, die bereits im Zusammenhang mit den Zwillingsstudien zum motorischen Lernen erläutert wurde. Andere häufig genutzte motorische Anpassungsaufgaben werden mit Prismenbrillen durchgeführt. Eine bestimmte motorische Aufgabe (z. B. Dartpfeile werfen) wird ohne und mit Prismenbrille durchgeführt. Überprüft wird, wie sich die Wurfleistung beim Tragen oder Nichttragen der Prismenbrille verändert. Andere Beispiele sind Trackingaufgaben, bei denen die Versuchspersonen einem sich kontinuierlich bewegenden Zielreiz mit einem Zeiger möglichst exakt folgen sollen oder bei denen kontinuierlich die Kraft angepasst werden muss.

Ausführliche Untersuchungen mit bildgebenden Verfahren konnten zeigen, dass beim Lernen motorischer Fertigkeiten – unabhängig davon, ob es sich um seriell-motorische Aufgaben oder um motorische Kompensationsaufgaben handelt – die gleichen Hirngebiete beteiligt sind. Je nach spezifischer Beteiligung von kognitiven Funktionen oder von spezifischen sensorischen Modalitäten (visuell, auditorisch oder taktil) können weitere Hirngebiete beteiligt sein. Kerngebiete beim unbewussten motorischen Lernen sind immer:

- Basalganglien
- Kleinhirn
- Prämotorkortex
- oberer Parietallappen und Sulcus intraparietalis
- primärer Motorkortex.

Ein grundsätzliches Kennzeichen der durch motorisches Lernen entstehenden Aktivierungsänderung ist die Abnahme der Hirnaktivität in den meisten der beteiligten Hirngebiete. Vor allem die kortikalen Hirngebiete zeigen reduzierte Aktivitäten; die subkortikalen Areale (Basalganglien, Kleinhirn) dagegen zeigen Aktivitätszunahmen. Pianisten, die intensiv und über viele Jahre hinweg geprobt haben, weisen bei einfachen und komplexen Fingerbewegungen reduzierte Durchblutungen in den kortikalen motorischen und sensomotorischen Arealen auf. Diese funktionellen Veränderungen sind auch mit anatomischen Anpassungen verbunden. Die motorischen und sensomotorischen Areale sind volumetrisch größer oder haben eine andere Verkabelungsarchitektur, wobei diese anatomischen Veränderungen mit der Häufigkeit des Übens und dem Alter bei Beginn des Übens zusammenhängen (Jäncke, 2009).

Das motorische Lernen ist kein Prozess, der sich für alle motorischen Aufgaben in gleicher Weise entwickelt. Es durchläuft vielmehr verschiedene Phasen, in denen unterschiedliche Hirngebiete eingebunden sind (**Abb. 15-12**). Im Verlauf des motorischen Lernens dissoziieren zwei Systeme, das kortikostriatale und das kortikozerebelläre System, je nachdem, welche motorische Aufgabe gelernt wird (serielle oder adaptive Motoraufgaben). Zu Beginn des motorischen Lernens lernt man recht schnell. Diese Phase wird auch die **Phase des schnellen Lernens** genannt (s. a. das Power-Law des Lernens). In dieser Phase finden sich in verschiedenen Hirngebieten funktionelle Anpassungen, die auch davon abhängen, welche spezifischen kognitiven und sensorischen Prozesse am motorischen Lernen beteiligt sind. So wird sich z. B. beim audiomotorischen Lernen (wenn akustische Reize mit motorischen Handlungen gekoppelt werden) auch der auditorische Kortex „anpassen“ und weniger der visuelle Kortex. Wenn deklarative Gedächtnisinformationen wichtig sind, dann werden zu Beginn auch

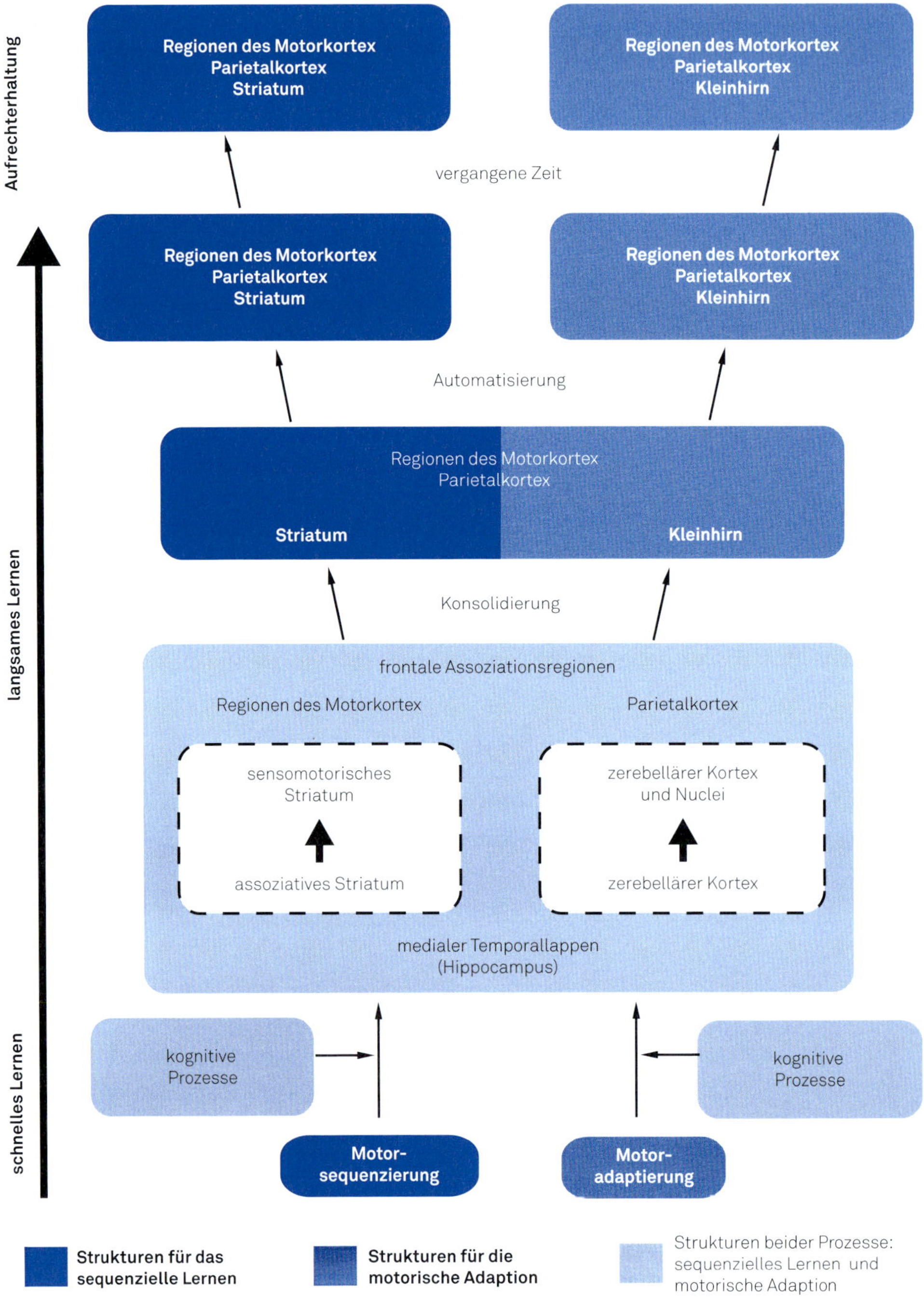

Abbildung 15-12: Schema des motorischen Lernens und der darin eingebundenen Hirngebiete. (Nachgezeichnet nach Doyon und Benali, 2005)

Hirngebiete am motorischen Lernen beteiligt sein, die eher für das deklarative Lernen verantwortlich sind. In dieser Phase sind beide motorischen Systeme am Lernen beteiligt.

Die zweite Lernphase läuft langsamer ab als die erste und wird daher auch als **langsame Lernphase** bezeichnet. In dieser Phase wird vornehmlich das Gelernte konsolidiert. An diesem Konsolidierungsprozess sind das Striatum (v.a. das assoziative Striatum, das Informationen aus frontalen, parietalen und temporalen Hirngebieten erhält), prämotorische Areale, der Motorkortex, der Parietallappen und der Hippocampus beteiligt. Dass der Hippocampus an der Konsolidierung von motorischen Fertigkeiten beteiligt ist, mag erstaunen und den Befunden widersprechen, die im vorherigen Kapitel zum deklarativen Gedächtnis besprochen wurden. Vor allem die Theorie von Squires (s. Kap. 13.8.) geht ja davon aus, dass der Hippocampus nur an bewussten Lernprozessen beteiligt ist. Allerdings zeigt sich zunehmend, dass auch unbewusste Lernprozesse auf den Hippocampus zurückgreifen. Sehr wahrscheinlich ist der Hippocampus für die Verknüpfung und Assoziation von Informationen während der Konsolidierung verantwortlich, auch unabhängig davon, ob bewusste oder unbewusste Lernprozesse stattfinden. In dieser langsamen Lernphase erfolgt die Konsolidierung und anschließend werden die motorischen Lernprozesse automatisiert. Diese Automatisierung erfolgt abhängig von der zu lernenden motorischen Aufgabe in unterschiedlichen Hirnsystemen. Seriell-motorische Aufgaben werden unter Beteiligung des Parietallappens, der Motorareale und des Striatums automatisiert. Motorische Anpassungsaufgaben dagegen werden unter Einbezug des Kleinhirns (und der Motorareale, des Prämotorkortex und des Parietallappens) automatisiert. Der wesentliche Unterschied bei der Automatisierung dieser beiden Bewegungstypen ist die Beteiligung des Kleinhirns und des Striatums. Das Kleinhirn ist insbesondere beim Automatisieren motorischer Anpassungsprozesse und das Striatum beim Automatisieren sequenzieller motorischer Lernprozesse beteiligt.

Diese Dissoziation beider Systeme bedeutet nicht, dass keine Interaktion stattfindet. Wenn z.B. das eine System ausfällt, kann das andere kompensierend eingreifen. Das ist bei Parkinsonpatienten beobachtet worden, die ein Defizit oder einen Ausfall des Striatums aufweisen. Beim Durchführen von seriell-motorischen Aufgaben wiesen die Parkinsonpatienten stärkere Durchblutungszunahmen gerade im Kleinhirn auf.

15.3.2. Perzeptuelles Lernen

Wenn wir wiederholt bestimmte Objekte wahrnehmen und uns bemühen, diese Objekte besser und schneller zu erkennen, verbessern wir die Wahrnehmung für diese speziellen Objekte. Solche Wahrnehmungsverbesserungen sind uns im Alltag allgegenwärtig. Wir können z.B. die Gesichter von Europäern besser auseinanderhalten als Gesichter von Chinesen oder Japanern. Wir können in den uns vertrauten Gesichtern auch viel schneller und sicherer individuelle Eigenarten erkennen. Ein anderes Beispiel für durch Lernen verbesserte Wahrnehmungsleistungen liefern die Kontrolleure auf internationalen Flughäfen, die auf den Durchleuchtungsbildern des Reisegepäcks erkennen können, ob Waffen oder Sprengstoff im Koffer versteckt sind. Die Fertigkeit, die gefährlichen Objekte und Substanzen zu erkennen, erfordert langes Training. Ein weiteres Alltagsbeispiel ist das Lesen. Das Erkennen von Buchstaben und Wörtern ist ebenfalls trainingsabhängig. Nicht nur das Erkennen von Buchstaben ist stark erfahrungsgeleitet, sondern auch das Erkennen ganzer Wörter. Insofern ist es nicht verwunderlich, dass die Lesegeschwindigkeit sehr stark von der Leseerfahrung abhängt. Alle Beispiele repräsentieren das, was unter dem Begriff des perzeptuellen Lernens zusammengefasst wird: eine Verbesserung der Wahrnehmungsleistung infolge des Trainings.

Perzeptuelles Lernen ist mit neurophysiologischen und anatomischen Anpassungsprozessen verbunden. Isabel Gauthier und Kollegen (2000) haben sich mit den neurophysiologischen Grundlagen der Verbesserung der Objektwahrnehmung infolge des Lernens auseinandergesetzt. In einem Experiment haben sie Ornithologen und Autoverkäufern Bilder von Vögeln, Autos, anderen Objekten und Gesichtern präsentiert. Ziel war es zu überprüfen, ob der Gyrus fusiformis, und hier der für die Gesichtswahrnehmung spezialisierte Teil (fusiformes Gesichtsareal), nur auf Gesichter reagiert oder auch auf andere visuelle Reize. Bis zu den Untersuchungen von Gauthier galt das fusiforme Gesichtsareal als das Hirngebiet, das ausschließlich für die Wahrnehmung von Gesichtern spezialisiert ist. Gauthier und Kollegen gingen davon aus, dass Ornithologen eine besondere Expertise für die Wahrnehmung und Unterscheidung von Vogelsilhouetten und Körperformen von Vögeln erworben haben müssten. Autoverkäufer dagegen müssten aufgrund ihrer häufigen Konfrontation mit Autos in der Lage sein, Automarken sehr schnell und treffsicher anhand von Autobildern zu erkennen. Bei allen Versuchspersonen, die mittels fMRT untersucht wurden, konnten gesteigerte Durchblutungen im fusiformen Gesichtsareal festgestellt werden, wenn ihnen Gesichtsbilder präsentiert wurden. Interessanter waren jedoch die Befunde bei den Ornithologen und Autoverkäufern, die auch Durchblutungszunahmen im fusiformen Gesichtsareal bei Präsentation von Vogel- und Autobildern zeigten. Die Durchblutungszunahmen auf Autobilder waren bei Autoverkäufern stärker als bei Ornithologen. Andererseits waren die Durchblutungszunahmen im fusiformen Gesichtsareal auf Vogelbilder bei Ornithologen stärker als bei Autoverkäufern.

Offenbar hat die Expertise einen Einfluss auf die Aktivität des fusiformen Gyrus. Isabel Gauthier geht davon aus, dass dieses Hirngebiet nicht nur für die Gesichtswahrnehmung spezialisiert ist, sondern so etwas wie ein Expertenareal darstellt, das jene visuellen Reize verarbeitet, für die eine Expertise erworben wurde. Es wird angenommen, dass Gesichter jene Objekte sind, denen wir am häufigsten ausgesetzt sind und die der Gyrus fusiformis demzufolge am häufigsten verarbeiten muss. Insofern haben wir wahrscheinlich eine Expertise für das Erkennen von Gesichtern entwickelt und der Gyrus fusiformis ist kein Areal, das sich im Zuge der Evolution als ein *reines* Gesichtsverarbeitungsareal herausgebildet hat. In weiteren Untersuchungen haben Gauthier und Kollegen diese Hypothese überprüft und Lernexperimente durchgeführt, in denen die Versuchspersonen völlig unbekannte Objekte zu unterscheiden lernen mussten. Sie konnten zeigen, dass nach einer gewissen Zeit des Lernens auch ehemals unbekannte Objekte besser erkannt werden und dieses bessere Erkennen mit gesteigerten Durchblutungen im fusiformen Gesichtsareal verbunden war **(Abb. 15-13)**.

Auch im auditorischen System können die Konsequenzen perzeptuellen Lernens erkannt werden. Wird Versuchspersonen eine Serie von Tönen unterschiedlicher Frequenz präsentiert, nehmen sie diesen Reiz als eine zusammenhängende Tonfolge war. Wird nun ein in der Mitte dieser Tonfolge platzierter Ton etwa um 50 bis 100 ms verlängert, bemerken die Versuchspersonen dies ohne Übung nicht. Nach einigen Trainingsdurchgängen sind sie in der Lage, recht genau den einen Ton zu identifizieren, der in dieser Tonfolge verlängert wurde. Andere Beispiele für perzeptuelles Lernen stehen im Zusammenhang mit der Musikexpertise. Musiker entwickeln im Zuge ihres intensiven und langen Trainings ein sensibles Gespür für Töne,

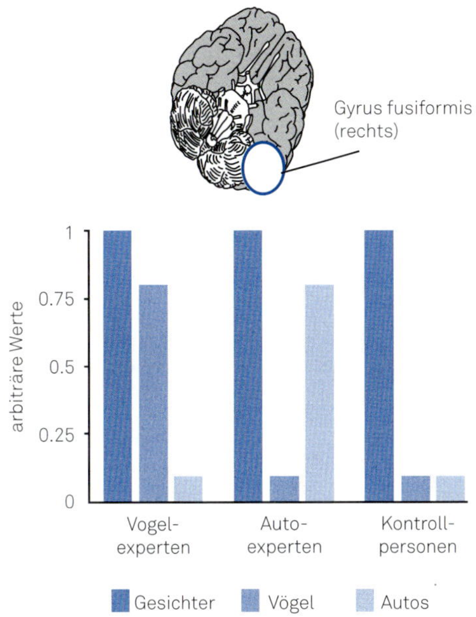

Abbildung 15-13: Ergebnisse der Experimente von Gauthier und Kollegen bezüglich des fusiformen Gesichtsareals. Dargestellt sind arbiträre Werte, um die grundsätzlichen Befunde deutlich zu machen. Man erkennt die unterschiedlichen Aktivierungen im Gyrus fusiformis in Abhängigkeit von den dargebotenen Reizen und in Abhängigkeit von der Expertise der Versuchspersonen.

Rhythmen, Melodien und weitere auditorische Aspekte; sie entwickeln ein hochspezialisiertes Gehör für musikspezifische Reize. Neurophysiologische Untersuchungen haben gezeigt, dass die neuronale Aktivität im Hörkortex expertiseabhängig ist. Werden Streichern Geigen- oder Trompetentöne präsentiert, „reagiert" der Hörkortex der Streicher neurophysiologisch besonders sensibel auf die Geigentöne und weniger sensibel auf die Trompetentöne. Andererseits zeigen Trompeter bei Präsentation von Trompetentönen stärkere Reaktionen auf Trompeten- als auf Geigentöne **(Abb. 15-14)**. Diese differenzielle Aktivität im Hörkortex reflektiert sehr wahrscheinlich die jeweilige Spezialisierung der Musiker. Sie haben natürlich häufiger und konzentrierter die Töne (genauer: Klänge) ihres eigenen Instruments oder ihrer eigenen Instrumentengruppe gehört, sodass sie eine Expertise für die Wahrnehmung dieser Töne entwickelt haben (Pantev et al., 2001).

Diese Spezialisierung beginnt bereits in der Kindheit. So konnte z. B. gezeigt werden, dass Kinder, die im Alter von 6 bis 8 Jahren intensiven Geigenunterricht hatten, eine unbewusste Spezialisierung für die Verarbeitung von Geigentönen entwickelten (Meyer et al., 2011). Die unbewusste neuronale Verarbeitung im auditorischen Kortex auf Geigentöne kann mittels der Mismatch negativity (MMN) gemessen werden, einer Negativierung der elektrischen und/oder magnetischen Aktivität des auditorischen Kortex, die im Zusammenhang mit der Verarbeitung unerwarteter Reize auf-

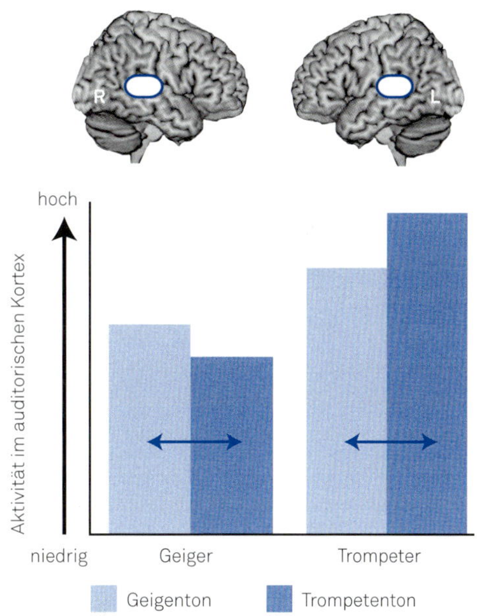

Abbildung 15-14: Schematische Darstellung der Ergebnisse des Experiments von Pantev und Kollegen (2001). Man erkennt, dass bei Geigern Geigentöne stärkere Aktivitäten im auditorischen Kortex auslösen als Trompetentöne. Umgekehrt lösen Trompetentöne bei Trompetern stärkere Aktivierungen im Hörkortex aus als Geigentöne.

tritt. Der Versuch kann so gestaltet werden, dass Geigentöne unterschiedlicher Frequenz präsentiert werden. Häufig wird ein Ton mit einer bestimmten Frequenz und selten ein Ton mit leicht abweichender Frequenz präsentiert. Die Hirnaktivität auf den abweichenden Ton ist die interessierende Aktivität, welche die MMN ausmacht. Diese MMN tritt ca. 100–150 ms nach Präsentation des abweichenden Tons auf. Sie ist unbeeinflusst von Aufmerksamkeitsprozessen und kann demzufolge nicht unterdrückt werden. Diese MMN ist bei Kindern mit Musikexpertise besonders stark ausgeprägt, jedoch nur als Reaktion auf abweichende Geigentöne und nicht auf abweichende Sinustöne. Selbst sehr junge Kinder entwickeln eine besondere Expertise für Töne des Instruments, dessen Bedienung sie intensiv üben bzw. geübt haben.

15.3.3. Lernen von kognitiven Fertigkeiten

Auch kognitive Fertigkeiten können über häufiges Wiederholen automatisiert werden. Viele kognitive Tätigkeiten, z. B. Denkabläufe, das Nutzen von Regeln oder die Verwendung der Grammatik, sind automatisierte Fertigkeiten. Mit der **Wettervorhersageaufgabe** ist das unbewusste Lernen von kognitiven Fertigkeiten intensiv untersucht worden. Die Versuchspersonen sehen nacheinander auf dem Computerbildschirm eine von vier Spielkarten. Sie müssen über Versuch und Irrtum lernen, welche der vier Spielkarten mit einem bestimmten Wetterereignis zusammenhängt. Nach jeder Präsentation einer Spielkarte und jeder Antwort der Versuchsperson erhält sie eine Rückmeldung, ob die Zuordnung korrekt oder falsch war. Die Zuordnungen zwischen Spielkarte und Wetterereignis sind allerdings nicht konstant, sondern als Wahrscheinlichkeiten definiert. Das bedeutet, eine bestimmte Karte ist mit einer bestimmten Wahrscheinlichkeit (z. B. 80 %) mit einem bestimmten Wetterereignis assoziiert. Mit der Zeit lernt die Versuchsperson, diese Wahrscheinlichkeitszuordnung unbewusst zu erfassen und in entsprechende Entscheidungen umzusetzen. Werden diese Aufgaben mit Amnesie-, Parkinsonpatienten und Kontrollpersonen durchgeführt, entsteht ein interessantes Ergebnis. Während die Kontrollpersonen und die Amnesiepatienten diese Aufgabe mehr oder weniger problemlos meistern und mit zunehmender Lerndauer immer bessere Lernleistungen zeigen, scheitern die Parkinsonpatienten. Werden zur Kontrolle episodische Gedächtnistests durchgeführt, scheitern die Amnesiepatienten, während die Parkinsonpatienten in diesen Tests normal abschneiden (**Abb. 15-15**).

Für das korrekte Bearbeiten der Wettervorhersageaufgabe ist offenbar ein funktionierendes Basalgangliensystem Voraussetzung. Da dieses System bei Parkinsonpatienten beeinträchtigt ist, gelingt ihnen die Wettervorhersageaufgabe vergleichsweise schlecht. Für das episodische Gedächtnis ist insbesondere das mesiotemporale System und eine funktionierende Zusammenarbeit mit kortikalen Strukturen wichtig. Sind diese Systeme beeinträchtigt, ist auch die episodische Gedächtnisleistung beeinträchtigt. Dieses Experiment belegt, dass die Basalganglien offenbar für den Aufbau von statistischen Zusammenhängen essenziell sind. Zu ähnlichen Ergebnissen kamen auch Untersuchungen mit gesunden Versuchspersonen, in denen mittels fMRT die Durchblutungsveränderung in den Basalganglien beim Bearbeiten der Wettervorhersageaufgabe gemessen wurde. In diesen Untersuchungen offenbarte sich ein weiterer Befund: Zu Beginn des Versuch-und-Irrtum-Lernens sind Durchblutungssteigerungen des mesiotemporalen Hirnsystems erkennbar, die aber im Verlauf des Lernens verschwinden. Die Basalganglien zeigen ein umgekehrtes Durchblutungsmuster. Zu Beginn sind sie unterdurchblutet, während die Durchblutung gegen Ende zunimmt. Wahr-

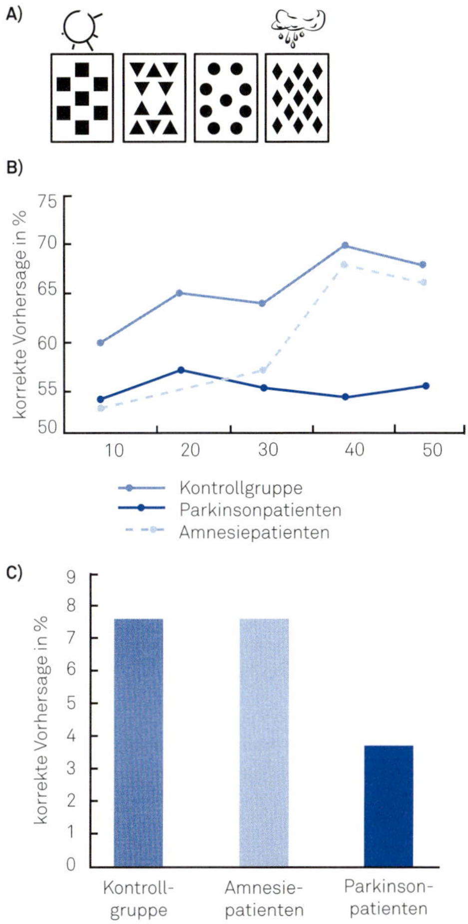

Abbildung 15-15: Ergebnisse der klassischen Wettervorhersageaufgabe. (A) Vier Spielkarten werden den Versuchspersonen präsentiert. Jede Spielkarte wird mit einer bestimmten Wahrscheinlichkeit gemeinsam mit einem bestimmten Symbol (Regen oder Sonne) präsentiert. Das Symbol „Sonne" wird hier häufig gemeinsam mit der ganz links präsentierten Karte präsentiert. (B) Leistung im Zuordnen der Symbole zu den Karten. Parkinsonpatienten verbessern sich nicht im Verlauf der Lerndurchgänge, während Amnesiepatienten in den späteren Lerndurchgängen immer besser werden. (C) zeigt wie gut die drei Versuchspersonengruppen im Durchschnitt in der Lage sind, anhand der Karten die zugeordneten Symbole vorherzusagen. Man erkennt hier, dass die Parkinsonpatienten die schlechtesten Leistungen erbringen. (Nachgezeichnet nach Knowlton et al., 1996)

scheinlich nutzen die Versuchspersonen zu Beginn noch explizite Strategien. Mit zunehmender Lerndauer tritt dann implizites Lernen mit Beteiligung der Basalganglien ein.

In einer Arbeit, die von Gregory Berns und Kollegen (1997) publiziert wurde, haben die Autoren überprüft, welche Hirngebiete am Aufbau von Regeln beteiligt sind. Sie haben für ihre Untersuchung eine Variante der seriellen Reaktionszeitaufgabe genutzt: Die Tastendrucksequenzen wurden so variiert, dass sie einer bestimmten Regel folgen, die nicht bewusst einsichtig war. Diese Regel wurde gelegentlich verändert und es wurde überprüft, ob in dem Moment, in dem die Regel geändert wird, spezifische Hirnreaktionen zu messen sind. Es muss bedacht werden, dass selbst die grundsätzliche Regel den Versuchspersonen nicht bewusst ist. Wieso soll dann eine Abweichung von dieser unbewussten Regel von bestimmten neuronalen Netzwerken bemerkt werden? Wenn die Abweichung von der Regel zu markanten Hirnaktivierungen führt, dann hat sich offenbar unbewusst ein Regelsystem in dem neuronalen Netzwerk etabliert, das auch korrekte und nicht korrekte Regeln auseinanderhalten kann.

Ähnliches ist auch bei den Regeln unserer Muttersprache zu erkennen. Die Grammatik ist uns häufig nicht bewusst. Wir wenden sie an und wissen (genauer gesagt: fühlen) recht genau, welche Regel richtig oder falsch ist. Berns und Kollegen haben herausgefunden, dass unbewusste Regelverletzungen insbesondere mit Durchblutungszunahmen in einem Netzwerk verbunden sind, das den Prämotorkortex, das anteriore Cingulum und das ventrale Striatum umfasst. Wird eine Regel wiederholt angewendet, nimmt die Durchblutung in diesem Netzwerk wieder ab **(Abb. 15-16)**.

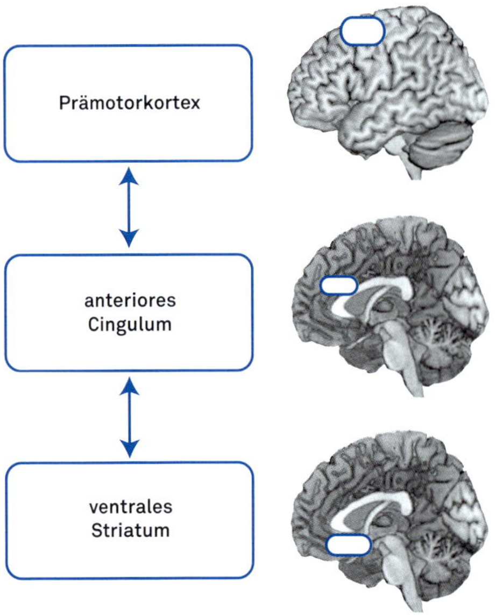

Abbildung 15-16: Regellernen und Regelbrechen beim unbewussten Regellernen.Im Prämotorkortex, im anterioren Cingulum und im ventralen Striatum nimmt während des Anwendens einer Regel die Durchblutung ab. Wird allerdings eine neue Regeleingeführt, dann steigert sich in diesem Netzwerk die Durchblutung (nach Bernset al., 1997).

15.4. Konditionierung

Klassische und operante Konditionierung gelten als Paradebeispiele des unbewussten Lernens. Diese Lernmechanismen sind insbesondere in den 1970er und 1980er Jahren sehr intensiv in Human- und Tierversuchen untersucht worden. Das Grundprinzip der **klassischen Konditionierung** besteht darin, dass eine Reflexreaktion (UR), die durch einen unkonditionierten Reiz (US) automatisch ausgelöst wird, infolge einer kontingenten Paarung mit einem neutralen Reiz (konditionierter Reiz, CS) auch durch diesen neutralen Reiz ausgelöst werden kann. In Experimenten zur klassischen Konditionierung wird die Akquisitions- von der Extinktionsphase unterschieden (**Abb. 15-17**). In der Akquisitionsphase wird der CS häufig vor dem US dargeboten. Durch diese häufige zeitlich aufeinander bezogene Paarung von CS und US erwirbt der CS gewissermaßen die Fähigkeit, das Erscheinen des US vorherzusagen. Unterschieden werden zwei Techniken des klassischen Konditionierens: die verzögerte Konditionierung und die Spurenkonditionierung. Bei der **verzögerten Konditionierung** wird der CS vor dem US präsentiert und ist so lange präsent, bis der US beginnt. Unmittelbar mit dem Ende des CS beginnt der US. Bei der **Spurenkonditionierung** existiert zwischen dem CS und dem US ein Intervall, in dem der CS und der US nicht vorhanden sind. Das hat zur Konsequenz, dass eine Gedächtnisspur von dem CS für die Dauer des Intervalls gespeichert werden muss. Aus Tierversuchen und aus Versuchen mit Patienten, die unter Läsionen des Hippocampus oder des Kleinhirns leiden, ist bekannt, dass bei der Spurenkonditionierung insbesondere der Hippocampus notwendig ist, während bei der verzögerten Konditionierung vorrangig das Kleinhirn beteiligt ist. Dass der Hippocampus bei der Spurenkonditionierung aktiv ist, deutet darauf hin, dass die Gedächtnisspur des CS offenbar unter Mitwirkung des Hippocampus im Gedächtnis gehalten wird.

Moderne Experimente unter Nutzung von fMRT und PET konnten diese Befunde prinzipiell stützen (Büchel & Dolan, 2000). In diesen Arbeiten konnte gezeigt werden, dass bei der Spurenkonditionierung auch der Hippocampus aktiv ist, während bei der verzögerten Konditionierung auch das Kleinhirn aktiv ist (**Abb. 15-18**). Die meisten Bildgebungsexperimente zum klassischen Konditionieren wurden im Zusammenhang mit der Furchtkonditionierung durchgeführt. In diesen Experimenten konnten des Weiteren Durchblutungszunahmen in der Amygdala zu Beginn der Extinktions- und gegen Ende der Akquisitionsphase festgestellt werden. In den Studien zur Furchtkonditionierung zeigte sich, dass der CS auch

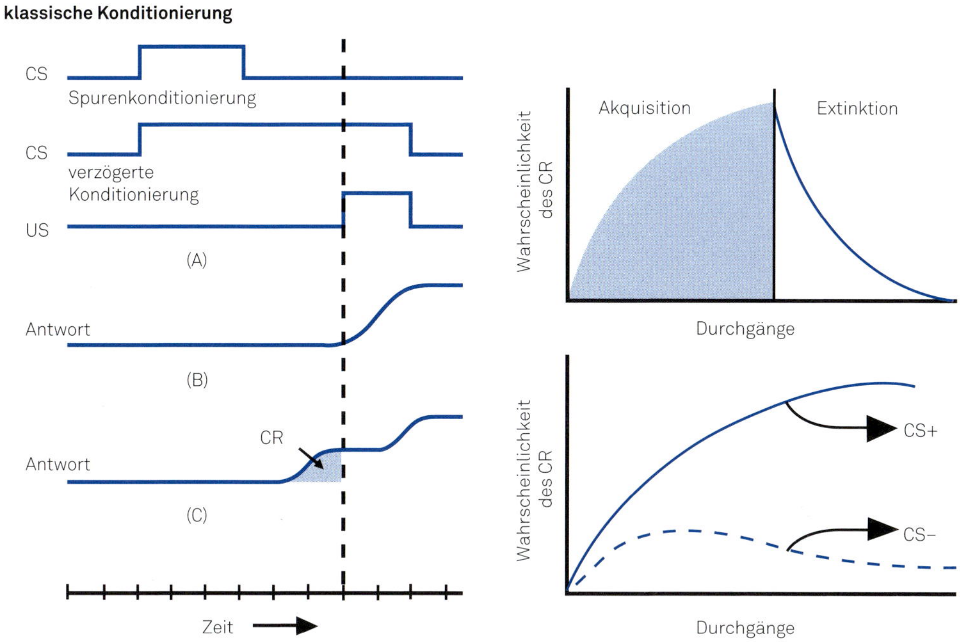

Abbildung 15-17: Ablauf der klassischen Konditionierung.

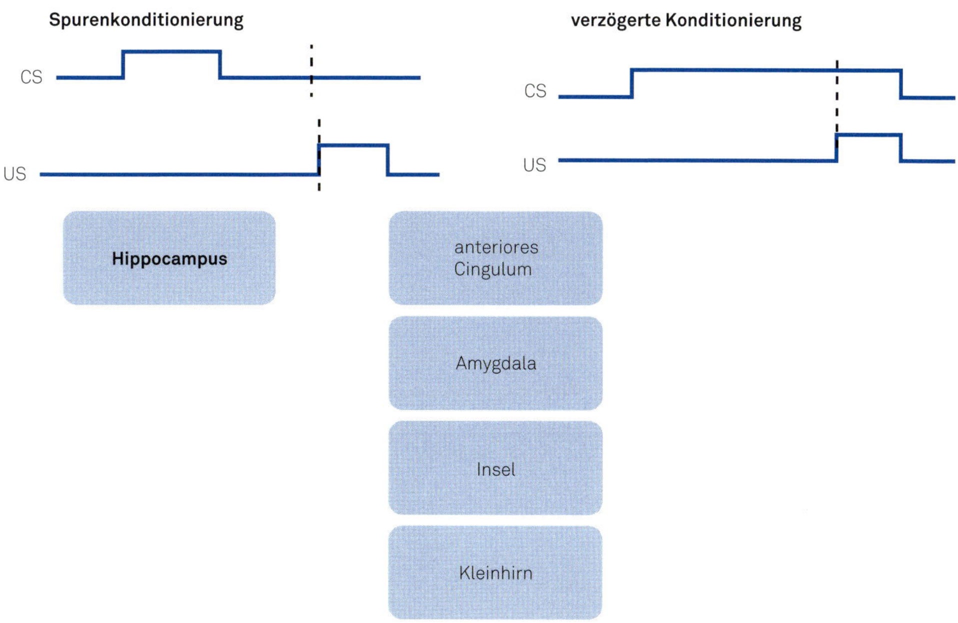

Abbildung 15-18: Hirngebiete, die bei der Spurenkonditionierung und der verzögerten Konditionierung aktiv sind.

Durchblutungszunahmen in Hirngebieten außerhalb der Amygdala, des Hippocampus und des Kleinhirns evoziert. Insbesondere die Inselgebiete, das Cingulum und der dorsale Frontalkortex (Hugdahl, 1998) sind bei Präsentation des CS regelmäßig stärker durchblutet, wahrscheinlich, weil automatisch auch kognitive Kontrollprozesse (dorsaler Frontalkortex) und emotionale Reaktionen (Inselgebiete) ausgelöst werden.

Das Grundprinzip der **operanten** oder auch **instrumentellen Konditionierung** ist, dass die Häufigkeit von ehemals spontanem Verhalten durch die dem Verhalten folgenden Konsequenzen verändert wird. Instrumentelle Konditionierung ist gegenwärtig in den Neurowissenschaften wieder neu „entdeckt" worden und wird als theoretisches Konzept für die neue „Disziplin" Neuroökonomie genutzt. Man glaubt, über die Erkenntnis der neuronalen Grundlagen ökonomische Verhaltensprinzipien im Alltag besser verstehen zu können. Die dem Verhalten folgenden Konsequenzen verändern nicht nur das Verhalten, sondern auch die Motivation und den Anreizwert. Insofern ist die operante Konditionierung ein aktuell sehr intensiv erforschter Lernmechanismus.

Die dem Verhalten folgenden Konsequenzen werden in vier Gruppen eingeteilt:

- **positive Verstärkung**: Dem Verhalten folgt ein positiver Reiz, der die Verhaltenshäufigkeit erhöht; man spricht auch von Belohnung (reward). Diese Reize werden auch als Verstärker bezeichnet. Unterschieden werden primäre und sekundäre Verstärker. Primäre Verstärker sind elementare biologische Reize wie Nahrung, Geruch, soziale Nähe etc. Sekundäre Verstärker sind kulturell gelernte Reize, die über Lernen (klassische Konditionierung?) mit primären Verstärkern gekoppelt wurden. Beispiele sind schöne Gesichter, positive soziale Interaktionen, Musik, Geld, Markennamen etc.
- **negative Verstärkung**: Dem Verhalten folgt kein negativer bzw. unangenehmer Reiz mehr. Die negative Verstärkung führt zu einer Erhöhung der Auftretenswahrscheinlichkeit des Verhaltens.
- **Bestrafung durch aversive Reize:** Dem Verhalten folgt ein unangenehmer Reiz (Beschimpfungen, Schmerzreize, Hausarrest etc.). Die Folge ist eine Abnahme der Verhaltenshäufigkeit des vorausgegangenen Verhaltens. Diese Form der Bestrafung wird auch als Bestrafungstyp 1 bezeichnet.
- **Bestrafung durch Entzug positiver Reize:** Nach einem bestimmten Verhalten wird ein angenehmer Reiz entzogen. Das kann zum Beispiel der Entzug eines Privilegs, soziales Ignorieren, Fernsehverbot oder gar Essensentzug sein. Diese Form der Bestrafung wird auch als Bestrafungstyp II bezeichnet.
- **Löschung (Extinktion):** Dem Verhalten folgt weder ein unangenehmes noch ein angenehmes Ereignis. Hiernach wird die bedingte bzw. instrumentelle Reaktion nicht mehr gezeigt, also gelöscht. Es handelt sich hierbei allerdings nicht um einfaches „Vergessen" oder um „Verlernen", sondern um ein „zusätzliches" Lernen. Bei diesem zusätzlichen Lernen verschwindet vorübergehend die Wirkung des bedingten Reizes. Durch Spontanerholung kann die Wirkung des Verstärkers wieder einsetzen.

Die neuronalen Grundlagen der Verstärkung sind besonders gut am Affengehirn untersucht worden. In diesen Untersuchungen konnte ein neuronales Netz identifiziert werden, das beim Eintreten, Erwarten und Vorhersagen von Verstärkern in charakteristischer Weise aktiv ist. In Kapitel 20 werden die an der Verstärkung beteiligten Hirnstrukturen detailliert beschrieben.

15.5. Zusammenfassung

- Das nondeklarative Gedächtnis speichert Informationen, deren Wiedergabe unbewusst, automatisch und ohne Willensanstrengung erfolgt. Unbewusst ist in diesem Zusammenhang der Zugriff auf die gespeicherte Information.
- Zum nondeklarativen (impliziten) Gedächtnis werden das perzeptuelle Priming-Gedächtnis, das konzeptuelle Priming-Gedächtnis und das semantische Priming-Gedächtnis gezählt.
- Beim wiederholten Darbieten von Reizen und Informationen tritt in der Regel eine Aktivierungsverminderung in den Hirngebieten auf, die mit der Bearbeitung der dargebotenen Reize betraut sind (repetition suppression).
- Drei **Modelle** werden derzeit diskutiert, welche die Aktivierungsverringerung nach wiederholter Darbietung des gleichen Reizes zu erklären versuchen: das Erschöpfungs-, das Schärfungs- und das Verschnellerungsmodell. Im Rahmen des Erschöpfungsmodells wird davon ausgegangen, dass alle Neurone des aktivierten Netzwerks nach wiederholter Aktivierung ihre Aktivität senken. Beim Schärfungsmodell wird eine Aktivierungsoptimierung der beteiligten Neurone angenommen. Im Rahmen des Verschnellerungsmodells wird davon ausgegangen, dass bei repetitiver neuronaler Aktivität die neuronale Reaktion immer schneller beginnt (reduzierte Reaktionszeiten) und kürzer dauert, was in der Summe zu einer geringeren Aktivität führt.
- Es werden drei Formen des unbewussten Lernens von Fertigkeiten unterschieden: (1) Lernen von motorischen Fertigkeiten (motor skill learning); (2) perzeptuelles Lernen (perceptual skill learning); (3) Lernen von kognitiven Fertigkeiten (cognitive skill learning).
- **Unbewusstes Lernen** kann wie folgt beschrieben werden: (1) es ist anderen schwer zu beschreiben, (2) wird überwiegend ohne bewusste Kontrolle erworben, (3) erfordert viele Wiederholungen und (4) benötigt wenig Aufmerksamkeit.
- Eines der wesentlichen Merkmale des Lernens von Fertigkeiten ist die „häufige Wiederholung". Diese Erkenntnis hat zu dem sogenannten Power-Law des Lernens geführt. Das von der Übung abhängige Lernergebnis kann mit einer Exponentialfunktion beschrieben werden ($L_n = L_1 * n^{-a}$).
- Häufiges Üben ist mit Expertisen verbunden. Am Beispiel von Profimusikern und Golfspielern kann gezeigt werden, dass exzeptionelle Leistungen mit der Häufigkeit des Übens dieser Leistungen zusammenhängen.
- Beim motorischen Lernen werden drei Phasen unterschieden: (1) kognitive Phase, (2) assoziative Phase, (3) automatische Phase.
- Zwei große Gruppen von motorischen Aufgaben werden unterschieden: die **seriellmotorischen Aufgaben** und die **motorischen Anpassungsaufgaben**.
- Beim Lernen von motorischen Fertigkeiten sind insbesondere folgende Hirngebiete beteiligt: Basalganglien, Kleinhirn, Prämotorkortex, oberer Parietallappen und Sulcus intraparietalis sowie primärer Motorkortex.
- **Perzeptuelles Lernen** ist mit neurophysiologischen und anatomischen Anpassungsprozessen verbunden, die in den Hirngebieten ablaufen, die bei der Wahrnehmung eine wesentliche Rolle spielen. Profimusiker verarbeiten musikspezifische Reize im auditorischen Kortex anders als Nichtmusiker. Auto- und Vogelexperten zeigen Durchblutungszunahmen im Gyrus fusiformis (im fusiformen Gesichtsareal) bei der Präsentation der Reize, für die sie Expertenwissen entwickelt haben (Autoverkäufer bei Auto- und Vogelexperten bei Vogelbildern).

- Kognitive Fertigkeiten können auch unbewusst gelernt werden. Dazu gehören z.B. auch kognitive Regeln. Eine typische Aufgabe, mit der man das untersuchen kann, ist die sogenannte Wettervorhersageaufgabe. Typischerweise sind beim Regellernen der Prämotorkortex, das anteriore Cingulum und das ventrale Striatum aktiv.
- Bei der Spurenkonditionierung ist auch der Hippocampus aktiv. Ansonsten sind bei der klassischen Konditionierung das Kleinhirn, das anteriore Cingulum, die Amygdala und die Insel aktiv.

15.6. Fragen und Aufgaben

- Definieren Sie nondeklaratives Lernen.
- Was wird unter perzeptuellem, semantischem und konzeptuellem Priming verstanden?
- Wie wird das Priming neurophysiologisch erklärt?
- Erklären Sie das Power-Law des Lernens.
- Welchen Einfluss hat die Lernhäufigkeit auf den Aufbau von Expertise? Können Sie dazu explizite Beispiele nennen?
- Was wird unter einer seriellen Reaktionszeitaufgabe verstanden? Wie sind die typischen Ergebnisse?
- Beschreiben Sie den Ablauf des motorischen Lernens.
- Wie erklärt man sich den Aufbau von Expertenwissen im Zusammenhang mit dem perzeptuellen Lernen?
- Beschreiben Sie die Wettervorhersageaufgabe und erläutern Sie, was daraus abgeleitet werden kann.
- Welche Hirngebiete sind in das Regellernen eingebunden?
- Welche Hirngebiete sind beim klassischen Konditionieren beteiligt?

15.7. Weiterführende Literatur

Grill-Spector, K., Henson, R., Martin, A. (2006). Repetition and the brain: neural models of stimulus-specific effects. Trends Cogn Sci, 10(1), 14–23.

Henson, R.N., Rugg, M.D. (2003). Neural response suppression, haemodynamic repetition effects, and behavioural priming. Neuropsychologia, 41(3), 263–270.

Henson, R.N., Shallice, T., Dolan, R.J. (1999). Right prefrontal cortex and episodic memory retrieval: a functional MRI test of the monitoring hypothesis. Brain, 122(7), 1367–1381.

Henson, R., Shallice, T., Dolan, R. (2000). Neuroimaging evidence for dissociable forms of repetition priming. Science, 287(5456), 1269–1272.

16. Arbeitsgedächtnis

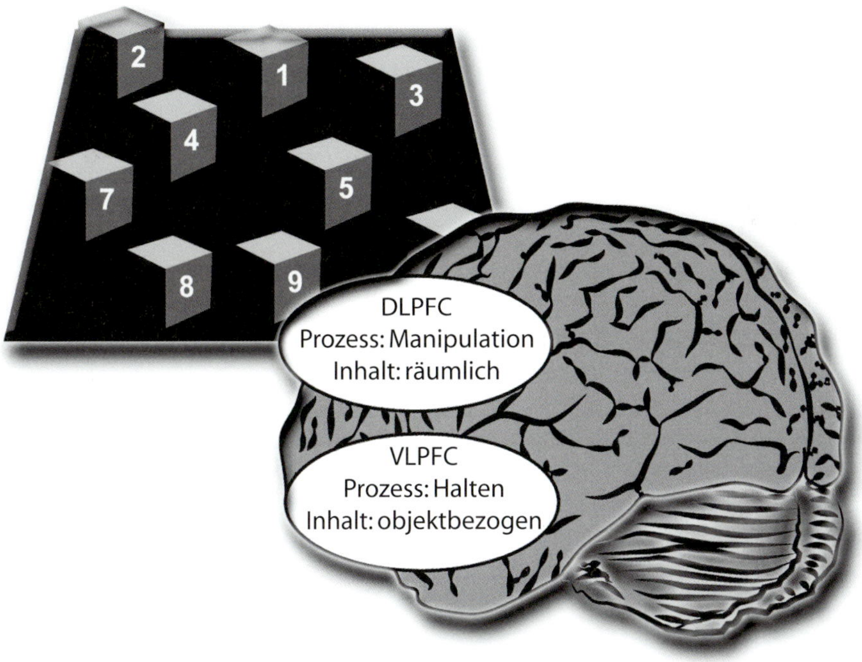

16.1. Einführung

Das Arbeitsgedächtnis ist eine zentrale psychische Funktion. Es ist ein Teil des Gedächtnisses, und ein wichtiges Bindeglied zwischen Kurzzeit- und Langzeitgedächtnis. Das Arbeitsgedächtnis wird auch den exekutiven Funktionen zugeordnet (Kap. 11). Ohne ein funktionierendes Arbeitsgedächtnis könnten wir keine Romane lesen, uns nicht in fremden Städten zurechtfinden, wir könnten unseren Freunden unsere Urlaubserlebnisse nicht erzählen und wären auch nicht in der Lage, komplexe akademische Leistungen zu erbringen. Das Arbeitsgedächtnis ist mit vielen anderen psychischen Funktionen eng verbunden, z. B. mit dem prämotorischen System, der Wahrnehmung, der Aufmerksamkeit und dem Langzeitgedächtnis. Das wesentliche Charakteristikum des Arbeitsgedächtnisses ist das Halten und Manipulieren von Informationen. Im Englischen kann man das sehr schön mit einer Alliteration beschreiben und sich merken: maintenance und manipulation, was soviel bedeutet wie **halten** und **manipulieren**.

Zur Beschreibung des Arbeitsgedächtnisses existieren unterschiedliche Modelle. Allen ist gemein, dass sie ähnliche bzw. identische Eigenschaften für das Arbeitsgedächtnis annehmen. Eine wesentliche Eigenschaft des Arbeitsgedächtnisses ist, dass Informationen nur für kurze Zeit gespeichert werden können (ähnlich wie beim Kurzzeitgedächtnis). Diese Informationen müssen nach einer bestimmten Zeit wieder aufgefrischt (refreshing) oder mit kognitivem Aufwand stabilisiert werden (rehearsal). Nicht nur die Dauer ist ein begrenzender Aspekt des Arbeitsgedächtnisses, sondern auch die Kapazität, d.h. die Menge der in einem bestimmten Zeitintervall zu speichernden Informationen. Es wird davon ausgegangen, dass ca. 10 s lang Informationen im Gedächtnis gehalten werden können, bevor sie vergessen werden oder aufgefrischt werden müssen. Bislang ist allerdings unklar, ob das Vergessen durch einen einfachen Zerfall als eine Funktion der Zeit oder durch Interferenzen mit neuen Informationen zustande kommt. Die Menge des gleichzeitig im Arbeitsgedächtnis zu haltenden Materials ist relativ klein (**begrenzte Arbeitsgedächtniskapazität**). Im Durchschnitt können nur ca. 3–5 Elemente simultan im Gedächtnis gehalten werden. Diese geringe Anzahl von Informationen steht im deutlichen Gegensatz zu den vielen Informationen, die im Langzeitgedächtnis gehalten werden können. Die Anzahl der Informationen, die in einer bestimmten Periode gleichzeitig im Arbeitsgedächtnis gehalten werden, führt zu einer spezifischen Arbeitsgedächtnisbelastung. Die Arbeitsgedächtnisbelastung ist niedrig, wenn wenige Informationen gehalten und manipuliert werden, und hoch, wenn viele Informationen gehalten und manipuliert werden.

Das Manipulieren von gehaltenen Informationen ist eine wesentliche Eigenschaft des Arbeitsgedächtnisses. Unter **Manipulation** wird verstanden, dass die im Arbeitsgedächtnis gehaltenen Informationen organisiert, assoziiert und transformiert werden, dass mit ihnen also „gearbeitet“ wird. Ein typisches Beispiel ist das Lösen einfacher Rechenoperationen. Angenommen, Sie sollen die Multiplikation 10×35 lösen. Dazu müssen Sie die beiden Zahlen im Gedächtnis behalten (Halten) und mit ihnen mathematische Operationen (Manipulieren) durchführen, bei denen Sie bestimmte mathematische Regeln anwenden, die Sie irgendwann einmal gelernt haben. Das bedeutet, Sie müssen diese Regeln aus Ihrem Gedächtnis abrufen, sie auf die jeweiligen Zahlen anwenden und diese Operation dann in einer bestimmten Form mitteilen. Ein anderes Beispiel für eine Manipulation ist das Verbinden von im Gedächtnis gehaltenen Informationen (chunking). Darunter wird das Verbinden bzw. Verpacken von mehreren Informationseinheiten zu einer Information verstanden. Angenommen, Sie sollen folgende

Buchstabenserie auswendig lernen: U S A B R D D D R U S S R. Das würde Ihnen sehr wahrscheinlich große Mühe bereiten. Wenn Sie allerdings die Informationen zu Gruppen zusammenfassen, die womöglich auch noch einen Sinn ergeben, dann wird es Ihnen weniger schwerfallen, diese Buchstaben zu lernen. Mögliche Gruppierungen sind: USA, BRD, DDR, USSR.

Die Arbeitsgedächtnisleistung wird mit spezifischen Aufgaben untersucht. Die bekannteste ist die sogenannte **N-back-Aufgabe.** Häufig genutzt wird aber auch der im Wechsler-Intelligenztest enthaltene **Zahlennachsprechtest rückwärts** (digit span backward), bei dem die vorgesprochenen Zahlen rückwärts reproduziert werden müssen. Bei der N-back-Aufgabe werden nacheinander unterschiedliche Reize dargeboten **(Abb. 16-1)**. Bei der verbalen Variante der Arbeitsgedächtnisaufgabe können z. B. nacheinander unterschiedliche Buchstaben präsentiert werden. Bei der 1-back-Variante muss der Proband darauf achten, ob der gerade dargebotene Buchstabe mit dem vorher präsentierten übereinstimmt. Der Proband muss demzufolge den vorher und gerade präsentierten Buchstaben im Gedächtnis behalten (Halten) und beide miteinander vergleichen (Manipulieren). Die Arbeitsgedächtnisbelastung kann mit den N-back-Aufgaben gesteigert werden, indem die Probanden gebeten werden, den gerade präsentierten Buchstaben mit dem zu vorletzt präsentierten Buchstaben zu vergleichen, das ist eine 2-back-Aufgabe. Werden die Probanden aufgefordert, den gerade präsentierten Buchstaben mit jenem zu vergleichen, der drei Durchgänge vorher präsentiert wurde, dann handelt es sich um eine 3-back-Aufgabe **(Abb. 16-1)**. In diesem Beispiel wurden Buchstaben gewählt, es können jedoch auch Zahlwörter oder andere verbale Reize (z. B. Silben) verwendet werden.

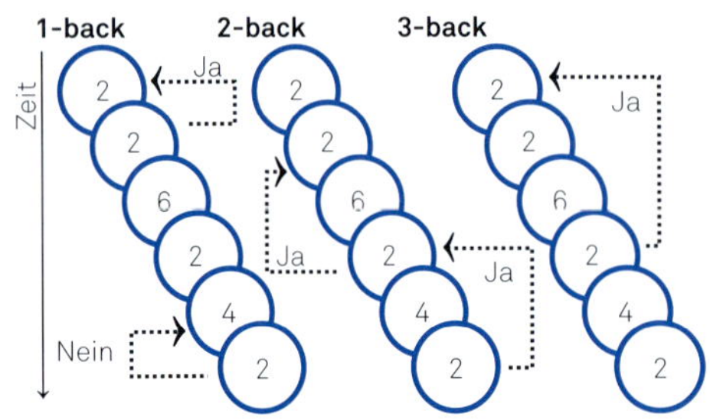

Abbildung 16-1: Beispiele für verschiedene Varianten der N-back-Aufgabe (1-back, 2-back, 3-back).

Bei dem Zahlennachsprechtest rückwärts werden dem Probanden Zahlenfolgen präsentiert, die er in umgekehrter Reihenfolge reproduzieren soll. Zum Beispiel präsentiert der Testleiter die Zahlen 1, 5 und 7 und der Proband soll diese Zahlenfolge in umgekehrter Reihenfolge wiedergeben; er müsste also korrekterweise 7 5 1 angeben. Der im Wechsler-Intelligenztest ebenso enthaltene **Zahlennachsprechtest vorwärts** ist kein Arbeitsgedächtnistest, sondern lediglich ein Kurzzeitgedächtnistest, denn er erfordert keine Manipulation (z. B. rückwärts Aufsagen) des präsentierten Testmaterials.[43]

16.2. Arbeitsgedächtnismodelle

Aktuell werden in erster Linie drei Arbeitsgedächtnismodelle diskutiert: das Modell von Baddeley, das Modell von Cowan und das von Oberauer. In den 1970er Jahren entwickelte der Kognitionspsychologie Alan Baddeley das nach ihm benannte Arbeitsgedächtnismodell auf der Basis von Verhaltensdaten (Baddeley, 2010). Dieses Modell besteht aus drei kapazi-

43 Obwohl bei beiden Tests unterschiedliche psychische Prozesse beteiligt sind, korrelieren die Testleistungen bei beiden Tests immer hoch.

tätsbegrenzten Gedächtnisspeichern und einem Kontrollsystem. Jeder Gedächtnisspeicher verfügt über unterschiedliche Repräsentationen. Der phonologische Gedächtnisspeicher (die **phonologische Schleife**) hält phonologische Repräsentationen, der **visuell-räumliche Notizblock** (visual spatial sketch pad) hält visuell-räumliche Repräsentationen und der **episodische Speicher** beinhaltet integrierte multimodale Repräsentationen (**Abb. 16-2**). Jeder Speicher interagiert eng mit den verschiedenen Langzeitgedächtnisrepräsentationen: die phonologische Schleife mit Sprachinformationen, der visuell-räumliche Notizblock mit visuell-semantischen Informationen und der episodische Speicher mit dem episodischen Gedächtnis. Das in diesem Modell integrierte Kontrollsystem ist die **zentrale Exekutive**. Es hat die Aufgabe, den unterschiedlichen Gedächtnisspeichern Aufmerksamkeitsressourcen zuzuordnen und die jeweiligen Arbeitsgedächtnisoperationen zu kontrollieren.

Jeder Gedächtnisspeicher verfügt über zwei Komponenten: einen Speicher, der Informationen kurz hält, und einen Mechanismus, der diese Informationen reaktiviert, bevor sie verblassen. Für die phonologische Schleife ist dies der phonologische Speicher, der Reaktivierungsmechanismus wird als artikulatorisches Üben bezeichnet (articulatory rehearsal). Für Baddeley ist das artikulatorische Üben analog zum subvokalen oder inneren Sprechen, z.B., wenn wir nicht hörbar Telefonnummern mental wiederholen. Für den visuell-räumlichen Notizblock existiert der visuelle Zwischenspeicher (visual cache) und als Reaktivierungsmechanismus der sogenannte innere Schreiber (inner scribe).

Im Rahmen von Baddeleys Modell wird explizit zwischen Arbeitsgedächtnis- und Langzeitgedächtnisrepräsentationen unterschieden. Demzufolge sollen Arbeitsgedächtnis und Langzeitgedächtnis vollkommen unterschiedliche Systeme sein.

Nelson Cowan von der University of Missouri schlägt ein anderes Arbeitsgedächtnismodell vor, in dem Arbeitsgedächtnis- und Langzeitgedächtnisrepräsentationen eng miteinander verwoben sind (Cowan, 2011). Cowan geht davon aus, dass das Arbeitsgedächtnis in **zwei Ebenen** organisiert ist (**Abb. 16-3**). Auf der ersten Ebene bestehen die

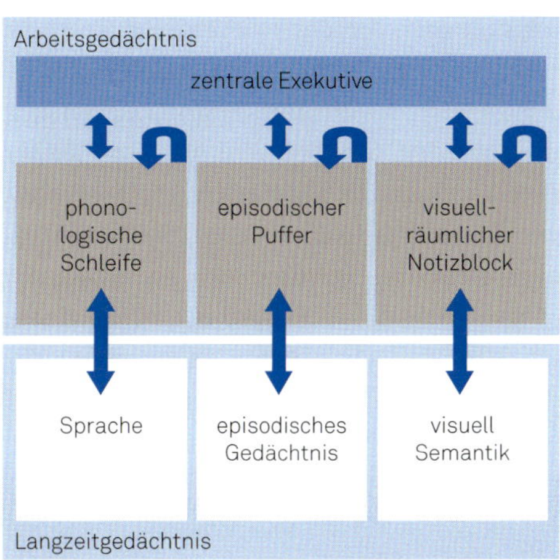

Abbildung 16-2: Schematische Darstellung des Arbeitsgedächtnismodells von Baddeley.

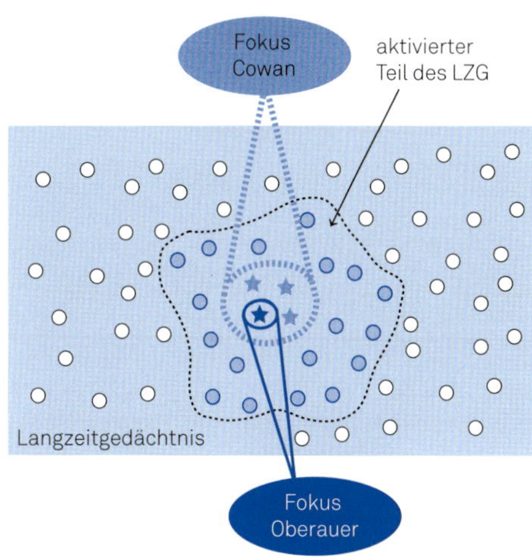

Abbildung 16-3: Schematische Darstellung des Arbeitsgedächtnismodells von Cowan.

Arbeitsgedächtnisrepräsentationen aus „aktivierten" Langzeitgedächtnisrepräsentationen. In diesem Zusammenhang nimmt er keine Begrenzung der aktivierbaren Langzeitgedächtnisrepräsentationen an. Allerdings geht er davon aus, dass sich die Aktivierung relativ schnell wieder abschwächt, sofern die aktivierte Repräsentation nicht wieder aufgefrischt wird. Anders als im Modell von Baddeley sollen die Arbeitsgedächtnisrepräsentationen der unterschiedlichen Modalitäten (verbal und visuell) alle in den jeweils spezialisierten Langzeitgedächtnisspeichern gehalten werden und nicht in separaten und spezialisierten Arbeitsgedächtnisspeichern. Auf der zweiten Ebene wird angenommen, dass bestimmte Informationen über fokussierte Aufmerksamkeitsprozesse aktiviert werden. Der Aufmerksamkeitsfokus kann höchstens vier Items gleichzeitig aktiv halten. Die Kapazitätsbegrenzung des Arbeitsgedächtnisses ist deshalb in der Kapazität des Aufmerksamkeitsfokus begründet und nicht in der Anzahl der aktivierten Langzeitgedächtnisrepräsentationen. Des Weiteren geht Cowan davon aus, dass die Aufmerksamkeitszuweisungen durch eine zentrale Exekutive kontrolliert werden.

Arbeitsgedächtnismodell von Oberauer

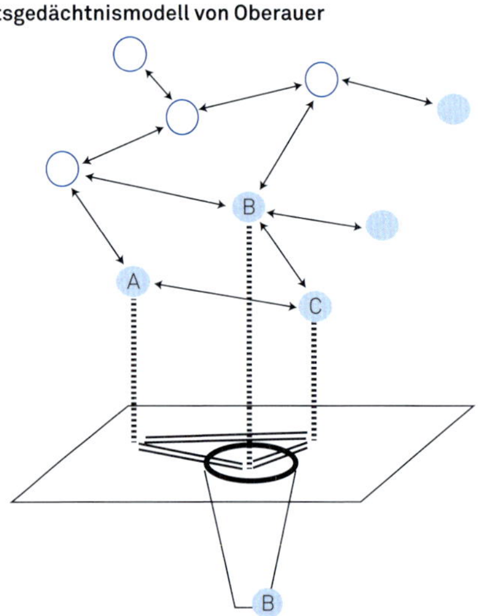

Abbildung 16-4: Arbeitsgedächtnismodell von Oberauer. Die Kreise symbolisieren mentale Repräsentationen im Langzeitgedächtnis. Die Kreise sind überschwellig aktiviert. Drei Repräsentationen (A, B und C) sind besonders herausgehoben, da auf sie direkt zugegriffen wird. Die dünnen Linien sind Assoziationen im Langzeitgedächtnis, die gepunkteten Linien temporäre Verbindungen zwischen den mentalen Repräsentationen A, B und C darstellen. Die mentale Repräsentation B wird gerade für die nächste mentale Operation gewählt (nach Oberauer, 2009).

Klaus Oberauer von der Universität Zürich hat ein neues Modell vorgelegt, das Struktur und Funktion des Arbeitsgedächtnisses präzisiert (Oberauer, 2009). Oberauer fasst das Arbeitsgedächtnis als System mit **drei Ebenen** auf (**Abb. 16-4**): (1) Aufmerksamkeitsfokus (focus of attention), (2) Zone des direkten Zugriffs und (3) aktivierter Teil des Langzeitgedächtnisses. Ähnlich wie im Modell von Cowan geht Oberauer davon aus, dass das Arbeitsgedächtnis ein System ist, das den selektiven Zugriff auf Repräsentationen im Langzeitgedächtnis organisiert. Dies soll über die oben beschriebenen drei Ebenen erfolgen. Auf einer Stufe werden Repräsentationen aktiviert (aktiviertes Langzeitgedächtnis), die potenziell für anstehende kognitive Aufgaben relevant sind. Auf der zweiten Stufe soll eine kleine Zahl von Repräsentationseinheiten in den Bereich des direkten Zugriffs aufgenommen werden (direkter Zugriff). Auf dieser Ebene werden die aktivierten Repräsentationen in ein spezifisches mentales Koordinatensystem eingebunden. Man muss sich das so vorstellen, dass diese gewählten Repräsentationen in eine bestimmte Rangordnung der durchzuführenden Operationen einsortiert werden. Diese Repräsentationen bilden dann eine Kandidatenmenge für die dritte Stufe, auf der eines der Elemente in den Fokus der Aufmerksamkeit genommen und dadurch als Gegenstand der jeweils nächsten kognitiven Operation ausgewählt wird.

16.3. Hirnaktivität bei Arbeitsgedächtnisaufgaben

Zur Untersuchung der neuronalen Grundlagen des Arbeitsgedächtnisses sind verschiedene Methoden genutzt worden. In der Tierforschung wurden insbesondere Einzelzellableitungen eingesetzt, mit denen die Aktivität einzelner und mehrerer Neurone im Frontalkortex und anderen Hirngebieten während der Durchführung von Arbeitsgedächtnisaufgaben gemessen wurde. Bei Untersuchungen am Menschen werden vorrangig EEG- und MEG-Ableitungen sowie die funktionelle Magnetresonanztomografie genutzt. Bei diesen Untersuchungen werden drei Phasen von Arbeitsprozessen unterschieden, während derer die neuronale Aktivität gemessen wird: **Encodier-**, **Behaltens-** (auch Retentionsphase genannt) und **Abrufphase**. In der Encodierphase werden die Informationen dem Arbeitsgedächtnis zugeführt, während der Behaltensphase werden diese im Arbeitsgedächtnis gehalten und während der Reaktionsphase erfolgt die geforderte Reaktion. Im Verlauf der Behaltensphase müssen die Informationen gehalten und für die folgende Reaktion bereitgestellt werden. Die Behaltensphase ist für die neurowissenschaftlichen Untersuchungen des Arbeitsgedächtnisses die wichtigste; auf sie beziehen sich alle Untersuchungen und Befunde, die im Folgenden erläutert werden **(Abb. 16-5)**.

In Tierversuchen, in denen Einzelzellableitungen durchgeführt wurden, zeigten sich während der Verzögerungsphase insbesondere starke neuronale Aktivitäten im lateralen Frontalkortex, und hier insbesondere im dorsolateralen Präfrontalkortex (DLPFC). Untersuchungen am Menschen mittels der funktionellen Magnetresonanztomografie ergaben während der Behaltensphase Durchblutungszunahmen in verschiedenen Hirnregionen, u.a. im DLPFC, im Parietallappen und in Teilen des Temporalkortex (s.u.). Diese Durchblutungszunahmen blieben während der gesamten Verzögerung konstant und hingen von der Menge und der Komplexität des zu behaltenden Materials ab. Je mehr Informationen zu behalten waren und je schwieriger die Arbeitsgedächtnisaufgabe war, desto stärker waren die Durchblutungsveränderungen in der Verzögerungsphase. Dieser Effekt wird auch **Arbeitsgedächtnisbelastungseffekt** (working memory load effect) genannt **(Abb. 16-6)**. Stärkere neuronale Aktivitäten in der Behaltensphase (v.a. im Parietallappen, und hier insbesondere im Sulcus intraparietalis) wurden

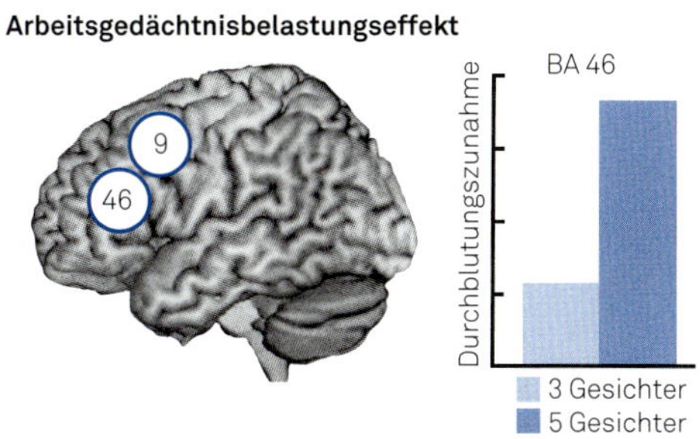

Abbildung 16-6: Beispiel für einen Arbeitsgedächtnisbelastungseffekt. Müssen fünf Gesichter behalten werden, ist die Durchblutung im DLPFC (BA 46 und 9) stärker, als wenn nur drei Gesichter behalten werden müssen (nach Linden, 2008).

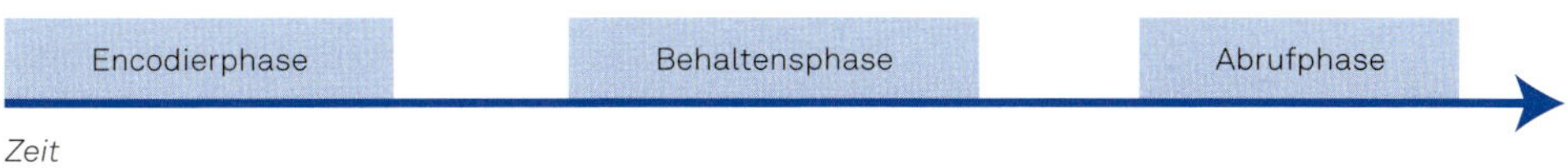

Abbildung 16-5: Typischer Ablauf eines Arbeitsgedächtnisexperiments mit der Encodier-, der Behaltens- und der späteren Abrufphase.

auch beobachtet, wenn die Arbeitsgedächtnisaufgaben korrekt bearbeitet wurden. Je besser also die Arbeitsgedächtnisaufgabe bearbeitet wurde, desto stärker waren die Aktivierungen in den beteiligten Hirngebieten (**Erfolgseffekt**; Abb. 16-7).

Die neuronale Aktivierung in der Behaltensphase ist offenbar ein für das Arbeitsgedächtnis wichtiger physiologischer Kennwert. Wahrscheinlich ist sie durch die vermehrte Aufmerksamkeit bedingt, denn je komplexer die Arbeitsgedächtnisaufgabe, desto mehr Aufmerksamkeit muss für die Bearbeitung zur Verfügung gestellt werden. Fraglich ist jedoch, ob sich die Aktivitäten in der Behaltensphase eher auf den in der Encodierphase implementierten Reiz (**retrospektive Aktivierung**) oder auf die folgenden Reaktionen beziehen (**prospektive Aktivierung**). Zusammenfassend kann allerdings festgehalten werden, dass die neuronale Aktivität in der Behaltensphase als ein guter neuronaler Indikator für Arbeitsgedächtnisprozesse aufgefasst werden kann. In den folgenden Abschnitten werden wir uns mit dem verbalen und visuellen Arbeitsgedächtnis und anderen Formen des Arbeitsgedächtnisses detaillierter auseinandersetzen.

Arbeitsgedächtniserfolgseffekt

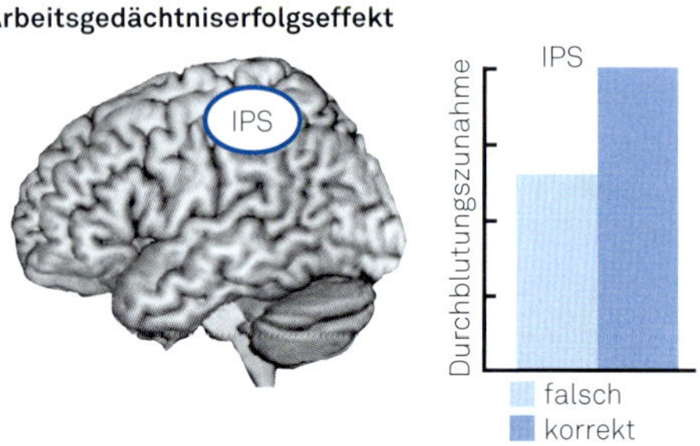

Abbildung 16-7: Darstellung des Erfolgseffekts für das Arbeitsgedächtnis. Für die korrekt bearbeiteten Arbeitsgedächtnisaufgaben ergaben sich stärkere Durchblutungen im Sulcus intraparietalis (nach Pessoa et al., 2002).

16.4. Verbales Arbeitsgedächtnis

Verbale Informationen im Arbeitsgedächtnis zu halten, ist für das sprachliche Verständnis von herausragender Bedeutung. Ohne ein funktionierendes verbales Arbeitsgedächtnis könnten wir nicht lesen, keine verbalen Mitteilungen verstehen oder auch selbst keine längeren Sätze formen. Das verbale Arbeitsgedächtnis wird auch für viele nicht offensichtlich verbale Tätigkeiten genutzt, z. B. für den Umgang mit Zahlen beim Rechnen. Viele Menschen nutzen verbale Strategien, um einfache und komplexe Rechenoperationen durchzuführen. Um diese Rechenoperationen durchzuführen, sind ebenfalls verbale Arbeitsgedächtnisleistungen notwendig, denn die einzelnen Zahlen müssen im Gedächtnis gehalten werden. Im Folgenden werden drei spezielle Formen des verbalen Arbeitsgedächtnisses besprochen: das **phonologische**, das **graphembezogene** und das **semantische Arbeitsgedächtnis**.

16.4.1. Phonologisches Arbeitsgedächtnis

Gemäß dem Modell von Baddeley ist für das Halten von verbalen Informationen im Arbeitsgedächtnis die phonologische Schleife verantwortlich, die aus einem phonologischen Speicher und dem artikulatorischen Reaktivierungsmechanismus besteht. Die Unterscheidung dieser beiden Komponenten kann zwei häufig replizierte Verhaltensphänomene erklären: den phonologischen Ähnlichkeitseffekt und den Wortlängeneffekt. Unter dem **phonologischen Ähnlichkeitseffekt** versteht man das Phänomen, dass die Arbeitsgedächtnisleistung für Buchstaben, die ähnlich klingen, schlechter ist als für Buchstaben, die unterschiedlich klingen. Offenbar interferieren ähnlich klingende Buchstaben, sodass es nicht mehr gelingt, diese Buchstaben im Arbeitsgedächtnis phonologisch voneinander zu trennen. Der phonologische Ähnlichkeitseffekt bestätigt, dass es einen phonologischen Speicher gibt, in dem verbale Informationen im Arbeitsgedächtnis gehalten werden, d.h., dass verbale Informationen in Klangform abgespeichert werden. Ähnlich klingende Informationen, die allerdings unterschiedliche Bedeutung haben, können dann nicht mehr auseinandergehalten werden und werden infolgedessen nicht mehr effizient abgerufen, da ähnliche Elemente verwechselt werden. Der **Wortlängeneffekt** beschreibt das Phänomen, dass kurze Wörter besser im Arbeitsgedächtnis gehalten werden als längere Wörter. Kurze Wörter erfordern für die artikulatorische Wiederholung weniger Zeit, sodass sie häufiger wiederholt werden können. Längere Wörter dagegen erfordern mehr Zeit, was dazu führt, dass sie seltener als kürzere Wörter im Arbeitsgedächtnis subvokal wiederholt werden können. Das führt dazu, dass die Gedächtnisspur für längere Wörter schneller wieder „zerfällt", bevor sie durch das artikulatorische Üben aufgefrischt wird.

Neuropsychologische Evidenz gewann diese Zweiteilung der phonologischen Schleife früh durch Läsionsstudien bei Patienten mit Hirnverletzungen. Patienten mit Läsionen im linksseitigen inferioren Parietallappen (BA 40) konnten phonologische Informationen nicht mehr speichern, was darauf hinweist, dass dieses Hirngebiet der phonologische Speicher ist. Patienten mit Läsionen im Broca-Areal (BA 44 und 45) hatten Probleme mit dem artikulatorischen Üben.

Die Rollenaufteilung zwischen dem linksseitigen inferioren Parietallappen (phonologischer Speicher) und dem linksseitigen inferioren Frontalkortex (artikulatorisches Üben) konnte auch in fMRT-Studien an gesunden Personen nachgewiesen werden. Ein typischer Versuchsansatz besteht darin, die Probanden aufzufordern, unterschiedliche, aber ähnlich klingende Silben zu behalten. Da es schwierig ist, solche Silben im Gedächtnis zu halten, sollte der phonologische Speicher besonders stark aktiviert sein, denn er wird in die Lösung dieser Aufgabe besonders intensiv einbezogen. Tatsächlich zeigten sich bei solchen Experimenten insbesondere im linksseitigen inferioren Parietallappen stärkere Durchblutungszunahmen. Das Broca-Areal dagegen war beim Behalten von dreisilbigen Wörtern stärker aktiviert als beim Behalten von einsilbigen Wörtern. Dreisilbige Wörter artikulatorisch zu üben, ist offenbar schwieriger als das artikulatorische Üben einsilbiger Wörter **(Abb. 16-8)**.

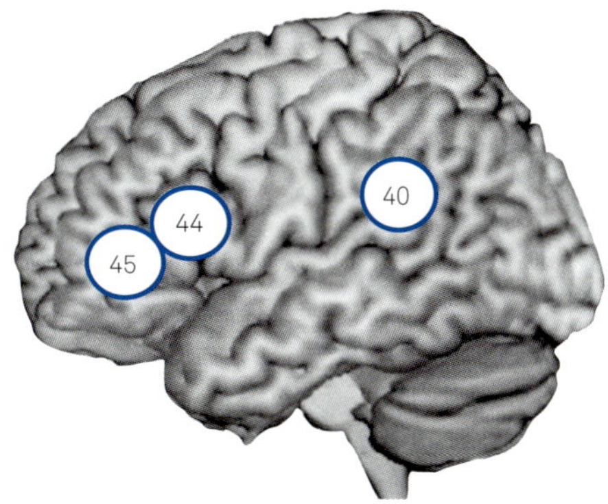

Abbildung 16-8: Hirngebiete, die in das phonologische Arbeitsgedächtnis involviert sind. Die Durchblutungszunahmen im unteren Teil des Parietallappens (BA 40) sind besonders stark, wenn die Versuchspersonen ähnlich klingende Wörter zu lernen hatten. Das Broca-Areal (BA 44, 45) ist umso stärker aktiviert, je mehr Silben die zu übenden Wörter enthalten.

16.4.2. Arbeitsgedächtnis für Grapheme

Während das phonologische Arbeitsgedächtnis für die Verarbeitung von gesprochener Sprache zuständig ist, wird bei der Verarbeitung von Schriftzeichen das **Arbeitsgedächtnis für Grapheme** genutzt. fMRT-Studien, in denen Wörter visuell dargeboten wurden (z. B. Fiebach et al., 2006), offenbarten insbesondere im **inferioren Temporallappen** starke Durchblutungszunahmen in der Behaltensphase. Darüber hinaus konnten in diesem Gebiet stärkere Durchblutungen in dieser Phase identifiziert werden, wenn fünf statt zwei Wörter präsentiert wurden. Die Aktivität im inferioren Temporallappen korrelierte auch mit der Genauigkeit, mit der die Arbeitsgedächtnisaufgabe von den Probanden durchgeführt wurde. Neben den Durchblutungszunahmen im inferioren Temporallappen zeigten sich konsistent Durchblutungszunahmen im inferioren Präfrontalkortex. Zusammengefasst kann festgehalten werden, dass das Arbeitsgedächtnis für Grapheme durch neuronale Netzwerke kontrolliert wird, die im linksseitigen inferioren Temporalkortex und im linksseitigen Präfrontalkortex lokalisiert sind. Der linksseitige inferiore Temporalkortex ist jene Hirnregion, in der Grapheme und Wörter gespeichert und analysiert werden. Insofern korrespondieren die Befunde bezüglich des Arbeitsgedächtnisses für Grapheme mit den Annahmen von Cowan (2011) und Oberauer (2009), die von einem engen Zusammenhang zwischen Arbeitsgedächtnis und den materialspezifischen Langzeitgedächtnissystemen ausgehen.

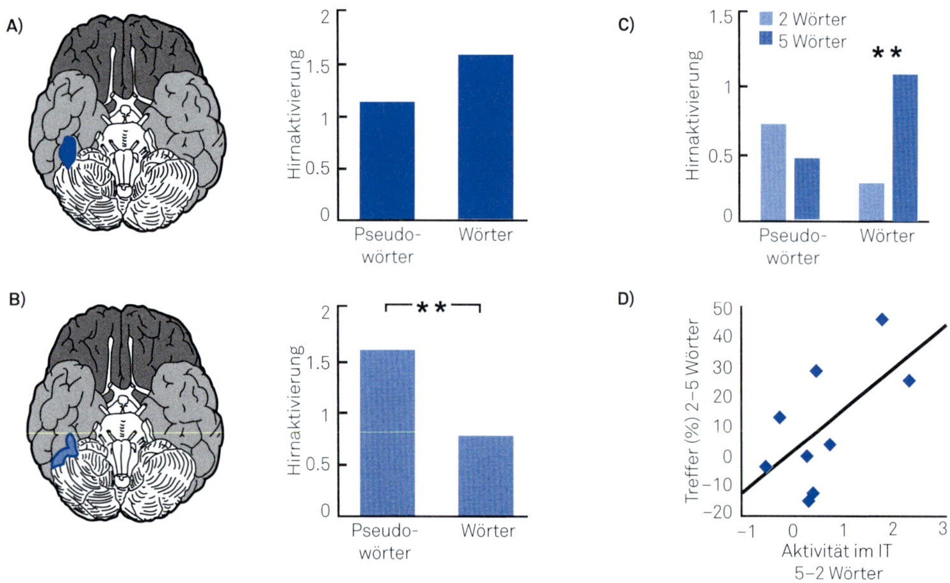

Abbildung 16-9: Arbeitsgedächtnis für Grapheme (nach Fiebach et al., 2006). (A) Hirngebiet im inferioren Temporallappen, das insbesondere beim Bearbeiten von Graphemen anspricht. (B) Bereich im inferioren Temporallappen (posterior zu dem Gebiet in A), das besonders stark beim Bearbeiten von Pseudowörtern reagiert. (C) Zusammenhang zwischen der Hirnaktivität in den beiden Gebieten des inferioren Temporallappens beim Halten und Manipulieren von Wörtern (Aktivierung aus der Region in A) und Pseudowörtern (Aktivierung aus der Region in B) in Abhängigkeit von der Anzahl der zu behaltenden Worte. (D) Zusammenhang zwischen der Aktivität im inferioren Temporallappen (IT) und der Anzahl der korrekt verarbeiteten Wörter. Dargestellt sind die jeweiligen Differenzen zwischen Ergebnissen für die Bearbeitung von fünf und zwei Wörtern.

16.4.3. Semantisches Arbeitsgedächtnis

Es sind neurologische Patienten beschrieben worden, die stärker bei semantischen als bei phonologischen Arbeitsgedächtnisaufgaben eingeschränkt waren. fMRT-Studien konnten belegen, dass eine neuroanatomische Trennung zwischen dem phonologischen und dem semantischen Arbeitsgedächtnis besteht. Lässt man Probanden semantische und phonologische Arbeitsgedächtnisaufgaben durchführen, dann offenbaren sich je nach Aufgabe unterschiedliche Aktivierungsmuster. Bei den semantischen Arbeitsgedächtnisaufgaben zeigen sich insbesondere Durchblutungszunahmen im **linksseitigen inferioren Frontalkortex** (Brodmann-Areale 45 und 47) und im **linksseitigen Temporallappen** (Brodmann-Areale 22 und 21; **Abb. 16-10**). Die linksseitigen Brodmann-Areale 45 und 47 sind auch in andere semantische Operationen (Abruf und semantische Verarbeitung) eingebunden (Kap. 14). Das Brodmann-Areal 47 ist etwas unterhalb des Brodmann-Areals 44 lokalisiert, das eher in Prozesse eingebunden ist, die mit dem phonologischen Arbeitsgedächtnis in Verbindung gebracht werden. Offenbar sind die Brodmann-Areale 45 und 47 auch in den für Arbeitsgedächtnisprozesse typischen Reaktivierungsmechanismus eingebunden, jedoch vorrangig wenn semantische Arbeitsgedächtnisaufgaben bearbeitet werden. Auch die Befunde zum semantischen Arbeitsgedächtnis korrespondieren mit den Vorstellungen von Cowan und Oberauer bezüglich der Annahme von materialspezifischen bzw. kategoriespezifischen Speichersystemen (s. o.).

16.4.4. Zusammenfassung zum verbalen Arbeitsgedächtnis

Das phonologische Arbeitsgedächtnis greift auf den linksseitigen inferioren Parietallappen (als phonologischer Speicher) und den linksseitigen inferioren Frontalkortex zurück (als Hirngebiet, in dem das artikulatorische Üben stattfindet). Das Arbeitsgedächtnis für Grapheme beinhaltet den linksseitigen inferioren Temporallappen. Das semantische Arbeitsgedächtnis greift auch auf den linksseitigen inferioren Temporalkortex zurück, nutzt aber auch den linksseitigen inferioren Fron-

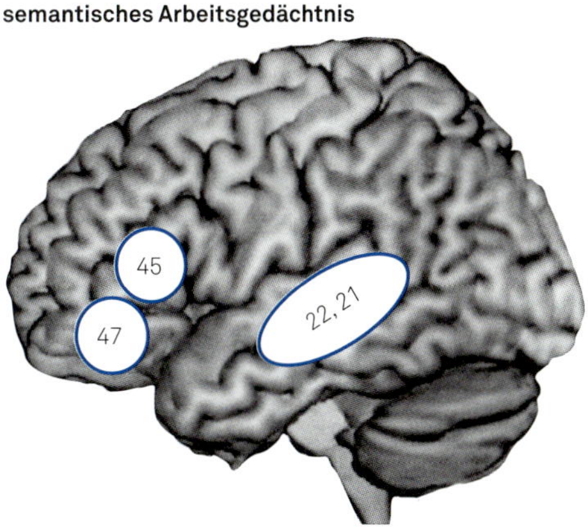

Abbildung 16-10: Hirngebiete, die in die Bearbeitung des semantischen Arbeitsgedächtnisses eingebunden sind.

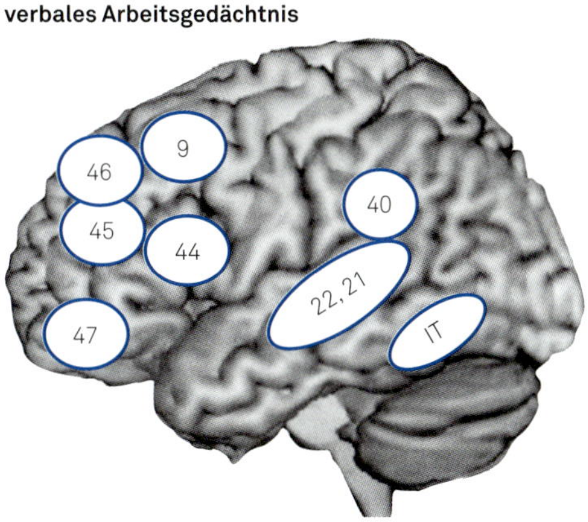

Abbildung 16-11: Hirngebiete, die in die Kontrolle des verbalen Arbeitsgedächtnisses eingebunden sind.

talkortex. Diese Befunde können mit allen Modellen des Arbeitsgedächtnisses in Einklang gebracht werden. In Übereinstimmung mit dem Baddeley-Modell können für die Speicherung und den Reaktivierungsmechanismus unterschiedliche Hirngebiete identifiziert werden. Die Befunde, wonach für unterschiedliche Aufgaben (Halten und Manipulieren von phonologischen und semantischen Informationen sowie von Graphem-informationen) auch unterschiedliche Hirngebiete aktiviert sind, sprechen für die Modelle von Cowan und Oberauer.

16.5. Visuelles Arbeitsgedächtnis

Das visuelle Arbeitsgedächtnis besteht aus zwei Komponenten: dem **räumlichen Arbeitsgedächtnis** und dem **Arbeitsgedächtnis für Objekte**. In Tieruntersuchungen wurden häufig sogenannte Delayed-matching-to-sample-Aufgaben verwendet, um die neuronalen Grundlagen des Arbeitsgedächtnisses zu untersuchen. Bei diesen Aufgaben werden visuell ein Beispiel- und mehrere Zielreize zeitlich verzögert dargeboten. Die Behaltensphase kann mehrere Sekunden lang sein. Aus den Zielreizen muss das Tier dann jenen Reiz auswählen, der mit dem Beispielreiz identisch ist. Das Tier muss den visuellen Beispielreiz im Arbeitsgedächtnis halten und überprüfen, ob der Beispielreiz zu dem Zielreiz passt, und entsprechende Entscheidungen vornehmen. In der Behaltensphase „feuern“ v.a. Neurone im **frontalen Augenfeld**, im **dorsolateralen Präfrontalkortex** und im Parietallappen, und hier insbesondere im **intraparietalen Sulcus** (IPS).

Ähnliche Befunde konnten auch bei fMRT-Untersuchungen beim Menschen festgestellt werden. Die Aktivitäten im frontalen Augenfeld sind noch ausgeprägter, wenn die Probanden großflächige visuelle Ziel- und Beispielreize zu bearbeiten haben, dann müssen wahrscheinlich die Augenbewegungen auch entsprechend kontrolliert werden. Wahrscheinlich wird auch die Blickrichtungsposition beim Betrachten des Beispielreizes festgehalten und beim Vergleich und der nachfolgenden Entscheidung beim Betrachten des Zielreizes wieder abgerufen. Dies erfordert offenbar ein Zusammenspiel des frontalen Augenfeldes und des intraparietalen Sulcus. Das frontale Augenfeld codiert die Blickbewegung und der intraparietale Sulcus die räumliche Position, in die der Blick gelenkt werden soll.

Die Aktivierungen variieren jedoch beim Menschen je nach genutztem Reizmaterial erheblich. Werden Objekte als Reize genutzt (**Arbeitsgedächtnis für Objekte**), zeigen sich auch Aktivierungen in Hirngebieten, die an der Wahrnehmung und Speicherung der jeweiligen Objekte beteiligt sind. Werden z.B. in den Delayed-matching-to-sample-Aufgaben Häuser als Reize verwendet, ergeben sich Durchblutungszunahmen im **medial gelegenen Bereich des Gyrus fusiformis** und/oder im **Gyrus parahippocampalis**. Werden dagegen Gesichter als Reize verwendet, dann zeigen sich Aktivierungen im **lateralen Teil des Gyrus fusiformis**. Offenbar werden kategoriespezifische Hirngebiete für das Halten von Informationen genutzt. Werden nicht Objekte, sondern räumliche Zusammenhänge als Reizmaterial dargeboten (**räumliches Arbeitsgedächtnis**), wird der Parietallappen, und hier insbesondere der intraparietale Sulcus, aktiviert.

Zur Untersuchung des räumlichen Arbeitsgedächtnisses wird z.B. der Blockspannentest eingesetzt (**Abb. 16-12**). Dieser Test besteht aus einigen kleinen Blöcken. Der Versuchsleiter zeigt nacheinander auf drei, vier oder fünf verschiedene Blöcke. Der Proband muss anschließend diese Blöcke in umgekehrter Reihenfolge anzeigen. In der Behaltensphase ergeben sich Aktivierungen im Parietallappen und im intraparietalen Sulcus. Ein anderer

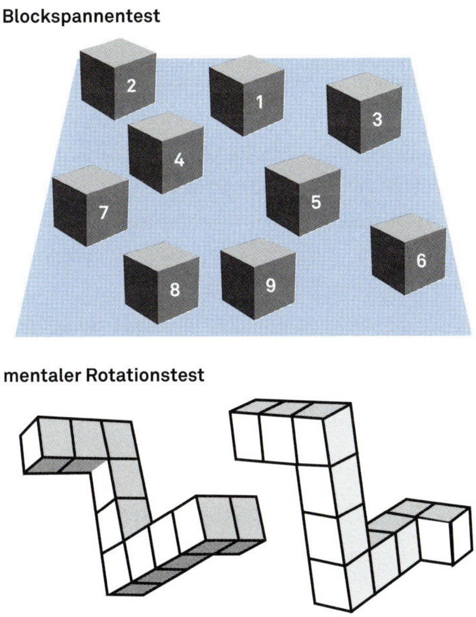

Abbildung 16-12: Blockspannentest und mentaler Rotationstest.

Test, mit dem visuell-räumliche Arbeitsgedächtnisleistungen erfasst werden, ist der mentale Rotationstest.[44] In der Originalform dieses Tests werden zwei zwei- oder dreidimensionale Figuren nebeneinander präsentiert. Eine Figur ist der Standardreiz und die andere ist der Vergleichsreiz. Der Vergleichsreiz kann im Vergleich zum Standardreiz gedreht oder spiegelverkehrt angeordnet sein oder er ist dem Standardreiz nur ähnlich, aber eben nicht identisch. Um zu entscheiden, ob Standard- und Vergleichsreiz übereinstimmen, muss die Versuchsperson einen oder beide Reize mental drehen und dabei ständig Vergleiche durchführen. Die Schwierigkeit der Aufgabe, die beiden Figuren miteinander in Deckung zu bringen, steigt mit zunehmendem Drehwinkel. Bei der Durchführung dieser Aufgabe sind je nach Schwierigkeit und Expertise der Versuchspersonen der intraparietale Sulcus, Objekterkennungsnetzwerke im inferioren Temporallappen und der dorsolaterale Frontalkortex aktiviert **(Abb. 16-13)**.

Die Dissoziation zwischen dem Arbeitsgedächtnis für Objekte und dem räumlichen Arbeitsgedächtnis wird auch durch Verhaltensuntersuchungen belegt. Werden z.B. Block- und Objektspannentests ohne und mit gleichzeitigen Interferenzaufgaben durchgeführt, ergeben sich typische Leistungseinbußen je nach Art der gleichzeitig durchgeführten Interferenzaufgabe. Wird der Blockspannentest gleichzeitig mit einer räumlichen Interferenzaufgabe durchgeführt, nehmen die Leistungen im Blockspannentest ab. Bearbeitet die Versuchsperson den Blockspannentest, während sie gleichzeitig einen Objektspannentest bearbeitet, dann verringern sich die Leistungen im Blockspannentest nicht. Beim Objektspannentest muss sich die Versuchsperson Objekte merken und diese manipulieren und nicht mit räumlichen Informationen umgehen. Offenbar stört das gleichzeitige räumliche Bearbeiten der Interferenzaufgabe das Bearbeiten des Blockspannentests. Umgekehrt führt nur das gleichzeitige Bearbeiten eines Objektinterfe-

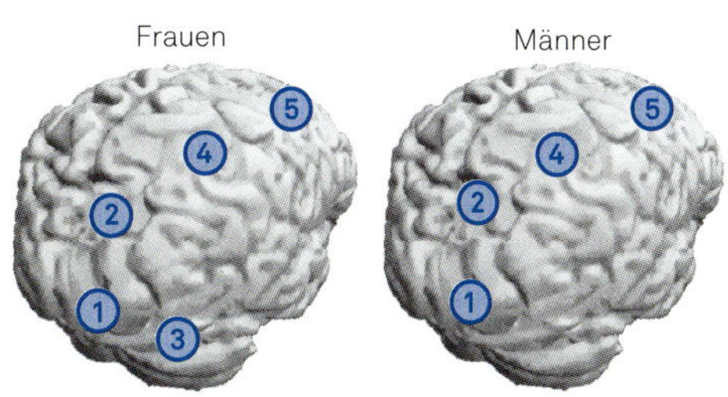

Abbildung 16-13: Typische Durchblutungszunahmen beim Lösen von mentalen Rotationsaufgaben (nach Jordan et al., 2002). 1: okzipitaler Kortex (visuelle Areale), 2: intraparietaler Sulcus, 3: Gyrus fusiformis, 4: Motorkortex, 5: Prämotorkortex.

44 Der mentale Rotationstest gilt zwar nicht als typischer räumlicher Arbeitsgedächtnistest, die Leistungen in diesem Test korrelieren jedoch hoch mit denen, die in typischen räumlichen Arbeitsgedächtnistests erzielt werden.

renztests zu Leistungseinbußen beim Objektspannentest, aber nicht das gleichzeitige Bearbeiten einer räumlichen Interferenzaufgabe (Della Sala et al., 1999).

16.6. Auditorisches Arbeitsgedächtnis

Neben dem phonologischen Arbeitsgedächtnis, das eine Form des auditorischen Arbeitsgedächtnisses ist, existiert auch ein nichtverbales **auditorisches Arbeitsgedächtnis**. Diese Form des auditorischen Arbeitsgedächtnisses wird genutzt, wenn man sich z. B. Töne oder Melodien merkt, um sie mit anderen Tönen und Melodien zu vergleichen. Zur Untersuchung der neuronalen Grundlagen dieses Arbeitsgedächtnissystems werden ebenfalls Verzögerungsparadigmen genutzt, in denen die Probanden Beispieltöne oder -melodien hören und diese für einige Sekunden im Gedächtnis halten müssen, um sie später mit Vergleichstönen oder -melodien zu vergleichen. Die bei tonalen auditorischen Arbeitsgedächtnisaufgaben zu beobachtenden Hirnaktivierungen decken sich im Wesentlichen mit den typischen Hirnaktivierungen beim phonologischen Arbeitsgedächtnis. Offenbar werden für das tonale und das verbale auditorische Arbeitsgedächtnis die gleichen Hirnstrukturen verwendet. Zusätzlich beteiligt ist bei diesem Arbeitsgedächtnissystem der sekundäre auditorische Kortex (**Abb. 16-14**). Bei Musikern, die Experten im Verwenden des tonalen auditorischen Arbeitsgedächtnisses sind, zeigen sich zusätzliche Aktivierungen insbesondere in den Basalganglien, im Kleinhirn und im Cuneus (Schulze et al., 2011). Auch diese Befunde belegen die zumindest teilweise genutzte kategoriespezifische Verarbeitung im Arbeitsgedächtnis.

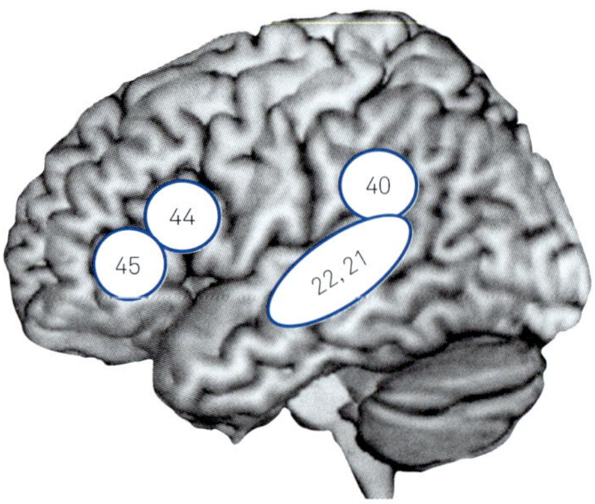

Abbildung 16-14: Typische Durchblutungszunahmen beim auditorischen Arbeitsgedächtnis.

16.7. Die Rolle des dorsolateralen Präfrontalkortex

Der dorsolaterale Präfrontalkortex ist offenbar modalitätsunabhängig wichtig für das Arbeitsgedächtnis. Bislang ist jedoch nicht abschließend geklärt, welche Funktion der Präfrontalkortex bei der Durchführung von Arbeitsgedächtnisaufgaben ausübt. In der Literatur werden aktuell zwei Vorstellungen über die grundsätzliche Rolle des Präfrontalkortex bei Arbeitsgedächtnisfunktionen diskutiert, die sich hinsichtlich der Funktionen unterscheiden, die dem ventrolateralen und dem dorsolateralen Präfrontalkortex zugeschrieben werden. Die sogenannten **inhaltsbasierten Modelle** betrachten den ventralen Präfrontalkortex als eine Hirnregion, die insbesondere für das Arbeitsgedächtnis für Objekte spezialisiert ist. Der dorsolaterale Präfrontalkortex dagegen soll mehr in räumliche Arbeitsgedächtnisfunktionen eingebunden sein. Die **prozessbasierten Modelle** gehen davon aus, dass der ventrale Präfrontalkortex vorrangig für das Halten von Informationen spezialisiert ist, während der dorsolaterale Präfrontalkortex mehr mit komplexen Prozessen wie der Aufgabenüberwachung und dem Manipulieren von Informationen betraut sein soll (**Abb. 16-15**).

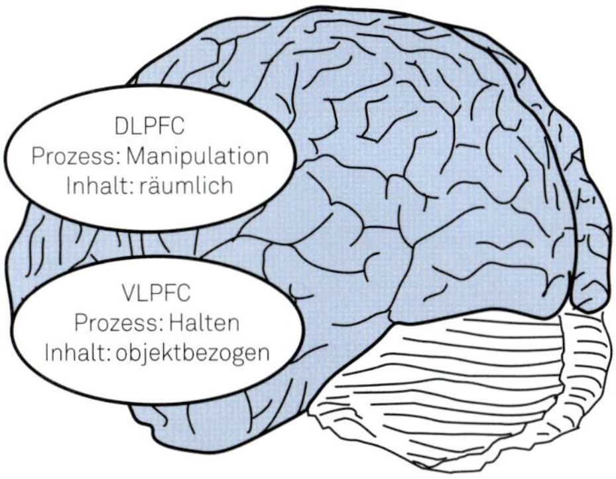

Abbildung 16-15: Diskutierte Funktionen des dorsolateralen Präfrontalkortex (DLPFC) und des ventrolateralen Präfrontalkortex (VLPFC): inhalts- vs. prozessbasierte Modelle.

Die inhaltsbasierten Modelle folgen der Überlegung, dass der ventrale Pfad für Objektverarbeitung im ventrolateralen Präfrontalkortex endet. Der dorsale Pfad, der vorrangig in die räumliche Verarbeitung eingebunden ist, soll dagegen im dorsolateralen Präfrontalkortex terminieren. In der Tat konnten in Tierversuchen einige Frontalkortexneurone identifiziert werden, die spezifisch auf Objektinformationen (im ventrolateralen Frontalkortex) oder Rauminformationen (im dorsolateralen Präfrontalkortex) ansprechen. Es sind jedoch auch Befunde berichtet worden, wonach im lateralen Präfrontalkortex Neurone existieren, die sowohl auf räumliche wie auch auf objektbezogene Informationen ansprechen.

fMRT-Untersuchungen am Menschen haben diesbezüglich unterschiedliche Ergebnisse erbracht. Obwohl Befunde vorliegen, die beide Modelle unterstützen, scheint sich zunehmend durchzusetzen, dass prozessbasierte Modelle mehr Erklärungswert haben. Vor allem neuere Metaanalysen haben gezeigt, dass mit zunehmender Komplexität der Arbeitsgedächtnisaufgabe immer mehr dorsale Frontalkortexbereiche einbezogen werden (Wager & Smith, 2003). Für die prozessbasierten Modelle sprechen auch Ergebnisse, die belegen, dass die Präfrontalkortexaktivität dann besonders stark ist, wenn die Arbeitsgedächtnisaufgabe korrekt gelöst wird. Dies spricht dafür, dass der dorsolaterale Präfrontalkortex in die Organisation der Informationen innerhalb des Arbeitsgedächtnisses eingebunden ist. Durch diese Organisation der im Arbeitsgedächtnis zu haltenden Informationen werden diese dann weniger anfällig für Distraktoren. Das Organisieren der im Arbeitsgedächtnis zu haltenden Informationen ist aufwendiger und komplexer als das Halten der Informationen im Arbeitsgedächtnis. Dieser zusätzliche Prozessierungsaufwand erfordert mehr kognitive Ressourcen. Ein experimentelles Beispiel für die Unterstützung des prozessbasierten Modells ist die Arbeit von D'Esposito und Kollegen (1999). In dieser Arbeit mussten die Probanden in der Behaltensphase Wörter im Arbeitsgedächtnis halten (Haltebedingung) oder sie zusätzlich buchstabieren (Buchstabierbedingung). In der Behaltensphase zeigten sich wie erwartet starke Durchblutungszunahmen im ventralen und dorsolateralen Präfrontalkortex. Die Aktivität im dorsolateralen Präfrontalkortex war allerdings während der Buchstabierbedingung besonders stark, was dafür spricht, dass der zusätzliche Kontrollaufwand ein Eingreifen des dorsolateralen Präfrontalkortex nötig macht.

16.8. Elektrophysiologie des Arbeitsgedächtnisses

Das Arbeitsgedächtnis ist auch elektrophysiologisch mittels des EEG und des MEG sehr intensiv untersucht worden. Hierbei zeigten sich insbesondere typische Oszillationsmuster in verschiedenen Frequenzbereichen während des Durchführens von Arbeitsgedächtnisaufgaben. Besonders intensiv wurde in diesem Zu-

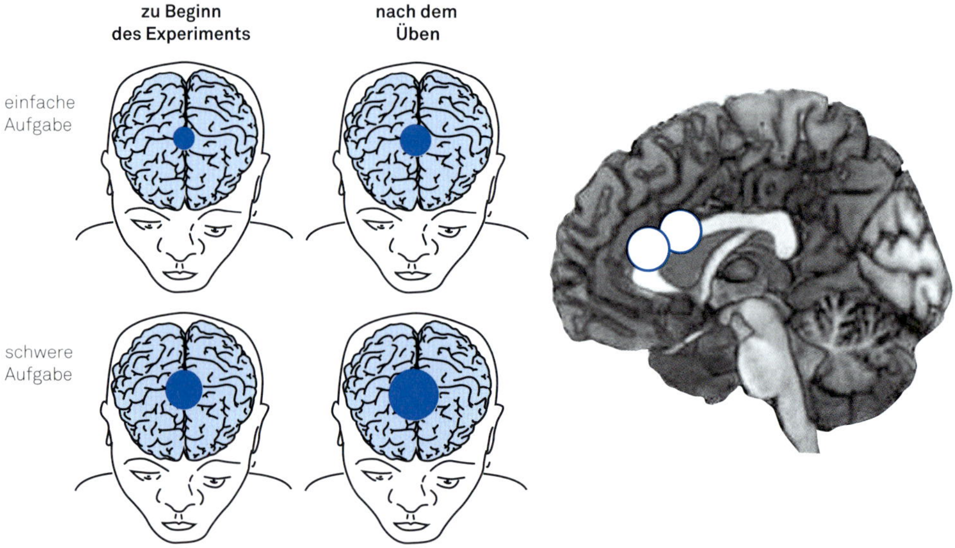

Abbildung 16-16: Typisches Ergebnis bezüglich FM-Theta. Mit zunehmender Schwierigkeit der Arbeitsgedächtnisaufgabe nimmt die FM-Theta-Aktivität zu. Rechts sind die intrazerebralen Quellen der FM-Theta-Aktivität dargestellt.

sammenhang die Theta-Frequenz (genauer: die Energie oder der Anteil dieses Frequenzbandes) über frontalen und zentralen Elektrodenpositionen (Elektrodenpositionen F3, F4 und Fz) untersucht. Das Theta-Band ist die EEG-Oszillation im Frequenzbereich zwischen 4 und 7 Hz. Weil diese Oszillation über zentralen und frontalen Elektrodenpositionen gemessen wird, wird dieser Kennwert auch **Frontal-Midline-Theta** (FM-Theta) genannt. FM-Theta variiert mit der Aufgabenschwierigkeit, der Gedächtnisbelastung (memory load) und der tonischen Aufmerksamkeit. Besonders stark ist FM-Theta in der Behaltensphase bei Arbeitsgedächtnisaufgaben (Retentionsphase). In der Regel zeigt sich auch mit zunehmender Schwierigkeit der Arbeitsgedächtnisaufgabe eine FM-Theta-Zunahme. Ob allerdings FM-Theta ausschließlich mit der Kontrolle von Arbeitsgedächtnisfunktionen verbunden ist, ist noch nicht abschließend geklärt. Es ist auch sehr wahrscheinlich, dass FM-Theta mit der Aufrechterhaltung von Aufmerksamkeit[45] oder der Überwachung der Aufgabendurchführung verbunden ist. Dafür spricht u.a., dass die intrazerebralen Quellen der FM-Theta-Aktivität im anterioren Cingulum lokalisiert wurden, einem Hirngebiet, das in die Kontrolle von exekutiven Funktionen, und hier insbesondere in die Überwachung ablaufender kognitiver Funktionen, eingebunden ist.

Neuere Arbeiten haben des Weiteren gezeigt, dass sich nicht nur die Power im Theta-Band (besonders über der frontalen Mittellinie), sondern auch die Power im Alpha-Band charakteristisch verändert. Besonders das untere Alpha-Band (8–10 Hz) indiziert neurophysiologische Prozesse, die bei Arbeitsgedächtnisaufgaben beteiligt sind. Intrakortikale Quellenschätzungen haben ergeben, dass die

45 Wie oben dargestellt, ist die Aufmerksamkeit wesentlich für die Arbeitsgedächtnismodelle im Sinne von Cowan und Oberauer.

Hirngebiete, welche die Alpha-Band-Aktivität generieren, im lateralen DLPFC und im hinteren Temporallappen (Gyrus temporalis superior, Gyrus temporalis medius, Gyrus temporalis inferior) sowie im Lobulus parietalis inferior lokalisiert sind. Die Hirngebiete im Temporal- und Parietallappen sind bekanntlich Speicherstrukturen für das Gedächtnis (Maurer et al., 2015) (siehe auch **Abb. 16-17**).

Diese EEG-Aktivierungen scheinen sich nach neueren Erkenntnissen mit zunehmendem Alter der Versuchspersonen zu ändern. Während bei jüngeren Versuchspersonen in der Regel eine Theta-Band-Synchronisation während des Bearbeitens von Arbeitsgedächtnisaufgaben zu beobachten ist, sind bei Senioren Desynchronisationen berichtet worden. Diese Theta-Band-Desynchronisationen waren besonders ausgeprägt vor allem bei schwierigen Arbeitsgedächtnisaufgaben (Steiger et al., 2019) (siehe auch **Abb. 16-18**).

Neben der FM-Theta-Aktivität ist auch überprüft worden, ob sich die Theta-Oszillation über dem ganzen Gehirn während des Durchführens von Arbeitsgedächtnisaufgaben verändert. Hierbei konnte gezeigt werden, dass die Theta-Kohärenz (im Wesentlichen ist dies die Korrelation der EEG-Oszillationen im Theta-Frequenzbereich, die an verschiedenen Elektroden gemessen werden) über frontalen, parietalen und temporalen Hirngebieten beim Bearbeiten von Arbeitsgedächtnisaufgaben (insbesondere in der Retentionsphase) zunimmt. Dieser Befund korrespondiert mit den

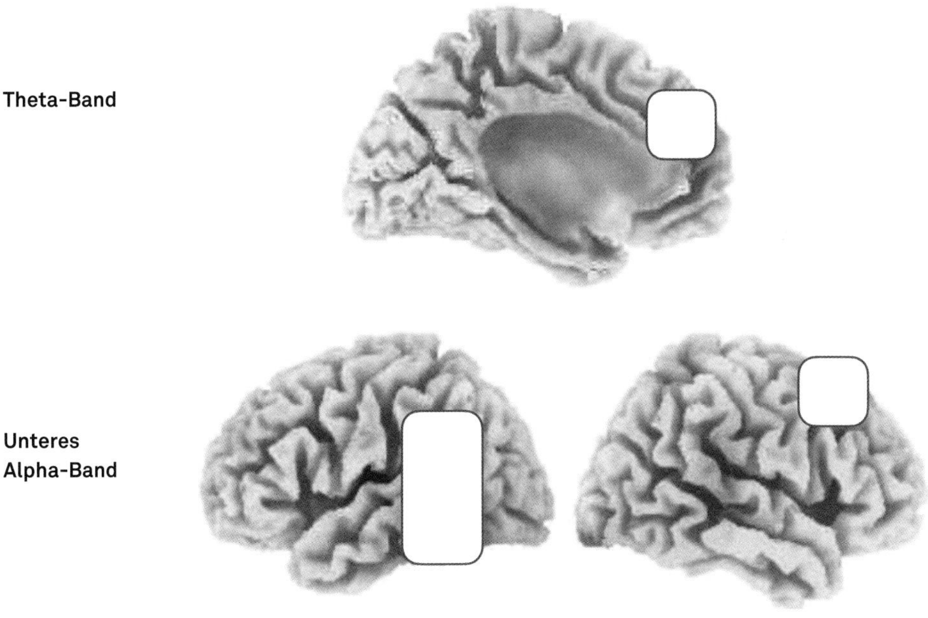

Abbildung 16-17: Kortikale Quellen, die bei der Bearbeitung von Arbeitsgedächtnisaufgaben beteiligt sind. Im oberen Bildteil ist das vordere Cingulum gekennzeichnet, das für die Generierung der Theta-Power (hier Zunahme im Vergleich zu einer Ruhebedingung: Synchronisation) verantwortlich ist. Im unteren Teil der Abbildung sind die Hirngebiete gekennzeichnet, die für die Generierung der Alpha-Band-Power während des Durchführens der Arbeitsgedächtnisaufgabe zuständig sind (hier ist eine Abnahme der Alpha-Band-Power im Vergleich zu einer Ruhebedingung dargestellt: Desynchronisation). Nachgezeichnet und verändert nach Maurer et al. (2015).

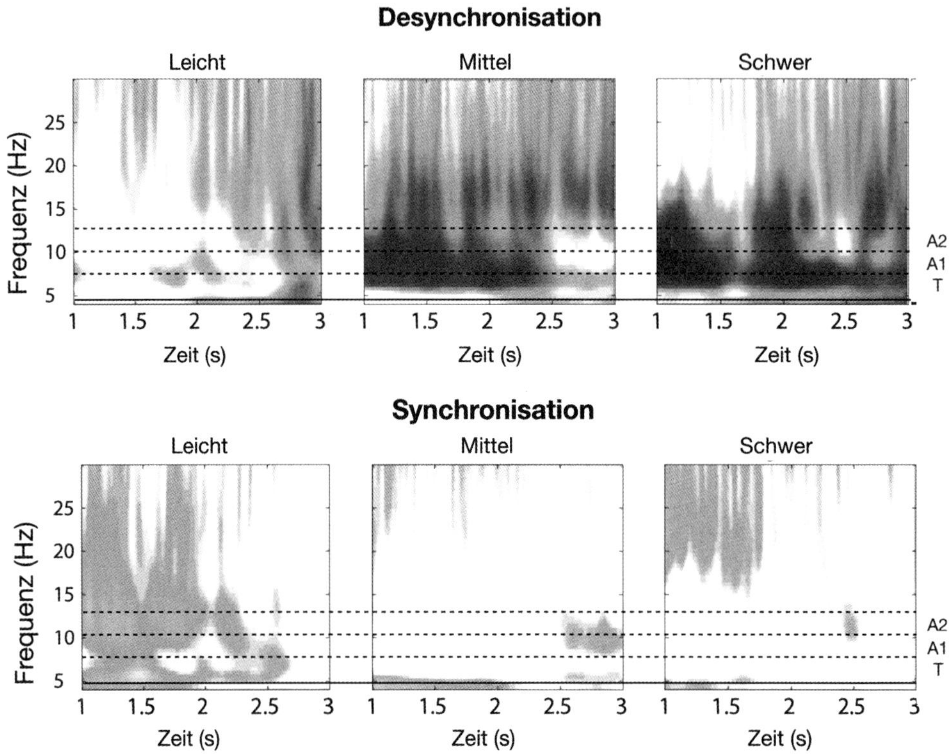

Abbildung 16-18: Dargestellt ist die Entwicklung der Power im Frequenzbereich von 3–30 Hz über einen Zeitraum von 3.5 Sekunden während der Behaltensphase beim Bearbeiten einer Arbeitsgedächtnisaufgabe. Im oberen Abbildungsteil ist die Desynchronisation (im Vergleich zur Baseline) dargestellt. Im unteren Abbildungsteil sind analog die Synchronisationen dargestellt. Die dunklen Grautöne repräsentieren hohe Power. Man erkennt, dass mit zunehmendem Schwierigkeitsgrad der Arbeitsgedächtnisaufgabe die Desynchronisationen im Alpha- und Theta-Band zunehmen. Nachgezeichnet und verändert nach Steiger et al. (2019).

fMRT-Befunden, die ja auch zeigen, dass in der Retentionsphase frontale, parietale und temporale Hirnregionen aktiv sind.

In weiteren Arbeiten zum Arbeitsgedächtnis fokussierte man sich nicht nur auf das Theta- und Alpha-Band, sondern interessierte sich auch für die Korrelation zwischen der FM-Theta-Aktivität und der Gamma-Band-Frequenz über frontalen, parietalen und temporalen Hirnbereichen. In einigen Arbeiten konnte gezeigt werden, dass während des Durchführens von Arbeitsgedächtnisaufgaben die Korrelationen zwischen der Theta- und Gamma-Band-Power zunahmen (z.B. Griesmayr et al., 2010). Das Gamma-Band ist eine hochfrequente Oszillation im Frequenzbereich von 30 bis 80 Hz, die mit Bewusstseins- und Gedächtnisprozessen in Verbindung gebracht wird. Es wird davon ausgegangen, dass diese Kohärenz zwischen FM-Theta- und Gamma-Band-Aktivität die neurophysiologischen Grundlagen der Überwachungsfunktionen repräsentiert, die beim Memorieren von Gedächtnisinformationen ablaufen. Neben diesem Zusammenhang zwischen der FM-Theta- und der Gamma-Band-Aktivität ist auch das Gamma-

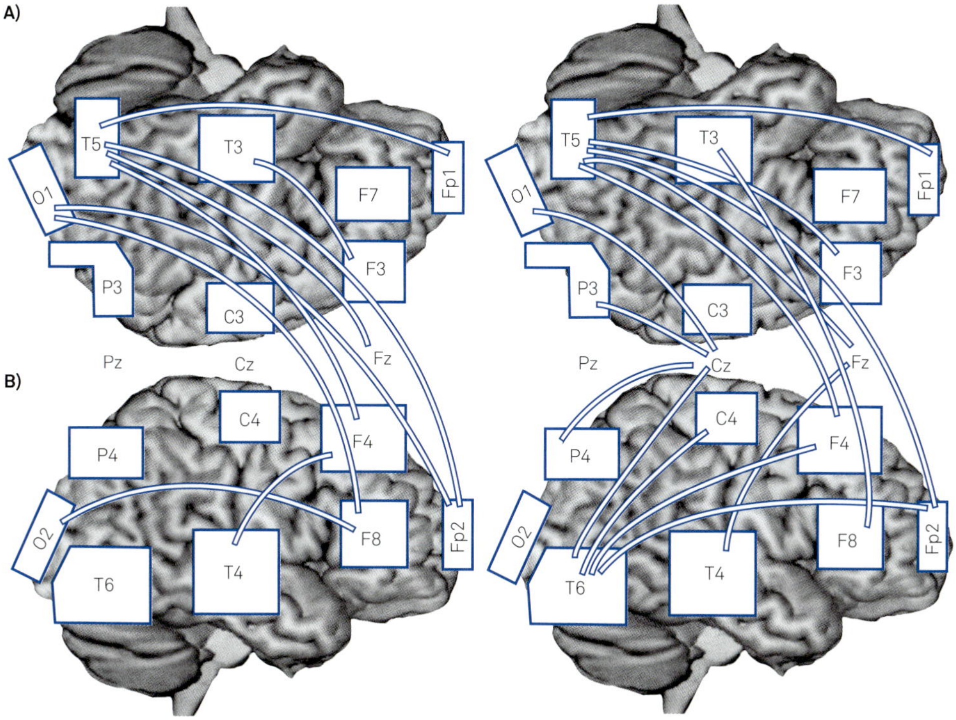

Abbildung 16-19: Dargestellt sind die Kohärenzen zwischen verschiedenen Elektrodenpositionen im Theta-Band während des Durchführens unterschiedlich schwerer Arbeitsgedächtnisaufgaben. (A) Ergebnisse für das Behalten von Graphemen und (B) für das Behalten von Zeichnungen. (Nachgezeichnet nach Sarnthein et al., 1998)

Band allein, d.h. ohne direkten Bezug zu anderen Frequenzbändern, mit Arbeitsgedächtnisprozessen in Verbindung gebracht worden. Gamma-Band-Aktivität tritt auf, wenn Arbeitsgedächtnisaufgaben bearbeitet werden, und kann mitunter auch in Abhängigkeit von der Aufgabenschwierigkeit zunehmen.

Man findet auch gelegentlich eine Abnahme der Energie im Beta-Band. Diese Energiereduktionen im Alpha- und Beta-Band sind bei schwierigen Aufgaben am stärksten und dauern bei diesen Aufgaben auch am längsten.

Die zeitliche Struktur der neurophysiologischen Prozesse wurde auch mit evozierten Potenzialen untersucht. Allerdings sind die Befunde nicht einheitlich. Gelegentlich werden die P300- und die N400-Komponenten mit Arbeitsgedächtnisprozessen in Verbindung gebracht. Da diese Komponenten aber auch mit anderen psychischen Prozessen zusammenhängen (z.B. Aufmerksamkeit und Orientierungsreaktionen, semantische Gedächtnisprozesse), werden sie nicht originär als Indikatoren von Arbeitsgedächtnisleistungen aufgefasst.

16.9. Zusammenfassung

- Das wesentliche Charakteristikum des Arbeitsgedächtnisses ist das Halten und Manipulieren von Informationen.
- Das Halten der Informationen erfolgt durch tonische neuronale Aktivität in posterioren

Hirngebieten (Parietal- und Temporallappen). Übergeordnete Kontrollen der Arbeitsgedächtnisfunktionen und die damit verbundenen Manipulationen werden über frontale Hirngebiete geregelt.

- Drei psychologische **Arbeitsgedächtnismodelle** wurden vorgestellt: das Modell von Alan Baddeley, das von Nelson Cowan und das von Klaus Oberauer.
- Welches spezifische Hirngebiet (insbesondere der posterioren Hirngebiete) in die entsprechenden Arbeitsgedächtnisfunktionen eingebunden wird, hängt von der jeweiligen Information ab, die gehalten und manipuliert wird (kategoriespezifisches Arbeitsgedächtnis).
- Die Hirngebiete, die an der Kontrolle des verbalen Arbeitsgedächtnisses beteiligt sind, sind vorrangig linkslateralisiert. Die Speicherstrukturen befinden sich im linkslateralisierten inferioren Parietallappen (Brodmann-Areal 40) für phonologische Informationen, im linksseitigen inferioren Temporallappen (Brodmann-Areal 21) für semantische Informationen und im inferioren Temporallappen im Wortformareal für Wortinformationen (Brodmann-Areale 37 und 19).
- Die Hirngebiete, die in das **„Rehearsal"** für phonologische Informationen eingebunden sind, befinden sich im Broca-Areal (Brodmann-Areal 44) und im inferioren Frontalkortex (Brodmann-Areale 45 und 47).
- Die Hirngebiete, die in **nonverbale Arbeitsgedächtnisfunktionen** eingebunden sind, befinden sich vorrangig auf der rechten Hemisphäre. Sie unterscheiden sich jedoch für das räumliche Arbeitsgedächtnis und das Arbeitsgedächtnis für Objekte.
- Das **visuell-räumliche Arbeitsgedächtnis** wird von einem frontoparietalen Netzwerk kontrolliert. Zu diesem Netzwerk gehören das frontale Augenfeld (Brodmann-Areal 8) und der intraparietale Sulcus (Brodmann-Areal 7). Der intraparietale Sulcus ist in räumliche Analysen eingebunden, während das frontale Augenfeld mit der Steuerung der Augenbewegung betraut ist.
- Das **Arbeitsgedächtnis für Objekte** ist mit okzipitotemporalen Aktivierungen assoziiert. Je nach Objekt, das im Arbeitsgedächtnis gehalten wird, werden unterschiedliche Teilgebiete im Okzipitotemporallappen genutzt. Werden z. B. Gesichtsbilder memoriert, ist v. a. das fusiforme Gesichtsareal aktiv. Beim Halten von Bildern, auf denen Objekte dargestellt sind, ist v. a. der Gyrus parahippocampalis aktiv.
- Das **auditorische Arbeitsgedächtnis** nutzt den sekundären auditorischen Kortex für das Halten und Speichern von Informationen.
- Bezüglich der spezifischen Funktion des Präfrontalkortex bei Arbeitsgedächtnisfunktionen werden aktuell inhaltsbasierte und prozessbasierte Modelle diskutiert. Die prozessbasierten Modelle haben derzeit mehr Erklärungskraft.
- Je komplexer und schwieriger die Arbeitsgedächtnisaufgabe wird, desto stärker werden die lateralen Präfrontalkortexbereiche in die Kontrolle mit einbezogen. Es ist auch eine zunehmend bilaterale Aktivierung des lateralen Präfrontalkortex mit zunehmender Aufgabenschwierigkeit festzustellen.
- Die mit dem EEG gemessene **Theta-Aktivität** über frontalen und zentralen Hirngebieten hängt von der Schwierigkeit der zu lösenden Arbeitsgedächtnisaufgabe ab. Diese spezielle Theta-Aktivität wird als FM-Theta bezeichnet.
- Die intrazerebralen Quellen der FM-Theta-Aktivität befinden sich v. a. im anterioren Cingulum.
- Man findet auch Alpha-Band-Desynchronisationen während des Bearbeitens von Arbeitsgedächtnisaufgaben. Die intrazerebralen Quellen befinden sich vorrangig im unteren Parietallappen und im hinteren Temporallappen.

- Die FM-Theta-Aktivität während des Durchführens von Arbeitsgedächtnisaufgaben korreliert auch mit der globalen Gamma-Band-Aktivität.
- Beim Lösen von Arbeitsgedächtnisaufgaben nimmt die Kohärenz (Zusammenhang) der Theta-Oszillationen in frontalen, parietalen und temporalen Hirngebieten zu.
- Auch die Gamma-Band-Aktivität tritt beim Lösen von Arbeitsgedächtnisaufgaben vermehrt auf.

16.10. Fragen und Aufgaben

- Definieren Sie das Arbeitsgedächtnis.
- Beschreiben Sie die drei gängigen Arbeitsgedächtnismodelle (Baddeley, Cowan, Oberauer).
- Beschreiben Sie typische Arbeitsgedächtnisaufgaben für das phonologische, semantische, visuelle und räumliche Arbeitsgedächtnis.
- Was wird im Zusammenhang mit dem Arbeitsgedächtnis unter prozess- und/oder inhaltsorientierten Modellen vestanden?
- Welche Rolle nimmt der Frontalkortex bei der Kontrolle des Arbeitsgedächtnisses ein?
- In welchem Zusammenhang stehen die Theta-, Gamma-, Alpha- und Beta-Oszillationen des EEG mit dem Arbeitsgedächtnis?

16.11. Weiterführende Literatur

Baddeley, A. (2003). Working memory: looking back and looking forward. Nature reviews. Neuroscience, 4(10), 829–39.

Baddeley, A., Eysenck, M., Anderson, M.C. (2009). Memory. London: Psychology Press.

Wagner, A.D., Shannon, B.J., Kahn, I., Buckner, R.L. (2005). Parietal lobe contributions to episodic memory retrieval. Trends Cogn Sci, 9(9), 445–453.

17. Plastizität

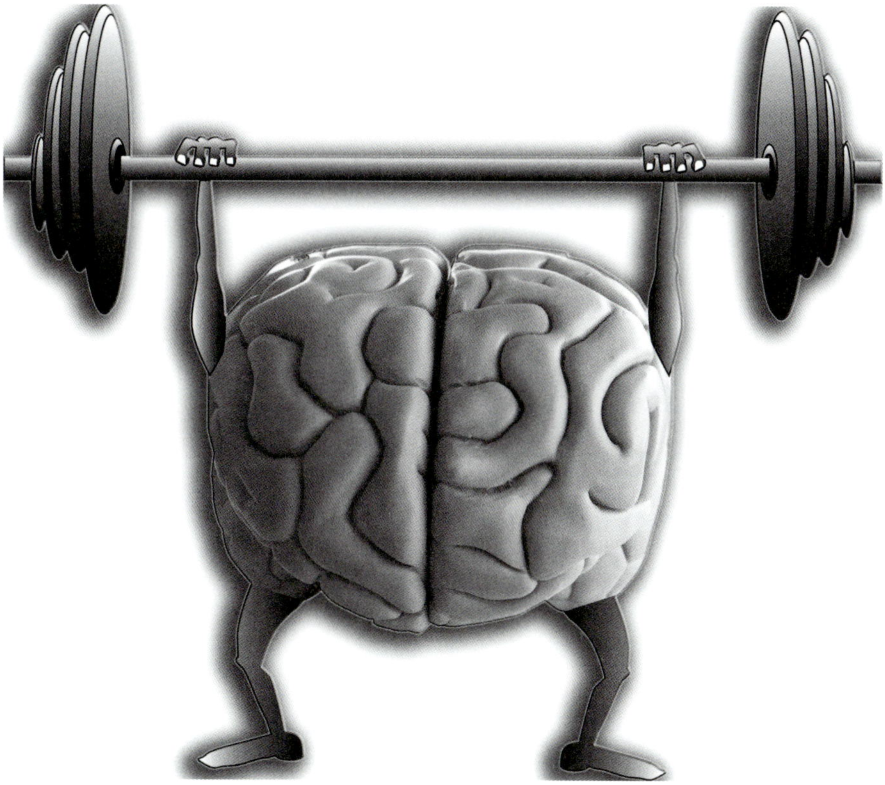

17.1. Einleitung

Das menschliche Gehirn ist ein komplexes Netzwerk, das sich bis ins Alter erfahrungsabhängig ständig verändert. Viele Reifungsprozesse werden nicht allein durch genetische (oder andere biologische) Faktoren beeinflusst, sondern auch durch Erfahrung und Lernen (Kap. 4). Die durch Erfahrung ausgelöste Veränderung des Gehirns wird als Neuroplastizität, Gehirnplastizität oder neuronale Plastizität bezeichnet. Unterschieden wird die funktionelle von der strukturellen Neuroplastizität. Unter der **funktionellen Neuroplastizität** wird die Veränderung der funktionellen Neuroanatomie als Resultat von Erfahrungen verstanden. Dies können stärkere oder auch schwächere neurophysiologische Aktivierungen in den betroffenen Hirngebieten sein. Möglich ist auch, dass neue Neuronengruppen in die Kontrolle der psychischen Funktionen eingebunden werden. Mit der funktionellen Neuroplastizität hängt die **strukturelle Neuroplastizität** zusammen, womit strukturelle Veränderungen des Gehirns als Resultat von Erfahrungen bezeichnet werden. Dies können Veränderungen der grauen und weißen Substanz sein.

Im Zusammenhang mit Neuroplastizität kommt zwangsläufig die Frage auf, welche Rolle die Genetik spielt. Heutzutage hat sich die Sichtweise durchgesetzt, dass „Umwelt“ und „Genetik“ zusammenspielen. Insofern kann davon ausgegangen werden, dass Neuroplastizität und Genetik interagieren. Über genetische Einflüsse werden die Rahmenbedingungen für die Entwicklung des Gehirns und dessen erfahrungsbedingte Beeinflussung festgelegt. Einige Hirngebiete (z. B. die primären Motor- und die sensorischen Areale) sind wahrscheinlich weniger plastisch als andere und in der frühen Kindheit ist die Möglichkeit zur Plastizität deutlich größer als im Erwachsenenalter. Grundsätzlich hat sich jedoch gezeigt, dass trotz genetischer Festlegungen auch das Erwachsenengehirn erstaunlich plastisch ist.

Die Plastizität des Gehirns ist wahrscheinlich auch die Grundlage für die enorme Lernfähigkeit des Menschen. Wie kein anderes Tier kann der Mensch unterschiedliche Kommunikationsformen entwickeln und lernen. Wir sprechen mehr als 20 000 Dialekte und ca. 6 000 Sprachen. Wir haben die Schriftsprache entwickelt, um unser Wissen weiterzugeben und zu konservieren, und wir lernen Musikinstrumente spielen. Diese Lernfähigkeit ermöglicht es, Kultur zu entwickeln. Sie erlaubt uns, flexible Gesellschaftssysteme zu konstruieren, auf konventionellen Normen aufbauend, und wir lernen, dass diese Gesellschaftssysteme für die jeweiligen Mitglieder zur Norm werden. Im Grunde ermöglicht uns die Neuroplastizität das Lernen; und dies wiederum macht uns zu individuellen Wesen, denn jeder Mensch hat eigene, für ihn spezielle Lernerfahrungen gemacht. Dies führt zu einer enormen Vielfalt an Normen und individuellen Besonderheiten und wir sind enorm anpassungsfähig.

William James wird das Verdienst zugesprochen, der Erste gewesen zu sein, der das Prinzip der Plastizität erwähnt hat (James, 1890). Einen aus der Sicht der Neurophysiologie relevanten Diskussionsbeitrag zur Neuroplastizität hat Jerzy Konorski (ein Schüler von Iwan Pawlow) erst 1948 vorgelegt (Konorski, 1948). In diesem Buch hat er die neurophysiologischen Mechanismen beschrieben, die dem klassischen und operanten Konditionieren zugrunde liegen. Konorski scheint mit seiner Arbeit früher als Donald O. Hebb die Grundlagen für die neuronale Plastizität beschrieben zu haben, denn Hebbs Buch erschien erst ein Jahr später (Hebb, 1949). Nach der Publikation beider Bücher vergingen noch ca. 25 Jahre, bis die ersten Tierversuche zur Neuroplastizität folgten. Die ersten Studien mit Menschen erschienen Anfang der 1990er Jahre.

Querschnittsansatz

→ Versuchspersonen = Experten (z. B. professionelle Musiker)

→ Vergleich mit Kontrollgruppe

- jahrelanges intensives Training
- Leistungsverbesserung
- neuroanatomische Adaptation
- Veränderung der funktionellen Aktivierungsmuster

Längsschnittansatz

→ «normale» Versuchspersonen

→ Training einer bestimmten Fähigkeit

- kurzes intensives Training
- Leistungsverbesserung
- neuroanatomische Adaptation?
- Veränderung der funktionellen Aktivierungsmuster?

Abbildung 17-1: Typische Forschungsansätze zur Untersuchung der Neuroplastizität.

Zur Untersuchung der Neuroplastizität werden der Querschnitts- und der Längsschnittansatz genutzt **(Abb. 17-1)**. Beim **Querschnittsansatz** werden Personen untersucht, die in einem bestimmten Gebiet Experten sind (z. B. professionelle Musiker). Diese werden dann mit Nichtexperten hinsichtlich neurophysiologischer und neuroanatomischer Kennwerte verglichen. Die Unterschiede zwischen diesen beiden Versuchsgruppen werden dann auf die Expertise zurückgeführt. Dieser Versuchsansatz ist relativ ökonomisch und durchaus plausibel, v. a., weil aus der Expertiseforschung bekannt ist, dass Experten ihre Expertise teilweise unter erheblichem Aufwand erwerben. So hat z. B. Anders Ericsson (2004) zeigen können, dass exzellente Profimusiker bis zum Alter von 20 Jahren mehr als 10 000 Stunden geübt haben (s. **Abb. 15-9**). Im Vergleich dazu fallen die ca. 1 500 Trainingsstunden von Amateurmusikern im gleichen Alter bescheiden aus. Wenn so viel trainiert wird, dann müssen sich die an der Kontrolle der Expertise beteiligten neuronalen Netzwerke anpassen und verändern.

Ein Problem der Querschnittsuntersuchungen besteht darin, dass nicht auszuschließen ist, dass die Unterschiede durch genetische oder andere biologische Faktoren vorbestimmt waren. Es lässt sich sogar vermuten, dass die neuroanatomischen und neurophysiologischen Unterschiede bereits vor dem Expertisetraining vorlagen. Mit anderen Worten, die ererbten oder biologisch vorgegebenen neurophysiologischen und neuroanatomischen Unterschiede determinieren die später auftretenden Verhaltensunterschiede. Eine Möglichkeit, solche Interpretationen auszuschließen, sind **Längsschnittuntersuchungen**. Zu Beginn solcher Studien werden die ersten Messungen durchgeführt. Im Idealfall finden sich bei dieser Baseline-Untersuchung keine neurophysiologischen und/oder neuroanatomischen Unterschiede. Anschließend beginnt ein Training, das einige Stunden, mehrere Wochen oder Monate dauern kann. Am Ende dieser Intervention erfolgt eine weitere Messung. Wenn nur die Trainingsgruppe neurophysiologische und/oder neuroanatomische Veränderungen zeigt, können diese eher auf die Intervention bezogen werden.[46] Solche Untersuchungen sind

46 Der hier dargestellte Längsschnittuntersuchungsansatz ist eine einfache, aber nicht optimale Variante. Es müsste auch noch mindestens eine Kontrollgruppe aufgenommen werden, die zwar nicht die interessierende Aufgabe trainiert, die aber im gleichen Zeitraum wie die Trainingsgruppe etwas anderes durchführt.

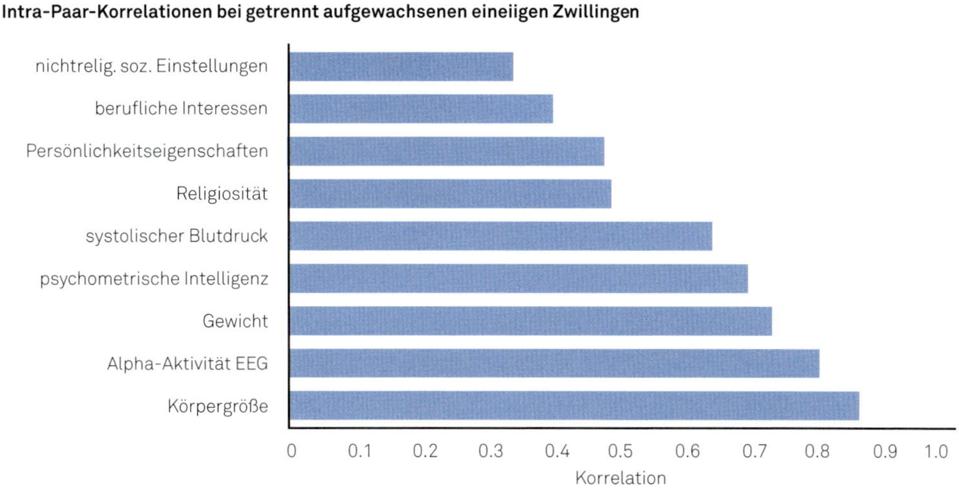

Abbildung 17-2: Korrelationen zwischen eineiigen Zwillingen, die getrennt aufgewachsen sind, für unterschiedliche Variablen (nach Bouchard et al., 1990).

aufwendiger als Querschnittsuntersuchungen, insofern werden immer weniger Studien dieses Typs publiziert. Eine gute Kombination beider Untersuchungsansätze im Rahmen eines Forschungsprojekts ist sicherlich der beste Weg, um Neuroplastizität zu untersuchen.

17.2. Genetik und Umwelt

Wie oben dargestellt, interagieren Genetik und Umwelt miteinander. Das bedeutet, dass Genetik und Umwelt die Anatomie und Physiologie des Gehirns sowie das Verhalten nicht allein, sondern immer in Interaktion miteinander beeinflussen. Für die psychometrisch gemessene Intelligenz ist diese Interaktion bzw. Interaktionsmöglichkeit gut beschrieben worden. Um den **genetischen Einfluss** auf die Intelligenz abzuschätzen, werden eineiige Zwillinge, die getrennt aufgewachsen sind, untersucht. Diese Zwillinge verfügen über einen identischen Chromosomensatz, haben aber unterschiedliche Umwelterfahrungen gemacht. Bei diesen Zwillingen kann die Ähnlichkeit der psychometrischen Intelligenz auf den genetischen Einfluss zurückgeführt werden. In diesen Untersuchungen zeigt sich eine hohe Intra-Paar-Korrelation für die psychometrische Intelligenz von ca. 0.7, was bedeutet, dass die Intelligenz offenbar sehr stark genetisch determiniert ist (Bouchard et al., 1990). Auch andere Eigenschaften sind bei eineiigen Zwillingen sehr ähnlich. Dazu gehören Körpergröße, Gewicht, mittlere Alpha-Aktivität im EEG und der systolische Blutdruck. Rein psychologische Variablen (Persönlichkeitseigenschaften, berufliche Interessen, Religiosität oder soziale Einstellungen) korrelieren bei eineiigen Zwillingen deutlich niedriger **(Abb. 17-2)**. Allerdings bleibt immer noch „Raum" für Umwelteinwirkungen, selbst bei eineiigen Zwillingen.

Die psychometrische Intelligenz eineiiger Zwillinge kann auch mit der psychometrischen Intelligenz zweieiiger Zwillinge verglichen werden. Die Varianzanteile für den Umwelt- und den genetischen Einfluss können hierbei geschätzt werden (Heritabilität).[47] Insgesamt

47 Es geht bei der Schätzung der Heritabilität immer um die Erklärung der Variabilität in Gruppen.

zeigen die hierzu durchgeführten Studien, dass der Anteil der durch den genetischen Einfluss erklärten Varianz ca. bei 50–60 % liegt. Allerdings hängt der genetische Einfluss auch von Umweltfaktoren ab. So konnte z. B. gezeigt werden, dass in hohen sozialen Schichten die Heritabilität für die Intelligenz auf über 70 % steigen kann. In niedrigen sozialen Schichten kann die Heritabilität bis auf 10 % abnehmen (Turkheimer et al., 2003). Die Ursachen für diese umweltabhängige Heritabilität der Intelligenz sind noch unklar. Eine mögliche Erklärung besteht darin, dass Kinder aus Familien mit niedrigem ökonomischen Status aufgrund ihrer kognitiv wenig anregenden Umgebung keine Möglichkeiten vorfinden, sich intellektuell zu entfalten. Selbst Kinder mit eigentlich guten Anlagen hätten demzufolge wenig Chancen, sich angemessen zu entwickeln. Einige wenige Familien dieser Schicht könnten ihren Kindern jedoch ausreichend Anregung bieten. Bei Kindern aus Familien mit hohem sozioökonomischen Status ist dies anders, denn sie wachsen häufiger in ähnlichen, kognitiv anregenden Umwelten auf. Da die Anregungen in der Umwelt relativ ähnlich sind, werden die interindividuellen Unterschiede stärker durch die genetischen Faktoren bestimmt.

Auch für neuroanatomische Kennwerte sind Berechnungen durchgeführt worden, um den genetischen Einfluss herauszuarbeiten. In einer Arbeit der kalifornischen Arbeitsgruppe um Arthur Toga und Paul Thompson (Thompson et al., 2001) konnte gezeigt werden, dass relativ große Hirnbereiche kaum genetisch kontrolliert werden. Vor allem Hirngebiete um die Sylvische Fissur (perisylvische Hirngebiete) scheinen weniger genetisch beeinflusst zu werden. Allerdings werden weite Teile des Frontalkortex (insbesondere der dorsolaterale Präfrontalkortex) offenbar stark genetisch kontrolliert **(Abb. 17-3)**.

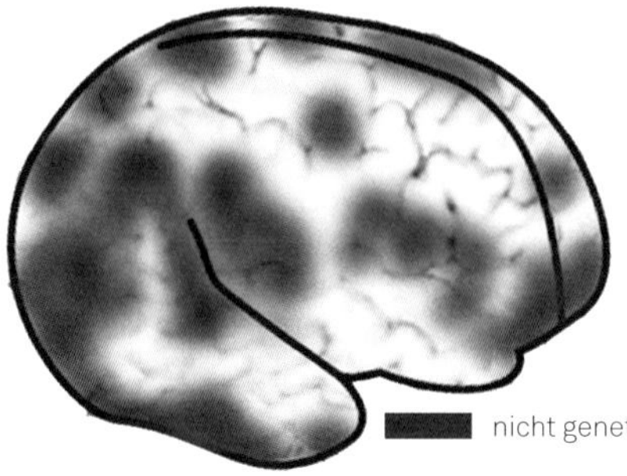

Abbildung 17-3: Heritabilität der Dichte der grauen Substanz, dargestellt auf einem Standardgehirn (nach Thompson et al., 2001). Die dunkel eingefärbten Hirngebiete sind jene, für die der genetische Einfluss auf die Dichte der grauen Substanz eher gering ist. Für die hellen Hirngebiete sind hohe Heritabilitätskoeffizienten berichtet worden.

Es besteht kein Zweifel daran, dass bedeutende genetische Einflüsse auf das Verhalten, die Neurophysiologie und die Neuroanatomie existieren. Allerdings ist festzuhalten, dass selbst im Fall von starker genetischer Determinierung der Neuroanatomie und des Verhaltens immer noch genügend Raum für erfahrungsbedingte Einflüsse bleibt. Des Weiteren kann die Art, wie sich genetische Einflüsse entfalten, von Umweltfaktoren abhängen.

17.3. Funktionelle Plastizität bei Tieren

In der Anfangszeit der Plastizitätsforschung wurden v. a. Tierstudien erstellt. Eine einflussreiche Arbeit wurde von Jenkins und Kollegen (1990) vorgelegt, die mittels Mikroelektroden bei Affen den sensomotorischen Kortex analysierten. Durch taktile Stimulation der Finger konnten sie die **sensorischen Repräsen-**

Wird festgestellt, dass die Intelligenz eine Heritabilität von 50 % aufweist, dann bedeutet dies, dass 50 % der Variabilität der Intelligenz in der untersuchten Stichprobe als durch genetische Faktoren beeinflusst erklärt werden kann.

tationsgebiete der einzelnen Finger in Area 3 kartieren. Danach mussten die Versuchstiere ein taktiles Stimulationstraining durchführen, das bis zu 80 Tage dauerte. Ihre Aufgabe bestand darin, mit dem zweiten, dritten oder vierten Finger eine drehende Scheibe mit einer variierenden Oberfläche zu berühren. Um eine Belohnung zu erhalten, mussten sie eine bestimmte Kraft für ca. 15 s aufwenden und die jeweilige Fläche niederdrücken. Nach dem Training hatte sich die kortikale Repräsentation der stimulierten Finger vergrößert. Da sich die Repräsentation einzelner Gebiete vergrößert hatte, veränderte sich auch die Größe und Form der benachbarten Repräsentationsgebiete. In einer anderen Arbeit hat dieselbe Arbeitsgruppe (Allard et al., 1991) bei Affen die Finger drei und vier zusammengenäht[48] und überprüft, ob sich nach 3–7,5 Monaten die Repräsentation der Finger im somatosensorischen Kortex (Area 3) verändert hat. In der Tat zeigte sich, dass die Repräsentationen der zusammengenähten Finger zu einem einzigen Repräsentationsgebiet verschmolzen waren (Abb. 17-4).

Recanzone und Kollegen (1993) haben sich mit der **Tonotopie im Affengehirn** auseinandergesetzt und überprüft, ob sich diese infolge eines auditorischen Diskriminationstrainings verändert. Die Affen trainierten für mehrere Wochen Töne, um den Frequenzbereich 2 500 Hz zu unterscheiden. Nach einigen Wochen Training verbesserte sich die Diskriminationsleistung erheblich und es kam zu einer Veränderung der Tonotopie im auditorischen Kortex. Insbesondere die kortikale Repräsentation der Töne um 2 500 Hz hatte sich nach dem Training deutlich vergrößert, wobei die kortikale Repräsentationsfläche von Tönen um 2 500 Hz mit der Diskriminationsleistung korrelierte. Insgesamt haben diese und andere Tierstudien deutlich gemacht, dass sich das Gehirn von Primaten infolge von Lernen und Umwelterfahrung teilweise erheblich verändern kann.

48 Hierbei handelt es sich um eine künstliche Form der Syndaktylie. Syndaktylie ist eine angeborene anatomische Fehlbildung der Finger oder Zehen, die durch Verwachsung einzelner Zehen oder Finger entsteht.

17.4. Funktionelle Plastizität beim Menschen

Beim Menschen begann die Plastizitätsforschung erst in den 1990er Jahren. Ein Meilenstein dieser Forschungsrichtung war die Untersuchung von Ramachandran (1993) an Patienten, die nach Amputation von Armen oder Händen Schmerzen in diesen nicht mehr existenten Gliedern verspürten (**Phantomschmerz**). Mit einem Wattestäbchen strich er über die Wangen der Patienten und konnte bei ihnen das Gefühl des Streichens über das amputierte Glied auslösen. Offenbar befand sich noch eine „Restrepräsentation" des amputierten Glieds in der somatosensorischen Repräsentation des Gesichts. Er erklärte dies damit, dass die quasi „arbeitslos" gewordenen Neurone des Handareals in den Repräsentationsbereich der benachbarten Repräsentationen eingebunden werden. Hierzu muss man sich den sensorischen Homunkulus vorstellen. Die sensorische Repräsentation der Hand liegt etwas weiter oben als die Repräsentation des Gesichts. Werden die Neurone für die Hand nicht mehr genutzt, weil die Hand amputiert wurde, dann werden diese Neurone offenbar in den Repräsentationsbereich der benachbarten Repräsentation des Gesichts (liegt etwas ventraler) eingebunden. Dies ist ein Reorganisationsprozess, bei dem bestimmte Neurone in einen neuen Funktionsbereich eingebunden werden. Zu Beginn ist diese Reorganisation noch nicht perfekt, sodass noch eine rudimentäre Repräsentation der Hand im Gesichtsbereich zu finden ist. Ist die „Übernahme" komplett, ver-

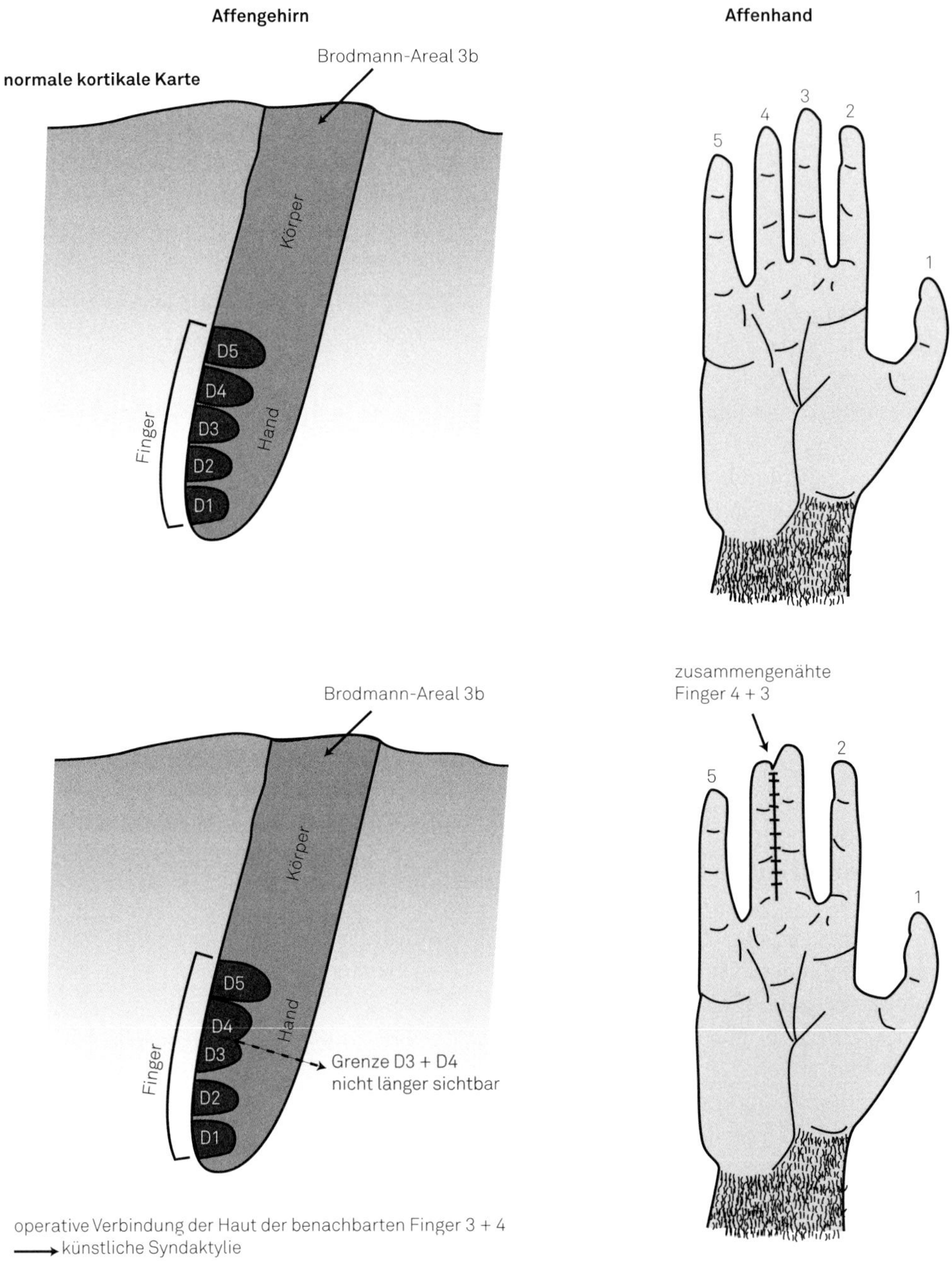

Abbildung 17-4: Syndaktylie-Experiment von Allard und Kollegen (1991). Die Wissenschaftler haben zunächst mittels Mikroelektroden die somatosensorische Repräsentation aller Finger gemessen. Dann wurden den Affen die Finger drei und vier zusammengenäht. Nach 3–7,5 Monaten (für die einzelnen Versuchstiere nach unterschiedlichen Perioden) wurde die Repräsentation aller Finger neu erfasst. Es zeigte sich, dass die Repräsentation der Finger drei und vier zu einer Repräsentation verschmolzen war. (Nachgezeichnet nach Gazzaniga et al., 2002)

schwindet auch die rudimentäre Repräsentation der Hand. Meistens verschwindet dann auch der Phantomschmerz, der möglicherweise ein Indikator eines noch nicht perfekten Übernahmeprozesses ist.

Diese Studie hat viele Arbeiten zur funktionellen und anatomischen Plastizität des Menschen stimuliert. In den meisten Arbeiten wurden Experten (in einem bestimmten Funktionsbereich) mit Nichtexperten verglichen (Querschnittsuntersuchungen). Eine vielfach untersuchte Expertengruppe sind Musiker, die in der Regel früh in ihrem Leben mit dem Musiktraining beginnen und das Musizieren und den Umgang mit Musik meist sehr intensiv und nicht selten ein Leben lang trainieren. Insofern sind sie bis heute ein willkommenes Modell für die Plastizitätsforschung (Kraus & Chandrasekaran, 2010; Münte et al., 2002). Zusammengefasst konnte in diesen **Querschnittsuntersuchungen** Folgendes festgestellt werden:

- Bei Streichern ist die sensorische Repräsentation (in Area 3) der fünf Finger der linken, nicht dominanten Hand insgesamt größer als bei Nichtmusikern. Die neuronale Antwort im sensorischen Kortex auf die taktile Stimulation des kleinen Fingers der linken Hand ist bei Streichern besonders stark und korreliert mit dem Alter bei Beginn des Musiktrainings. Je früher die Streicher mit dem Musiktraining begonnen hatten, desto stärker waren die neuronalen Antworten im Repräsentationsbereich des kleinen Fingers (Elbert et al., 1995). In der Untersuchung von Elbert und Kollegen wurde das MEG als neurophysiologische Messmethode genutzt. Die Stärke der mit dem MEG gemessenen neuronalen Reaktion wird allgemein als Indikator für die Anzahl der synchron miteinander reagierenden Neurone aufgefasst.
- Bei Musikern sind die neuronalen Antworten im auditorischen Kortex auf Töne stärker als bei Nichtmusikern, wie MEG- und EEG-Untersuchungen ergaben. Interessant ist, dass die Stärke der neuronalen Antwort im auditorischen Kortex vom Alter bei Beginn des Musiktrainings abhängt. Je früher die Musiker mit dem Musiktraining begannen, desto stärker sind die neuronalen Antworten im auditorischen Kortex (Baumann et al., 2008; Pantev et al., 1998).
- Diese neuronalen Antworten sind bei Profimusikern sehr spezifisch. Streicher reagieren auf Violinentöne stärker als auf Trompetentöne, während Trompeter stärker auf Trompetentöne reagieren (Pantev et al., 2001).
- Bereits in der frühen Kindheit stellt sich der auditorische Kortex auf spezifische Erfahrungen mit Musikklängen ein. Kinder, die im Alter von 8–9 Jahren intensiv das Violinenspiel üben, zeigen nach einer bestimmten Trainingszeit stärkere neuronale Reaktionen des auditorischen Kortex auf Violinen- als auf Sinustöne. Quasi nebenbei scheinen sie auch die Fähigkeit des absoluten Gehörs zu entwickeln (Meyer et al., 2011).
- Auch die Art, wie der auditorische Kortex Phoneme verarbeitet, hat sich bei Musikern verändert. Bereits auf den ersten und frühen Stufen der auditorischen Verarbeitungskette führt die Präsentation von Phonemen zu anderen neurophysiologischen Verarbeitungsmustern als bei Nichtmusikern (Ott et al., 2011).
- Die Verarbeitung von Syntax, Prosodie und Semantik ist bei Musikern ebenfalls mit veränderten neuronalen Aktivierungen im Gyrus frontalis inferior, im Hörkortex und im Sulcus temporalis superior verbunden (Koelsch et al., 2004; Oechslin et al., 2009).
- Auch im motorischen System weisen Musiker Besonderheiten auf. Motorische Tätigkeiten, v. a., wenn sie in einem funktionalen Zusammenhang mit dem Musizieren stehen (z. B. Fingertappen oder Durchführen von präzisen Fingerbewegungen), hängen mit deutlich reduzierten neurophysiologischen Aktivitäten im motorischen System

zusammen. Vor allem die prämotorischen Areale sind bei Musikern weniger stark in die motorische Kontrolle eingebunden (Jäncke et al., 2000; Meister et al., 2005).
- Die funktionale Kopplung zwischen dem auditorischen und den frontalen prämotorischen Systemen ist bei Musikern ebenfalls ausgeprägter (Bangert et al., 2006; Baumann et al., 2007; Jäncke, 2012).

In **Längsschnittuntersuchungen** zur Neuroplastizität wurden motorische, perzeptive und kognitive Aspekte bei den Versuchspersonen über mehrere Stunden, Tage oder Wochen trainiert und die neurophysiologischen Aktivitäten vor dem Training mit jenen nach dem Training verglichen. Typische Befunde sind:
- Im Verlauf von Tondiskriminationstrainings verändern sich die neuronalen Antworten des auditorischen Kortex auf die trainierten Töne erheblich. In den EEG- und MEG-Arbeiten werden in der Regel stärkere neuronale Antworten, v. a. auf frühen Verarbeitungsstufen, nach dem Training berichtet (Menning et al., 2000). In Arbeiten, in denen hämodynamische Reaktionen mittels fMRT gemessen wurden, zeigt sich meist eine geringere räumliche Ausdehnung der Durchblutung im Hörkortex (Jancke et al., 2001).
- Bei Tongedächtnistrainings fallen Personen, die erfolgreich trainiert haben, durch zusätzliche Durchblutungen im Gyrus supramarginalis auf (Gaab et al., 2003).
- Motorische Trainings sind mit Aktivitätszunahmen im Motorkortex verbunden. Meist wurden diese Motortrainings als Schulungen von Finger- und Handbewegungen über relativ kurze Zeiträume (einige Stunden bis zu einige Wochen) durchgeführt. Die Aktivitätszunahmen zeigen sich entweder als „Ausbreitungen" der Erregbarkeit des motorischen Kortex (Pascual-Leone et al., 1995; **Abb. 17-5**) oder als Zunahme der „Erregbarkeit" des Motorkortex durch magnetische Impulse (Koeneke et al., 2006; **Abb. 17-6**).

In anderen Arbeiten wurde gezeigt, dass sich die **funktionelle Netzwerkarchitektur** durch Lernen ändert. Das bedeutet, dass sich nicht nur neurophysiologische Aktivitäten in bestimmten Hirngebieten verändern, sondern auch die funktionale Beziehung der Hirngebiete zueinander. Folgende Befunde wurden in diesem Zusammenhang erhoben:
- Werden elektrische Schocks (UCS) über klassisches Konditionieren mit Farbreizen (CS) gekoppelt, verändert sich die Kohärenz im Gamma-Band (37–43 Hz) bei Präsentation des CS zwischen EEG-Elektroden, die über dem visuellen Kortex, dem somatosensorischen Assoziationskortex und dem sensorischen Kortex angebracht sind. Wird der UCS während der Lernphase auf dem Ringfinger der rechten Hand appliziert, nimmt während der Präsentation des CS die Kohärenz zwischen dem visuellen Kortex, dem linksseitigen somatosensorischen Assoziationskortex und dem linksseitigen sensorischen Kortex zu. Wird der UCS während der Lernphase auf dem Ringfinger der linken Hand appliziert, nehmen die Gamma-Band-Kohärenzen während der Präsentation des CS über den rechtsseitigen Gebieten zu (Miltner et al., 1999; **Abb. 17-7**).
- Gleichzeitige Präsentation von Lichtblitzen und auditorischen Reizen (Silben) führt zu simultanen Aktivierungen des visuellen und des auditorischen Kortex. Werden die visuellen und auditorischen Reize wiederholt über mehrere Minuten simultan dargeboten, evoziert die alleinige Präsentation der visuellen Reize Durchblutungszunahmen im sekundären auditorischen Kortex (Jancke & Shah, 2004; **Abb. 17-8**).
- Ein intensives digitales Multitasking-Training resultierte bei Senioren und jungen Erwachsenen zu deutlichen Verbesserungen der Multitaskingleistung. Gleichzeitig

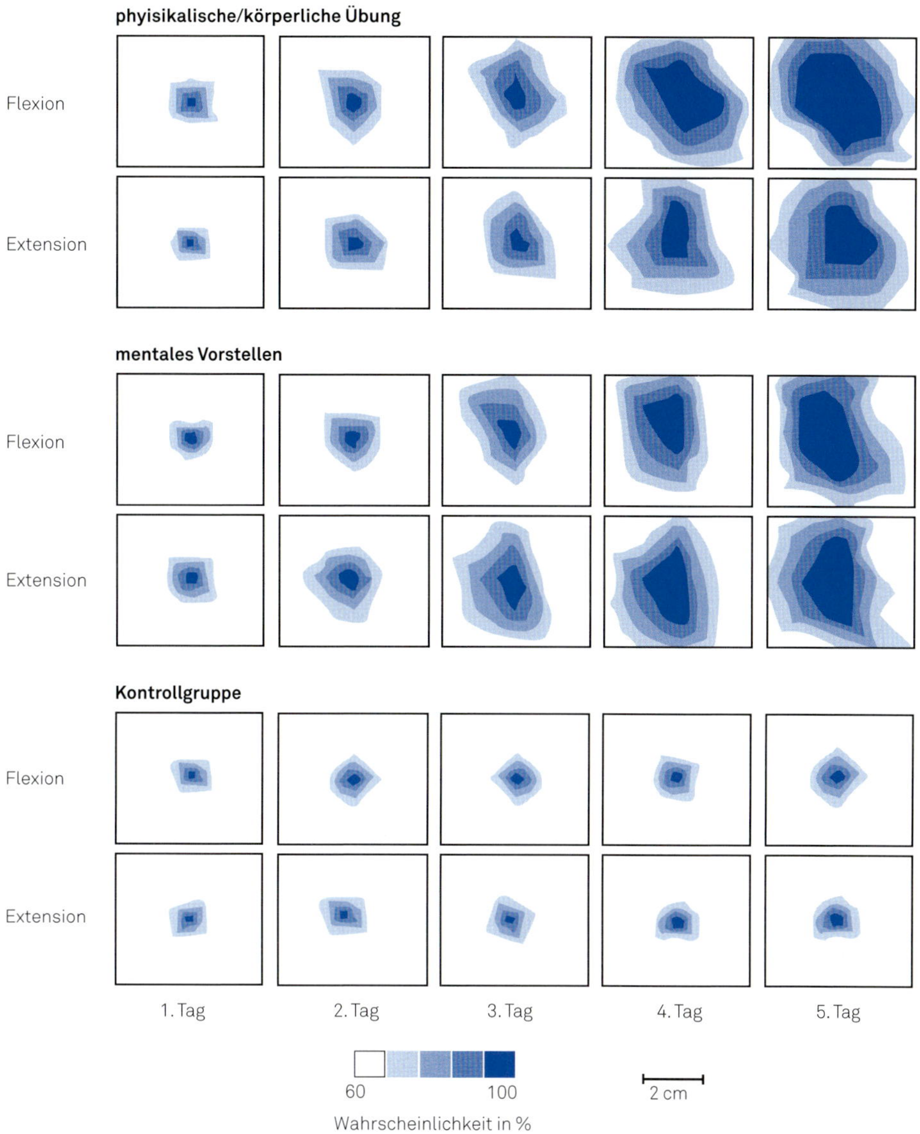

Abbildung 17-5: Veränderung der Fläche über dem Handmotorkortex, über der motorisch evozierte Potenziale (MEP) an zwei Fingermuskeln (Flexor- und Extensor-Muskel) ausgelöst werden können. Die Versuchspersonen übten jeweils zwei Stunden an insgesamt fünf Tagen. Nach jedem Trainingstag wurde die Auslösbarkeit der MEP getestet und überprüft, über welchem Gebiet um den Hotspot (dem Gebiet, bei dessen Stimulation die stärksten MEP ausgelöst werden können) herum noch MEP ausgelöst werden können. Man erkennt, dass mit zunehmender Trainingsdauer (von Tag 1 bis Tag 5) die erregbare Fläche um den Hotspot größer wird. Bei den Kontrollpersonen, die nicht trainierten, konnte keine Flächenveränderung festgestellt werden. Interessant war auch, dass jene Gruppe, die nur mental übte (also ohne eine Bewegung durchzuführen), auch Flächenvergrößerungen aufwies.Die Blaufärbungen indizieren unterschiedliche Wahrscheinlichkeiten, mit denen an denjeweiligen Stellen MEP ausgelöst werden konnten (nach Pascual-Leone et al., 1995).

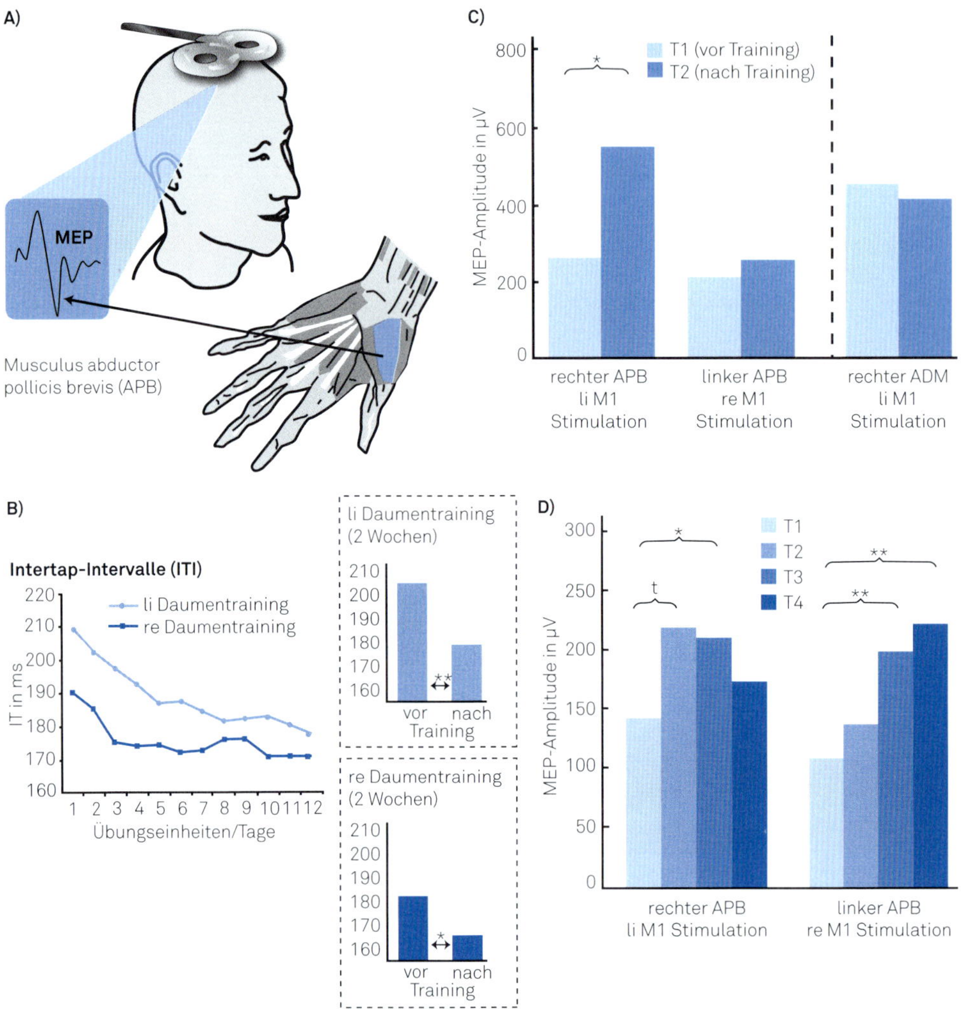

Abbildung 17-6: Darstellung der Ergebnisse des Experiments von Koeneke und Kollegen (2006). Die Versuchspersonen übten ca. zwölf Tage lang eine Stunde am Tag mit dem rechten (dominanten) oder linken Daumen schneller zu tappen. (A) Vor, während und nach dem Training wurden die MEP (motorisch evozierte Potenziale) des rechten und linken Daumenmuskels gemessen. (B) Die Intertap-Intervalle wurden im Laufe des Trainings deutlich schneller. (C) Nach dem Training des rechten Daumens war die Erregbarkeit des Motorkortex nur dann größer, wenn der Motorkortex kontralateral zum trainierten Daumen stimuliert wurde. (D) Beim und nach dem Training des linken (subdominanten) Daumens ergab sich ein differenziertes Bild. Über das ganze Training hinweg ergab sich eine Steigerung der Erregbarkeit des rechtsseitigen Motorkortex. Die Erregbarkeit des rechtsseitigen Motorkortex nahm anfangs (vom 1. zum 2. Tag) zu, um dann kontinuierlich wieder abzunehmen.

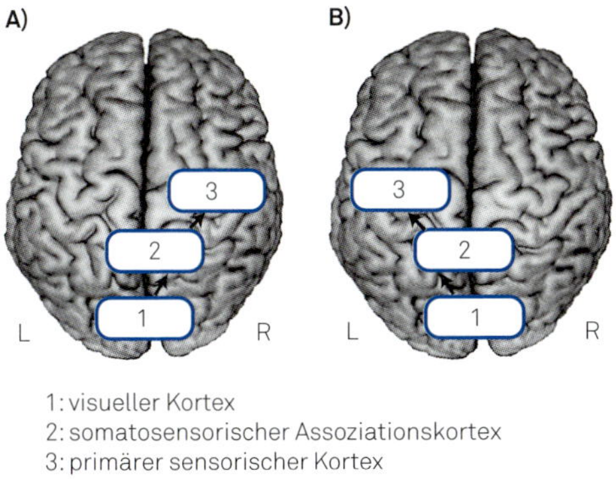

Abbildung 17-7: Schematische Darstellung der Gamma-Band-Kohärenzen zwischen dem visuellen Kortex, dem somatosensorischen Assoziationskortex und dem sensorischen Kortex. (A) Präsentation des UCS (Schmerzreiz) auf dem linksseitigen Ringfinger. Bei Präsentation des CS sind v.a. die Gamma-Band-Kohärenzen rechtsseitig besonders stark. (B) Starke Gamma-Band-Kohärenzen nach Präsentation des CS, wenn vorher der UCS auf den rechtsseitigen Ringfinger appliziert wurde (nach Miltner et al., 1999).

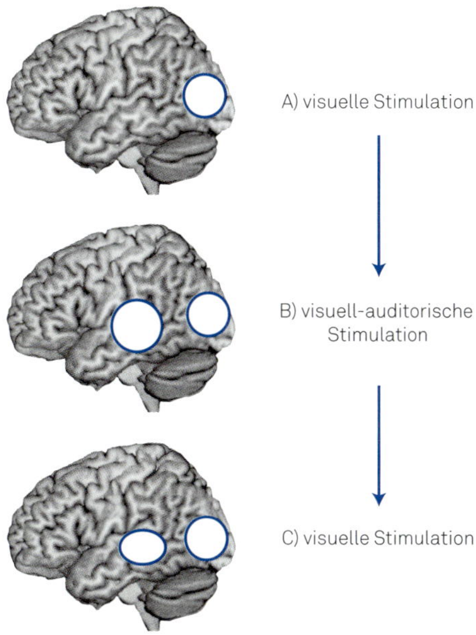

Abbildung 17-8: Durchblutungssteigerung des auditorischen Kortex durch visuelle Stimulation. (A) Zunächst werden die visuellen Reize (Lichtblitze) allein dargeboten und führen zu Durchblutungszunahmen im visuellen Kortex. (B) Dann werden visuelle Reize simultan mit auditorischen Reizen (Silben) dargeboten. (C) Im letzten Versuchsdurchgang werden dann nur visuelle Reize präsentiert. Diese Präsentation führt dann zu Durchblutungszunahmen im sekundären auditorischen Kortex (Sulcus temporalis superior; nach Jäncke & Shah, 2004).

nahm insbesondere bei den älteren Personen (60–85 Jahre alt) die FM-Theta-Band-Aktivität (FM: frontale Mittellinie) und die fronto-parietale Theta-Band-Kohärenz zu. Diese Zunahme der Theta-Band-Aktivität wird als eine Optimierung der neuronalen Netzwerke aufgefasst, die an der Kontrolle der Aufmerksamkeit der exekutiven Funktionen beteiligt sind (Anguera et al., 2013).

- Ein über mehrere Tage durchgeführtes Arbeitsgedächtnistraining ergab ein verändertes Ruhenetzwerk, wobei insbesondere jene Hirngebiete ihre funktionellen Verbindungen veränderten, die typischerweise in die Kontrolle von Arbeitsgedächtnisfunktionen eingebunden sind (Langer et al., 2013) (siehe auch **Abb. 17-9**). In dieser Studie zeigte sich, dass einige Hirngebiete ihre Verbindungen zu anderen Hirngebieten optimieren (teilweise sogar verringern) oder sie intensivieren.

Fassen wir zusammen: Querschnittsuntersuchungen mit Experten (vorrangig Musikern) haben ergeben, dass die neurophysiologischen Reaktionen der Experten auf expertiserelevante Reize sich deutlich von den neurophysiologischen Reaktionen der Nichtexperten unterscheiden. Größere ERP-Komponenten (größere Amplituden) sind meist schon sehr

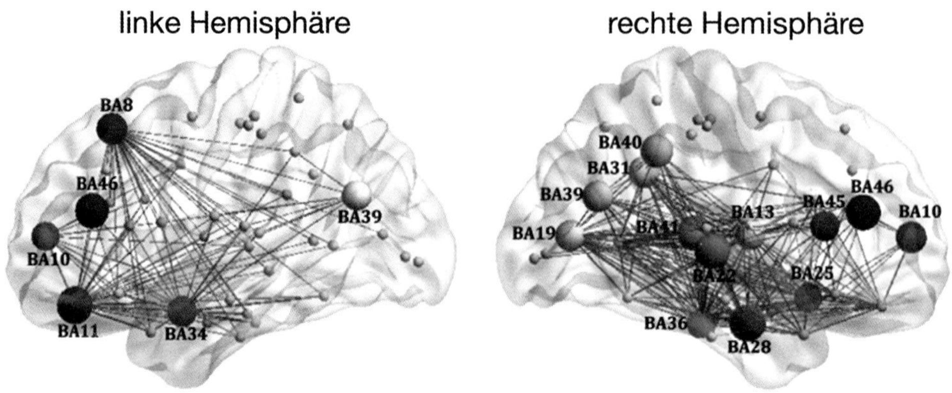

Abbildung 17-9: Dargestellt sind jene Hirngebiete, die ihre Netzwerkverbindungen zu anderen Hirngebieten nach dem Arbeitsgedächtnistraining verändert haben. Die Größe der jeweiligen „Kugeln" repräsentiert die Höhe der Korrelation zwischen der Leistung in der Arbeitsgedächtnisaufgabe und dem Ausmaß der funktionellen Verbindung zu anderen Hirngebieten. Als Maß der Verbindungsgüte ist hier der „Degree-Kennwert" angegeben. Die in Dunkelgrau gekennzeichneten Hirngebiete verringern mit besser werdender Arbeitsgedächtnisleistung ihre Verbindungsgüte, während die in Hellgrau dargestellten Hirngebiete ihre Verbindungsgüte mit zunehmender Arbeitsgedächtnisleistung vergrößern (nachgezeichnet nach Langer et al., 2013).

früh in der Verarbeitungskette zu erkennen. Die größeren Amplituden werden als Indikator für mehr synchron feuernde Neurone interpretiert. Das kann man sich so vorstellen, dass zwar bei der Verarbeitung der expertiserelevanten Reize mehr Neurone feuern, dafür aber nur jene, die für die Verarbeitung dieser Reize wirklich verantwortlich sind. Bei Nichtexperten feuern dagegen auch Neurone, die nicht zwingend für die Verarbeitung benötigt werden. fMRT-Untersuchungen weisen darauf hin, dass die Experten bei der Bearbeitung expertiserelevanter Aufgaben eine geringere Durchblutung in den spezialisierten Hirngebieten aufweisen. Diese geringere Durchblutung könnte indizieren, dass nur die wichtigen Neurone (dafür aber synchron) feuern. Diese Befunde deuten darauf hin, dass die neurophysiologische Bearbeitung dieser speziellen Reize oder Aufgaben bei Experten optimierter abläuft (**Prinzip der neurophysiologischen Optimierung**). Neben diesen Optimierungen verändert sich mit zunehmender Expertise auch die funktionelle Netzwerkarchitektur bei Experten, was bedeutet, dass verschiedene Hirngebiete anders miteinander interagieren.

In Längsschnittuntersuchungen werden trainingsbedingte neurophysiologische Aktivierungsveränderungen gemessen. Hierbei zeigt sich, dass im Laufe des Trainings die ERP-Komponenten auf die gelernten Reize größer werden. Des Weiteren zeigt sich eine Vergrößerung des aktivierten Volumens. Wahrscheinlich werden während des Lernens mehr Neurone in die Kontrolle der gelernten Funktion einbezogen, um herauszufinden, welche dieser Neurone letztlich notwendig sind. Auch die funktionelle Netzwerkarchitektur ändert sich während des Trainings. Die Hirngebiete, die an der Verarbeitung der gelernten Funktionen oder Reize beteiligt sind, beginnen sich mehr und mehr funktional „zusammenzuschalten" (**Prinzip des Aufbaus neuer oder der Veränderung bereits bestehender funktionaler Verbindungen**).

17.5. Strukturelle Plastizität

Expertise und Training verändern nicht nur die neurophysiologische Aktivität in den Hirngebieten, die an der Kontrolle der Expertise und der trainierten Funktion beteiligt sind, sondern auch deren Struktur und Anatomie. Zur Untersuchung von trainingsinduzierten neuroanatomischen Veränderungen werden T1-gewichtete MRT- und DTI-Aufnahmen des Gehirns erstellt. Anhand der T1-gewichteten Bilder werden die Gehirne dreidimensional rekonstruiert und folgende Kennwerte[49] für jeden einzelnen Voxel dieser rekonstruierten Gehirne bestimmt:

- Dichte und/oder Volumen der grauen und weißen Substanz
- kortikale Dicke
- Ausmaß der Verformung der einzelnen Gyri, die notwendig ist, um sie an ein Standardgehirn anzupassen.

Die Dichte und/oder das Volumen der grauen Substanz wird als Grauwert codiert und repräsentiert verschiedene neuroanatomische Aspekte. Vermutet wird, dass mit zunehmender Dichte und/oder zunehmendem Volumen der grauen Substanz die Neurone größer sein können, über eine größere Dendritisierung verfügen oder mehr Synapsen bilden können. Bezüglich der Dichte und/oder des Volumens der weißen Substanz wird davon ausgegangen, dass dieser Wert die Myelinisierung kennzeichnet. Mit der DTI-Technik werden Kennwerte gemessen, die eine Aussage über die Zusammensetzung der Kabelsysteme ermöglichen.

In Querschnittsuntersuchungen wurden bislang viele Expertengruppen mit Nichtexperten verglichen (Musiker, Tänzer, Dolmetscher, Sportler, Schachspieler, Mathematiker etc.). In allen Untersuchungen zeigte sich zusammengefasst, dass mit zunehmender Expertise die an der Expertise beteiligten Hirngebiete entweder eine größere Dichte, ein größeres Volumen der grauen Substanz oder eine größere kortikale Dicke aufweisen. Andere Arbeiten zeigten Veränderungen in der weißen Substanz. Eine typische Arbeit wurde von Gaser und Kollegen (2003) publiziert. Sie haben das Volumen der grauen Substanz für jeden Voxel der digitalisierten Gehirne von Musikern und Nichtmusikern gemessen und festgestellt, dass Musiker in einigen Hirngebieten über ein größeres Volumen der grauen Substanz verfügen (**Abb. 17-10**). Auch war das Volumen der grauen Substanz bei professionellen Musikern größer als bei Amateurmusikern. Nach Amputation einer Extremität zeigte sich in einer anderen Studie kontralateral zum amputierten Glied im Nucleus ventralis posterolateralis des Thalamus eine Reduktion der Dichte der grauen Substanz (Draganski et al., 2006). Offenbar hat sich durch die fehlende Stimulation dieses Thalamusgebiets aufgrund der Amputation die Dichte der grauen Substanz reduziert. Insofern ist davon auszugehen, dass

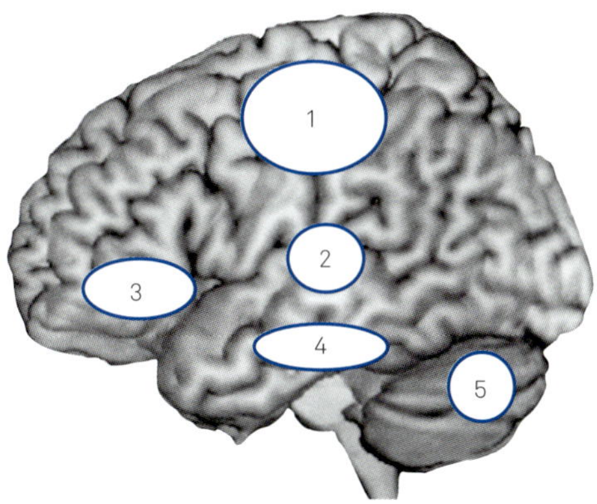

Abbildung 17-10: Hirngebiete, in denen Musiker über eine größere Dichte der grauen Substanz verfügen. 1: Motorkortex, 2: Hörkortex, 3: Gyrus frontalis inferior, 4: Gyrus temporalis inferior, 5: Kleinhirn (nach Gaser et al., 2003).

49 Alle aufgeführten Kennwerte können mittlerweile mit geeigneter Software automatisch bestimmt werden.

die Dichte der grauen Substanz mit der Expertise korreliert.

In anderen Arbeiten wurden die **Kabelsysteme** bei professionellen Pianisten mittels der DTI-Technik untersucht. Es zeigte sich, dass in einigen Kabeln die fraktionale Anisotropie[50] mit der Gesamtanzahl der bis zum Untersuchungszeitraum aufgewendeten Trainingsstunden korrelierte. Je mehr diese Profipianisten geübt hatten, desto größer war die fraktionale Anisotropie im Corpus callosum, in der Capsula interna und im Fasciculus arcuatus (Bengtsson et al., 2005).

Besonders interessant sind in diesem Zusammenhang Längsschnittstudien, in denen **neuroanatomische Veränderungen** nach verschiedenen Interventionen untersucht wurden.

- In der ersten Arbeit dieses Typs konnten die Autoren nach einem drei Monate dauernden Jongliertraining (1 Stunde pro Tag mit drei Bällen) eine Zunahme der Dichte der grauen Substanz im Areal MT und im intraparietalen Sulcus (IPS) feststellen. Nach zwei Monaten ohne Training nahm die Dichte der grauen Substanz in diesen Hirngebieten jedoch wieder ab (Draganski et al., 2004). Das Areal MT ist in die visuelle Analyse sich bewegender Objekte eingebunden, während der IPS an der Transformation von visuellen Informationen zur Motorik beteiligt ist. Beide Hirngebiete sind am Jonglierlernen beteiligt und verändern ihre anatomische Struktur während des Lernens. In einer Folgearbeit konnten auch bei Senioren nach einem drei Monate dauernden Jongliertraining massive Zunahmen der grauen Substanz im Areal MT, aber auch in anderen Hirngebieten festgestellt werden (Hippocampus und Nucleus accumbens; Boyke et al., 2008). Insofern scheinen auch die Gehirne älterer Menschen zur strukturellen Plastizität fähig zu sein.
- Draganski und Kollegen (2006) haben Medizinstudenten untersucht, die sich auf das Physikum vorbereiteten. Vor dem drei Monate dauernden Lernen erfolgte die Basisuntersuchung, die zweite Messung wurde nach Absolvieren der Prüfung durchgeführt. Sie identifizierten eine Zunahme der Dichte der grauen Substanz in parietalen Hirnbereichen und im Hippocampus. Auch drei Monate nach dem intensiven Lernen waren noch Zunahmen der Dichte der grauen Substanz im Hippocampus feststellbar, während sich in den Parietallappenbereichen keine weiteren anatomischen Veränderungen einstellten (**Abb. 17-11**).
- In einer anderen Arbeit nahmen die Versuchspersonen an einem sechs Wochen dauernden Balanciertraining (45 min Training pro Woche) teil (Taubert et al., 2010). Vor, während und nach diesem Training wurden MRT- und DTI-Messungen vorgenommen. Es zeigte sich, dass insbesondere der Präfrontalkortex nach dem Training über mehr graue Substanz verfügte als vor dem Training. Die mittels der DTI-Technik gemessene fraktionale Anisotropie und die Diffusivität nahm dagegen im Präfrontalkortex ab. Die Hirngebiete, für die diese Abnahmen festgestellt wurden, lagen neben jenen Hirngebieten, für die Zunahmen der grauen Substanz nachgewiesen wurden. Bereits ein kurzes Training führt demnach zu messbaren anatomischen Änderungen.
- Eine weitere Studie hat Personen im Alter von 50 Jahren neuroanatomisch unter-

50 Die fraktionale Anisotropie ist ein Maß für die Gerichtetheit der Diffusion von Wasser in einem Kompartiment. In einem mit Myelin umgebenen Axon ist die fraktionale Anisotropie sehr groß, denn das Wasser kann nur in zwei Richtungen diffundieren: nach vorne und nach hinten. In den Ventrikeln herrscht Isotropie vor, denn das Wasser kann in alle Richtungen diffundieren. Die fraktionale Anisotropie wird oft als Maß für die Integrität von Axonen bzw. Axonbündeln genutzt. Bei einem geschädigten Axonbündel ist die fraktionale Anisotropie niedrig.

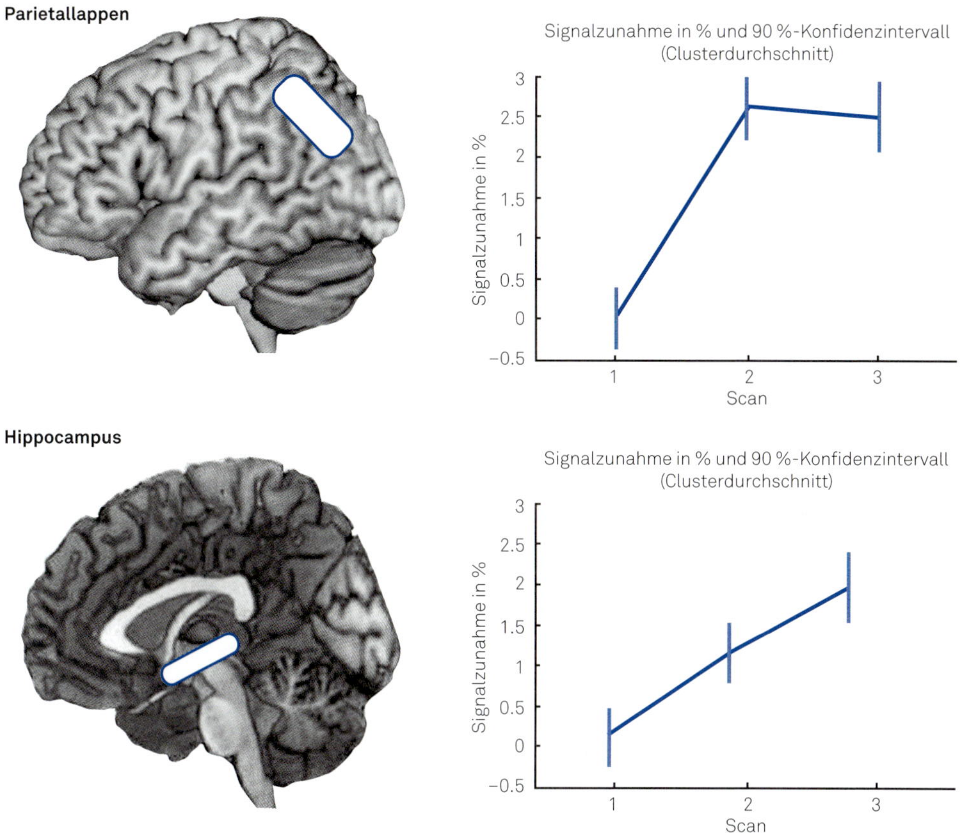

Abbildung 17-11: Hirngebiete, in denen Medizinstudenten nach einer drei Monate dauernden Prüfungsvorbereitung auf das Physikum Zunahmen der Dichte der grauen Substanz aufwiesen. Gemessen wurde die Dichte der grauen Substanz vor der Prüfungsvorbereitung (Scan 1), nach der Prüfung (Scan 2) und drei Monate nach der Prüfung (Scan 3; nach Draganski et al., 2006).

sucht und dabei überprüft, ob sich nach einem 40 Stunden dauernden Golftraining die an der Kontrolle des Golftrainings beteiligten Hirngebiete anatomisch verändern (Bezzola et al., 2011). Hierzu wurde die Dichte der grauen Substanz gemessen und festgestellt, dass sich dieser Kennwert im dorsalen Informationsweg im Verlauf des Trainings vergrößerte (Sulcus centralis, sensomotorischer Motorkortex, ventraler Prämotorkortex, Lobus parietalis inferior, intraparietaler Sulcus, parietookzipitaler Übergangsbereich, kaudaler Teil des Lobulus parietalis inferior; **Abb. 17-12**). Interessant war ferner, dass die Versuchspersonen, die in diesen 40 Stunden am intensivsten trainierten, auch die stärksten anatomischen Veränderungen aufwiesen.

- Nahezu spektakulär sind die Befunde einer sehr aufwendigen Längsschnittstudie von einer US-amerikanischen Forschergruppe (Erickson et al., 2011). Diese Wissenschaftler haben 120 ältere Personen (55–80 Jahre alt) über ein Jahr lang untersucht und diese

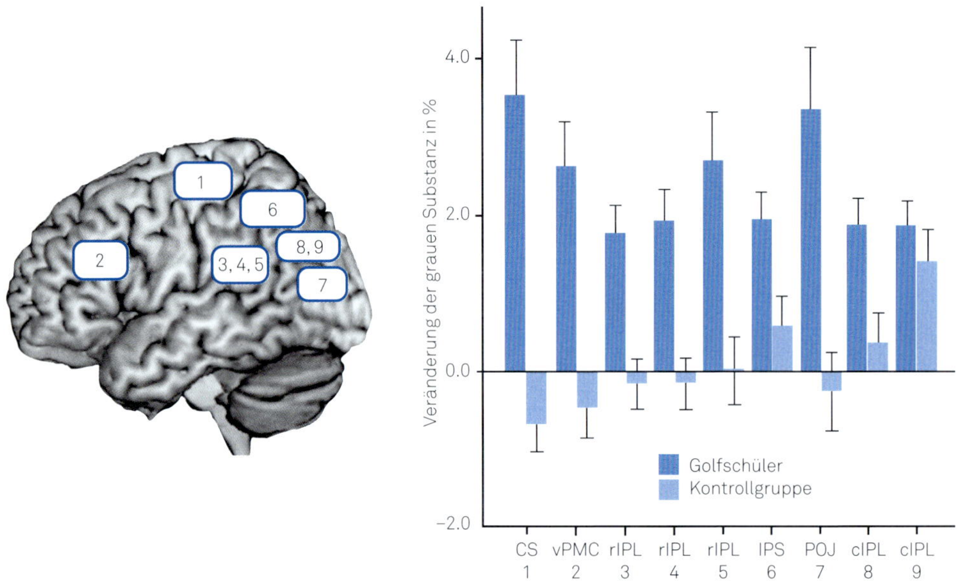

Abbildung 17-12: Hirngebiete, in denen im Laufe eines 40 Stunden dauernden Golftrainings bei Golfnovizen die Dichte der grauen Substanz zunahm. 1: Sulcus centralis – Motorkortex, 2: ventraler Prämotorkortex, 3, 4, 5: drei unterschiedliche Regionen des Lobulus parietalis inferior, 6: intraparietaler Sulcus, 7: parietookzipitaler Übergangsbereich, 8 & 9: zwei Subareale des kaudalen Lobulus parietalis inferior (nach Bezzola et al., 2011). Im Balkendiagramm rechts neben dem Hirnbild ist die Zunahme der Dichte der grauen Substanz angezeigt. Die dunklen Balken zeigen die Zunahme der grauen Substanz für die Personen an, die trainiert haben. Die hellen Balken zeigen die Veränderungen der Dichte der grauen Substanz bei den Personen, die nicht trainiert haben. Auf derAbszisse sind die Hirnregionen mit Akronymen und Zahlen gekennzeichnet. Die Zahlen entsprechen denen, die im Hirnbild genutzt wurden.

Personen per Zufall einer von zwei Versuchsgruppen zugewiesen. Eine Gruppe absolvierte über mehrere Wochen ein Aerobic-Stretching-Training, während die andere Gruppe genauso intensiv Nordic-Walking trainierte. Vor dem Training, nach 6 Monaten und nach einem Jahr haben die Forscher mittels MRT anatomische Aufnahmen der Gehirne angefertigt und auch eine Reihe von neuropsychologischen Tests durchgeführt. Dabei offenbarte sich, dass bei der Gruppe, die Nordic-Walking trainierte, das Hippokampusvolumen zunahm und gleichzeitig auch die Gedächtnisleistungen besser wurden. Bei der Stretching-Trainingsgruppe zeigte sich keine Zunahme der Hippokampusvolumens, sondern eine Abnahme. Die Verringerung des Hippokampusvolumens bei dieser Gruppe entsprach ungefähr der durchschnittlichen Volumenveränderung von 0.5 %/Jahr, die man normalerweise bei älteren Personen (ohne spezielles Training) messen kann (Jäncke et al., 2020). Die Veränderung des Hippokampusvolumens korrelierte im Übrigen moderat mit der Gedächtnisleistung in einem Standardgedächtnistest. Es konnten auch moderate Korrelationen zwischen dem Hippokampusvolumen und einem Wachstumshormon (BDNF) und auch Korrelationen mit physiologischen Fitness-Kennwerten festgestellt werden.

Die oben dargestellten neuroanatomischen Studien belegen zusammengefasst, dass intensives Training anatomisch messbare Veränderungen in jenen Hirngebieten auslöst, die in die Kontrolle des Trainings eingebunden sind. Typischerweise kann trainingsinduziert eine Zunahme der Dichte oder eine Volumenzunahme der grauen Substanz festgestellt werden. Hinsichtlich der trainingsinduzierten Veränderungen der weißen Substanz sind die Befunde weniger eindeutig. Meist wird eine Zunahme der fraktionalen Anisotropie berichtet. Abnahmen der fraktionalen Anisotropie finden sich insbesondere in den Hirngebieten, die unmittelbar neben Hirngebieten lokalisiert sind, die eine trainingsinduzierte Zunahme der grauen Substanz aufweisen. Als mögliche Ursachen für die gemessene Veränderung der grauen Substanz werden folgende Mechanismen diskutiert:

- Neuronenvergrößerungen (Oberflächenvergrößerung)
- Zunahme der Dendritisierung und der Gliafortsätze (Vergrößerung des Neuropils[51])
- Synaptogenese.

Wahrscheinlich kann auch eine trainingsinduzierte Zunahme der **Kapillarisierung** zu Veränderungen der gemessenen Kennwerte für die graue Substanz führen. Mit zunehmendem Training werden die benötigten Hirngebiete auch besser durchblutet werden müssen. Inwieweit intrazelluläre Veränderungen die gemessenen Werte für die graue Substanz beeinflussen, ist aktuell noch nicht eindeutig geklärt. Durch den intensiveren Gebrauch der Neurone nimmt wahrscheinlich auch die **Produktion und Verarbeitung von Transmittern** zu. Damit hängt eine Zunahme des metabolischen Umsatzes zusammen. Trainingsinduzierten Veränderungen der weißen Substanz liegt wahrscheinlich eine **Verdickung der Myelinschichten** zugrunde.

51 Unter dem Begriff Neuropil werden die nichtmyelinisierten Dendriten und die Gliafortsätze zusammengefasst.

17.6. Rehabilitation

Während der neurologischen bzw. neuropsychologischen Rehabilitation treten zwangsläufig plastische Veränderungen des Gehirns auf. Ein anschauliches Beispiel hierfür wurde von der US-amerikanischen Arbeitsgruppe um Sadato (1996) berichtet. Die Wissenschaftler hatten mittels PET Durchblutungsänderungen im visuellen Kortex bei Früherblindeten und Kontrollpersonen nach taktiler Stimulation untersucht. Zur taktilen Stimulation nutzten sie die Brailleschrift, welche die Versuchspersonen zu ertasten hatten. Bei Früherblindeten ergaben sich beim Lesen der Brailleschrift Durchblutungszunahmen im primären und sekundären visuellen Kortex, während bei normal sehenden Kontrollpersonen Durchblutungsabnahmen im visuellen Kortex auftraten. Offenbar hat hier eine Umorganisation stattgefunden, sodass der visuelle Kortex der Erblindeten nun andere Aufgaben als die Verarbeitung visueller Informationen übernommen hat.

Ein anderes Beispiel für eine kortikale Umorganisation berichten Yu und Kollegen (2006). Sie haben zwei Patienten untersucht, denen beidseitig die Arme amputiert wurden und die gelernt hatten, mit ihren Füßen zu malen und als Bildhauer tätig zu sein. fMRT-Messungen während einfacher motorischer Tätigkeiten, die sie mit ihren Füßen ausführten, offenbarten nicht nur Durchblutungszunahmen im Fußareal (in der Mittellinie im parazentralen Hirnbereich gelegen), sondern auch im linksseitigen Handareal (M1 für die Hand). Offenbar haben die ehemals als „Handneurone" genutzten Neurone im Handmotorkortex eine neue Aufgabe übernommen und kontrollieren nun auch Fußbewegungen.

Krankheitsbedingte kortikale Reorganisationen treten recht schnell ein. Kürzlich konnten Langer und Kollegen (2012) zeigen, dass bereits nach zweiwöchiger Immobilisierung des rechten Arms nach einem Armbruch der Motorkortex kontralateral zum gebrochenen und eingegipsten Arm deutliche Reduktionen der kortikalen Dicke aufwies. Auch der mit dem kontralateralen Motorkortex verbundene Kortikospinaltrakt zeigte markante Veränderungen. Interessant war in diesem Zusammenhang, dass sich im Zuge der Immobilisation des rechten Arms die motorische Leistungsfähigkeit des frei beweglichen linken Arms verbesserte und diese Verbesserung mit einer Zunahme der kortikalen Dicke des rechtsseitigen Prämotorkortex verbunden war. In einer neuen Arbeit unserer Arbeitsgruppe (Steiger et al., 2016) konnten wir sogar zeigen, dass eine kognitive Verhaltenstherapie bei Patientinnen und Patienten mit Sozialen Angststörungen nicht nur die Angststörungen regulierte, sondern auch anatomische Veränderungen in jenen Hirngebieten induzierte, welche für die Regulation dieser speziellen Ängsten wesentlich sind. Vor allem frontale Hirnareale, die bei unbegründeten Angstgefühlen diese nicht genügend regulieren können, verändern sich nach der Therapie massiv.

Eine wichtige Frage ist derzeit, wie die Fähigkeit zur Plastizität des Gehirns besser genutzt werden kann, um neurologische und psychiatrische Schäden günstiger beeinflussen zu können. Leider befindet sich dieser Forschungsbereich noch im status nascendi. Es existieren jedoch bereits interessante Anwendungsvorschläge, um durch moderne Ergebnisse der Plastizitätsforschung zur Therapie von neurologischen, neuropsychologischen, psychiatrischen oder sonstigen Beeinträchti-

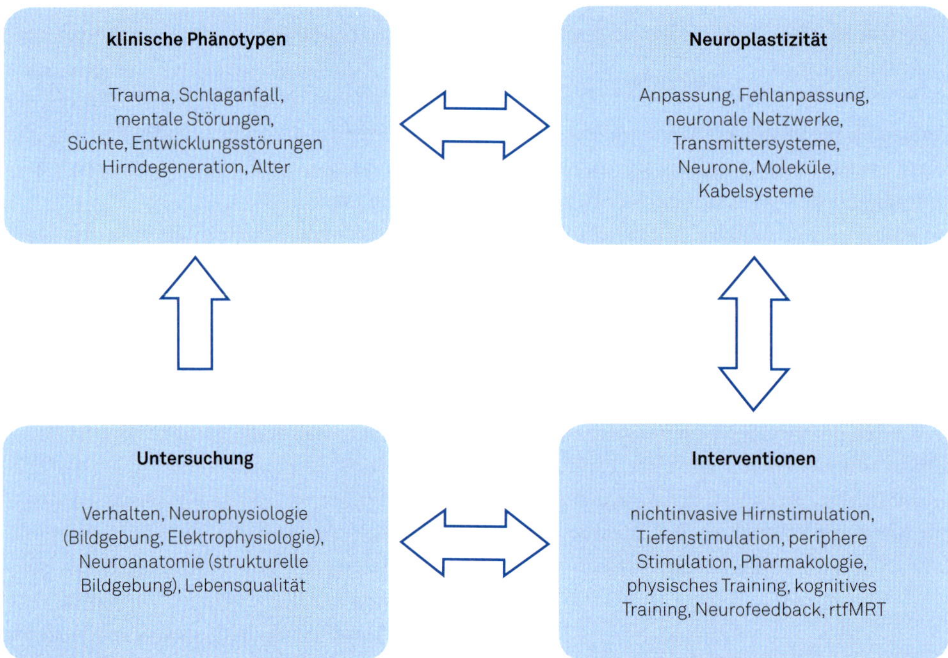

Abbildung 17-13: Aktuell untersuchte Ansätze zum Auslösen und/oder Beeinflussen der Neuroplastizität.

gungen zu gelangen (Cramer et al., 2011). Aktuell wird intensiv untersucht, wie plastische Prozesse effizient ausgelöst werden können (**Abb. 17-13**). **Physisches und kognitives Training** hat sich als wirksame Methode erwiesen, um Hirnplastizität auszulösen (s. o.). Aber auch **pharmakologische Beeinflussungen** haben sich als interessante Interventionsmöglichkeiten zum Auslösen und/oder Beeinflussen neuroplastischer Prozesse erwiesen. Ebenso werden derzeit mögliche günstige Einflüsse der **tiefen Hirnstimulation**,[52] der **peripheren Nervenstimulation**, der **externen Hirnstimulation**[53] und verschiedener Anwendungen des **Neurofeedbacks** untersucht. Relativ weit fortgeschritten sind Arbeiten, in denen mittels Gehirnstimulationen plastische Prozesse ausgelöst oder günstig beeinflusst werden.

Als Beispiel für die mögliche günstige Wirkung von externen Gehirnstimulationen auf die Neuroplastizität soll hier die **transkranielle Magnetstimulation** (TMS) besprochen werden. Die TMS-Technik (aber auch die transkranielle Gleichstromstimulation) wird aktuell unter anderem in der Rehabilitation nach Schlaganfällen genutzt, um z. B. die motorische Leistungsfähigkeit der gelähmten oder beeinträchtigten Arme und Hände günstig zu beeinflussen. Einfache Trainings der betroffenen Gliedmaßen führen in der Regel zu motorischen Leistungssteigerungen. Jedoch werden die motorischen Verbesserungen durch eine ungünstige Interaktion beider Hemisphären beeinflusst. Die Motorareale beider Hemisphären beeinflussen sich gegenseitig, indem sie sich wechselseitig hemmen (**Abb. 17-14**). Kommt es zu einer Läsion z. B. im linksseitigen Motorkortex, kann der linksseitige Motorkortex bzw. das noch gesunde Gewebe um die Läsion nicht mehr genug Hemmpotenzial entwickeln, um die rechtsseitige Hemisphäre zu hemmen. Das führt dazu, dass die jetzt enthemmte rechtsseitige Hemisphäre den linksseitigen Motorkortex und das dort noch vorhandene gesunde Gewebe noch stärker hemmt als vor der Läsion. Mit anderen Worten, die lädierte Hemisphäre ist doppelt beeinträchtigt: einerseits durch die Läsion, was dazu führt, dass weniger funktionsfähiges Gewebe vorhanden ist, und andererseits aufgrund der starken Hemmung des noch gesunden Gewebes durch die intakte rechte Hemisphäre. Diese für den Wiederaufbau motorischer Leistungsfähigkeit ungünstige neurophysiologische Ausgangslage kann durch geeignete Stimulationen beeinflusst werden. Ein Einfluss kann etwa durch neurophysiologische Hemmung der gesunden Hemisphäre oder durch Erregung der lädierten Hemisphäre erzielt werden. Wird die gesunde Hemisphäre neurophysiologisch gehemmt, kann sie die lädierte linksseitige Hemisphäre nicht mehr so stark hemmen. Umgekehrt kann die lädierte Hemisphäre neurophysiologisch erregt werden, um die von der gesunden Hemisphäre verursachte Hemmung auszugleichen. Auf diese Art werden für das motorische Training des rechten Arms oder der rechten Hand günstigere neurophysiologische Ausgangsbedingungen geschaffen. Die Erregung oder Hemmung kann mittels transkranieller Magnetstimulation oder transkranieller Gleichstromstimulation erreicht werden. Zum Erregen der lädierten Hemisphäre werden hochfrequente TMS-Impulse (oder eine anodale tDCS-Stimulation) verwendet. Zur Hemmung der gesunden rechtsseitigen Hemi-

---

52 Die tiefe Hirnstimulation ist ein neurochirurgischer Eingriff, bei dem in das Gehirn Elektroden eingeführt werden, um bestimmte Hirngebiete zu erregen oder zu hemmen. Sie wird häufig zur Behandlung der Parkinsonkrankheit, der Dystonie, bei Zwängen und beim Tourettesyndrom eingesetzt.

53 Zu den externen Hirnstimulationen zählen die transkranielle Magnetstimulation (TMS) und die transkranielle Gleichstromstimulation (tDCS).

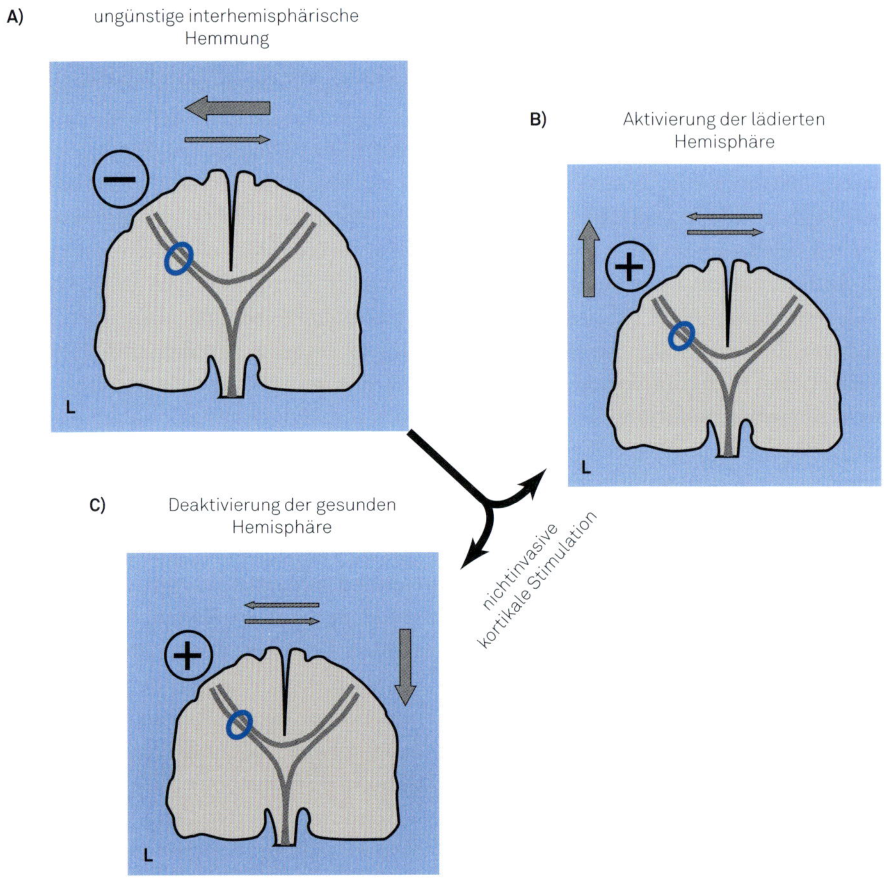

Abbildung 17-14: Schematische Darstellung der gegenseitigen hemmenden Beeinflussung beider Hemisphären. Die hypothetische Läsion ist als dunkelblauer Kreis im Bereich des oberen Teils des angedeuteten Kortikospinaltrakts eingezeichnet. (A) Durch die Läsion ist die Hemmung der kontralateralen Hemisphäre niedriger, was dazu führt, dass die Hemmung der linken lädierten Hemisphäre größer ist. (B) Durch Erregung der lädierten linken Hemisphäre (mittels hochfrequentem TMS) wird die kontralaterale rechte Hemisphäre wieder stärker gehemmt, sodass diese die linke Hemisphäre nicht mehr so stark hemmen kann. (C) Möglich ist auch, die rechte Hemisphäre (mittels niederfrequentem, aber lange andauerndem TMS) zu hemmen. Auch diese Stimulation führt dann zu einer ausgeglicheneren gegenseitigen Beeinflussung beider Hemisphären, sodass motorische Trainings optimaler gestaltet werden können.

sphäre werden niederfrequente und länger andauernde TMS-Impulse eingesetzt (1 Hz Stimulation über 10–30 min). In der Tat hat sich gezeigt, dass eine Hemmung der gesunden oder eine Erregung der lädierten Hemisphäre mit besseren motorischen Lernleistungen verbunden ist.

17.7. Zusammenfassung

- Typische Forschungsansätze zur Untersuchung der Neuroplastizität sind Querschnitts- und Längsschnittuntersuchungen. Bei Querschnittsuntersuchungen werden Experten und Nichtexperten hinsichtlich anatomischer und neurophysiologischer Kennwerte miteinander verglichen.

- Experten in bestimmten Funktionsbereichen (z. B. Musiker) sind für die Erforschung der Neuroplastizität von besonderer Bedeutung, da sie in der Regel sehr früh mit dem Training in ihrem Expertisebereich beginnen und dieses Training oft ein Leben lang intensiv durchführen.
- Genetik und Umwelt üben gleichermaßen Einflüsse auf das Gehirn aus.
- Die Neuroplastizität wurde anfangs v. a. mittels Tierstudien untersucht. Ein typisches Beispiel ist das **Syndaktylie-Experiment**, in dem bei Affen zwei Finger zusammengenäht wurden. Nach einer Weile war die somatosensorische Repräsentation der zusammengenähten Finger in Area 3 verschmolzen.
- Die Erforschung der Neuroplastizität wurde insbesondere durch die Experimente des Neuropsychologen Ramachandran befördert. Er untersuchte Patienten, denen eine Hand oder ein Arm amputiert wurde und die über Schmerzen im amputierten Glied klagten (**Phantomschmerz**). Er konnte plausibel machen, dass der Phantomschmerz mit der Reorganisation des somatosensorischen Kortex zusammenhängt. Neurone, die vormals das amputierte Glied „versorgten", werden nach der Amputation in neue Funktionskreise eingebunden. Dies sind in der Regel somatosensorische Repräsentationen, die unmittelbar neben der somatosensorischen Repräsentation des amputierten Gliedes lokalisiert sind.
- In Querschnittsuntersuchungen zur funktionellen Plastizität ist häufig mit Musikern gearbeitet worden. Diese Studien haben ergeben, dass sich die neurophysiologischen Reaktionen der Experten auf expertiserelevante Reize deutlich von den neurophysiologischen Reaktionen der Nichtexperten unterscheiden. Prinzipiell wurden größere ERP-Komponenten (größere Amplituden) meist schon sehr früh in der Verarbeitungskette entdeckt. Die größeren Amplituden werden als Indikator für mehr synchron feuernde Neurone interpretiert.
- Querschnittsuntersuchungen, in denen fMRT-Messungen durchgeführt wurden, zeigen, dass Experten bei der Bearbeitung expertise-relevanter Aufgaben eine geringere Durchblutung in den spezialisierten Hirngebieten aufweisen. Diese geringere Durchblutung könnte indizieren, dass nur die wichtigen Neurone (dafür aber synchron) feuern. Zusammengefasst weisen diese Befunde darauf hin, dass die neurophysiologische Bearbeitung dieser speziellen Reize oder Aufgaben bei Experten optimierter abläuft (**Prinzip der neurophysiologischen Optimierung**).
- Neben diesen Optimierungen verändert sich mit zunehmender Expertise auch die funktionelle Netzwerkarchitektur bei Experten, was bedeutet, dass verschiedene Hirngebiete anders miteinander interagieren.
- In Längsschnittuntersuchungen werden trainingsbedingte neurophysiologische Aktivierungsveränderungen gemessen. Im Laufe des Trainings werden die ERP-Komponenten auf die gelernten Reize größer und das aktivierte Volumen nimmt zu. Wahrscheinlich werden während des Lernens mehr Neurone in die Kontrolle der gelernten Funktion einbezogen, um herauszufinden, welche dieser Neurone letztlich wirklich notwendig sind. Auch die funktionelle Netzwerkarchitektur ändert sich im Zuge des Trainings. Die Hirngebiete, die an der Verarbeitung der gelernten Funktionen oder Reize beteiligt sind, beginnen sich mehr und mehr funktional „zusammenzuschalten" (**Prinzip des Aufbaus neuer oder der Veränderung bereits bestehender funktionaler Verbindungen**).
- Neuroanatomische Längsschnittstudien zur Neuroplastizität belegen, dass intensi-

ves Üben messbare anatomische Veränderungen in jenen Hirngebieten auslöst, die in die Kontrolle der trainierten Funktion eingebunden sind. Typischerweise kann trainingsinduziert eine Zunahme der Dichte oder eine Volumenzunahme der grauen Substanz festgestellt werden. Meist wird auch eine Zunahme der fraktionalen Anisotropie berichtet. Abnahmen der fraktionalen Anisotropie finden sich insbesondere in den Hirngebieten, die unmittelbar neben den Hirngebieten lokalisiert sind, die eine trainingsinduzierte Zunahme der grauen Substanz aufweisen.

- Die **zellulären Grundlagen** der anatomischen Plastizität sind noch unklar. Diskutiert werden folgende Mechanismen: Neuronenvergrößerung (Oberflächenvergrößerung), Zunahme der Dendritisierung und der Gliafortsätze (Vergrößerung des Neuropils), Synaptogenese und Zunahme der Kapillarisierung.
- Bei Patienten nach Amputationen, bei Blinden, aber auch im Zusammenhang mit der krankheitsbedingten Immobilisierung von Gliedern kommt es zu teilweise massiven Reorganisationen. Bei Blinden wird der visuelle Kortex in die Verarbeitung taktiler Informationen eingebunden. Bei Handamputierten können die ehemals für die Hand zuständigen Neurone in die Kontrolle der Füße eingebunden werden.
- Aktuell wird intensiv über die Nutzbarmachung der Erkenntnisse aus der Neuroplastizitätsforschung diskutiert. In diesem Zusammenhang werden folgende Interventionsmöglichkeiten thematisiert, mit denen Neuroplastizität ausgelöst werden könnte: physisches und kognitives Training, pharmakologische Beeinflussungen, die tiefe Hirnstimulation, die periphere Nervenstimulation, die externe Hirnstimulation und verschiedene Anwendungen des Neurofeedbacks.
- Am Beispiel der interhemisphärischen Interaktion wird die Bedeutung der selektiven Hemmung oder Erregung einer Hemisphäre zur Optimierung von Trainingsprozessen diskutiert.

17.8. Fragen und Aufgaben

- Beschreiben Sie die kortikalen Reorganisationsprozesse bei Affen nach künstlicher Syndaktylie.
- Wie verändert sich der auditorische Kortex von Affen nach einem Tondiskriminationstraining?
- Beschreiben Sie die klassischen Versuchsansätze zur Untersuchung der Neuroplastizität.
- Beschreiben Sie typische Befunde bezüglich der Plastizität bei Musikern.
- Beschreiben Sie einige Grundprinzipien der Plastizität.
- Beschreiben Sie ein typisches Beispiel für die Veränderung der Netzwerkarchitektur durch Training.
- Was wird unter struktureller Neuroplastizität verstanden?
- Beschreiben Sie einige Befunde zur strukturellen Neuroplastizität, die im Rahmen von Querschnittsuntersuchungen erbracht wurden.
- Beschreiben Sie einige Befunde zur strukturellen Neuroplastizität, die im Rahmen von Längsschnittuntersuchungen erbracht wurden.
- Welche Möglichkeiten zur „Auslösung" von Neuroplastizität werden im Zusammenhang mit der Rehabilitation derzeit diskutiert?
- Kann Plastizität von „außen" beeinflusst werden?

17.9. Weiterführende Literatur

Jäncke, L. (2009). The plastic human brain. Restor Neurol Neurosci, 27(5), 521–538.

May, A. (2011). Experience-dependent structural plasticity in the adult human brain. Trends Cogn Sci, 15(10), 475–482.

Pascual-Leone, A., Amedi, A., Fregni, F., Merabet, L.B. (2005). The plastic human brain cortex. Annu Rev Neurosci, 28, 377–401.

Zatorre, R.J., Fields, R.D., & Johansen-Berg, H. (2012) Plasticity in gray and white: neuroimaging changes in brain structure during learning. Nat. Neurosci., 15, 528–536.

18. Sprache und Kommunikation

Martin Meyer

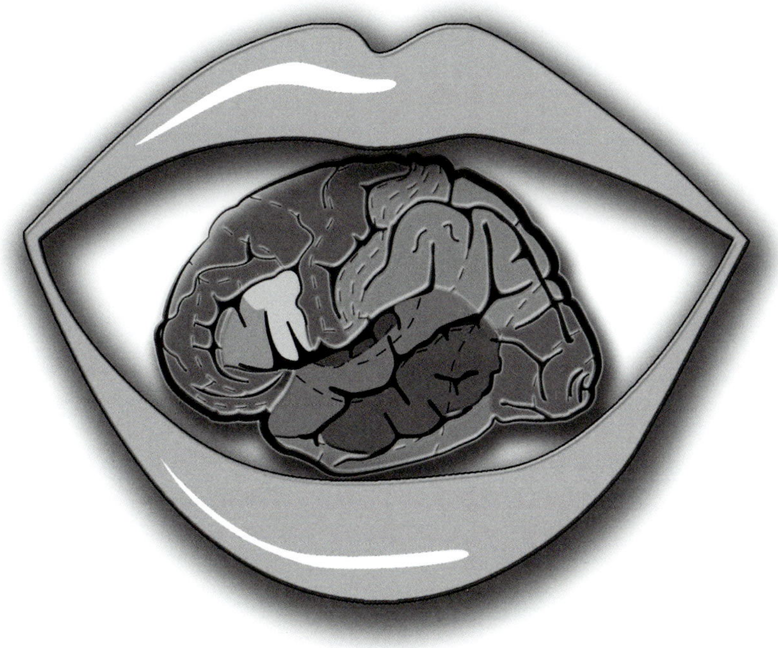

18.1. Einführung

Neben dem aufrechten Gang und der musikalischen Kultur ist die Sprache eines der Merkmale, die als typisch für die menschliche Sonderstellung unter allen Lebensformen gelten (Fitch, 2011). Nach dem heutigen Wissensstand ist die menschliche Sprache eine Fertigkeit, die während der Evolution in dieser speziellen Form nur einmal entstanden ist; im Tierreich existiert kein Kommunikationssystem, das dieselbe Komplexität erreicht (mehr dazu 18.3.). Eine übereinstimmende Definition dessen, was Sprachwissenschaftlerinnen, Psychologen, Philosophinnen, kognitive Neuro- und Computerwissenschaftler unter Sprache verstehen, liegt aufgrund der Komplexität des Gegenstands nicht vor. In Abschnitt 18.2. gehe ich detaillierter auf diese Frage ein. Nichtsdestotrotz möchte ich zu Beginn des Kapitels darauf hinweisen, dass im Folgenden verschiedene Aspekte der Gehirn-Sprache Beziehung behandelt werden. Primär werde ich der Frage nachgehen, wo und wie im Gehirn Sprache und Kommunikation verarbeitet werden. Leser*innen, denen dieser Fokus zu eng ist und die eine breitere Einführung in das Thema „Sprachpsychologie" wünschen, empfehle ich den Text von Bender (2018).

In neuropsychologischen Untersuchungen der letzten Jahre stand primär das Verstehen gesprochener, geschriebener und gebärdeter Sprache auf verschiedenen Ebenen (Laute, Silben, Worte, Sätze) im Fokus. Ziel dieser Untersuchungen war es zum einen, das gesamte Netzwerk im menschlichen Gehirn, das mit sprachlichen Funktionen betraut ist, zu erfassen. Zum anderen zielte das Gros der Studien darauf ab, die spezifische Rolle distinkter Hirnregionen bei der Verarbeitung von unterschiedlichen linguistischen und paralinguistischen Ebenen der Sprache (Syntax, Semantik, Phonologie, Prosodie) besser zu verstehen, sofern dies überhaupt möglich ist. Eine besondere Schwierigkeit in diesem Kontext erwächst aus dem Umstand, dass – anders als im Zusammenhang mit Gedächtnis oder elementarer visueller oder auditorischer Verarbeitung – praktisch keine Vergleiche mit Tierstudien möglich sind. Eine weitere Einschränkung ist dem Umstand geschuldet, dass sich unter den ca. 6000 bis 7000 existierenden Sprachen unterschiedliche Klassen und Familien befinden, die sich z. T. erheblich in Form, Aufbau und Struktur unterscheiden. So kommt der Sprachmelodie in tonalen Sprachen wie dem Mandarin im Vergleich zu indogermanischen Sprachen wie dem Deutschen eine viel größere Rolle bei der Verarbeitung von Bedeutungsinformationen zu. In so genannten Ergativsprachen verhält es sich anders als in Akkusativsprachen (wie z. B. dem Deutschen) so, dass unterschiedliche Funktionen des grammatischen Subjekts (also dem Handelnden) mithilfe von verschiedenen Kasusmarkierungen differenziert werden. Nur für 200 Sprachen existiert eine Schriftform. Daraus wird ersichtlich, dass Lautsprache als eine biologische Fähigkeit zu betrachten ist, deren Entstehung in ihren frühen Formen vermutlich einige Millionen, mindestens aber 500 000 Jahre zurückliegt, während Schriftsprache eine kulturelle Fertigkeit darstellt, deren Entwicklung vor ca. 5000 bis 10 000 Jahren begann (siehe Kapitel 19, Bender, 2018). Anders als die Schriftsprachen dürften Lautsprachen als Fortsetzung von ikonischen und später symbolischen Formen der unmittelbaren dyadischen Kommunikation entstanden sein. In diesem Kapitel liegt daher der Schwerpunkt auf neuropsychologischen Aspekten der Sprachen mit einem evolutionären Hintergrund, d. h. auf der Laut- und Gebärdensprache (18.7, 18.8). Insbesondere auf die Fragen, welche Hirnregionen das sprachliche Netzwerk bilden und wie das menschliche Gehirn Sprache(n) in Echtzeit versteht und produziert, werden in den Abschnitten 18.5 und 18.6 Antworten gegeben. Somit fließen in diesem Kapitel Erkenntnisse zu raumzeitlichen Aspekten der Sprache-Gehirn Beziehung aus den letzten 20 Jahren Forschung mit bildgebenden Verfahren (PET, fMRT, sMRT, DTI, EEG, MEG) zusammen und ergänzen sich mit Resultaten aus Studien, die primär die neurokomputationale Ebene von Sprachfunktionen untersucht haben. In diesen Studien steht also nicht die Frage nach dem „Wo im Gehirn" (18.5), sondern nach dem „Wie im Gehirn" (18.6) im Vordergrund. Dadurch konnten zahlreiche Aussagen des klassischen neurologischen Models der Sprache als veraltet überführt werden.

Anders als z. B. lange Zeit geglaubt wurde, lassen sich sprachliche Funktionen nicht einfach einem oder zwei „Sprachzentren" im Gehirn zuordnen. Die vielleicht wichtigste Erkenntnis im Kontext der Erforschung menschlicher Kognition mit bildgebenden Verfahren (Kap. 18.5.3., 18.5.4. und 18.5.5.) ist, dass große Teile des Kortex an Sprachverarbeitung und -produktion beteiligt sind. Modalitätsunabhängig ist Sprache bei den meisten Menschen (95 % der Rechtshänder und knapp 70 % der Linkshänder) – ähnlich wie Praxis – eine dominante Funktion der linken Hemisphäre, was v. a. mit der Anlage sprachartikulatorischer Mechanismen in dieser Hirnhälfte zu erklären sein dürfte (Kap. 18.5.3. und **Abb. 18-1**). Das Kerngebiet der sprachrelevanten Areale befindet sich um die Sylvische Fissur und erstreckt sich über mediale und laterale Teile des Frontal-, des Temporal- und des Parietallappens. Diese Zone wird demnach perisylvische Region genannt. Die rechte perisylvische Region zählt ebenfalls zum neuronalen Netzwerk der Sprache (Kap. 18.5.). Zuerst aber einmal möchte ich die wichtigsten Merkmale von Sprache und ihre linguistischen Beschreibungsebenen darlegen, auch wenn die Bedeutung dieser linguistischen Domänen für die Realität des Gehirn zunehmend infrage gestellt wird.

18.2. Was ist Sprache?

Sprache ist ein komplexes Zeichensystem sowie das wichtigste Mittel zum Austausch von Informationen unter Menschen. Menschen benutzen Sprache primär beim Sprechen, Gebärden, Lesen, Schreiben und Texten. Des Weiteren wird auch betont, dass beim Träumen oder Denken und natürlich in der Kunst die Sprache eine wichtige Rolle spielt (Bender, 2018). Daher gilt Sprache auch als die komplexeste unter allen Kognitionen. Dem einflussreichen Linguisten und Sprachwissenschaftler Noam Chomsky zufolge ist allen Sprachen trotz ihrer augenscheinlichen Diversität eine minimalistische **Universalgrammatik** gemein, deren fundamentale Prinzipien im Gehirn eines jeden Menschen genetisch festgelegt sind. Der scheinbar mühelose Prozess des Spracherwerbs in den ersten Lebensjahren wäre durch die Annahme der Existenz einer angeborenen „Sprachblaupause" im Gehirn, die den Erwerb von Sprache praktisch automatisiert abspult, natürlich leichter erklärbar. Trotz der Plausibilität dieses Gedankens ist Chomskys Idee einer Universalgrammatik bis heute umstritten, empirisch nicht bewiesen und widerspricht den fundamentalen Prinzipien der Evolutionstheorie, die Sprache äquivalent einem wandelbaren Organismus ansieht und nicht als ein modulares, in sich geschlossenes System versteht (Christiansen und Chater, 2008). Tatsächlich scheint beim Spracherwerb das Erlernen der lautlichen Muster, aus der gesprochene Sprache besteht, durch fortwährende Exposition während der ersten neun Lebensmonate nach der Geburt bzw. zum Teil vorgeburtlich eine große Rolle zu spielen (Kap. 18.4.5.). Ebenso spricht die hohe Diversität zwischen den Sprachen dieser Welt gegen das vereinfachende Prinzip einer Universalgrammatik.

Aufgrund der Komplexität der Fragestellung sollen eingangs einige vereinfachende begriffliche Klärungen erfolgen. **Sprache**

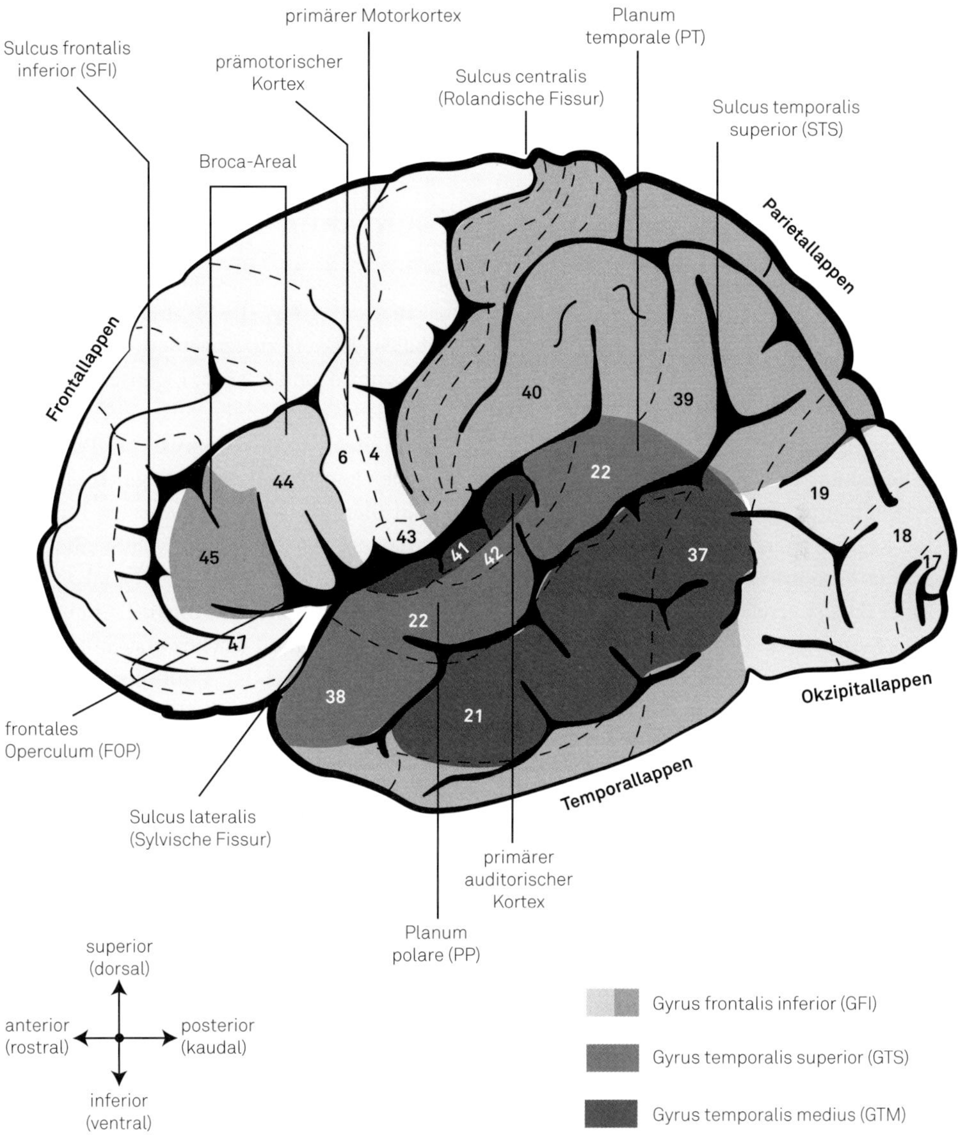

Abbildung 18-1: Die Abbildung zeigt die Lateralansicht einer linken Hemisphäre eines menschlichen Gehirns. Die wichtigsten sprachrelevanten Kortexareale (GFI, GTS, GTM) grenzen entweder an die Sylvische Fissur oder nehmen den mittleren Teil des Temporallappens ein. Die Ziffern bezeichnen die Ordnungszahlen der zytoarchitektonischen Kartierung nach Korbinian Brodmann (1909). Visuelle (BA 17–19) und auditorische Rindengebiete (BA 41, 42) gehören nicht zum Kern der sprachrelevanten Areale, sondern werden in Abhängigkeit von der laut- oder schriftsprachlichen Modalität partiell zum Sprachnetzwerk gezählt (nach Friederici, 2011).

kann je nach Kontext und wissenschaftlicher Disziplin verschiedene Bedeutungen haben. Bei der Beschreibung von Sprache sollte zwischen ihrer Funktion als Kommunikationssystem einerseits und der formalen Struktur ihrer Bezugssysteme (Phonologie, Syntax, Semantik) andererseits unterschieden werden (Hauser et al., 2002; Kap. 18.7.). Sprache ist allgemein ein symbolisches System, das aus willkürlichen Zeichen für bestimmte Konzepte besteht und die Übertragung konkreter und abstrakter Inhalte zwischen einem Sender und einem (oder mehreren) Rezipienten unabhängig von der Modalität gewährleistet. Die Beziehung dieser Zeichen wird (ebenfalls modalitätsunabhängig) durch ein syntaktisches Regelwerk organisiert. Für eine ausführliche Einführung in diesen Gegenstand sei auf Bender (2018) verwiesen.

Die **Syntax** ist ein Teil der Grammatik und als ein System von Verknüpfungsregeln zu verstehen, mit dem vieldimensionale Wissensstrukturen in eine eindimensionale Repräsentation transformiert werden. Somit ist die Syntax das System zur Produktion hierarchischer Strukturen in der Sprache. Als ein Werkzeug der Syntax gilt beispielsweise die **Hierarchisierung von Konstituenten,** welche die Verschachtelung beliebig vieler Sätze ineinander ermöglicht und nach heutigem Wissensstand die Komponente der Syntax ist, die nur beim Menschen existiert. Somit bestimmt die Syntax, wie unabhängige Elemente in größere Sequenzen gefügt werden, und erlaubt es, aus einer begrenzten Anzahl von Einheiten unendlich viele Propositionen zu produzieren, wobei jede eine unterscheidbare Bedeutung haben kann bzw. eine nachvollziehbare Bedeutung haben muss.

Unter **Semantik** oder **Symbolismus** wird die Möglichkeit verstanden, Bedeutungen zu encodieren und intentional zu kommunizieren. Symbolgebrauch bezeichnet die Fähigkeit, Zeichen (Symbole oder Gesten) mit Konzepten zu verbinden, beispielsweise das lexikalische Element „Tisch“ als ein Symbol für das Konzept eines Tisches zu verstehen. Dabei wird noch zwischen linguistischer und konzeptueller Semantik unterschieden. Während es in der linguistischen Semantik nur eine Entsprechung oder Definition für den Begriff „Hund“ gibt, finden sich in der konzeptuell-semantischen Register eines Menschen unzählige Einträge und persönliche Assoziationen zu diesem Begriff, z. B. verbales und nicht verbales Wissen zu einzelnen Hunden, die man kennt, Hunderassen, Eigenschaften von Hunden, Hundephobien oder -allergien etc. Ganz einfach ist die begriffliche Trennung zwischen konzeptueller und linguistischer Semantil allerdings nicht, da diese zum Teil auch überlappen. Die Zuordnung von Symbol und Bedeutung ist in den meisten Sprachen willkürlich in dem Sinne, dass die Bedeutung nicht aus dem (lautlichen) Zeichen ersichtlich ist.

Auf der Ebene der **Phonologie** werden Phoneme, Silben und lexikalische Elemente zu segmentalen und suprasegmentalen Einheiten geformt. Des Weiteren entscheidet sich sowohl in der Schrift- als auch in der Lautsprache, wie lautsprachliche Muster, z.B. Phoneme, ausgesprochen und betont werden. Ein **Phonem** gilt dabei als die kleinste bedeutungsunterscheidende Einheit der Sprache. Silben einer Sprache bestehen aus Phonemen und die Unterscheidung zwischen zwei Wortbedeutungen (*Wind/Kind/Rind*) ist auf unterschiedliche Phoneme zurückzuführen. Phoneme müssen nicht zwingend eine semantische Funktion haben. Der Unterscheid zwischen den Silben /da/ und /ta/ ist auch auf unterschiedliche Phoneme zurückzuführen, aber für sich alleinstehend sind diese Silben ohne semantische Implikation. Nicht zu verwechseln ist der Begriff des Phonems daher mit dem des **Morphems**. Morpheme sind in der Sprache der Linguistik die kleinsten lautlichen oder grafischen semantischen Spracheinheiten mit einer spezifischen Bedeutung oder grammatischen Funktion.

Neben Phonemen zählen auch **Prosodie** oder **Rhythmus** einer sprachlichen Äußerung zu den wichtigen paralinguistischen Parametern. Zum Beispiel kann eine bestimmte Prosodie in der Aussprache einem Satz eine lautliche Struktur geben, die auch für die syntaktische und semantische Ebene bedeutungsvoll sein kann. So kann eine sprachliche Äußerung mit einem Absenken oder Anheben der Grundfrequenz (F0) enden, wonach sich entscheidet, ob sie den Charakter einer Aussage oder Frage hat („Heute ist ein schöner Tag!" vs. „Heute ist

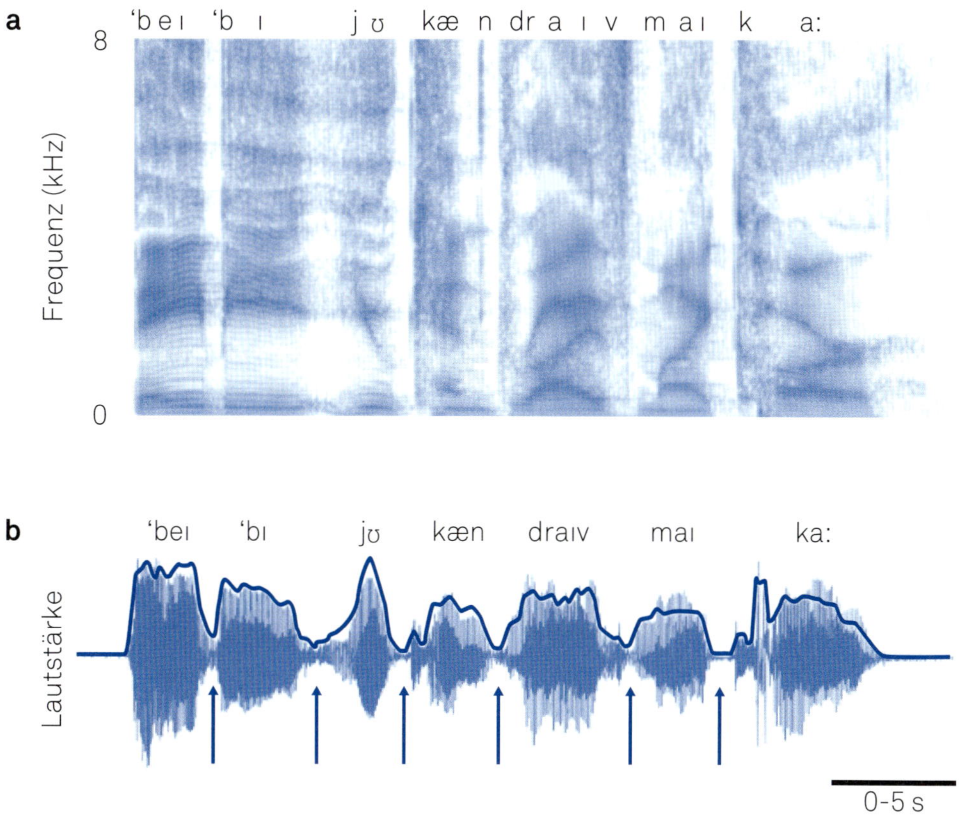

Abbildung 18-2: Unterschiedliche Zeitskalendarstellungen eines generischen akustischen Sprachsignals.
a: Spektrogramm des Signals, bei dem die schnellen akustischen Modulationen farblich hervorgehoben sind. Spektrogramm-Darstellungen ermöglichen die Visualisierung von phonemischen Merkmalen in der zeitlichen Dimension. Zum Beispiel werden Vokale durch ihre Formantmuster definiert (z.B. dunkle Streifen definieren die Vokale). Konsonanten, wie /k/ durch akustisches Rauschen ohne strukturiertes Frequenzmuster.
b: Das Oszillogramm zeigt ebenfalls den zeitlichen Verlauf des akustischen Signals. Die blaue Linie zeigt die zeitliche Hüllkurve, die den Verlauf der Intonation darstellt. Obwohl die Hüllkurve – wie alle natürlichen Signale – nicht strikt periodisch ist, zeichnet sie sich durch gewisse zeitliche Regelmäßigkeiten aus. Die Senken in der Hüllkurve, welche typischerweise Grenzen zwischen Silben (und nicht Wörtern) (durch Pfeile angezeigt) markieren, zeigen ein regelmäßiges zeitliches Muster im Ablauf. (nachgezeichnet nach Poeppel & Assaneo, 2020)

ein schöner Tag?“) bzw. auf welchem Satzteil der Satzakzent liegt („**Der Mann** küsst die Frau.“ vs. „Der Mann küsst **die Frau.**“). Für die linguistische Analyse und die endgültige Interpretation eines Satzes oder (Wortes) kann daher die prosodische Markierung entscheidend sein. Veränderungen der akustischen Muster eines Sprachsignals über die Länge einer Silbe, eines Konstituenten oder sogar eines Satzes hinweg nennt man suprasegmental. Über die Funktion dieser suprasegmentalen Modulationen für das Sprachverstehen und die Interpretation sprachlicher Äußerungen, insbesondere im Alter, bei Hörverlust und für den Spracherwerb ist sich die Wissenschaft erst in den letzten Jahren bewusst geworden (Meyer et al., 2018). Lange Zeit subsummierte man neben Intonation auch Rhythmus und Metrik unter den Oberbegriff Prosodie. Doch diese Kategorisierung wird gerade infrage gestellt. Poeppel und Assaneo (2020) argumentieren nun neu, dass Rhythmus und Metrik – anders als Prosodie – keine linguistischen Funktionen haben, sondern lediglich der erleichterten Segmentierung von gesprochener Sprache dienen **(Abb. 18-2)**. Sie stellen damit rhythmische und metrische Modulationen des Sprachsignals als eine Art strukturierenden Mechanismus dar, der seinen Ursprung im motorischen System hat. Da der auditorischen Modalität anders als dem motorischen, dem visuellen und auch teils dem somatosensorischen System ein endogener Rhythmus fehlt, wurde die Lautsprache zusätzlich mit dieser Eigenschaft ausgestattet, um dem Gehirn die initiale Verarbeitung der Zeitbereichsmerkmale gesprochener Sprache zu erleichtern. Während also Prosodie eine inhärente Funktion ist, die für die Interpretation sprachlicher Äußerungen wichtig ist, ist Rhythmus dem motorischen System entliehen und hat keine Funktion auf den höheren Ebenen der Sprachverarbeitung. Ob sich im Gehirn distinkte neurale System für Prosodie und Rhythmus finden lassen, müssen nun die kommenden Jahre entscheiden.

In der Linguistik werden diese elementaren Ebenen der Sprache zumeist als distinkt und unabhängig voneinander beschrieben, was erstmal keinen Bezug zur neurokognitiven Realität von Sprachverarbeitung hat **(Abb. 18-3)**. In

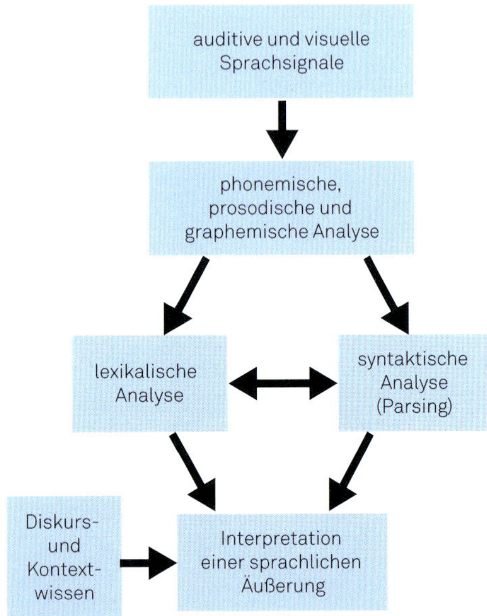

Abbildung 18-3: Die Abbildung zeigt den Verarbeitungspfad sprachlicher Signale für Schrift- und Lautsprache. Nach der Stufe der elementaren Verarbeitung graphemischer Information in der visuellen Modalität und phonemischer sowie prosodischer Information in der auditiven Modalität werden die Informationen auf höheren linguistischen Ebenen verarbeitet. Dabei werden während der lexikalischen Analyse Wortbedeutungen ermittelt und während der syntaktischen Analyse (Parsing) wird die Beziehung der einzelnen Konstituenten einer sprachlichen Äußerung (Wer macht was mit wem?) festgelegt. In einer abschließenden Stufe der Satzverarbeitung wird die endgültige Interpretation einer sprachlichen Äußerung bestimmt. Im Falle von lokal oder global ambigen Satzstrukturen („Die Studenten prüfen die Professoren.“) wird auf Diskurs- und Kontextwissen (in der Regel werden Studenten von Professoren geprüft) referiert, um zu einer möglichst plausiblen und wahrscheinlichen Interpretation zu gelangen.

der Psycho- oder Neurolinguistik werden dafür die Verarbeitung und Produktion sprachlicher Äußerungen im Kontext von anderen psychologischen oder neurologischen Einflussfaktoren untersucht. Modulierende (individuell variierende) Faktoren, wie z .B. das Arbeitsgedächtnis, Hirnläsionen, Aufmerksamkeitsfunktionen, Hör- und Sehvermögen, Lebensalter oder spezielle Expertise moderieren nachweislich sprachliche Funktionen im Gehirn und zeigen damit, dass Laut-, Gebärden- und auch Schriftsprachen nicht unabhängig und abgetrennt von anderen sensorischen und kognitiven Systemen im Gehirn existieren. Eine ausführliche Beschreibung dieser Sachverhalte findet sich bei Bender (2018).

18.3. Sprache der Tiere

Immer wieder wird Sprache als die herausragende Fähigkeit betrachtet, die dem Menschen vorbehalten ist. Tiere besitzen ein bisweilen sehr spezifisches Signalinventar zur Kommunikation untereinander (z. B. der Tanz der Honigbienen oder der Gesang von Walen, die olfaktorischen Signale von Hunden), das sich aber in vielen Aspekten von der menschlichen Sprache unterscheidet. Zur Kommunikation nutzen Tiere nach heutigem Wissen zumeist ein fixes Signalinventar, das kontextabhängig verwendet wird und kaum symbolische Referenzen erlaubt. Folglich wird die Sprachfähigkeit im eigentlichen Sinn auf den Menschen bezogen und damit eine kategorische Grenze zwischen menschlicher und tierischer Sprache gesetzt, sodass im Zusammenhang mit der menschlichen Lautsprache auch von *Faculty of language in a narrow sense* (FLN; Hauser et al., 2002) gesprochen wird. Dieses Verständnis von Sprache im engeren Sinn grenzt sie explizit von jeder allgemeinen Form tierischer und menschlicher Kommunikation (*Faculty of language in a broad sense*, FLB) ab und betont Eigenschaften menschlicher Sprache (z. B. rekursive Grammatik), die es in dieser Form in Tiersprachen nicht zu geben scheint. Mit einer endlichen Anzahl von Symbolen (Worte) und Regeln ist es möglich, eine unendlich große Anzahl von Phrasen (Sätze) zu formen. Dass diese Sätze nicht über eine Bedeutung im engeren Sinn verfügen müssen („Farblose grüne Ideen schlafen wütend."), ist ein wichtiger Aspekt. Sprache im Verständnis der FLN ist von der eigentlichen Kommunikation abstrahiert und funktioniert nach einem zweckfreien Regelsystem. Die biologischen Limitationen, die einen menschlichen Sprecher im Gebrauch der Lautsprache einschränken (begrenztes Lungenvolumen, begrenztes Arbeitsgedächtnis, begrenzte sensomotorische Kapazitäten für die Planung und Ausführung einer Artikulation, Konzentration auf konkrete, kontextabhängige, kommunikative und intentionale Inhalte), grenzen die FLB von der FLN ab (**Abb. 18-4**).

18.4. Produktion von Lauten und Sprache

Zur Entstehung von Lauten tragen viele Körperteile bei. Am Anfang der Lautproduktion steht ein Luftstrom, der aus den Lungen durch die Luftröhre (Trachea) und die Stimmlippen in den Kehlkopf (Larynx) gedrückt wird (**Abb. 18-5**).

Die Stimmlippen werden durch den Luftstrom in Bewegung gesetzt und beginnen mit einer Grundfrequenz (F0) zu schwingen. Die Frequenz dieser Vibrationen ist abhängig von den Muskeln, die den Tonus der Stimmlippen kontrollieren. Die Grundfrequenz variiert abhängig von Geschlecht bzw. Körpergröße eines Sprechers zwischen 100 und 400 Hz. Die Stimmbänder bzw. der Kehlkopf (Larynx) fungieren dabei als eigentlicher Generator eines Sprachlauts. Oberhalb der Stimmlippen wandert der Luftstrom durch den Vokaltrakt (**Ansatzrohr**) zu dem Pharynx sowie Mund- und

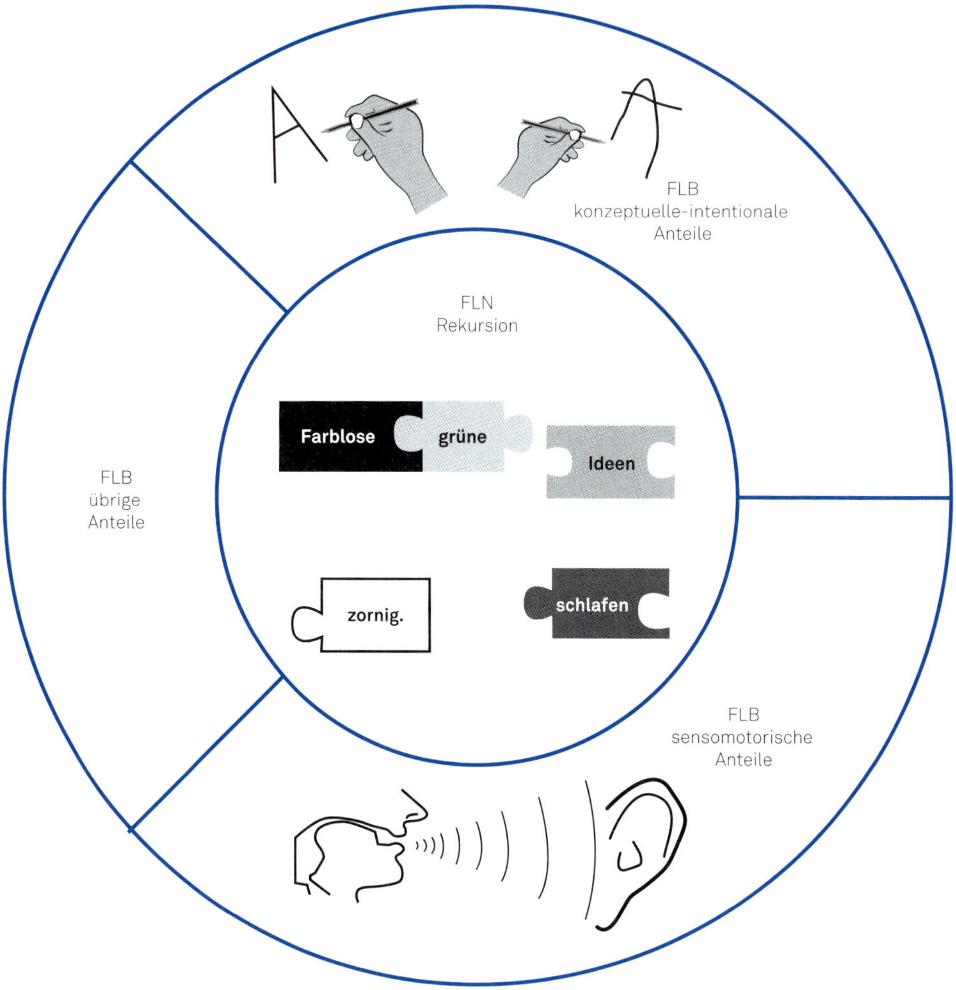

Abbildung 18-4: Hypothetische Unterscheidung der Sprache in zwei Bereiche (Hauser et al., 2002). Die FLB enthält dabei jene Kapazitäten, die Teile von Sprachen im Allgemeinen sind, teilweise unabhängig davon, ob sie spezifisch für menschliche Sprache sind. Primär handelt es sich dabei um Bereiche (sensomotorische Integration, intentionale und konzeptuelle Komponenten), die Teil von menschlichen und tierischen Kommunikationssystemen sind. Die FLN hingegen umfasst Aspekte der menschlichen Sprache (z.B. rekursive Grammatik), die nicht Komponenten von Tiersprachen sind. (Nachgezeichnet nach Hauser et al., 2002)

Nasenhöhle zählen und der wie der Körper eines Instruments als Resonanzraum dient. Dort wird der noch weitgehend konturlose Luftstrom endgültig zum Sprachlaut umgeformt. Diese Umformung erfolgt durch die sogenannten **Artikulatoren**, zu denen u.a. die Zunge, die Lippen, der Gaumen und der Kiefer gehören. Die Stellung der Artikulatoren zueinander bestimmt schlussendlich die Form des Sprachlauts, indem die akustische Energie, die durch die Vibrationen der Stimmlippen produziert wurde, weiter manipuliert wird. Somit wirken die Artikulatoren ähnlich wie Filter, die die Formanten im laryngealen Schallsignal (Vielzahlige der Grundfrequenz) manipulieren und somit unspezifische Vokalisationen in Sprachlaute transformieren (**Abb. 18-6**).

In anschaulicher Form werden diese Zusammenhänge im **Quelle-Filter-Modell** zusammengefasst (**Abb. 18-6**), das jedoch nur den letzten Teil einer Kaskade von Prozessen darstellt, die die Entstehung eines akustischen Sprachsignals beschreibt. Doch was passiert im Gehirn, bevor der Artikulationsapparat damit beginnt, Laute zu einer sprachlichen Äußerung zu formen? Wie entsteht die linguistische Struktur im kognitiven Apparat, die einen Gedanken in das Gerüst eines Satzes transfor-

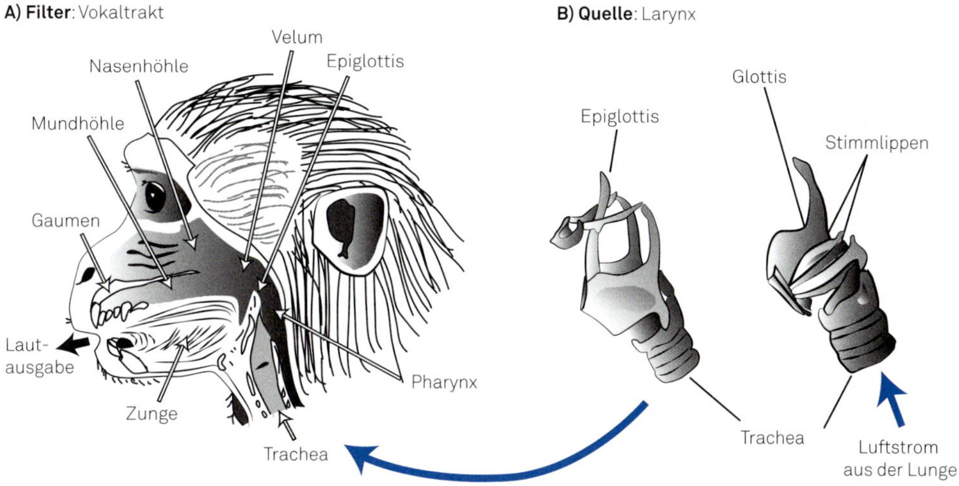

Abbildung 18-5: Darstellung der Lautentstehung (Quelle-Filter-Modell). Kehlkopf (B) und Vokaltrakt (A) übernehmen dabei unterschiedliche Funktionen. Der Luftstrom aus der Lunge durchströmt den Larynx. Dessen Beschaffenheit bestimmt die Tonhöhe und die Stimmqualität (z. B. Flüstern) und damit die Tonlage eines Sprachlauts. Im Vokaltrakt (Ansatzrohr) bestimmt die Stellung der Artikulatoren (Zunge, Gaumen, Kiefer etc.) wie ein Filter die genaue Beschaffenheit des Lauts. (Nachgezeichnet nach Fitch, 2010)

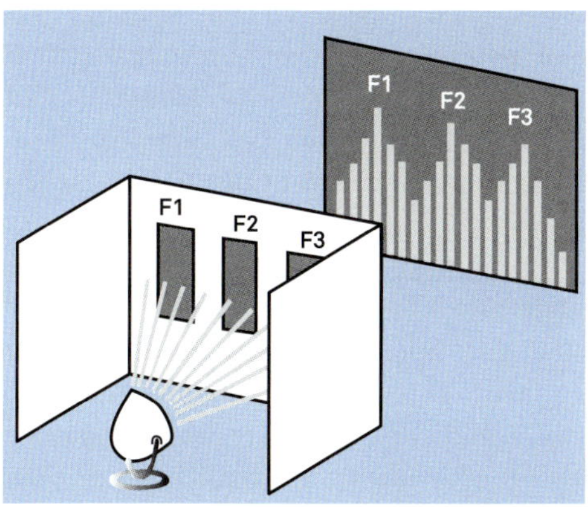

Abbildung 18-6: Der Luftstrom aus dem Larynx (Quelle) wird durch die spezielle Stellung der Artikulatoren „gefiltert" und bestimmt somit die Konzentration akustischer Energie in einem bestimmten Frequenzbereich. Diese Konzentrationen werden Formanten genannt. Auf diese Weise entstehen Vielzahlige der Grundfrequenz, die zusammen mit der Grundfrequenz die Phoneme bilden. Die Quelle ist in dieser Abbildung als „Lichtquelle" dargestellt, deren „Strahlen" analog zu unmodulierten Schallwellen zu sehen sind. Die „Fenster" stellen die Formanten dar, die durch die Stellung der Artikulatoren gefiltert, also moduliert werden. Die „Leinwand" entspricht dann der endgültigen Form der Formanten des Sprachsignals. (Nachgestellt nach Fitch, 2000)

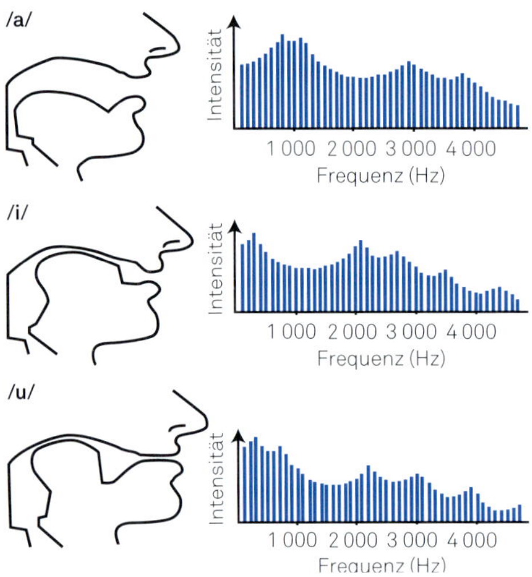

Abbildung 18-7: Im Kontext von Lautsprache bestimmt die Lage der Formanten die Bedeutung von Lauten. Je nach Stellung der Artikulatoren unterscheiden sich die Laute /a/, /i/ und /u/ in der Zusammensetzung der Formanten (nachgezeichnet nach Moore, 1997).

miert? Wie wird ein motorischer Artikulationsplan generiert, der passend zur linguistischen Struktur die phonetischen Kombinationen liefert?

18.5. Funktionelle Neuroanatomie sprachlicher Äußerungen

Seit den ersten Beobachtungen über den Zusammenhang zwischen Sprache und Gehirn im 19. Jahrhundert hat sich die Vorstellung vom Zusammenwirken unterschiedlicher Hirnregionen bei der Sprachwahrnehmung und -produktion stark verändert. Angefangen mit den Berichten Paul Brocas und Carl Wernickes über die Folgen von eng umschriebenen Läsionen in Kortexarealen der linken Hemisphäre entstand in der zweiten Hälfte des 19. Jahrhunderts ein Modell der Lokalisation von Sprache im Gehirn, das bis in die Gegenwart gebräuchlich, wenn auch nur eingeschränkt gültig ist.

Wernickes Vorstellungen vom Zusammenhang von Sprache und Gehirn gelten heute als Vorläufer eines einflussreicheren Modells, des **Diskonnektionsparadigmas** von Ludwig Lichtheim. In diesem Modell übertrug Lichtheim Wernickes Ideen in ein einfaches Schaudiagramm, das zur Standardvorlage für klinische Diagnosen wurde. Lichtheim fügte seinem Diagramm jedoch hypothetische Zentren und Verbindungen zwischen diesen Zentren hinzu, für die es keine anatomischen Entsprechungen gab (Weiller et al., 2011). Der Zweck dieses Schemas bestand primär darin, ein theoretisches Modell zu entwickeln, das die beobachteten Sprachdefizite mit möglichst großer Annäherung erklären kann. Es war nicht Lichtheims Absicht, in seinem Modell die neuroanatomische Architektur des Gehirns abzubilden. Von eben dieser Annahme ausgehend wurde dem Modell jedoch eine neuroanatomische Authentizität zugeschrieben, die es niemals besessen hatte.

Ist das menschliche Gehirn also etwas Besonderes, da es uns als einziger Spezies Sprache ermöglicht? Betrachtet man die Makroanatomie des menschlichen Gehirns im Vergleich zum Gehirn unseres nächsten Anverwandten, dem Schimpansen, stellt man fest, dass auf den ersten Blick keine Unterschiede in der groben Architektur der Großhirnrinde bestehen (**Abb. 18-8**). In Gehirnen von Menschen und Menschenaffen finden sich dieselben Windungen und Furchen in der perisylvischen Region.

In der makroanatomischen Struktur allein findet sich also kein neuroanatomisches Substrat eines Sprachzentrums, das es in dieser Form im Gehirn von Menschenaffen nicht gibt. Natürlich ist das Gehirn des Schimpansen kleiner, aber nicht grundsätzlich verschieden von menschlichen Gehirnen. Umgekehrt kann das menschliche Gehirn auch als ein überproportional aufgeblasenes Affenhirn betrachtet

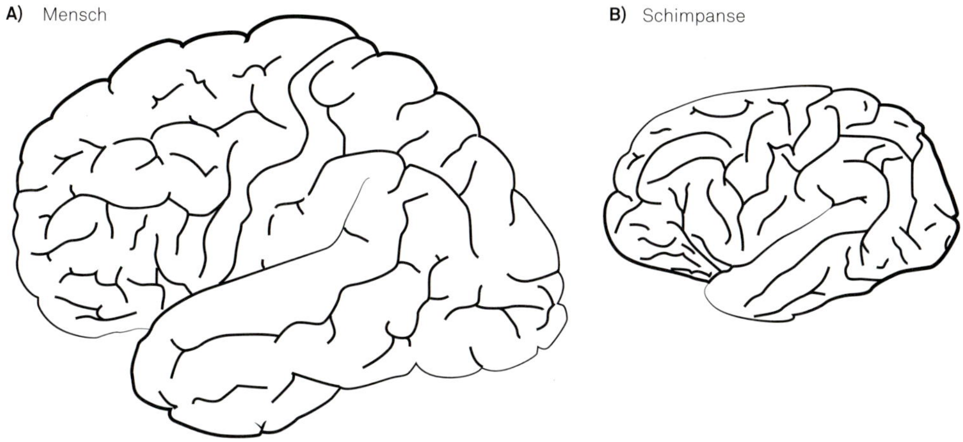

Abbildung 18-8: Laterale Ansicht der linken Hemisphäre eines menschlichen Gehirns (A) und des Gehirns eines Schimpansen (B). Der Vergleich veranschaulicht auf der einen Seite einen Größenunterschied und zeigt auf der anderen Seite die vergleichbare Struktur der Windungs- und Furchenmuster im Gehirn der beiden Spezies (nach Jürgens, 2003).

werden. Die Temporallappen, die für die Sprache besonders relevant sind, sind beim Menschen im Vergleich zum Hominiden überproportional zum Gesamthirnvolumen vergrößert **(Abb. 18-9)**. Weitere entscheidende Unterschiede sind die mächtigen Fasertrakte, die sprachrelevante Areale miteinander verbinden (Friederici, 2017) sowie zellarchitektonische Besonderheiten dieser Areale, die es in der Form bei nichtmenschlichen Primaten nicht gibt (Buxhoeveden et al., 2001).

Aber gibt es nun so etwas wie ein menschliches Sprachzentrum? In einigen Lehrbüchern wird zwar immer noch die Existenz eines anterioren (Broca-Areal) und eines posterioren Sprachzentrums (Wernicke-Areal) in der linken Hemisphäre postuliert, Untersuchungen aus den letzten Jahren haben jedoch immer mehr Zweifel an diesem traditionellen Modell aufkommen lassen. Zum einen sind die Aussagen des traditionellen Modells auf die Wortebene beschränkt, sodass z.B. Syntax praktisch ausgeschlossen ist. Die mechanische Sprachperformanz (Nachsprechen, Artikulation) wird höher gewertet als subtile Aspekte der Sprachverarbeitung, die bei den aktuellen Modellen im Vordergrund stehen. Die „Sprachzentren" des klassischen Modells sind anatomisch schlecht definiert und die Beschreibungen stimmen nicht mit dem heutigen neuroanatomischen Wissen überein.

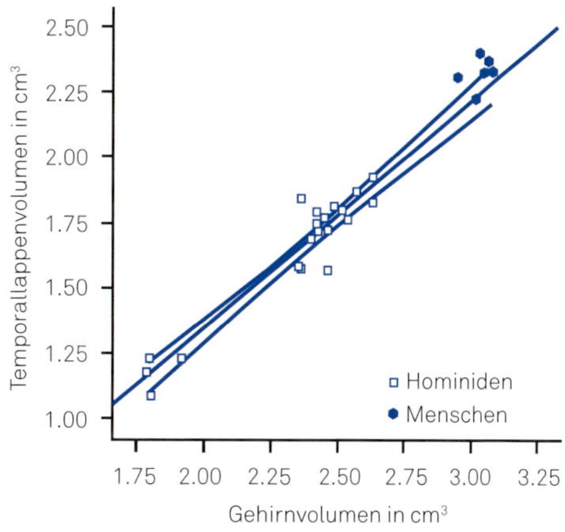

Abbildung 18-9: Das Diagramm zeigt das Verhältnis zwischen Temporallappen- und Gesamthirnvolumen im Vergleich zwischen Menschen und Hominiden (nach Rilling, 2006).

Insbesondere die genaue Lage des Wernicke-Areals ist bis heute unbestimmt und es existieren viele, zum Teil einander widersprechende Definitionen (Tremblay & Dick, 2016; Binder, 2017). Schließlich gereicht es dem traditionellen Modell zum Nachteil, dass es ausschließlich die linke Hemisphäre fokussiert und läsionsbasiert ist. Der britische Neurologe John Hughlings-Jackson kritisierte diesen Sachverhalt schon vor hundert Jahren mit dem Verweis, dass Aussagen über die zerebrale Organisation von Sprache auf der Basis von Läsionsstudien irreführend sein könnten (Catani & Mesulam, 2008). Demnach kann für eine bestimmte Beeinträchtigung einer sprachlichen Funktion eine Läsion einer bestimmten kortikalen Region oder aber eine Schädigung der Verbindung zwischen zwei oder mehr kortikalen Regionen ursächlich sein. Nichtsdestotrotz entstand auf der Basis der ersten systematischen Beobachtungen von Paul Broca, Carl Wernicke und anderen Zeitgenossen ein großes Wissen über die unterschiedlichsten Formen von Schädigungen der Sprachfunktionen, die heute als Aphasien bezeichnet werden.

Bis heute erfolgt in der klinischen Neuropsychologie die Klassifikationen von Aphasien auf Grundlage des **Wernicke-Lichtheim-Modells**. Dabei ist zu beachten, dass auch heute niemand mehr davon ausgeht, dass eine sogenannte Broca-Aphasie allein durch eine Läsion des Broca-Areals ausgelöst wird. Vielmehr dienen aphasische Diagnosetests der genauen Charakterisierung sprachlicher Defizite, wobei die Störungen der Sprachproduktion genauso beurteilt werden wie Defizite bei der Sprachwahrnehmung. Das Wissen um die exakte Lokalisation einer Läsion ist für die Therapie in der klinischen Neuropsychologie sekundär. Eine Abhandlung zum gegenwärtigen Stand der Aphasiologie findet sich bei Weniger (2012).

Aber was hat sich seit der Zeit der Entstehung des Wernicke-Lichtheim-Modells geändert? Mit der Etablierung bildgebender Verfahren (Kap. 5.3., 5.4., 5.5.) in den letzten zwei Jahrzehnten wurde das Wissen um die zerebrale Organisation der Sprache komplett neu geschrieben. Zwar bestätigten die zahlreichen Studien zu diesem Thema, dass Sprachproduktion und -verarbeitung bei der überwiegenden Mehrheit der Menschen in der linken Hemisphäre erfolgen, aber es wurden auch überraschende Befunde im Hinblick auf die rechte Hemisphäre erbracht, wie in **Abbildung 18-10** dargestellt ist.

Die Einsicht, dass eine eindeutige Zuordnung von linguistischen Operationen zu eng umschriebenen Hirnarealen nicht möglich ist, sowie die Beobachtung, dass die rechte Hemisphäre ebenfalls einen erheblichen Beitrag zur Sprachverarbeitung leistet, erforderten ein neues Herangehen an die Frage, wie Sprache im Gehirn repräsentiert ist. Allein mit der funktionellen Magnetresonanztomografie, die über eine schlechte zeitliche Auflösung verfügt und die Bedeutung lokaler neuraler Verarbeitung im Vergleich zur Bedeutung von weit distribuierten Netzwerken überbewertet, können die Fragen, die sich im Hinblick auf die funktionelle Neuroanatomie von Sprachfunktionen stellen, nicht beantwortet werden. Um zu einem umfassenden Bild zu gelangen, ist es notwendig, räumliche und zeitliche Aspekte der Verarbeitung und Produktion von Sprache mit komplementären Methoden zu untersuchen. Nur durch die Kombination von funktioneller und struktureller Magnetresonanztomografie sowie zeitlich hochauflösenden Elektroenzephalografie kann ein Modell der Sprachrepräsentation im Gehirn entstehen, das dem Anspruch an eine vollständige Beschreibung der komplexen Realität genügt. Im Folgenden wird das Modell der Leipziger Neuropsychologin Angela Friederici dargestellt, das zeitliche und räumliche Aspekte der Sprachverarbeitung integriert (Friederici, 2017).

Anders als das traditionelle Modell bezieht das **Modell von Friederici** elementare und

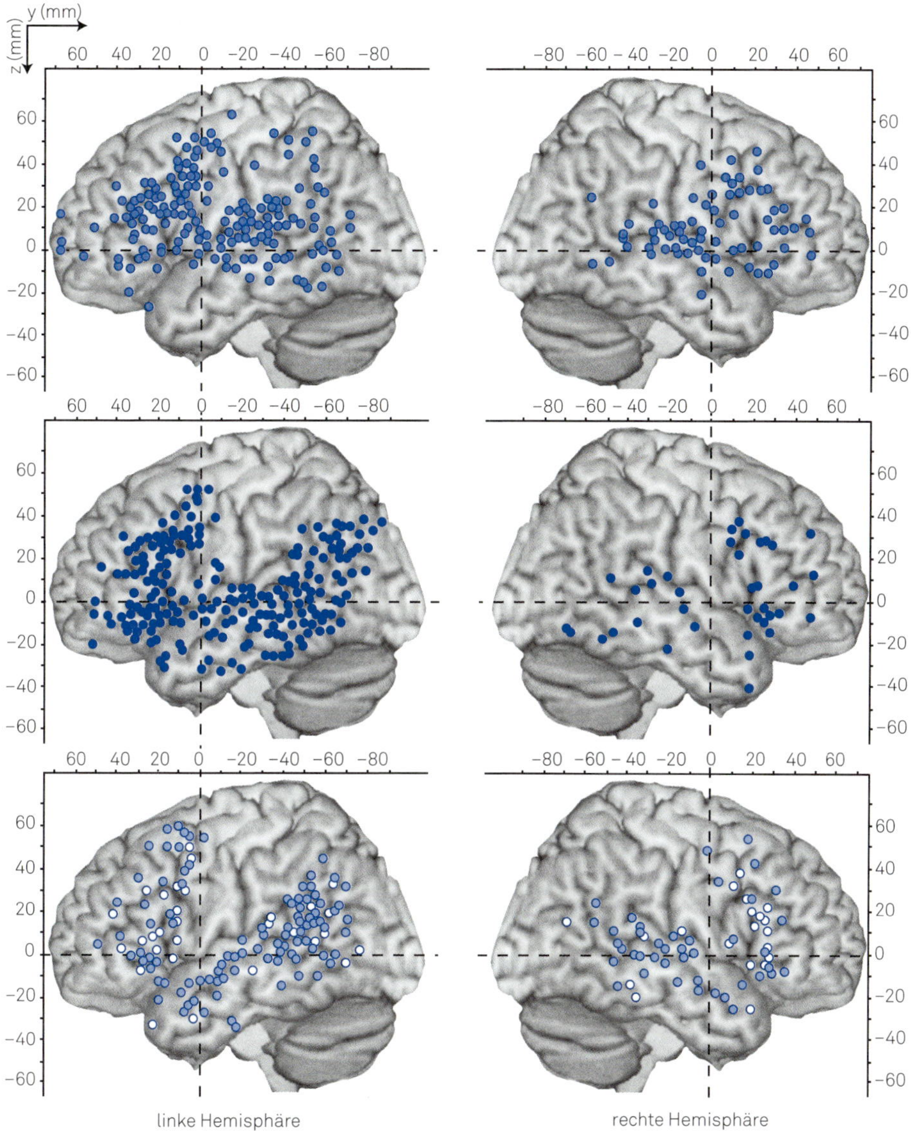

Abbildung 18-10: Die Abbildung zeigt Daten zweier Metaanalysen (Vigneau et al., 2006; 2011). Über 150 bildgebende Studien zu verschiedenen Aspekten der Sprachverarbeitung wurden analysiert. Es zeigt sich, dass über diese Studien hinweg die Aktivierung während der Sprachverarbeitung nicht auf ein oder zwei Zentren beschränkt ist. Stattdessen sind große Teile der Großhirnrinde in einem Gebiet rund um die Sylvische Fissur und den Sulcus praecentralis involviert. Dieses Gebiet wird auch perisylvischer Kortex genannt. Diese sprachrelevanten Aktivierungsmuster finden sich in der linken und rechten Hirnhälfte. In diese Metaanalyse waren Studien einbezogen, die phonologische (obere Reihe), lexikosemantische (mittlere Reihe) und syntaktische bzw. unspezifische (Satz-)Verarbeitungen (untere Reihe) untersucht hatten. Die Metaanalyse bestätigt eine relative linkswärtige Sprachlateralisation, aber zeigt auch deutlich, dass eine eindeutige Zuordnung von linguistischen Operationen zu eng umschriebenen Hirnarealen nicht möglich ist (nach Vigneau et al., 2011).

höhere Ebenen linguistischer und paralinguistischer Aspekte lautsprachlicher Verarbeitung auf Satzebene ein. Des Weiteren verzichtet es weitgehend auf die Integration von Daten aus Patientenstudien, da Hirnläsionen sich häufig nicht auf eng umschriebene Areale eingrenzen lassen und diffuse Wirkungen haben, die keinen kausalen Rückschluss auf die Lokalisation einer Sprachfunktion zulassen.

Dem Modell von Friederici zufolge lässt sich die **Satzverarbeitung** in Echtzeit in mehrere Phasen unterteilen (**Abb. 18-11** und **18-12**). Einer initialen Phase der akustisch-phonologischen Analyse folgen drei Phasen der Verarbeitung und Integration linguistischer Ebenen. In einer ersten Phase wird aufgrund der eintreffenden sprachlichen Informationen eine initiale Phrasenstruktur auf Basis der Wortkategorieinformationen erstellt. In einer zweiten Phase beginnt die Analyse der semantischen und syntaktischen Informationen. Sind diese lexikalischen und syntaktischen Operationen abgeschlossen, erfolgt die endgültige thematische Rollenzuweisung (wer macht was mit wem) und damit die finale Interpretation einer sprachlichen Äußerung. Ist nach dieser Analyse noch keine endgültige Interpretation möglich oder befinden sich im

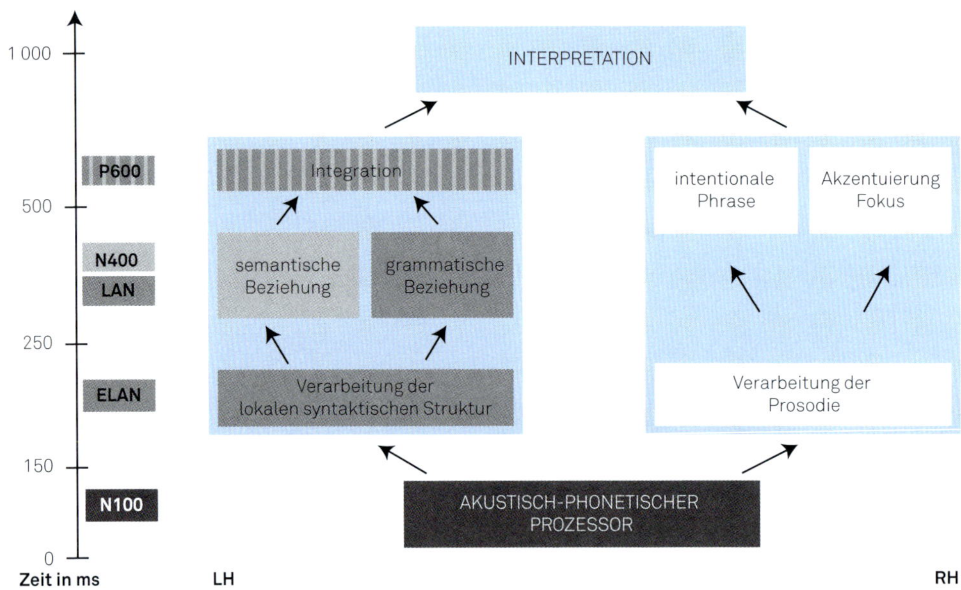

Abbildung 18-11: Die Abbildung zeigt das Modell der auditiven Satzverarbeitung von Angela Friederici. Die rechte Seite veranschaulicht die einzelnen sequenziellen und parallelen Schritte von der initialen akustisch-phonetischen Analyse bis zur endgültigen Interpretation einer sprachlichen Äußerung. Dem Modell zufolge findet die Verarbeitung semantischer und syntaktischer Informationen sowie die thematische Integration dieser Teilprozesse präferiert in perisylvischen Regionen der linken Hemisphäre statt, während die Verarbeitung der Prosodie eines Satzes bevorzugt in den kontralateralen Regionen der rechten Hemisphäre geschieht. Links befindet sich die Zeitleiste des Verarbeitungsprozesses in Echtzeit sowie die korrespondierenden Komponenten der ereigniskorrelierten Hirnpotenziale. (Nachgezeichnet nach Friederici et al., 2011)

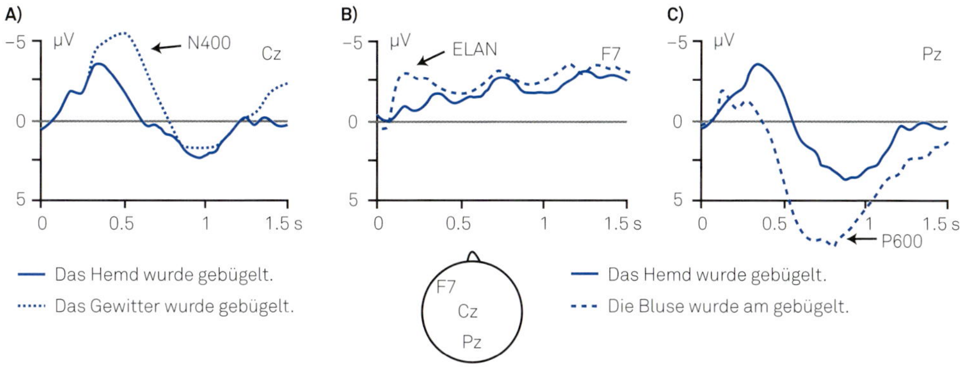

Abbildung 18-12: Die Abbildung zeigt ereigniskorrelierte Hirnpotenziale während der auditorischen Satzverarbeitung. (A) Die N400-Komponente an der Elektrode Cz (gepunktete Linie) reflektiert eine Inkongruenz, die durch die Präsentation eines unpassenden Wortes („gebügelt") ausgelöst wurde. (B) Die ELAN an der linksfrontalen Elektrode F7 (gestrichelte Linie) zeigt die Entdeckung der Verletzung der initialen Phrasenstruktur unmittelbar nach dem Wort „gebügelt". (C) Die P600-Komponente an der parietalen Elektrode Pz (gestrichelte Linie) spiegelt die Prozesse während der Phase der Revision einer inkorrekten Phrasenstruktur wider. Die durchgezogeneninien stellen jeweils die EKP für die korrespondierenden Worte in den korrekten Bedingungen dar. (Nachgezeichnet nach Friederici, 2002).

Satz ambige Strukturen, wird der Satz einer erneuten Revision unterzogen, bei der Referenz auf Kontext- und Diskurswissen genommen wird. In dem Satz „Die Touristen bedrohen die Terroristen." kann nur eine solche kontext- und diskursgeleitete Revision des Satzes eine plausible Interpretation liefern, da die syntaktische und lexikosemantische Analyse aufgrund der ambigen Satzstruktur keine eindeutige Lesart ergibt.

Während der auditorischen Satzverarbeitung interagieren diese Phasen mit der Verarbeitung prosodischer Informationen. Prosodische Markierungen in lautsprachlichen Äußerungen signalisieren, ob es sich bei einem Satz um eine Frage oder eine Feststellung handelt, legen die Position einer besonderen Betonung eines Elements (Satzakzent) oder die Grenzen von Intonationsphrasen zur besseren Phrasierung eines Satzes fest.

18.5.1. Zeitliche Organisation der auditiven Sprachverarbeitung

Eine lautsprachliche Äußerung ist ein Signal, das sich in der Zeit entfaltet. Sprachverstehen erfolgt daher in Echtzeit. Schon während die ersten Anteile des akustischen Signals über das Ohr und die subkortikale Hörbahn in die Hörrinde gelangen, beginnt das sprachverarbeitende System mit der Analyse dieser Informationen. Fast zeitgleich beginnt eine Reihe serieller und paralleler Analysen, die auf der höheren Ebene der Sprachverarbeitung stattfinden. Aufgrund von Untersuchungen mit ereigniskorrelierten Hirnpotenzialen (EKP; Kap. 18.5.4.) können aktuell Modulationen bestimmter EKP-Komponenten mit Prozessen während der einzelnen Phasen der Satzverarbeitung assoziiert werden (**Abb. 18-12** und **18-13**).

Die erste EKP-Komponente, welche die Verarbeitung phonemischer Information reflektiert, ist die N100-Komponente, eine Negativierung mit einer maximalen Amplitudenlatenz von ca. 100 ms nach Beginn eines Reizes. Die N100-Komponente ist ein unspezifischer Biomarker für auditorische Verarbeitung, der nicht nur bei der Phonem- oder Silbenanalyse, sondern auch im Zusammenhang mit der Verarbeitung von Tönen, Klängen, Musik oder Stimmen beobachtet werden kann. Oftmals tritt die N100-Komponente auch in einem Komplex mit einer unmittelbar folgenden Positivierung mit einer Gipfellatenz von 200 ms nach Stimulusbeginn, der P200-Komponente, auf. Beide Komponenten reflektieren linguistische Eigenschaften eines sprachlichen Reizes (handelt es sich um ein reguläres Phonem der jeweiligen Muttersprache), sind aber auch sensitiv für Modulationen der Aufmerksamkeit. In Studien zur Quellenschätzung der N100-Komponente konnte übereinstimmend der auditorische Kortex als Generator und somit als erste kortikale Station der zentralen auditorischen Sprachverarbeitung identifiziert werden. Obwohl diese initialen Schritte einer phonologischen Verarbeitung nachweislich bilateral in den Gebieten der Hörrinde ablaufen, sind auditorische Regionen in der linken Hemisphäre bereits in diesem Stadium dominant, was das besondere sprachsensitive Privileg der linken perisylvischen Region unterstreicht.

Die erste EKP-Komponente auf Satzebene ist die **Early left anterior negativity** (ELAN), die mit der Identifikation der syntaktischen Wortkategorieinformation (Verb, Nomen, Präposition) in Zusammenhang gebracht wird. Ausgehend von der korrekten Identifikation der Wortkategorieinformation wird in Echtzeit die lokale Phrasenstruktur eines Satzes bestimmt. Der Aufbau dieser vorläufigen Satzstruktur geschieht automatisch und ist nicht von Modulationen der Aufmerksamkeit zu beeinflussen. Taucht während dieses Prozesses plötzlich ein Element auf, das nicht in die korrekte Phrasenstruktur passt, ist die Auslösung der ELAN zu beobachten. In dem Satz „Die Bluse wurde am gebügelt." erscheint die Verbalphrase „gebügelt" an einer Stelle, die den Satz syntaktisch inkorrekt werden lässt. Im korrekten Fall wäre dem Hilfsverb „wurde" eine komplette Präpositionalphrase (z. B. „am Samstag") nachgestellt. Ist diese unvollständig, ist die initiale Phrasenstruktur inkorrekt, was durch die Auslösung der ELAN indiziert wird. Die ELAN zeigt ihre maximale Auslenkung bei Verletzungen der Wortkategorieinformation während des Erstellens der initialen Phrasenstruktur mit einer Gipfellatenz von ca. 120–200 ms. Nach dem Modell von Friederici reflektiert die ELAN somit die erste Phase der Satzverarbeitung. Insofern erfolgt die Verarbeitung der Wortkategorien und der initialen Phrasenstruktur noch vor der semantischen Verarbeitung. In Studien zur Quellenschätzung der ELAN konnten übereinstimmend das linke anteriore Planum supratemporale als primärer Generator und das linke frontale Operculum als sekundäre Quelle identifiziert werden.

Nach der Erstellung der initialen lokalen Phrasenstruktur werden während der Satzverarbeitung die semantischen und syntaktischen Beziehungen der einzelnen Satzkonstituenten untereinander bestimmt. Um zu einer Interpretation, wer was mit wem macht, zu kommen, müssen lexikosemantische und morphosyntaktische Markierungen mit den anderen Satzkonstituenten übereinstimmen. Beispielsweise müssen die vorhandenen grammatischen Objekte mit der Argumentstruktur eines Verbs kongruent sein oder es müssen mindestens ein Nomen und Verb numeruskongruent sein, damit der Satz eine korrekte Struktur aufweist. Dem Modell von Friederici zufolge entspricht diese Ebene der Analyse der Phase zwei. Zwei EKP-Komponenten lassen sich diesen Verarbeitungsschritten zuordnen. Eine linksanteriore Komponente (LAN) reflektiert Verletzungen der morphosyntaktischen Integration. In Sätzen wie „Die Frau küssen der Mann." oder „Er brachte den Jungen den Vater." findet sich jeweils eine lokale morphosyntaktische Verletzung, die im Vergleich mit der korrekten Variante des Satzes eine LAN auslöst, auf die wiederum eine spätere Positivierung folgt.

Die zweite Komponente während dieser Phase der Satzverarbeitung ist die **N400-Komponente**, eine Negativierung mit einer Gipfellatenz von ca. 400 ms und einer zentroparietalen Skalpverteilung, die Verstöße gegen semantische Kongruenz anzeigt (Abb. 18-12). Die N400-Komponente ist die am meisten untersuchte sprachsensitive EKP-Komponente. Sie gilt als Komponente, die Inkongruenzen bei der lexikosemantischen Verarbeitung signalisiert. Die Amplitude der N400-Komponente spiegelt eine Reihe von Verstößen gegen die semantische und lexikalische Integration wider (für eine Übersicht sei auf Lau et al., 2008, verwiesen.). Die prominenteste Funktion der N400-Komponente ist die Indizierung von Inkongruenzen, die dadurch entstehen, dass ein Wort nicht in den Kontext eines Satzes passt („Das Gewitter wurde gebügelt."; Abb. 18-12). Insgesamt gilt die N400-Komponente als ein Biomarker für lexikalische und semantische Prozesse, Kontextplausibilität, aber auch Plausibilität aufgrund allgemeinen Wissens. Im Zusammenhang mit Prozessen, die ohne Kontext- und Weltwissen auskommen, korreliert die N400-Komponente teilweise mit semantischen und syntaktischen Verarbeitungsschritten. Für die korrekte Auflösung der Verb-Argument-Information müssen die semantischen Eigenschaften des verwendeten Nomens bekannt sein. Das Verb „töten" verlangt ein belebtes Nomen, z. B. „die Frau töten". Eine Inkongruenz entsteht in der Kombination von „töten" mit einem unbelebten Nomen, z. B. „den Ball töten". Uneindeutige Kombinationen können in metaphorischen Zusammenhängen auftauchen („die Liebe töten") und werden von einer kleineren N400-Amplitude angezeigt. In Studien zur Quellenschätzung der N400-Komponente konnten überwiegend Generatoren in der Nähe der auditorischen Rindengebiete in den Temporallappen lokalisiert werden.

Dem Modell von Friederici zufolge existiert eine dritte Phase der auditorischen Satzverarbeitung. Während dieser Phase werden die in Echtzeit ermittelten Informationen integriert, um zu einer finalen Interpretation zu kommen. Kommt es im Zuge dieser **Integration** zu Problemen aufgrund von lokalen Ambiguitäten („Das ist die Professorin, die die Studentinnen gesucht haben.") oder nicht präferierten Wortstellungen („Er meinte, dass Lisa verursacht Ärger."), kann unter Umständen eine syntaktische Reanalyse oder Revision der Satzstruktur erzwungen werden, die durch eine späte Positivierung mit einer Gipfellatenz von 600 ms und einer zentroparietalen Skalpverteilung charakterisiert ist (Abb. 18-13). In anderen Fällen, in denen eine inkorrekte initiale Phrasenstruktur eine Umstellung im Sinne einer Reparatur erfordert, tritt mitunter auch eine P600-Komponente auf. Dabei deuten topografische Analysen der beiden P600-Varianten an, dass es sich bei der Reanalyse und der Reparatur um unterschiedliche Prozesse handelt. Neuerdings wird die P600 als eine Komponente betrachtet, die nicht nur syntaktische, sondern auch semantische Integration auf Satzebene anzeigen kann, z. B. während einer Plausibilitätsprüfung des Verbs und seiner Argumente. Studien zur Quellenschätzung der P600-Komponente berichten, dass die Generatoren für diese Komponente je nach Funktion in den mittleren und hinteren Abschnitten der Schläfenlappen liegen.

Die auditorische Satzverarbeitung erfordert nicht nur die Integration syntaktischer und semantischer Informationen, sondern auch die Analyse prosodischer Strukturen. Eine Komponente des EKP, die prosodische Verarbeitung auf Satzebene anzeigt, ist der **Closure positive shift** (CPS; Abb. 18-14). Diese Komponente markiert die Position von Intonationsphrasengrenzen in gesprochenen Sätzen, die meist aus einer kurzen Unterbre-

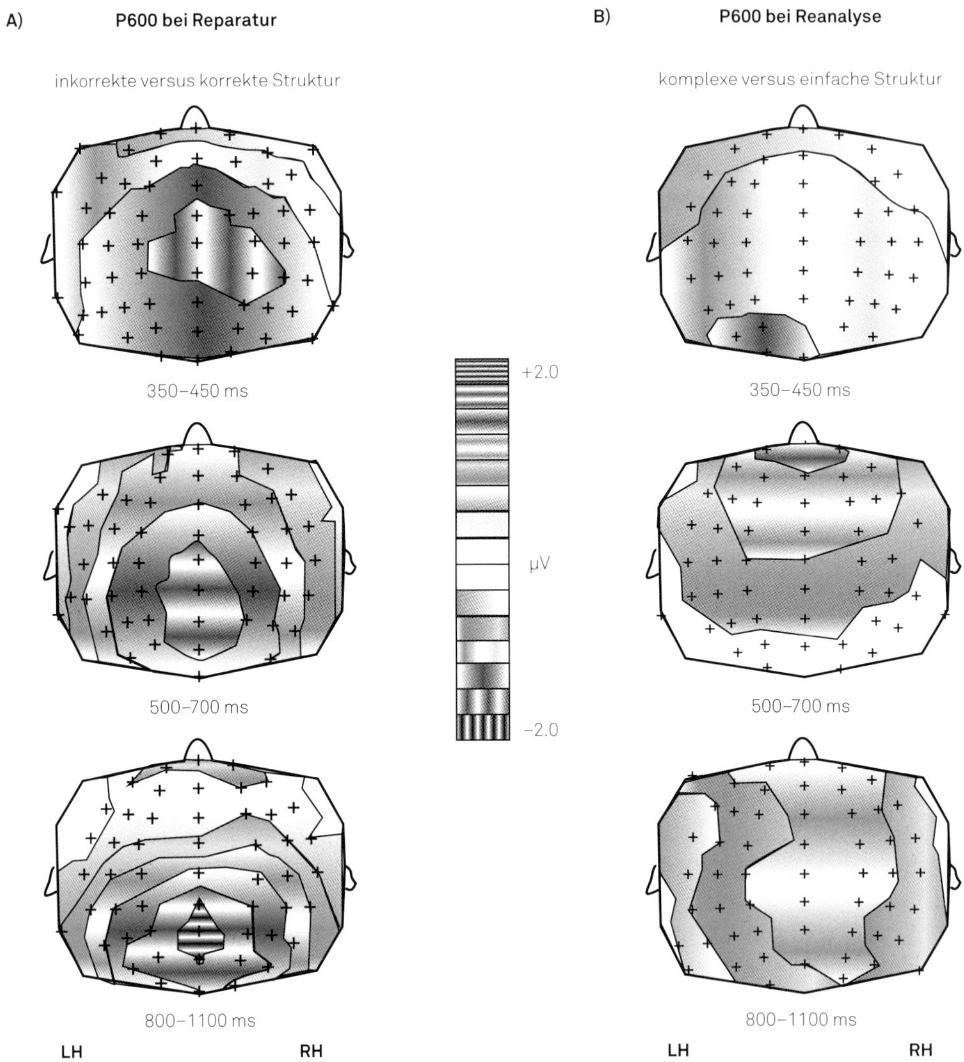

Abbildung 18-13: Die Abbildung zeigt die unterschiedlichen topografischen Skalpverteilungen für die beiden unterschiedlichen Varianten der P600-Komponente. Die Topografien zeigen den Zeitverlauf der Potenzialdifferenzen während der Satzverarbeitung für drei Zeitfenster. (A) Die Potenzialdifferenz für die P600-Komponente infolge einer syntaktischen Reparatur weist ein zentroparietales Maximum im mittleren und späteren Zeitbereich auf. (B) Die Potenzialdifferenz für die P600-Komponente, die eine syntaktische Reanalyse anzeigt, geht mit einer frontozentralen Verteilung des Amplitudenmaximums im mittleren und späteren Zeitbereich einher. (Nachgezeichnet nach Friederici, 2011)

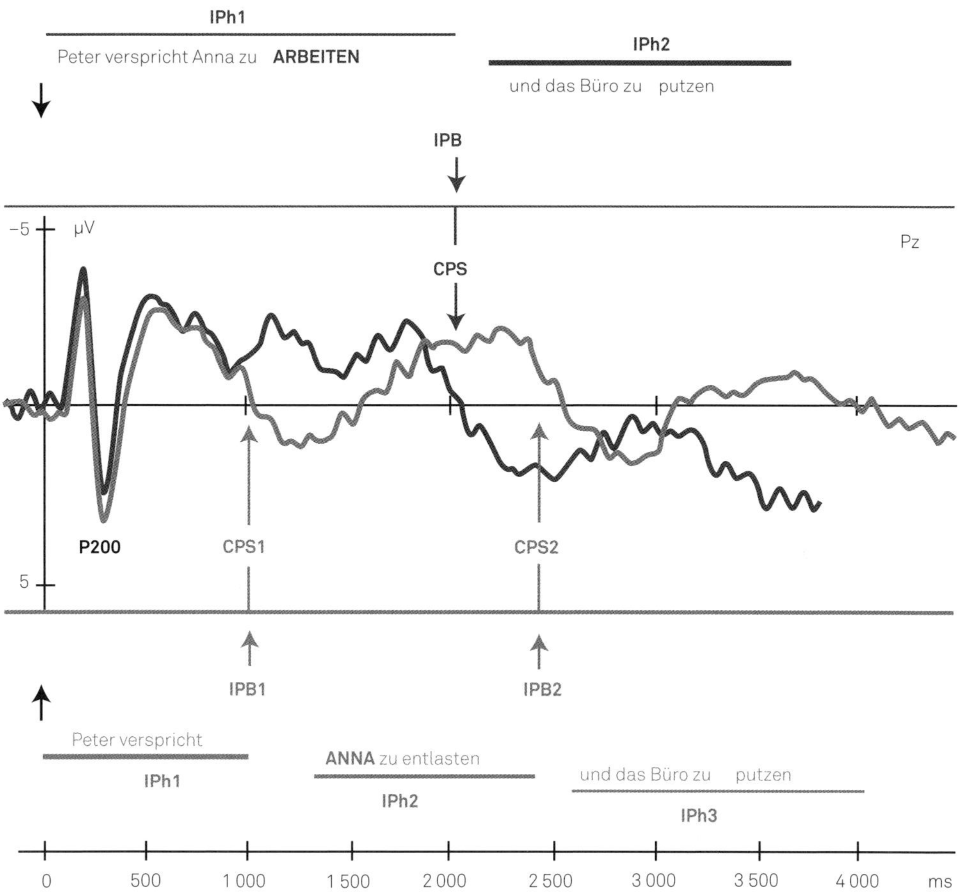

Abbildung 18-14: Die Abbildung zeigt ein Spannungs- x Zeit-Diagramm (Elektrode PZ) des Verlaufs der EKP während der Verarbeitung von deutschen Sätzen mit unterschiedlicher Anzahl und Position der Intonationsphrasengrenzen. Die Gipfellatenz des CPS korrespondiert mit der Position der Intonationsphrasengrenzen in den gesprochenen Sätzen. (Nachgezeichnet nach Friederici, 2011)

chung im flüssigen Verlauf der sprachlichen Äußerung bestehen. Prosodische Modulationen wie die Verlängerung der Silbendauer gehen meist unmittelbar einem solchen Unterbruch voraus und sind als die eigentlichen Auslöser des CPS anzusehen. Es konnte gezeigt werden, dass Kinder im Alter von neun Monaten ebenfalls einen CPS als Reaktion auf die Verarbeitung einer Intonationsphrasengrenze zeigen. Dieser Befund kann als Hinweis auf die besondere Relevanz prälexikalischer, prosodischer Modulationen des Sprachsignals für den Spracherwerb angesehen werden. Offensichtlich müssen Kleinkinder sich mit der prosodischen Struktur ihrer Muttersprache vertraut machen, bevor der Aufbau syntaktischer und semantischer Repräsentationen erfolgt. In Studien zur Verarbeitung visuell präsentierter Sätze zeigte sich, dass Kommata analog zu den auditorischen Intonationsphrasengrenzen einen CPS auslösen **(Abb. 18-14)**. Der CPS ist also eine Komponente des ereigniskorrelierten Hirnpotenzials, die mit dem Auftreten von prosodischer Phrasierung in gesprochenen und geschriebenen Sätzen korreliert. Obwohl der CPS als sprachrelevantes EKP unumstritten ist, gilt er nicht als eine der etablierten Komponenten, die mit den Stufen der auditorischen Sprachverarbeitung in dem Modell von Friederici korrespondieren.

18.5.2. Neurale Signatur der lautsprachlichen Verarbeitung

Wie oben ausgeführt, lässt sich die lautsprachliche Verarbeitung nicht auf eng umschriebene Kortexareale eingrenzen. Stattdessen ist mittlerweile unumstritten, dass der gesamte perisylvische Kortex, d.h. das bilaterale frontale Operculum, das supratemporale Planum, die laterale Konvexität des GTS, der Gyrus supramarginalis (GSM), das parietale und das Rolandische Operculum der rechten und linken Hemisphäre, zur lautsprachlichen Verarbeitung beiträgt. Partiell zu diesem Netzwerk zählen die extralinguistischen Areale des STS sowie des GTM. Neben den kortikalen Gebieten sind die Stammganglien als relevante Struktur zu nennen (Kotz & Schwartze, 2010), die primär eine Rolle bei der Verarbeitung temporaler Informationen im Sprachsignal übernehmen. Nicht zuletzt durch die Etablierung der diffusionsbasierten Traktografie hat in den letzten Jahren die Kartierung der intra- und interhemisphärischen Fasertrakte große Fortschritte gemacht. Neuere Erklärungsansätze wie das Modell von Friederici integrieren nun das anatomische Wissen um die Architektur der Assoziationsbahnen, die die verschiedenen vorderen und hinteren Teile der perisylvischen Sprachareale verbinden (Friederici, 2017; **Abb. 18-15**).

Die vordere **perisylvische Sprachregion** wird primär aus dem frontalen Operculum gebildet. Zu dieser Struktur zählen das Broca-Areal im GFI sowie das tiefe frontale Operculum, das den Übergang von der Umschlagkante des frontolateralen Operculums zur vorderen Inselrinde bildet. Das Broca-Areal kann makroanatomisch in zwei Areale unterteilt werden, über deren funktionelle Implikationen nach wie vor keine Einigkeit besteht. Den anterioren Anteil bildet der Pars triangularis, der rostral an den Pars orbitalis grenzt. Der posteriore Anteil wird Pars opercularis genannt und grenzt kaudal an den Sulcus praecentralis. Beide Anteile werden nach dorsal vom Sulcus frontalis inferior und nach ventral von der Sylvischen Fissur begrenzt (**Abb. 18-16**). Der Begriff Broca-Areal wird ausschließlich im Zusammenhang mit der linken Hemisphäre verwendet. Das kontralaterale Areal wird als **Broca-Homolog** bezeichnet.

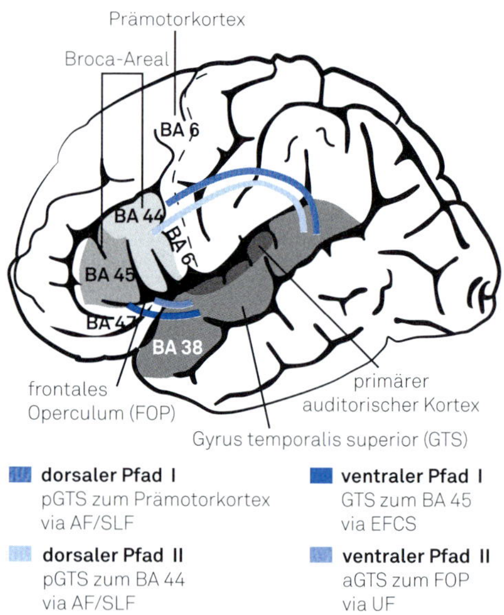

Abbildung 18-15: Frontooperculare und superior temporale Abschnitte des perisylvischen Kortex und die verbindenden intrahemisphärischen Assoziationsbahnen. Diese Strukturen existieren analog in der rechten und linken Hemisphäre und bilden dorsale und ventrale Pfade. AF: Fasciculus arcuatus, SLF: Fasciculus longitudinalis superior, EFCS: Capsula extrema, UF: Fasciculus uncinatus. (Nachgezeichnet nach Friederici, 2011)

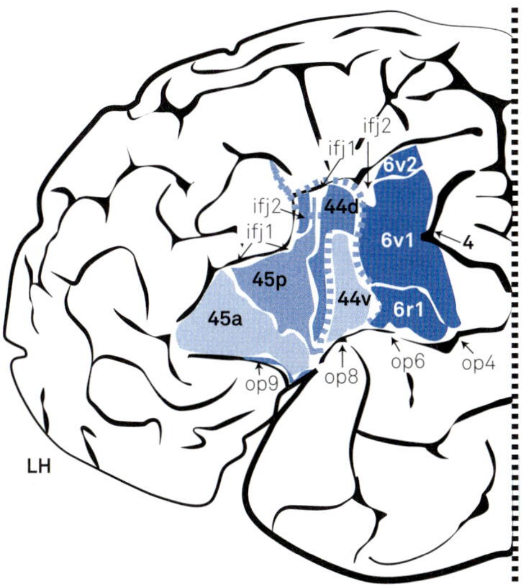

Abbildung 18-16: Laterale Ansicht des linken frontolateralen Operculums und des inferioren Gyrus praecentralis im menschlichen Gehirn. Aufgrund neuer Untersuchungen, die auf Basis der unterschiedlichen Rezeptordichte zu einer feineren Einteilung distinkter Areale innerhalb dieser Region kommen als die herkömmliche makro- und zytoarchitektonische Aufteilung, ist die Existenz von diversen unterschiedlichen Abschnitten an und unter der Oberfläche des lateralen frontalen Operculums nachgewiesen. Der Pars triangularis lässt sich nun in einen anterioren (45a) und in einen posterioren (45p) Anteil unterscheiden. Der Pars opercularis kann in einen dorsalen (44d) und in einen ventralen (44v) Abschnitt unterteilt werden. Weitere rezeptorarchitektonisch distinkte Subareale liegen im tiefen frontalen Operculum bzw. in den Rami und Sulci, die das laterale Broca-Areal begrenzen. Inwiefern diese rezeptorbasierte Unterteilung des frontalen Operculums funktionelle Implikationen für das Verständnis von Sprachfunktionen hat, ist derzeit noch völlig offen (nach Friederici, 2011).

Die Anteile des frontalen Operculums unterscheiden sich auch hinsichtlich ihrer **Konnektivität** (Friederici, 2017). Während der Pars opercularis und der angrenzende Prämotorkortex über den Fasciculus longitudinalis superior (FLS) und den Fasciculus arcuatus (FA) mit dem posterioren superioren temporalen Kortex verbunden sind, besteht eine Verbindung zwischen Pars triangularis und dem anterioren superioren temporalen Kortex über die Capsula extrema. Ein zweiter ventraler Pfad verläuft vom tiefen frontalen Operculum über den Fasciculus uncinatus zum GTS. Da die gängigen diffusionsbasierten Messverfahren keine Aussage über die Direktionalität der Faserverbindungen zulassen, ist es schwierig, die genaue Funktion der intrasylvischen Pfade zu bestimmen. Aufgrund von Tierstudien ist es aber wahrscheinlich, dass ein dorsaler Pfad Signale vom periauditorischen Kortex zum Prämotorkortex projiziert, während umgekehrt Signale vom Pars opercularis zum periauditorischen Kortex laufen. Während der erste Pfad Teil des artikulatorischen Systems ist, könnte der zweite Pfad dem Modell von Friederici zufolge höhere Ebenen der Top-down-Sprachverarbeitung unterstützen. Über die Funktionen der ventralen Pfade ist weniger bekannt. Möglicherweise sind sie in die Integration von phonemischen und semantischen Informationen während der Sprachverarbeitung eingebunden. Dass die intra- und extrasylvischen Assoziationsbahnen für das Funktionieren des Sprachnetzwerks relevant sind, ist bereits seit dem 19. Jahrhundert bekannt (Catani & Mesulam, 2008; Weiller et al., 2011). Vergleicht man die Stärke der intrasylvischen Bahnen (SLF/AF) im Gehirn des Menschen mit denen im Gehirn des Schimpansen bzw. Rhesusaffen, zeigt sich ein deutlicher Unterschied. Das intrasylvische Netzwerk aus weißer Substanz ist beim Menschen ungleich dichter und weiter verzweigt als bei Affen (**Abb. 18-17**). Dieser neuroanatomische Unterschied ist als einer der wichtigsten Faktoren interpretiert worden, der die Sprachfähigkeit des Menschen erklärt (Rütsche & Meyer, 2010).

Die makroskopische Unterteilung der **temporalen perisylvischen Areale** unterscheidet den primären und sekundären auditorischen

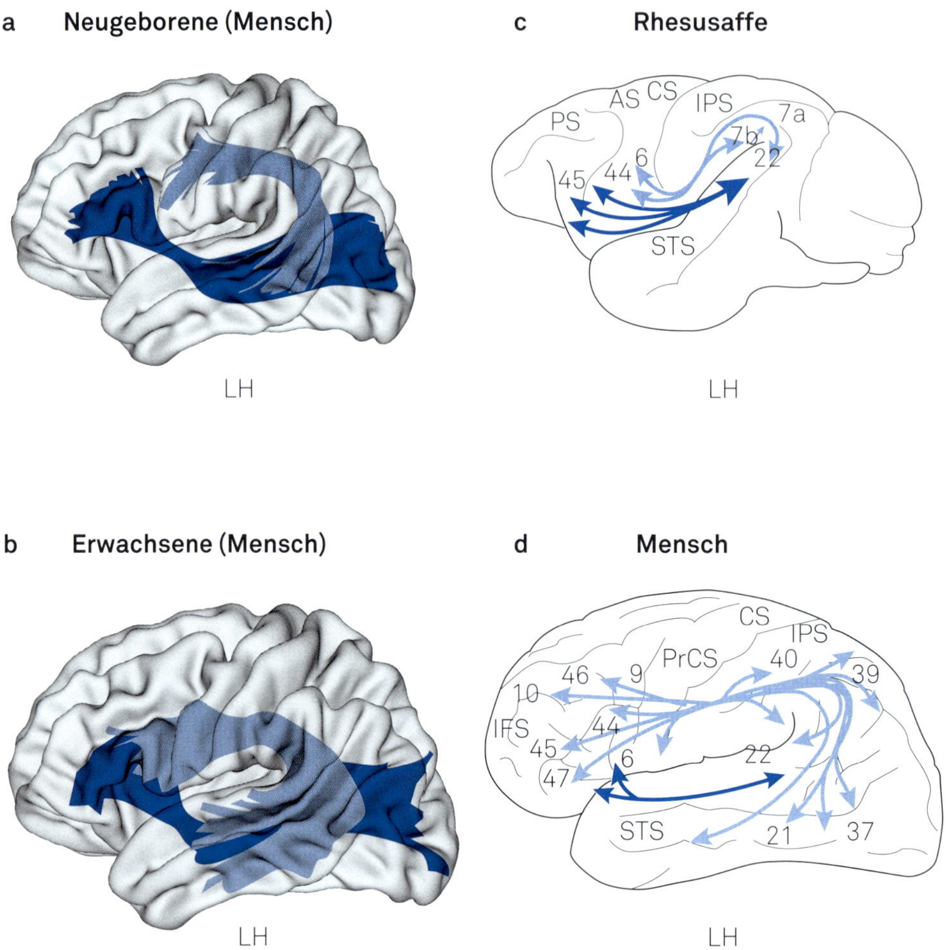

Abbildung 18-17: Assoziationstrakte in menschlichen und im nichtmenschlichen Primatengehirn. Die Abbildungen zeigen Evidenz für strukturelle Konnektivität bei neugeborenen Menschen, erwachsenen Menschen und Rhesusaffen.

a und b: Resultate traktographischer Untersuchungen beim Menschen. Im erwachsenen Gehirn sind zwei dorsale Bahnen nachweisbar: Eine verbindet den temporalen Kortex (über den bogenförmigen Fasciculus Arcuatus und Fascicilus longitudinalis superior) mit dem hinteren Teil des Broca-Areals (helles Blau). Der andere Pfad verbindet den temporalen Kortex mit dem prämotorischen Kortex (dunkles Blau). Bei Neugeborenen ist ein Teil des dorsalen Pfades noch nicht vorhanden. Dieser Trakt reift erst in den ersten Lebensjahren aus und wird funktionell mit syntaktischer Kompetenz in Zusammenhang gebracht.

c und d: Schematische Darstellung des Verlaufs von Fasertrakten und deren Projektionszonen in anterioren und posterioren Terminationsgebieten im Gehirn eines Rhesusaffen (c) und dem eines Menschen (d). Auf den ersten Blick ist ersichtlich, dass die strukturelle Konnektivität im menschlichen Gehirn wesentlich ausgeprägter ist. Dieser Unterschied gilt als einer der wichtigsten Gründe für die einzigartige Sprachfähigkeit des Menschen im Vergleich zu nichtmenschlichen Primaten. (nachgezeichnet nach Friederici 2017)

Kortex (BA 41, 42) von den angrenzenden auditorischen Assoziationsrindengebieten (vgl. Kap. 9). Rostral an den sekundären auditorischen Kortex grenzt das Planum temporale (PT). Es erstreckt sich bis zum posterioren Rand der Sylvischen Fissur und grenzt medial an den retroinsulären Kortex und lateral an die Konvexität des GTS. Kaudal an den primären auditorischen Kortex grenzt das Planum polare (PPo). Es erstreckt sich über den gesamten vorderen Anteil des supratemporalen Planums und wird medial durch die Sylvische Fissur bzw. die anteriore Inselrinde und lateral durch die Konvexität des GTS begrenzt. Sowohl das PT als auch das PPo fallen in das BA 22, obwohl sie funktionell und neuroanatomisch deutlich voneinander zu unterscheiden sind. Dieser Umstand zeigt die Grenzen der zytoarchitektonisch basierten Kartierung von Korbinian Brodmann, die oftmals nicht mehr mit dem heutigen Wissen über das „Mapping" von Struktur und Funktion übereinstimmt. Eine rezeptorarchitektonische Unterteilung des oberen Schläfenlappens liegt derzeit noch nicht vor.

Eine abschließende Antwort auf die Frage, ob es für die signifikante linkswärtige Lateralisierung von Sprachfunktionen eine Entsprechung in der **strukturellen Asymmetrie** gibt, steht derzeit aus. Über viele Jahre hinweg wurden Studien zur strukturellen Asymmetrie perisylvischer Regionen anhand der Post-mortem- und In-vivo-Morphometrie mit manuellen und automatischen Messverfahren durchgeführt. Als vorläufiges Fazit lässt sich festhalten, dass für das frontale Operculum offensichtlich keine systematische und stabile links- oder rechtswärtige Asymmetrie existiert (Keller et al., 2009). Für das PPo liegen derzeit keine Daten vor, während der primäre und sekundäre auditorische Kortex sowie das PT eine linkswärtige Asymmetrie auf der mikro- und makroanatomischen Ebene aufweisen. Diese manifestiert sich in der kortikalen Oberfläche anstatt in der kortikalen Dicke dieser Rindengebiete, was auf eine genetisch angelegte Asymmetrie dieser sprachrelevanten Gebiete hinweist und somit eine Hegemonie perisylvischer Regionen in der linken Hirnhälfte unterstreicht (Meyer et al. 2014). Ebenfalls weisen die großen perisylvischen Assoziationsbahnen, der SLF und der AF, signifikante linkswärtige Asymmetrien auf.

Die Verarbeitung lautsprachlicher Äußerungen beginnt mit der **akustisch-phonologischen Analyse** der Sprachlaute (**Abb. 18-19**). Diese Analyse erfolgt in den bilateralen periauditorischen Regionen. Während der primäre auditorische Kortex auf jeden akustischen Reiz reagiert, wird der lateral angrenzende Teil des GTS bis in den ventral dazu gelegenen STS bei der Verarbeitung spektrotemporaler Muster in nichtsprachlichen sowie in phonetischen Reizen aktiv. Demnach ist diese Region nicht als sprachspezifisch, sondern als sprachsensitiv anzusehen. Ähnlich verhält es sich mit dem PT in der linken Hemisphäre. Auch diese Region reagiert auf bestimmte Informationen in sprachlichen und nichtsprachlichen Stimuli, v.a. auf zeitlich schnell modulierte Wechsel im Bereich von ca. 20 bis 50 ms, wie sie typisch für Formantübergänge und damit für die kategorielle Unterscheidung zwischen stimmhaften und stimmlosen Phonemen sind. Das kontralaterale PT präferiert dagegen langsame zeitliche Modulationen im akustischen Signal, wie sie typisch für melodische und rhythmische Verläufe sind (Meyer et al., 2018). Das PT ist demnach auch keine sprachspezifische Region, sondern kann als ein spektrotemporaler Prozessor für die Feinauflösung akustischer Signale verstanden werden. Die linkswärtige Asymmetrie dieser Struktur könnte unmittelbar mit der um den Faktor 10 höheren zeitlichen Auflösungsrate des linken im Vergleich zum rechten PT assoziiert sein.

Diese Überlegungen werden von einem Modell aufgegriffen, das eine Arbeitsteilung der rechten und linken periauditorischen Regionen bei der elementaren Sprachverarbeitung vorschlägt. Der **„Asymmetric-Sampling-in-Time"-Hypothese** (Poeppel, 2001, 2003) zufolge tasten neuronale Ensembles in der rechten und linken Hemisphäre die akustischen Signale mit einer unterschiedlichen Frequenz ab **(Abb. 18-18)**. Die Hypothese lautet, dass alle sprachlichen und nichtsprachlichen akustischen Reize zunächst symmetrisch in den primären auditorischen Rindengebieten der linken und rechten Hemisphäre verarbeitet werden, bevor sie in die Assoziationsrindengebiete, hauptsächlich das Planum temporale, weitergeleitet werden. Im PT findet eine asymmetrische Verarbeitung des Signals statt. Während im linken PT primär schnell wechselnde akustische Muster mit einer Abtastrate von ca. 40 Hz verarbeitet werden, arbeitet das rechte PT mit einer deutlich langsameren Auflösung von ca. 4 Hz. Dies entspricht Zeitfenstern, die für die Identifikation temporaler Modulationen im Sprachsignal ideal sind. Temporale Muster auf der subsyllabischen, segmentalen Ebene der Sprachverarbeitung, z.B. Formantübergänge in Phonemen, sind mit einer Länge des Abtastzeitfensters von ca. 25 ms perfekt von vorhergehenden und nachfolgenden Mustern im Sprachsignal zu unterscheiden. Dagegen lassen sich langsame suprasegmentale Modulationen in Sprachsignalen, z.B. Sprachmelodie und Sprachrhythmus, ausgezeichnet mithilfe von größeren Zeitfenstern im Bereich von ca. 250 ms identifizieren.

Die AST-Hypothese erlaubt es, die Verarbeitung von lautsprachlichen Signalen auf einer elementaren Ebene zu untersuchen. Die Gültigkeit der Hypothese konnte durch zahlreiche Studien belegt werden. Tatsächlich zeigt das Planum temporale in der linken Hemisphäre eine Präferenz für akustische Signale, die phonetisch relevante Informationen encodieren.

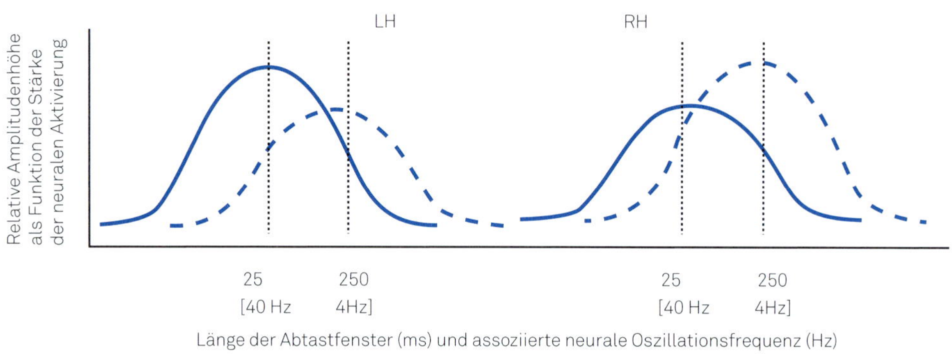

Abbildung 18-18: Schematische Ansicht der „Asymmetric-Sampling-in-time"-Hypothese (Poeppel 2003). Die durchgezogene Linie veranschaulicht den hypothetischen Verlauf der neuralen Aktivierung im linken und rechten auditorischen Kortex während der Verarbeitung segmentaler akustischer Signale. Die gestrichelte Linie zeigt, dass die Aktivierung im nicht primären rechten auditorischen Kortex für die Verarbeitung suprasegmentaler akustischer Modulationen stärker ist. Die Abtastraten liegen in der linken Hemisphäre bei ca. 40 Hz, was einer Länge des Abtastzeitfensters von ca. 25 ms entspricht. In der rechten Hemisphäre ist die Abtastfrequenz um den Faktor 10 niedriger und liegt bei ca. 4 Hz, was einer Länge des Abtastzeitfensters von ca. 250 ms entspricht. Die Abtastfrequenzen sind damit identisch mit der Oszillationsfrequenz der spontanen neuralen Hirnaktivität in den linken (Gamma-Band) und rechten (Theta-Band) periauditorischen Arealen. Dabei sind die Prozessoren in den beiden Hemisphären nicht ausschließlich auf ihre jeweiligen Abtastraten festgelegt. Vielmehr existieren auch in der linken Hemisphäre neurale Detektoren, die langsame akustische Modulationen abtasten können und umgekehrt (nach Meyer, 2008).

Der Hypothese zufolge sollte das rechte Planum temporale dagegen besser geeignet sein, suprasegmentale prosodische Muster zu verarbeiten. Die Intonationskontur oder der Rhythmus eines Satzes, der durch Modulation der Grundfrequenz entweder als Aussage („Lisa spielt Fußball.") oder als Frage („Lisa spielt Fußball?") markiert wird, kann von den neuralen Prozessoren im rechten Planum temporale besser erkannt werden. Auch diese Vermutung konnte empirisch bestätigt werden (Meyer et al., 2018). Die Bedeutung der langsamen akustischen Modulationen für die Sprachverarbeitung wird in dem Moment ersichtlich, in dem phonetische Information in kurzen Zeitfenstern durch akustische Signalmanipulation unbrauchbar wird. Je mehr eine sprachliche Äußerung segmentaler Information entbehrt und auf suprasegmentale Informationen reduziert ist, desto mehr beobachtet man eine stärkere Beteiligung des rechten Planum temporale (Liem et al. 2014). Somit haben die Studien zur AST-Hypothese erfolgreich zum Verständnis der lautsprachlichen Kompetenzen der rechten Hemisphäre beigetragen und untermauern allgemein die Vorstellung einer Arbeitsteilung zwischen linker und rechter Hemisphäre während der initialen Phase lautsprachlicher Verarbeitung (Flinker et al. 2019). Im Modell von Angela Friederici (2017) wird diesen Befunden ebenfalls Rechnung getragen (**Abb. 18-11** und **18-19**). Nachdem das Sprachsignal den primären akustischen Prozessor durchlaufen hat, werden Areale im rechten supratemporalen Planum, hauptsächlich im Planum temporale, aktiv. Diese Prozessoren decodieren die suprasegmentalen prosodischen Informationen (Intonationskontur, Satzakzentuierung, Sprechrhythmus), bevor die Resultate dieser Analyse mit den Ergebnissen der Analysen der syntaktischen und semantischen Informationen abgeglichen werden.

Die Untersuchung, welche kortikalen Areale die Verarbeitung syntaktischer und semantischer Informationen während der Phasen I–III des Modells von Friederici unterstützen, erbrachte Hinweise auf eine starke Beteiligung des linken perisylvischen Kortex. Der Aufbau einer initialen Phrasenstruktur eines Satzes geht demzufolge mit Aktivierungen im linken frontalen Operculum und im linken anteriorlateralen Gyrus temporalis superior einher. Wie in **Abbildung 18-15** veranschaulicht, sind diese beiden Regionen über den Fasciculus uncinatus verbunden, was eine enge funktionale Verknüpfung während der Phase I der Satzverarbeitung sehr wahrscheinlich sein lässt.

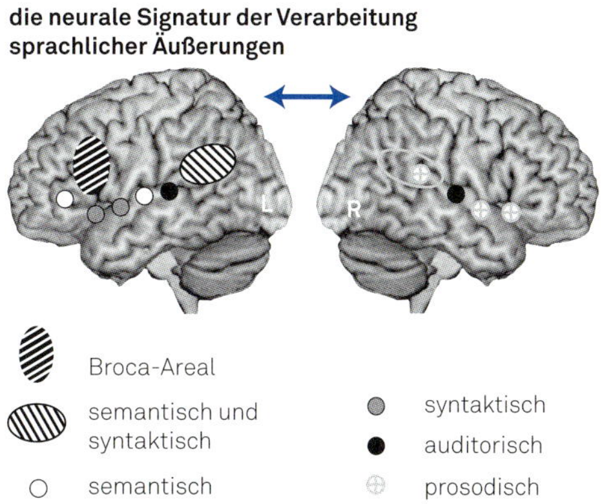

Abbildung 18-19: Modell der neuralen Signatur der Lautsprachverarbeitung nach Friederici (2011). Dem Modell zufolge findet die elementare akustisch-phonetische Verarbeitung von Sprachsignalen in periauditorischen Arealen beider Hemisphären statt. Die Verarbeitung suprasegmentaler prosodischer Informationen wird von anterioren und posterioren Arealen des supratemporalen Planums, hauptsächlich dem PT, kontrolliert. Syntaktische und semantische Prozesse sowie die Integration dieser einzelnen Schritte werden von superioren temporalen Arealen der linken Hemisphäre gewährleistet. Das Broca-Areal übt eine Vielzahl von übergeordneten Funktionen aus, etwa die Verarbeitung grammatischer Komplexität und die Kontrolle des verbalen Arbeitsgedächtnisses. (Nachgezeichnet nach Friederici, 2011)

Während der Phasen II und III sind inferior frontale und temporale Areale aktiv. Aufgrund zahlreicher Studien mit bildgebenden Verfahren schlägt das Modell von Friederici (2017) eine Aufteilung der distinkten Areale für unterschiedliche Funktionen vor. Der anteriore linke Gyrus temporalis superior ist immer involviert, wenn kombinatorische syntaktische Operationen ablaufen. Semantische Verarbeitung auf der Satzebene kann ebenfalls unter bestimmten Bedingungen den anterioren Temporallappen aktivieren. Insgesamt ist davon auszugehen, dass sich im Bereich des anteriorlateralen Gyrus temporalis superior mindestens zwei unterschiedliche Systeme befinden, die jeweils die syntaktische und semantische Verarbeitung auf Satzebene unterstützen. Die anatomische Nähe zu den auditorischen Regionen erklärt zudem, warum der anteriorlaterale Gyrus temporalis superior in Studien zur auditorischen Satzverarbeitung signifikant häufiger beteiligt ist als bei vergleichbaren Studien zur visuellen Modalität.

Der posteriore Gyrus temporalis superior und der Sulcus temporalis superior sind dem Modell von Friederici (2017) zufolge ebenfalls in die Verarbeitung syntaktischer und semantischer Informationen einbezogen. Die wichtigste Funktion in diesem Zusammenhang ist die Integration von syntaktischen Informationen über die Phrasenstruktur und Informationen über die Verb-Argument-Strukturen. Eine andere Funktion des posterioren GTS/STS ist die Verarbeitung syntaktischer und semantischer Ambiguitäten während der Satzverarbeitung. Dabei spielt die Nähe dieser Region zu den weiten semantischen Assoziationsarealen in den mittleren und inferioren Abschnitten der Temporallappen eine große Rolle, die über Brücken weißer Substanz (plis des passages) im STS mit den lautsprachlich relevanten Arealen im GTS verbunden sind.

Die Funktionen des **Broca-Areals bzw. des frontalen Operculums** bei der Verarbeitung sprachlicher Äußerungen sind nicht eindeutig zu beschreiben. Da diese Region nicht Teil des auditorischen Systems im engeren Sinn ist, müssen ihre Funktionen auch im Hinblick auf die Aufgaben bei der visuellen Sprachverarbeitung, bei der Verarbeitung von Gebärdensprache und bei motorischen Funktionen beurteilt werden. Zudem lassen sich den einzelnen Subregionen des frontalen Operculums unter Umständen unterschiedliche Funktionen zuordnen. Zunächst sind das Broca-Areal und das tiefe frontale Operculum gleichsam in die Verarbeitung und Produktion von Sprache eingebunden. Im Hinblick auf die Rolle des Broca-Areals bei der Sprachverarbeitung müssen unterschiedliche Funktionen in Betracht gezogen werden. Zum einen scheint das Broca-Areal das System der Spiegelneuronen im menschlichen Gehirn zu beherbergen und damit eine wichtige Rolle bei Top-down-basierten Prozessen während des Spracherwerbs und bei der auditorisch-motorischen Integration sprachlicher Signale zu spielen. Zum anderen kommt dem Broca-Areal eine entscheidende Funktion bei der Verarbeitung besonders komplexer Sätze zu, die aus vielen Nebensätzen bestehen (z. B.: „Das ist der Mann, der die Frau, die das Kind, das das Mädchen, das blonde Haare hat, schlug, schimpfte, sah.“) bzw. eine ungewöhnliche Wortstellung haben („Den Geldschein hat dem Mädchen die Mutter gegeben“). Bei diesen Satzstrukturen muss die hierarchische Organisation der Satzkonstituenten mit der eigentlich präferierten Lesart in Übereinstimmung gebracht werden, was eine revidierte Segmentierung bzw. Sequenzierung der einzelnen Teile des Satzes erfordert. Daher gilt es als wahrscheinlich, dass das Broca-Areal zum Teil auch Aspekte des verbalen Arbeitsgedächtnisses kontrolliert, das notwendig ist, um linguistische Operationen auf der Ebene solcher komplexen Satzstrukturen durchführen zu können. Auf einer rein linguistischen Ebene konnten die distinkten Subregionen des Broca-Areals unterschiedlichen Aspekten der Sprachverarbeitung zugeordnet werden (Friederici, 2017). Dazu zählen der Aufbau einer syntaktischen Phrasenstruktur (opercularis), die Zuweisung thematischer Rollen (opercularis/triangularis), syntaktisch bedingte Verschiebungen (syntactic movement) von Satzkonstituenten (opercularis/triangularis) und das Erlernen syntaktischer Regeln während des Erst- und Fremdspracherwerbs. Zusammenfassend lässt sich festhalten, dass aufgrund der aktuellen Datenlage nicht mit Bestimmtheit gesagt werden kann, ob die Funktionen des Broca-Areals eng an sprachliche Funktionen gebunden sind oder ob sie eher im Zusammenhang mit allgemeinen kognitiven und motorischen Sequenzierungs-, Segmentierungs- und Strukturierungsprozessen zu sehen sind. Vieles spricht für die letzte Vermutung. Im Kontext sprachlicher Verarbeitung deutet vieles auf eine enge Verknüpfung syntaktischer Operationen mit dem Pars opercularis des Broca-Areals hin, während die angrenzenden Areale (Pars triangularis und tiefes frontales Operculum) funktionell weniger spezifiziert sind.

18.5.3. Neuroanatomische Korrelate der Sprachartikulation

Ein anderes Modell zur Neurobiologie der Sprachverarbeitung fokussiert stärker den Aspekt der Sprachproduktion (Hickok & Poeppel, 2007). Ebenfalls diskutiert dieses Modell die Rolle eines bilateralen ventralen und eines unilateralen linken dorsalen Pfads. Während die beiden ventralen Pfade für die spektrotemporale Analyse der akustischen Informationen, die phonologische Verarbeitung sowie die Übersetzung von phonologischen in lexikalische Repräsentationen zuständig sind, unterstützt der dorsale Pfad die Übersetzung von sensorischen in motorische Informationen sowie die artikulatorischen Netzwerke in GFI und in prämotorischen Arealen **(Abb. 18-20)**.

Kern dieses Modells ist die enge **Verknüpfung** von sensorischen Netzwerken für die Sprachverarbeitung und motorischen Netzwerken für die Artikulation. Diese beiden Netzwerke sind anatomisch miteinander verbunden und wirken interaktiv aufeinander ein. So gibt es Hinweise darauf, dass der posteriore periauditorische Kortex in der linken Hemisphäre auch eine wichtige Rolle bei der Sprachproduktion spielt. Ein Beispiel für die Funktion des dorsalen Pfads ist das vokale Imitieren, eine Eigenschaft, die einzig dem Menschen vorbehalten ist und für den Spracherwerb eine wichtige Rolle spielt. Um ein vorgesprochenes Wort korrekt nachzusprechen, muss die phonologische Repräsentation des Wortes korrekt an den Artikulationsapparat weitergegeben werden. Dies geschieht über den dorsalen Pfad. Das Modell von Hickok und Poeppel beschreibt eine Area *Spt* im hinteren Segment der Sylvischen Fissur an der Grenze zwischen Temporal- und Parietallappen, die Ausgangspunkt der audiomotorischen Integrationsschlaufe ist. Diese Area ist nicht sprachspezifisch, sondern unterstützt auch die Verarbeitung und Produktion von nichtsprachlichen gesummten Melodien. Die Area *Spt* ist wahrscheinlich trotz ihrer Position inmitten sensorischer Felder im Temporallappen eng an artikulatorische Funktionen gekoppelt und gilt als Ausgangspunkt des dorsalen Pfads. Ein solches audiomotorisches Integrationssystem, das phonologische Repräsentationen unmittelbar in artikulatorische Programme überführen kann, ist eine notwendige Voraussetzung für die vokale Imitation und den Erwerb neuer Worte auch beim Erlernen von Fremdsprachen. Ohne eine „Rückmeldung" des sensomotorischen Systems an das Artikulationssystem ist eine Optimierung der Aussprache neu gelernter Worte nicht möglich.

Des Weiteren ermöglicht die Funktionalität des dorsalen audiomotorischen Integrationssystems einen automatisierten Artikulationsvorgang, der sich dem semantischen Zugriff entzieht. Kinder können beispielsweise ohne

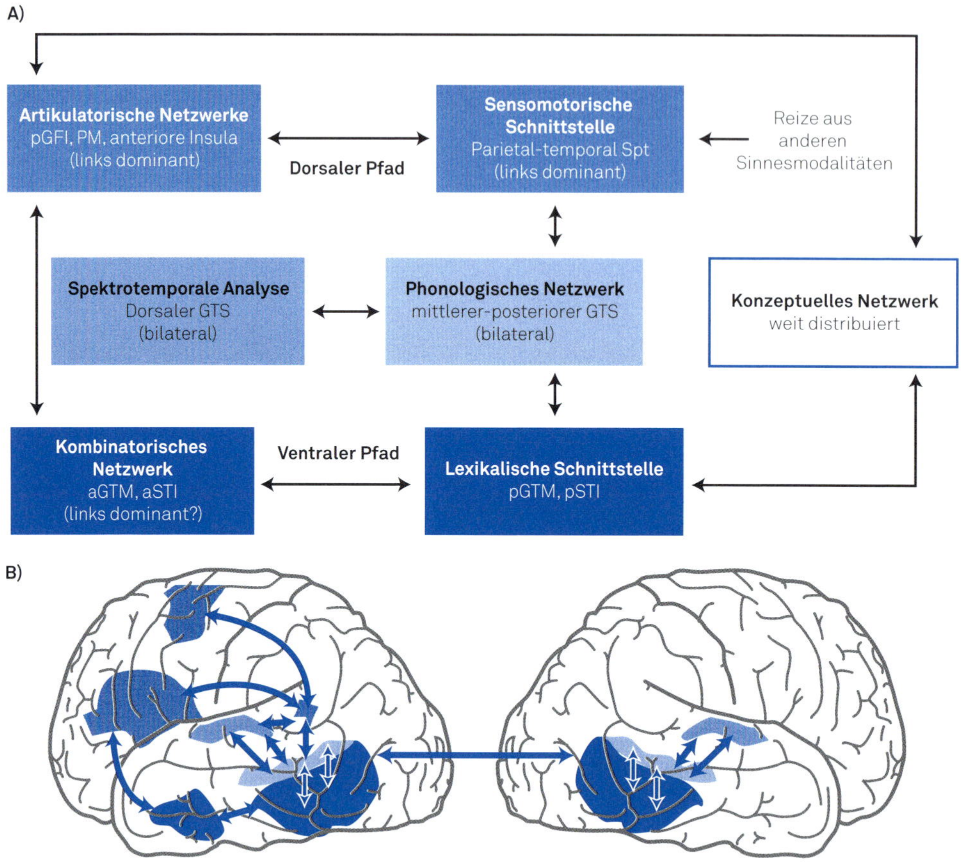

Abbildung 18-20: Schematische Ansicht des Modells zur Sprachverarbeitung von Hickok und Poeppel (2007). Dem Modell zufolge befinden sich die sprachrelevanten Areale in kortikalen Gebieten der rechten und linken Hemisphäre. Diese Areale sind durch Assoziationsbahnen miteinander verknüpft, über die die akustischen Signale von der Hörrinde auf zwei verschiedenen Pfaden in den inferioren frontalen Kortex gelangen. Während das Modell die Existenz eines ventralen Pfads für beide Hemisphären postuliert, geht es nur für die linke Hemisphäre vom Vorhandensein eines dorsalen Pfads aus. Areale für die Sprachverarbeitung sind primär über den Temporallappen verteilt. Der neurale Strang für die sensomotorischen und artikulatorischen Funktionen verläuft nur in der linken Hemisphäre vom posterioren GTS durch den GSM zum inferioren frontalen Kortex (nach Hickok & Poeppel, 2007). PM: Prämotorkortex, pGFI: posteriorer Gyrus frontalis inferior,GTS: Gyrus superior, aGTM: anteriorer Gyrus temporalis medius, pGTM: posteriorer Gyrus temporalis medius, pSTI: posteriorer Sulcus temporalis inferior, aSTI: anteriorer Sulcus temporalis inferior.

Weiteres Lieder mit fremdsprachlichen Texten singen, ohne deren Inhalt zu verstehen. Dass der dorsale Pfad nur in der linken Hemisphäre zu existieren scheint, wird von einigen Wissenschaftler*innen mit den besonderen Umständen im Zusammenhang mit der Artikulation erklärt. Die zeitgenaue Ansteuerung des Artikulationsapparats durch die Willkürmotorik erfordert eine außergewöhnliche Präzision, sodass ein Zusammenspiel der beiden Hemisphären eher von Nach- als von Vorteil wäre. Minimale Abweichungen in den artikulatorischen Repräsentationen der rechten und linken Hemisphäre würden eine exakte Koordination der Artikulatoren unmöglich machen.

Einige Forscher*innen sehen hierin den Ausgangspunkt für die linkshemisphärische Dominanz der Sprache. Da die linke Hemisphäre in der Regel die Bewegungen der rechten Hand kontrolliert und die meisten Menschen dominant rechtshändig sind, liegt es nahe zu vermuten, dass die menschliche Sprache sich während der Evolution von einer gesten- zu einer lautbasierten Kommunikationsform in der Hemisphäre etabliert hat, die ohnehin die dominante Hand kontrollierte.

Zusammenfassend lässt sich sagen, dass dem Modell von Hickok und Poeppel zufolge die Verarbeitung und Artikulation von Lautsprache in überlappenden Arealen erfolgt, was auf eine enge Verknüpfung dieser beiden Funktionen zurückzuführen ist. In einem ventralen System, das superiore und mittlere bilaterale Gebiete im Temporallappen umfasst, werden akustische Sprachsignale semantisch, phonologisch und syntaktisch verarbeitet. Ein linkshemisphärischer dorsaler Pfad von der temporoparietalen Area *Spt* bis zum inferioren Frontalkortex überführt sensorisch-phonologische Repräsentationen von lautsprachlichen Signalen in artikulatorische Formen,

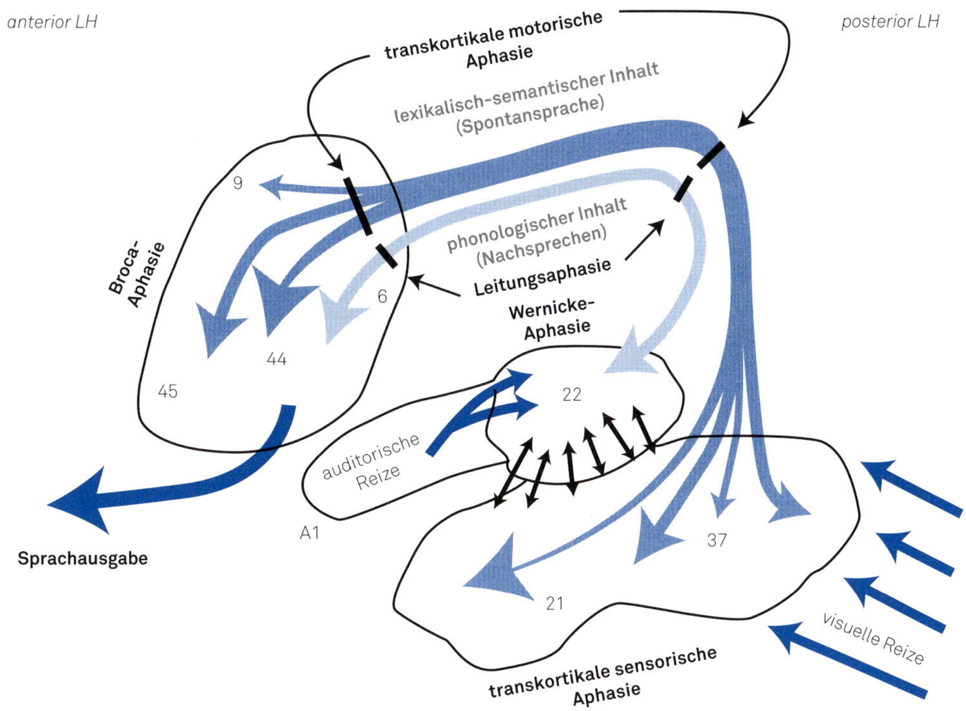

Abbildung 18-21: Schematische Ansicht der frontotemporalen Verarbeitungspfade nach Glasser und Rilling (2008). Neben einem dorsalen Pfad für den Transfer sensorisch-phonologischer Repräsentationen in der linken Hemisphäre (obere Hälfte) existiert ein dorsaler Pfad für den Transfer sensorisch-prosodischer Repräsentationen in der rechten Hemisphäre (untere Hälfte). (Nachgezeichnet nach Glasser & Rilling, 2008)

die als Vorstufe für die Sprachproduktion anzusehen sind.

Neben einem dorsalen Pfad für den Transfer sensorisch-phonologischer Repräsentationen in der linken Hemisphäre existiert ein dorsaler Pfad für den Transfer von sensorisch-prosodischen Repräsentationen in der rechten Hemisphäre. Dieser Pfad gewährleistet die Bereitstellung der zur sprachlichen Äußerung passenden suprasegmentalen Intonationen und Rhythmen (Glasser & Rilling, 2008, Sammler et al., 2018; **Abb. 18-21**).

18.6. Die Sprache des Gehirns

Während es in den vorangegangenen Abschnitten primär darum ging, die an der Sprache beteiligten Hirnregionen zu beschreiben, soll im Folgenden noch eine andere Perspektive betrachtet werden. Bei all den kartographischen Versuchen, eng umschriebenen Hirnarealen eine mehr oder weniger spezifische linguistische Funktion zuzuschreiben, ist die Frage vernachlässigt worden, ob linguistische Kategorien überhaupt im menschlichen Gehirn implementiert sind. Man könnte zurecht auch die Frage stellen, welche die Sprache des Gehirns ist und inwiefern diese mit unserer Sprache kompatibel ist. Eine Antwort auf diese Frage gibt das Wissen, dass sich neuronale Netzwerke im Gehirn nicht nur räumlich, sondern auch in der zeitlichen Dimension organisieren. Je nach Geschwindigkeit der „Feuerrate" können sich Netzwerke miteinander abstimmen und austauschen. Nervenzellen im menschlichen Gehirn können langsam (ca. ein Mal pro Sekunde) oder schnell (ca. 30–80 Mal pro Sekunde, maximal sogar 200 Mal pro Sekunde) aktiv sein. Schon vor ca. 90 Jahren entdeckte Hans Berger in Jena, dass diese unterschiedlichen Feuerraten nicht zufällig auftraten, sondern mit unterschiedlichen Aktivitätszuständen eines Menschen zusammenhängen können. Er unterteilte die unterschiedlichen Muster der Hirnaktivität in Frequenzbänder (δ < 4 Hz, θ 4–7 Hz, α 8–13 Hz, β 13–30 Hz und γ > 30 Hz). Die Frequenz bezeichnet demnach die Anzahl von Schwingungen (Oszillationen) eines Verbands von Nervenzellen innerhalb des Zeitraums einer Sekunde. Interessanterweise zeigte sich in den letzten Jahren, dass es im Gehirn offensichtlich lokale, endogene „Oszillatoren" gibt, die auch im Ruhezustand des Gehirns mit relativ konstanter Frequenz feuern, ohne dabei einer konkreten Aufgabe nachzugehen. In einer Studie konnte eine Forschergruppe nachweisen, dass es im linken auditorischen Kortex endogene Oszillatoren gibt, die mit ca. 40 Hz schwingen, während es im rechten auditorischen Kortex Verbände von Nervenzellen gibt, die konstant mit einer zehn Mal langsameren Frequenz von ca. 4 Hz oszillieren (Giraud et al., 2007).

In Abschnitt 18.5 wurde bereits beschrieben, dass es eine Art Arbeitsteilung zwischen dem rechten und dem linken posterioren auditorischen Kortex gibt. Demnach hat das linke PT eine Präferenz für subsyllabische Einheiten (Phoneme), während das rechte PT besonders aktiv bei der Verarbeitung suprasegmentaler Muster (Prosodie, Rhythmus) ist. Gesprochene Sprache entfaltet sich in der Zeit. Ein akustisches Signal, das einen gesprochenen Satz repräsentiert, lässt sich in einem Oszillogramm adäquat mittels eines Musters neuronaler Aktivität als Modulation von akustischen Frequenzen beschreiben. Dabei ist zu beachten, dass eine sprachliche Äußerung überlappende akustische Modulationen auf mehreren Ebenen hat. Schnelle Modulationen (Phoneme) ereignen sich in Zeitfenstern von ca. 25 ms, während sich langsame Modulationen (Prosodie) in größeren Zeitfenstern (ca. 250 ms) abspielen. Somit sind die akustischen Träger sprachlicher Information offenbar genau so beschaffen, dass sie von den Oszillatoren auf einer frühen, initialen Ebene der Sprachverarbeitung aufgenommen und auf einer neuronalen Ebene abgebildet werden können. Diesen aktiven Vorgang nennt man „entrainment" (Meyer et al., 2019). In der Kakophonie, die alltäglich an unsere Ohren gelangt, muss das Gehirn sprachliche Äußerungen als solche erkennen, indem es akustische Muster anhand ihrer temporalen Charakteristik auf ihre Passung (Kohärenz) den eigenen endogenen Oszillationen zuordnet. In diesem Moment nehmen die Oszillatoren die feingekörnte akustische Struktur auf, indem Phasen im Sprachsignal und im neuronalen Signal möglichst deckungsgleich überlagert werden. Dieses „phase-locking" ist die Voraussetzung dafür, dass zu einem späteren Zeitpunkt noch die syntaktischen und symbolischen Informationen verarbeitet werden können. Gleichsam einem Reiter, der neben einem gesattelten Pferd her läuft, muss das Gehirn seinen Rhythmus exakt dem des „Pferdes" anpassen, um sich im richtigen Moment „in den Sattel zu schwingen". In dieser Metapher steht das Pferd natürlich für einen bestimmten Anteil des Sprachsignals, das entweder im Schritt, im Trab oder im Galopp in das Gehirn hineingelangt. Im Ernstfall ist es natürlich nicht ein Pferd, sondern es handelt sich um eine ganze Herde Pferde, die alle im gleichen Moment mit unterschiedlicher Geschwindigkeit auftauchen, sodass das Gehirn genügend Reiter bereithalten muss, die es zum Aufsatteln schicken kann. Natürlich sind viele einzelne Fragen in diesem Zusammenhang noch nicht geklärt, aber die wenigen konkurrierenden Modelle basieren alle auf derselben Annahme: Neuronale Modulationen in unterschiedlichen Frequenzbereichen sind die eigentliche Sprache des Gehirns (Friederici & Singer, 2015) und alle gesprochenen Sprachen dieser Welt haben ihre akustische Struktur einem universalen Prinzip der Sprache des Gehirns angepasst.

In diesem Zusammenhang konnte eine Untersuchung zeigen, dass das Sprachmodulationsspektrum über neun Sprachen hinweg äußerst konsistent ist und eine eindeutige Amplitude bei 4 Hz aufweist (Ding et al., 2017; **Abb 18-22**). Dieser relativ langsamen Schwingung im Signal scheint also eine besondere Bedeutung als universeller Grundrhythmus bei der Produktion und Perzeption von gesprochenen Sprachen zuzukommen. Auffällig ist die Entsprechung zur theta-Band-Oszillation im Gehirn, die eben im 4-Hz-Frequenzbereich liegt. Aufbauend auf diesem Gedanken schlagen Ding et al. (2016) einen Ansatz zum Verständnis der Sprache-Gehirn-Beziehung vor, der einerseits komplexere Verarbeitung auf der Satzebene einschließt, aber ohne die klassischen linguistischen Begriffe wie Syntax und

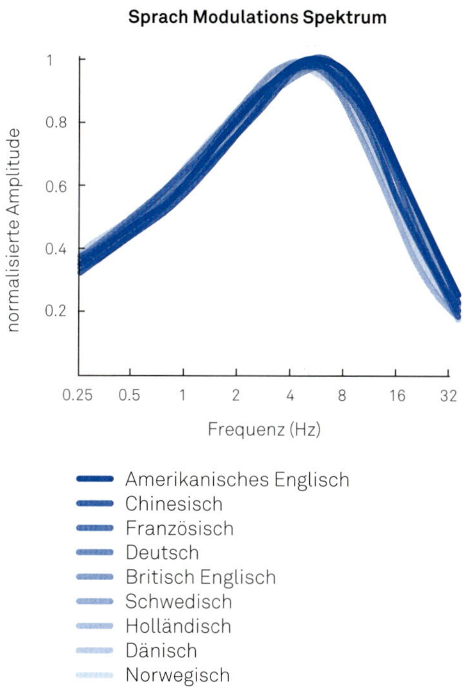

Abbildung 18-22: Das Modulationsspektrum für gesprochene Sprache. Untersucht wurden die akustischen Eigenschaften von natürlichen sprachlichen Äußerungen auf der Satzebene für neun Sprachen. Als Quellen dienten Audiobücher und Datenbanken. Die Darstellung legt ein inhärentes und globales Intonationsmuster für alle untersuchten Sprache nahe (nachgezeichnet nach Ding et al. 2017).

Grammatik auskommt. Die grundliegende Idee geht bei diesem Ansatz davon aus, dass das Gehirn aktiv die Konstituenten, aus denen ein Satz besteht, erkennen und damit den Satz in kleinere Einheiten zergliedern kann, die sich im Bereich von 2 Hz (Konstituenten) und 4 Hz (Wörter) abspielen (**Abb. 18-23 a–c**). Der Prozess, bei dem das Gehirn die akustischen Strukturen von Sätzen, Konstituenten und Wörtern erkennt und verarbeitet, wird „cortical tracking" genannt. Denkt man dieses Modell konsequent zu Ende, kommt man unweigerlich zu dem Schluss, dass die akustische Struktur von Sprachen genau so entstehen musste, um den Verarbeitungsprinzipien des Gehirns zu entsprechen. Die Verarbeitung der akustischen Frequenzen von Wörtern, Konstituenten und Sätzen erfordert auf der Seite des Gehirns ebenfalls das Zusammenspiel von neuralen Schwingungen in den delta- und theta-Frequenzbändern („nesting") (Giraud & Poeppel, 2012, Meyer et al., 2019). Momentan wird in diesem Bereich der Sprache-Gehirn-Beziehung intensiv geforscht, um zu einem besseren Verständnis zu gelangen, wie das Gehirn hierarchische Strukturen in der Sprache durch eine Hierarchie von neuralen Prozessen abbildet.

18.7. Gebärdensprache

Sprache kann auch über nichtakustische Kanäle übertragen werden, z.B. bei der gestischen Kommunikation über visuelle oder taktile Kanäle. Eine besondere Form der gestischen Kommunikation ist die Gebärdensprache (GS), mit der primär gehörlose Menschen untereinander kommunizieren. Gebärdensprachen stellen komplette, natürliche sprachliche Systeme dar, die sich auf einer formalen Beschreibungsebene nicht von der Lautsprache unterscheiden. Auch die Gebärdensprache funktioniert nach syntaktischen Regeln, dient zum Austausch von Informationen über semantische Konzepte und beruht auf phonologischen Variationen. So entsprechen z.B. den Phonemen der gesprochenen Sprache in der GS die spezifische Stellung der Handform, die Bewegung der Hände und die Verortung der Gebärde im Gebärdenraum unmittelbar vor der gebärdenden Person. Auch prosodische Markierungen gehören beim Gebrauch von Gebärdensprachen zum Standardausdruck. Betonungen werden in der Gebärdensprache primär über die Mimik ausgedrückt (frowning, mouthing). Nicht für alle Wörter existieren eindeutig zugeordnete Gebärden. Viele Eigennamen oder komplexe Ausdrücke wie „funktionelle Magnetresonanztomografie" werden mithilfe eines Fingeralphabets in die geöffnete Handfläche buchstabiert. Viele Nutzer der GS haben auch einen „Gebärdennamen", d.h. eine Gebärde, die vergleichbar einem Spitznamen der eigenen Person zugeordnet wird.

Die wesentlichen Unterschiede zwischen Laut- und Gebärdensprache manifestieren sich zunächst in der Modalität. Während Lautsprache einen sequenziellen Charakter hat und eindimensional als Schallereignis übermittelt wird (**Serien-Parallel-Wandlung**), ereignet sich die visuell-gestisch basierte GS simultan im Raum. Ähnlich wie bei den Lautsprachen wird nicht überall auf der Welt dieselbe GS genutzt. Selbst innerhalb eines Sprachraums variieren die Dialekte in den Gebärdensprachen viel stärker als in den Lautsprachen, was durch die geringere Mobilität der Gehörlosen in den vergangenen Jahrhunderten erklärbar ist. Ein Gehörloser aus Zürich kann sich also im Vergleich zu zwei Nutzern der Lautsprache aus denselben Städten schlechter mit einem Gehörlosen aus Düsseldorf austauschen, obwohl alle GS einen gewissen Grad der Bildhaftigkeit aufweisen.

Untersuchungen an gehörlosen Patienten mit Hirnverletzung oder einem Schlaganfall weisen darauf hin, dass die GS ähnlich wie Lautsprachen eine **linksdominante Funk-**

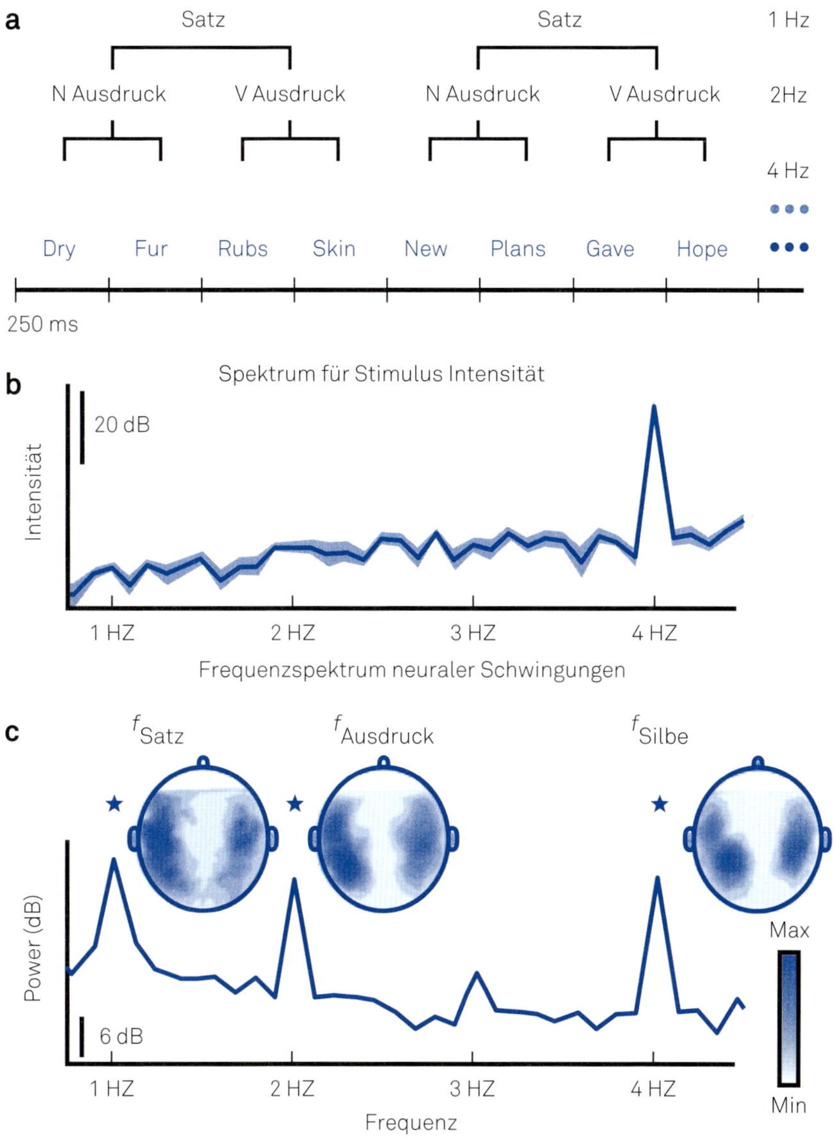

Abbildung 18-23: „Neural tracking" für hierarchische Strukturen in gesprochenen Sätzen.
a: Sequenzen von monosyllabischen Worten in gleichförmigen englischen Sätzen, die hierarchisch in unterschiedliche grosse Teile strukturiert werden können. Dabei bildet der Satz die höchste Ebene (1 Hz), einzelne Ausdrücke (Nominalphrasen, Verbalphrasen) bilden die zweithöchste Ebene (2 Hz) und einzelne Silben die dritte Ebene (4 Hz).
b: Das Spektrum der akustischen Fluktuation zeigt eine Gipfelintensität im Bereich von 4 Hz und korrespondiert somit mit dem Silbenrhythmus.
c: Das Spektrum der neurophysiologischen Aktivität zeigt Maxima, die mit den akustischen Strukturen (Sätzen, Phrasen und Silben) synchron sind. Das Gehirn nimmt demnach die akustische Struktur von gesprochenen Sätzen auf und zergliedert sie in hierarchisch feinere Einheiten (nachgezeichnet nach Ding et al. 2016).

tion ist. Unabhängig von der Modalität erleiden also auch Nutzer der GS nach Läsionen der linken Hemisphäre signifikante Defizite auf der linguistischen Ebene der Gebärdensprache. Die wenigen vorliegenden Berichte zeigen deutlich, dass höhere linguistische Funktionen modalitätsunabhängig im Gehirn repräsentiert sind. Evidenz für eine Beteiligung der rechten Hemisphäre an höheren Prozessen der Verarbeitung von GS erbrachten diese Studien nicht. Mit der Etablierung bildgebender Verfahren begann eine Reihe systematischer Untersuchungen zur Neurokognition der GS, die einen präziseren Einblick ermöglichten (Campbell et al., 2008).

Zusammenfassend lässt sich festhalten, dass weite Teile des bilateralen perisylvischen Kortex mit einer deutlichen Dominanz linkshemisphärischer Strukturen in die zerebrale Repräsentation der GS eingebunden sind. Ähnlich wie bei der Lautsprache werden bei der GS das frontale Operculum, der posteriore Gyrus temporalis superior, der Gyrus supramarginalis, der Gyrus angularis und der posteriore Sulcus temporalis superior genutzt. Dabei zeigen sich subtile Unterschiede abhängig von der Fertigkeit. Gehörlose weisen stärkere Aktivierungen im linken inferioren Parietallappen auf als hörende Nutzer der Gebärdensprache. Anders als bei der Verarbeitung von Lautsprache bei Hörenden ist der assoziative auditorische Kortex im Gyrus temporalis superior bei Gehörlosen weniger stark in die Verarbeitung von Gebärdensprache eingebunden. Auch die Konnektivität innerhalb der auditorischen Regionen ist bei Gehörlosen nachweislich schwächer ausgeprägt. Dieser Befund kann als Hinweis auf die enorme Potenz der Neuroplastizität gedeutet werden, denn die Hörrinde bleibt bei Gehörlosen trotz der auditorischen Deprivation nicht völlig ungenutzt. Ebenfalls anders als bei der Lautsprache zeigen die Aktivierungsbilder der Gehörlosen eine massive Beteiligung des bilateralen extrastriären Kortex im temporookzipitalen Übergangsbereich sowie in der primären und sekundären Sehrinde, was durch die visuelle Modalität der Gebärdensprache zu erklären ist. Interessanterweise machen sich Effekte der Neuroplastizität auch insofern bemerkbar, als Nutzer der GS Experten in der Gesichts-, Form- und Bewegungswahrnehmung sind.

Den Status der GS als **vollständige Sprache** bestätigen auch Studien, die die Verarbeitung von GS mit der Verarbeitung von pantomimischen Gesten verglichen und feststellten, dass sowohl hörende als auch gehörlose Nutzer der GS selektiv Areale im linken posterioren perisylvischen Kortex aktivieren, wenn Sätze in der Gebärdensprache im Vergleich zu nichtlinguistischen pantomimischen Codes verarbeitet werden. Für diesen Status der GS spricht auch, dass der „native" Erwerb der GS dem Erwerb der Lautsprache vergleichbar ist. Gehörlose Kinder, die die Gebärdensprache als Erstsprache erwerben, durchlaufen vergleichbare Stadien beim Aufbau phonologischer, grammatischer und semantischer Kompetenzen (z. B. eine nichtlautliche Babbelphase) und machen dabei dieselben Fehler (z. B. das falsche Konjugieren von unregelmäßigen Verben, „er liegte" statt „er lag"). Jedoch läuft der natürliche Erwerb der Gebärdensprache nur selten unter „optimalen" Bedingungen ab. Nur 10 % aller gehörlosen Kinder haben gehörlose Eltern, von denen sie die GS erlernen können. Die übrigen 90 % lernen zuerst, von den Lippen abzulesen, erhalten eventuell ein Cochlear-Implantat oder lernen die GS zu einem späteren Zeitpunkt von anderen gehörlosen Kindern. Ähnlich wie beim Erwerb der Lautsprache wirken sich Verzögerungen beim Erwerb der GS primär nachteilig auf die elementaren phonologischen Formen aus. Des Weiteren unterscheidet sich die zerebrale Organisation von GS abhängig davon, ob man Personen anschaut, die die GS sehr früh als Erstsprache erworben haben, im Vergleich zu Personen, die diese erst später in ihrem Leben erlernt haben. Erstere zeigen stärkere Aktivierungen superior temporaler und inferior parietaler Areale in der rechten Hemisphäre.

Zusammenfassend lässt sich also sagen, dass sich die Neurokognition der GS in modalitätsunabhängigen Aspekten nicht von der zerebralen Organisation der Lautsprache unterscheidet. Erste Befunde deuten darauf hin, dass bei der Verarbeitung von Gebärdensprache ähnliche „tracking"-Mechanismen zur Hierarchisierung der linguistischen Information durch neurale Oszillationen zur Anwendung gelangen (Brookshire et al., 2017). Unterschiede zeigen sich hingegen v. a. auf der Modalitätsebene, da die GS im Gegensatz zur akustisch-phonetischen Lautsprache einen visuell-gestischen Charakter hat.

18.8. Die Evolution der Sprache

Die Frage, wie der Mensch zur Sprache kam, wird sich sicher niemals abschließend beantworten lassen. Da Gehirne sowie kognitive Fähigkeiten, anders als Knochen, nicht fossilisieren, ist die Indizienlage dünn und jeder neue fossile Fund, wie der jüngst entdeckte Australopithecus ramidus, führen zu Revisionen der gegenwärtigen Modelle. Wie bei jedem evolutionären Fortschreiten geschah auch die Entwicklung der Sprache nicht aus purem Zufall, wenn auch gleichsam Sprache nicht als ein evolutionäres Ziel betrachtet werden darf. Lautsprache hat sich, den Gesetzen der Evolution gehorchend, aus einem Satz von kognitiven, motorischen, morphologischen, kulturellen und physiologischen Gegebenheiten über wahrscheinlich Millionen, zumindest aber Hunderttausenden von Jahren hin entwickelt. In den folgenden Abschnitten wird daher ein Szenario der Evolution der Sprache beschrieben, welches den kommunikativen Aspekt von Sprache betont. Im Vordergrund steht also die Frage, warum die menschliche Lautsprache im Laufe der Evolution die Form angenommen hat, die wir heute kennen. Die Frage ist nicht, warum dieser Entstehungsprozess unter anderem eine rekursive Syntax hervorgebracht hat, die in ihrer Komplexität über die Bedürfnisse eines bloßen Austauschs von Informationen auf der Komplexitätsebene einer Finite State Grammatik (also einer endlosen Aneinanderreihung von kurzen Hauptsätzen $(ab)^n$) weit hinausgeht.

In Anbetracht der oben erwähnten Tatsache, dass es praktisch keine unmittelbaren paläontologischen Befunde für die Entstehung und Modifikation der Sprache über die Zeitspanne der Menschheitsgeschichte gibt, ist der Ansatz der vergleichenden Neuroanatomie bzw. der vergleichenden Verhaltensforschung noch am ergiebigsten, um den Spuren der Sprachevolution nachzuspüren, da dieser Ansatz eine relativ gute empirische Datenbasis liefern kann. Natürlich ist es naheliegend bei der Suche nach dem Ursprung der menschlichen Sprache, zuerst einmal das Vokalisationsrepertoire unserer nächsten Anverwandten mit unserer Lautsprache zu vergleichen. Dieser Vergleich ist aber aus mehreren Gründen irreführend. Zum einen wurde bereits ausgeführt, dass Affen aufgrund der Anatomie ihres Vokaltraktes nicht in der Lage sind, dieselbe Menge von komplexen Lauten zu produzieren wie der Mensch, dessen abgesenkte Larynx die Produktion einer großen Zahl von Lauten, insbesondere Vokalen, ermöglicht. Ebenfalls sind nur Menschen zur intentionalen vokalen Imitation in der Lage sowie zur willkürmotorischen Ansteuerung ihres Vokaltrakts, was eine entscheidende Bedeutung für den Lautspracherwerb hat. Dagegen scheint die gestische Kommunikation der Menschenaffen der menschlichen Sprache viel ähnlicher zu sein, als die vokale Kommunikation. Anders als Rufe nutzen Menschenaffen einen Großteil ihrer Gesten dyadisch, also praktisch in einer dialogähnlichen Situation und teilweise sogar in eindeutig intentionaler Absicht in einer flexiblen Kombination von brachiomanuellen Gesten.

Viele Wissenschaftler*innen sehen daher die Gestensprache als die eigentliche Vorläuferform der menschlichen Lautsprache an (Corballis, 2009, 2010). Noch heute begleiten Menschen ihre verbalen Äußerungen in allen Sprachen gleich häufig durch unterstreichende Gesten. Die synchronisierte Art und Weise, in der sie das tun, deutet auf ein einziges, zusammenhängendes System hin, welches sowohl Lautsprache als auch Gesten integriert. Des Weiteren wurde beobachtet, dass bei menschlichen Kindern die gestische vor der vokalen Kommunikation auftritt. Die stärkste Evidenz für den gestischen Ursprung kommt jedoch daher, dass Sprache in rein gestischer Form, also als Gebärdensprache, ohne Verlust an Expressivität und Komplexität funktionieren kann. Unsere moderne Sprache könnte sich daher durchaus aus einer einfachen, aus Gesten und Gebärden bestehenden, Form der Kommunikation zwischen unseren Vorfahren entwickelt haben.

Zusätzliche empirische Unterstützung erhält diese Überlegung durch die Entdeckung der sogenannten „Spiegelneurone" (engl. „mirror neurons"), die erstmals im ventralen Prämotorkortex (Areal F5) von Rhesusaffen beschrieben wurden. Dieses Areal gilt als neuroanatomisches Pendant zum Broca-Areal im menschlichen Gehirn. Ursprünglich wurde die Funktion von Spiegelneuronen als maßgeblich beim Durchführen und Beobachten motorischer Handlungen (Greifbewegungen) angesehen, also der Repräsentation brachiomanueller Bewegungen. Mittlerweile weiß man auch von der Existenz audiovisueller Spiegelneurone im Affengehirn, die während der Beobachtung einer objektbezogenen Handlung (das Knacken einer Nuss) ebenso feuern, wie bei der Wahrnehmung eines Geräusches, welches beim Aufknacken einer Nuss entsteht. Somit gilt das Konzept der Spiegelneurone momentan als fundamentales Prinzip für das imitatorische visuo-motorische und audiomotorische Lernen durch Imitation. Spiegelneurone können sogar den Verlauf von Handlungen antizipieren, denn sie feuern auch, wenn der letzte und entscheidende Teil einer Handlung nicht sichtbar ist und somit nur in der Vorstellung des Beobachters beendet werden kann. Eine zentrale Eigenschaft von Spiegelneuronen liegt in der hohen Ähnlichkeit oder Kongruenz der Reaktion bei bloßer Beobachtung und aktiver Ausführung einer Handlung. Aus diesem Grund wird spekuliert, dass Spiegelneurone durch das Abgleichen der Handlungsbeobachtung mit der Handlungsausführung ein Verständnis der beobachteten Handlung ermöglichen. Beobachtete Handlungen erzeugen im Betrachter spontan eine interne motorische Repräsentation. Weil ihm die Konsequenzen dieser potenziellen Handlung also bekannt sind, kann er das Gesehene, das heißt die Intention der Handlung, verstehen und so visuelle Information in Wissen umwandeln. Sensorische Information hat also Zugriff auf eine Art internen motorischen Wissensspeicher. Ein Befund, welcher diese Hypothese unterstützt, besteht darin, dass Spiegelneurone tatsächlich das Ziel einer Handlung kodieren und nicht nur auf visuelle Eigenschaften der beobachteten Handlung reagieren.

Auf die Ebene der Sprache übertragen, könnte dies bedeuten, dass Spiegelneurone eine besondere Verbindung zwischen dem Sender und dem Empfänger einer kommunikativen Geste ermöglichen. Im Gehirn des Empfängers wird bei der Rezeption der Geste der gleiche neuronale Schaltkreis aktiviert, der die Motorrepräsentation der gleichen Geste im Gehirn des Senders enkodiert. Auf diese Weise wird es dem Empfänger ermöglicht, die Geste zu verstehen und angemessen darauf zu antworten, womit überhaupt erst die Voraussetzung für eine dyadische Kommunikation erfüllt wäre. Nichtsdestotrotz darf nicht aus den Augen verloren werden, dass das Vorhandensein von Spiegelneuronen nicht gleichbedeutend mit Sprachbesitz ist. Bevor man eine evolutionäre Abfolge von einem Spiegelneuronen-System für Greifhandlungen bis hin zur menschlichen Sprache aufstellen kann, muss vorher im nächsten Abschnitt geklärt werden, ob beim Menschen Spiegelneurone und ein ähnliches Spiegelneuronen-System in dieser Form überhaupt vorhanden sind.

Auch beim Menschen wurde die Existenz von Spiegelneuronen in einem begrenzten Umfang nachgewiesen. Im Broca-Areal befinden sich offensichtlich die neuronalen Ensembles, die neben der Repräsentation von sprachlichen Funktionen auch Motorrepräsentationen von Handbewegungen enthalten. Im Gegensatz zum Affen aber scheint das Spiegelneuronen-System beim Menschen auch eine intransitive (nicht-objektbezogene) Form entwickelt zu haben. Dies hat den Vorfahren des modernen Menschen unter Umständen erlaubt, auf Objekte Bezug zu nehmen, die nicht unmittelbar vorhanden sein mussten, und dadurch zusätzlich und zunehmend symbolische Handlungen zu kommunizieren und zu verstehen.

Wie könnte somit ein evolutionäres Szenario der Sprachentwicklung von der gestischen zur vokalen Kommunikation aussehen? Möglicherweise erlangten orofaziale Gesten nach und nach Dominanz über die manuellen Gesten, indem letztere zunehmend stimmhaft und durch Bewegungen der Zunge sowie des Vokaltrakts begleitet wurden. Diesem Szenario zufolge könnte sich die Evolution der Lautsprache also folgendermaßen abgespielt haben: In einer Zeit vor der Abspaltung der Frühmenschen von den übrigen Primaten entwickelten unsere Vorfahren das objektbezogene Greifen, danach ein System zur dualen Kontrolle von Ausführung sowie Beobachtung von Greifhandlungen und irgendwann, auf Basis der Spiegelneurone, ein System zur Imitation von Greifbewegungen. Zu einem späteren, unbestimmbaren Zeitpunkt der Menschheitsgeschichte entwickelte sich ein System, welches es erlaubte, komplexe Gesten zu imitieren und auszudifferenzieren. Im Gegensatz zu den früheren Homininen, die sich fakultativ bipedal bewegten, waren die späteren Homo obligatorisch bipedal. Dadurch konnten sie ihre Hände noch freier bewegen und noch komplexere Gesten produzieren. So wurde es ihnen möglich, reale Ereignisse gestisch nachzuahmen und zu kommunizieren. Über den Prozess der Konventionalisierung wurden diese pantomimischen Zeichen mit der Zeit willkürlich in dem Sinne, dass sie dem dargestellten Objekt zunehmend weniger glichen. Dies ermöglichte aufgrund des steigenden Vokabulars eine schnellere und effizientere Kommunikation, wodurch die Gesten immer symbolischer wurden und so langsam ihren mimenden Aspekt verloren. Somit könnte eine frühe Gebärdensprache (Proto-Gebärde) entstanden sein, welche primitive kommunikative Zwecke erfüllte. Doch sind Gebärden nicht in allen Situation ideal. Bei Dunkelheit, verdeckter Sichtlinie und zu großen Entfernungen ist eine gebärdenbasierte Kommunikation unmöglich. Des Weiteren verhindert die Kommunikation via Gebärden das zeitgleiche Manipulieren von Gegenständen, den Werkzeuggebrauch oder die Brutpflege. All diese Gründe zusammen mögen dafür ausschlaggebend gewesen sein, dass ein evolutionärer Druck entstand, der die Wandlung zu einer neuen Modalität der Sprache anstelle der gebärdenbasierten Sprache forcierte. Aufgrund der neuroanatomischen, engen Verknüpfung des motorischen und des auditiven Systems ist es plausibel anzunehmen, dass orofaziale Gesten nach und nach die Dominanz über die manuellen Gesten erlangten, wobei erstere zunehmend stimmhaft und durch Bewegungen der Zunge sowie des Vokaltrakts begleitet wurden. Im Laufe der Zeit wurde also die Bedeutung brachiomanueller Gesten allmählich auf orolaryngeale Gesten, das heißt auf Mund- und Kehlkopfgesten, transferiert. Eine Voraussetzung dafür wäre aber das Vorhandensein einer willkürmotorischen Kontrolle über den Atmungsapparat, die frühestens mit dem Homo heidelbergensis vor ca. 1 Million Jahren aufgetreten ist. Diese Entwicklung ging so weit, dass heute die Lautsprache das Hauptmedium der Sprache darstellt. Betrachtet man die Muster der Hirnaktivierung während des Anschauens von Dialogen in der Lautsprache und in der Gebärdensprache, zeigt sich eine fast identische Beteiligung perisylvischer Areale der linken und rechten Hemisphäre. Der Zeitpunkt, zu dem die Lautsprache das Niveau der heutigen Menschen erreichte, ist jedoch eher umstritten und kann nicht mit Bestimmtheit festgesetzt werden. Zusätzlich zur zeitlich schwer festzumachenden Dominanz der Lautsprache ist möglicherweise auch eine komplexere, grammatikalische Form von Sprache durch die Evolution des episodischen Gedächtnisses entstanden. Dadurch konnten Episoden kommuniziert werden, die sich zu anderen Zeiten und an anderen Orten als in der Gegenwart ereignet hatten. So könnten sich, parallel zur Konventionalisierung von Zeichen und zur Einführung von Lauten in das Kommunikationssystem, über die letzten 500 000 Jahre, seit dem Erscheinen der jüngsten Entwicklungslinien des Stammbaums der Hominiden, graduell sowie kulturell auch grammatikalische Strukturen entfaltet haben.

In den letzten Jahren gab es außerdem vermehrt Versuche, das Auftreten einer komplexen Lautsprache mit dem Vorhandensein des FOXP2-Gens beim Homo sapiens zu erklären. Obwohl dieses Gen besonders für die Integrität von Hirnarealen eine wichtige Rolle spielt, welche für Sprachexpression wichtig sind, ist es kein „Sprach-Gen". Die viel beachteten Beobachtungen von Sprechapraxie bei Betroffenen, die eine Mutation des Gens aufweisen, unterstreichen einerseits die Bedeutung des Gens im Hinblick auf die orofaziale Kontrolle der Sprachexpression. Andererseits scheint das Gen auch für die Entwicklung und Funktion anderer Organe unverzichtbar zu sein, womit seine Rolle im Zusammenhang mit Sprache weniger bedeutend erscheint. Interessant ist derzeit die Diskussion, inwiefern der Nachweis des Gens im Erbgut des Neandertalers einen Hinweis auf dessen Sprachkompetenz geben könnte. Hier gehen die Meinungen auseinander. Zum einen lassen sich zwei evolutionäre Veränderungen des FOXP2-Gens in der DNA des Neandertalers nachweisen, wie sie ansonsten nur beim Homo sapiens charakteristisch sind. Dies wäre ein starkes Indiz für die Annahme, dass auch der Neandertaler über eine komplexe lautsprachliche Kompetenz verfügte. Gegner dieser Annahme datieren die letzte Mutation des Gens auf einen Zeitpunkt vor ca. 42 000 Jahren. Zu dieser Zeit hatten sich die Entwicklungslinien von Homo sapiens und Homo neanderthalensis schon lange getrennt. Ungeachtet dieser Debatte findet sich derzeit kein überzeugender Hinweis auf die Bedeutung des FOXP2-Gens als ein Alleinstellungsmerkmal für die Integrität von Sprachfunktionen.

18.9. Zusammenfassung

- Zurzeit sind etwa 6000–7000 lebende Sprachen bekannt, nur etwa 200 aller Sprachen haben eine Schrift.
- Lautsprache ist ein Produkt der Evolution, während Schriftsprache eine kulturelle Errungenschaft ist. Die Entwicklung der Lautsprache begann vor ca. 2 Millionen Jahren; die Erfindung der Schriftsprache dagegen ereignete sich vor vielleicht 5000–10 000 Jahren.
- Sprache ist bei den meisten Menschen (95 % der Rechtshänder und knapp 70 % der Linkshänder) eine dominante Funktion der linken Hemisphäre.
- Die Lautsprache ist eine Funktion sensorischer, motorischer und assoziativer Netzwerke in der perisylvischen Region. Obwohl die linke Hemisphäre dominant ist, trägt auch die rechte Hemisphäre zur Verarbeitung von Sprache bei.

- Sprache ist ein **symbolisches System**, das aus willkürlichen Zeichen für bestimmte Konzepte besteht und die Übertragung konkreter und abstrakter Inhalte zwischen einem Sender und einem (oder mehreren) Rezipienten unabhängig von der Modalität gewährleistet. Sprache ist jedoch keine monolithische Domäne. Im Zusammenhang mit der Beschreibung von Sprache muss prinzipiell zwischen ihrer Funktion als Kommunikationssystem einerseits und der formalen Struktur ihrer Bezugssysteme (Phonologie, Syntax, Prosodie, Pragmatik, Semantik) andererseits unterschieden werden. Viele linguistische Beschreibungsebenen und Modalitäten (Laut-, Gebärden-, Schriftsprache) machen Sprache zu einem komplexen Gegenstand.
- Der Mensch hat eine Sprache, die sich in ihrer Komplexität von den Kommunikationssystemen der Tiere unterscheidet. Rekursive Grammatik und die Option, mit einer begrenzten Anzahl von Worten und Regeln eine unbegrenzte Menge von Sätzen und Inhalten zu produzieren, sind die wichtigsten Merkmale menschlicher Sprache. Im Gegensatz dazu verfügen Tiere über ein wenig flexibles, angeborenes Signalinventar, das in der Regel zur kontextabhängigen Kommunikation affektiver Inhalte benutzt wird.
- Im Gegensatz zu Menschenaffen verfügt der Mensch aufgrund eines tieferliegenden Kehlkopfs über eine größere Flexibilität der Artikulatoren (Zunge, Gaumen, Kiefer), was ihm mehr Freiheit bei der Lautbildung ermöglicht. Zusätzlich verfügt nur der Mensch über die willkürmotorische Ansteuerung der perisylvischen Sprachareale. Diese beiden Aspekte sind wahrscheinlich notwendige, wenn auch nicht hinreichende Voraussetzungen für die Entstehung von Sprache.
- Das **Quelle-Filter-Modell** der Produktion von Sprachlauten beschreibt, wie die Teile des Artikulationsapparats bei der Lautbildung zusammenwirken. Der Luftstrom aus den Lungen gelangt in den Kehlkopf (Larynx), wo die Tonhöhe und das Stimmsignal bestimmt werden. Im Vokaltrakt (Ansatzrohr oder Pharynx) entstehen – bestimmt durch die Stellung der Artikulatoren – die Laute (Vokale und Konsonanten).
- Lautsprache ist ein akustisches Signal, das sich in der Zeit entfaltet und in Echtzeit verarbeitet wird. **Auditorische Satzverarbeitung** erfolgt dem Modell von Angela Friederici zufolge in drei Phasen. In Phase I wird die initiale syntaktische Phrasenstruktur erstellt. In Phase II werden die syntaktischen und semantischen Informationen der einzelnen Satzelemente (Phrasen) verarbeitet und integriert. In der dritten Phase wird eine finale Reanalyse und ggf. eine Reparatur des Satzes durchgeführt, falls dies durch ambige oder inkorrekte Strukturen notwendig ist. Diesen Phasen sind spezifische Komponenten des ereigniskorrelierten Potenzials zugeordnet.
- Sprache ist nicht nur eine Funktion der linken Hemisphäre. Sowohl das Modell von Angela Friederici als auch die AST-Hypothese von David Poeppel bringen Areale des rechten perisylvischen Kortex mit der Verarbeitung von Sprachmelodie und Sprachrhythmus zusammen.
- Neben den kortikalen perisylvischen Arealen gehören die intrasylvischen Assoziationsbahnen aus weißer Substanz zum **zerebralen Sprachnetzwerk**. Die wichtigsten Assoziationsbahnen sind der Fasciculus arcuatus, der Fasciculus longitudinalis superior, der Fasciculus uncinatus und die Capsula extrema.
- Gemäß der **AST-Hypothese** von David Poeppel besteht eine Arbeitsteilung zwischen periauditorischen Arealen der linken und rechten Hemisphäre. Neuronale Ensembles in der linken Hemisphäre tasten das Sprachsignal bevorzugt mit einer Frequenz von ca. 40 Hz ab. Somit sind sie be-

sonders gut geeignet, schnelle Wechsel in Sprachsignalen, z. B. Formantübergänge, zu erkennen. Neuronale Gruppen in der rechten Hemisphäre tasten das Sprachsignal präferiert mit einer Frequenz von ca. 4 Hz ab. Daher identifizieren sie besonders gut langsame Modulationen in Sprachsignalen, z. B. Sprachmelodie und Sprachrhythmus.

- **Gebärdensprachen** sind natürliche Sprachsysteme, die über vollständige sprachliche Bezugssysteme (Phonologie, Semantik, Syntax, Prosodie) verfügen. Mittels Gebärdensprachen kann alles gesagt werden, was man mit der Lautsprache auch sagen kann.
- Gebärdensprachen sind im Laufe der Evolution vor der Lautsprache aufgetreten. Gesten und Gebärden gelten als unmittelbare Vorläufer der Sprachlaute und als „Ursprache" der Menschen. Das System der Spiegelneurone gilt als Sprungbrett vom Greifen zur Imitation von Greifen, vom Benutzen von Gebärden zur Imitation von Gebärden hin zur Entwicklung einer dyadischen, erst gesten-, dann lautbasierten Kommunikation.

18.10. Fragen und Aufgaben

- Nennen Sie die wichtigsten Unterschiede zwischen Laut- und Schriftsprache.
- Hat sich die Sprache bei ihrer Entstehung an das Gehirn angepasst oder hat sich umgekehrt das Gehirn bei seiner Entwicklung an die Sprache angepasst?
- Warum wird die linke Hemisphäre als dominant für Sprachfunktionen betrachtet?
- Nennen Sie die wichtigsten Unterschiede zwischen der menschlichen Sprache und den Kommunikationssystemen von Tieren.
- Beschreiben Sie das Quelle-Filter-Modell.
- Welche Phasen der Satzverarbeitung werden unterschieden?
- Welche Komponenten des ereigniskorrelierten Hirnpotenzials lassen sich diesen Phasen zuordnen?
- Welche Hirnregionen werden zum lautsprachlichen Netzwerk gezählt?
- Beschreiben Sie die wichtigsten intrasylvischen Assoziationsbahnen. Wie heißen sie? Welche kortikalen Regionen verbinden sie? Was ist ihre Funktion?
- Beschreiben Sie die Arbeitsteilung der linken und der rechten Hemisphäre bei der Sprachverarbeitung nach David Poeppels AST-Hypothese.
- Welche neuroanatomischen Befunde stützen diese Hypothese?
- Welche Rolle spielen neurale Oszillationen bei der Verarbeitung von Sprache?
- Welche Hirnregionen sind in die Repräsentation von Gebärdensprachen einbezogen?
- Welche Rolle wird den Spiegelneuronen bei der Evolution der Sprache zugedacht?
- Gibt es ein Sprachzentrum im Gehirn?

18.11. Weiterführende Literatur

Bender, A. (2018). Sprache. In H. Spada & A. Kiesel (Hrsg.), Lehrbuch Allgemeine Psychologie (4. Aufl., pp. 272–336). Bern: Hogrefe.

DeWitt, I. & Rauschecker, J. (2013). Wernicke's area revisited: parallel streams and word processing. Brain and Language, 127, 181–191.

Friederici, A. D. (2017). Language in our brain. The origins of a uniquely human capacity. Cambridge, MA: MIT Press.

Friederici, A. D. & Singer, W. (2015). Grounding language processing on basic neurophysiological principles. Trends in Cognitive Science, 19, 329–338.

Giraud, A. L. & Poeppel, D. (2012). Cortical oscillations and speech processing: emerging computational principles and operations. Nature Neuroscience, 15, 511–517.

Kaan, E. (2007). Event-related potentials and language processing: a brief overview. Language and Linguistics Compass, 1/6, 571–591.

Meyer, L., Sun, Y. & Martin, A. E. (2019). Synchronous, but not entrained: exogenous and endogenous cortical rhythms of speech and language processing. Language, Cognition, and Neuroscience, https://doi.org/10.1080/23273798.2019.1693050.

Meyer, M., Keller, M. & Giroud, N. (2018). Suprasegmental speech prosody and the human brain: The acoustic and vocal features and the evolutionary architecture of the brain. In S. Frühholz & P. Belin (Eds.), The Oxford Handbook of Voice Perception (pp. 143–166). Oxford: Oxford University Press.

Poeppel, D. (2012). The maps problem and the mapping problem: Two challenges for a cognitive neuroscience of speech and language. Cognitive Neuropsychology., 29, 34–55.

Poeppel, D. (2014). The neuroanatomic and neurophysiological infrastructure for speech and language. Current Opinion in Neurobiology, 28, 142–149.

Poeppel, D., Emmorey, K., Hickok, G., Pylkkanen, L. (2012). Towards a new neurobiology of language. Journal of Neuroscience. Neurosci., 32, 14125–14131.

Rütsche, B. & Meyer, M. (2010). Der kleine Unterschied – Wie der Mensch zur Sprache kam. Zeitschrift für Neuropsychologie, 21, 109–125.

Tremblay, P. & Dick, A.S. (2016) Broca and Wernicke are dead, or moving past the classical model of language neurobiology. Brain and Language 162, 60–71.

Weiller, C., Bormann, T., Saur, D., Musso, M. & Rijntjes, M. (2011). How the ventral pathway got lost – and what its recovery might mean. Brain Lang., 118, 29–39.

Weniger, D. (2012). Aphasien. In H.-O. Karnath & P. Thier (Hrsg.), Kognitive Neurowissenschaften (3. Auflage, S. 447–461). Berlin: Springer.

Woestmann, M., Fiedler, L. & Obleser, J. (2017). Tracking the signal, cracking the code: speech and speech comprehension in non-invasive human electroencephalography. Language, Cognition, and Neuroscience 32, 855–869.

19. Lesen und Schreiben

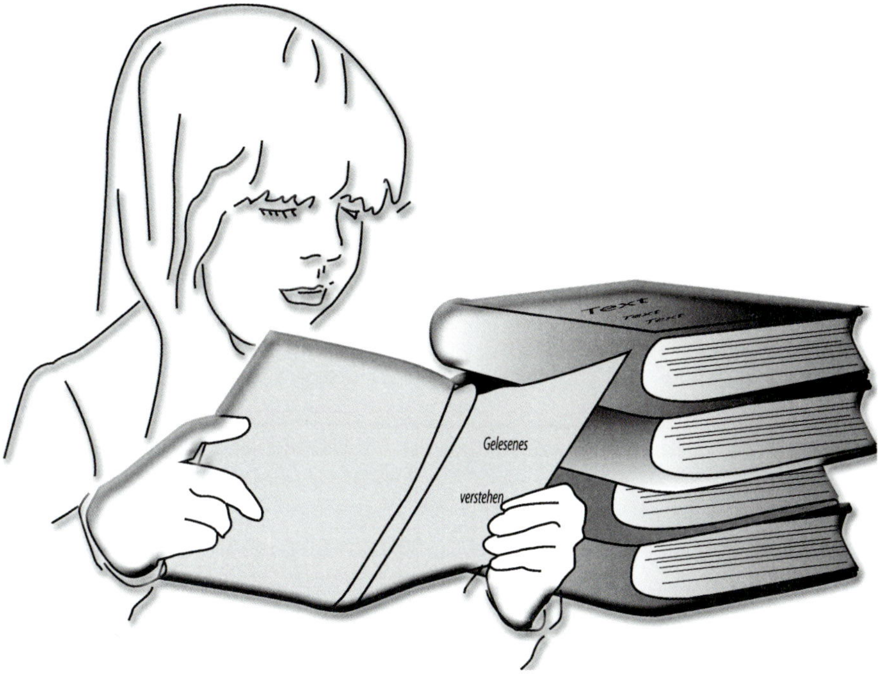

Lesen ist eine relativ junge, jedoch sehr wichtige Fähigkeit des Menschen. Über die Schriftsprache können Informationen über einen langen Zeitraum hinweg festgehalten werden. Des Weiteren entfällt beim Lesen der direkte Kontakt mit dem Kommunikationspartner. Mit dem Lesen hat sich der Mensch Freiheit und Vielfalt im Hinblick auf die Kommunikation erschlossen, die für die kulturelle Entwicklung von besonderer Bedeutung sind. Das geschriebene Wort hat häufig auch zu kulturellen und politischen Revolutionen viele Jahre nach der Niederschrift geführt. Umberto Eco hat die enorme Kraft des geschriebenen Wortes in seinem Buch *Der Name der Rose* verarbeitet. Grundthema dieses Werks ist, dass bestimmte kirchliche Würdenträger verhindern wollen, dass eine alte Schrift von Aristoteles bekannt wird, in der die Freuden des Lebens beschrieben werden.

Über Jahrtausende haben sich viele verschiedene Schriftsprachen entwickelt. Verschiedene Kulturen sind dabei unterschiedliche Wege gegangen und haben verschiedene Prinzipien genutzt, um ihre jeweilige Schriftsprache zu entwickeln. Das Gemeinsame aller Schriftsprachen ist, dass ein Objekt oder Konzept nicht mehr als Bild gezeigt wird, sondern dass zur Objektbezeichnung Sprachelemente wie Wörter, Phoneme und Morpheme verwendet werden. Als **Graphem** wird die kleinste bedeutungsunterscheidende Einheit der Schriftsprache bezeichnet. **Phoneme** sind die kleinsten bedeutungsunterscheidenden Laute. Beim Lesen werden sehr häufig enge Verbindungen zwischen Graphemen und Phonemen aufgebaut (**Graphem-Phonem-Korrespondenz**).

Unterschieden werden Sprachen mit regulärer und irregulärer Beziehung zwischen Graphemen und Phonemen. In regulären Sprachen (z. B. Italienisch) werden die Silben und Wörter so geschrieben, wie man sie spricht. In irregulären Sprachen (z. B. Englisch) ist diese Beziehung nicht immer eindeutig oder gelegentlich völlig verloren gegangen. Ein typisches Beispiel ist das /th/ im Englischen, wobei die einzelnen Buchstaben anders ausgesprochen werden als die Silbe. Solche irregulären Beziehungen zwischen Graphemen und Phonemen machen das Lesenlernen schwierig und haben zur Folge, dass in irregulären Sprachen durchschnittlich mehr Rechtschreibfehler gemacht werden.

19.1. Das Wesen des Lesens

Beim Lesen erkennen wir Grapheme, Wörter und Sätze und verstehen so den Inhalt des Textes, was dazu führt, dass wir simultan oder leicht zeitverzögert eine „mentale Abbildung“ des gelesenen Textes erstellen. Solche mentalen Abbildungen sind individuell und von den persönlichen Erfahrungen des Lesenden geprägt. Je verzweigter und differenzierter das semantische Netzwerk ist, desto vielfältiger und differenzierter können die mentalen Abbildungen sein. Aber auch die Inhalte und die daraus abgeleiteten Interpretationen können sehr unterschiedlich sein. Man denke an die unterschiedlichen Interpretationen von Bibeltexten, die von den unterschiedlichen Varianten des Christentums, den Angehörigen anderer Glaubensgemeinschaften und auch Atheisten vertreten werden.

Insofern ist es wichtig, dem Leser eine möglichst präzise Beschreibung eines Sachverhalts anzubieten. Zum Beispiel sollte ein Fachtext möglichst wenig Interpretationsspielraum bieten, damit die Informationen präzise und eindeutig aufgenommen werden können. Gerade im Zusammenhang mit der Wissensvermittlung haben der Text und damit das Lesen eine große Bedeutung in unserer Kultur. Mittels geschriebener Texte fixieren und speichern wir Wissen, das von Lernenden zu jedem beliebigen Zeitpunkt gelesen und damit genutzt werden kann. Insofern ist in praktisch jeder modernen Kultur die Schriftsprache eine der wesentlichen Grundlagen der schulischen Erziehung. Oft ist die Kenntnis der Schriftsprache von entscheidender Bedeutung für den Gesamterfolg schulischer und akademischer Ausbildung, denn ein Großteil unseres Wissens wird schriftlich festgehalten. So auch in diesem Lehrbuch, in dem die Grundzüge der kognitiven Neurowissenschaften für den Studierenden festgehalten werden.

19.2. Wie lesen wir?

Der Leseprozess gliedert sich in Teilschritte, die z. T. miteinander interagieren **(Abb. 19-1)**. Zunächst muss das visuelle System Muster erkennen (**Mustererkennung**), d. h., es werden Striche, Kreise oder andere einfache Formen erkannt und verarbeitet. Dieser erste Mustererkennungsprozess findet im primären und sekundären visuellen Kortex und dort in den Einfach- und Komplexzellen statt. Insofern haben Patienten mit Läsionen in diesen Hirngebieten (apperzeptive Agnostiker) Schwierigkeiten, Buchstaben zu erkennen.

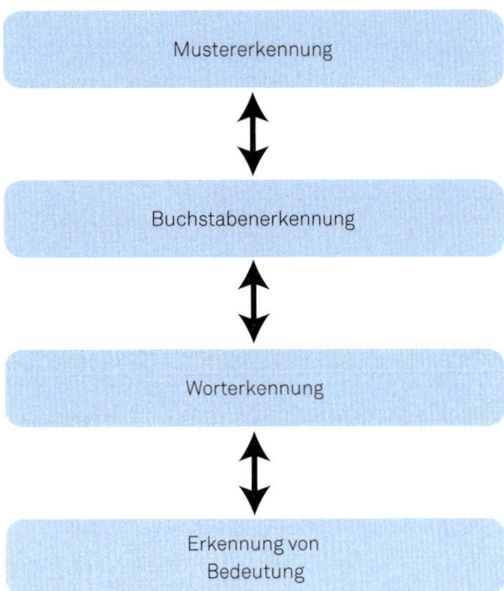

Abbildung 19-1: Vereinfachte schematische Darstellung des Leseprozesses und der beteiligten Teilprozesse.

Auf der nächsten Verarbeitungsstufe werden die einfachen Muster zu einem übergeordneten Ganzen, den Buchstaben, zusammengefasst (**Buchstabenerkennung**). Die Buchstabenerkennung ist komplizierter, da Buchstaben in verschiedenen Handschriften geschrieben oder aus unterschiedlichen Typen gesetzt unterschiedlich aussehen. Das Gehirn kann diese unterschiedlichen Buchstaben jedoch erkennen, wenn die Schreibweisen nicht allzu stark von dem Prototyp des jeweiligen Buchstabens abweichen **(Abb. 19-2)**. Es fällt uns jedoch schwerer, ein in der Sütterlin- oder Kurrentschrift geschriebenes /a/ als /a/ zu identifizieren **(Abb. 19-3)**, da es von dem gelernten Prototyp der aktuellen Schriftsprache erheblich abweicht. Daran ist auch der Einfluss der Erfahrung bzw. des Lernens zu erkennen. Durch die häufige Konfrontation mit Prototypen und den mit ihnen „verwandten" Buchstaben lernen wir die vielfältigen Varianten, einen Buchstaben zu schreiben und zu erkennen.

Die Buchstabenerkennung ist ein Prozess, der von übergeordneten kognitiven Prozessen beeinflusst wird, wie an dem sogenannten **Wortüberlegenheitseffekt** ersichtlich ist. Wir erkennen Buchstaben besser, wenn sie im Kontext von Wörtern zu identifizieren sind **(Abb. 19-4)**. Wenn Buchstaben in bedeutungslosen Wörtern erkannt werden sollen, brau-

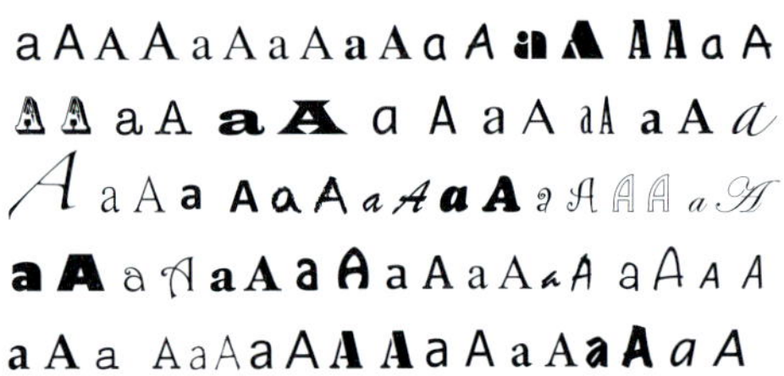

Abbildung 19-2: Unterschiedliche Schriften, in denen ein groß- und kleingeschriebenes /a/ dargestellt werden kann.

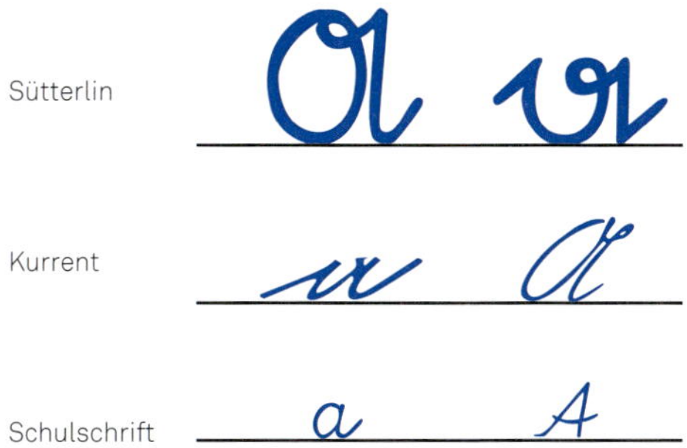

Abbildung 19-3: /a/ und /A/ geschrieben in Sütterlin, Kurrent und der FF Schulschrift AL 1.

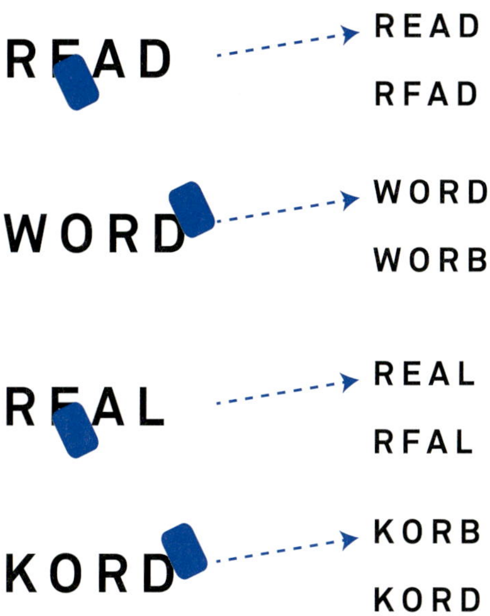

Abbildung 19-4: Beispiele des Wortüberlegenheitseffekts.

chen wir erheblich länger. Offenbar existiert ein übergeordneter Speicher, in dem alle Wörter, die wir kennen, abgelegt sind. Werden beim Lesen eines Wortes die ersten Buchstaben erkannt, kann das entsprechende Verarbeitungszentrum die nächsten Buchstaben vorhersagen. Für Pseudowörter existiert kein spezieller Speicher, der solche Vorhersagen ermöglichen könnte.

Obwohl der Wortüberlegenheitseffekt die grundsätzliche Existenz eines Top-down-Einflusses (hier auf die Buchstabenerkennung) belegt, ist derzeit unklar, wie weit sich im Leseprozess ähnliche Top-down-Prozesse ausbreiten bzw. entfalten können. Diskutiert wird derzeit z. B., ob sie die Wortbedeutung oder andere übergeordnete Phänomene der Buchstabenerkennung beeinflussen können.

Worterkennung wird in der kognitiven Psychologie häufig mittels lexikalischer Entscheidungsaufgaben untersucht. Hierbei werden den Versuchspersonen Buchstabenkombinationen präsentiert und sie sollen erkennen, ob es sich bei der Buchstabenfolge um ein Wort oder ein Pseudowort handelt. Pseudowörter, sofern sie sich hinsichtlich der verwendeten Buchstabenkombinationen deutlich von bedeutungstragenden Wörtern unterscheiden, werden sehr schnell als Pseudowörter erkannt. Schwerer wird es, wenn die Pseudowörter den bedeutungstragenden Wörtern sehr ähnlich sind. Die meisten Forscher gehen davon aus, dass die dargebotenen Kombinationen mit Buchstabenkombinationen verglichen werden, die in einem speziellen Speichersystem, dem **visuellen Lexikon**, gespeichert sind. Gelegentlich wird vermutet, dass auch dieses Speichersystem durch übergeordnete Prozesse beeinflusst wird (top down), wofür bislang jedoch keine Belege existieren.

Auf der Basis von Verhaltensexperimenten wurde das **visuelle Lexikon** als wichtiges Funktionsmodul für das Lesen postuliert. Moderne bildgebende Untersuchungen haben versucht, das visuelle Lexikon kortikal zu kartieren. Gezeigt werden konnte, dass ein bestimmtes Hirngebiet besonders stark auf Wörter und Buchstabenkombinationen mit einer Steigerung der elektrischen Aktivität anspricht. Dieses Hirngebiet wird in der Fachsprache als **Wortformareal** (visual word form area, WFA) bezeichnet und ist im linkshemisphärischen Gyrus fusiformis des unteren Temporallappens lokalisiert. Einige Studien berichten, dass diese

Hirnstruktur nur auf Buchstaben und Buchstabenkombinationen, aber nicht auf bedeutungslose visuelle Muster mit Aktivitätssteigerungen reagiert. Diese Hirnregion zeigt auch eine Zunahme der Aktivität, wenn Pseudowörter präsentiert werden, die hinsichtlich der Buchstabenzusammensetzung Ähnlichkeiten mit bedeutungstragenden Wörtern aufweisen. Die Aktivitäten sind in der Regel etwas geringer als bei der Präsentation von bedeutungstragenden Wörtern. Visuell präsentierte Einzelbuchstaben evozieren ebenfalls Aktivitäten in diesem Hirngebiet, die jedoch geringer sind als bei der Präsentation von Wörtern.

Weitere Besonderheiten dieses Hirngebiets sind:

- Das WFA reagiert auf bekannte und gelernte Buchstaben, während die Präsentation von unbekannten Buchstaben keine Reaktionen auslöst.
- Die Reaktion im WFA auf Buchstaben kann durch Priming (d.h. vorherige kurzfristige Präsentation ähnlicher Reize) charakteristisch beeinflusst werden. Der Priming-Effekt (Reaktionsveränderung durch einen vorher dargebotenen Reiz) kann durch Groß- und Kleinbuchstaben ausgelöst werden. Das heißt, werden vorher Großbuchstaben präsentiert, sind die Reaktionen auf die folgenden Kleinbuchstaben verändert, sofern die Buchstaben die gleiche Bedeutung haben (A – a oder e – E etc.).
- Unterschwellige Darbietungen von Buchstaben (z. B. im Rahmen von Maskierungs- oder tachistoskopischen Studien) lösen die gleichen Aktivierungen aus wie überschwellige Präsentationen. Dies deutet darauf hin, dass auf das WFA automatisch zugegriffen wird.
- Elektrophysiologische Studien belegen, dass die Reaktion im WFA ca. 130–200 ms nach Buchstabenpräsentation messbar ist. Dies belegt die schnelle Reaktion auf die Buchstaben und unterstützt die Befunde, die eine automatische Verarbeitung von Buchstaben in diesem Areal nahelegen.

Derzeit wird diskutiert, ob das WFA wirklich ein Hirngebiet ist, das ausschließlich Wortformen bzw. zusammenhängende Buchstabengruppen analysiert. Der Grund dafür ist eine Reihe von widersprüchlichen Befunden.

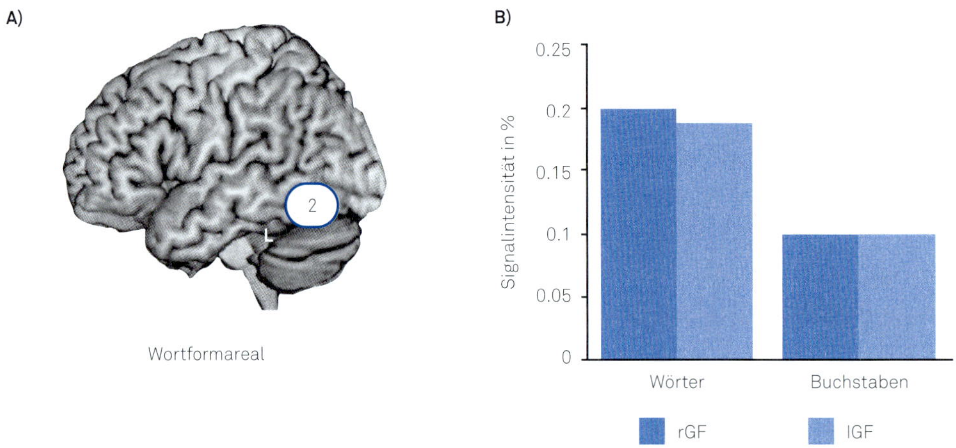

Abbildung 19-5: (A) Lokalisation des Wortformareals im linksseitigen Gyrus fusiformis. (B) Ungefähre Aktivierungszunahmen bei Präsentation von Wörtern oder Buchstaben im Wortformareal, gemessen mit fMRT (nach McCandliss et al., 2003)

So wurde z.B. häufig gezeigt, dass das WFA auch auf Buchstabenkombinationen reagiert, die zwar Wörtern ähnlich sind, die aber keine Wörter sind (also Pseudowörter). Dies wird von einigen Wissenschaftlern damit zu erklären versucht, dass das WFA in prälexikalische Verarbeitungen von Buchstaben und Buchstabenkombinationen eingebunden ist. Insofern wäre die Bedeutung eines Wortes nicht ausschlaggebend für die Prozessierung im WFA, sondern lediglich das Vorhandensein von Buchstabenkombinationen, die für Wörter typisch sind.

Der schwerwiegendste Einwand gegen die Existenz eines spezialisierten WFA ist, dass das vorgeschlagene Hirngebiet (Gyrus fusiformis) auch in andere Prozesse eingebunden ist (z.B. Objekterkennung, Gesichtserkennung, beim Braille-Lesen). Deswegen vermuten einige Wissenschaftler, dass dieses Hirngebiet an der Verknüpfung verschiedener Prozesse beteiligt ist (z.B. Sprechen mit Sehen oder Hören mit Sehen). Gemäß dieser Interpretationsrichtung sollen lexikalische Entscheidungen nicht über das WFA vermittelt bzw. kontrolliert werden, sondern durch andere Hirngebiete, die in übergeordnete Analysen eingebunden sind.

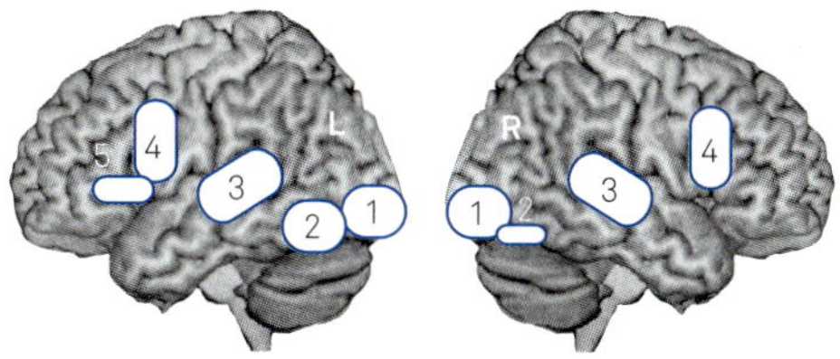

Abbildung 19-6: Hirngebiete, die beim Lesen stärker aktiv sind als im Ruhezustand. Insgesamt sind die Aktivierungen linksseitig stärker (außer für die striären und extrastriären Hirngebiete). 1: Striäre und extrastriäre Areale, 2: Wortformareal im Gyrus fusiformis, 3: Gyrus temporalis superior, Sulcus temporalis superior und Teile des Gyrus temporalis medius, 4: dorsaler Teil des Gyrus frontalis inferior, 5: ventraler Teil des Gyrus frontalis inferior (nach Price et al., 2003).

19.3. Funktionelle Neuroanatomie und Neurophysiologie des Lesens

Arbeiten, in denen die Versuchspersonen Texte bzw. Wörter lesen mussten, während gleichzeitig die Hirnaktivität mittels funktioneller Magnetresonanztomografie gemessen wurde, ergaben ein typisches **Hirnaktivierungsmuster (Abb. 19-6)**. Es zeigten sich konsistent Aktivierungen im striären und extrastriären Kortex, im Gyrus fusiformis, im Gyrus temporalis superior mit Übergriff auf den Sulcus temporalis superior, im Gyrus temporalis inferior, im Gyrus parietalis inferior (Gyrus supramarginalis und Gyrus angularis) und im Gyrus frontalis inferior. Teilweise wurden auch Aktivierungen im Inselgebiet und im Temporalkortex gefunden (**Tab. 19-1**). Diese Aktivierungen waren bis auf jene in den striären und extrastriären Hirngebieten auf der linken Hemisphäre stärker. Eine weitere Besonderheit offenbarte sich für den Gyrus frontalis inferior, dessen ventraler Teil, der in semantische Analysen eingebunden ist, während des Lesens nur auf der linken Hemisphäre aktiv ist.

In elektrophysiologischen Untersuchungen mittels Elektro- oder Magnetenzephalografie wurde der **zeitliche Ablauf des Lesens** von Wörtern oder Buchstaben herausgearbeitet. Die einzelnen Komponenten des evozierten Potenzials können bestimmten Bearbeitungsprozessen und Hirnregionen zugeordnet werden (Dien, 2009). Anhand des in **Tabelle 19-2** dargestellten zeitlichen Ablaufs des Lesens sind der sequenzielle Ablauf, der bei einfachen Analysen beginnt und immer komplexer wird, und die hohe Geschwindigkeit, mit der diese Analysen durchgeführt werden, zu erkennen.

Tabelle 19-1: Zusammenfassung der beim Lesen beteiligten Hirngebiete und der mit diesen Hirngebieten verbundenen psychologischen Funktionen.

Leseprozess	Hirnregion	Brodmann-Areal
Orthografie	• bilateraler Okzipitalkortex • Gyrus fusiformis posterior • linksseitiger Gyrus fusiformis (medialer Teil) • posteriorer Gyrus temporalis inferior	18, 19, 37 37 37 37
Phonologie	• Sulcus temporalis superior • Lobulus parietalis inferior • Gyrus frontalis inferior, anteriore Insel, Prämotorkortex	22 40, 39 45, 6, 9
Semantik	• Gyrus fusiformis anterior, Gyrus temporalis inferior, Gyrus temporalis medius • anteriorer Gyrus frontalis inferior	37, 21 44

Tabelle 19-2: Komponenten von evozierten Potenzialen inklusive ihrer Latenzen, wahrscheinlichen intrazerebralen Generatoren und den ihnen zugeordneten Funktionen (nach Dien, 2009).

Peak-Latenz	ERP	Anatomie	Funktion
100	P100	extrastriäre Gebiete	visuelle Mustererkennung
150	P150-Cz	inferiorer Okzipitalkortex	Wortformen, Buchstaben- und Wortlänge, Buchstabengröße
150–180	N170-PO7	visuelles Wortformareal	Abstraktion von Wortform auf Wortbedeutung, Erkennen von orthografischen Regeln
200	N2-P3	Gyrus fusiformis anterior (semantisches Areal)	lexikalischer Zugriff, auch aktiv beim Erkennen von Bildern
250	Recognition potential	?	lexikalische Selektion und orthografisch-phonologisches Mapping
250–350	MFN/N300/P2/PMN	?	phonologische Analyse
300–350	N300-T3	Gyrus supramarginalis (links)	phonologischer Speicher

19.4. Leseprozess

In **Abbildung 19-7** und **Abbildung 19-9** ist der Leseprozess detailliert dargestellt. Zunächst stellt sich die Frage, ob beim Lesen die Buchstaben und Wörter in Laute und ihre phonologischen Komponenten umgewandelt werden müssen. Bei Kindern, die mit dem Lesenlernen beginnen, ist zu beobachten, dass sie jeden Buchstaben mit den Lippen formen, so, als ob sie ihn aussprechen wollen. Dabei bilden sie zu jedem Graphem den entsprechenden Laut und stellen eine Graphem-Phonem-Korrespondenz her (Buchstabieren). Über diesen

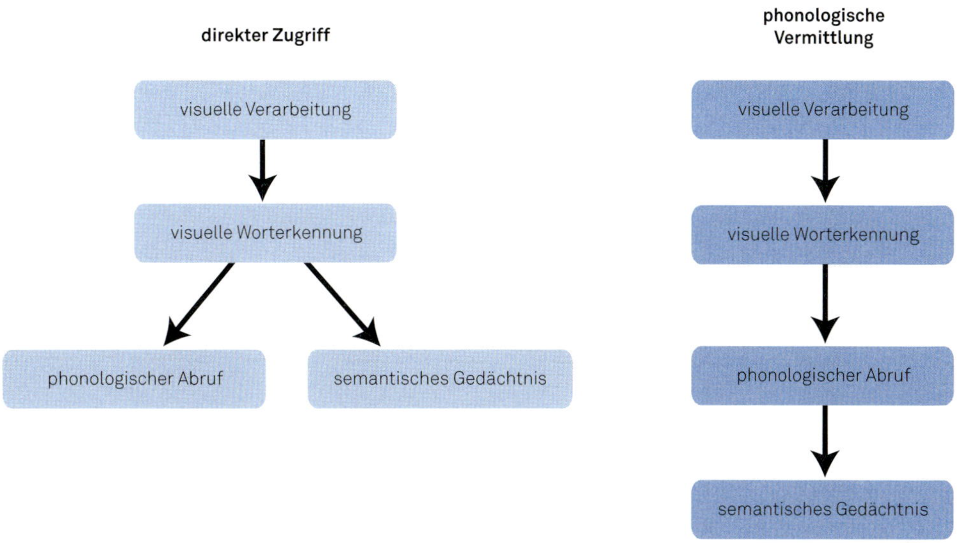

Abbildung 19-7: Modell des direkten Zugriffs und der phonologischen Vermittlung.

Weg (auch **sublexikalischer Weg**) werden zunächst phonologische Informationen abgerufen, die zum Abruf der Phoneme und des Wortklangs führen, die wiederum zu anderen übergeordneten Modulen weitergeleitet werden. Die Frage ist, ob dieser Weg auch vom geübten Leser ständig genutzt wird oder ob die visuellen Informationen und die erkannten Buchstaben und Worte direkt (**lexikalischer Weg**) über die phonologische Umwandlung in das semantische Gedächtnis geleitet werden. Wenn beide Wege parallel genutzt werden, wird vom **Modell des direkten Zugriffs** gesprochen. Damit ist gemeint, dass die visuellen Informationen über Buchstaben und Grapheme direkt in das semantische Gedächtnis geleitet werden können. Der phonologische Weg ist nicht zwingend notwendig, um das semantische Gedächtnis zu aktivieren. Beide Wege können sich gegenseitig beeinflussen. Das andere Modell geht von einer zwingend vorhandenen **phonologischen Vermittlung** aus. Hierbei ist der phonologische Abruf zwingende Voraussetzung, um das semantische Gedächtnis zu aktivieren. Beide Modelle werden durch Befunde gestützt. Beim Lesenlernen scheint der Weg über die phonologische Vermittlung der typische zu sein, der beim Neulernen der Schriftsprache eingeschlagen wird. Erst mit zunehmender Übung und Beherrschung der Schriftsprache gelingt auch der Aufbau des lexikalischen Wegs. Des Weiteren

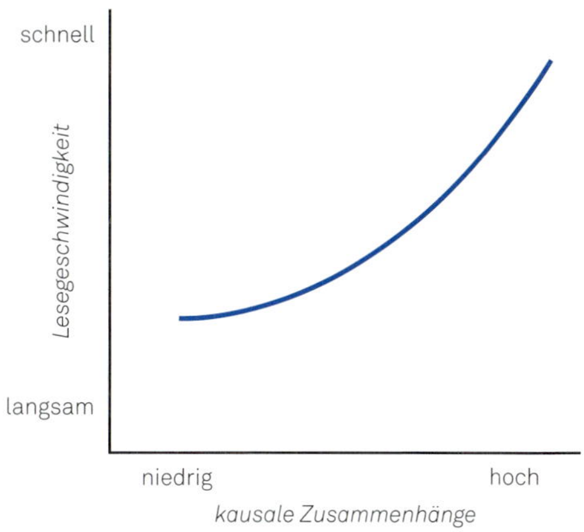

Abbildung 19-8: Kausaler Zusammenhang der Sätze eines Textes und Lesegeschwindigkeit. Mit zunehmendem kausalen Satzzusammenhang nimmt die Lesegeschwindigkeit zu.

werden auch selten im Sprachschatz vorkommende Wörter eher über die phonologische Vermittlung analysiert (Seidenberg et al., 1984). Mit zunehmender Lesekompetenz wird eher die Strategie des direkten Zugriffs gewählt, wobei der sublexikalische und lexikalische Weg interagieren können. So konnte z.B. gezeigt werden, dass Bilinguale den sublexikalischen Weg beim Lesen einer Sprache nutzen und wahrscheinlich den lexikalischen Weg hemmen, um Bearbeitungskonflikte beim Lesen zu vermeiden (Rodriguez-Fornells et al., 2002).

Mit zunehmender Geübtheit des Lesens nimmt auch die Lesegeschwindigkeit zu. Diese Zunahme hängt nicht nur von der Optimierung des lexikalischen und des sublexikalischen Wegs ab, sondern auch vom zunehmenden semantischen Verständnis des gelesenen Textes. Erkennt der Leser den Text, kann er Worte oder Buchstaben antizipieren und muss nicht jeden einzelnen Buchstaben oder jedes einzelne Wort decodieren. Wenn Texte gelesen werden, die einen unterschiedlichen kausalen Zusammenhang aufweisen, der von hoch bis niedrig variiert, werden Texte mit hohem kausalen Zusammenhang schneller gelesen als Texte mit niedrigem kausalen Zusammenhang. Das bedeutet, dass Texte, die durch den hohen kausalen Satzzusammenhang verständlich werden, schneller gelesen werden.

19.5. Lesestörungen

Lesestörungen treten im Allgemeinen im Zusammenhang mit den Aphasien auf, können jedoch auch unabhängig von den Aphasien bestehen. Unterschieden werden zentrale von peripheren Lesestörungen (Alexien oder Dyslexien). Eine besondere Form der Lesestörung ist die kongenitale bzw. entwicklungsbedingte **Dyslexie**. Grundsätzlich wird zwischen zentralen und peripheren Dyslexien unterschieden. Bei **zentralen Dyslexien** funktionieren übergeordnete Aspekte des Lesens defizitär. Wortbedeutung und Phonologie sind nicht mehr nutzbar. Zentrale Dyslexien lassen sich gut mittels des Zwei-Wege-Modells beschreiben (**Abb. 19-9**), das zwei Informationswege der Leseverarbeitung beinhaltet, den lexikalischen und den sublexikalischen Weg. Der sublexikalische Weg verläuft über die Graphem-Phonem-Korrespondenz oder, wie genannt, über die phonologische Vermittlung. Die visuellen Informationen werden in phonologische Muster umgewandelt (buchstabiert) und weiteren Informationsschritten zugeführt. Der lexikalische Weg umfasst die visuellen Analysen inklusive der Bearbeitung im Wortformareal, im visuellen Lexikon und im semantischen Gedächtnis.

Abhängig davon, welcher Informationsweg gestört ist, werden drei Formen der zentralen Dyslexie unterschieden: die **lexikalische** (Oberflächendyslexie), die **phonologische** und die **Tiefendyslexie**. Bei der **lexikalischen Dyslexie** ist der lexikalische Informationsweg gestört, der sublexikalische Weg jedoch funktionsfähig. Betroffene verwenden *nur* die nichtlexikalische Leseroute, also den Weg über die Graphem-Phonem-Korrespondenz (**Abb. 19-9**). Alle anderen Routen sind defekt, d.h., sie verstehen die Wörter nicht und lesen sie deshalb nicht ganzheitlich-semantisch, sondern einzelheitlich, lautierend und silbisch. Weil der sublexikalische Weg funktionsfähig ist, lesen sie regelmäßige und häufig vorkommende Wörter deutlich besser als unregelmäßige. Regelmäßige Wörter sind Wörter, bei denen die Graphem-Phonem-Korrespondenz nicht mehrdeutig ist. Diese Wörter werden gesprochen, wie sie geschrieben sind. Bei unregelmäßigen Wörtern muss die Graphem-Phonem-Korrespondenz durch Üben aufgebaut werden und kann schwerlich regelhaft abgeleitet werden. Patienten mit Oberflächendyslexie beherrschen diese Wörter, auch Pseudowörter bereiten ihnen keine

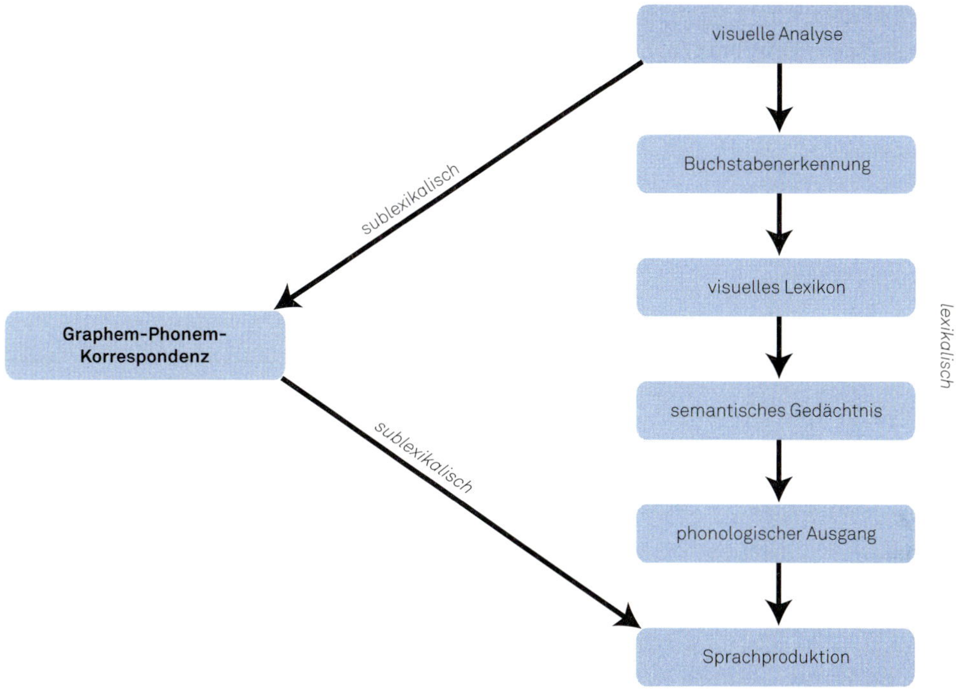

Abbildung 19-9: Zwei-Wege-Modell mit dem sublexikalischen und lexikalischen Weg.

besonderen Schwierigkeiten, da bei diesen Wörtern die Semantik sowieso bedeutungslos ist und sie grundsätzlich über den sublexikalischen Weg verarbeitet werden müssen. Bei dieser Dyslexieform liegen Läsionen im linksseitigen Temporallappen und im Gyrus angularis vor.

Patienten, die unter einer **phonologischen Dyslexie** leiden, nutzen beim Lesen nahezu ausschließlich die lexikalische Bahn, die semantische Informationen vermittelt. Der sublexikalische Weg **(Abb. 19-9)** dagegen ist gestört. Die Betroffenen lesen echte Wörter besser als Pseudowörter, die eine sublexikalische Analyse erfordern; sie müssen buchstabiert und phonologisch erschlossen werden. Gelegentlich wird auch eine phonologische Dyslexie mit und ohne starke semantische Problematik unterschieden. Bei der Störungsform mit semantischer Problematik können semantische Fehler ausgemacht werden; bei der anderen Störungsform eben nicht. Die Läsionen liegen meist im Wernicke-Areal oder allgemein in der perisylvischen Hirnregion. Meist treten diese Störungen zusammen mit Aphasien auf.

Bei der **Tiefendyslexie** sind sowohl der lexikalische wie auch der sublexikalische Weg gestört.[54] Diese Patienten produzieren beim Lesen viele semantische Fehlleistungen, d.h., ein visueller Stimulus wie „König" wird bedeutungsmäßig erfasst, jedoch nicht lautlich ähn-

54 In der Erstbeschreibung des Zwei-Wege-Modells wurde die Tiefendyslexie als eine Dyslexie besprochen, in der der sublexikalische Weg, also die Graphem-Konversion, gestört ist (Marshall & Newcombe, 1973). Insofern sollten diese Patienten nur den lexikalischen Weg nutzen. Neuere Untersuchungen zeigen jedoch, dass die semantischen Fehler zu auffällig sind, sodass heute angenommen wird, dass auch dieser Weg gestört ist (Nolan & Caramazza, 1982).

lich, sondern z. B. als „Fürst" vorgelesen. Ansonsten ähneln sie in ihren Fehlleistungen den Patienten mit einer phonologischen Dyslexie.

Die **reine Alexie** ist eine periphere Lesestörung. Bei peripheren Lesestörungen sind die Eingangsgrößen, die in das Lesesystem eingespeist werden, defizitär. Ein Patient mit einer reinen Alexie kann Wörter oder Buchstaben nicht erkennen und liest buchstabierend (jeden Buchstaben einzeln). Die Betroffenen versuchen jeden Buchstaben einzeln zu identifizieren, ohne die Graphemstruktur des Wortes (Wortform) zu beachten. Die Buchstabenverarbeitung ist nur gering gestört, was bedeutet, dass Wörter buchstabiert werden können, Diphthonge (ei, eu) oder Buchstabenkombinationen (sch) jedoch nicht erkannt werden. Wenn Betroffene diese buchstabieren sollen, buchstabieren sie jeden einzelnen Buchstaben. Sie können jedoch nach Diktat gut schreiben. Buchstaben und demzufolge Wörter können nicht graphemisch erkannt werden. Interessant ist allerdings, dass Wörter im Kontext semantisch erfasst werden können. Beim Lesen des Wortes „England" sagen die Patienten dann „Queen". Grundlage dieser Störung ist eine Entkopplung (Diskonnektion) visueller Areale von den Spracharealen. Wahrscheinlich ist das Wortformareal von den visuellen Arealen entkoppelt.

Eine weitere Gruppe von Alexien beruht auf Störungen des Aufmerksamkeitssystems. Aufmerksamkeitsalexie und Alexie beim Neglekt treten im Zusammenhang mit anderen neuropsychologischen Syndromen auf. Bei beiden Formen der Alexie werden einzelne Buchstaben eines Wortes nicht richtig erkannt oder vertauscht. Zum Beispiel kann das Wort „Lastwagen" als „Wastlagen" gelesen werden. Zugrunde liegen Störungen im frontoparietalen Aufmerksamkeitssystem. Eine besondere Form ist die Neglektalexie, bei der nur eine Seite des Wortes falsch gelesen wird. Bei rechtsseitigen Läsionen wird das links-

Tabelle 19-3: Zusammenfassung der erworbenen Dyslexien.

periphere Dyslexien	**zentrale Dyslexien**
reine Alexie	Oberflächendyslexie
• Buchstabe für Buchstabe, einzelheitliches Lesen • Lesen einzelner Buchstaben besser • Lesezeit hängt von Wortlänge ab	• reguläre Worte und Pseudowörter werden besser gelesen als irreguläre Worte • der lexikalische Weg ist gestört, während der sublexikalische funktionsfähig ist
Aufmerksamkeitsdyslexie	Tiefendyslexie
• visuell-räumliche Aufmerksamkeitsprobleme erschweren das Erkennen von aufeinanderfolgenden Buchstaben • Patienten vertauschen oft Buchstaben eines Wortes	• Patienten lesen Wörter, aber keine Pseudowörter • Patienten machen häufig semantische Fehler • lexikalischer und sublexikalischer Weg gestört
Neglektdyslexie	phonologische Dyslexie
• visuell-räumliche Aufmerksamkeitsprobleme erschweren das Erkennen von aufeinanderfolgenden Buchstaben einer Seite • bei Läsionen in der rechter Hemisphäre wird die linke Seite des Wortes oder des Buchstabens falsch erkannt	• Patienten lesen Wörter besser als Pseudowörter • keine semantischen Fehler • sublexikalischer Weg ist gestört

seitige Gesichtsfeld vernachlässigt, sodass der Wortanfang häufig nicht richtig gelesen wird. Aus „Lastwagen" könnte dann „Kastlagen" werden.

Neben den erworbenen Dyslexien und Dysgrafien existiert die kongenitale oder **entwicklungsbedingte Dyslexie**. Als Synonyme werden häufig die Begriffe Legasthenie und im Englischen *developmental dyslexia* gebraucht. Häufig wird diese Störung auch als Lese-Rechtschreib-Störung bezeichnet und als Teilleistungsschwäche einsortiert. Circa 10 % aller Schulkinder in Deutschland sollen davon betroffen sein (Rüsseler, 2006). Trotz vielfältiger Förderung bleibt diese Lese-Rechtschreib-Störung bis ins Erwachsenenalter bestehen. Die betroffenen Personen lesen langsam und machen überdurchschnittlich viele Rechtschreibfehler trotz normaler (manchmal sogar überdurchschnittlicher) Allgemeinintelligenz. Bis Anfang der 1970er Jahre wurde Legasthenie häufig mit Unterrichtsfehlern und seelischen Belastungen der betroffenen Kinder oder der Eltern in Verbindung gebracht. Zunehmend werden Reifungs- oder andere biologische Faktoren als verursachend diskutiert sowie anatomische und hirnphysiologische Auffälligkeiten gesucht. Einigkeit besteht weitestgehend darüber, dass diese Personen unter einem Defizit im **phonologischen Bewusstsein** leiden. Damit ist gemeint, dass sie unter dem Problem leiden, Wörter in ihre konstituierenden Sprachlaute zu zerlegen. Insbesondere beim Lernen der Schriftsprache muss die sich ausbildende orthografische Repräsentation der Grapheme mit den bereits beherrschten Phonemen in Beziehung gesetzt werden. Genau dies gelingt den Betroffenen nicht oder nur unvollkommen. Entsprechende Trainings des phonologischen Bewusstseins können die Symptomatik jedoch deutlich bessern (Castles & Coltheart, 2004; Kast et al., 2009). Bildgebende Verfahren konnten zeigen, dass bei diesem Personenkreis weite Teile des Lesesystems dysfunktional sind.

19.6. Schreiben

1881 hat der Humanphysiologe Sigmund Exner ein einflussreiches Buch publiziert, in dem er u. a. anhand von vier klinischen Fällen postulierte, dass ein bestimmtes Hirngebiet im Bereich des Gyrus frontalis medius spezifisch für das Schreiben bzw. die Kontrolle des Schreibens sei. Die vier untersuchten Patienten litten gemäß der von ihm beschriebenen Läsionen unter Agrafien. Seither wird über ein spezifisches Schreibareal im linksseitigen Frontalkortex im Bereich des Gyrus frontalis medius spekuliert (Roux et al., 2010). Dieses postulierte und nie nachgewiesene Areal wird auch als **Exner-Areal** bezeichnet. Ein Grundproblem dieser alten klinischen Fälle ist, dass die beschriebenen Patienten unterschiedliche Formen der Agrafie aufweisen.

Wenigstens drei Arten der Agrafie werden unterschieden. Die **reine Agrafie** ist eine reine Produktionsstörung. Den Patienten ist das spontane Schreiben oder das Schreiben nach Diktat unmöglich. Lautes Lesen gelingt besser und die Buchstaben können gut kopiert werden. Die Patienten können jedoch die Grapheme nicht in entsprechende motorische Programme überführen. Die **lexikalische Dysgrafie** wird auch als semantische Agrafie bzw. Tiefendysgrafie bezeichnet. Bedeutungshaltiges Material kann weder ausgesprochen noch geschrieben werden. Beispielsweise wird statt „Uhr" „Zeit" geschrieben. Analog zur lexikalischen Dyslexie ist der lexikalische Weg gestört und es muss der sublexikalische Weg gewählt werden. Das Schreiben wird dadurch langsam und entfernt sich vom Sinngehalt des Geschriebenen. Bei der **phonologischen Dysgrafie** wird ausschließlich über die lexikalische Bahn, die semantische Informationen vermittelt, geschrieben. Der sublexikalische Weg dagegen ist gestört. Die Patienten haben Schwierigkeiten, Pseudo- oder unregelmäßige Wörter zu schreiben. Die Läsionen liegen meist im Wernicke-Areal oder allgemein in der perisylvischen Hirnregion. Häufig treten diese Störungen zusammen mit Aphasien auf.

In modernen bildgebenden Studien wurde versucht, das Exner-Areal zu identifizieren. Die Versuchspersonen müssen mit der rechten oder linken Hand schreiben und verschiedene Kontrolltätigkeiten durchführen. Die unter diesen Bedingungen gemessenen Durchblutungsänderungen werden voneinander abgezogen und jene Aktivierungen herausgearbeitet, die typisch für das Schreiben sind (**Abb. 19-10**). Die neueste zu diesem Thema publizierte Arbeit konnte ein frontoparietales Netzwerk auf der linken Hemisphäre identifizieren, das spezifisch in die Kontrolle des Schreibens eingebunden ist (Sugihara et al., 2006). Die frontalen Hirngebiete stimmen mit einigen der Läsionsorte überein, die bereits Exner als wesentlich für das Schreiben postuliert hatte. Interessant ist, dass der frontale Hirnbereich, der in dieser Studie identifiziert wurde, in der Nähe des General assembly devices (GAD) liegt (Kap. 6). Dieses Hirngebiet ist wesentlich für die Sequenzierung verschiedener Tätigkeiten und Schreiben ist eine typische Tätigkeit, bei der sequenzielle Ordnungen notwendig sind.

Grundsätzlich muss festgehalten werden, dass Lesen und Schreiben oder Lesen und Sprechen eng miteinander gekoppelt sind. Wahrscheinlich interagieren motorische, perzeptuelle und kognitive Hirngebiete während des Schreibens. Insofern ist es nicht verwunderlich, dass eine intensive motorische Auseinandersetzung mit Wörtern auch deren Erkennen verbessert. So konnte z.B. gezeigt werden, dass das Niederschreiben von Buchstaben per Hand das Erkennen dieser Buchstaben deutlich verbessert. Werden die Buchstaben in eine Computertastatur getippt, ist die Erkennensleistung deutlich schlechter (Longcamp et al., 2005).

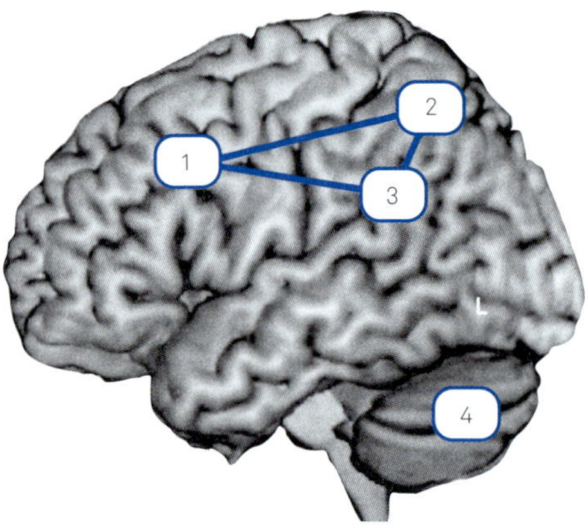

Abbildung 19-10: Schematische Darstellung der Hirngebiete, die beim Schreiben mit der rechten und linken Hand gleichermaßen aktiv sind. Es ist ein linksseitiges frontoparietales Netzwerk. 1: Hirngebiet im Bereich des Gyrus frontalis medius, ungefähr dort, wo man auch das General assembly device (GAD) vermutet. 2: Lobulus parietalis superior, 3: Gyrus supramarginalis, 4: rechtsseitiges Kleinhirn (nach Sugihara et al., 2006).

19.7. Lesen in anderen Sprachen

Aufgrund der Tatsache, dass unterschiedliche Schriftsprachen unterschiedliche Graphem-Phonem-Korrespondenzen, aber auch unterschiedliche Zeichensysteme umfassen, stellt sich die Frage, ob beim Lesen in anderen Sprachen das gleiche System genutzt wird. Im Italienischen besteht eine hohe Übereinstimmung zwischen den Graphemen und der Phonologie. Die einzelnen Grapheme werden konstant, auch unabhängig vom Kontext, ausgesprochen. Im Englischen ist der Zusammenhang zwischen Graphemen und Phonologie sehr unterschiedlich, im Deutschen ist er größer als im Englischen und im Französischen sind diese Zusammenhänge wieder geringer. Die Arbeiten der letzten 40 Jahre haben ergeben, dass viele Sprachen sehr ähnlich verarbeitet werden, aber dennoch einige markante Unterschiede aufweisen.

Paulesu und Kollegen (2000) haben zeigen können, dass Italiener und Engländer prinzipiell das gleiche Lesesystem nutzen. Allerdings konnten markante sprachspezifische Unterschiede identifiziert werden (**Abb. 19-11**). Italienisch sprechende Leser nutzen stärker die sublexikalische Route, wenn sie italienische Texte lesen, was aus den stärkeren Aktivierungen im linksseitigen sekundären Hörkortex (insbesondere im Planum temporale) abgeleitet wurde. Wenn Engländer dagegen englische Texte lesen, ist offenbar der lexikalische Weg stärker aktiviert, was aus den stärkeren Aktivierungen im Wortformareal und im Gyrus frontalis inferior (typisch für semantische Analysen) abgeleitet wird (**Abb. 19-11**).

Werden die Hirnaktivierungen bei Chinesen oder Japanern untersucht, wenn sie ihre logografische Sprache lesen, ist prinzipiell das gleiche Lesesystem wie bei Europäern aktiv. Ein wesentlicher Unterschied besteht darin,

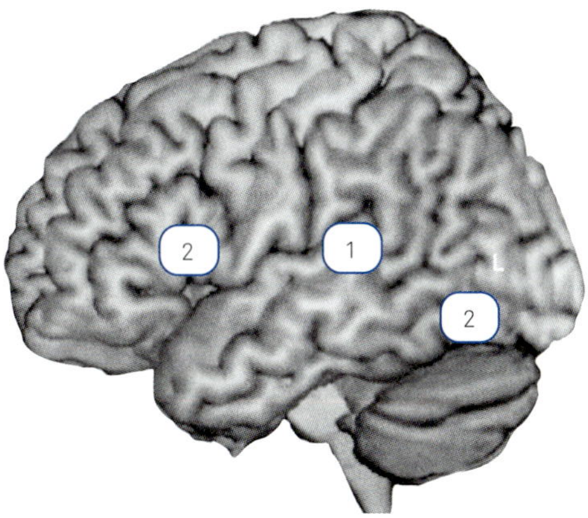

Abbildung 19-11: Schematische Darstellung des Experiments von Paulesu und Kollegen (2000). In (1) ist der Gyrus temporalis superior und das Planum temporale dargestellt, das bei Italienern beim Lesen von italienischen Texten besonders stark aktiviert ist. In (2) erkennt man die beiden Hirngebiete, die bei Engländern beim Lesen von englischen Texten besonders stark aktiviert sind. Es sind dies der Gyrus fusiformis und der Gyrus frontalis inferior.

dass bei chinesischen Lesern die an der lexikalisch-semantischen Analyse beteiligten Hirngebiete stärker aktiv sind (s. **Tab. 19-1**; Chee et al., 2000). Anscheinend gebrauchen sie das lexikalisch-semantische System stärker. Diese Annahme wird durch kognitive Verhaltensuntersuchungen gestützt, die zeigen konnten, dass das Lesen logografischer Zeichen von der Vorstellungsfähigkeit der Leser abhängt (Shibahara et al., 2003). Die Vorstellungsfähigkeit hängt von der Fähigkeit ab, semantische Informationen zu nutzen. Möglicherweise nutzen Leser der chinesischen Sprache das lexikalische System stärker, weil sie diese Schriftzeichen eher mit konkreten Informationen in Verbindung bringen, was über die Semantik erfolgt. Dies soll allerdings nicht bedeuten, dass geübte Leser logografischer Sprachen den sublexikalischen Weg nicht zu nutzen brauchen oder gar nicht über ihn verfügen. Es konnte vielmehr gezeigt werden, dass Oberflächendyslexien auch bei monolingual japanisch und chinesisch Sprechenden und Lesenden auftritt, was bedeutet, dass die Betroffenen auf den noch vorhandenen sublexikalischen Weg zurückgreifen können. Insofern muss davon ausgegangen werden, dass beide Wege auch bei Sprechern bzw. Lesern logografischer Sprachen existieren. Oberflächendyslexien konnten auch für das Italienische berichtet werden, was darauf hinweist, dass selbst bei Sprachen, die offenbar sehr stark von der sublexikalischen Analyse abhängen, der lexikalische Weg genutzt wird.

In diesem Zusammenhang soll auf die Studie von Rodriguez-Fornells und Kollegen (2002) hingewiesen werden, in der gezeigt wurde, dass bilinguale Personen (katalanisch und spanisch sprechend und lesend) beide Wege nutzen, aber den lexikalisch-semantischen Weg offenbar hemmen, um vorwiegend den sublexikalischen zu nutzen. Aufgrund dieses Befunds ist vorstellbar, dass beide Wege strategie- und/oder expertiseabhängig von Lesern genutzt werden können.

19.8. Zusammenfassung

- Die Schrift ist ein Kulturgut des Menschen, mit dem Informationen über einen langen Zeitraum konserviert werden können. Sie ist eine recht junge „Erfindung" des Menschen und geht zurück auf die Keilschrift der Sumerer, die vor ca. 5 500 Jahren entwickelt wurde.
- Allen Schriftsprachen ist gemeinsam, dass sie Zeichensymbole nutzen, um Objekte, Silben oder Worte zu kennzeichnen. Die frühen Sprachen sowie die japanische (Kanji) und chinesische Schriftsprache sind logografische Systeme, d. h., sie verwenden für einen Begriff ein Wort. Andere Sprachsysteme beruhen auf dem Prinzip, dass Sprachlaute (Phoneme) bestimmten Symbolen zugeordnet werden.
- Grundsätzlich müssen beim Lesen nacheinander verschiedene Analysen durchgeführt werden: Zunächst erfolgen elementare visuelle Analysen, gefolgt von der Buchstaben- und Worterkennung und letztlich der semantischen Analyse. Die einzelnen Stufen dieses sequenziellen Prozesses interagieren.
- Es wird davon ausgegangen, dass ein spezifisches Hirngebiet existiert, in dem das visuelle Lexikon für Wörter lokalisiert ist. Dies ist das Wortformareal, das sich linkshemisphärisch im Gyrus fusiformis befindet.
- Untersuchungen zur **funktionellen Neuroanatomie** des Lesesystems haben ergeben, dass ein verteiltes, linksseitig dominierendes Netzwerk beim Lesen beteiligt ist. Für die orthografischen Analysen werden folgende Hirngebiete genannt: bilateraler Okzipitalkortex, Gyrus fusiformis posterior, linksseitiger Gyrus fusiformis (medialer Teil), posteriorer Gyrus temporalis inferior. Für die Phonologie sind es die Hirngebiete Sulcus temporalis superior, Lobulus parietalis inferior, Gyrus frontalis inferior, anteriore Insel und der Prämotorkortex. Semantische Analysen sollen v. a. im Gyrus fusiformis anterior, im Gyrus temporalis inferior, im Gyrus temporalis medius und im anterioren Gyrus frontalis inferior erfolgen.
- **Elektrophysiologische Untersuchungen** zeigten, dass die meisten für das Lesen wichtigen Analysen bereits in den ersten 350 ms nach Präsentation des zu lesenden Wortes stattfinden. Nach Abschluss der elementaren Mustererkennung werden nach 150 ms Buchstaben und Wörter erkannt. Orthografische Regeln werden bereits 150–180 ms nach Wort- und Buchstabenpräsentation bearbeitet. Die lexikalisch-semantischen Analysen beginnen 200 ms nach Wortpräsentation.
- Im Rahmen des **Modells des direkten Zugriffs** wird davon ausgegangen, dass die visuellen Informationen über Buchstaben und Grapheme direkt und ohne Umweg über das phonologische Codieren in das semantische Gedächtnis geleitet werden. Der phonologische Weg ist damit nicht zwingend notwendig, um das semantische Gedächtnis zu aktivieren. Beide Wege können sich jedoch gegenseitig beeinflussen. Ein anderes Modell geht von einer zwingend vorhandenen phonologischen Vermittlung aus, bei welcher der phonologische Abruf eine zwingende Voraussetzung ist, um das semantische Gedächtnis zu aktivieren. Beide Modelle werden durch Befunde gestützt.
- Semantische Kenntnisse können im Sinne eines Top-down-Prozesses auf die Wort- und Buchstabenerkennung einwirken.
- Unterschieden werden erworbene von angeborenen **Lesestörungen**. Bei den erworbenen werden des Weiteren zentrale von peripheren Dyslexien abgegrenzt. Zu den zentralen Dyslexien werden die Tiefendyslexie, die Oberflächendyslexie und die reine Alexie gezählt. Die zugrunde liegende Störung ist anhand des Zwei-Wege-Modells

erklärbar. Bei der Oberflächendyslexie ist der lexikalische Weg gestört. Bei der phonologischen Dyslexie ist der sublexikalische Weg beeinträchtigt, während bei der Tiefendyslexie sowohl der sublexikalische wie auch der lexikalische Weg beeinträchtigt sind.

- Infolge der Publikation von Sigmund Exner wird seit Langem die Existenz eines separaten Schreibareals vermutet. Moderne bildgebende Untersuchungen haben gezeigt, dass ein linkshemisphärisches frontoparietales Netzwerk existiert, das insbesondere in die Kontrolle des Schreibens eingebunden ist.
- Drei Arten der **Agrafie** werden unterschieden. Die reine Agrafie ist eine reine Produktionsstörung. Den Patienten ist das spontane Schreiben oder das Schreiben nach Diktat unmöglich. Die lexikalische Dysgrafie wird auch als semantische bzw. Tiefendysgrafie bezeichnet. Bedeutungshaltiges Material kann weder ausgesprochen noch geschrieben werden. Bei der phonologischen Dysgrafie wird ausschließlich über die lexikalische Bahn, die semantische Informationen vermittelt, geschrieben. Der sublexikalische Weg dagegen ist gestört.
- Leser von logografischen Sprachen nutzen prinzipiell das gleiche Lesesystem wie Leser anderer Sprachen. Es gibt jedoch spezifische Unterschiede. So nutzen z.B. Italiener beim Lesen des Italienischen etwas stärker die sublexikalische Route, während Engländer beim Lesen von englischen Texten stärker die lexikalisch-semantische Route nutzen. Auch Chinesen und Japaner scheinen beim Lesen von chinesischen und japanischen Texten vermehrt die lexikalisch-semantische Route zu nutzen.
- Studien mit Bilingualen haben gezeigt, dass die sublexikalische und die lexikalische Route miteinander interagieren können und dass eine Route zugunsten der anderen gehemmt werden kann.

19.9. Fragen und Aufgaben

- Was ist das Besondere der Schriftsprache?
- Wann hat sich die Schriftsprache ungefähr entwickelt?
- Welche grundsätzlichen psychischen Prozesse sind beim Lesen beteiligt?
- Was ist das Wortformareal und wo ist es lokalisiert?
- Welche Hirngebiete werden zum Lesesystem gezählt?
- Beschreiben Sie den Ablauf des Leseprozesses anhand der markanten neurophysiologischen Signale, die mittels EEG und/oder MEG gemessen werden können.
- Beschreiben Sie das Zwei-Wege-Modell des Leseprozesses und unterscheiden Sie daran die zentralen Lesestörungen.
- Was ist das Exner-Areal?
- Finden sich in modernen bildgebenden Arbeiten Anzeichen für eine funktionelle Spezialisierung für das Schreiben? Wenn ja, wo?
- Diskutieren Sie die funktionelle Neuroanatomie des Lesens in anderen Sprachen.

19.10. Weiterführende Literatur

Melby-Lervag, M., Lyster, S.A., Hulme, C. (2012). Phonological skills and their role in learning to read: a meta-analytic review. Psychol Bull, 138(2), 322–352.

Price, C.J. (2012). A review and synthesis of the first 20 years of PET and fMRI studies of heard speech, spoken language and reading. Neuroimage 62(2), 575–1324.

Rüsseler, J. (2006). Neurobiologische Grundlagen der Lese-Rechtschreibschwäche. Zeitschrift für Neuropsychologie, 17(2), 101–111.

20. Emotion und Motivation

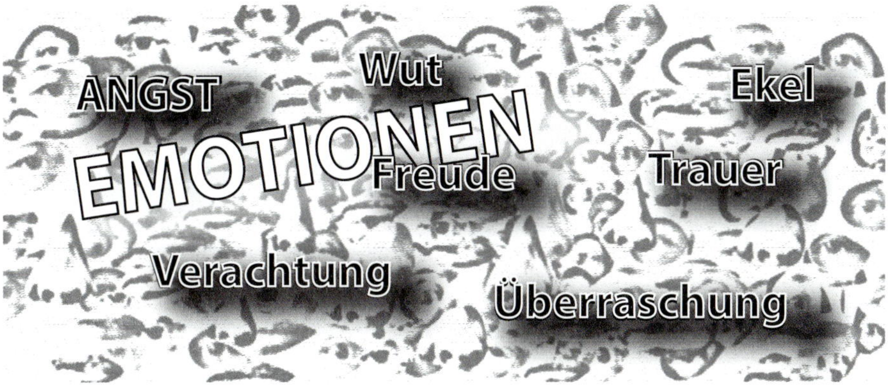

20.1. Einleitung

Motivation und Emotion sind im Alltag häufig genutzte Begriffe. In ihnen schwingen Bedeutungen mit, die zumindest im Alltagsgebrauch nicht eindeutig voneinander trennbar sind. So denkt man im Zusammenhang mit Emotionen an Gefühle, Affekte oder Stimmungen, ohne genau zu wissen, wie und ob diese voneinander zu trennen sind. Ähnlich verhält es sich mit den Begriffen Motivation und Motivieren. Fußballtrainer müssen offenbar ihre Spieler motivieren; wenn es ihnen nicht gelingt, dann sind sie nicht erfolgreich. Im Berufsleben leiden viele Menschen unter Motivationsproblemen und benötigen Motivationstrainings, um sich für die kommenden Aufgaben zu motivieren.

Je nach Disziplin und Blickwinkel werden die Begriffe unterschiedlich definiert. Bislang ist es nicht gelungen, die verschiedenen Definitionen zusammenzuführen und durch für alle Disziplinen gültige Befunde zu bestätigen. In diesem Kapitel wird deshalb versucht, auf der Basis von Arbeitsdefinitionen Emotion und Motivation aus dem Blickwinkel der Neuropsychologie bzw. der kognitiven Neurowissenschaften zu beschreiben.

20.2. Emotion und Motivation – was ist das?

Eine in der Psychologie weit verbreitete Arbeitsdefinition fasst die Emotion als einen psychophysiologischen Prozess auf, der durch bewusste und/oder unbewusste Prozesse (meist Wahrnehmungen, aber auch kognitive Interpretationen von Situationen oder Objekten) ausgelöst wird. Anders ausgedrückt ist die Emotion eine Reaktion auf Reize, weshalb auch von **emotionalen Reaktionen** gesprochen wird, wenn emotionale Prozesse gemeint sind. Jede spezifische Emotion ist mit Veränderungen der physiologischen Erregung, der Kognition, des empfundenen Gefühls und der aktuellen Verhaltensbereitschaft verbunden. Einigkeit besteht darüber, dass Emotionen sowohl bei Menschen wie auch bei Tieren auftreten.

Jede Emotion ist ein komplexer Prozess, der auf verschiedenen Ebenen abläuft. Eine Ebene ist die subjektive Ebene, die auch als **Erste-Person-Perspektive** bezeichnet wird. Bei einer bestimmten Emotion empfinden wir ein Gefühl. Gefühle kennzeichnen das subjektive Erleben, z. B. Liebe, Trauer, Ärger oder Freude. In der Psychologie werden die Gefühle und damit die Erste-Person-Perspektive mit Fragebögen oder durch andere Formen der Selbstbeschreibung erschlossen. Die anderen beiden Ebenen unterscheiden sich von dieser dadurch, dass Kennwerte gemessen werden können, mit denen ihr Zustand objektiv beschrieben werden kann. Die Person wird quasi von außen betrachtet und es wird gemessen, indem eine objektive Position eingenommen wird. Sie wird also aus der **Dritte-Person-Perspektive** betrachtet.

Eine dieser beiden Ebenen ist die physiologische mit den verschiedenen physiologischen Reaktionen, z. B. Veränderungen der Herzfrequenz, der Hautdurchblutung, der Schweißdrüsen- oder der Hirnaktivität. Die andere Ebene ist die **Verhaltensebene**. Wenn wir uns fürchten, entfernen wir uns von der Furchtquelle, wenn wir uns in Gegenwart eines anderen Menschen wohlfühlen, dann lachen wir. Diese Verhaltensänderungen sind ebenfalls objektiv messbar und der emotionale Prozess wird aus der Dritte-Person-Perspektive betrachtet. Obwohl Erste- und Dritte-Person-Perspektive gemessen werden können, ist der Zusammenhang zwischen diesen beiden Ebenen derzeit noch nicht geklärt. Zum Beispiel können aus den objektiv ermittelten Kennwerten der Dritte-Person-Perspektive keine eindeutigen Rückschlüsse auf die Erste-Person-Perspektive gezogen werden. Das liegt u. a. daran, dass die physiologischen Reaktionen nicht eindeutig bestimmten subjektiven

Zuständen zugeordnet werden können. Jemand kann z. B. aufgrund unkontrollierbarer Freude weinen; wir weinen allerdings auch, wenn wir trauern. Die Herzfrequenz steigert sich unter freudiger Erregung, aber auch bei Angst. Ähnlich unpräzise Zuordnungen zwischen objektiven und subjektiven Kennwerten von Emotionen bestehen für Hirnaktivierungen bei bestimmten Emotionen. So ist z. B. das Inselgebiet, das in die Verarbeitung von Emotionen eingebunden ist, bei verschiedenen Emotionen aktiv (und auch bei der Sprachverarbeitung). Auch die Amygdala ist bei vielen negativen Emotionen aktiv, anhand der Amygdala-Aktivität kann jedoch nicht zwischen Angst, Ärger oder Depressionen unterschieden werden. Da die Erste- und Dritte-Person-Perspektive nicht deckungsgleich sind und bestenfalls miteinander korrelieren, werden beide Ebenen komplementär registriert und interpretiert (Fahrenberg, 1979).

Emotionen sind für die Verhaltenssteuerung sehr wichtig. Sie üben dabei folgende **Funktionen** aus:

1. Regulierung organismischer Zustände
2. Herstellung von Handlungsbereitschaft
3. Vorbereitung unserer Handlungen
4. signalisieren den Sozialpartnern unsere Verhaltensintentionen.

Stellen Sie sich vor, eine Person leidet unter dem Mangel eines bestimmten Rohstoffs (z. B. Zucker). Dieser Mangelzustand würde von entsprechenden Messsensoren im Körper entdeckt und mit der für die Aufrechterhaltung der Lebensfunktionen notwendigen Menge an Rohstoffen verglichen. Im Sinne der Systemanalyse würde der Ist-Wert mit dem Soll-Wert verglichen und die sich ergebende Regelabweichung müsste vom Organismus ausgeglichen werden. Dieses **Regelkreismodell** kann zur Erklärung von Emotion und Motivation herangezogen werden (**Abb. 20-1**). Die Regelabweichung (Soll-Ist-Wert-Differenz) macht sich als Emotion bemerkbar (in diesem Fall als Hunger). Daraus entwickelt sich die Motivation, d. h. das Streben des Organismus nach Reduktion der Regelabweichung (Motivation = Streben nach Zielen). Diese Reduktion der Regelabweichung kann auf zwei Arten realisiert werden: indem der Ist-Wert erhöht oder indem der Soll-Wert erniedrigt wird. Im Fall des Hungers wird der Organismus bestrebt sein, den Ist-Wert zu erhöhen, indem der fehlende Rohstoff einverleibt, also glukose-, fett- oder vitaminhaltige Nahrung gegessen wird. Anhand dieses Beispiels ist zu erkennen, wie Emotion und Motivation miteinander verzahnt sind. Die Emotion ist die Reaktion auf die Regelabweichung (man könnte sie auch mit der Regelabweichung gleichsetzen) und leitet motiviertes Verhalten ein.

Dass Emotion und Motivation als Bestandteile eines Regelkreises aufzufassen sind, hat Konsequenzen für den Ablauf und die Dynamik von Emotionen. Regelkreise können insbesondere bei Parameterveränderungen instabil werden, selbst wenn die einzelnen Bestandteile stabil bleiben. Parameterveränderungen können in unserem Modell z. B. Verstärkungsfaktoren sein. Dies kann eine zu starke oder stärker als notwendige Kompensation der Regelabweichung sein. Bei einem besonders ängstlichen Menschen kann eine Angstemotion viel zu starke Korrekturmechanismen (Motivationen) auslösen. Aber auch natürliche Schwankungen der Messsensoren für Ist- und Soll-Werte und Schwankungen der Kompensationsmechanismen resultieren in

Regelkreismodell der Motivation

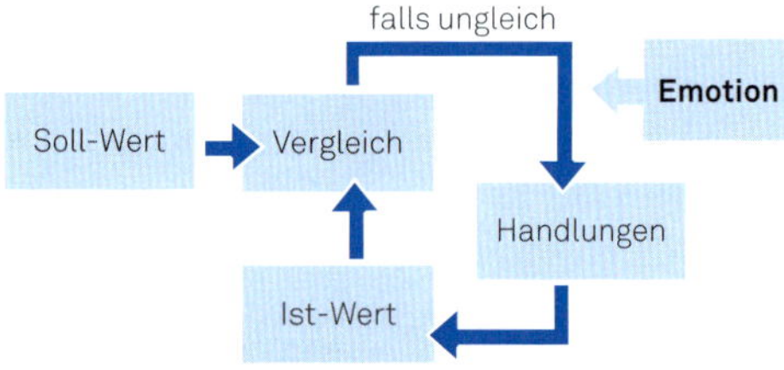

Abbildung 20-1: Regelkreismodell der Motivation und Emotion.

Oszillationen. Auch Verzögerungen, die sich durch Signalverarbeitungen und Systemträgheiten ergeben können, tragen dazu bei, dass der Ist-Wert nie perfekt mit dem Soll-Wert übereinstimmt; er „hinkt" immer ein bisschen hinterher.

In der Psychologie sind Oszillationen von Emotionen häufig beschrieben worden und haben zu einer Emotionstheorie geführt, der **Opponent-process-Theorie** von R.L. Solomon (1980; **Abb. 20-2**). Im Wesentlichen geht diese Theorie davon aus, dass eine emotionale Reaktion durch eine gegensätzliche (die **Ausgleichsemotion**) kontrolliert wird. Die Grundidee ist, dass die Ausgleichsemotion wie ein „Gummiband" funktioniert, um die auszugleichende Emotion nicht zu stark werden zu lassen. Ausgleichsemotionen helfen, die auszugleichende Emotion zu beenden und/oder abzuschwächen. So kann z.B. Trauer durch Freude ausgeglichen bzw. kontrolliert werden. Dabei wird angenommen, dass die Ausgleichsemotionen später einsetzen als die auszugleichenden Emotionen, jedoch genauso lange andauern. Dadurch sind die Ausgleichsemotionen auch nach der Gegenregulation

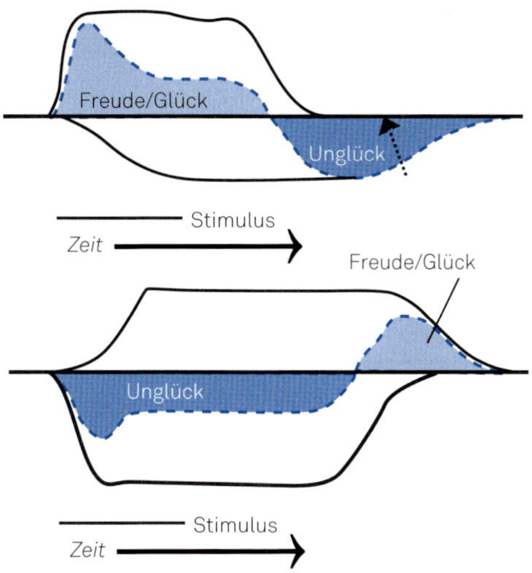

Abbildung 20-2: Opponent-process- Theorie der Emotionen.

noch eine kurze Zeit aktiv, bis sie durch eine andere Ausgleichsemotion kontrolliert werden. In den kurzen Zeitperioden, in denen die vormaligen Ausgleichsemotionen unkontrolliert aktiv sind, entstehen starke, manchmal paradox wirkende emotionale Reaktionen. Beim Fallschirmspringen z.B. haben v.a. Neulinge Angst. Bei der erfolgreichen Landung ist die Ausgleichsemotion Freude (zu landen) noch aktiv. Diese Emotion hat schon vor der Landung eingesetzt und kann sich nach der Landung für eine kurze Zeit ohne starke Gegenregulation entfalten. Die Personen empfinden dann nicht nur Freude, sondern sind sogar euphorisch.

Bei der Vorbereitung und Durchführung des Verhaltens entstehen **Signale**, die von Sozialpartnern erkannt werden. Beim Hunger sind die Signale möglicherweise nicht so eindeutig, bei anderen Motiven und Emotionen ist dies jedoch anders. Wenn sich z.B. jemand fürchtet, wird Fluchtverhalten eingeleitet, das dazu dient, aus dem Einflussbereich der angstgenerierenden Reize zu gelangen. Die Einleitung der Flucht ist mit typischen Signalen (z.B. einem ängstlichen Gesicht) gekoppelt, die von den Sozialpartnern schnell und präzise erkannt werden.

Wie oben dargestellt, ist das **Gefühl** nicht mit der Emotion gleichzusetzen, sondern der subjektiv empfundene Anteil der Emotion. Emotionen sind kurz und intensiv. Davon abzugrenzen sind **Stimmungen**, die andauernd und in der Regel schwach sind. Stimmungen können lange unbemerkt bleiben, während bei Emotionen die Auslöser und die verschiedenen Reaktionskomponenten in der Regel nicht unbemerkt bleiben. Gelegentlich werden Stimmungen und Emotionen anhand der Gerichtetheit abgegrenzt. Emotionen sind auf etwas gerichtet, während Stimmungen eher diffus sind; sie richten sich nicht auf ein bestimmtes Objekt und nicht zwingend auf eine Bedürfnisbefriedigung. Man kann „guter Laune" sein oder sich „erschöpft" fühlen. Von

Affekten wird gesprochen, wenn die Emotionen Handlungen auslösen, die in der Regel nicht oder nur schwer kontrollierbar sind. Affekte sind demzufolge kurz andauernde Emotionen mit einer Handlungskomponente.

Emotionsauslösende Reize können vielfältig sein. Auch für den Menschen existieren biologisch vorbereitete Reize, auf die der Organismus automatisch emotional reagiert. So können bestimmte Reizkonstellationen Angst (Tiefeninformationen oder sich schnell nähernde Reize), Zuwendung (Kindchenschema, erotische Reize) oder Ekel auslösen. Solche Reize will man meiden oder sich ihnen aussetzen. In beiden Fällen führt dies in unserem Regelkreismodell zu Regelabweichungen und den entsprechenden Verhaltensweisen. Auch kognitive Motive (z.B. die Leistungsmotivation) können über das Regelkreismodell erklärt werden. Beim Menschen muss berücksichtigt werden, dass er seine Umwelt und seine Empfindungen interpretieren und umdeuten kann. So kann z.B. derselbe Reiz bei verschiedenen Personen zu unterschiedlichen Emotionen führen. Emotionen kann man sich auch vorstellen oder im Traum erleben. Sie können von verbalen Äußerungen begleitet sein, es ist aber auch möglich, dass sie nicht in Worte gefasst werden. Emotionen sind beim Menschen erheblich von der individuellen Lernerfahrung beeinflusst.

20.3. Emotionstheorien

Der US-amerikanische Psychologe William James und der dänische Psychologe Carl Lange entwickelten zeitgleich eine der ältesten Emotionstheorien, die auch nach ihnen benannt wurde: die **James-Lange-Theorie**. Sie gingen davon aus, dass gewisse Reize über das autonome Nervensystem Reaktionen in den Eingeweiden und im motorischen System hervorrufen. Das Zusammentreffen dieser beiden Arten von Reaktionen sollte seinerseits als Reiz wirken, der letztlich weitere emotionale Reaktionen und v.a. die Gefühle auslöst (**Abb. 20-3**). Auf eine kurze Formel gebracht bedeutet dies: „Wir haben Angst, weil wir zittern, aber wir zittern nicht, weil wir Angst haben." Die wahrgenommenen Gefühle sind die Reaktionen auf Veränderungen in den Eingeweiden und im motorischen System, die ihrerseits von den entsprechenden Reizen ausgelöst worden sind, und nicht umgekehrt. Nach heutiger Kenntnis der Neuroanatomie würden die emotionalen Reize zunächst über den Kortex vermittelt werden (1 in **Abb. 20-3**), was zu körperlichen Reaktionen führt (2 in **Abb. 20-3**), die zum Kortex (insbesondere zum sensorischen Kortex) zurückgemeldet (3 in **Abb. 20-3**) und erst dann zu Gefühlen umcodiert und als solche interpretiert werden (4 in **Abb. 20-3**).

Etwa 40 Jahre nach James und Lange entwickelten die US-amerikanischen Neurophysiologen Cannon und Bard eine neue **Emo-**

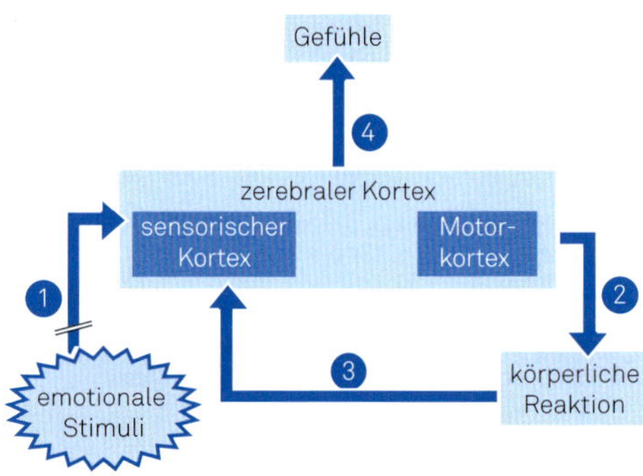

Abbildung 20-3: Schematische Darstellung der James-Lange-Theorie. Die in dieser Abbildung aufgeführten Zahlen kennzeichnen die postulierten Informationswege. 1: Emotionale Stimuli werden in den sensorischen Kortexgebieten verarbeitet. 2: Über unbewusste Mechanismen werden dann körperliche Reaktionen ausgelöst. 3: Die mit diesen körperlichen Reaktionen assoziierten physiologischen Signale werden zum Kortex zurückgemeldet. 4: Im Kortex werden dann anhand der Interpretation dieser Signale die Gefühle erschlossen.

tionstheorie, die im Wesentlichen aus der Kritik an der James-Lange-Theorie entstanden ist. Sie wandten gegen die James-Lange-Theorie ein, dass verschiedene emotionale Zustände wie z. B. Ärger und Furcht die gleichen Reaktionen des autonomen Nervensystems hervorrufen und daher auf dieser Basis nicht unterscheidbar seien. Ein weiterer Kritikpunkt lautete, dass nichtemotionale Zustände (beispielsweise die Folgen physischer Anstrengung und hoher Außentemperatur) zu den gleichen Reaktionen des autonomen Nervensystems führen wie bestimmte emotionale Zustände. Kritisch angemerkt wurde auch, dass Veränderungen im Eingeweidesystem dem Hirn zu spät gemeldet werden, um als Quelle von Emotionen infrage zu kommen. In der Folge konnte gezeigt werden, dass bei Patienten, denen die Hinterhörner im Rückenmark durchtrennt wurden, gleichwohl emotionale Reaktionen auftreten. Demzufolge ist für das Empfinden von Gefühlen und das Auslösen von emotionalen Reaktionen die Rückmeldung aus den Eingeweiden nicht zwingend notwendig. Cannon und Bard nahmen an, dass der Hypothalamus eine zentrale Hirnregion für die Generierung und Kontrolle von Emotionen sei. Im Hypothalamus soll eine Reihe von Verhaltensmustern vorprogrammiert sein, die aber nicht in Aktion treten, solange sie vom Kortex gehemmt werden. In außergewöhnlichen Reizsituationen lässt diese Hemmung nach und die vorprogrammierten emotionalen Verhaltensmuster können sich entfalten. Diese Verhaltensmuster werden dem Kortex gemeldet und dort so umcodiert, dass sie als Gefühle empfunden werden. Im weiteren Verlauf werden die vorprogrammierten Reaktionsmuster an die Organe des Körpers zur Ausführung weitergeleitet (**Abb. 20-4**). Anders ausgedrückt, „die Emotionen sind immer präsent; sie stehen jedoch unter kortikaler Kontrolle“. Die Cannon-Bard-Theorie wird daher als **Enthemmungs-** oder **Hypothalamustheorie** bezeichnet.

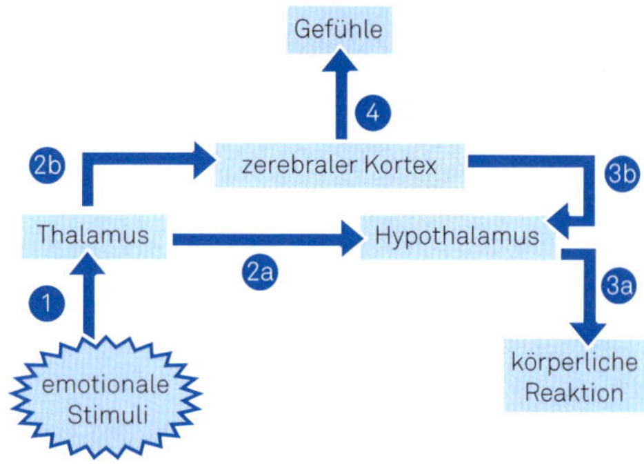

Abbildung 20-4: Schematische Darstellung der Cannon-Bard-Theorie. Die in dieser Abbildung aufgeführten Zahlen kennzeichnen die postulierten Informationswege. 1: Emotionale Stimuli werden über den Thalamus geleitet und zwei parallel verlaufenden Informationswegen zugeführt, 2a: zum Hypothalamus und 2b: zum Kortex. 3a: Der Hypothalamus löst körperliche Reaktionen aus, kann aber auch über 3b den Kortex informieren. 4: Der Kortex generiert dann die Gefühle.

Der Enthemmungstheorie von Cannon und Bard stellte Lindsley eine **Aktivierungstheorie** der Emotion entgegen, in der er verschiedene Aktivierungskaskaden annimmt. Eine zentrale Struktur ist die Formatio reticularis, über die Impulse zum Kortex, zum vegetativen Nervensystem und zur Skelettmuskulatur geleitet werden. Dadurch entstehen drei Arten emotionaler Reaktionen (kortikal, viszeral und somatomotorisch). Die peripheren Reaktionen aus den Eingeweiden und der Skelettmuskulatur werden zum Kortex zurückgemeldet und dort erneut verarbeitet. Die Gefühlsempfindung kann moduliert (gesteigert oder abgeschwächt) werden, indem zur Bewertung der äußerlichen Reize die Bewertung der eigenen dadurch ausgelösten körperlichen Empfindungen hinzukommt.

In der Aktivierungstheorie kommen stärker als bei James und Lange und auch als bei Cannon und Bard die kognitiven Anteile der Emotion zum Tragen. Besonders intensiv wurden in den 1970er Jahren diese kognitiven Anteile der Emotionen erforscht, was in den **kogniti-**

ven Emotionstheorien resultierte (Schachter und Singer sowie Lazarus). Gemäß diesen Theorien ergeben sich die Emotionserfahrungen aus dem Zusammenwirken physiologischer Erregung und kognitiver Bewertung. Die Reize wie auch die physiologischen Erregungen werden gleichzeitig anhand von situativen Hinweisreizen und Kontexterfahrungen kognitiv bewertet. Die Erfahrung einer Emotion ergibt sich dann aus der Interaktion des Erregungsniveaus und der Art der Bewertung. So kann z.B. ein Aktivierungszustand abhängig von den kognitiven Aspekten in einer Situation als Freude, Ärger usw. interpretiert werden. Eine bestimmte Aktivierung ist jedoch immer notwendig, damit Emotionen entstehen. Welche Emotion letztendlich entsteht, hängt von den Hinweisreizen und den daraus resultierenden kognitiven Interpretationen ab.

Die Cannon-Bard-Theorie griff explizit auf die zu dieser Zeit diskutierten neuroanatomischen Befunde zum limbischen System zurück. Unter dem limbischen System werden seit Broca die inferomedialen Anteile beider Hemisphären zusammengefasst (grand lobe limbique), die zu den phylogenetisch älteren Teilen des Gehirns zählen. Broca unterschied einen äußeren und einen inneren Ringbezirk. Der äußere Ring besteht aus dem entorhinalen, retrosplenialen, periamygdalärem und cingulärem Kortex. Zum inneren Teil zählen Hippocampus, Amygdala, Hypothalamus und Septum. Der Neuroanatom Papez hat 1937 die bis dahin gültigen anatomischen Befunde zum limbischen System zusammengefasst und den nach ihm benannten Schaltkreis vorgeschlagen (**Papez-Schaltkreis**; **Abb. 20-5**). Papez ging davon aus, dass das Erfahren von Emotionen im Wechselspiel zwischen den Impulsen aus dem Hypothalamus und den im Kortex gespeicherten Erfahrungen entsteht. Hierbei soll das Cingulum (Gyrus cinguli) mit seinen bidirektionalen Verbindungen zwischen dem Kortex und dem limbischen System die Voraussetzung dafür sein, dass der Mensch Emotionen empfindet und dass Erfahrungen (im Kortex außerhalb des limbischen Systems gespeichert) auf das limbische System einwirken können. Viele der späteren physiologisch und neuroanatomisch orientierten Emotionsforscher haben auf diese Überlegungen zurückgegriffen. Prinzipiell hat dieses Modell noch heute seine Gültigkeit, es ist jedoch erweitert worden (s.u.).

Eine neurobiologische Theorie der Emotion, die auf Untersuchungen an Ratten beruht, ist die **Emotionstheorie von LeDoux** (1994). Bemerkenswert ist, dass LeDoux in seinen theoretischen Arbeiten allgemein über Emotionen spricht, er sich in seinen wissenschaftlichen Arbeiten allerdings ausschließlich auf die Emotion **Angst** konzentriert. Für LeDoux ist die Amygdala die zentrale Struktur

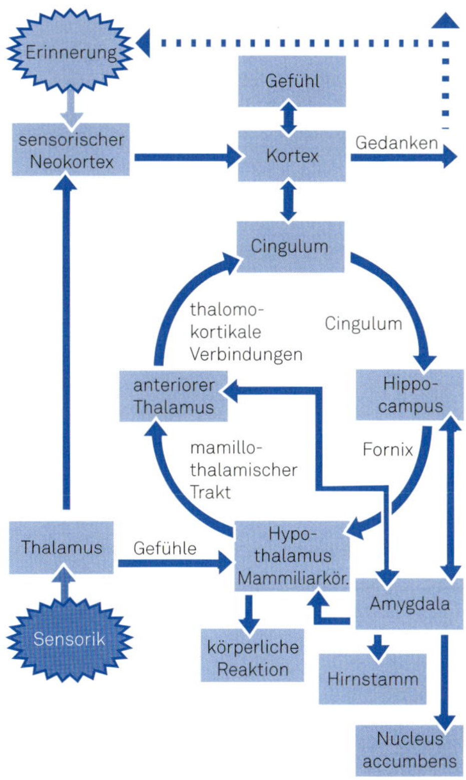

Abbildung 20-5: Schematische Darstellung des Papez-Schaltkreises und des limbischen Systems.

im Emotionsschaltkreis. Seiner Ansicht nach wird die Amygdala auf zwei Wegen stimuliert, entweder direkt über den Thalamus oder indirekt vom Kortex. Über den direkten Weg erkennt die Amygdala bereits (schemenhaft) die emotionale Bedeutung und steuert über ihre Verbindungen zu spezifischen Kernen des Hirnstamms autonome und viszerale Reaktionen, die wiederum schnelle motorische Reaktionen ermöglichen. Damit impliziert LeDoux, dass die Amygdala sensorische Reize aus der Umwelt bewertet, bevor die primären und sekundären Assoziationsareale diese Eingangssignale analysiert haben. Dadurch sollen schnelle emotionale Reaktionen möglich sein, die keine kortikal vermittelte Bewertung erfordern (**Abb. 20-6**). Über den zweiten, kortikalen Weg erfolgt dann die kognitive Bewertung, auf die die autonomen und viszeralen Reaktionen folgen. Wichtig ist, dass die Amygdala in beide Schaltkreise eingebunden ist; sie nimmt die erste schnelle Bewertung selbst vor, bezieht später die zweite mit ein und initiiert die körperlichen Prozesse. Die meisten Abläufe sollen gemäß LeDoux ohne bewusstes Erleben erfolgen.

Nach LeDoux ist beim Menschen das subjektive Erleben einer Emotion vom Bewusstsein und damit vom Arbeitsgedächtnis abhängig. Angstbezogene Reize lösen eine Erregung der Amygdala aus. Diese Erregung sowie die abgespeicherten Gedächtnisinhalte über angstbezogene Reize, bereits erlebte Ängste und hilfreiche Gegenreaktionen gelangen zusammen mit den sensorischen Reizen ins Arbeitsgedächtnis und werden dort integriert bzw. miteinander verglichen. Diese Integration soll die Basis für das subjektive Angsterleben sein. Die zentrale Informationsinterpretation erfolgt jedoch in der Amygdala. Mit anderen Worten: Die Repräsentation der Amygdala-Aktivität im Arbeitsgedächtnis ist die wesentliche Grundlage für das Empfinden von Angst. Demzufolge dürfte man ohne Amygdala keine Angst empfinden.

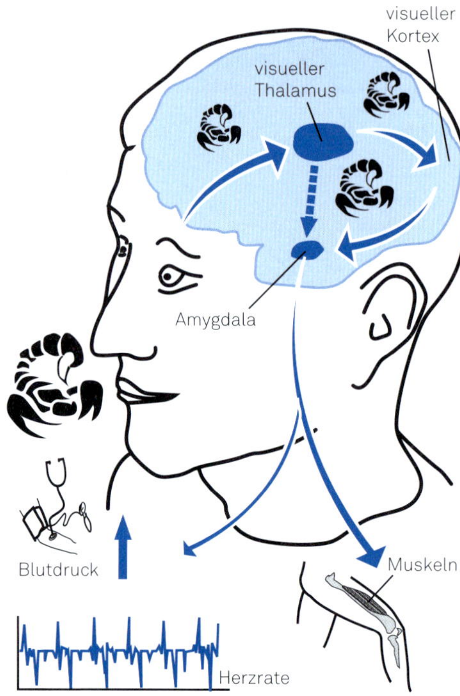

Abbildung 20-6: Schematische Darstellung des Reaktionsablaufs bei der Angstreaktion (nach LeDoux, 1994). Für LeDoux ist die Amygdala die zentrale Schaltstelle für die Entstehung (zumindest) der Angstemotion.

In der Tat reagieren Patienten mit bilateralen Läsionen der Amygdala nicht oder erheblich schwächer auf Angst auslösende Reize. Sie lernen auch sehr schlecht oder überhaupt nicht, Angst mit bestimmten Reizen zu koppeln (Kap. 20.7.), können sozial relevante Informationen nicht mehr gut wahrnehmen und ihnen gelingt es nicht mehr, die Vertrauenswürdigkeit von Gesichtern wie Gesunde zu bewerten (Adolphs, 2010). Bei allen gestörten Funktionen müssen implizit für Angst relevante Informationen verarbeitet werden.

Die Amygdala ist jedoch nicht nur in die Generierung von Angst eingebunden. Untersuchungen haben gezeigt, dass sie auch bei anderen negativen Emotionen aktiv ist, z.B. bei depressiven Patienten, bei denen die

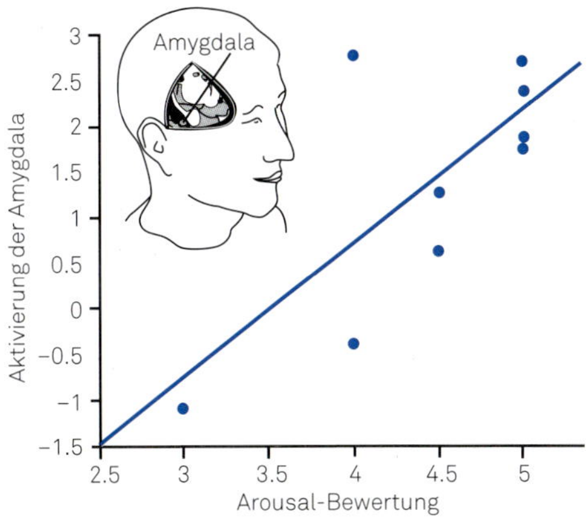

Abbildung 20-7: Abhängigkeit der Amygdala-Aktivierung vom Ausmaß der subjektiv empfundenen Erregung beim Hören von Musik (nach Baumgartner et al., 2006).

Amygdala bereits tonisch voraktiviert ist und bei denen neutrale und auch positive Reize zu einer Zunahme der Amygdala-Aktivierung führen. Die Amygdala ist bei starker emotionaler Erregung (arousal) aktiv, auch wenn keine Angst ausgelöst wurde, z. B. beim Hören von aktivierender Musik (Baumgartner et al., 2006; **Abb. 20-7**). Auch Musik, die man nicht mag, evoziert Aktivierungen der Amygdala. Insofern müssen zumindest im Zusammenhang mit der Erforschung von Emotionen beim Menschen und der Einbindung der Amygdala die Befunde differenziert eingeordnet werden. In Tierversuchen ist die Amygdala bislang viel deutlicher als beim Menschen mit der Angst in Verbindung gebracht worden.

20.4. Konzept der Basisemotionen – von Darwin zu Ekman

Mit seinem 1872 erschienenen epochalen Werk *The expression of emotions in man and animals* übt Charles Darwin einen bis heute währenden Einfluss auf die Emotionspsychologie aus. Vor allem Paul Ekman hat dieses Konzept aufgegriffen und in seine Emotionstheorie (**neurokulturelle Theorie der Emotionen**) einfließen lassen (Ekman, 1993). Ekman betrachtet die Emotionen im Wesentlichen aus dem Blickwinkel des emotionalen Ausdrucks und insbesondere der Mimik. Aus seiner Sicht sind am Zustandekommen des emotionalen Ausdrucks verschiedene Komponenten beteiligt:

- Auslöser
- Affektprogramme für Basisemotionen
- Darbietungsregeln
- Bewältigungsregeln.

Auslöser sind bestimmte Reizkonstellationen, die die Affektprogramme auslösen können. Dies können Gesichtsausdrücke anderer Personen oder soziale Konstellationen sein. Die **Affektprogramme** sind vererbte Programme, die mimische und vegetative Reaktionen und bestimmte Verhaltensweisen kontrollieren. Ekman nimmt distinkte Affektprogramme an, die spezielle Basisemotionen kontrollieren, die durch typische mimische Ausdrücke charakterisiert sind. **Darbietungsregeln** sind erlernte kulturelle Regeln, die auf den emotionalen Ausdruck (Mimik und Gestik) einwirken. Sie können dazu führen, dass der emotionale Ausdruck gehemmt oder gefördert wird. Typisch ist dies für das Lachen; in den USA ist das Lachen weit weniger gehemmt als z. B. in asiatischen Kulturen. Letztlich sollen **Bewältigungsregeln** die Gefühle insgesamt regeln können. Mit diesen gelernten Bewältigungsregeln können Gefühle abgeschwächt, hinausgezögert oder verstärkt werden. Zentral für diese Theorie sind die Basisemotionen, die zwar auch in anderen Emotionstheorien thematisiert werden, aber bei Ekman mit bestimmten mimischen Ausdrücken in Verbindung gebracht werden. Ekman definiert folgende **Basisemotionen** anhand der mimischen Ausdrücke:

- Furcht
- Wut

- Freude
- Trauer
- Überraschung
- Neugierde
- Ekel
- Verachtung.

Die Theorie der Basisemotionen wird von verschiedenen Forschern kritisiert. Ein Kritikpunkt ist, dass nicht immer die gleichen Basisemotionen und nicht die gleiche Anzahl von Basisemotionen angeboten werden. Auch die Benennung der jeweiligen Basisemotionen ist nicht immer einheitlich. Problematisch ist ferner, dass schon der Begriff Basisemotion eine Distinktheit von Emotionen andeutet. Das bedeutet, dass implizit davon ausgegangen wird, dass zu einem bestimmten Zeitpunkt eine Basisemotion zumindest prinzipiell in reiner Form vorliegen könne. Aus Sicht der Verhaltensbiologie ist diese Annahme nicht haltbar, denn Emotionen treten in der Regel in Mischformen auf; möglicherweise wird eine einzelne Emotion nie in reiner Form vorliegen. Insofern lässt sich fragen, warum es sinnvoll sein soll, in der Natur nie auftretende Basisemotionen zu unterscheiden. Aus der Sicht der Verhaltensbiologie sind Verhaltenstendenzen (z. B. Annäherung und Vermeidung) relevanter.

Im Gegensatz zu den oben dargestellten kategorialen Emotionstheorien stehen die **dimensionalen Emotionstheorien.** Im Rahmen dieser Theorien wird angenommen, dass die Emotion das Resultat einer Ausprägung auf mehreren bestimmten Dimensionen ist. Welche Dimensionen anzunehmen sind, darüber besteht allerdings noch Uneinigkeit. Seit Wilhelm Wundt werden jedoch häufig drei Dimensionen thematisiert:

- Lust - Unlust (Valenz)
- Erregung - Beruhigung (Arousal)
- Spannung - Lösung (Dominanz).

Die Dimensionen Valenz und Arousal sind in neurowissenschaftlichen Studien häufig untersucht worden. Hierbei zeigte sich, dass Hirngebiete im Orbitofrontalkortex und das ventrale Striatum (Nucleus accumbens) abhängig von der Ausprägung der Valenz unterschiedlich stark durchblutet sind. Je angenehmer die bearbeiteten Reize, desto stärker sind diese Hirngebiete durchblutet. Unangenehme Reize sind v. a. mit Aktivierungen der Amygdala assoziiert, die abhängig vom Arousal unterschiedlich stark aktiviert ist. Je stärker Arousal empfunden wird, desto stärker ist die Amygdala aktiviert (Lewis et al., 2006).

20.5. Theorie von Panksepp – die Rolle von Emotionssystemen

Eine umfangreiche und gerade für die Neuropsychologie und die kognitiven Neurowissenschaften ergiebige Emotionstheorie hat der Psychobiologe Jaak Panksepp (2003; 2011) vorgelegt. Eine zentrale Rolle für die Kontrolle der Emotionen soll ähnlich wie bei der Cannon-Bard-Theorie der Hypothalamus ausüben. Die verschiedenen Emotionssysteme sollen genetisch bedingt sein und das Verhalten v. a. in Bezug auf **Annäherung** und **Hemmung** beeinflussen. Panksepp postuliert Feedback-Schleifen, welche die Sensitivität sensorischer Systeme beeinflussen sollen, sowie vier Emotionssysteme (**Tab. 20-1**):

- Erwartungssystem
- Wutsystem
- Angstsystem
- Paniksystem.

Des Weiteren schlägt er Sekundärsysteme vor: Lust/Sexualität, Spiel/Freude und Fürsorge/Pflege.

Über das **Erwartungssystem** wird Annäherung und Vermeidung vermittelt. Wir lernen unangenehme Situationen zu vermeiden und uns angenehmen zu nähern. Damit ist v. a. das

Tabelle 20-1: Emotionssysteme nach Panksepp mit den beteiligten Hirnregionen und Neurotransmittern.

Basisemotionen	Hirnregionen	Neuromodulatoren
vier Emotionssysteme		
generelle Motivation/ Erwartung	Nucleus accumbens, VTA, mesolimbischer, mesokortikaler Output, lateraler Hypothalamus, PAG	DA (+), zahlreiche Neuropeptide, Opioide (+), Neurotensin
Wut	mediale Amygdala, NST, medialer und perifrontaler Hypothalamus, dorsales PAG	Substanz P (+), ACh (+), Glutamat (+)
Angst	zentrale und laterale Amygdala, medialer Hypothalamus und dorsales PAG	Glutamat (+), zahlreiche Neuropeptide, BBI, CRF, CCK, Alpha-MSH, NPY
Spiel/Freude	dorsomediales Diencephalon, parafasciculäres Areal, ventrales PAG	Opioide (+/–), Glutamat (+), ACh (+)
drei Sekundärsysteme		
Lust/Sexualität	kortikomediale Amygdala, NST, präoptischer und ventromedialer Hypothalamus, laterales und ventrales PAG	Stereoide (+), Vasopressin und Oxytocin, LH-RH, CCK
Fürsorge/Pflege	anteriorer Gyrus cinguli, NST, präoptisches Areal, VTA, PAG	Oxytocin (+), Prolaktin (+), DA (+), Opioide (+/–)
Panik durch Isolation	anteriorer Gyrus cinguli, NST, präoptisches Areal, dorsomedialer Thalamus, dorsales PAG	Opioide (–), Oxytocin (–), Prolaktin (–), CRF (+), Glutamat (+)

Die Monoamine Serotonin und Noradrenalin sind in der Tabelle nicht aufgeführt, da sie unspezifisch an allen Emotionen beteiligt sind. Höhere kortikale Regionen (meist frontale und temporale Areale), die an Emotionen beteiligt sind, bleiben ebenfalls unerwähnt.
ACh: Acetylcholin; NST: Nucleus striae terminalis; CCK: Cholecystokinin; CRF: Corticotropin-Releasing-Faktor; DA: Dopamin; BBI: Benzodiazepin-Bindungs-Inhibitor; LH-RH: luteinisierendes Hormon-Releasing Hormon; MSH: Melanocyt-stimulierendes Hormon; NPY: Neuropeptid Y; PAG: periaquäduktales Grau; VTA: ventrales tegmentales Areal; (–): hemmend; (+): erregend. (Nach Panksepp, 2003, 2011; Pritzel et al., 2003)

Lernen anhand von Verstärkung und Bestrafung gemeint. Dieses System wird über das mesolimbische Belohnungssystem vermittelt. Die wesentlichen Neurotransmitter sind Dopamin, Opioide sowie einige Neuropeptide (s. a. Kap. 20.12.2.). Zahlreiche Befunde belegen die Einbindung dieses Systems in den Belohnungskreislauf und in die Kontrolle der Motivation.

Das **Wutsystem** wird gemäß Panksepp über den medialen Amygdala-Komplex, Teile des Hypothalamus und das periaquäduktale Grau[55]

55 Das periaquäduktale Grau (auch zentrales Höhlengrau genannt) ist ein Nervenzellkörperkomplex, der zentral im Mittelhirn lokalisiert ist und oft zur Formatio reticularis gezählt wird. Er ist wichtig für die Vermittlung von Angst- und Fluchtreflexen.

vermittelt. Die Neurotransmitter Glutamat, Acetylcholin und die Substanz P sollen eingebunden sein. Die Amygdala soll v.a. hemmende Wirkung auf die mit ihr verbundenen Systeme ausüben, wobei bei gesteigerter Wut die Hemmung reduziert ist oder ausbleibt.

Das **Angstsystem** wurde oben bereits dargestellt und mit der Amygdala, und hier v.a. mit dem zentralen und lateralen Teil der Amygdala in Verbindung gebracht. Als Neuromodulatoren werden Glutamat, Serotonin, aber auch eine Reihe von Neuropeptiden genannt.

Das **Paniksystem** wird explizit vom Angstsystem getrennt, was bemerkenswert ist, da in der Psychologie Panik oft als extreme Form der Angst aufgefasst wird. Auf der Basis von Tieruntersuchungen assoziiert Panksepp Panik mit Trennungsstress, Isolation und Schmerz. Die eingebundenen Hirnregionen sind das anteriore Cingulum, der dorsomediale Thalamus, die präoptische Region des Hypothalamus, der mediodorsale Thalamus, das dorsale periaquäduktale Grau und das basale Vorderhirn.

20.6. Theorie der somatischen Marker von Damasio

Die **Emotionstheorie von Antonio Damasio** basiert im Wesentlichen auf der Analyse von hirngeschädigten Patienten. Insofern unterscheidet sich diese Theorie insbesondere von den Theorien von LeDoux und Panksepp, die v.a. auf Befunden aus Tieruntersuchungen beruhen. Der wesentliche Aspekt dieser Theorie ist, dass menschliche Entscheidungen durch Gefühle (feelings) beeinflusst werden. Ein Gefühl ist für Damasio das bewusste Erleben einer Emotion (emotion). Bevor unten näher auf diese Theorie Bezug genommen wird, soll darauf hingewiesen werden, dass Damasio mit dieser Theorie Emotionen, Entscheidungen und auch das Denken eng verzahnt und damit die künstliche Trennung zwischen Denken/Entscheiden und den Gefühlen aufhebt. Für ihn existieren somit keine Trennungen zwischen Körper und Geist. Um diese Theorie besser zu verstehen, werden kurz zwei für Damasio wichtige klinische Fälle dargestellt.

Phineas Gage war ein 25-jähriger Gleisarbeiter, der einen schweren Unfall erlitt. Mit einer Eisenstange wollte er ein bereits mit Schießpulver gefülltes Sprengloch überprüfen. Durch die Funkenentwicklung explodierte das Schießpulver und die Eisenstange schoss aus dem Bohrloch und drang unterhalb des linken Wangenknochens in seinen Schädel und an der oberen Schädeldecke wieder aus. Phineas Gage überlebte diesen Unfall und war während der gesamten Zeit bei vollem Bewusstsein. Er verlor sein linkes Auge, ansonsten stellten die Ärzte keine Beeinträchtigungen seiner Wahrnehmung oder seines Gedächtnisses fest. Es traten nach dem Unfall jedoch auffällige Persönlichkeitsveränderungen ein. Vor dem Unfall wurde er als verantwortungsvoll, liebenswürdig und ausgeglichen beschrieben. Nach dem Unfall war er respektlos, launisch, unfreundlich und v.a. litt er unter Entscheidungsproblemen, die v.a. dadurch gekennzeichnet waren, dass er für ihn offensichtlich ungünstige Entscheidungen wiederholt fällte. Letztlich erlitt er einen sozialen und beruflichen Abstieg.
Ein weiterer Fall ist unter dem Namen «Elliot» in die Literatur eingegangen. Es handelt sich um einen Patienten, dem aufgrund eines Tumors der präfrontale Kortex entfernt wurde. Nach dem operativen Eingriff veränderte sich die Persönlichkeit dieses Patienten ähnlich wie bei Gage. Er wies eine Störung der Entscheidungsfähigkeit und einen Mangel an Gefühlen auf. Typi-

scherweise reagierte er nicht mehr emotional auf für normale Personen erregende Bilder. Wie bei Phineas Gage konnte bei Elliot ein Zusammenhang zwischen Gefühlsarmut und Entscheidungsunfähigkeit entdeckt werden, der für die Emotionstheorie von Damasio wesentlich ist. Gefühle sollen uns helfen, Entscheidungen zu treffen.

Vor einigen Jahren haben spanische Ärzte von einem Patienten berichtet, der eine ähnliche Läsion wie Phineas Gage erlitten hatte (Mataró et al., 2001). Es handelte sich um einen jungen Mann, der wahrscheinlich während des spanischen Bürgerkriegs aus einem Fenster sprang, um flüchten zu können (1937). Dabei rutschte er aus und stürzte auf einen Eisenzaun, wobei sein Kopf von einer Eisenstange ähnlich wie bei Phineas Gage durchbohrt wurde **(Abb. 20-9)**. Wie Gage war er bei Bewusstsein, auch als die in seinem Kopf befindliche Zaunstange entfernt wurde. 60 Jahre später wurde dieser Patient erneut untersucht und sein Leben rekonstruiert. Auch er litt unter psychologischen Defiziten. Er konnte seinen Tagesablauf nicht mehr korrekt planen, litt unter Interferenzanfälligkeit, war irritierbar, brach häufig Arbeiten ab und war antriebslos. Sein in der Jugend begonnenes Universitätsstudium konnte er nicht abschließen. Anders als Phineas Gage zeigte dieser Patient auch 60 Jahre nach seinem Unfall kein antisoziales Verhalten. Er zeigte – trotz der für Frontalkortexläsionen typischen psychischen Ausfälle – vielmehr ein sozial sehr angepasstes Verhalten, war ein fürsorglicher Vater und funktionierte recht gut in seiner sozialen Umgebung.

Der Fall Phineas Gage hatte bereits zu seinen Lebzeiten viel Aufmerksamkeit erregt. Phineas Gage verstarb 1867 vermutlich an einem Status epilepticus. Seine Leiche wurde 1867 exhumiert und der Schädel im Museum der Harvard Medical School ausgestellt. Später haben Damasio und weitere Neurologen den Schädel mittels MRT gescannt und digital ein Gehirn angepasst (Damasio et al., 1994). So konnten sie – die Löcher im Schädel nutzend – die Hirnbereiche identifizieren, die bei Gage in Mitleidenschaft gezogen wurden. Insbesondere der linksseitige **ventromediale Präfrontalkortex** (VMPFC) mit dem **Orbitofrontalkortex** war stark beeinträchtigt **(Abb. 20-8)**. Damasio vermutet, dass infolge dieser Läsionen Phineas Gage nicht mehr in der Lage war, angemessen Gefühle zu empfinden und sie für seine Entscheidungsfindung zu nutzen.

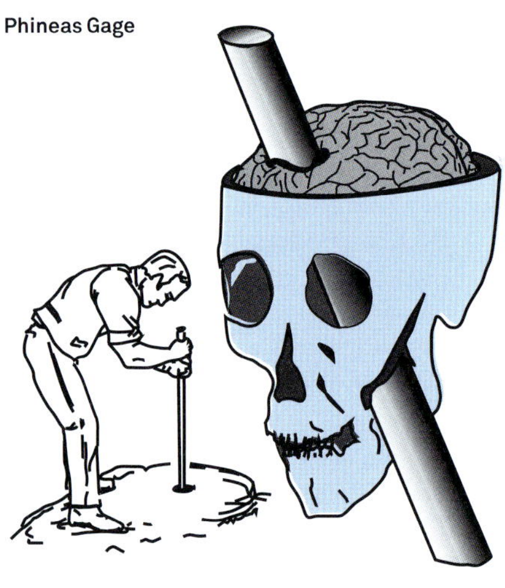

Abbildung 20-8: Darstellung der wahrscheinlichen Läsion von Phineas Gage anhand der Untersuchung von Damasio et al. (2001).

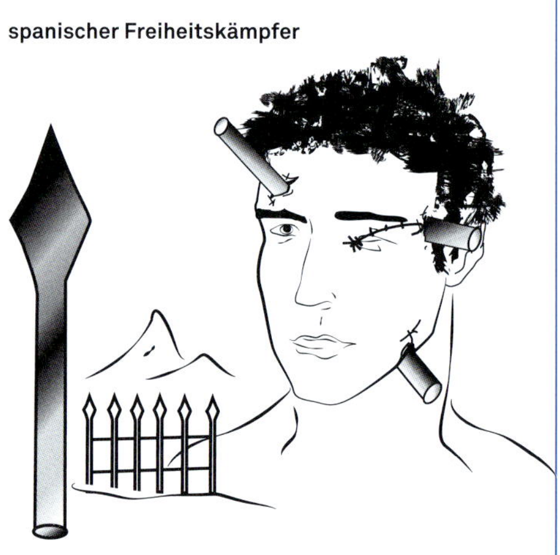

Abbildung 20-9: Darstellung der äußeren Verletzungen des spanischen „Phineas Gage“.

Folgende Gründe für die Unterschiede werden aktuell diskutiert:

1. Die prämorbide Persönlichkeit könnte einen Einfluss haben. Vorstellbar ist, dass Menschen mit einer genetischen Veranlagung zur Soziopathie durch eine Läsion von Hirngebieten, die in die Kontrolle des Sozialverhaltens eingebunden sind, stärker in ihrem Sozialverhalten beeinträchtigt sind. Bei Phineas Gage müsste demzufolge eine solche Veranlagung angenommen werden.
2. Die Läsionen bei Phineas Gage und dem spanischen Patienten sind – obwohl ähnlich – möglicherweise nicht identisch. Bei dem spanischen Patienten scheinen neben den linksseitigen Frontalkortexgebieten auch die auf der rechten Hemisphäre liegenden Gebiete betroffen zu sein.
3. Die liebevolle Pflege und Unterstützung durch seine Familie könnte dem spanischen „Phineas Gage" geholfen haben, neue Verhaltensstrategien zu erwerben, mit denen er seine Störung kompensieren konnte. Dies könnte auch dazu geführt haben, dass nicht befallene neuronale Netzwerke sich in die Kontrolle des Sozialverhaltens eingeschaltet haben.
4. Insgesamt sprechen diese Befunde für ein multifaktorielles Modell der Soziopathie, wonach soziopathisches Verhalten durch genetische, biologische und soziale Faktoren zustande kommt (Jancke, 2008).

Anhand dieser Untersuchungen ist die Bedeutung des Frontalkortex und insbesondere des ventromedialen Präfrontalkortex **(Abb. 20-10)** und des angeschlossenen Orbitofrontalkortex für die Kontrolle des Sozialverhaltens, aber auch – und das ist der Beitrag von Antonio Damasio – für die Kontrolle von Entscheidungen zu erkennen. Aufgrund dieser Befunde ist die **Theorie der somatischen Marker** entwickelt worden (Damasio et al., 1994; Damasio, 1996). Dass der Frontalkortex für die Kontrolle des Sozialverhaltens entscheidend ist, wird auch durch klinische Befunde belegt, die zeigen, dass Patienten mit Läsionen im Frontalkortex (insbesondere im ventromedialen Präfrontalkortex und im Orbitofrontalkortex) unter teilweise erheblichen Beeinträchtigungen des Sozialverhaltens leiden.

Auch nach Damasio sind Emotionen im Sinne des oben beschriebenen Regelkreismodells der Motivation und Emotion zu verstehen. Emotionen sind demzufolge Bestandteile eines homöostatischen Prozesses. Ein Reiz oder eine Situation führt zu einer Auslenkung aus einem homöostatischen Zustand, die eine Rückführung in den Ausgangszustand erfor-

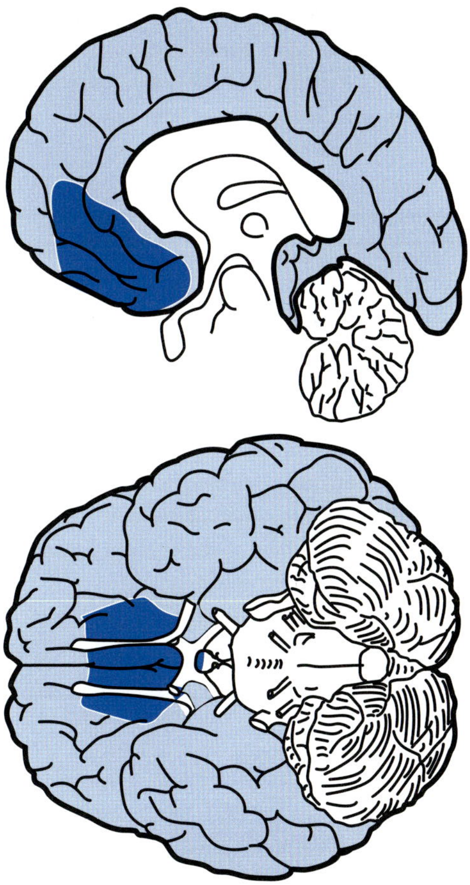

Abbildung 20-10: Schematische Darstellung des ventromedialen Präfrontalkortex.

dert. Die Auslenkung (Regelabweichung) ist eine Repräsentation der auf verschiedenen Ebenen entstehenden physiologischen Veränderungen im Gehirn und in der Körperperipherie (**Abb. 20-10**). Diese Veränderungen repräsentieren sich in **körperlichen Zuständen** (z.B. gesteigerte Herzfrequenz, Schwitzen, Magendruck). Diese körperlichen Zustände sind eben die Emotionen; Gefühle sind die bewussten Wahrnehmungen der Körperzustände. Die **somatischen Marker** sind Signale dieser körperlichen Zustände, die auf zwei Arten entstehen können: aufgrund der tatsächlichen peripheren Reaktionen oder aufgrund der zentralen (kortikalen) Repräsentationen dieser peripheren Reaktionen. Die zweite Variante kann als „Als-ob"-Reaktion verstanden werden. Eine bestimmte körperliche Reaktion, die in bestimmten Situationen erlebt wurde, wird erinnert oder es wird simuliert, welche körperlichen Reaktionen man in diesen Situationen erleben würde. Mit jeder emotionalen Reaktion sind bestimmte körperliche Zustände gekoppelt, die ihre spezifischen somatischen Marker als Signale melden. Diese somatischen Marker dienen auch als Indikatoren für die Bedeutung und den Wert der emotionalen Reaktionen und beeinflussen Arbeitsgedächtnis- und Aufmerksamkeitsprozesse. Insbesondere in komplexen Situationen helfen diese somatischen Marker bei der Entscheidungsfindung. Sie engen den „Suchraum" der möglichen Entscheidungen ein und beschleunigen Entscheidungsprozesse.

Gemäß der Vorstellung von Damasio werden im ventromedialen Präfrontalkortex (und im benachbarten Orbitofrontalkortex) die somatischen Marker gelernt, verarbeitet und gespeichert. Dieses Signalsystem wird getrieben von einem **emotionalen Gedächtnis**, in dem die emotionalen Erfahrungen abgelegt sind. Jedes Mal, wenn das Individuum mit einer bestimmten Situation oder einem Problem konfrontiert wird, wird dieses emotionale Gedächtnis aktiviert und die somatischen Marker werden ausgelöst (**Abb. 20-11**). Diese somatischen Marker sind als Gefühle vorstellbar, die mit bestimmten Situationen oder anderen Aspekten verbunden sind. Angenommen, Sie spielen in einem Spielkasino Roulette und haben bislang weniger gute Erfahrungen mit diesem Glücksspiel gemacht (Sie haben z.B. häufig Geld verloren). Dieser Verlust ist sicherlich mit Enttäuschung und/oder Wut verbunden gewesen. Diese emotionalen Reaktionen – mit den assoziierten und bewusst gewordenen Gefühlen – sind in Ihrem emotionalen Gedächtnis gespeichert. Jedes Mal, wenn Sie Roulette spielen, werden die unangenehmen Emotionen mit den assoziierten somatischen Markern abgerufen, die sich dann als unangenehme Gefühle äußern, die auf die Entschei-

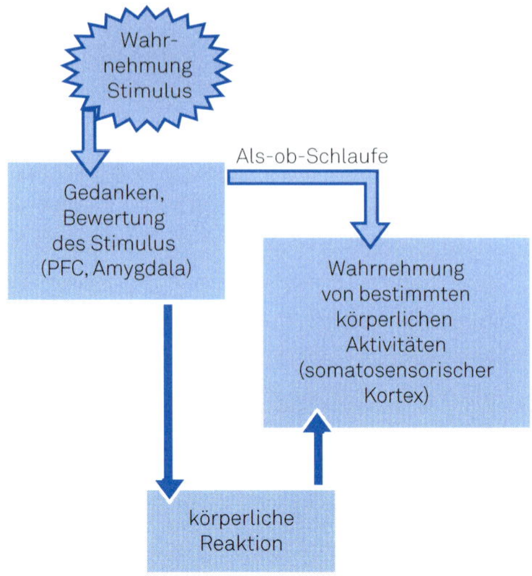

Abbildung 20-11: Schematische Darstellung des Emotionsmodells nach Damasio (Theorie der somatischen Marker). Die körperlichen Reaktionen werden durch emotionale Reize oder durch das emotionale Gedächtnis evoziert. Diese körperlichen Reaktionen wirken über den sensorischen Kortex zurück und erzeugen dann die somatischen Marker. Die somatischen Marker können auch unter Umgehung tatsächlich stattfindender körperlicher Reaktionen erschlossen bzw. abgerufen werden (Als-ob-Reaktionen).

dungen einwirken. Etwas salopp könnte man diese Gefühle auch als **Bauchgefühle** bezeichnen. In diesem speziellen Beispiel könnte das unangenehme Bauchgefühl dazu führen, dass im Entscheidungsraum jene Entscheidungen präferiert werden, die eher zur Ablehnung des Spiels führen.

Der Einfluss der somatischen Marker auf unsere Entscheidungen kann **unbewusst** oder **bewusst** erfolgen. Die unbewussten Einflüsse „laufen" über den Hirnstamm und/oder das ventrale Striatum (Nucleus accumbens). Die bewussten Entscheidungen werden über den Kortex vermittelt, in dem komplexe Kognitionen generiert und kontrolliert werden. Die körperlichen Zustände werden in die somatosensorischen Areale und in die Insula projiziert. Letztlich bleibt als zentrale Schaltstelle zwischen den subkortikalen und kortikalen Hirnstrukturen der Orbitofrontalkortex.

20.7. Emotionen und Lernen

Anhand der Theorie der somatischen Marker ist zu erkennen, dass Emotionen und Kognitionen eng miteinander verknüpft sind. Emotionen und Gefühle sowie deren Auslöser werden über Lernprozesse miteinander gekoppelt. Auch die damit verbundenen Interpretationen werden gelernt und im Langzeitgedächtnis abgelegt. Das emotionale Lernen ist vielfältig und wird über verschiedene Hirnsysteme vermittelt. Einfache Reiz-Emotions-Kopplungen können auch über subkortikale Strukturen ohne direkte Beteiligung des Kortex erfolgen. Komplexere Informationen und Gedächtnisinhalte müssen über kortikale Strukturen vermittelt werden. Es werden also subkortikale von kortikalen emotionalen Lernprozessen unterschieden.

20.7.1. Furchtkonditionierung

Ein typischer subkortikaler emotionaler Lernprozess findet bei der **Furchtkonditionierung** statt, bei der v.a. die Amygdala eine wichtige Struktur ist. Häufig genutzt wurde das Paradigma der klassischen Konditionierung (**Abb. 20-12**), bei der ein neutraler Reiz mit einem unangenehmen Reiz gekoppelt wird, wobei letzterer typische emotionale Reaktionen auslöst. Diese emotionalen Reaktionen können z.B. anhand charakteristischer physiologischer Reaktionen beschrieben werden (z.B. Zunahme der Herzfrequenz oder der Schweißdrüsenaktivität).

In einem typischen Experiment hierzu (Bechara, 2005) wurden als neutrale Reize farbige Rechtecke präsentiert und mit unangenehmen Geräuschen klassisch konditioniert (**Abb. 20-12**). Das unangenehme Geräusch rief emotionale Reaktionen hervor, die typisch für negative Reaktionen sind. Nach mehrmaliger gemeinsamer Präsentation des blauen Rechtecks und des unangenehmen Geräuschs konnte allein die Präsentation des blauen Rechtecks eine emotionale Reaktion hervorrufen. Bei einem Patienten mit bilateralen

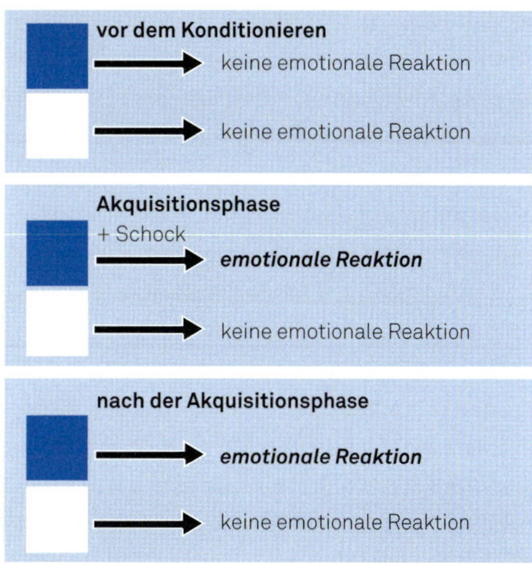

Abbildung 20-12: Ablauf der klassischen Konditionierung.

Amygdalaläsionen gelang diese klassische Konditionierung nicht. Die Präsentation des blauen Rechtecks löste keine emotionale Reaktion aus. Er konnte aber bewusst angeben, dass die blauen Rechtecke und die unangenehmen Geräusche gemeinsam präsentiert wurden. Bei einem Patienten mit bilateralen Hippocampusläsionen stellte sich in diesem Versuch die klassische Konditionierung ein. Das bedeutet, dass bei ihm das blaue Rechteck nach mehrmaligem gemeinsamen Präsentieren mit dem unangenehmen Geräusch die entsprechenden emotionalen Reaktionen hervorrief. Allerdings konnte er nicht bewusst angeben, dass das blaue Rechteck mit dem unangenehmen Geräusch gemeinsam präsentiert wurde. Diese doppelte Dissoziation belegt die Bedeutung der Amygdala und des Hippocampus für unterschiedliche Lernprozesse. Der Hippocampus ist in den Aufbau von expliziten Informationen eingebunden (Kap. 14), während die Amygdala am unbewussten Lernen beteiligt ist.

20.7.2. Indirektes Konditionieren

Menschen können auch über indirekte Prozesse klassisch konditioniert werden. Wenn der Präsentation des blauen Quadrats nicht die Präsentation des Schockreizes folgt, sondern nur die Präsentation einer verbalen Äußerung, kann die verbale Äußerung nach mehrmaligem gemeinsamen Präsentieren allein die Angstreaktion hervorrufen. Als verbale Äußerung kann z. B. visuell ein kurzer Satz wie „Achtung, nach dem blauen Rechteck erfolgt ein Schmerzreiz!“ präsentiert werden. Bei Patienten mit bilateralen Läsionen in der Amygdala ist eine solche indirekte verbale klassische Konditionierung praktisch nicht mehr möglich. Bei Patienten mit Läsionen im Hippocampus ist dies jedoch noch möglich. Bildgebende Studien haben darüber hinaus gezeigt, dass bei solchen verbalen Konditionierungsprozessen die linksseitige Amygdala besonders stark eingebunden ist (Phelps et al., 2001). Wahrscheinlich, weil die linksseitigen Hirngebiete grundsätzlich stärker an der Verarbeitung sprachlicher Funktionen beteiligt sind.

20.7.3. Informationswege der Amygdala

Anhand der Verschaltung der Amygdala können vier Informationswege unterschieden werden (**Abb. 20-13**). Diese Informationswege unterscheiden sich hinsichtlich der Hirnstrukturen, welche die afferenten Informationen der Amygdala zuführen. Alle afferenten Informationen werden unabhängig von den zuführenden Hirnstrukturen im lateralen Kernbereich der Amygdala verarbeitet. Die zentralen Kernbereiche der Amygdala, über die die emotionalen Reaktionen (Verhalten, vegetative und hormonelle Reaktionen) ausgelöst werden, bilden den efferenten Schenkel. Bevor die zentralen Kernbereiche innerviert werden, finden innerhalb der Amygdala Verarbeitungsprozesse statt, die noch nicht gänzlich verstanden sind. Diese „Zwischenverarbeitungen“ erfolgen in basolateralen und basomedialen Kerngebieten. Folgende vier Informationswege werden unterschieden:

- thalamoamygdaloider Weg
- kortikoamygdaloider Weg 1 (unimodale kortikale Hirngebiete)
- kortikoamygdaloider Weg 2 (polymodale kortikale Hirngebiete)
- hippocampal-amygdaloider Weg.

Der **thalamoamygdaloide Weg** ist ein schneller Informationsweg und verläuft über die sensorischen Thalamuskerne zur Amygdala. Diese afferenten Informationen werden in den lateralen Kernbereichen der Amygdala verarbeitet. Dort werden sie vorbereitet (wahrscheinlich finden hier auch erste Bewertungen statt) und so vorverarbeitet zum zentralen

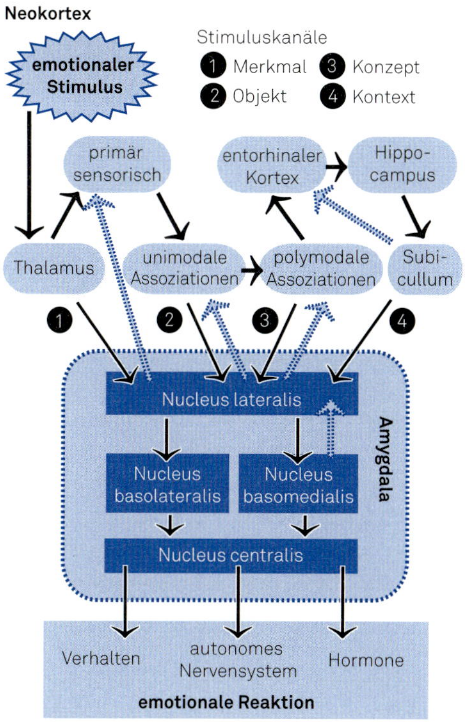

Abbildung 20-13: Schematische Darstellung der Amygdala und ihrer Verschaltungen.

Kernbereich weitergeleitet. Die zentralen Kerne lösen die emotionale Reaktion mit den vegetativen und hormonellen Begleiterscheinungen aus. Diese Informationsverarbeitung ist etwas grobschnittiger, da keine differenzierten kognitiven Prozesse ausgelöst werden, dafür aber sehr schnell, wodurch schnelle emotionale und häufig auch lebenswichtige bzw. -erhaltende Reaktionen ermöglicht werden. Zum Beispiel werden schnelle Fluchtreaktionen über diesen Weg vermittelt.

Der zweite Informationsweg verläuft über die primären sensorischen kortikalen Areale zur Amygdala (**kortikoamygdaloider Weg 1**). Hier sind die unimodalen kortikalen Hirngebiete quasi der Informationsgeber. Über diesen Weg gelangen vorverarbeitete visuelle Muster (z.B. zu Objektinformationen) zur Amygdala. Die polymodalen Assoziationsareale (z.B. der sekundäre visuelle oder auditorische Kortex, aber auch die Objektwahrnehmungszentren im Temporallappen) innervieren die Amygdala (**kortikoamygdaloider Weg 2**). Über diesen Informationsweg werden genauere Informationen zur Amygdala geleitet. Hierüber gelangen Konzeptinformationen zur Amygdala. Der vierte Informationsweg (**hippocampal-amygdaloider Weg**) verläuft über den Hippocampus. Über diesen Weg werden verschiedene, meist explizite Gedächtnisinformationen zur Amygdala vermittelt.

Anhand dieser komplexen Verschaltung ist zu erkennen, dass die Amygdala wie ein Filter viele Informationen aus verschiedenen Quellen des Gehirns aufnehmen, integrieren und zu emotionalen Reaktionen verarbeiten kann. Dieses Netzwerk ist demzufolge sehr flexibel und kann emotionale Reaktionen abhängig von unterschiedlichen Informationsquellen auslösen. Bislang wurde die Filter- und Integrationsfunktion der Amygdala im Sinne einer „Einbahnstraße" besprochen, in der die afferenten Informationen quasi gebündelt und zu emotionalen Reaktionen „geformt" werden. Mittlerweile liegen neuroanatomische Arbeiten vor, die auch Rückprojektionen von der Amygdala zu den uni- und polymodalen Hirngebieten nahelegen. Insofern ist es vorstellbar, dass die in der Amygdala vorverarbeiteten Informationen die kognitiven Prozesse in den uni- und polymodalen Hirngebieten beeinflussen (Vuilleumier, 2005).

20.7.4. Amygdala und Lernen

Aufgrund der räumlichen Nähe und der starken bidirektionalen Verkabelung von Amygdala und Hippocampus kooperieren beide Hirnstrukturen eng miteinander. In diesem Zusammenhang wird häufig vom **Hippocampus-Amygdala-Komplex** gesprochen, um die enge Verzahnung beider Hirngebiete zu betonen. Diese enge Verzahnung wird beim Lernen und Abrufen von Gedächtnisinformationen deutlich. Bekannt ist, dass emotionale Ereignisse oder emotional aufgeladene Informationen besser erinnert werden. Je stärker die emotionale Erregung beim Lernen, desto besser wird erinnert. Der Effekt wird auch **emotionaler Gedächtnisverstärkungseffekt** genannt. Tony Buchanan (2007; Buchanan et al., 2001) konnte diesen Effekt in seinen Arbeiten herausarbeiten (**Abb. 20-14**). Er hatte seinen Versuchspersonen Geschichten vorgelesen oder Bildgeschichten präsentiert, die hinsichtlich des emotionalen Inhalts neutral, angenehm oder unangenehm waren. Im Anschluss mussten die Versuchspersonen die Inhalte dieser Geschichten reproduzieren. Die emo-

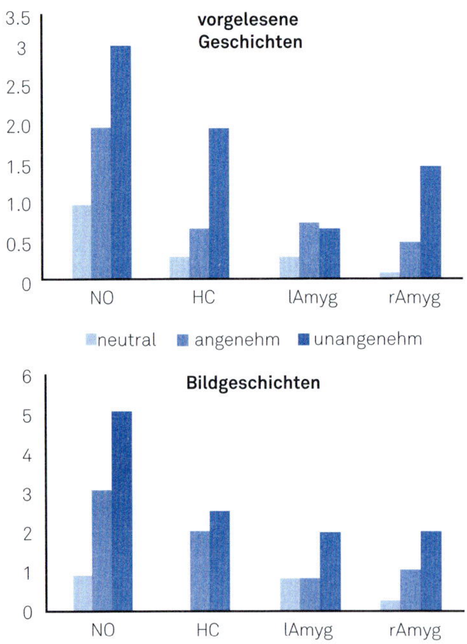

Abbildung 20-14: Schematische Darstellung des **emotionalen Gedächtnisverstärkungseffekts** in Abhängigkeit vom Vorliegen von Läsionen in der Amygdala und im Hippocampus (nach Buchanan et al., 2001). No: normale Kontrollpersonen; Hc: Patienten mit Läsionen im Hippocampus; L Amyg: Patienten mit Läsionen in der linken Amygdala; R Amyg: Patienten mit Läsionen in der rechten Amygdala.

tional aufgeladenen Geschichten wurden grundsätzlich besser erinnert, wobei die mit unangenehmen emotionalen Inhalten besser erinnert wurden als jene mit angenehmen emotionalen Inhalten. Einbezogene Patienten mit bilateralen Läsionen des Hippocampus erbrachten schlechtere Abrufleistungen als gesunde Personen, sie profitierten jedoch von den emotionalen Informationen und erbrachten bessere Abrufleistungen bei den emotionalen Inhalten. Bei den Patienten mit Läsionen in der linksseitigen Amygdala waren kaum emotionale Gedächtnisverstärkungseffekte zu verzeichnen (insbesondere bei verbal vermittelten Geschichten). Bei Patienten mit rechtsseitigen Amygdalaläsionen zeigte sich nur ein leichter emotionaler Gedächtnisverstärkungseffekt für die unangenehmen Geschichten. Zusammengefasst bedeutet dies, dass die Amygdala den emotionalen Gedächtnisverstärkungseffekt vermittelt.

Im Kapitel 13 wurde dargelegt, dass das Langzeitgedächtnis als ein Netzwerk aufzufassen ist, in dem verschiedene Informationen miteinander verknüpft werden. Auch emotionale Informationen werden mit expliziten und impliziten Gedächtnisinformationen gekoppelt. Die Stärke einer Gedächtnisspur kann als Funktion der Menge der miteinander gekoppelten Informationen aufgefasst werden. Je mehr Informationen miteinander gekoppelt sind, desto höher ist die Gedächtnisstärke. In diesem Sinn können auch emotionale Informationen (somatische Marker, Gefühle etc.) mit expliziten Informationen gekoppelt sein (s.a. episodisches Gedächtnis, bei dem häufig auch limbische Hirnsysteme beteiligt sind). Somit sind emotionale Informationen Bestandteile von expliziten Gedächtnisspuren. Werden explizite Gedächtnisinformationen aktiviert, breitet sich die Aktivierung auch zu den mit ihnen gekoppelten emotionalen Informationen aus. Umgekehrt können die mit emotionalen Informationen gekoppelten expliziten nichtemotionalen

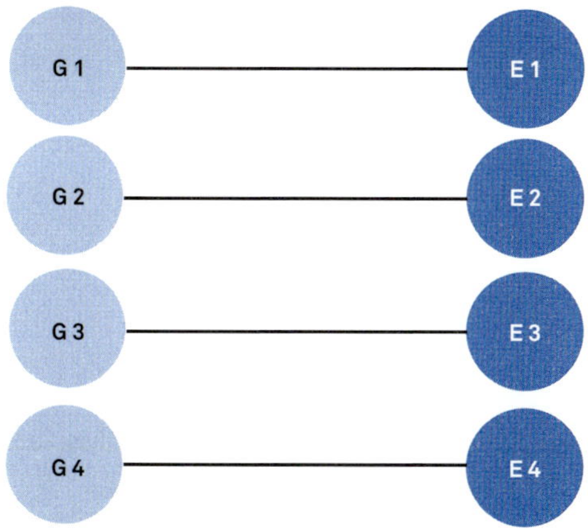

Abbildung 20-15: Schematische Darstellung der Verknüpfung von expliziten und emotionalen Gedächtnisinformationen. G 1–G 4: explizite Gedächtnisinhalte, E 1–E 4: emotionale Gedächtnisinhalte.

Gedächtnisinformationen durch Aktivierung der emotionalen Informationen abgerufen werden (**Abb. 20-15**).

20.8. Asymmetrie-Hypothese der Emotionsverarbeitung

Dass Emotionen bzw. emotionale Informationen von beiden Hemisphären unterschiedlich verarbeitet werden, beschäftigt die Neuropsychologie seit Langem. Früh wurde erkannt, dass Läsionen in der rechten Hemisphäre mit Störungen des Erkennens von emotionalen Gesichtsausdrücken und der Produktion des Emotionsausdrucks verbunden sind. In den letzten 100 Jahren sind zahlreiche Verhaltensstudien, aber auch EEG- und fMRT-Studien zu diesem Thema publiziert worden. Auf der Basis dieser Befunde entsteht ein differenzierteres Bild hinsichtlich der Einbindung beider Hemisphären in die Emotionskontrolle und -verarbeitung. Diese Befunde werden im Rahmen von vier Modellen diskutiert, die im Folgenden kurz dargestellt werden:

- Rechts-Hemisphären-Modell
- Valenz-Modell
- Annäherungs-Vermeidungs-Modell
- Verhaltensaktivierungs-Verhaltenshemmungs-Modell.

Die einzelnen Modelle haben viele Überschneidungsbereiche und sind aus ihrer Perspektive und auf der Basis der genutzten Paradigmen jeweils korrekt. Das Verhaltensaktivierungs-Verhaltenshemmungs-Modell ist umfangreicher und besitzt mehr Alltagsrelevanz (die Befunde hierzu sind zusammengefasst in **Abb. 20-16** dargestellt).

Das **Rechts-Hemisphären-Modell** stammt aus der Anfangszeit der Neuropsychologie bzw. Neurologie. Grundlage dieses Modells sind klinische Befunde, gewonnen an Patienten mit rechtshemisphärischen Läsionen, bei denen früh auffiel, dass sie häufig emotional indifferent oder gar manisch sind. Sie haben Mühe bei der Wahrnehmung von emotionalen Informationen oder bei der sprachlichen Produktion

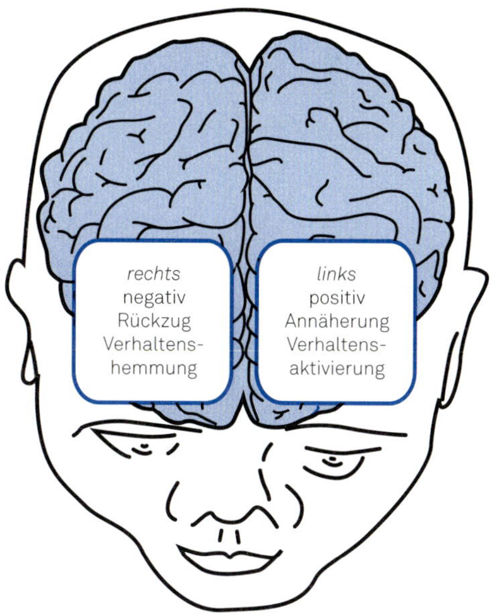

Abbildung 20-16: Schematische Darstellung der Hemisphärenasymmetrie im Zusammenhang mit emotionalen Prozessen.

emotionaler Inhalte. Auch Arbeiten unter Nutzung nichtinvasiver Verhaltensmethoden unterstützen die Bedeutung der rechten Hemisphäre für die Kontrolle und Verarbeitung von Emotionen. Das aus diesen Befunden abgeleitete Modell postuliert, dass die rechte Hemisphäre grundsätzlich für die Wahrnehmung, den Ausdruck und die Erfahrung von Emotionen spezialisiert ist. Hierbei wird die Valenz der jeweiligen Emotion nicht differenziert, sondern davon ausgegangen, dass alle Emotionen vorwiegend oder gar ausschließlich rechtshemisphärisch verarbeitet werden (Heilman, 1997).

Das **Valenz-Modell** differenziert zwischen Emotionen mit positiver und negativer Valenz. Grundlage dieses Modells sind Studien, in denen gezeigt wurde, dass beide Hemisphären positive und negative Emotionen unterschiedlich verarbeiten (rechte Hemisphäre = negative Emotionen; linke Hemisphäre = positive Emotionen). Befunde hierzu wurden wiederholt im Zusammenhang mit dem Wada-Test berichtet (Injektion eines Anästhetikums in die linke oder rechte Arteria carotis interna). Wird das Anästhetikum der linken Hemisphäre zugeführt, stellt sich häufig eine sogenannte „Katastrophenreaktion" ein. Sie ist gekennzeichnet durch pessimistische Äußerungen, Schuldgefühle, Klagen, Sorgen und gelegentlich auch durch Weinen. Wird dagegen die rechte Hemisphäre gehemmt, stellt sich eine euphorische Reaktion mit positiven emotionalen Ausdrücken (Lachen oder Lächeln) und einem positiven Grundgefühl ein. Wahrscheinlich entstehen diese Reaktionsmuster durch Veränderungen der interhemisphärischen Hemmungen, die durch das unilateral applizierte Anästhetikum verursacht sind. Grundsätzlich hemmen sich beide Hemisphären gegenseitig: Die rechte hemmt die linke und die linke hemmt die rechte. Durch diese wechselseitige Hemmung wird eine Überaktivierung einer Hemisphäre verhindert. Dieses ausgeglichene interhemisphärische Aktivierungsmuster wird durch die unilateral applizierte Gabe des Anästhetikums verändert. Wird die rechte Hemisphäre gehemmt, wird gleichzeitig die linke enthemmt. Umgekehrt führt eine Hemmung der linken Hemisphäre zu einer Enthemmung der rechten. Ist nun die rechte Hemisphäre enthemmt, ergibt sich die Katastrophenreaktion, offenbar weil sich nun die in der rechten Hemisphäre verarbeiteten negativen emotionalen Inhalte entfalten können. Umgekehrt führt eine Enthemmung der linken Hemisphäre zur Entfaltung der in der linken Hemisphäre verarbeiteten positiven Emotionen.

Viele Verhaltensstudien und EEG-Arbeiten unterstützen die Valenz-Hypothese. Die EEG-Arbeiten haben zusammengefasst ergeben, dass beim Wahrnehmen und Verarbeiten positiver Emotionen der linksseitige Frontalkortex stärker aktiviert ist als der rechte. Umgekehrt ergeben sich meist rechtsseitige Aktivitätszunahmen im Frontalkortex beim Verarbeiten negativer Emotionen. Ein einfacher Versuchsansatz wurde z. B. von Richard Davidson verwendet, der Versuchspersonen Filmausschnitte mit unterschiedlichem emotionalen Inhalt präsentierte und gleichzeitig die EEG-Aktivität maß. Beim Betrachten von Filmausschnitten mit positivem emotionalen Inhalt zeigte sich eine linksseitige Aktivitätszunahme im Frontalkortex. Beim Betrachten von Filmausschnitten mit negativem emotionalen Inhalt stellte sich meist eine rechtsseitige Aktivitätsdominanz im Frontalkortex ein. Nicht alle bislang publizierten EEG-Arbeiten zu diesem Thema konnten konsistent diesen Befund replizieren. Möglicherweise sind bei diesen Untersuchungen weitere Effekte (z. B. Persönlichkeitseigenschaften und allgemeines Erregungsniveau) wirksam.

Das **Annäherungs-Vermeidungs-Modell** ist dem Valenz-Modell sehr ähnlich; der Unterschied zwischen beiden Modellen ist eher theoretischer Natur. Beim Annäherungs-Vermeidungs-Modell steht nicht die Emotion im

Vordergrund, sondern die mit der jeweiligen Emotion verbundene Verhaltenstendenz. Positive Emotionen sind in der Regel mit Annäherung und negative Emotionen mit Vermeidung verbunden. Zum Beispiel wird man beim Anblick einer lachenden Person eher die Tendenz verspüren, sich der lachenden Person zu nähern (Annäherungsverhalten), als bei einer Person, die einen Wutausdruck zeigt. Die Zuordnung zwischen positiv = Annäherung und negativ = Vermeidung ist jedoch nicht durchgängig anzutreffen. So kann z. B. beim Empfinden von Ärger ein Annäherungsverhalten ausgelöst werden, v. a., wenn der Ärger sich gegen eine Person oder ein Objekt richtet.

Die ersten wichtigen theoretischen Beiträge zu diesem Modell hat der Neuropsychologe Luria geliefert. Er postulierte anhand der Analyse von Verhaltensdefiziten einiger Patienten, dass der linke Frontalkortex stärker in die Verhaltensregulation und -planung eingebunden sei. Auch Verhaltensintentionen sollen stärker durch den linken Frontalkortex kontrolliert werden. Wichtige empirische Befunde konnten im Zusammenhang mit der Analyse der Hirnaktivitäten bei depressiven Patienten erbracht werden. Depressive Patienten zeigen neben der traurigen Stimmung insbesondere typisches Vermeidungsverhalten (psychomotorische Retardierung, Erschöpfung, gestörtes Sozialverhalten). Bei diesen Patienten zeigt sich konsistent eine Reduktion der Aktivität im linksseitigen Frontalkortex (im EEG und PET). Diese Befunde haben zur Entwicklung der TMS-Therapie bei depressiven Patienten geführt, bei der neurale Netzwerke erregt oder gehemmt werden können. Hierzu wird die TMS-Spule über dem Frontalkortex angebracht und es werden geeignete magnetische Stimulationen über einen längeren Zeitraum appliziert. Werden wiederholt und über einen längeren Zeitraum niederfrequente (≤ 1 Hz) TMS-Pulse über dem rechtsseitigen Frontalkortex appliziert, wird dieser gehemmt und die von diesem Hirngebiet kontrollierten psychischen Funktionen werden unterdrückt. Wird der linksseitige Frontalkortex mit hochfrequenten (> 4 Hz) TMS-Pulsen stimuliert, wird er erregt. Mittels beider Anordnungen können die Symptome der Depression gelindert werden. Obwohl neue Metaanalysen zu einer etwas zurückhaltenderen Einschätzung hinsichtlich der Symptomlinderung geführt haben, ist festzuhalten, dass der linksseitige Frontalkortex eher in die Kontrolle des Annäherungsverhaltens und der rechtsseitige Frontalkortex eher in die Kontrolle des Vermeidungsverhaltens eingebunden ist.

Das **Verhaltensaktivierungs-Verhaltenshemmungs-Modell** vereinigt viele Aspekte der oben dargestellten Modelle. Es basiert auf den psychologischen Konstrukten **Verhaltensaktivierung** und **Verhaltenshemmung**, die mit den neuronalen Grundlagen in Verbindung gebracht wurden. Diese Konstrukte entstammen der Verstärkungssensitivitätstheorie von Jeffrey Gray (reinforcement sensitivity theory). Dabei wird das Verhaltensaktivierungssystem mit Verstärkung und das Verhaltenshemmungssystem mit Bestrafung assoziiert. Die jeweilige situative und habituelle Ausprägung dieser beiden Konstrukte wird mithilfe von eigens entwickelten Fragebögen erfasst. Hierbei zeigt sich, dass hohe Werte für das Verhaltensaktivierungssystem in der Regel mit angenehmen Gefühlen gekoppelt sind (z. B. Hoffnung und Lust). Andererseits sind hohe Werte für das Verhaltenshemmungssystem mit negativen Gefühlen assoziiert (z. B. Angst und Furcht). Die zugrunde liegenden neuronalen Aktivierungen lassen sich aus den Valenz- und den Annäherungs-Vermeidungs-Modellen ableiten. Ist das Verhaltensaktivierungssystem stark ausgeprägt, dann ist der linksseitige Frontalkortex stärker aktiv als der rechtsseitige. Bei stark ausgeprägtem Verhaltenshemmungssystem wechselt die Aktivierung auf den rechtsseitigen Frontalkortex. Zu diesen Befunden passt auch, dass bei depressiven Patienten das Verhaltenshemmungssystem besonders stark ausgeprägt ist. Auf der anderen Seite kann festgestellt werden, dass Trait-Ärger[56] mit stärkerer linksseitiger Frontalkortexaktivität und mit einer stärkeren Ausprägung der Verhaltensaktivierungsdimension verbunden ist (Abb. 20-16). Insofern gelingt mit diesem System eine differenzierte Betrachtung der Hemisphärenasymmetrien bei Emotionen.

20.9. Verstärkung und Motivation

Ältere neurobiologische Konzepte der Motivation haben sich insbesondere mit Homöostase- und Triebmodellen der Motivation auseinandergesetzt, die im Wesentlichen auf Tierstudien basieren. In diesen Arbeiten wurde vorrangig nach neuronalen „Triebzentren" oder triebspezifischen Hormonen oder Transmittern gesucht. Bezogen auf die Erklärung von motiviertem Verhalten beim Menschen blieben diese Versuche (mit Ausnahme von elementaren Motiven, z. B. Hunger und Durst) weniger erfolgreich, insbesondere wenn es darum geht, Motive für komplexe Handlungen neurowissenschaftlich zu erklären (Berridge, 2004). Das neuere Konzept der **neuronalen Hierarchien der Motivation** ist dagegen differenzierter und kann besser auf menschliches Verhalten angewendet werden. Der Grundgedanke dieses Konzepts lautet, dass die Motivationskontrolle hierarchisch erfolgt. Hierbei sollen übergeordnete Hirngebiete (und die durch sie kontrollierten motivationsrelevanten Funktionen) untergeordnete Hirngebiete (und deren Funktionen) beeinflussen (hemmen oder erregen). Es sind allerdings auch umgekehrte Informationsflüsse vorstellbar. Durch das Konzept der neuronalen Hierarchien der Motivation können neurobiologische Triebüberlegungen mit modernen Anreiztheorien (typischerweise aus der kognitiv orientierten Motivationspsychologie stammend) in Einklang gebracht werden.

Mit dem Aufkommen der bildgebenden Verfahren hat sich der Schwerpunkt der neurobiologischen Motivationsforschung verändert und es werden insbesondere aus der kognitiven Psychologie stammende Anreiztheorien der Motivation angewendet. In diesem Zusammenhang werden Anreize (incentive motivation), triebunabhängige Verstärkungsmechanismen (reward) sowie appetitive und affektive Komponenten von Verstärkung (wanting und liking) thematisiert. Ein weiterer neuer Aspekt ist die Betonung der Erfahrungsabhängigkeit dieser Systeme. Im Folgenden wird aus der Sicht der kognitiven und affektiven Neurowissenschaft dargestellt, wie motiviertes Verhalten kontrolliert wird und welche Hirnstrukturen und neurophysiologischen Prozesse beteiligt sind. In diesem Zusammenhang wird die Anatomie des Frontalkortex, das exekutive Kontrollsystem und das Konzept der Verstärkung (reward) erläutert. Auf eine Darstellung neuronaler Grundlagen homöostatischer Motivationskonzepte wird aus Platz- und Aktualitätsgründen verzichtet.

20.10. Frontalkortex

Derzeit besteht Einigkeit hinsichtlich der Bedeutung des Frontalkortex für die Kontrolle von komplexen Handlungen. Obwohl in modernen Theorien zum Frontalkortex nicht explizit auf die psychologischen Motivationskonzepte Bezug genommen wird, ist eine inhaltliche Nähe zum Konzept der exekutiven Funktionen festzustellen, die überwiegend vom Frontalkortex beeinflusst werden

56 Trait-Ärger ist eine überdauernde Bereitschaft (Persönlichkeitsmerkmal) verärgert zu sein. Vom Trait grenzt man den aktuellen Zustand (state) einer Person. In der angesprochenen Untersuchung zeigte sich, dass Personen mit einer hohen Ausprägung von Trait-Ärger stärkere Aktivierungen des linksseitigen Frontalkortex zeigen.

(s. Kap. 11). Konkretisiert man die exekutiven Funktionen, die stark mit Motivation verbunden sind, ergeben sich sechs Kernfunktionen, die in die Kontrolle motivierten Verhaltens eingebunden sind:

- Zielgenerierung, Speicherung und Auswahl
- Verhaltensauswahl
- Verhaltensaktivierung
- Verhaltenshemmung
- Verhaltenskontrolle
- Lernen von Verhalten.

Zur Abgrenzung des Frontalkortex von anderen Hirnstrukturen dienen anatomische Landmarken (z. B. der Sulcus centralis, der die posteriore Grenze des Frontalkortex ausmacht) und zytoarchitektonisch abgrenzbare Felder. Der Präfrontalkortex umfasst die Brodmann-Areale 8–12, 44–47 und die Areale 24 und 32 im mesialen Hirnbereich um den cingulären Kortex. Er ist zytoarchitektonisch heterogen und besteht aus granulären und agranulären Anteilen. Aus Tracerstudien an nichtmenschlichen Primatenhirnen ist bekannt, dass der Präfrontalkortex direkte oder indirekte Verbindungen zu nahezu allen Hirnregionen mit Ausnahme des primären Motorkortex und des primären sensomotorischen Kortex aufweist (Kap. 11). Von besonderer Bedeutung ist die reziproke Verschaltung mit den parietalen, temporalen, visuellen und auditorischen Assoziationsarealen. Diese projizieren auf jeweils unterschiedliche präfrontale Areale und sind an der Vermittlung des visuellen, auditorischen und somatosensorischen Inputs beteiligt. Der Präfrontalkortex stellt die einzige neokortikale Verbindung dar, in der Informationen aus limbischen Netzwerken repräsentiert sind. Die anatomische Grundlage hierzu ist durch seine direkten und indirekten Verbindungen zum Hippocampus, der Amygdala, dem limbischen Kortex, den thalamischen Relaiskernen sowie dem Pulvinar gegeben. Darüber hinaus ist der Präfrontalkortex die einzige neokortikale Struktur, die eine direkte Verbindung zum Hypothalamus aufweist. Das Verschaltungsmuster des Präfrontalkortex ist so organisiert, dass die von ihm ausgehenden Verbindungen sowohl Ein- als auch Ausgänge limbischer Strukturen regulieren und damit modulierend auf limbische Informationen wirken (Fuster, 2001).

Den Präfrontalkortex erreichen Informationen aus dem noradrenergen (Locus coeruleus), dem dopaminergen (Substantia nigra) und dem serotonergen System (Raphé-Kerne). Innerhalb des Präfrontalkortex werden insbesondere drei Aminosäuretransmitter (GABA, Glutamat und Aspartat) sowie einige andere Neuropeptide wirksam. Anatomisch wird der Frontalkortex in folgende größere Bereiche unterteilt **(Abb. 20-17)**:

- dorsaler Präfrontalkortex (dlPFC)
- ventraler Präfrontalkortex (vlPFC)
- Orbitofrontalkortex (OFC)
- mesialer Präfrontalkortex (mPFC).

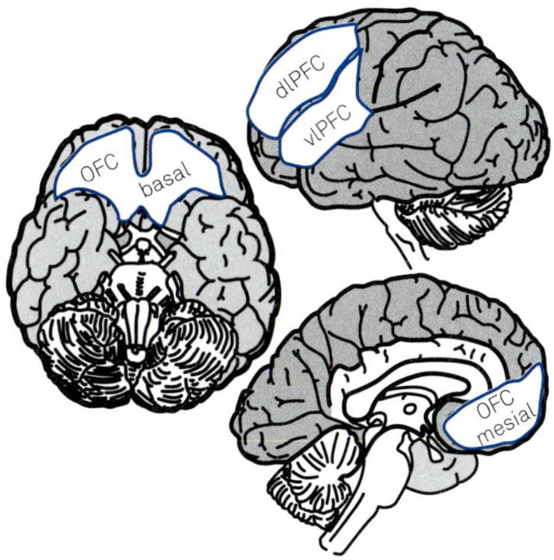

Abbildung 20-17: Darstellung der wichtigsten Subregionen des Frontalkortex, die in die Kontrolle der Emotion und Motivation eingebunden sind. Dargestellt ist oben der dorsolaterale (dlPFC) und der ventrolaterale Präfrontalkortex (vlPFC). Links erkennt man in der Basalansicht den Orbitofrontalkortex (OFC) und unten rechts die mesiale Ansicht des Orbitofrontalkortex.

20.11. Funktionelle Spezialisierung des Frontalkortex

Anhand von Läsionsstudien am Menschen sowie modernen bildgebenden Verfahren konnten verschiedene Funktionen im Bereich des Frontalkortex kartiert und für die oben aufgelisteten Subareale unterschiedliche Spezialisierungen herausgearbeitet werden.

Der laterale dorsale Präfrontalkortex ist insbesondere in folgende Funktionen eingebunden:

- Assoziieren von externen Reizen mit Handlungen
- Assoziieren von Handlungen mit anderen Handlungen
- Speichern und Abruf von Handlungen
- Lernen von Reiz-Reaktions-Verbindungen
- Speichern von Handlungszielen
- Planen von Handlungszielen
- Realisieren von Handlungszielen
- Auswahl und Hemmung von Handlungen.

Der laterale ventrale Präfrontalkortex übernimmt im Handlungskontrollablauf folgende Funktionen:

- Planen und mentales Simulieren von Handlungen
- Sequenzieren von Handlungen
- Imitation von Handlungen
- Assoziation von Handlungen mit anderen Reizkonstellationen.

Der mesiale Präfrontalkortex (anteriores Cingulum, posteriores Cingulum) erfüllt folgende Funktionen:

- Handlungskontrolle
- Fehlermonitoring und -korrektur
- Kontrolle von Handlungskonflikten
- Kontrolle von kognitiven Konflikten
- Kontrolle von emotionalen Konflikten.

Zusammengefasst ist festzuhalten, dass die lateralen und mesialen Präfrontalkortexbereiche in verschiedene Aspekte der höheren Handlungskontrolle eingebunden sind. Diese Präfrontalkortexbereiche agieren in enger Kooperation mit dem Orbitofrontalkortex und den mit ihm verbundenen subkortikalen Strukturen. Der Orbitofrontalkortex übernimmt im Zusammenhang mit motiviertem Verhalten insbesondere eine verstärkende Funktion.

20.12. Konzept der Verstärkung

Die Suche nach Verstärkung ist eine wesentliche Grundlage für das Überleben und den Reproduktionserfolg des Organismus (Schultz, 2004). Ein Reiz wird als Verstärker aufgefasst, wenn er die Häufigkeit und/oder die Intensität eines Verhaltensmusters positiv verstärkt. Typischerweise folgen Verstärker dem Verhalten. Man unterscheidet „positive" und „negative" Verstärker. Bei einem positiven Verstärker (auch Belohnung genannt) folgt ein angenehmer Reiz auf ein gewünschtes Verhalten. Als negativer Verstärker wirkt das Entfernen eines unangenehmen Reizes. Beide Verstärkervarianten führen zu einer Erhöhung der Auftretenswahrscheinlichkeit des verstärkten Verhaltens! Die Intensität und die Häufigkeit von Verhaltensmustern kann auch durch Bestrafung, d.h. Darbietung von unangenehmen Reizen nach dem jeweiligen Verhalten, beeinflusst werden. Bestrafung reduziert in der Regel die Verhaltensintensität und -häufigkeit. Nahrung, Wasser und gelegentlich sexuelle Betätigung werden als **primäre Verstärker** bezeichnet, da sie Verhaltensmuster verstärken, ohne dass zusätzliche Lernprozesse notwendig sind. Andere Reize wie kulturelle Güter, Geld oder soziale Interaktionsmuster müssen gelernt werden. Sie werden auch als **sekundäre Verstärker** bezeichnet. In der Regel wird davon ausgegangen, dass sie über Assoziation mit primären Verstärkern erworben werden. Wie aus den theoretischen Überlegungen und experimentellen Befunden von Bindra (1974) erkennbar ist, können sekundäre Verstärker ebenfalls eine direkte Verstärkungswirkung erzielen und somit qualitativ nicht mehr von den primären Verstärkern unterschieden werden.

20.12.1. Verstärkung im Affengehirn

Die neuronalen Grundlagen der Verstärkung sind besonders gut am Affengehirn untersucht worden. In diesen Untersuchungen konnte ein neuronales Netz identifiziert werden, das beim **Eintreten, Erwarten** und **Vorhersagen von Verstärkern** aktiv ist. Die folgenden Hirnstrukturen wurden als Verstärkungssystem im Primatenhirn identifiziert (Schultz, 2004):

- dorsolateraler Präfrontalkortex
- anteriores Cingulum
- posteriorer cingulärer Kortex
- frontales Augenfeld
- Teile des Parietalkortex
- Thalamus
- ventrales Striatum (Ncl. accumbens).

An dieser Auflistung ist zu erkennen, dass ein räumlich verteiltes neuronales Netz an der Verarbeitung von Verstärkern beteiligt ist. Diese Affenstudien haben auch den zeitlichen Verlauf der neuronalen Aktivität unter verschiedenen Bedingungen aufgezeigt (**Abb. 20-18**). So konnte z.B. festgestellt werden, dass die Verstärkungsareale bereits bei der Präsentation eines Hinweisreizes aktiv sind, wobei Dauer und Form der Aktivierung mit der identisch sind, die auch bei der Präsentation eines Verstärkers zu messen ist. Dies belegt die Theorie des Psychologen Bindra (1978), der postulierte, dass selbst Hinweisreize Verstärkungen auslösen können. Das Verstärkungssystem ist bei der Bewegungsvorbereitung besonders aktiv, was belegt, wie stark es in die Planung und Kontrolle von Handlungen eingebunden ist.

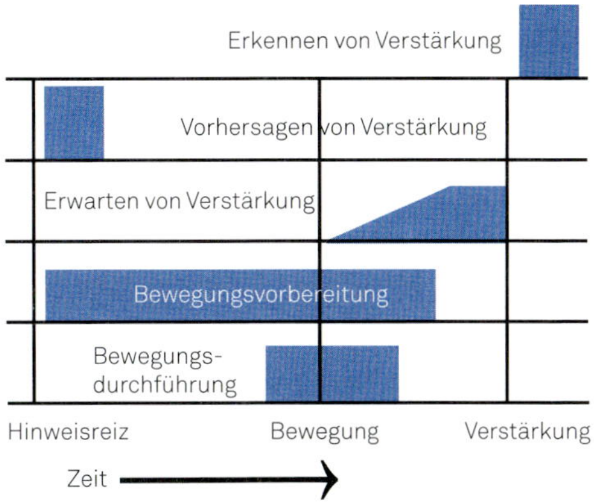

Abbildung 20-18: Zeitlicher Verlauf der neurophysiologischen Aktivität im Verstärkungssystem beim nichtmenschlichen Primaten in Abhängigkeit von unterschiedlichen Versuchsbedingungen. Man erkennt, dass das Verstärkungssystem bereits dann aktiv ist, wenn ein Hinweisreiz den Verstärker ankündigt. Das Verstärkungssystem ist auch dann aktiv, wenn Bewegungen vorbereitet und/oder durchgeführt werden (modifiziert nach Schulz, 2004).

20.12.2. Verstärkung im Menschengehirn

Mit der Einführung der bildgebenden Verfahren konnten auch beim Menschen die Hirnstrukturen identifiziert werden, die in die Verarbeitung von Verstärkung eingebunden sind:

- Orbitofrontalkortex (OFC)
- Amygdala
- ventrales Striatum mit dem Nucleus accumbens.

Diese Hirngebiete werden durch die Präsentation primärer (Nahrung, Geruch etc.) und sekundärer Verstärker (schöne Gesichter, positive soziale Interaktionen, Musik und Geld) aktiviert (**Abb. 20-19**, **Abb. 20-20**). Dieses Verstärkungssystem (der **OFC-Amygdala-Accumbens-Komplex**) ist ähnlich wie bei Affen nicht nur beim Eintreten, sondern auch während der Erwartung von Verstärkung und wäh-

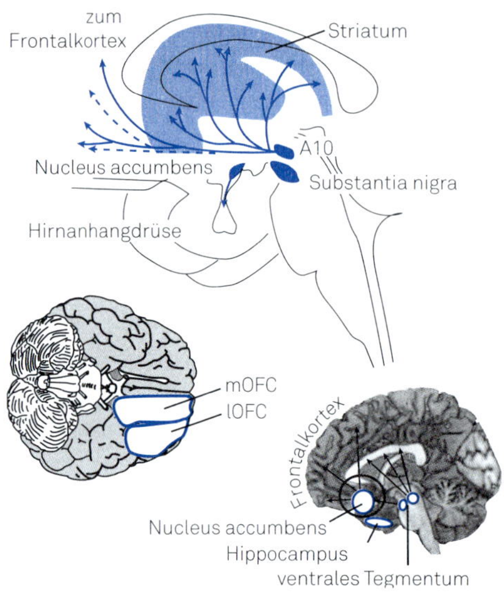

Abbildung 20-19: Die wichtigsten an der Verstärkung beteiligten Hirngebiete beim Menschen. mOFC: mesialer Orbitofrontalkortex, lOFC: lateraler Orbitofrontalkortex.

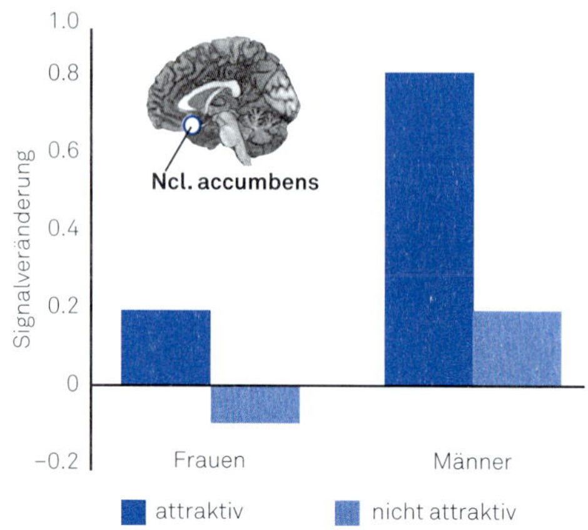

Abbildung 20-20: Aktivität im Nucleus accumbens bei der Präsentation von attraktiven und weniger attraktiven Gesichtern. Man erkennt die Zunahme der Aktivität im Nucleus accumbens beim Betrachten attraktiver Gesichter. Bei Männern ist diese Aktivitätszunahme stärker als bei Frauen. (Nachgezeichnet nach Cloutier et al., 2008)

rend der Handlung, die zu Verstärkung führt, aktiv. Der Aufbau der verstärkenden Wirkung von sekundären Verstärkern über klassische Konditionierung mit primären Verstärkern konnte in einem Experiment von O'Doherty und Kollegen (2003) nachgewiesen werden. Am Beginn des Experiments wurden im ventralen Striatum und im OFC neuronale Aktivitäten gemessen, wenn die Versuchspersonen Zuckerwasser tranken. Nach einer klassischen Konditionierung auf einen neutralen Hinweisreiz löste der Hinweisreiz Aktivitäten im ventralen Striatum und im OFC aus.

Die neuronale Aktivität im OFC nimmt mit zunehmendem Verstärkungswert eines Reizes zu. So treten z. B. mit steigender Menge der finanziellen Belohnung, größerer Attraktivität von visuellen Reizen (Autos und Gesichter) und größerer Geschmackspräferenz bei Getränken auch stärkere Aktivitäten im OFC auf. In einigen Untersuchungen sind die Korrelationen zwischen den subjektiven Präferenzwerten und den damit verbundenen Verstärkungswerten linear (McClure et al., 2003). Einige neue Untersuchungen machen auf eine mögliche Dissoziation zwischen dem lateralen und dem medialen OFC aufmerksam. So scheint der mediale OFC stärker aktiv zu sein, wenn verstärkende Konsequenzen eines Verhaltens zu erwarten sind, während der laterale OFC besonders aktiv ist, wenn Bestrafung und/oder Verlust droht. Während der OFC eher in die Verarbeitung der Valenz von Verstärkern eingebunden ist, scheint die Amygdala die Intensität des Verstärkers unabhängig von der Valenz zu verarbeiten (Kap. 20.7.).

In bildgebenden Studien konnte gezeigt werden, dass das ventrale Striatum mit dem Nucleus accumbens (NAc) sowohl beim Erhalt als auch während der Erwartung eines Verstärkers aktiv ist. Besonders stark ist diese Struktur aktiv, wenn die Vorhersage über den Verstärkungswert des zu erwartenden Reizes schwierig oder unmöglich ist. Diese Erkenntnis hat zur **Prediction theory of NAc** geführt (McClure et al., 2003). Im Rahmen dieser

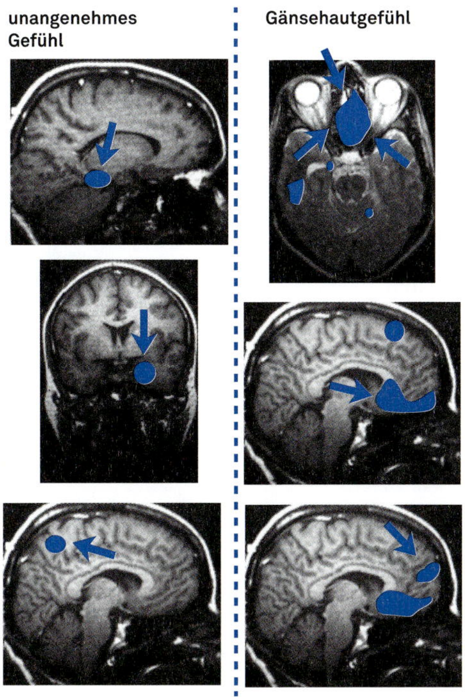

Abbildung 20-21: Aktivität im Verstärkungssystem beim Hören von Musik, die Gänsehautgefühle beim Hörer auslöst. In der linken Spalte sind die Hirngebiete dargestellt, die aktiv werden, wenn die Versuchspersonen Musik hörten, die ihnen unangenehm war (nach Blood & Zatorre, 1999).

Theorie wird zwischen einem positiven und einem negativen Vorhersagefehler unterschieden. Ein **positiver Vorhersagefehler** indiziert eine zu pessimistische Vorhersage. Man erhält eine Verstärkung, die positiver als erwartet ist; die Aktivität im Verstärkungssystem und insbesondere im NAc ist besonders stark. Ein **negativer Vorhersagefehler** indiziert eine zu optimistische Erwartung, was der Fall ist, wenn man eine Verstärkung erhält, die negativer ausfällt als erwartet. Die Aktivität im NAc ist schwächer als beim positiven Vorhersagefehler. Andere Befunde legen nahe, dass der NAc die **Salienz** (Klarheit oder Deutlichkeit) eines Verstärkers codiert, z. B. bei unerwarteten bzw. bedeutenden Reizen (Zink et al., 2003). Je salienter ein Reiz, desto stärker ist die NAc-Aktivierung. Solche Reize lösen Aufmerksamkeitsprozesse aus und erfordern Verhaltensänderungen. In diesem Sinn kann der NAc als eine Struktur aufgefasst werden, in der die verhaltensrelevante Bedeutung eines Verstärkers codiert wird.

20.13. Wanting und Liking

Aus der Motivationspsychologie ist bekannt, dass verstärkende Stimuli eine appetitive Anreizkomponente (Wanting = Wollen) und eine affektive Komponente entwickeln (Liking = Mögen). Gemäß diesem Konzept (Bindra, 1974) wirken Reize umso mehr als Verstärker, je stärker sie beide Komponenten auslösen. Vor allem Tierversuche haben gezeigt, dass beide Anreizkomponenten dissoziieren können und von unterschiedlichen Hirnstrukturen kontrolliert werden **(Abb. 20-22)**. **Liking** wird über Neurotransmittersysteme vermittelt, in denen vorwiegend GABA und Endorphine (auch Benzodiazepine) wirksam sind. Die involvierten anatomischen Strukturen sind z. B. das ventrale Pallidum und der laterale Hypothalamus, aber auch kortikale Strukturen. **Wanting** dagegen wird ausschließlich über das mesolimbische dopaminerge System vermittelt. Die wesentlichen Hirnstrukturen hierbei sind das ventrale Striatum mit dem Nucleus accumbens und die Amygdala. Beide Systeme können selektiv ausgeschaltet oder in ihrer Aktivität verstärkt werden. Durch Ausschaltung z. B. des dopaminergen Systems wird die appetitive Anreizkomponente (Wanting) reduziert bzw. inhibiert, während die affektive Komponente (Liking) durchaus erhalten bleiben kann. Umgekehrt kann das Liking-System ausgeschaltet werden, während das Wanting-System voll erhalten und wirksam bleibt. Diese Dissoziation soll insbesondere bei Süchten wirksam sein, bei denen das Wanting-System besonders stark aktiv ist, während das Liking-

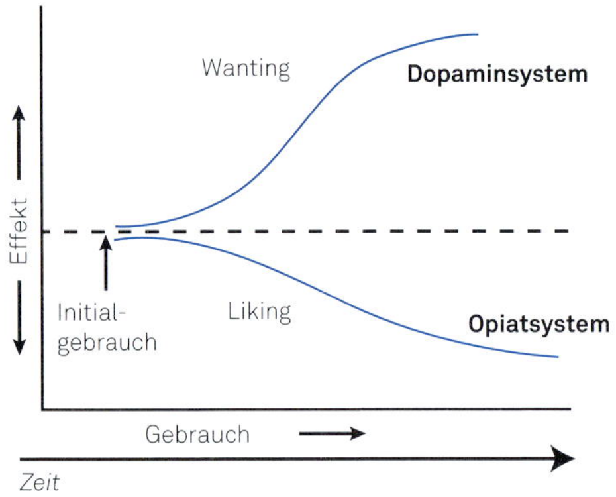

Abbildung 20-22: Dissoziation von Wanting und Liking über die Zeit.

System deaktiviert sein kann (Robinson & Berridge, 2003).

Der Autor des Wanting-Liking-Konzepts betont explizit, dass diese beiden Komponenten automatisch und unbewusst funktionieren (Berridge, 2004). Neuere Studien unterscheiden allerdings zwischen deklarativem und automatischem Wanting. Während das automatische Wanting durch die subkortikalen mesolimbischen dopaminergen Hirnstrukturen kontrolliert wird, soll die deklarative Variante des Wantings durch den OFC und den insulären Kortex vermittelt werden. Die Unterscheidung zwischen dem eher bewussten und dem eher unbewussten Wanting wird auch für das Liking und das Lernen postuliert. Insofern wird ein enges Miteinander von bewussten und unbewussten Mechanismen angenommen, die in die Motivationskontrolle eingebunden sind (Berridge & Robinson, 2003). Die folgende Aufzählung beschreibt die Dichotomie der bewussten und unbewussten Prozesse im Zusammenhang mit der Motivation, dem Lernen und dem Affekt.

Motivation
- kognitives Wollen (cognitive wanting)
  - zielgerichtetes Verhalten
  - Pläne
  - explizite Wünsche
- automatisches Wollen (incentive salience wanting)
- motivationaler Anreiz durch klassische Konditionierung
- hinweisreizgetriggertes Wollen
- Autoshaping
- Konditionierung.

Lernen
- kognitiv
  - Erwartung von Verstärkung
  - Verständnis von Verhaltenskonsequenzen
  - verbale Erklärungsmöglichkeit
- assoziativ
  - Reiz-Reiz-Assoziationen
  - Reiz-Reaktions-Assoziationen
  - Verhaltensverstärkung
  - klassische Konditionierung
  - instrumentelle Konditionierung.

Emotion und Affekt
- bewusste Freude/Wohlbehagen
- automatische Freude/Wohlbefinden.

20.14. Impulskontrolle

Emotionen und Motivationen sind wichtige, das Verhalten beeinflussende psychische Größen. Entscheidend für menschliches Verhalten ist, dass der Mensch nicht zwangsläufig jeder Emotion nachgeben muss. Er kann bis zu einem bestimmten Grad auswählen, welcher Emotion er nachgibt oder welchen Verstärker er anstrebt. Dazu muss er jedoch in der Lage sein, seine aktuell gegebenen Emotionen zu kontrollieren. So kann z.B. eine bestimmte Emotion zu einem bestimmten Zeitpunkt sehr stark ausgeprägt, aber für den aktuellen Verhaltenskontext völlig ungeeignet sein. Angenommen, ein Student muss sich auf eine Prüfung am nächsten Tag vorbereiten. Er müsste Texte konzentriert lesen und die Inhalte auswendig lernen. Kurz bevor er zu lernen beginnt, wird er zu einem attraktiven Abendessen eingeladen. Gibt er der Verlockung nach, sofort und ohne Mühe einen Verstärker zu konsumieren, oder unterdrückt er diesen verlockenden Impuls und widmet sich seinem Lernstoff? Zweifellos wird das (mögliche) Bestehen der Prüfung als Verstärker fungieren und das Lernverhalten antreiben, aber diese Verstärkung wird möglicherweise (denn sicher ist es nicht) später kommen. Streben wir nun die spätere mögliche Verstärkung (Prüfungserfolg) an oder entscheiden wir uns für den sofort zu konsumierenden Verstärker (Abendessen)? Die Fähigkeit zur Hemmung von Emotionen und Motivationen, die mit dem Erreichen und Konsumieren von direkt verfügbaren Verstärkern verbunden sind, ist eine typische menschliche Eigenschaft (**Fähigkeit zum Verzögerungsaufschub**; delay of gratification). Diese Fähigkeit wird über das Impulskontrollsystem vermittelt, das in Anlehnung an Antoine Bechara (2005) wie folgt zu beschreiben ist (**Abb. 20-23**): Zwei unterschiedliche neuronale Systeme interagieren: das Impulssystem, das über die Amygdala und/oder das ventrale Striatum die unmittelbare Valenz (Schmerz und angenehme Gefühle) vermittelt, und ein reflexives System, das über den Präfrontalkortex das Impulssystem kontrolliert. Das reflexive System ist phylogenetisch alt und entfaltet seine Aktivität vom Hirnstamm ausgehend nach „oben" in den Frontalkortex hinein. Dieses System wird auch **aufsteigendes System** (Bottom-up-System) genannt. Der Frontalkortex wirkt absteigend (Top-down-System) und hemmt oder kontrolliert die aufsteigenden Erregungen (**absteigendes System**). In den neuronalen Netzen des Frontalkortex sind soziale Regeln oder andere durch Erfahrung erworbene Informationen gespeichert. Darüber kann über den Frontalkortex in die Wahl von Verhaltensweisen eingegriffen werden. Mit dem absteigenden System können emotionale Impulse gehemmt oder zumindest kontrolliert werden.

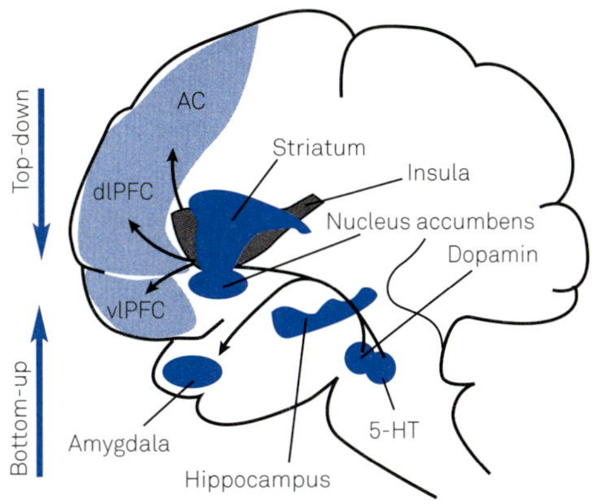

Abbildung 20-23: Impulskontrollsystem nach Bechara (2005).

20.15. Zusammenfassung

- Eine Emotion ist ein psychophysiologischer Prozess, der durch bewusste und/oder unbewusste Prozesse (meist Wahrnehmungen, aber auch kognitive Interpretationen von Situationen oder Objekten) ausgelöst wird. Demzufolge sind Emotionen Reaktionen auf Reize (emotionale Reaktionen).
- Emotionen laufen auf drei Ebenen ab: (1) subjektive Ebene (Erste-Person-Perspektive), (2) physiologische Ebene (Dritte-Person-Perspektive), (3) Verhaltensebene (Dritte-Person-Perspektive).
- Emotionen (1) regulieren organismische Zustände, (2) stellen Handlungsbereitschaften her, (3) bereiten unsere Handlungen vor und (4) signalisieren den Sozialpartnern unsere Verhaltensintentionen.
- Emotionen können auch als Regelabweichung in einem Regelkreis zur Kontrolle des Verhaltens aufgefasst werden. Die Motivation ist der Ausgleich der Regelabweichung.
- Gefühle sind die subjektiven Anteile von Emotionen.
- Stimmungen sind lang andauernde und in der Regel recht schwache Emotionen. Sie können lange unbemerkt bleiben und sind

diffuser und nicht direkt mit Auslösern verbunden.
- Emotionsauslösende Reize können beim Menschen vielfältig sein (biologisch vorbereitet und/oder gelernt).
- Die **James-Lange-Theorie der Emotionen** geht davon aus, dass zuerst physiologische Reaktionen durch Reize ausgelöst werden, die wiederum Emotionen und Gefühle auslösen. „Wir haben Angst, weil wir zittern, aber wir zittern nicht, weil wir Angst haben."
- Die **Cannon-Bard-Theorie** wird auch als Enthemmungs- oder Hypothalamustheorie bezeichnet. Der Hypothalamus ist die zentrale Hirnregion für die Kontrolle von Emotionen. In ihm sind Verhaltensmuster gespeichert, die vom Kortex gehemmt werden. Lässt die Hemmung nach, können sich diese Verhaltensmuster entfalten. Deren Ausführung wird dem Kortex gemeldet und sie werden dort so umcodiert, dass sie als Gefühle empfunden werden. „Die Emotionen sind sozusagen potenziell immer in uns, jedoch versagt ihnen die Hirnrinde zuzeiten die Entfaltung" (Hofstätter, 1972, S. 126).
- In der **Aktivierungstheorie von Lindsey** ist die Formatio reticularis die zentrale Struktur. Über sie werden Impulse zum Kortex, zum vegetativen Nervensystem und zur Skelettmuskulatur geleitet. Dadurch entstehen drei Arten emotionaler Reaktionen (kortikal, viszeral und somatomotorisch).
- **Papez-Schaltkreis**: Das Erfahren von Emotionen entsteht im Wechselspiel zwischen den Impulsen aus dem Hypothalamus und den im Kortex gespeicherten Erfahrungen. Hierbei soll das Cingulum mit seinen bidirektionalen Verbindungen zwischen dem Kortex und dem limbischen System Voraussetzung dafür sein, dass der Mensch Emotionen empfindet und Erfahrungen auf das limbische System einwirken können.
- Nach LeDoux ist die Amygdala die zentrale Hirnstruktur, die insbesondere in die Kontrolle von Angst eingebunden ist.
- Die Amygdala ist eng mit dem Kortex, dem Hippocampus sowie dem vegetativen, endokrinen und motorischen System verbunden.
- Folgende **Basisemotionen** werden derzeit vorgeschlagen: Furcht, Wut, Freude, Trauer, Überraschung, Neugierde, Ekel, Verachtung.
- Die dimensionalen Emotionstheorien schlagen drei Dimensionen vor, mit denen alle Emotionen beschreibbar sind: (1) Lust – Unlust, (2) Erregung – Beruhigung, (3) Spannung – Lösung.
- Panksepp schlägt vier Emotionssysteme vor: (1) Erwartungs-, (2) Wut-, (3) Angst-, (4) Paniksystem. Jedes Emotionssystem ist mit bestimmten Transmittern und neuronalen Strukturen assoziiert.
- Die **Theorie der somatischen Marker** von Damasio geht davon aus, dass die bei Emotionen auftretenden somatischen Reaktionen das emotionale Gedächtnis stimulieren. Hierdurch werden die emotionalen Erfahrungen abgerufen, die mit diesen somatischen Markern verbunden sind. Die somatischen Marker beeinflussen dann Entscheidungsprozesse. Emotionale Reaktionen und die damit verbundenen somatischen Marker können auch durch „Simulation" („Als-ob"-Reaktionen) hervorgerufen werden.
- Bei der **Furchtkonditionierung** ist die Amygdala eine wesentliche Hirnstruktur. Patienten mit Amygdalaläsionen können nicht über klassische Konditionierung Furcht auf neutrale Hinweisreize lernen.
- Auch indirektes Furchtkonditionieren ist möglich. Durch mehrmaliges Präsentieren eines Wortes gemeinsam mit einem angstauslösenden Reiz kann das Wort dann später Angstreaktionen auslösen (klassische Konditionierung). Die Amygdala ist an die-

ser Form der klassischen Konditionierung beteiligt.

- Die Amygdala verfügt über vier Informationswege: (1) thalamoamygdaloider Weg, (2) kortikoamygdaloider Weg 1 (über unimodale kortikale Hirngebiete), (3) kortikoamygdaloider Weg 2 (über polymodale kortikale Hirngebiete), (4) hippocampalamygdaloider Weg.
- Mit dem Hippocampus bildet die Amygdala den **Hippocampus-Amygdala-Komplex**. Beide Gebiete sind anatomisch und funktional eng miteinander verzahnt. Beim Lernen werden Emotionsinformationen mit dem Lernmaterial gekoppelt. Es kommt zum emotionalen Gedächtnisverstärkungseffekt = bessere Erinnerungsleistung für emotionales Material.
- Kortikal werden Emotionen asymmetrisch v.a. im lateralen Frontalkortex verarbeitet. Vier Modelle werden in diesem Zusammenhang diskutiert: (1) Rechts-Hemisphären-Modell, (2) Valenz-Modell, (3) Annäherungs-Vermeidungs-Modell, (4) Verhaltensaktivierungs-Verhaltenshemmungs-Modell. Je nach Modell unterschiedlich betont, wird der linksseitige Frontalkortex mit folgenden Funktionen in Verbindung gebracht: positive Emotionen, Annäherung und Verhaltensaktivierung. Der rechtsseitige Frontalkortex wird mit negativen Emotionen, Vermeidung bzw. Rückzug und Verhaltenshemmung assoziiert.
- Das Konzept der neuronalen Hierarchien der Motivation postuliert, dass die Motivationskontrolle hierarchisch erfolgt. Hierbei sollen übergeordnete Hirngebiete (und die durch sie kontrollierten motivationsrelevanten Funktionen) untergeordnete Hirngebiete (und deren Funktionen) hemmen oder erregen. Es sind auch umgekehrte Informationsflüsse vorstellbar, wobei untergeordnete Strukturen (und Funktionen) übergeordnete beeinflussen. Mit diesem Konzept der neuronalen Hierarchien können neurobiologische Triebüberlegungen mit modernen Anreiztheorien (typischerweise aus der kognitiv orientierten Motivationspsychologie kommend) in Einklang gebracht werden.
- Viele exekutive Funktionen sind in die Emotionskontrolle eingebunden: (1) Zielgenerierung, Speicherung und Auswahl, (2) Verhaltensauswahl, (3) Verhaltensaktivierung, (4) Verhaltenshemmung, (5) Verhaltenskontrolle und (6) Verhaltenslernen. Diese Funktionen werden über den Frontalkortex vermittelt.
- Ein Reiz wird als Verstärker aufgefasst, wenn er die Häufigkeit und/oder die Intensität eines Verhaltensmusters positiv verstärkt. Typischerweise folgen Verstärker dem Verhalten.
- Nahrung, Wasser und sexuelle Betätigung werden typischerweise als primäre Verstärker bezeichnet, da sie Verhaltensmuster verstärken, ohne dass zusätzliche Lernprozesse notwendig sind. Andere Reize wie kulturelle Güter, Geld oder soziale Interaktionsmuster müssen gelernt werden, denn sie erwerben ihren verstärkenden Charakter nur nach Erfahrung. Sie werden auch als sekundäre Verstärker bezeichnet.
- Die für die Verstärkung wichtigen Hirngebiete sind: (1) Orbitofrontalkortex (OFC), (2) Amygdala und (3) ventrales Striatum mit dem Nucleus accumbens.
- Im Rahmen der **Prediction theory of NAc** wird zwischen einem positiven und einem negativen Vorhersagefehler unterschieden. Ein positiver Vorhersagefehler indiziert eine zu pessimistische Vorhersage. Man erhält eine Verstärkung, die positiver als erwartet ist; die Aktivität im Verstärkungssystem, und hier v.a. im NAc, ist besonders stark. Ein negativer Vorhersagefehler indiziert eine zu optimistische Erwartung, was der Fall ist, wenn man eine Verstärkung erhält, die negativer aus-

fällt als erwartet. Hierbei ist die Aktivität im NAc schwächer als beim positiven Vorhersagefehler. Andere Befunde legen nahe, dass der NAc die Salienz eines Verstärkers codiert, wie es z. B. bei unerwarteten bzw. bedeutenden Reizen der Fall ist. Je salienter ein Verstärker, desto stärker ist die Aktivität im NAc.

- Verstärkende Stimuli verfügen über eine appetitive Anreizkomponente (Wanting = Wollen) und eine affektive Komponente (Liking = Mögen). Gemäß diesem Konzept wirken Reize umso mehr als Verstärker, je stärker sie beide Komponenten auslösen. Beide Komponenten können dissoziieren.
- **Liking** wird über Neurotransmittersysteme vermittelt, in denen vorwiegend GABA und Endorphine (auch Benzodiazepine) wirksam sind. Die involvierten anatomischen Strukturen sind das ventrale Pallidum und der laterale Hypothalamus, aber auch kortikale Strukturen. **Wanting** wird ausschließlich über das mesolimbische dopaminerge System vermittelt. Die wesentlichen Hirnstrukturen sind das ventrale Striatum mit dem Nucleus accumbens und die Amygdala.
- Unterschieden wird zwischen deklarativem und automatischem Wanting. Das automatische Wanting wird durch die subkortikalen mesolimbischen dopaminergen Hirnstrukturen kontrolliert, das deklarative Wanting durch den OFC und den insulären Kortex. Unterschieden werden ebenso bewusstes und unbewusstes Liking (ähnlich wie unbewusstes und bewusstes Lernen).
- Die Fähigkeit zur Hemmung von Emotionen und Motivationen wird über das Impulskontrollsystem vermittelt. Hierbei interagieren zwei unterschiedliche neuronale Systeme: das Impulssystem, das über die Amygdala und/oder das ventrale Striatum die unmittelbare Valenz (Schmerz und angenehme Gefühle) vermittelt, und das reflexive System, das über den Präfrontalkortex das Impulssystem kontrolliert. Das reflexive System ist phylogenetisch alt und entfaltet seine Aktivität vom Hirnstamm ausgehend nach „oben“ in den Frontalkortex hinein. Es wird auch als aufsteigendes System (Bottom-up-System) bezeichnet. Der Frontalkortex wirkt absteigend (Top-down-System) und hemmt oder kontrolliert die aufsteigenden Erregungen (absteigendes System).

20.16. Fragen und Aufgaben

- Nennen Sie die gängige Arbeitsdefinition der Emotion.
- Unterscheiden Sie Emotionen, emotionale Reaktionen, Gefühle, Stimmungen, Affekte und Motivationen.
- Was besagt die „Gummiband“-Theorie der Emotionen?
- Beschreiben Sie die Emotionstheorien nach James und Lange, Cannon und Bard, LeDoux sowie Papez. Was sind die wesentlichen Unterschiede?
- Beschreiben Sie die wesentlichen Gedanken der Theorie der somatischen Marker von Damasio.
- In welche Lernprozesse sind Emotionen eingebunden?
- Welche Rolle spielt die Amygdala beim emotionalen Lernen?
- Beschreiben Sie die Verschaltungen der Amygdala.
- Sind Emotionen auch in das Lernen expliziter Informationen eingebunden? Wenn ja, wie?
- Welche Überlegungen existieren bezüglich der asymmetrischen kortikalen Verarbeitung von Emotionen?
- Wie hängen Verstärkung und Motivation zusammen?
- Welche Hirngebiete sind an der Kontrolle der Verstärkung beteiligt?

- Können Sie etwas zum zeitlichen Ablauf der neuronalen Verstärkungsprozesse sagen?
- Was versteht man unter Wanting und Liking? Welche neuronalen Strukturen sind in Wanting und Liking eingebunden?
- Was bedeutet explizites (bzw. deklaratives) Wanting und Liking im Vergleich zum impliziten Wanting und Liking?
- Erläutern Sie das Konzept der Impulskontrolle.

20.17. Weiterführende Literatur

Borod, J.C., Bloom, R.L., Brickman, A.M., Nakhutina, L., Curko, E.A. (2002). Emotional processing deficits in individuals with unilateral brain damage. Appl Neuropsychol, 9(1), 23–36.

Davidson, R.J., Irwin, W. (1999). The functional neuroanatomy of emotion and affective style. Trends Cogn Sci, 3(1), 11–21.

LeDoux, J.E. (2012). Evolution of human emotion: a view through fear. Prog Brain Res, 195, 431–442.

21. Urteilen und Entscheiden

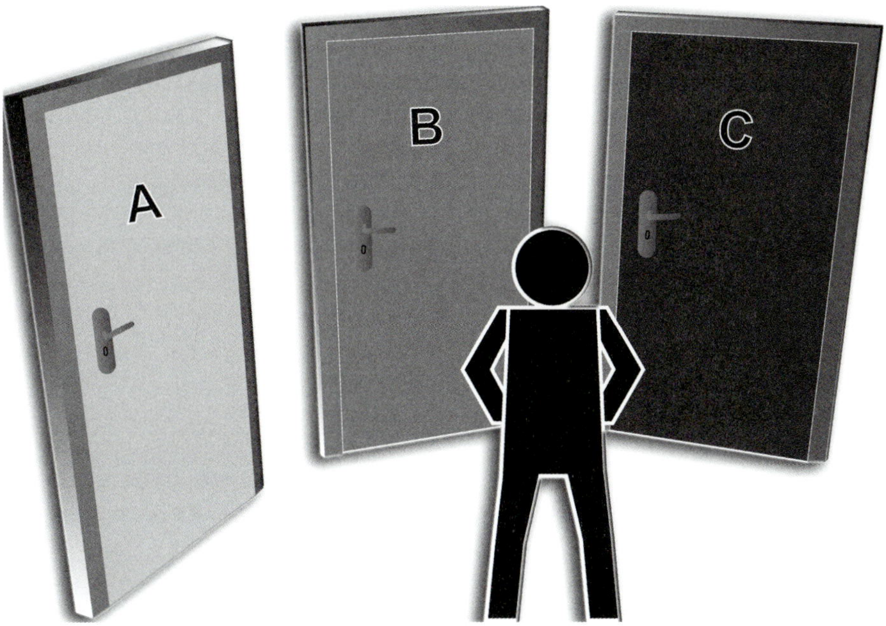

21.1. Einleitung

Ein Konsument plant, sich einen Videorekorder zu kaufen. Er sammelt dazu Informationen, begutachtet das Aussehen, bewertet Angaben über die Leistungsfähigkeit, den Preis und sammelt Testberichte. Eine Familie hat Nachwuchs bekommen und das Einfamilienhaus ist nun zu klein. Sie sucht demzufolge ein größeres Haus und es werden ihr mehrere frei gewordene angeboten. Sie muss entscheiden, welches der Häuser sie beziehen soll und ob sie sich diese größeren Häuser auch finanziell leisten kann. Sie stehen vor einem Regal in einem Supermarkt und müssen sich für eine der vielen angebotenen Marmeladen entscheiden. All dies sind Beispiele für alltägliche Entscheidungsprobleme, mit denen wir konfrontiert sind. Gemeinsam ist allen Beispielen, dass zwischen zwei oder mehr Optionen eine Wahl zu treffen ist.

Die Inhalte und Situationen und die Art, wie wir zur Entscheidung gelangen, sind interindividuell und oft auch intraindividuell sehr unterschiedlich. In einigen Beispielen sind die Optionen und Konsequenzen einer möglichen Entscheidung bekannt. Andere Beispiele sind durch den unvermeidbaren Umgang mit unsicherer Information gekennzeichnet. Mit Entscheidungsprozessen beschäftigt sich die psychologische Entscheidungsforschung. Diese Forschungsdisziplin beschreibt, analysiert und erklärt menschliches Entscheidungsverhalten und stellt folgende typische Fragen: Wie gelangen Personen zu ihren Entscheidungen? Welche Faktoren beeinflussen die Entscheidungen in welcher Weise? Dabei spielt in vielen Situationen auch die Frage optimaler Entscheidungen eine wichtige Rolle, nicht zuletzt, wenn es um eine Verbesserung der Entscheidungen geht. Im Folgenden wird zunächst eine kurze Einführung in die psychologische Entscheidungsforschung gegeben, bevor die neuronalen Grundlagen menschlicher Entscheidungen thematisiert werden.

21.2. Psychologische Entscheidungstheorien

21.2.1. Klassische Entscheidungstheorie – eine Frage des Nutzens

Die klassische Entscheidungsforschung betont, dass Personen rationale Entscheidungen treffen sollten. Damit ist gemeint, sie sollten in einer Entscheidungssituation die Option wählen, die den erwarteten Nutzen maximiert. Zwei Faktoren sollen in diesem Zusammenhang bei einer Entscheidung berücksichtigt werden:

- die Erwünschtheit möglicher Ergebnisse (d.h. ihr Wert)
- die Wahrscheinlichkeit des Eintretens möglicher Ereignisse.

Der Gesamtnutzen einer Entscheidungsoption (ihr erwarteter Wert; expected value, EV) ergibt sich im einfachsten Fall als Summe der möglichen Ereignisse (E_i), gewichtet mit der Wahrscheinlichkeit ihres Eintretens und multipliziert mit ihrem jeweiligen Wert:

$$EV = (p(E_1) * V(E_1)) + (p(E_2) * V(E_2)) + (p(E_3) * V(E_3)) + \ldots$$

EV = erwarteter Wert
E_n = mögliche Ereignisse
$p(E_n)$ = Wahrscheinlichkeit für das Eintreten von Ereignis E_n.

Angenommen, Sie haben die Wahl zwischen zwei Glücksspielen. In beiden Spielen dürfen Sie nur einmal würfeln. Bei Spiel 1 gewinnen Sie 8 Euro, wenn der Würfel eine 3 oder eine 4 zeigt. Bei Spiel 2 resultiert ein Gewinn von 3 Euro, wenn der Würfel eine Zahl größer als 1 zeigt. Die meisten Versuchspersonen präferieren Spiel 2. Aber ist diese Präferenz die bessere bzw. vernünftigere Wahl? Wenden wir die obige Formel auf diese Wahlsituation an, ergibt sich ein erwarteter Wert für den Nutzen von Spiel 1 von 2,67 Euro (1/6 × 8 + 1/6 × 8). Für Spiel 2 ergibt sich ein geringerer Nutzenwert (5/6 × 3 = 2,5 Euro). Das bedeutet, dass aus spieltheoretischer Sicht Spiel 1 gegenüber Spiel 2 zu bevorzugen ist, da der erwartete Nutzen von Spiel 1 höher ist. Empirisch zeigt sich jedoch eine deutliche Präferenz von Spiel 2. Offenbar entscheiden sich Versuchspersonen nicht im Sinne der rationalen Nutzenmaximierung.

Das oben dargestellte Modell der Nutzenmaximierung ist ein typisches Beispiel für ein **normativ-präskriptives Entscheidungsmodell**. Solche Modelle repräsentieren ein theoretisches System, das vorschreibt, wie Personen sich entscheiden *sollten*. Der Idealtypus von Mensch, der sich derartig verhält, wird auch als Homo oeconomicus bezeichnet – also als durch und durch rational handelnder Mensch. Ein Homo oeconomicus wägt die verschiedenen Optionen aufgrund des jeweiligen erwarteten Wertes ab und wählt dann jene Option, die zum maximalen Nutzen führt. In diesem Zusammenhang wird auch vorausgesetzt, dass Wissen, Zeit und rechnerische Kapazitäten als unbeschränkt vorhandene Ressourcen zur Verfügung stehen. Als Alternative zu diesem Modell wird das **empirisch-deskriptive Modell** vorgeschlagen, das empirisch beobachtete Entscheidungen beschreibt und versucht, anhand dieser Beobachtungen Vorhersagen für zukünftige Entscheidungen zu entwickeln. Ein typisches empirisch-deskriptives Modell ist das **Modell des subjektiv erwarteten Nutzens** (subjectively experienced utility, SEU). Hierbei steht der *subjektive* Nutzen und nicht der objektive Nutzen (wie bei den normativ-präskriptiven Entscheidungsmodellen) der Entscheidungen im Vordergrund. Da bei vielen Ereignissen die objektive Wahrscheinlichkeit für das Eintreten der Ereignisse nicht bekannt ist, sind bei diesem Modell auch die subjektiv angenommenen Wahrscheinlichkeiten wichtig. Das Modell lässt sich wie folgt formulieren:

$$SEU = (p(E_1) * U(E_1)) + (p(E_2) * U(E_2)) + (p(E_3) * U(E_3)) + \ldots$$

SEU = subjektiv erwarteter Nutzen
E_n = mögliche Ereignisse
$p(E_n)$ = subjektiv erwartete Wahrscheinlichkeit für das Eintreten von Ereignis E_n
$U(E_n)$ = subjektiver Nutzen von Ereignis E_n.

Mit empirisch-deskriptiven Modellen lassen sich natürliche Entscheidungen besser beschreiben als mit normativ-präskriptiven Modellen, aber eben nicht perfekt. Es müssen demzufolge weitere psychologische Einflüsse vorliegen, die unsere Entscheidungen beeinflussen.

21.2.2. Prospect-Theorie und Rahmungseffekte

Eine einflussreiche Theorie mit einem breiten Erklärungsraum ist die von Kahnemann und Tversky (1979) vorgeschlagene **Prospect-Theorie**. Grundlage dieser Theorie ist, dass Menschen Entscheidungen anhand erwarteter Gewinne und Verluste auf der Basis des aktuellen Zustands treffen. Es geht also nicht um absolute Werte und Wahrscheinlichkeiten, sondern um relative (**Abb. 21-1**). So ist ein Gewinn von 500 Euro, wenn man keine finanziellen Mittel hat, höher zu bewerten als ein Gewinn von 500 Euro, wenn man bereits 500 Euro besitzt (**Abb. 21-2**). Ähnlich ist es bei Verlusten. Der Verlust von 10 Euro bei einem Vermögen von 500 Euro ist weniger unangenehm als der Verlust der letzten 10 Euro, die man besitzt. Allerdings scheinen wir insgesamt Verluste mehr zu vermeiden, als Gewinne anzustreben. Deshalb ist die Steigerung bei Verlusten steiler als die bei Gewinnen. Die hier besprochenen Funktionen beschreiben den Zusammenhang zwischen dem subjektiven Wert und den objektiven Gewinnen und Verlusten. Diese Funktionen werden auch als Nutzenfunktionen be-

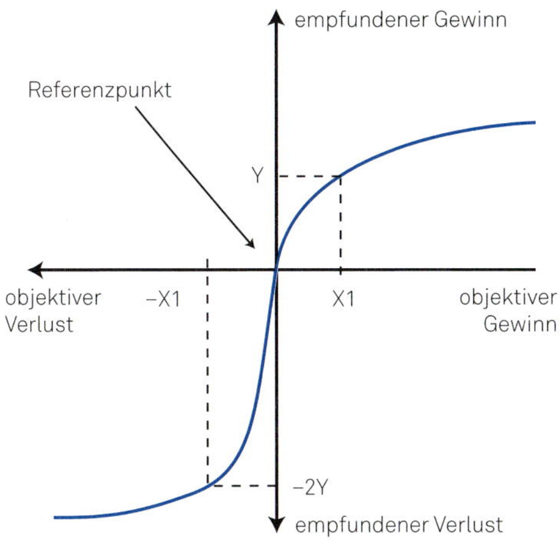

Abbildung 21-1: Zusammenhang zwischen Verlust und Gewinn nach der Prospect-Theorie (nach Kahnemann & Tversky, 1979). Man erkennt anhand dieser Abbildung, dass der Zusammenhang zwischen subjektivem Wert (empfundener Gewinn und empfundener Verlust) und objektivem Gewinn (und Verlust) nichtlinear ist.

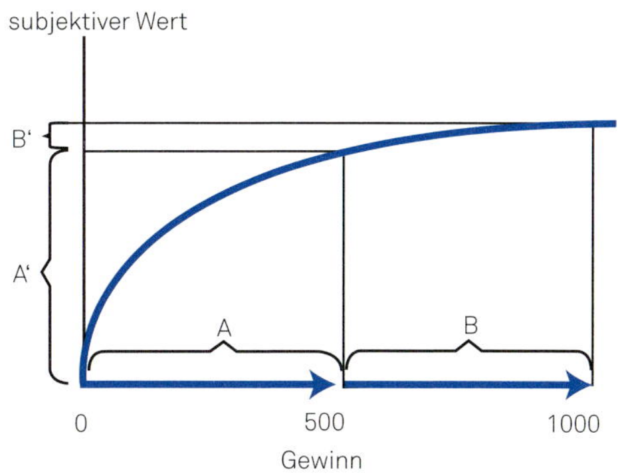

Abbildung 21-2: Darstellung der nichtlinearen Beziehung zwischen objektiven Gewinnen und dem subjektiven Wert des Gewinns. A stellt einen Gewinn von 500 Euro dar, wobei der Ausgangspunkt ein Besitzstand von 0 Euro ist. A' ist der subjektive Wert, dem dieser Gewinn von 500 Euro beigemessen wird. B ist ebenfalls ein Gewinn von 500 Euro, allerdings ausgehend von einem Besitzstand von 500 Euro. B' ist der subjektive Wert dieses Gewinnes. Man erkennt, dass der Zuwachs des subjektiven Wertes (Differenz zwischen A' und B') sehr gering ist.

zeichnet. Obwohl sie typische und für einen weiten Bereich allgemeingültige Funktionsverläufe haben, variieren sie inter- und gelegentlich auch intraindividuell sehr stark.

Kahnemann und Tversky sowie Dan Ariely (2009; 2010) haben in ihren Arbeiten den Einfluss von kognitiven Verzerrungen auf das Entscheidungsverhalten thematisiert. Typische Verzerrungen sind z.B. Anker- und Kontrasteffekte, selektive Wahrnehmungen, rigide Denkhaltungen, Illusionen, vielfältige Gedächtnisphänomene, das Lösen kognitiver Dissonanzen, die Art und Anzahl der vorhandenen Alternativen und die fälschliche Wahrnehmung und Herstellung von Kausalzusammenhängen. Die meisten dieser kognitiven Verzerrungen sind unbewusst, doch sie beeinflussen unser Entscheidungsverhalten maßgeblich.

Beim Treffen von Entscheidungen werden auch **Heuristiken** genutzt. Heuristiken sind im Prinzip Denk- bzw. Entscheidungsregeln, die von dem Psychologen und Sozialwissenschaftler Herbert Simon (1950) populär gemacht wurden. Simon ging davon aus, dass Menschen über begrenzte kognitive Ressourcen verfügen und Entscheidungen meist unter Zeitdruck getroffen werden. Ein typisches Beispiel einer von ihm thematisierten Heuristik wird häufig bei Kaufentscheidungen beobachtet. Angenommen, eine Person möchte sich ein Auto kaufen. Sammelt diese Person alle Informationen über Autos in der avisierten Preisklasse, wägt Preis, technische Details und Designinformationen ab und kommt schließlich zu einer rationalen Entscheidung? Oft ist es ganz anders: Ein bis drei Möglichkeiten werden begutachtet und dann ein Angebot ausgewählt. Gewählt wird nicht die beste aller Alternativen, sondern die Alternative, die *gut genug* ist. Simon hat diese Heuristik **Anspruchserfüllungsheuristik** genannt. In diesem Zusammenhang hat er auch von der **begrenzten Rationalität** gesprochen. Damit wollte er zum Ausdruck bringen, dass Menschen zwar formal irrational handeln, aber aus den wenigen Alternativen, die sie in ihre Betrachtungen einschließen, jene mit dem maximalen Nutzen auswählen. Für eine Entscheidung mag eine Person vier Alternativen abwägen, während eine andere Person zehn für die Entscheidungsfindung nutzt. Im Rahmen der zur Verfügung stehenden individuellen Möglichkeiten handelt jede Person allerdings nutzenmaximierend (also formal rational). Weitere bekannte Heuristiken sind die **Ähnlichkeits-**, **Verfügbarkeits-** und **Anpassungsheuristik**.

Sie bekommen die folgende Beschreibung eines Abiturienten: Peter hat gute Mathematikkenntnisse, baut gerne elektrische Geräte und mag es, Probleme zu lösen. Welches Studienfach wird Peter wohl wählen: Maschinenbau oder Sozialwissenschaften? Die meisten Befragten werden sicherlich angeben, dass Peter ein Maschinenbaustudium beginnen wird. Die Eigenschaften von Peter gelten als typisch bzw. repräsentativ für einen potenziellen Maschinenbaustudenten. Man wählt also die Alternative (Maschinenbaustudium), die der Beschreibung (den Eigenschaften von Peter) am ähnlichsten ist. Mathematikkenntnisse, Bauen von elektrischen Geräten sowie Lösen von Problemen werden typischerweise mit einem Maschinenbaustudium in Verbindung gebracht und nicht mit einem Sozialwissenschaftsstudium. Dies ist ein typisches Beispiel für eine **Ähnlichkeitsheuristik**.Ähnlichkeitsheuristiken „leiden" oft unter einer Reihe von typischen kognitiven Verzerrungen. Zum Beispiel werden bei der Anwendung dieser Heuristiken häufig die Basisraten nicht berücksichtigt. Im obigen Beispiel müsste berücksichtigt werden, dass es mehr Studenten gibt, die ein sozialwissenschaftliches Fach belegen, als solche, die Maschinenbau studieren. Das bedeutet, dass es grundsätzlich wahrscheinlicher ist, dass unser Student Peter sich für ein sozialwissenschaftliches Fach entscheidet. Dieses Problem wird auch als **Negierung der Basisrate** bezeichnet. Wenn bei der Beurteilung mehrere Ereignisse miteinander verknüpft werden, dann missachten wir oft, dass diese Ereignisse auch zufällig auftreten können. Oft vermuten wir, dass aus wenigen Ereignissen bereits sinnvolle Zusammenhänge erschlossen werden können, obwohl sie eigentlich unabhängig voneinander sind. Ein weiteres Problem ist das Unterschätzen der Regression zur Mitte. Damit ist gemeint, dass nach einem extremen Ereignis (z. B. nach außergewöhnlich guten bzw. schlechten Leistungen) meist weniger extreme Ereignisse folgen (z. B. eine weniger gute oder gar eine schlechte Leistung).

Bei der **Verfügbarkeitsheuristik** wird die subjektive Wahrscheinlichkeit für ein Ereignis von der Verfügbarkeit dieses Ereignisses beeinflusst. Damit ist gemeint, dass Beispiele für Ereignisse, die man sich schneller oder besser vorstellen oder in Erinnerung rufen kann, die subjektive Wahrscheinlichkeit maßgeblich beeinflussen. Auch das oben beschriebene Beispiel, dass Peter wahrscheinlich Maschinenbau studieren wird, kann mit der Verfügbarkeitsheuristik beschrieben werden: Die Entscheidung für ein Maschinenbaustudium ist recht wahrscheinlich, wenn mehr Erinnerungen über Eigenschaften von Maschinenbaustudenten und Ingenieuren vorliegen. Vielleicht weiß man ja nicht genau, was Sozialwissenschaftler eigentlich bearbeiten, und kann sich auch keine Vorstellungen darüber machen, über welche Qualifikationen sie verfügen müssen, um dieses Studium erfolgreich abschließen zu können. Dann wählt man die am besten verfügbaren Ereignisse für die Beurteilung aus. Als typisches Beispiel für eine Verfügbarkeitsheuristik wird in der Literatur oft das «Buchstabenproblem" verwendet. Versuchspersonen werden gefragt, ob ein Buchstabe (z. B. das /k/) häufiger am Wortanfang oder an dritter Stelle eines Wortes auftaucht. Die meisten Menschen werden angeben, dass es mehr Wörter gibt, bei denen der jeweilige Buchstabe am Wortanfang steht, obwohl es durchaus sein kann, dass der Buchstabe häufiger an dritter Stelle des Wortes steht. Es fällt uns eben leichter, uns Wörter mit dem jeweiligen Anfangsbuchstaben vorzustellen.

Die **Anpassungsheuristik** bezeichnet die Tendenz, Urteile auf Bezugspunkte zu beziehen, denn Menschen beziehen ihre Urteile selten auf einen absoluten, sondern auf einen relativen Bezugspunkt. Ariely (2009) hat diese Heuristik im Rahmen eines Verhaltensexperiments untersucht. Er präsentierte seinen Studenten im Hörsaal verschiedene Dinge (zwei Weinsorten, eine Schachtel Pralinen, eine Computertastatur, einen Computertrackball und ein Buch). Danach bat er alle Studenten, die letzten beiden Ziffern ihrer Social-Security-Card-Nummer auf ein weißes Blatt Papier zu schreiben und hinter diese Zahl ein Dollarzeichen zu setzen. Dann boten die Studenten wie an einer Börse für die vom Professor gezeigten Objekte. Ihre Gebote wurden notiert und im Hinblick auf die niedergeschriebene Zahl analysiert. Es zeigte sich, dass Personen mit hohen Social-Security-Card-Endnummern die höchsten Geldbeträge für alle Produkte boten. Da die Social-Security-Card-Nummern nichts mit Persönlichkeitsmerkmalen oder sozialer Schichtzugehörigkeit zu tun haben, müssen andere Faktoren wirksam geworden sein. Die Studenten haben ihre Gebote auf ihre Social-Security-Card-Nummern bezogen. Jene mit niedrigen Nummern bezogen ihre Gebote auf niedrige Zahlen und jene mit hohen Nummern auf hohe Zahlen. Durch den Umgang mit hohen Zahlen sind diese Studierenden gewohnt, mit hohen Beträgen umzugehen. Bei niedrigen Bezugspunkten verharren die Studierenden eher im niedrigen Zahlenbereich und sind dann auch eher geneigt, niedrigere Beträge für die Produkte zu zahlen. Diese Effekte werden auch Ankereffekte genannt. Sie sind robust in vielen Untersuchungen und verschiedenen Kontexten berichtet worden. Interessant ist in diesem Zusammenhang, dass auch Experten von diesem Ankereffekt beeinflusst werden. So konnte z. B. gezeigt werden, dass der Urteilsspruch von erfahrenen Richtern sich an Empfehlungen von Laien, aber auch an Zufallsempfehlungen anlehnt (Englich & Mussweiler, 2001; Englich et. al., 2006).

Es mag der Eindruck entstehen, dass Heuristiken im Vergleich zu rationalen Entscheidungen grundsätzlich weniger effizient sind. Dies ist nicht der Fall. Insbesondere die Gruppe um Gerd Gigerenzer (2008) konnte zeigen, dass die Qualität der Entscheidungen anhand von Heuristiken den Ergebnissen wesentlich aufwendigerer und vollständigerer Verarbeitungsstrategien durchaus gleichkommen kann. Viele Heuristiken sind ökologisch sinnvoll, extrem einfach und erfordern nur wenige kognitive Ressourcen. Ein weiterer Vorteil ist, dass sich diese Heuristiken wahrscheinlich durch ständige Anpassung an die soziale Umwelt nahezu perfekt entwickelt haben.

21.3. Einfluss von Emotionen auf Entscheidungen

Emotionen können Entscheidungen auf unterschiedliche Art beeinflussen. Erwartungen, die mit den Resultaten von Entscheidungen verbunden sind, spielen eine entscheidende Rolle. Verbinden wir mit einer Alternative ein emotional sehr positives Ergebnis, dann werden wir sie gegenüber Alternativen präferieren, die mit weniger positiven Emotionen verbunden sind. Aber auch die Emotionen und Stimmungen während einer Entscheidung beeinflussen diese. Die Emotionen, die während der Entscheidungsfindung bestehen, werden **unmittelbare Emotionen** genannt. Zwei Varianten von unmittelbaren Emotionen werden unterschieden: integrale unmittelbare Emotionen und beiläufige unmittelbare Emotionen. Die **integralen unmittelbaren Emotionen** sind direkt mit den Entscheidungen verbunden. Zum Beispiel können Ängste im Zusammenhang mit einer Entscheidung auftreten, weil man Sorge hat, bei einer fehlerhaften Entscheidung eine Reihe von Problemen auszulösen. Diese Ängste können so stark werden, dass der Entscheidungsprozess direkt beeinflusst wird. Zum Beispiel kann man Angst vor den Zahnschmerzen beim Bohren haben, wenn man im Wartezimmer des Zahnarztes sitzt. Je nachdem, wie stark die Angst wird, kann sie dazu führen, dass man den Zahnarztbesuch abbricht. Die **beiläufigen unmittelbaren Emotionen** haben keinen direkten Bezug zu den Entscheidungen. Dies können Stimmungsschwankungen oder habituell bedingte Stimmungen sein (z. B. bei grundsätzlich fröhlichen oder pessimistischen Menschen). Auch Hintergrundmusik kann die Stimmungen während Entscheidungen beeinflussen.

Kermer und Kollegen (2006) haben Versuchspersonen ein Gewinnspiel spielen lassen und überprüft, welche Emotionen sie bei Verlusten und Gewinnen erwarten. Nach dem Spiel haben sie die Versuchspersonen hinsichtlich der tatsächlichen Emotionen bei eingetretenem Gewinn und Verlust befragt. Sie konnten also die bei Gewinn und Verlust erwarteten Emotionen mit den tatsächlich auftretenden Emotionen vergleichen. Der Verlust wird in der Erwartungsphase deutlich negativer eingeschätzt als nach dem tatsächlichen Verlust **(Abb. 21-3)**. Ein Grund dafür könnte darin liegen, dass kognitive Bewältigungsmechanismen erst nach dem Erleiden der Verluste einsetzen und dann die negativen Emotionen abdämpfen. Je nachdem, wie stark die negativen Emotionen in der Antizipationsphase sind, können sie sich auf die Entscheidung auswirken.

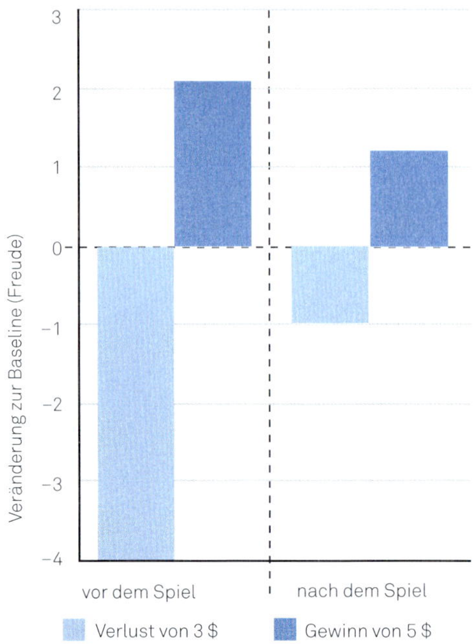

Abbildung 21-3: Ergebnisse des Experiments von Kermer und Kollegen (2006). Die Versuchspersonen erwarten deutlich negativere Emotionen bei Verlusten, als sie tatsächlich nach dem Spiel auftreten.

Den Einfluss von beiläufigen Emotionen haben Lerner und Kollegen (2004) untersucht. Sie gaben ihren Versuchspersonen ein Textmarkerset und bestimmten den Preis, für den die Versuchspersonen diese Textmarker verkaufen oder kaufen würden. Während der Entscheidung wurden den Versuchspersonen je nach Versuchsgruppe drei unterschiedliche Filme dargeboten, mit denen ihre Emotionen manipuliert wurden. Ein Film evozierte Trauer, ein anderer Ekel und ein dritter war emotional neutral. In der Verkaufsbedingung waren die Versuchspersonen, die den Ekel und den Trauer evozierenden Film gesehen hatten, bereit, die Textmarker für einen günstigen Preis zu verkaufen, während sie in der Kaufbedingung unter Trauer bereit waren, deutlich mehr für die Textmarker auszugeben als die Versuchspersonen in den anderen emotionalen Bedingungen. Die Gründe für diese Befunde sind bislang noch nicht geklärt, eine Erklärung für den Einfluss der inzidentellen Trauer auf das Kaufverhalten könnte sein, dass traurige Personen Veränderungen erhoffen. Durch den Kauf (unabhängig vom Preis und mit Toleranz hoher Preise) könnte eine Veränderung ausgelöst werden.

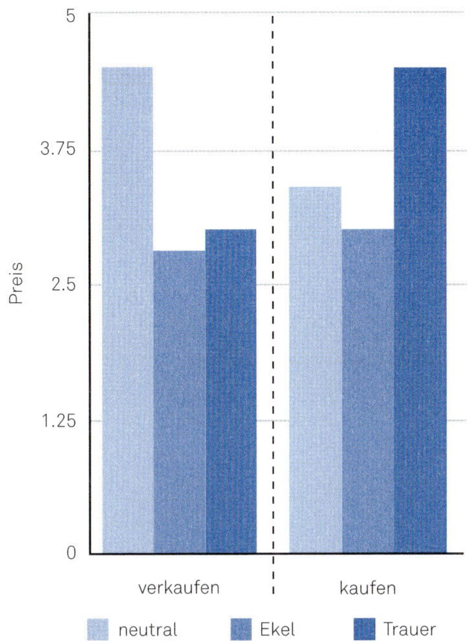

Abbildung 21-4: Dargestellt ist, wie inzidentelle Emotionen Entscheidungen (hier Verkaufs- und Kaufverhalten) beeinflussen können. In der neutralen Bedingung geben die Versuchspersonen deutlich höhere Verkaufspreise an. In der Trauerbedingung sind die Versuchspersonen bereit, deutlich mehr für den Kauf auszugeben (nach Lerner et al., 2004).

21.4. Spieltheorien

In vielen Situationen werden Entscheidungen gemeinsam mit Sozialpartnern getroffen. Ein typisches Beispiel ist ein Skatspiel, bei dem die drei Mitspieler verbal und nonverbal während des Spiels interagieren. Je nach Spielsituation kooperieren zwei der drei Spieler, um gegen den Dritten kompetitiv zu spielen. In der Forschung werden häufig Interaktionsspiele verwendet, die so gestaltet sein können, dass Kooperation oder Konkurrenz stimuliert wird. Das bekannteste dieser Spiele ist das **Gefangenen-Dilemma-Spiel** (Rapoport & Chammah, 1965). In diesem Spiel interagieren zwei Spieler, die simultan ihre Entscheidungen treffen müssen. In der Originalversion spielen die Spieler Gefangene, die verdächtigt werden, gemeinsam eine Straftat begangen zu haben. Beide Gefangenen werden getrennt verhört, ohne dass sie sich absprechen können. Angenommen, die zu erwartende Höchststrafe beträgt acht Jahre Gefängnishaft. Jeder Gefangene kann schweigen oder die Tat zugeben. Entscheiden sich beide Gefangenen zu schweigen, erwartet sie eine relativ geringe Haftstrafe von nur zwei Jahren. In dieser Situation kooperieren sie miteinander. Gestehen beide, muss jeder mit einer Haftstrafe von fünf Jahren rechnen. Diese Strafe ist im Vergleich zur Maximalstrafe reduziert, weil beide Gefangenen mit den Behörden kooperieren (aber nicht miteinander!). Gesteht aber nur einer der Gefangenen, während der andere schweigt, wird der Geständige (Kronzeuge) eine sehr niedrige Strafe zu erwarten haben, während der Schweigende die Maximalstrafe bekommt. In der Sprache dieses Untersuchungsparadigmas kooperiert derjenige, der schweigt, während derjenige, der gesteht, nicht kooperiert. Dieses Nichtkooperieren wird auch als Defektion bezeichnet. Für beide ist es kollektiv besser, wenn beide schweigen, denn der Gesamtverlust für beide ist „nur" vier Jahre. Jede andere Kombination von Entscheidungen führt zu höheren Verlusten. Aus der individuellen Perspektive betrachtet, ist es besser zu gestehen. Selbst wenn der andere auch gesteht, reduziert sich die Maximalstrafe von acht auf fünf Jahre. Sofern der andere Gefangene schweigt, reduziert sich die Haftstrafe sogar auf ein Jahr. Das Dilemma besteht darin, dass die Analyse dieser Situation im Sinne einer kollektiven oder einer individuellen Nutzenberechnung zu völlig unterschiedlichen Entscheidungen führt (**Tab. 21-1**). Wendet der Spieler die individuelle Perspektive an, muss er gestehen. Aus Sicht der kollektiven Analyse müssen dagegen beide schweigen.

Dieses Spiel kann einmalig oder wiederholt gespielt werden. Beim wiederholten Spiel

Tabelle 21-1: Mögliche Entscheidungen beim Gefangenen-Dilemma-Spiel.

Gefangener 1	Gefangener 2	Gefangener 1	Gefangener 2	Gesamtverlust
schweigen	schweigen	2 Jahre	2 Jahre	4 Jahre
schweigen	gestehen	8 Jahre	1 Jahr	9 Jahre
gestehen	schweigen	1 Jahr	8 Jahre	9 Jahre
gestehen	gestehen	5 Jahre	5 Jahre	10 Jahre

kann dem jeweiligen Spielpartner die Entscheidung des anderen mitgeteilt werden. Beim einmaligen Spiel zeigen erstaunlich viele Versuchspersonen (ca. 20%) bereits kooperatives Verhalten. Die unterschiedlichen Varianten dieses Spiels haben in der Forschung viele Einsichten in das menschliche Sozialverhalten ermöglicht.

Ein anderes häufig verwendetes Interaktionsspiel ist das **Ultimatumspiel**, bei dem ebenfalls zwei Personen, die sich nicht kennen, miteinander spielen. Spieler A wird eine bestimmte Geldmenge zur Verfügung gestellt; einen bestimmten Teil muss er Spieler B anbieten. Akzeptiert Spieler B dieses Angebot, können beide ihre Beträge behalten. Lehnt allerdings Spieler B das Angebot von Spieler A ab, z.B., weil es ihm zu niedrig erscheint, verlieren beide ihre Geldbeträge. Würde Spieler B rational entscheiden, müsste er praktisch *jedes* Angebot annehmen, denn für den Spielpartner ist es immer günstig, praktisch unerwartet und ohne eigenes Dazutun einen Geldbetrag zu erhalten. In empirischen Situationen stellt sich aber genau dies nicht ein, denn die Spielpartner lehnen oft zu niedrige Angebote ab. Im Grunde akzeptieren die Spielpartner nur Angebote, die sie subjektiv als fair empfinden.

Eine weitere Variante ist das **Vertrauensspiel**, das ebenfalls von zwei Personen gespielt wird. In diesem Spiel agiert ein Spieler als Treugeber (Spieler A) und der andere als Treuhänder (Spieler B). Der Treugeber kann nun dem Treuhänder sein Vertrauen aussprechen oder ihm misstrauen. Danach entscheidet der Treuhänder, ob er das ihm entgegengebrachte Vertrauen missbraucht oder honoriert. Aus diesen Möglichkeiten ergeben sich drei Handlungsalternativen, die mit unterschiedlichen Folgen für die Akteure verbunden sind. Misstraut der Treugeber dem Treuhänder, erhält keiner der Spielpartner einen Gewinn. Vertraut der Treugeber dem Treuhänder und der Treuhänder missbraucht das ihm entgegengebrachte Vertrauen, erhält der Treuhänder einen hohen Betrag, während der Treugeber einen Verlust macht. Honoriert der Treuhänder das ihm vom Treugeber entgegengebrachte Vertrauen, erhalten beide einen geringen Gewinn. Sofern der Treugeber Erfahrungen mit dem Treuhänder gemacht hat, kann er ihm Vertrauen schenken, ohne dass er Gefahr laufen muss, dass entgegengebrachte Vertrauen nicht erwidert zu bekommen. Bei mehrmaligen Spielen kann der Treugeber auch den Treuhänder sanktionieren, sofern dieser sein Vertrauen missbraucht hat. Konkret wird in diesem Spiel sehr oft mit Geld oder Geldeinheiten hantiert. Zuerst entscheidet der Spieler A (der Treugeber oder Investor), wie viel Geld er Spieler B (dem Treuhänder) anvertrauen will. Danach wird das anvertraute Geld vervielfacht und erst dann kann der Treuhänder (Spieler B) entscheiden, wie viel er von diesem Geld zurückgibt. In dieser Phase zeigt sich, ob Spieler B vertrauenswürdig ist oder nicht. Ein vertrauenswürdiger Spieler würde Spieler A einen relativ hohen Betrag zurücküberweisen, während ein Vertrauensbrecher dem Spieler A nichts überweisen würde.

Insgesamt haben viele Verhaltensstudien mit diesen Spielen gezeigt, dass sich die Spieler nicht so verhalten, wie man es gemäß dem normativ-präskriptiven Entscheidungsmodell erwarten würde.

21.5. Neuronale Grundlagen

Während zu Beginn der Erforschung der neuronalen Grundlagen des Entscheidungsverhaltens das Belohnungssystem im Vordergrund stand, belegen neuere Arbeiten, dass auch verschiedene Hirngebiete des Frontalkortex und der Insel an der Kontrolle des Entscheidungsverhaltens beteiligt sind. Wenn Menschen Entscheidungen treffen, müssen sie abwägen, planen, die Zukunft simulieren und viele andere psychische Funktionen nutzen. Das bedeutet, dass viele Teilfunktionen der exekutiven Funktionen an Entscheidungen beteiligt sind. Die beteiligten Hirngebiete sind **(Abb. 21-5)**:

- das ventrale Tegmentum und die Substantia nigra,
- mesolimbischen und mesokortikalen Bahnen,
- der nucleus accumbens,
- der dorsale Teil der Basalganglien,
- der Präfrontalkortex und
- der Orbitofrontalkortex (OFC).

Eine wichtige Funktion bei Entscheidungen haben Belohnungen und damit auch das Belohnungssystem **(Abb. 21-6)**. Folgende wichtige Grundannahmen werden in diesem Zusammenhang gemacht:

- Wir nutzen Belohnungen, um das optimale Verhalten auszuwählen. Das optimale Verhalten ist jenes, das Belohnung maximiert. Demzufolge meiden wir Handlungen, die nicht zu Belohnungen oder gar zu Bestrafungen führen.
- Belohnungen führen zu konsumatorischem Verhalten. Sie sind mit Freude und positiven Gefühlen gekoppelt.
- Belohnungen und Bestrafungen sind Ergebnisse von Entscheidungen, welche die folgenden Entscheidungen beeinflussen.
- Das bedeutet, dass Belohnungen die Auftretenswahrscheinlichkeit von Handlungen verändern. Es wird also anhand von Belohnungen gelernt bzw. die zu Belohnung führenden Handlungen werden verstärkt und in der Verhaltenshierarchie präferiert abgelegt.

Der in diesem System wichtige Transmitter ist das **Dopamin**. Die dopaminergen Neurone codieren die Verstärkung, wobei sie nicht das absolute, sondern das relative Ausmaß der Belohnung codieren, indem die Differenz zwi-

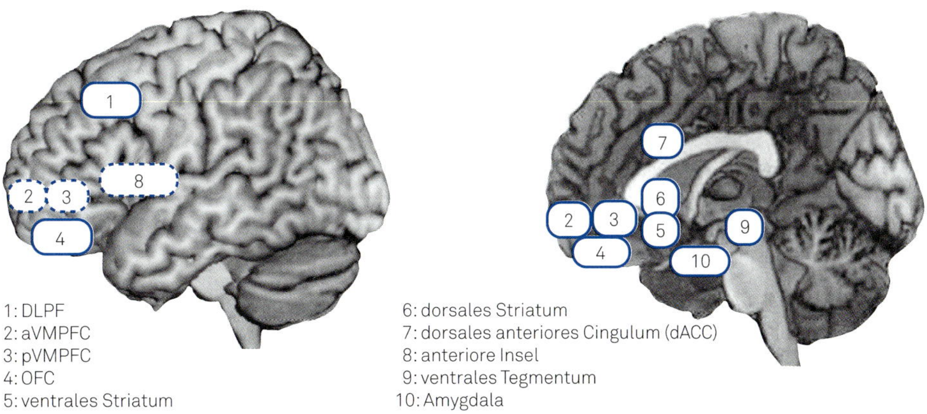

Abbildung 21-5: An Entscheidungen beteiligte Hirngebiete.

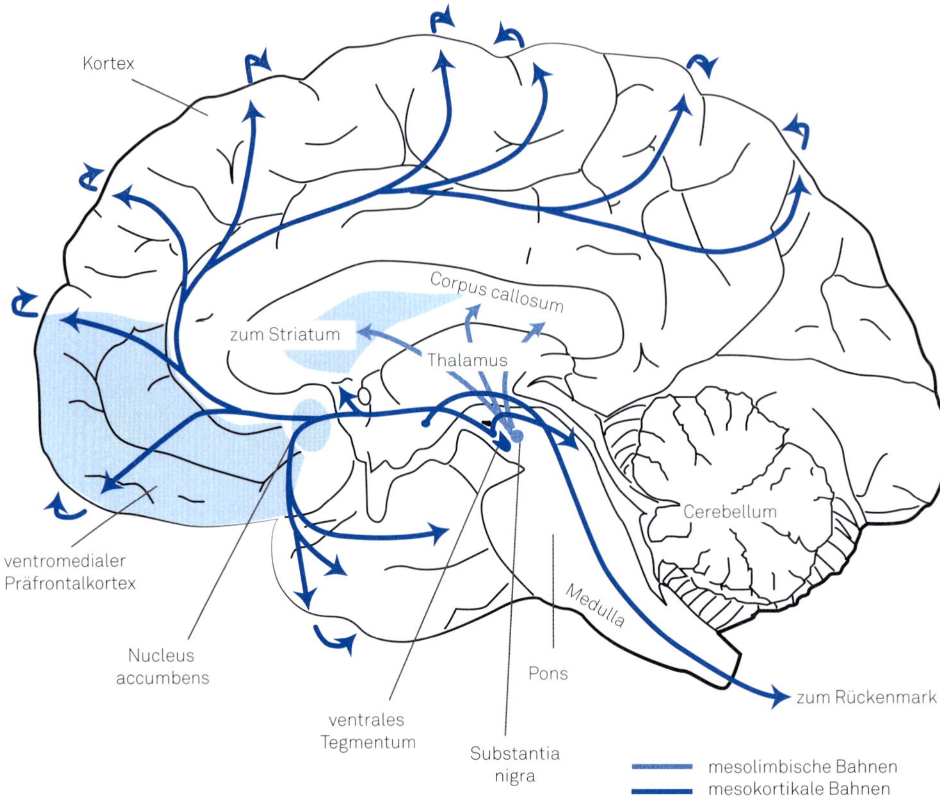

Abbildung 21-6: Dopaminerge Bahnen und Belohnungssystem.

schen „erwarteter" und „tatsächlicher Belohnung" berechnet wird. Diese Differenz wird als **Belohnungsvorhersagefehler** bezeichnet. Unterschieden werden positive von negativen Belohnungsvorhersagefehlern. Beim positiven Belohnungsvorhersagefehler erhält man mehr und beim negativen Belohnungsvorhersagefehler weniger Belohnung als erwartet. Im Falle eines positiven Belohnungsvorhersagefehlers wird im Belohnungssystem mehr Dopamin ausgeschüttet, beim negativen Belohnungsvorhersagefehler weniger. Diese vom Belohnungsvorhersagefehler abhängigen Dopaminausschüttungen sind v. a. für das ventrale Tegmentum und den Nucleus accumbens bei Mensch und Tier gemessen worden (Abb. 21-7). Wie im Kapitel 20 dargestellt, korreliert diese Dopaminausschüttung nicht zwangsläufig mit angenehmen Gefühlen, sondern eher mit dem motivationalen Aspekt der Belohnung (**Wanting**). Vor allem wenn die Belohnungen über einen längeren Zeitraum dargeboten werden, können die motivationalen Aspekte von den Angenehmheitsbewertungen (**Liking**) dissoziieren.

Der Belohnungsvorhersagefehler und die damit verbundenen Dopaminausschüttungen werden als wichtige Grundlage des Lernens aufgefasst. Lernen hängt in diesem Fall von der Vorhersage der Belohnungen ab. Tritt die Belohnung überraschend oder unvorhersehbar ein (positiver Belohnungsvorhersagefehler), wird die Handlung gelernt, die zu dieser Belohnung führte. Erfolgt nach einer Handlung eine erwartete Belohnung nicht (negativer Belohnungsvorhersagefehler), tritt Extink-

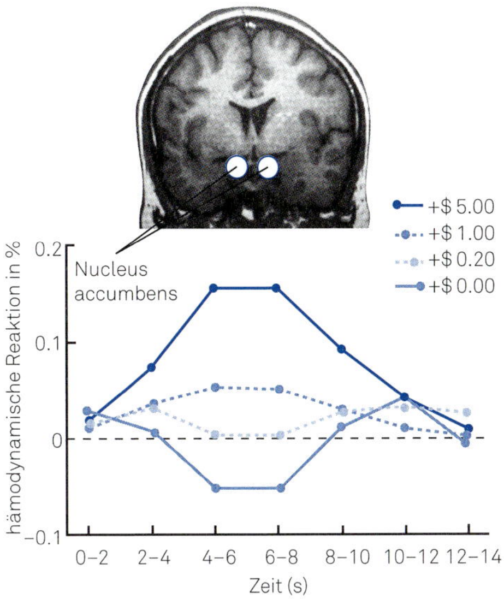

Abbildung 21-7: Durchblutungszunahmen im Nucleus accumbens in Abhängigkeit vom positiven und negativen Belohnungsvorhersagefehler. Beim **positiven Vorhersagefehler** ist die Aktivität im Nucleus accumbens besonders stark (dunkelblaue durchgezogene Linie). Beim **negativen Vorhersagefehler** (hellblaue durchgezogene Linie) ist die Aktivität im Nucleus accumbens besonders niedrig.

tion – also Löschung – des vorher gezeigten Verhaltens ein.

Beim Belohnungslernen können drei Phasen unterschieden werden **(Abb. 21-8)**. In der ersten Phase (Phase (i) in **Abb. 21-8**) werden die mit bestimmten Handlungen assoziierten Belohnungen (aber auch Risiken und Wartezeiten) evaluiert und geschätzt. Diese Analysen finden vorrangig im Striatum, aber auch im Frontalkortex und Parietallappen statt. In der zweiten Phase (Phase (ii)) wird die Handlung ausgewählt, die mit der größten Belohnung assoziiert ist. Hier sind die gleichen Hirngebiete wie in Phase (i) beteiligt. In Phase (iii) erfolgt der Vergleich zwischen der erwarteten und der tatsächlich eingetretenen Belohnung und das dopaminerge Fehlersignal entsteht. Beim positiven Vorhersagefehler wird viel Dopamin ausgeschüttet und beim negativen Vorhersagefehler wenig. Dieses Fehlersignal wird an die Evaluationszentren zurückgemeldet, um Optimierungen der Vorhersagen zu ermöglichen.

Dieser Überlegung ähnlich ist das **Rescorla-Wagner-Modell**, das als mathematisches Modell zur Beschreibung der klassischen Konditionierung formuliert wurde (Rescorla & Wagner, 1972):

$\Delta V_{Reiz} = k * (\text{lambda} - V)$
ΔV_{Reiz}: Veränderung der Assoziationsstärke des konditionierten Stimulus
lambda: maximal mögliche Assoziationsstärke
V: aktuelle Assoziationsstärke
k: Lernrate

Vereinfacht ausgedrückt hängt die Veränderung der Assoziationsstärke (ΔV_{Reiz}) von der Differenz zwischen maximal möglicher (lambda) und aktueller Assoziationsstärke (V) ab. Daraus lässt sich auch ableiten, dass anfangs, wenn diese Differenz groß ist, große Lernfortschritte gemacht werden, während später, wenn die Leistung schon fast perfekt ist, nur noch kleine Lernfortschritte erreicht werden. Anders ausgedrückt, Lernen basiert auf der Diskrepanz zwischen der konditionierten Erwartung und dem aktuellen Ergebnis. Die Diskrepanz ist also auch ein Vorhersagefehler. Insofern ist das Rescorla-Wagner-Modell den Überlegungen zum Belohnungsvorhersagefehler sehr ähnlich. Im Rescorla-Wagner-Modell wird nur die Vorhersage des Ergebnisses eines Durchgangs thematisiert. Das bedeutet, dass nach jedem Durchgang das Ergebnis der Assoziationsstärke überprüft wird. Es hat sich allerdings gezeigt, dass die jeweiligen Vorhersagen nicht immer pro Durchgang berechnet werden, sondern dass auch Erfahrungen aus der Vergangenheit mit einbezogen werden. Dies kommt in dem Prinzip des **zeitlichen Differenzlernens** zum Ausdruck. Hierbei werden die Differenzen zwischen Vorhersage und tatsächlichem Ereignis für aufeinanderfolgende Vorhersagen berechnet.

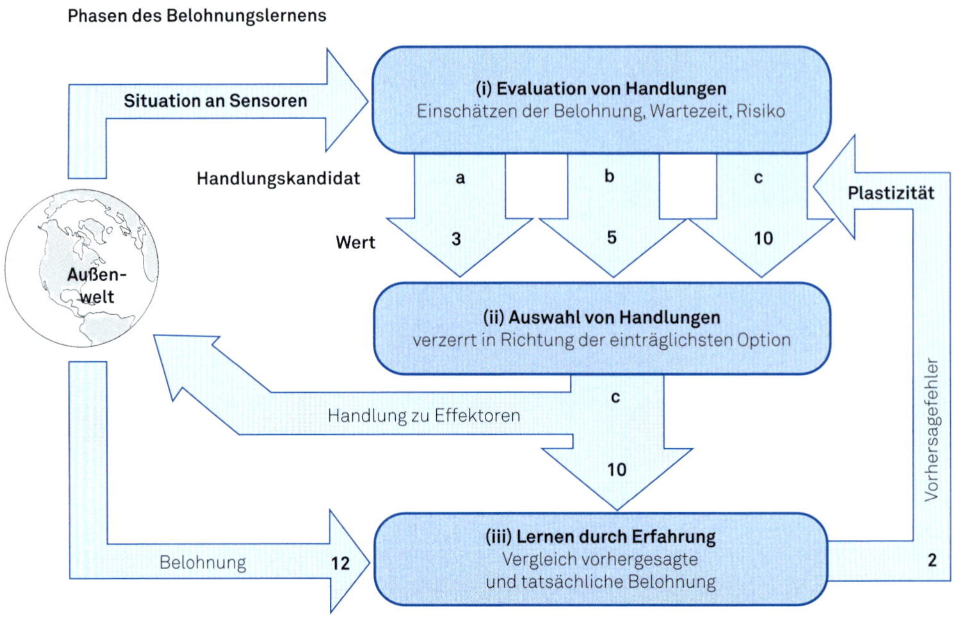

Abbildung 21-8: Die drei Phasen des Belohnungslernens (nachgezeichnet Daw & Doya, 2006). In Phase (i) werden die mit verschiedenen Handlungen (hier a, b und c) assoziierten Belohnungen berechnet. Die erwarteten Belohnungen sind hier als Zahlen dargestellt. Handlung c ist demzufolge mit der größten Belohnung assoziiert. Die Handlung wird in Phase (ii) ausgelöst (hier Handlung c) und in Phase (iii) evaluiert, indem die erwartete mit der tatsächlichen Belohnung verglichen wird. Hier entsteht das dopaminerge Fehlersignal (positiver oder negativer Vorhersagefehler), das zur weiteren Anpassung und zum Optimieren zurückgemeldet wird. Solche Lernmodelle werden auch als Actor-Critic-Lernmodelle bezeichnet.

Das **ventrale Striatum (Nucleus accumbens)** und das **ventrale Tegmentum** sind für die Codierung des Belohnungsvorhersagefehlers wichtig. Sie feuern stärker und schütten mehr Dopamin aus, je mehr Belohnung erwartet wird. Tritt die Belohnung nicht ein, nimmt die Aktivität in diesen Hirngebieten ab; es kann sogar zu einer Deaktivierung (Verringerung der Aktivität unter das Baselineniveau) kommen.

Der **dorsale Teil der Basalganglien** ist zwar anatomisch eng mit dem ventralen Basalganglienteil verbunden, übernimmt jedoch andere Aufgaben. Der dorsale Basalganglienteil ist immer dann aktiv, wenn die Belohnungsinformationen Konsequenzen für nachfolgende Handlungen haben; wenn also die nachfolgenden Handlungen generiert, modifiziert oder geplant werden. Diese Basalgangliengebiete stehen über das frontostriatale System mit dem Frontalkortex und damit mit den exekutiven Funktionen in Verbindung. Die Rolle der dorsalen Basalgangliengebiete im Zusammenhang mit dem Lernen wird bei den **Actor critic learning-Modellen** gezeigt (s. o. zum Beispiel **Abb. 21-8**)

Der **VMPFC** ist im Unterschied zu den Basalganglien intensiv in die Verarbeitung der erhaltenen Belohnung und in die Bewertung der Entscheidungsoptionen eingebunden. Die Antizipation von Belohnungen und der Umgang mit der Belohnungsvorhersage werden über die Basalganglien und das ventrale Tegmentum vermittelt.

Die Bedeutung des **VMPFC** konnte durch die Arbeiten von Bechara und Damasio (Bechara & Van der Linden, 2005; Bechara, 2005) gezeigt werden. Sie haben Patienten mit Läsionen im VMPFC untersucht und sie die Iowa gambling task spielen lassen. Dieser Test beinhaltet zwei Kartenstapel (Stapel A, Stapel B). Stapel A besteht aus vielen Karten, die mit hohen Belohnungen bzw. Gewinnen assoziiert sind (z.B. dem Gewinn von 100 $). Circa 10 % dieser Karten sind allerdings auch mit hohen Verlusten verbunden (z.B. 1225 $). Die meisten Karten in Stapel B sind mit geringen Gewinnen (z.B. 50 $) verbunden. Einige Karten sind dagegen mit geringen Verlusten verbunden (z.B. ein Verlust von 20 $). Der Kartenstapel A ist so konstruiert, dass jede Karte im Schnitt mit einem Verlust von 25 $ verbunden ist. In Kartenstapel B führt jede Karte im Schnitt zu einem Gewinn von 25 $. Die Kartenstapel liegen verdeckt vor den Patienten, die nacheinander die Karten ziehen und letztlich ihren Gewinn maximieren sollen. Sie sind über die Zusammensetzung der Kartenstapel nicht informiert. Gesunde Probanden merken nach mehreren Zügen, dass es sinnvoller und gewinnbringender ist, die Karten des Stapels B zu ziehen. Patienten, die unter Läsionen des VMPFC leiden, ziehen entweder ausschließlich oder bevorzugt Karten des Stapels A, obwohl sie häufig hohe Verluste machen, die ihre vorherigen Gewinne wieder minimieren und letztlich zu einem Gesamtverlust führen. Interessant ist auch, dass gesunde Personen vor der Wahl der entsprechenden Karte in der Regel emotional erregt sind, was sich in der Zunahme der Hautleitfähigkeit zeigt. Patienten mit Läsionen im VMPFC dagegen zeigen keine Erregungen des vegetativen Nervensystems. Diese Befunde werden dahin gehend interpretiert, dass Patienten mit Läsionen im VMPFC unempfänglich für Risiken geworden sind, die im Zusammenhang mit ihren Entscheidungen auftreten. Ihr Verhalten ist getrieben von dem Willen, häufig Gewinne zu machen, und sie kalkulieren die hohen Verluste in ihre Gesamtbilanz nicht ein. Bei gesunden Probanden ist dies völlig anders, denn sie lernen aus den Verlusten und versuchen, ihr Risiko zu minimieren. Offenbar ist für die **Abschätzung der möglichen Konsequenzen** einer Entscheidung ein intakter VMPFC notwendig. Die Ergebnisse dieser Läsionspatienten können auch dahin gehend interpretiert werden, dass der VMPFC in die Bewertung der Entscheidungsoptionen wesentlich eingebunden ist. Ist diese Region lädiert, können die Entscheidungsoptionen nicht mehr bewertet werden, sodass die Auswahl der Optionen defizitär wird.

Der VMPFC ist sehr wahrscheinlich funktional eng mit dem DLPFC verbunden, wobei der DLPFC hemmend auf den VMPFC einwirkt. So konnten z.B. Hare und Kollegen (2009) zeigen, dass die Präsentation von attraktiven Speisen zu starken Durchblutungszunahmen im VMPFC führte (**Abb. 21-9**). Bei Personen, welche die Autoren als „Selbstkontrollierer" bezeichneten, war bei der Präsentation der Speisen nicht nur der VMPFC, son-

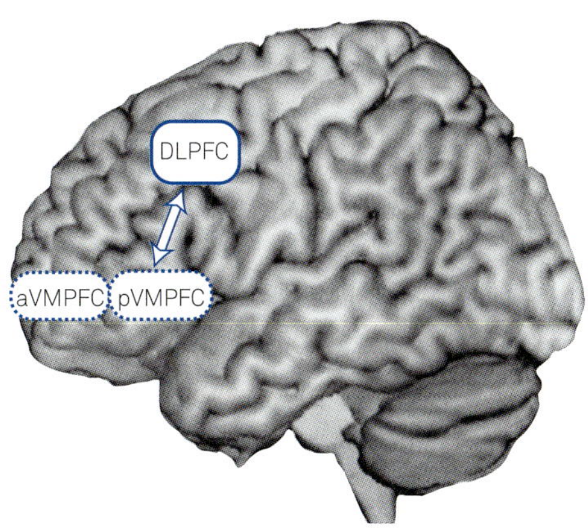

Abbildung 21-9: Funktionale Kopplung zwischen dem DLPFC und dem VMPFC. Dargestellt sind hier der anteriore VMPFC und der posteriore VMPFC. Die Kopplung zwischen dem DLPFC und dem pVMPFC ist insbesondere in der Studie von Baumgartner et al. (2011) besonders stark.

dern auch der DLPFC aktiv. Bei Personen, die sie als „Nichtselbstkontrollierer" klassifizierten, war der DLPFC nicht aktiv, wenn sie attraktive Speisen sahen, der VMPFC jedoch war aktiv. Einen funktionalen Zusammenhang zwischen dem DLPFC und dem VMPFC konnten auch Baumgartner und Kollegen (2011) nachweisen. Sie zeigten, dass die funktionale Kopplung zwischen dem VMPFC und dem DLPFC zunimmt, wenn die Versuchspersonen sich in einer konfliktbeladenen Entscheidungssituation befinden, in der sie sich entscheiden müssen, ein unfaires Angebot anzunehmen oder sozial konform zu reagieren.

fMRT-Untersuchungen zeigen lokale hämodynamische Veränderungen mit guter räumlicher Auflösung in bestimmten Hirngebieten. Diese Veränderungen sind jedoch sehr langsam, sodass anhand dieser Daten der zeitliche Ablauf der neuronalen Aktivierungen im Zusammenhang mit Belohnungen und Verlusten nicht genau erfasst werden kann. Neue EEG-Registrier- und -Analysemethoden ermöglichen es, bei guter räumlicher und exzellenter zeitlicher Auflösung die Hirnaktivität im Zusammenhang mit Belohnungsprozessen zu messen. Eine solche Arbeit wurde z. B. von Pedroni und Kollegen vorgelegt (2011). Sie haben festgestellt, dass erst ca. 280 ms nach der Präsentation des Gewinns oder Verlustes der ventromediale Präfrontalkortex aktiviert wird. Die Hirnaktivierungen dauern bis ca. 500 ms nach Präsentation der Gewinne und Verluste an. Das könnte damit zusammenhängen, dass diese Informationen noch für späte kognitive Prozesse zur Verfügung stehen.

Fassen wir zusammen:

- Das **ventrale Striatum** und das **ventrale Tegmentum** sind für die Codierung des Belohnungsvorhersagefehlers sehr wichtig. Bei einem positiven Belohnungsvorhersagefehler sind diese Hirngebiete aktiv. Sie feuern stärker und schütten mehr Dopamin aus, je mehr Belohnung erwartet wird. Tritt die Belohnung nicht ein oder fällt sie geringer als erwartet aus (negativer Belohnungsvorhersagefehler), nimmt die Aktivität in diesen Hirngebieten ab.
- Das **dorsale Striatum** ist immer dann aktiv, wenn die Belohnungsinformationen Konsequenzen für nachfolgende Handlungen haben. Die besondere Rolle der dorsalen Basalgangliengebiete im Zusammenhang mit dem Lernen zeigt sich in den Actor-critic-learning-Modellen, in denen die durch Belohnung induzierte Veränderung und Anpassung von Handlungen thematisiert wird.
- Der **VMPFC** ist in die Verarbeitung der erhaltenen oder ausbleibenden Belohnungen und in die Bewertung der Entscheidungsoptionen eingebunden. Über den VMPFC können auch die Konsequenzen von Entscheidungen bewertet werden.
- Der **DLPFC** übt wahrscheinlich einen hemmenden Einfluss auf den VMPFC und die subkortikalen Strukturen aus.

21.5.1. Interaktives Entscheidungsverhalten

Entscheidungen werden nicht nur isoliert gefällt, sondern gerade im sozialen Kontext in der Interaktion mit anderen Menschen. Die mit solchen Interaktionen verbundenen neuronalen Aktivierungen werden meistens mit Interaktionsspielen (z. B. mit dem Gefangenen-Dilemma-, dem Ultimatum- oder dem Vertrauensspiel) untersucht. In jüngster Zeit werden auch sogenannte **Hyperscannings** durchgeführt, bei denen die miteinander interagierenden Personen simultan untersucht werden (**Abb. 21-10**).

In einer der ersten Untersuchungen dieses Typs haben die Versuchspersonen ein Vertrauensspiel gespielt, während ihre Hirndurchblutung mittels funktionaler Magnetresonanztomografie gemessen wurde (King-Casas et

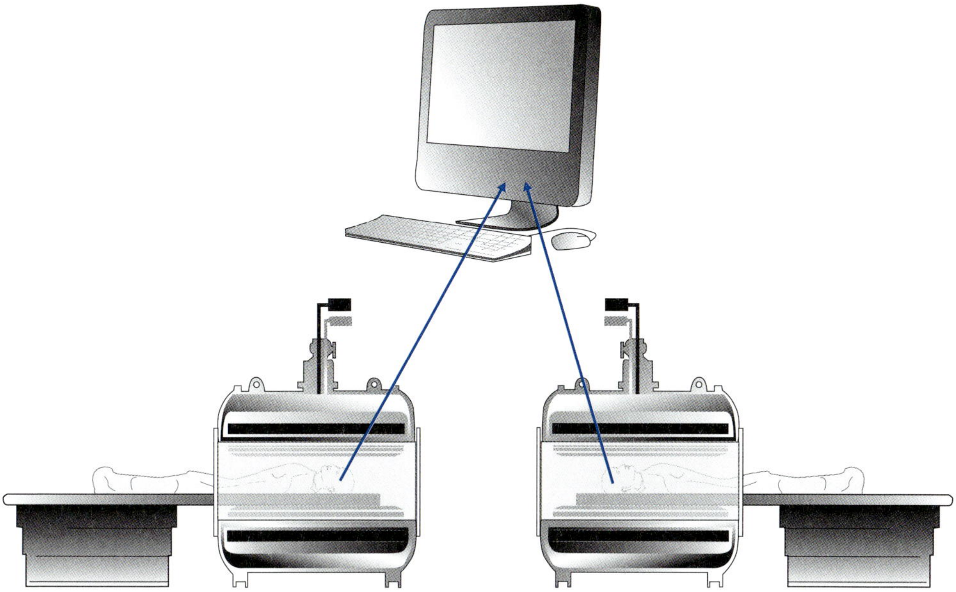

Abbildung 21-10: Schematische Darstellung des Hyperscannings. Zwei Versuchspersonen liegen in zwei unterschiedlichen fMRT-Scannern. Ihre Hirnaktivitäten werden simultan aufgenommen.

al., 2005).[57] In diesem Vertrauensspiel bieten sich zwei Spieler in verschiedenen Runden gegenseitig Geld an **(Abb. 21-11)**. Ein Investor (Spieler A) bietet einem Spielpartner (Spieler B = Vewalter) eine bestimmte Summe. Akzeptiert Spieler B das angebotene Geld, können beide das Geld behalten. Danach muss Spieler B das akzeptierte Geld aufteilen und bietet Spieler A einen bestimmten Betrag an. Anhand der ausgetauschten Geldmenge kann das gegenseitige Vertrauen erschlossen werden. Ein Investor, der dem Verwalter vertraut, wird ihm mehr Geld anbieten, als wenn er ihm nicht vertraut. Sein Vertrauen in den Spielpartner hängt davon ab, wie viel Geld der Verwalter ihm jeweils im Gegenzug anbietet. Da beide Spielpartner in zehn Runden Geld austauschen, kann überprüft werden, wie und ob sich während dieser Interaktionen das gegenseitigen Vertrauen verändert. Nach mehreren Spielrunden und zunehmendem gegenseitigen Vertrauen zeigte sich, dass die Aktivität des **dorsalen Striatums** beim Verwalter mit der Aktivität im **Cingulum** des Investors (Spieler A) korrelierte. Je mehr Vertrauen der Verwalter dem Investor entgegenbrachte, desto stärker war das dorsale Striatum aktiviert. In den ersten Spielphasen trat die Aktivität im dorsalen Striatum bei Spieler B etwas verzögert ein. Offenbar *reagierte* der Verwalter auf den Investor. Nach mehreren Spielrunden traten die Aktivierungen im dorsalen Striatum beim Verwalter immer früher auf, was darauf hindeuten könnte, dass der Verwalter *antizipatorisch* Vertrauen entwickelte und dem Investor immer mehr Vertrauen entgegenbrachte. Offenbar hatte ein Wechsel von reaktivem zu antizipatorischem Vertrauen stattgefunden. Die beim Investor gefundene stärkere Aktivität im Cingulum während der Angebotsunterbreitung könnte darauf hinweisen, dass das Unterbrei-

57 Beide Versuchspersonen lagen in unterschiedlichen MR-Scannern, während sie das Vertrauensspiel spielten. Man beachte, dass dieser Versuchsansatz sehr aufwendig ist, denn es sind zwei Scanner nötig, die simultan für einen Versuch genutzt werden können **(Abb. 22-10)**.

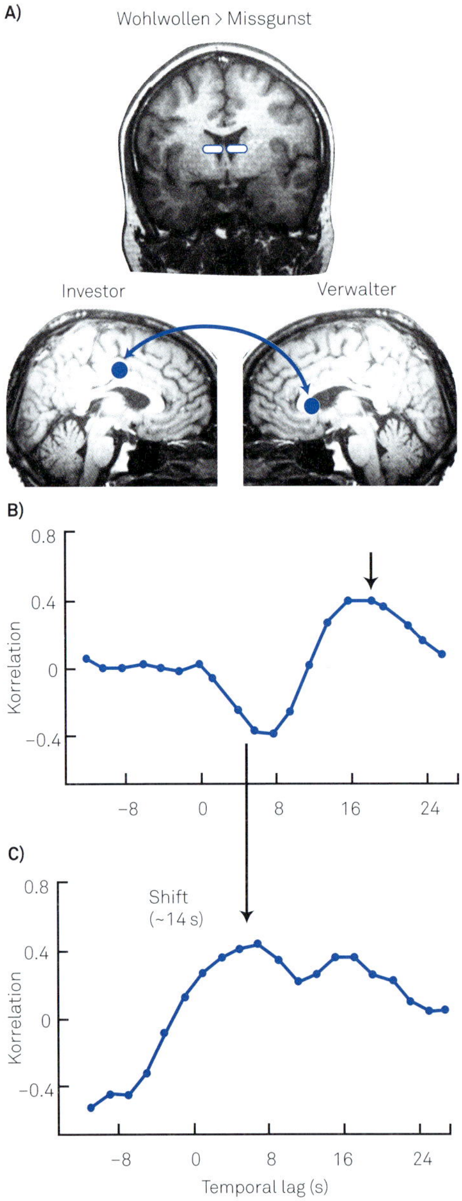

Abbildung 21-11: Hirnaktivierung bei einem Hyperscanning-Experiment. Der Investor bietet eine Geldsumme an, die der Empfänger des Angebotes (der Verwalter) akzeptieren kann oder nicht. Nachdem der Verwalter das Geld akzeptiert hat, kann er dem Investor seinerseits einen Teil des Geldes wieder anbieten. Anhand der ausgetauschten Geldmenge kann man das wechselseitig entgegengebrachte Vertrauen ableiten. (A) In der Vertrauenssituation ist bei Spieler A (der Investor) das Cingulum und bei Spieler B (dem Verwalter) das dorsale Striatum aktiviert. (B) Die Aktivierungen in diesen Hirngebieten korrelieren zwischen den beiden Versuchspersonen. Die maximale Korrelation tritt in den Anfangsphasen des Vertrauensspiels erst nach 16 Sekunden auf. (C) In den späteren Phasen des Vertrauensspiels kann man schon früher (ca. nach 8 Sekunden) die maximale Korrelation feststellen. Offenbar hat beim Spielpartner ein Wechsel von reaktivem zu antizipatorischem Vertrauen stattgefunden. (Nachgezeichnet nach King-Casas et al., 2005)

ten von Angeboten mit kognitivem Aufwand erfolgt. Der Investor musste offenbar seine Angebote genau planen und abwägen.

Die meisten Untersuchungen zu interaktiven Entscheidungen wurden mit computerunterstützten Vertrauensspielen oder Varianten davon durchgeführt. Dabei „spielt" die Versuchsperson mit einem Computer, der den anderen Spielpartner simuliert. Ein Experiment, das die Komplexität der Hirnaktivierung während komplexer Entscheidungen gezeigt hat, wurde kürzlich von Baumgartner und Kollegen (2011) publiziert. Sie haben das Ultimatumspiel genutzt und die Hirnaktivität des Spielers B im fMRT gemessen. Gleichzeitig haben sie den rechts- oder linksseitigen DLPFC mittels rTMS gehemmt. Nur nach Hemmung des rechtsseitigen DLPFC waren die Spielpartner bereit, auch weniger attraktive (unfaire) Angebote zu akzeptieren. Die gleichzeitig durchgeführten fMRT-Messungen zeigten, dass bei unfairen Angeboten der frontoinsuläre Hirnbereich, das anteriore dorsale Cingulum (daCC) und der VMPFC stark aktiviert sind. Allerdings ist die funktionale Kopplung zwischen dem DLPFC und dem posterioren VMPFC hier zentral. Ist diese Kopplung stark, akzeptieren die Versuchspersonen unfaire Angebote seltener. Ist sie schwach oder nicht mehr vorhanden (z.B., wenn der rechtsseitige DLPFC mittels rTMS gehemmt wurde), dann akzeptieren die Versuchspersonen auch unfaire Angebote. In gewisser Weise verhalten sich die Versuchspersonen dann so, wie man es vom Homo oeconomicus erwarten würde: Sie konsumieren alles – auch unfaire Angebote. In anderen Worten: Die Überwindung des Homo oeconomicus-Verhaltens (also des egoistischen Verhaltens) ist kognitiv aufwendig und erfordert die konzertierte Aktion vieler Frontalkortexstrukturen.

Dass der DLPFC in Entscheidungen eingebunden ist, erstaunt nicht, da im Frontalkortex Impulskontrollen, Planungen und Entscheidungen vermittelt werden (Kap. 11). Im Zusammenhang mit Entscheidungsverhalten greift der DLPFC wahrscheinlich hemmend ein. Eine Reihe von Arbeiten hat gezeigt, dass die Hemmung (meistens des rechtsseitigen DLPFC) die Selbstkontrolle vermindert und damit die Risikobereitschaft erhöht. Mit einem gehemmten DLPFC spielen wir Glücksspiele risikoreicher, fahren schneller Auto und es ist uns weniger wichtig, unsere gute soziale Reputation aufrechtzuerhalten (Beeli et al., 2008; Beeli et al., 2008; Knoch, 2007).

Was passiert aber, wenn wir uns entschließen, eine unfaire Entscheidung zu treffen, und z.B. unser Versprechen gegenüber einem Spielpartner brechen? Baumgartner und Kollegen (2009) haben dies näher untersucht und festgestellt, dass der **DLPFC**, das **anteriore Cingulum**, die **Amygdala** und die **vordere Insel** beim Brechen von Versprechen aktiviert waren. Diese Hirngebiete sind auch bei der Bewältigung von kognitiven Problemen (Cingulum und DLPFC) und bei der Verarbeitung intensiver und meist negativer Emotionen (Amygdala) aktiv. Insofern gehen die Autoren davon aus, dass ein kognitiver und emotionaler Konflikt beim Brechen von Versprechungen vorliegt. Mit anderen Worten: Man bricht nicht so einfach Versprechen, sondern es erfordert einiges an kognitivem und emotionalem Aufwand.

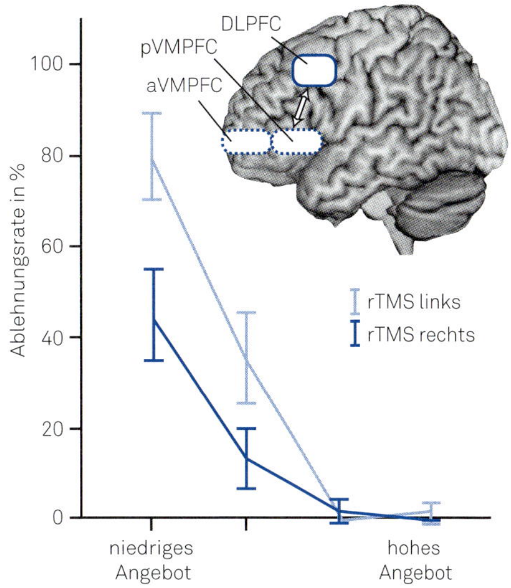

Abbildung 21-12: Akzeptanz von unfairen Angeboten nach Hemmung des rechtsseitigen dorsolateralen Präfrontalkortex (nachgezeichnet nach Baumgartner et al., 2011). Ist die funktionale Kopplung zwischen dem DLPFC und dem pVMPFC stark, dann werden unfaire Angebote häufiger abgelehnt. Ist diese funktionale Kopplung niedrig oder nicht vorhanden, dann werden auch unfaire Angebote akzeptiert. Durch Hemmung des rechtsseitigen DLPFC wird offenbar die Kopplung zwischen dem DLPFC und dem VMPFC unterbrochen und/oder abgeschwächt.

Beim Adressaten von unfairen Angeboten finden sich v.a. Aktivitätszunahmen in der **anterioren Insel**, wobei die Aktivität mit zunehmender Unfairness des Angebots steigt. Je stärker die Aktivität in der anterioren Insel, desto eher werden unfaire Angebote zurückgewiesen.

Fassen wir zusammen:

- Wenn in interaktiven Spielen der Spielpartner kooperiert, nimmt die Aktivität im **ventralen Striatum** zu.
- Bei interaktiven Entscheidungen ist das **dorsale Striatum** v.a. dann aktiv, wenn der Spielpartner dem Investor Vertrauen entgegenbringt.

- Beim Investor ist das **Cingulum** aktiv, was mit kognitiven Überwachungsprozessen in Verbindung gebracht wird.
- Der **rechtsseitige DLPFC** ist in die Verarbeitung von Angeboten eingebunden, insbesondere wenn sie unfair werden. Dieses Hirngebiet ist auch an der Selbstkontrolle beteiligt. Hypoaktivierung führt zu mehr risikoreichem Verhalten.
- Der posteriore VMPFC ist in die Evaluation von Entscheidungen eingebunden.
- Die funktionale Kopplung zwischen dem DLPFC und dem posterioren VMPFC ist für die Entscheidung, auf unfaire Angebote einzugehen, unabdingbar. Besteht eine starke Kopplung, werden unfaire Angebote abgelehnt. Ist die funktionale Kopplung nicht vorhanden oder schwach, werden auch unfaire Angebote akzeptiert. Die Versuchsperson agiert wie ein Homo oeconomicus.
- Die **anteriore Insel** codiert die Unfairness des Angebots. Je stärker die Aktivität in der anterioren Insel, desto stärker werden unfaire Angebote auch als unfair erlebt. Die Entscheidung, ein unfaires Angebot abzulehnen, bedarf allerdings der konzertierten Interaktion zwischen dem DLPFC und dem VMPFC.
- Das willentliche Brechen von Versprechen ist mit Aktivierungen im **DLPFC**, im **anterioren Cingulum**, in der **Amygdala** und in der **anterioren Insel** verbunden.

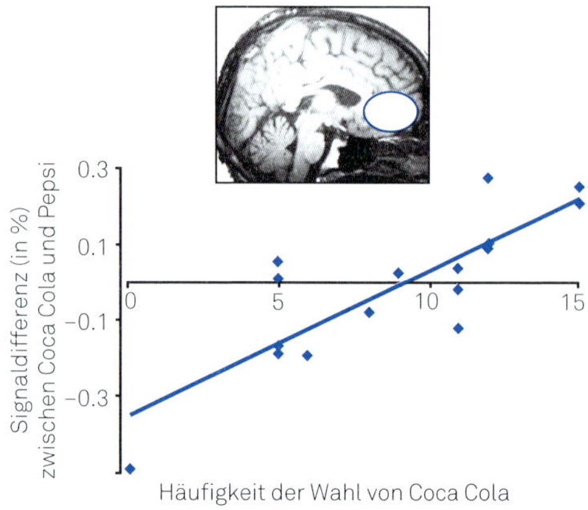

Abbildung 21-13: Ergebnisse des Experiments von McClure und Kollegen (2004). Je häufiger die Versuchspersonen Coca Cola wählten, desto stärker waren die Durchblutungszunahmen im ventromedialen Präfrontalkortex. In anderen Worten bedeutet dies, dass mit zunehmender Präferenz für Coca Cola die Durchblutung im ventromedialen Präfrontalkortex anstieg. (Nachgezeichnet nach McClure et al., 2004)

21.5.2. Entscheidungspräferenzen

Wenn wir Entscheidungen treffen, werden wir von Präferenzen geleitet, z.B., wenn wir im Restaurant eine Speise auswählen, Konsumprodukte kaufen, bestimmte politische Ansichten bevorzugen oder eine Vorliebe für bestimmte Kunstrichtungen entwickeln. Solche Präferenzen sind nicht angeboren, sondern werden im Wesentlichen erworben und stehen unbewusst zur Verfügung. Neurowissenschaftliche Arbeiten haben gezeigt, dass solche Präferenzen mit Aktivierungen im **VMPFC** korrelieren. McClure und Kollegen (2004) ließen Versuchspersonen Pepsi und Coca Cola trinken und haben die Hirndurchblutung beim Trinken und in Erwartung dieser Getränke gemessen. Sie konnten zeigen, dass der VMPFC besonders stark durchblutet war, wenn die Versuchspersonen erwarteten, das präferierte Getränk zu konsumieren. Bei Coca-Cola-Fans war der VMPFC nur in Erwartung von Coca Cola aktiv (**Abb. 21-13**), während er bei Pepsi-Cola-Fans nur in Erwartung des Trinkens von Pepsi Cola aktiv war. Ferner war die Aktivierung im VMPFC umso größer, je stärker sie das jeweilige Getränk präferierten. In anderen Versuchsdurchgängen haben McClure und Kollegen vor dem Trinken Hinweisreize dargeboten (z.B. ein Bild einer Cola-Dose) und die durch den Hinweisreiz evozierte Hirnaktivität gemessen. Hierbei zeigte sich, dass der Hinweisreiz

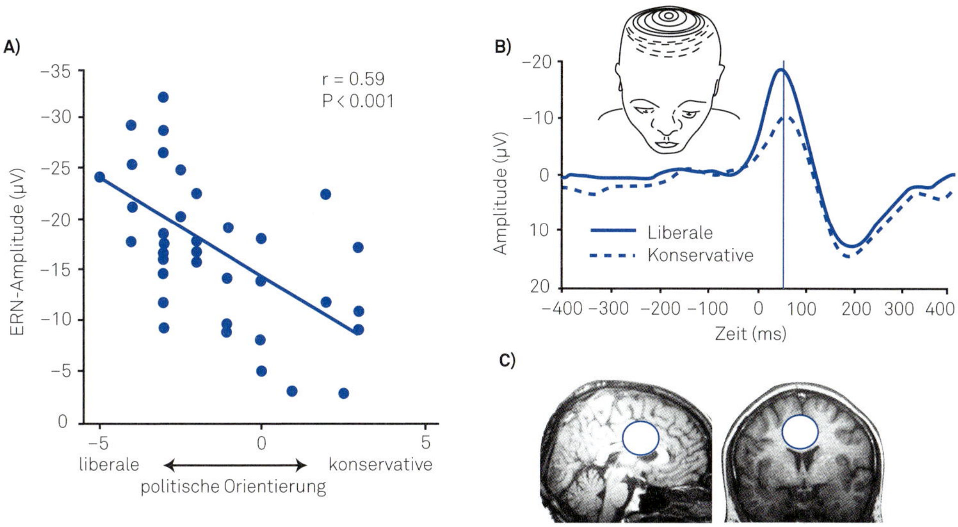

Abbildung 21-14: Ergebnisse des Versuchs von Amodio et al. (2007). In (A) ist die Korrelation zwischen der Amplitude der No-go-ERN und den Konservatismus-Liberalitäts-Werten dargestellt. In (B) erkennt man die ERN ca. 50 ms nach der Präsentation des No-go-Reizes. In (C) sind die Quellen um das Cingulum kenntlich gemacht. (Nachgezeichnet nach Amodio et al., 2007)

Durchblutungszunahmen im Hippocampus und im DLPFC evozierte. Offenbar werden durch den Hinweisreiz Gedächtnisfunktionen (Hippocampus) und exekutive Kontrollmechanismen (DLPFC) aktiviert.

Nicht nur Präferenzen für Konsumprodukte sind mit typischen Hirnaktivierungen verbunden, sondern auch politische Präferenzen. Schon lange wird diskutiert, ob Konservatismus mit spezifischen, eventuell angeborenen kognitiven Prozessierungen zusammenhängt. Viele Verhaltensuntersuchungen haben gezeigt, dass Konservative eine größere Neigung zu Ordnung und Struktur zeigen. Liberale dagegen sollen offener und toleranter im Umgang mit neuen und ggf. komplexen Situationen sein. Ob diese politischen Einstellungen mit neurokognitiven Mechanismen korrelieren, wurde vor einigen Jahren untersucht (Amodio et al., 2007). Politisch konservative und liberale US-Amerikaner hatten eine Go-/No-go-Aufgabe zu lösen **(Abb. 21-14)**. Bei dieser Aufgabe müssen die Versuchspersonen beim Auftreten eines bestimmten Reizes (Go-Reiz) reagieren. In seltenen Durchgängen erscheint ein No-go-Reiz, auf den die Versuchspersonen nicht reagieren sollen, der aber dem Go-Reiz sehr ähnlich ist. Dieser kognitive Konflikt ist mit einem typischen evozierten Potenzial assoziiert, das als Error-related Negativity (ERN) bezeichnet wird. Dieses Signal kann frontozentral abgeleitet werden und wird von Quellen im anterioren Cingulum generiert. Das Maximum dieser Amplitude trat in der erwähnten Untersuchung ca. 50 ms nach der Präsentation des No-go-Signals auf und war bei den Liberalen am stärksten ausgeprägt. Offenbar können die Liberalen etwas flexibler über das anteriore Cingulum irrelevante Reaktionen hemmen. Konservative dagegen scheinen nicht so flexibel eine Verhaltenshemmung einleiten zu können, ein Umstand, der sich auch in mehr Fehlern niederschlägt.

21.5.3. Entscheidungsverhalten und Informationsintegration

Menschliches Entscheidungsverhalten wird durch bewusste und unbewusste Prozesse kontrolliert. Dabei werden emotionale, perzeptuelle und andere kognitive Prozesse synchronisiert. Das bedeutet, dass bei allen Entscheidungsprozessen nicht nur das Belohnungssystem beteiligt ist, sondern auch andere neuronale Systeme, v.a. das exekutive System. Wenn wir uns für bestimmte Alternativen entscheiden, müssen wir planen, aus den vorhandenen Verhaltensalternativen die richtige auswählen, unsere Aufmerksamkeit auf bestimmte Aspekte fokussieren, unser Gedächtnis befragen, das Arbeitsgedächtnis aktiv halten und gelegentlich müssen wir auch willentlich in den Entscheidungsablauf eingreifen. Insofern erfordert menschliches Entscheiden das Zusammenspiel vieler psychischer Funktionen und Hirngebiete. fMRT-Studien können jedoch aufgrund der Langsamkeit des gemessenen Signals die Synchronisierung der weit verteilten Hirngebiete nur unzureichend abbilden. In fMRT-Arbeiten werden zumeist einzelne fo-

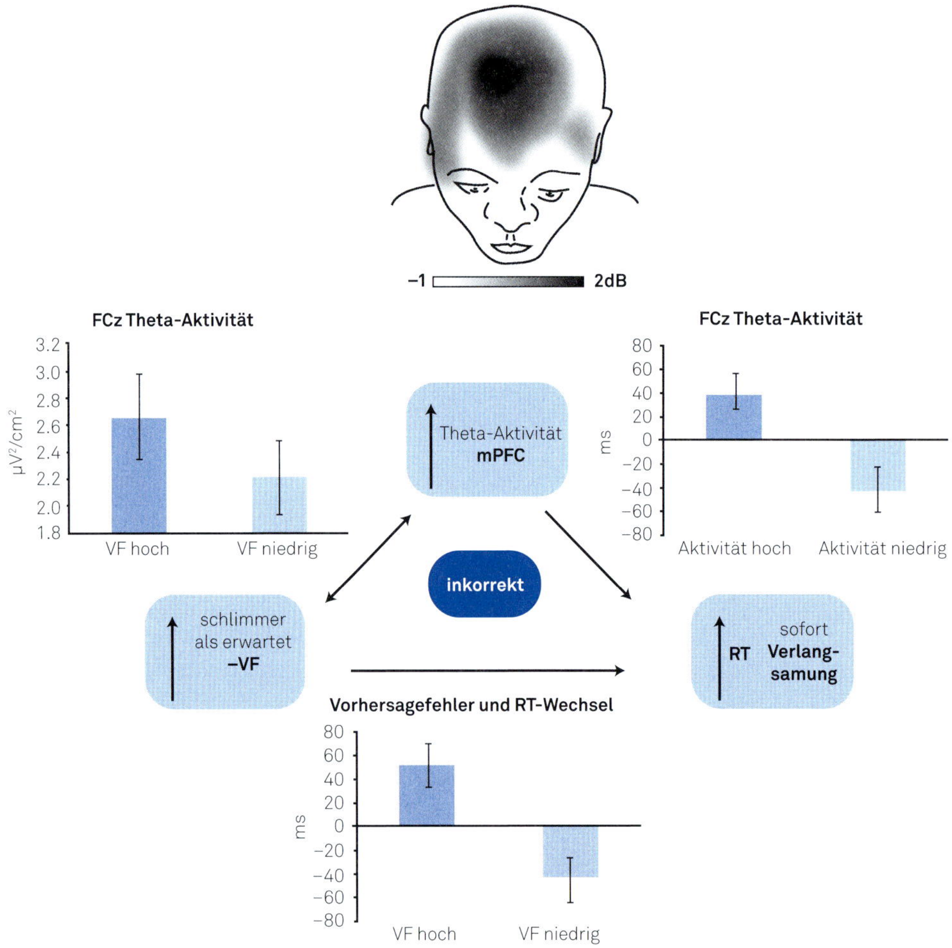

Abbildung 21-15: Frontale Theta-Band-Aktivität in Abhängigkeit vom negativen Vorhersagefehler. VF: Vorhersagefehler, FCz: Elektrodenposition FCz im EEG.

kale Hirngebiete und deren Durchblutungsveränderungen untersucht und mit bestimmten Phasen des Entscheidungsverhaltens in Verbindung gebracht. EEG-Untersuchungen, die moderne Auswertungsmethoden nutzen, zeigen darüber hinaus, dass verschiedene Hirngebiete während des Entscheidungsverhaltens synchronisiert werden. Ein interessanter „Kandidat“ für solche EEG-Kennwerte sind die frontalen **Theta-Band-Oszillationen** **(Abb. 21-15)**. Für diesen Kennwert konnte gezeigt werden, dass er mit dem negativen Vorhersagefehler korreliert. Je größer der negative Vorhersagefehler, desto größer war die Oszillation im Theta-Band in lateralen und medialen Frontalkortexbereichen (Cavanagh et al., 2010).

Eine anderer EEG-Kennwert, der für Entscheidungsverhalten relevant ist, ist die **Error-related negativity** (ERN). Diese ERP-Komponente kann bei Konfliktaufgaben (z.B. bei Flanker-Aufgaben) ca. 50–150 ms nach einer falschen Reaktion am Vertex gemessen werden. Es handelt sich um eine Negativierung, deren Quellen dem anterioren Cingulum zugeschrieben werden. Bislang wurde spekuliert, dass diese Negativierung durch dopaminerge Signale aus den Basalganglien (Nucleus accumbens) und dem Mittelhirn (ventrales Tegmentum) „getrieben“ wird. In diesem Zusammenhang wurde auch vermutet, dass die ERN mit dem negativen Vorhersagefehler korreliert. Dass dieser Zusammenhang zwischen dem Nucleus accumbens und der ERN besteht, konnte der Lübecker Neurologe Thomas Münte mit seinem Team belegen (Marco-Pallares et al., 2010). Die Forscher arbeiteten mit einem Patienten, der unter einer Zwangsstörung litt und dem zwecks einer Hirnoperation eine Elektrode in den Nucleus accumbens eingeführt wurde. Der Patient bearbeitete eine Flanker-Aufgabe, bei der nach Fehlern die ERN an der Schädeloberfläche auftrat. Die ERN erreichte an der Schädeloberfläche ca. 70 ms nach der fehlerhaften Reaktion ihr Maximum. Im Nucleus accumbens war bereits 40 ms vorher eine neurophysiologische Reaktion messbar. Beide Reaktionen korrelierten miteinander, sodass davon auszugehen ist, dass der Nucleus accumbens die cinguläre Reaktion „treibt“ (da sie vor der ERN auftritt). Insofern ist es plausibel, dass über das dopaminerge Basalgangliensystem der Frontalkortex in Entscheidungsprozesse eingebunden ist.

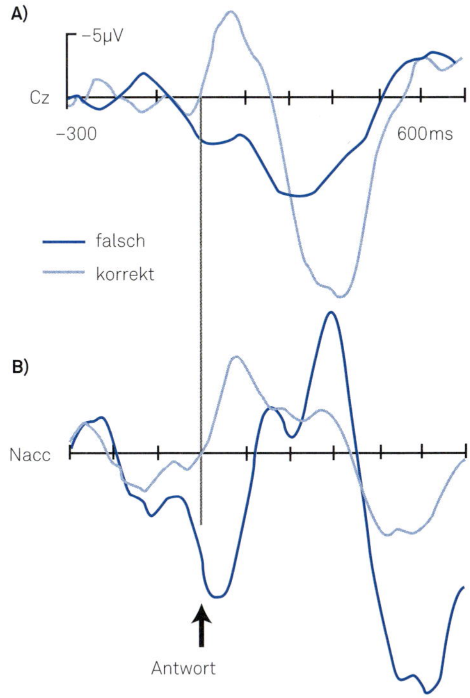

Abbildung 21-16: Ergebnisse des Experiments von Münte und Kollegen (2010). (A) Error-related negativity, gemessen an der Cz-Position mittels EEG. Bei falschen Antworten tritt die ERN ca. 70 ms nach dem Fehler auf (dunkelblaue Linie). (B) Evozierte Potenziale, gemessen mit einer Tiefenelektrode im Nucleus accumbens (Nacc). Hier tritt das erste Potenzial bereits 30 ms nach der falschen Antwort auf. (C) Dargestellt ist die zeitverschobene Kreuzkorrelation zwischen der kortikalen ERN und dem Nucleus-accumbens-Signal (nach Münte et al., 2010).

21.6. Theory of mind

Entscheidungen, die wir im Zusammenhang mit Interaktionen mit anderen Menschen treffen, sind auch von den Einschätzungen des aktuellen und zukünftigen Verhaltens des Interaktionspartners abhängig. Man stelle sich nur vor, man müsste sein Geld mit jemandem teilen, der aggressiv ist oder sich aktuell in einer ungünstigen finanziellen Situation befindet, im Vergleich zu einem Interaktionspartner, der gelassener und finanziell abgesichert ist. Wir versuchen uns deshalb in den Interaktionspartner „hineinzuversetzen". Dabei bemühen wir uns, anhand seiner nonverbalen und verbalen Signale Hypothesen und Theorien über den aktuellen oder zukünftigen mentalen und emotionalen Zustand des Interaktionspartners zu entwickeln. Als Resultat dieser Theoriebildung können wir dann Wünsche, Absichten und Ideen anderen Menschen zuschreiben, wobei sich diese Wünsche, Absichten und Ideen von den eigenen erheblich unterscheiden können. So könnten wir, um im obigen Beispiel zu bleiben, voraussehen, dass unser Interaktionspartner sich ärgern und uns beschimpfen würde, wenn wir ihm nicht genügend Geld zur Verfügung stellen würden. Unser eigener emotionaler Zustand wäre allerdings vollkommen anders und wir könnten gelassen sein. Diese Unterscheidung ist nicht unerheblich, denn wir können auch mitfühlen und die Sichtweise eines anderen Menschen einnehmen, ohne direkt oder indirekt eine Theory of mind (ToM) zu entwickeln. Dieser Zustand wird **Empathie** genannt. Er lässt sich gut beim empathischen Schmerz beobachten, wenn wir mit einem Menschen mitleiden, der Schmerzen empfindet. Im wahrsten Sinne des Wortes bedeutet dies, dass wir die Emotionen des Interaktionspartners teilen.

Das Sichhineinversetzen in einen Interaktionspartner und die Entwicklung von Hypothesen über seinen aktuellen und zukünftigen mentalen und emotionalen Zustand wird als **Theory of mind**[58] (ToM) bezeichnet. Als weiteres theoretisches Konzept wird im Zusammenhang mit der ToM die **Simulationstheorie** (ST) häufig kontrovers diskutiert. Die ST nimmt an, dass Menschen sich in die Situation eines anderen (bewusst) versetzen und sich bemühen, ihn zu verstehen bzw. sein Handeln zu interpretieren oder vorherzusagen. Häufig werden die Spiegelneurone zur Untermauerung der ST herangezogen. Die ST geht allerdings weit über die Spiegelneuronentheorie hinaus. Sie besagt, dass die Wahrnehmung der Handlungen und der emotionalen Ausdrücke eines Interaktionspartners beim Betrachter die gleichen Hirngebiete aktiviert, die bei der Produktion dieser Handlungen und emotionalen Ausdrücke aktiv sind. Die Spiegelneuronentheorie konzentriert sich im Wesentlichen auf neuronale Netzwerke im Frontalkortex. Die theoretischen Unterschiede zwischen Empathie, ST und ToM werden in der Literatur intensiv diskutiert und sollen aus Platzgründen hier nicht weiter aufgegriffen werden. Im Rahmen dieses Lehrbuchs wird zwischen Empathie und ToM unterschieden und die ST als eine alternative Erklärung für die ToM aufgefasst.

Die neuronalen Grundlagen der ToM sind anhand bildgebender Studien und durch Untersuchung von Patienten mit spezifischen Läsionen erforscht worden. In den Untersuchungen zur ToM werden häufig Bildgeschichten oder vorgelesene Geschichten genutzt, wobei die Probanden angehalten sind, sich in einen oder mehrere Akteure hineinzuversetzen und deren Verhalten vorherzusagen. Mit solchen Tests wurden zusammengefasst drei Kernregionen identifiziert, die besonders in die ToM eingebunden sind. Die Psychologen Uta und Chris Frith haben die Literatur zu diesem Thema in einer Metaanalyse

58 Manche Autoren definieren die Theory of mind als die *Fähigkeit*, diese Hypothesen zu entwickeln.

zusammengefasst und den Begriff des Mentalisierens (mentalizing) geprägt, um die kognitiven Abläufe während des Bildens der ToM zu beschreiben und den Begriff ToM stärker kognitiv zu gewichten (Frith & Frith, 2003). In ihrer Übersichtsarbeit fassen sie die drei Hirnregionen zusammen, die für das **Mentalisieren** (und damit für die ToM) wesentlich sind:

- Temporalpol
- Sulcus temporalis superior (insbesondere der posteriore Teil; auch temporoparietaler Übergangsbereich genannt)
- mesialer Präfrontalkortex mit dem anterioren Cingulum.

Empathie soll im Gegensatz zur ToM auf Aktivierungen im sensomotorischen Kortex und in den (para)limbischen Strukturen, und hier insbesondere der **Insula**, zurückzuführen sein (Singer et al., 2009). Diese drei Hirngebiete sind nicht ausschließlich in das Mentalisieren eingebunden, sondern auch in die Kontrolle anderer psychischer Funktionen. Wichtig ist wahrscheinlich, dass sie im Sinne eines Netzwerks miteinander interagieren, um das Mentalisieren zu ermöglichen. Der **Temporalpol** ist nicht nur im Zusammenhang mit der ToM aktiv, sondern auch bei Aufgaben, in denen semantische und sprachliche Probleme gelöst werden, beim Erkennen von bekannten Gesichtern und Personen sowie beim autobiografischen Gedächtnis. Frith und Frith gehen davon aus, dass im Zusammenhang mit ToM-Aufgaben soziale Konzepte und Schemata im Temporalpol verarbeitet werden. Der **mesiale Präfrontalkortex** mit Teilen des anterioren Cingulums ist nicht nur in die ToM eingebunden, diese Hirngebiete sind auch im Zusammenhang mit der Kontrolle von kooperativem Verhalten, der Bewertung und Beurteilung von Situationen, Reizen und Personen und der Verarbeitung von Ironie und Metaphern aktiv. Bei Sprachanalysen scheint dieses Hirngebiet die Pragmatik der Sprache zu verarbeiten, was bedeutet, dass es in die Interpretation von Sprachzeichen eingebunden ist.

Einige der hier aufgezählten Funktionen wurden bereits im Zusammenhang mit dem interaktiven Entscheidungsverhalten und der Kontrolle von Entscheidungspräferenzen besprochen. Dies ist nicht erstaunlich, denn Teile des mesialen Präfrontalkortex überschneiden sich mit dem VMPFC, der für die angesprochenen Funktionen wichtig ist. Neben dem mesialen Präfrontalkortex sind auch die anterioren Bereiche des Cingulums am Mentalisieren beteiligt. Dieser Hirnbereich, der posterior zum mesialen Präfrontalkortex liegt, ist nicht

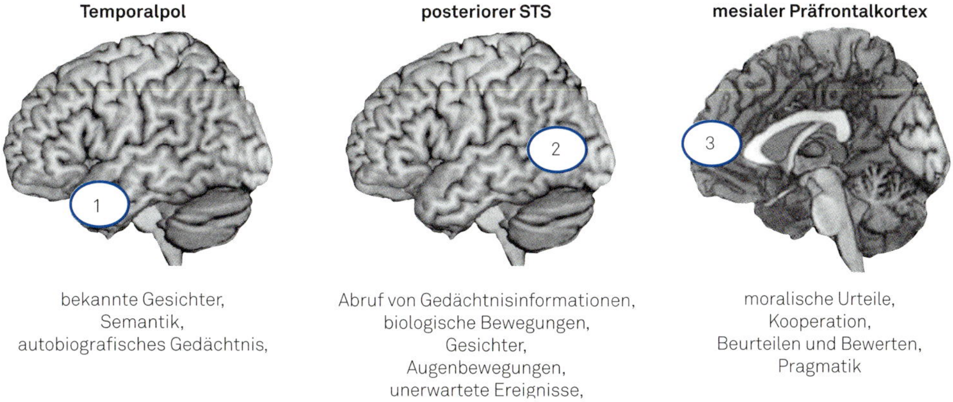

Abbildung 21-17: Hirngebiete, die typischerweise in die ToM eingebunden sind (nach Frith & Frith, 2003).

identisch mit dem Teil des Cingulums, der bei der Kontrolle der exekutiven Funktionen aktiv ist. Der für das Mentalisieren wesentliche Teil des Cingulums ist eher in die Aufmerksamkeitskontrolle bei Emotionen eingebunden. Der **posteriore STS** (temporoparietaler Übergangsbereich) ist auch im Zusammenhang mit der Verarbeitung von sozial relevanten Bewegungen aktiv, z. B. bei der Analyse von Augen-, Mund- und Körperbewegungen. Neben diesen Funktionen ist er an Gedächtnisfunktionen (Abruf), bei moralischen Urteilen und bei der Bearbeitung unerwarteter Ereignisse beteiligt (Bottom-up-Aufmerksamkeitskontrolle).

21.7. Oxytocin und Entscheidungsverhalten

In den letzten Jahren sind viele Experimente mit dem Hormon Oxytocin (OT) als Modulator für Vertrauensbildung durchgeführt worden. Dieses Hormon wirkt auch als Neurotransmitter im Gehirn und spielt eine entscheidende Rolle für Partnerbindung, Liebe, mütterliches Pflegeverhalten, Sex, soziales Gedächtnis und Angst. OT wirkt v. a. über die Amygdala, reduziert die Amygdala-Aktivierung und führt so zur Überwindung von Angst- und Vermeidungsverhalten.

In Humanexperimenten wird Oxytocin als Spray über die Nase appliziert und passiert die Blut-Hirn-Schranke. Die Wirkung des OT auf die Amygdala konnte in verschiedenen Untersuchungen belegt werden. So konnte z. B. gezeigt werden, dass OT die Amygdala-Aktivität reduziert, wenn die Probanden angstzeigende und -erregende Gesichter sowie angsterregende Szenen betrachteten (Kirsch et al., 2005). Des Weiteren reduzierte OT die negative Beurteilung von Gesichtern, ein Effekt, der mit einer Reduktion der Aktivität der Amygdala einhergeht. Die Verminderung der Amygdala-Aktivierung durch OT ist jedoch nur für Gesichter zu beobachten, bei denen die Augen den Betrachter direkt anschauen. Wahrscheinlich wirkt OT nur dann, wenn die sozial-interaktive Wirkung der Gesichter deutlich in den Vordergrund tritt (Petrovic et al., 2008). In Vertrauensspielen erweist sich OT als potentes Mittel, um die Angst, betrogen zu werden, zu mindern. Dies äußert sich in insgesamt vertrauensvollerem Verhalten der mit OT behandelten Versuchspersonen. Interessant ist in diesem Zusammenhang auch die Arbeit von Baumgartner und Kollegen (2008). Sie konnten zeigen, dass mit OT behandelte Versuchspersonen ihr Vertrauen gegenüber dem Spielpartner selbst dann nicht einschränken, wenn sie mehrfach von ihm betrogen wurden.

Man muss diese Befunde im Lichte einer neuen Studie (Declerck et al., 2020) mit Vorsicht interpretieren. Diese Replikationsstudie der bislang einflussreichsten OT-Arbeit (Kosfeld et al., 2005) konnte einen wichtigen Einfluss des OTs auf Vertrauen nicht replizieren. Man muss demzufolge abwarten, wie sich die Befundlage bezüglich der Wirkung des OTs auf menschliches Verhalten auswirkt. Möglicherweise ist die externe Verabreichung von OT doch nicht so einflussreich wie bislang vermutet.

21.8. Zusammenfassung

- Das **normativ-präskriptive Entscheidungsmodell** ist ein theoretisches System, das vorschreibt, wie Personen sich entscheiden *sollten*. Der Idealtypus von Mensch, der sich derartig verhält, wird auch als Homo oeconomicus bezeichnet – also als ein durch und durch rational handelnder Mensch, der in der Regel im Sinne der eigenen Nutzenmaximierung entscheidet.
- Das **empirisch-deskriptive Modell** beschreibt empirisch beobachtete Entscheidungen und versucht, anhand dieser Beobachtungen Vorhersagen für zukünftige Entscheidungen zu entwickeln. Ein typisch

empirisch-deskriptives Modell ist das Modell des subjektiv erwarteten Nutzens. Hierbei steht der *subjektive* und nicht der objektive Nutzen (wie bei den normativ-präskriptiven Entscheidungsmodellen) der Entscheidungen im Vordergrund.

- Grundlage der **Prospect-Theorie** ist, dass Menschen Entscheidungen anhand erwarteter Gewinne und Verluste auf der Basis des aktuellen mentalen und emotionalen Zustands treffen.
- Beim Treffen von Entscheidungen werden auch **Heuristiken** genutzt. Heuristiken sind im Prinzip Denk- bzw. Entscheidungsregeln. Verschiedene Heuristiken wurden bislang beschrieben, darunter die Anspruchserfüllungsheuristik (satisficing), die Ähnlichkeitsheuristik (representativeness), die Verfügbarkeitsheuristik (availability) und die Anpassungsheuristik (adaptation).
- Emotionen können Entscheidungen unterschiedlich beeinflussen. Emotionen, die während der Entscheidungsfindung präsent sind, werden **unmittelbare Emotionen** genannt. Es werden zwei Varianten von unmittelbaren Emotionen unterschieden: integrale unmittelbare und beiläufige unmittelbare Emotionen.
- Im Rahmen der **Spieltheorie** sind unterschiedliche Interaktionsspiele entwickelt worden, mit denen soziale Interaktionen simuliert und untersucht werden können. Häufig genutzte Spiele sind das Gefangenen-Dilemma-Spiel, das Ultimatumspiel und das Vertrauensspiel.
- Bei Entscheidungen ist ein **Netzwerk** von kortikalen und subkortikalen Strukturen aktiv. Dazu zählen das Mittelhirn mit dem ventralen Tegmentum und der Substantia nigra, die mesolimbischen und mesokortikalen Bahnen, der Nucleus accumbens (auch ventrales Striatum genannt), der dorsale Teil der Basalganglien, der ventromediale Präfrontalkortex, der dorsolaterale Präfrontalkortex und der Orbitofrontalkortex.
- Eine wichtige Rolle nimmt bei Entscheidungen das dopaminerge Belohnungssystem ein. In diesem System wird der **Belohnungsvorhersagefehler** berechnet. Unterschieden wird ein positiver von einem negativen Belohnungsvorhersagefehler. Beim positiven Belohnungsvorhersagefehler erhält man mehr und beim negativen Belohnungsvorhersagefehler weniger Belohnung als erwartet. Bei einem positiven Belohnungsvorhersagefehler wird im Belohnungssystem mehr Dopamin ausgeschüttet, beim negativen Belohnungsvorhersagefehler weniger. Diese vom Belohnungsvorhersagefehler abhängigen Dopaminausschüttungen sind v. a. für das ventrale Tegmentum und den Nucleus accumbens bei Mensch und Tier gemessen worden.
- Der Belohnungsvorhersagefehler und die damit verbundenen Dopaminausschüttungen werden als wichtige Grundlage des Lernens aufgefasst.
- Der VMPFC ist im Unterschied zu den Basalganglien besonders intensiv in die Verarbeitung der erhaltenen Belohnung und in die Bewertung der Entscheidungsoptionen eingebunden. Die Antizipation von Belohnungen und der Umgang mit der Belohnungsvorhersage werden von den Basalganglien und vom ventralen Tegmentum durchgeführt.
- Die funktionale Kopplung zwischen dem VMPFC und dem DLPFC ist in konfliktbeladenen Entscheidungssituationen essenziell. Ist diese Kopplung niedrig, dann akzeptieren Personen auch unfaire Angebote und reagieren sozial weniger konform.
- Beim Hyperscanning werden zwei Versuchspersonen in zwei unterschiedlichen MRT-Scannern simultan beim Spielen von interaktiven Spielen untersucht.
- Wenn in **interaktiven Spielen** der Spielpartner kooperiert, nimmt die Aktivität im ventralen Striatum zu. Bei interaktiven Entscheidungen ist das dorsale Striatum v. a.

dann aktiv, wenn der Spielpartner dem Investor Vertrauen entgegenbringt. Beim Investor ist v.a. das Cingulum aktiv, was mit kognitiven Überwachungsprozessen in Verbindung gebracht wird. Der rechtsseitige DLPFC ist in die Verarbeitung von Angeboten eingebunden, insbesondere dann, wenn die Angebote unfair werden. Dieses Hirngebiet ist auch an der Selbstkontrolle beteiligt. Hypoaktivierung führt zu risikoreicherem Verhalten. Der posteriore VMPFC ist in die Evaluation von Entscheidungen eingebunden. Die funktionale Kopplung zwischen dem DLPFC und dem posterioren VMPFC ist für die Entscheidung, auf unfaire Angebote einzugehen, von zentraler Bedeutung. Besteht eine starke Kopplung, dann werden unfaire Angebote abgelehnt. Ist die funktionale Kopplung nicht vorhanden oder schwach, dann werden auch unfaire Angebote akzeptiert. Die Versuchsperson agiert wie ein Homo oeconomikus. Die anteriore Insel codiert die Unfairness des Angebots. Je stärker die Aktivität in der anterioren Insel, desto stärker werden unfaire Angebote auch als unfair erlebt. Die Entscheidung, ein unfaires Angebot abzulehnen, bedarf allerdings der konzertierten Interaktion zwischen dem DLPFC und dem VMPFC.

- Das willentliche **Brechen von Versprechen** ist mit Aktivierungen im DLPFC, im anterioren Cingulum, in der Amygdala und der anterioren Insel verbunden.
- Präferenzen für bestimmte Objekte sind mit Aktivierungen im VMPFC verbunden.
- Die frontalen **Theta-Band-Oszillationen** korrelieren mit dem negativen Vorhersagefehler. Je größer der negative Vorhersagefehler, desto größer ist die Oszillation im Theta-Band in lateralen und medialen Frontalkortexbereichen.
- Die **Error-related negativity** (ERN) ist eine ERP-Komponente, die bei Konfliktaufgaben (z.B. bei Flanker-Aufgaben) ca. 50–150 ms nach einem Fehler am Vertex gemessen werden kann. Es handelt sich um eine Negativierung, deren Quellen dem anterioren Cingulum zugeschrieben werden. Die Komponente wird durch dopaminerge Signale aus den Basalganglien (Nucleus accumbens) und dem Mittelhirn (ventrales Tegmentum) „getrieben".
- Die Fähigkeit zur Entwicklung von Hypothesen über den aktuellen und zukünftigen mentalen und emotionalen Zustand des Interaktionspartners wird **Theory of mind** (ToM) genannt.
- Für die ToM sind folgende Hirngebiete wichtig: Temporalpol, Sulcus temporalis superior (insbesondere der posteriore Teil; dieses Gebiet wird auch temporoparietaler Übergangsbereich genannt) und mesialer Präfrontalkortex mit dem anterioren Cingulum.
- Unter **Empathie** wird das „Mitfühlen" von Gefühlen anderer Menschen verstanden. Empathie soll im Gegensatz zur ToM auf Aktivierungen im sensomotorischen Kortex und in den (para)limbischen Strukturen, und hier insbesondere der Insula, zurückzuführen sein.
- **Oxytocin** beeinflusst möglicherweise die Vertrauensbildung durch Modulation der Amygdala-Aktivität. Nach Oxytocingabe werden die Menschen in der Regel vertrauensseliger. Eine neue Replikationsstudie konnte diese OT-Wirkung allerdings nicht replizieren.

21.9. Fragen und Aufgaben

- Welche Modelle zur Erklärung menschlichen Entscheidungsverhaltens kennen Sie?
- Beschreiben Sie die wesentlichen Aspekte der Prospect-Theorie.
- Welchen Einfluss üben Emotionen auf das Entscheidungsverhalten aus?

- Beschreiben Sie die in Experimenten zur Entscheidungsfindung häufig genutzten Interaktionsspiele.
- Was sind Heuristiken und welche kennen Sie?
- Welche Hirngebiete sind bei interaktiven Entscheidungen typischerweise beteiligt?
- Welche Bedeutung hat das Belohnungssystem bei der Entscheidungsfindung?
- Welche Bedeutung hat das Belohnungssystem für das Lernen?
- Beschreiben Sie die Bedeutung des DLPFC und des VMPFC beim Entscheidungsverhalten.
- Definieren Sie die Theory of mind.
- Was ist Empathie?
- Welchen Einfluss hat Oxytocin auf das Verhalten des Menschen?

21.10. Weiterführende Literatur

Fehr, E., Fischbacher, U. (2004). Social norms and human cooperation. Trends Cogn Sci, 8(4), 185–190.

Glimcher, P.W., Fehr, E., Rangel, A., Camerer, C., Poldrack, R.A. (2008). Neuroeconomics: decision making and the brain. Academic Press.

Opwis, K., Beller, S., Spada, H., Lüer, G. (2006). Problemlösen, Denken, Entscheiden. In: H. Spada (Hrsg.). Lehrbuch Allgemeine Psychologie (pp. 197–276). Bern: Hans Huber.

22. Das Gehirn in Ruhe

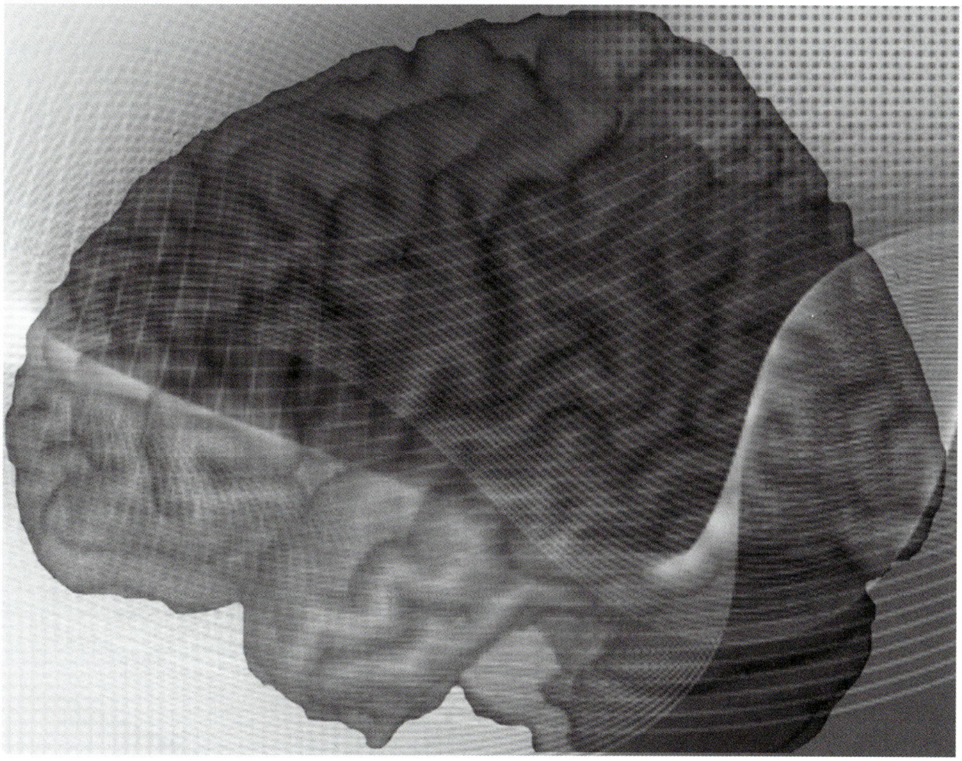

22.1. Einleitung

Der berühmte Neurophysiologe Sherrington vermutete in seinem 1906 erschienenen Buch noch, dass das menschliche Gehirn vorrangig ein reagierendes, ja reflexartig funktionierendes, Organ sei (Sherrington, 1906). Damit wollte er zum Ausdruck bringen, dass das Gehirn vorrangig auf die Verarbeitung von Reizen und die damit zusammenhängenden Reaktionen spezialisiert sei. Diese Sichtweise wurde von einem seiner Schüler (Graham Brown) nicht geteilt. Brown (1914) nahm an, dass die intrinsische Aktivität des Gehirns wichtiger sei, als die Aktivität, welche mit Reaktionen auf äußere oder innere Reize verbunden ist. Diese intrinsische, ohne Reize stattfindende, Hirnaktivität sei wichtig, damit das Gehirn die vielen Reize, die es gespeichert hat, konsolidiert sowie verarbeitet und damit quasi Interpretationen über die Welt anstellt. Die Forschung in den letzten 15 bis 20 Jahren hat diese Sichtweise bestätigt. Detaillierte Untersuchungen des Energieverbrauchs des Gehirns während der Ruhe haben ergeben, dass das Gehirn des Menschen in diesem Zustand ungeheuer viel Energie verbraucht. Ungefähr 20 % des gesamten Energiebedarfs des Körpers werden vom Gehirn benötigt (Clarke & Sokoloff, 1999). Geht man von einem Energiebedarf eines gesunden jungen Mannes von zirka 2000 kcal pro Tag aus, bedeutet dies, dass zirka 500 kcal vom Gehirn verbraucht werden (also 20 %). Bedenkt man, dass das Gehirnvolumen nicht mehr als 2 % des Körpervolumens ausmacht, ist dieser Energieverbrauch recht beachtlich. In anderen Worten: Das Gehirn des Menschen ist ein enormer „Energievampir". Weitere Untersuchungen haben ergeben, dass zirka 60–80 % des Energieverbrauchs des Gehirns vom Glutamat-Zyklus verbraucht werden, der bekanntlich wesentlich für die neuronale Signalübertragung verantwortlich ist (Shulman et al., 1997a; Shulman et al., 1997b; Shulman et al., 2004). Bemerkenswert ist, dass bei kognitiver Tätigkeit, also wenn Hirnaktivitäten infolge geistiger Tätigkeit evoziert werden, der Energieverbrauch lediglich um weniger als 5 % zunimmt (Raichle & Mintun, 2006). Das bedeutet, dass der überwiegende Teil des Energieverbrauchs durch das Gehirn in die Aufrechterhaltung des Ruhezustandes des Gehirns fließt. Demzufolge muss dieser Ruhezustand eine enorme Bedeutung für den Menschen haben.

Was „macht" das Gehirn in diesem Ruhezustand? Im Englischen wird dieser Zustand allgemein als *Resting-State* bezeichnet. Im Ruhezustand ist das Gehirn wach und erzeugt Gedanken und Wahrnehmungen, die ohne besonderes Ziel hin und her „wandern" (*mind wandering*). Hierbei folgt ein Gedanken- oder Wahrnehmungsfetzen dem nächsten, wobei die Abfolge lose und oft ohne Bezug zueinander zu sein scheint. Die neurophysiologischen Grundlagen dieses Ruhezustandes werden erst seit den letzten 15–20 Jahren intensiv erforscht. Allerdings hat bereits der Jenaer Neurophysiologe Hans Berger (1929) auf die besondere Hirnaktivität während dieses Ruhezustandes hingewiesen. Im Ruhezustand – während die Versuchspersonen die Augen geschlossen hatten – sah er kontinuierliche EEG-Aktivität mit einem deutlichen Alpha-Frequenzmuster. In der Folgezeit wurde in vielen EEG-Untersuchungen dieser EEG-Ruhezustand intensiv untersucht. Lange Zeit glaubte man, dass die im Ruhezustand auftretende Alpha-Aktivität eine Art „Freilaufen" der neuronalen Aktivität (*idling*) indizieren würde. Heute ist man der Ansicht, dass die im Ruhezustand erfassbare Alpha-Aktivität eher aktive neuronale Hemmung repräsentiert.

22.2. Ruhezustand gemessen mit der funktionellen Magnetresonanz-tomografie

In neuerer Zeit wird der Ruhezustand des Gehirns sehr intensiv mittels der funktionellen Magnetresonanztomografie (fMRT) untersucht. Hierbei werden die im Ruhezustand fluktuierenden BOLD-Signale ausgewertet. Die BOLD-Signale oszillieren recht langsam mit einer Frequenz von weniger als 0.1 Hz (in der Regel zwischen 0.01–0.08 Hz). Es handelt sich also um sehr langsame Durchblutungsveränderungen und nicht um Veränderungen der neuronalen Aktivität. Gleichwohl korrelieren diese Durchblutungsveränderungen mit neuronalen Aktivitäten (siehe hierzu auch Kapitel 5 – Methoden).

Diese in Ruhe messbaren BOLD-Fluktuationen sind besonders stark in bestimmten Hirngebieten feststellbar. Da die Durchblutungsveränderungen kohärent in verschiedenen Hirngebieten zu messen sind, spricht man auch von Ruhezustandsnetzwerken (*resting state networks*). Die Hirngebiete, welche besonders stark in diese Netzwerke eingebunden sind, werden auch als *Hubs* oder Knotenpunkte bezeichnet, um damit zum Ausdruck zu bringen, dass sie eine besondere Bedeutung für die Informationsübermittlung in diesem Netzwerk einnehmen. Eines dieser Netzwerke hat besondere Aufmerksamkeit auf sich gezogen, da viele Forscher davon ausgehen, dass es eine Art „Baseline" der Hirnaktivität sei, von der aus sich die durch externe Reize oder Kognitionen ausgelösten Hirnaktivierungen entfalten. Dieses Netzwerk wurde deshalb in der Folge als Default-Mode-Netzwerk bezeichnet. Es umfasst vor allem (1) das posteriore Cingulum mit dem Precuneus, (2) den Lobulus parietalis inferior, (3) den medialen Frontalkortex mit dem anterioren Cingulum und (4) den Hippocampus und den Gyrus parahippocampalis (siehe **Abb. 22-1**). Da das Netzwerk interessanterweise während kognitiver Tätigkeiten weniger stark durchblutet ist, nennt man es gelegentlich auch „Task-Negative-Network".

Die für dieses Basisnetzwerk wichtigen Hirngebiete haben wir bereits im Zusammenhang mit anderen kognitiven Funktionen kennengelernt. Das posteriore Cingulum und der Precuneus sind Hirngebiete, in denen Bottom-Up-getriebene (also nicht bewusst kontrollierte) Aufmerksamkeit mit Informationen aus dem Gedächtnis und der Wahrnehmung verbunden wird. Das posteriore Cingulum ist auch immer dann aktiv, wenn eine Person über sich selbst im Kontext mit anderen Personen nachdenkt und dabei Gedanken über die Zukunft und die Vergangenheit einfließen lässt. Der mediale Präfrontalcortex ist insbesondere neuronal aktiv, wenn eine Person sich Gedanken über sich selbst macht und dabei autobiografische Informationen nutzt. Ebenfalls findet man häufig Durchblutungszunahmen und neuronale Aktivitäten in diesem Hirngebiet, wenn Entscheidungen getroffen werden müssen. Der Lobulus parietalis inferior ist eine Hirnregion, in der Informationen aus verschiedenen Modalitäten zusammengetragen wer-

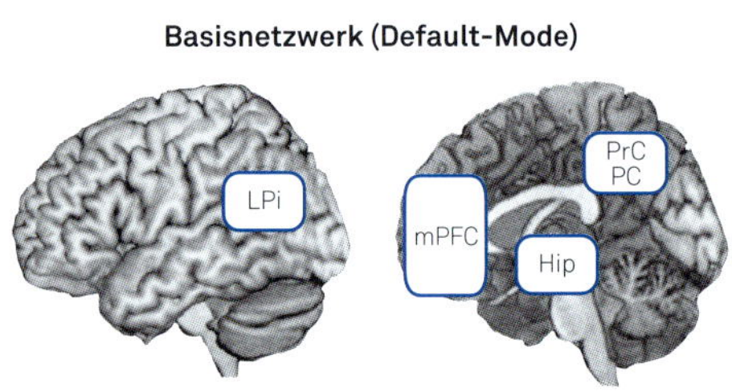

Abbildung 22-1: Hirngebiete des Basisnetzwerkes (Default-Mode-Network). Markiert sind jene Hirngebiete, die typischerweise zum Default-Mode-Netzwerk gezählt werden: (1) das posteriore Cingulum mit dem Precuneus (Prc, PC), (2) der Lobulus parietalis inferior (LPi), (3) der mediale Frontalkortex (mPFC) mit dem anterioren Cingulum und (4) der Hippocampus sowie der Gyrus parahippocampalis (Hip).

Tabelle 22-1: Auflistung der wichtigsten Ruhenetzwerke mit den zugehörigen Abkürzungen, Namen und beteiligten Hirngebieten.

RS-Nr.		Name	Hubs
1	DFM	Default-Mode-Netzwerk (Basisnetzwerk)	• Posteriores Cingulum • Precuneus • Anteriores Cingulum • Ventromedialer Präfrontalkortex • Lobulus parietalis inferior • Sulcus intraparietalis • Hippocampusregion
2	TAN	Tonisches Alertnessnetzwerk	• dorsales anteriores Cingulum • Anteriore Insel • Anteriorer Präfrontalcortex • Thalamus
3	DAN	Dorsales Aufmerksamkeits-netzwerk	• Lobulus parietalis superior
4	l-WMN	Linksseitiges Arbeits-gedächtnis- und Sprach-Netzwerk	• Lobulus parietalis inferior (Gyrus angularis) • Gyrus frontalis medius • Gyrus temporalis medius • Gyrus frontalis superior
5	r-WMN	Rechtsseitiges Arbeits-gedächtnis- und Sprach-Netzwerk	• Lobulus parietalis inferior (Gyrus angularis und supramarginalis) • Gyrus frontalis medius • Gyrus temporalis medius • Gyrus frontalis superior
6	SMN	Somatomotorisches kortikales Netzwerk	• Gyrus postcentralis • Gyrus precentralis
7	ACN	Auditorisch kortikales Netzwerk	• Gyrus temporalis superior • Heschl'sche Querwindungen
8	OVN	Occipitales visuelles Netzwerk	• Gyrus lingualis
9	VVN	Ventrales visuelles Netzwerk	• Gyrus fusiformis
10	DVN	Dorsales visuelles Netzwerk	• Lobulus parietalis superior

den, um kohärente übergeordnete komplexe Wahrnehmungen zu erzeugen.

Neben diesem Basisnetzwerk lassen sich in der Ruhe noch einige weitere Netzwerke identifizieren. Bis zu zehn zusätzliche Netzwerke sind bislang identifiziert worden, die im Ruhezustand miteinander gekoppelt aktiv sind. Zu nennen sind hier insbesondere sensorische Netzwerke, welche vor allem visuelle und auditorische Hirngebiete beinhalten (visuelles und auditorisches Netzwerk). Auch ein sensomotorisches und Basalganglien-Netzwerk ist in vielen Untersuchungen konsistent beschrieben worden. Ebenso treten häufig Netzwerke als Ruhenetzwerke in Erscheinung, die in die Kontrolle kognitiver Funktionen eingebunden sind (zum Beispiel das Arbeitsgedächtnis- und Sprach-Netzwerk) Besonders intensiv wurden in den letzten Jahren insbesondere das **dorsale Aufmerksamkeitsnetzwerk** und das **tonische Alertnessnetzwerk** beschrieben (siehe **Abb. 22-2**). Das tonische

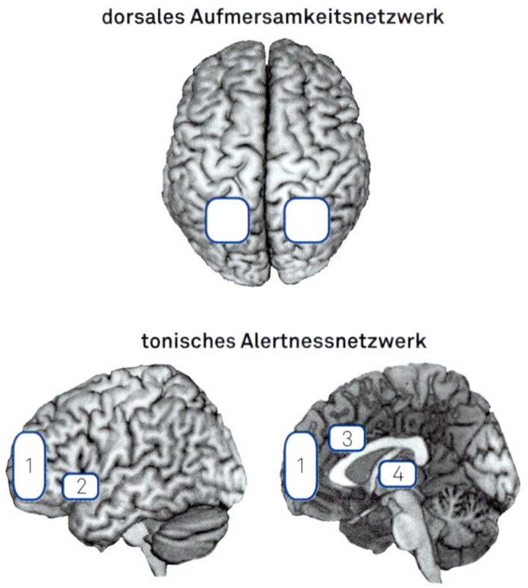

Abbildung 22-2: Tonisches Alertnessnetzwerk und dorsales Aufmerksamkeitsnetzwerk.

Alertnessnetzwerk umfasst das dorsale anteriore Cingulum, die anteriore Insel, den anterioren Präfrontalcortex und den Thalamus. Dieses Netzwerk wird gelegentlich auch als „cingulo-insular-thalamic“ Netzwerk bezeichnet (Sadaghiani et al., 2010). Das dorsale Aufmerksamkeitsnetzwerk wird im Wesentlichen durch den Lobulus parietalis superior charakterisiert.

22.3. Ruhezustand gemessen mit dem EEG

Wie zuvor bereits erwähnt, hat schon Hans Berger vor nahezu 100 Jahren anhand seiner EEG-Ableitungen erkannt, dass das Gehirn im Ruhezustand nicht inaktiv ist, sondern typische Aktivitätsmuster aufweist. Heutzutage werden technisch anspruchsvollere EEG-Registrierungen durchgeführt, die sich Hans Berger vor 100 Jahren sicherlich nicht hätte annähernd vorstellen können. Gleichwohl wäre er sicherlich sehr überrascht gewesen, wenn er noch miterlebt hätte, welche vielfältigen Möglichkeiten moderne EEG-Registrierungen bieten. Wie im Kapitel 5 (Methoden) bereits besprochen, werden heutzutage EEG-Ableitungen mit relativ vielen Elektroden (von 19–256 Elektroden) und hoher zeitlicher Auflösung (im Millisekunden-Bereich) durchgeführt.

Die EEG-Registrierung bietet für die Erfassung und Analyse der Ruhenetzwerke im Vergleich zur zuvor besprochenen MRT-Registrierung enorme Vorteile. Die EEG-Registrierung findet im Unterschied zur MRT-Messung in einer leisen und wenig belastenden Umgebung statt. Die Scannergeräusche, insbesondere die Radiofrequenzimpulse, welche zur MRT-Messung genutzt werden, sind extrem laut (>100 dB). Zudem ist die MRT-Röhre sehr eng und die Untersuchung ist mit starkem Körperschall verbunden, was zu Vibrationen des gesamten Scanners sowie der darin liegenden Versuchsperson führt. Insofern berichten nicht wenige Personen (8–15 %) über klaustrophobische Ängste und die Cortisolkonzentration steigt an (was mit Stress-Reaktionen zusammenhängt), Schwindelgefühle stellen sich ein und der Druck der Spule am Kopf wird als unangenehm, ja gelegentlich als schmerzhaft, empfunden (Heinrich et al., 2014). Insgesamt muss man festhalten, dass die Untersuchungssituation im Scanner eher eine „ungemütliche“ Versuchssituation ist, in der die ökologische Validität für eine typische Ruhesituation fehlt. Zudem bietet die fMRT-Untersuchung eigentlich keine „ruhige“ Untersuchungssituation an, da die Geräusche einfach zu laut sind und in regelmäßigen Abständen erscheinen (alle 1–3 Sekunden). Es ist eher eine spezielle Art der Stimulation, bei der die Versuchspersonen irgendwie lernen müssen, mit den mehr oder weniger störenden Bedingungen zurecht zu kommen[59].

59 Diese Sichtweise wird leider nicht von allen Forschern geteilt, denn sie ignorieren die eher negativen Begleitumstände, da sie von der Genauigkeit der räumlichen Auflösung überzeugt sind.

Augen auf

Augen zu

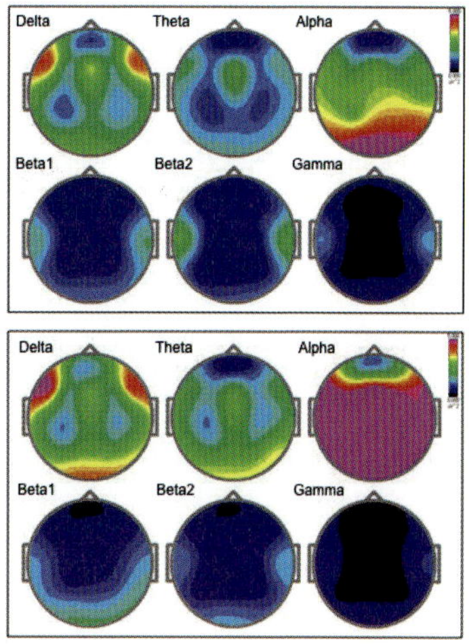

Abbildung 22-3: Toplots für EEG-Ruhezustände in der Augen-offen-Bedingung (eyes open) und der Augen-zu-Bedingung (eyes closed), getrennt für die Frequenzbänder Delta (1.5–4 Hz), Theta (4–7.5 Hz), Alpha (7.5–14 Hz), Beta1 (14–20 Hz), Beta2 (20–30 Hz) und Gamma (30-40 Hz).

EEG-Untersuchungen dagegen können in einer sehr ruhigen Atmosphäre stattfinden und sind weniger belastend, insbesondere wenn man entsprechende Elektroden verwendet (zum Beispiel das *Geodesics-System*). Ein weiterer erheblicher Vorteil gegenüber der MRT-Messung ist, dass man neurophysiologische Signale im Millisekundenbereich messen kann. Das ist für die Analyse der Aktivität während der Ruhe von entscheidender Bedeutung, denn man kann sehr gut die Dynamik der sich ändernden Hirnaktivität erfassen, die sich im Millisekundenbereich abspielt.

Typischerweise misst man mittels EEG die Hirnaktivität im Ruhezustand mit geschlossenen und/oder geöffneten Augen. Dann berechnet man für die EEG-Signale, die man an jeder Elektrode gemessen hat, die Energie für die wichtigsten Frequenzbänder. Anhand dieser Spektralanalysen kann man dann die topografische Verteilung der Energie in den jeweiligen Frequenzbändern erfassen und auch grafisch darstellen. Typische *Topoplots*[60] solcher Ruhe-EEGs sind in **Abbildung 22-3** dargestellt. Die Abbildung zeigt Topoplots für verschiedene Frequenzbänder, wobei die mittleren Spektraldichten der jeweiligen Frequenzbänder für gesunde Personen im Alter zwischen 17 und 60 Jahren dargestellt sind. Man erkennt, dass die Spektraldichten der einzelnen Frequenzbänder unterschiedliche Topografien aufweisen. In der Augen-zu-Bedingung erkennt man sehr viel Energie im Alpha-Band, insbesondere über parieto-occipitalen Hirngebieten. Bei geöffneten Augen nimmt die Alpha-Band-Aktivität an diesen Elektrodenpositionen deutlich ab. Dies ist die bereits schon mehrfach beschriebene Alpha-Band-Unterdrückung, die sich beim Öffnen der Augen infolge der visuellen Stimulation einstellt. Wenn man allerdings den Unterschied zwischen der Augen-zu- und der Augen-offen-Bedingung statistisch analysiert, erkennt man, dass die gesamte Alpha-Band-Energie über allen Elektroden in der Augen-zu-Bedingung abnimmt (siehe **Abb. 22-4**). Auch in anderen Frequenzbändern sind deutliche Unterschiede zwischen den beiden Bedingungen erkennbar. So sind die Delta-, Theta-, Beta1- und Beta2-Band-Energie in der Augen-zu-Bedingung stärker über den parieto-occipitalen Positionen ausgeprägt. In der Augen-offen-Bedingung dagegen findet man erhöhte Energiewerte für das Beta2- und das Gamma-Band über frontalen sowie temporalen Elektrodenpositionen. Diese Ergebnisse zeigen eindrücklich, dass sich im Ruhezustand die Hirnaktivität alleine durch das Augenöffnen drastisch verändert, auch wenn die Versuchspersonen keine visuelle Aufgabe zu lösen haben. Offenbar finden über die geöffneten Augen visuelle

60 Der Begriff „Topoplot" hat sich in diesem Zusammenhang etabliert und bezeichnet die räumliche Verteilung der EEG-Ergebnisse auf der Kopfoberfläche. Diese Verteilung kann 2-dimensional oder 3-dimensional dargestellt werden.

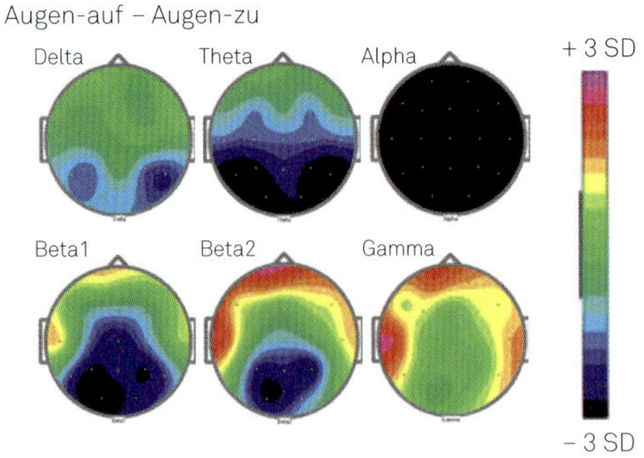

Abbildung 22-4: Statistischer Vergleich zwischen der Augen-zu- und der Augen-offen-Bedingung des Ruhe-EEGs für die Energie in den einzelnen Frequenzbändern. Dargestellt sind die Differenzen als Effektgrößen (an der gemeinsamen Streuung normierte Mittelwertsdifferenz).

Signale ihren Weg in das Gehirn und werden mehr oder weniger bewusst verarbeitet.

Mittlerweile ist man dazu in der Lage, diese Ruheaktivität mathematisch weiter zu verarbeiten und differenzierte Analysen durchzuführen. Eine erfolgversprechende Methode ist die *Independent-Component-Analyse* (ICA). Mit diesem iterativen Verfahren kann die EEG-Ruheaktivität in voneinander unabhängige Komponenten zerlegt werden. Ein weiterer Vorteil ist, dass man auf diese Art und Weise auch noch Komponenten identifizieren kann, die entweder „Rauschen" und/oder Artefakte repräsentieren, welche man dann von den folgenden Analysen und Interpretationen ausschließt. In **Abbildung 22-5** sind beispielhaft fünf Komponenten dargestellt, die anhand des Ruhe-EEGs berechnet wurden. Man erkennt die unterschiedlichen Topografien sowie die unterschiedlichen intrakortikalen Quellen. Interessant ist, dass die intrakortikalen Quellen mit einigen der oben bereits dargestellten Ruhe-Netzwerke übereinstimmen. Die in dieser Abbildung dargestellte 1. Komponente (gIC1) repräsentiert ein frontales exekutives Funktionsnetzwerk, gIC2 ist Teil des tonischen Alertness-Netzwerkes. gIC3 ist das occipitiale visuelle Netzwerk, gIC4 das auditorische Netzwerk und gIC5 ein Teil des dorsalen Aufmerksamkeitsnetzwerkes.

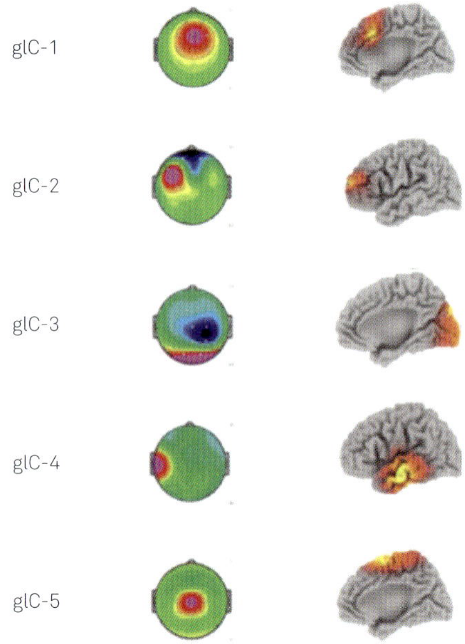

Abbildung 22-5: Hier sind 5 Komponenten (gIC1–gIC5) dargestellt, die anhand des Ruhe-EEGs (Eyes open) bei Kindern berechnet wurden (Jäncke & Alahmadi, 2016a). In der linken Spalte sind die Topografien dargestellt, rechts die dazugehörigen intrakortikalen Quellen.

EEG-Ruhenetzwerke können auch anhand von Kohärenzanalysen berechnet werden. Dazu nutzt man längere EEG-Segmente oder anhand des EEGs geschätzte intrakortikale Stromdichten[61], wobei aus methodischen Gründen die intrakortikalen Stromdichtenzeitreihen die methodisch sinnvolleren Signale sind. Diese Zeitreihen kann man für ver-

61 Anhand der Verteilung der EEG-Aktivität an der Kopfoberfläche kann man mit geeigneten mathematischen Verfahren (Schätzung des „inversen Problems") auf die zugrunde liegenden intrakortikalen Quellen der Aktivität schließen. Man erhält dann Zeitreihen von Stromdichten in den verschiedenen Hirngebieten.

schiedene Hirngebiete schätzen und anschließend überprüfen, ob sie einander ähnlich sind, oder ob man eine dieser Zeitreihen aus den anderen vorhersagen kann. Damit lassen sich bestimmte Kohärenzmuster von neurophysiologischen Aktivitäten im Ruhezustand berechnen.

Aufgrund der sehr guten zeitlichen Auflösung des EEGs kann man die Dynamik der Hirnaktivität auch im Ruhezustand gut erfassen. Eine interessante Möglichkeit diese Dynamik darzustellen besteht darin, sogenannte **Mikrozustände** (*microstates*) anhand der EEG-Aktivität zu identifizieren. Diese Mikrozustände wurden zuerst von Dietrich Lehmann und Thomas König in Zürich entdeckt (Koenig et al., 2002; Lehmann, Ozaki & Pal, 1987) und bezeichnen spezifische topografische Muster der Hirnaktivität, die für einen bestimmten Zeitraum mehr oder weniger stabil auftreten. Dietrich Lehmann und Thomas König haben festgestellt, dass diese topografischen Muster (also Mikrozustände) für einen Zeitraum von durchschnittlich 100 ms recht stabil bleiben, um dann in einen anderen Zustand zu wechseln. Im Wesentlichen konnten bislang vier Mikrozustände identifiziert werden, die sich im Verlauf des Ruhezustands abwechseln, wobei die jeweilige Sequenz typisch für bestimmte Personengruppen sein kann. Die typischen Topografien der vier Mikrozustände sind in **Abbildung 22-6** dargestellt. Jeder Mikrozustand mit seiner typischen Topografie ist mit spezifischen intrakortikalen Aktivierungsmustern oder neuronalen Netzwerken assoziiert. Besonders interessant ist die von Dietrich Lehmann formulierte Hypothese, dass Mikrozustände die kleinste, elementare neurophysiologische Repräsentation von Hirnaktivierungszuständen sind und ganz bestimmte mentale Zustände repräsentieren. Dietrich Lehmann bezeichnete die Mikrozustände gar als „Gedankenatome" oder „Atome des Denkens" (*atoms of thought*), aus denen sich unsere

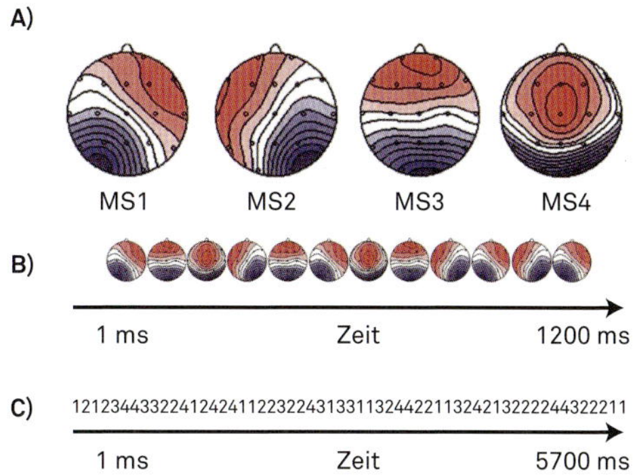

Abbildung 22-6: 6 A) Die typischen 4 Mikrozustände, die in den meisten Untersuchungen gefunden werden. B) Abfolge der vier typischen Mikrozustände über einen Zeitraum von 1200 ms. C) Abfolge der Mikrozustände (hier als 1–4 dargestellt) über einen Zeitraum von 5700 ms. Bei dieser Darstellung wird angenommen, dass die Dauer eines jeden Mikrozustandes im Durchschnitt 100 ms beträgt.

komplexen Gedanken, Wahrnehmungen und Bewusstseinsphänomene zusammensetzen. Vereinfacht ausgedrückt bedeutet dies, dass diese sich abwechselnden Hirnaktivierungszustände auch wechselnde Gedanken, Wahrnehmungen und/oder Bewusstseinszustände repräsentieren. Insofern sind Mikrozustandsanalysen ein deutlicher Fortschritt gegenüber jenen Analysen, bei denen zusammengefasste Aktivierungen für die Ruhezustände berechnet werden. Diese dynamische sequenzielle Folge von Mikrozuständen und den damit wahrscheinlich zusammenhängenden mentalen Zuständen repräsentiert angemessener den Fluss von Gedanken, den wir bei den sogenannten Ruhezuständen an uns selbst erfahren. Nicht umsonst beschreibt man den Ruhezustand psychologisch auch als ungesteuerte und sich frei entfaltende „Gedankenwanderung" (*mind wandering*). Insofern wird in Zukunft sicherlich vermehrt der Dynamik der Ruhezustandsaktivität Aufmerksamkeit gewidmet werden.

22.4. Interindividuelle Unterschiede in den Ruhenetzwerken

Bei der Identifizierung der Ruhenetzwerke ist deutlich geworden, dass die jeweiligen Netzwerke in Abhängigkeit von individuellen Besonderheiten der untersuchten Personengruppen unterschiedlich ausgeprägt sein können. Ein typisches Beispiel sind die Ruhenetzwerke, welche bei Profimusikern gefunden wurden. Bei dieser Gruppe offenbarten sich vor allem Netzwerkteile (Hubs), die bei Musikern besonders stark beim Musizieren aktiv sind (Klein, Liem, Hänggi, Elmer & Jäncke, 2016). Insbesondere betrifft das den auditorischen Kortex, aber auch Motor- und Prämotorareale. Das bedeutet, dass sich in Ruhe die Netzwerkhubs mit ihren besonderen Aktivierungen und Durchblutungen „aufdrängen", die auch bei präferierten und häufigen Tätigkeit vorrangig oder dominant aktiv sind. Die Aktivität der Ruhenetzwerke wird also durch die Aktivitäten während des aktiven Handelns beeinflusst.

Aus diesem Grund werden derzeit zunehmend Ruhenetzwerke bei verschiedenen Personengruppen untersucht, die unterschiedliche Erfahrungs- und Kulturhintergründe aufweisen. Es zeigt sich auch, dass Personen mit psychiatrischen Störungen oder mit verschiedenen Verhaltensauffälligkeiten Besonderheiten in den Ruhenetzwerken aufweisen. Insofern wird aktuell intensiv daran gearbeitet, herauszufinden, ob die Analyse der Architektur der Ruhenetzwerke dazu beitragen kann, Neuromarker für die Diagnose von psychiatrischen Erkrankungen zu identifizieren. In diesem Zusammenhang ist erwähnenswert, dass sich die Architektur der Ruhenetzwerke durch bestimmte Trainings verändern kann, wie bereits im Kapitel Plastizität angemerkt wurde. Als Beispiel könnte die Studie aus unserem eigenen Labor dienen, in der zeigen konnten, dass nach einem 2-wöchigen Arbeitsgedächtnistraining die Netzwerkarchitektur des Ruhenetzwerkes veränderte (Langer, von Bastian, Wirz, Oberauer & Jäncke, 2013). Vor allem Hirngebiete, welche in die Kontrolle des Arbeitsgedächtnisses eingebunden sind, wiesen nach dem Training veränderte, mit der besseren Arbeitsgedächtnisleistung korrelierende, Netzwerkeigenschaften auf. Auch die spezielle Abfolge von Mikrozuständen im Ruhezustand weist für bestimmte Gruppen charakteristische Unterschiede auf. Bislang sind diesbezüglich noch nicht viele Studien publiziert worden, aber die bereits veröffentlichten Arbeiten lassen vermuten, dass in der Dynamik der Ruhezustandsaktivität sehr viele interessante Informationen verborgen sind. Insgesamt kann man festhalten, dass individuelle Unterschiede dieser Netzwerke im Zusammenhang mit folgenden Aspekten gefunden wurden:

- Expertise in verschiedenen Bereichen
- Alter
- Intelligenz
- Kultur
- Psychiatrische Erkrankung
- Persönlichkeit.

22.5. Der Schlaf – ein besonderer Ruhezustand des Gehirns

Der Schlaf ist ein besonderer Ruhezustand, der vieles mit dem bisher besprochenen Ruhezustand gemein hat. Auch im Schlaf verbraucht das Gehirn recht viel an Energie; in etwa so viel wie im Wachzustand. Allerdings treten auch einige typische Besonderheiten im Schlaf auf, die im Folgenden näher beschrieben werden. Im Schlaf durchlaufen wir normalerweise mehrere Schlafzyklen, wobei jeder dieser Zyklen aus vier verschiedenen Schlafstadien besteht. Im ersten Schlafstadium, dem **NREM-Stadium 1** (mit NREM werden die Schlafstadien bezeichnet, bei denen keine schnellen Augenbewegungen, die *Rapid Eye Movements* auftreten). Es beginnt, wenn wir uns zum Schlafen niederlegen und die Augen schließen. Während dieses Stadiums, das meist zwischen einer und zehn Minuten lang andauert, dösen wir nur leicht und können rasch wieder in den kompletten Wachzustand zurückkehren. In diesem leichten ersten Schlafstadium schlafen wir zwar, doch uns befällt beim Aufwachen oft der Eindruck, als hätten wir kein Auge zugetan. Die Muskulatur ist noch nicht gänzlich abgeschaltet, es kommt eventuell zu rollenden Augenbewegungen und die Augenlider öffnen sich mitunter leicht. Die Atmung ist verlangsamt und das Herz beginnt, mit einem regelmäßigen Rhythmus zu schlagen. Gleichzeitig sinken der Blutdruck und die Gehirntemperatur. Zu Beginn von Stadium 1 treten oft auch Einschlafzuckungen auf und wir können sehr leicht geweckt werden. Dem NREM-Stadium 1 folgt das zweite Schlafstadium, das als **NREM-Stadium 2** bezeichnet wird. In diesem rund 20 Minuten dauernden Schlafstadium verlangsamt sich die Herzfrequenz und die Körpertemperatur sinkt. Der Körper verringert die Aktivität, um sich auf die folgende Tiefschlafphase vorzubereiten. In diesem Stadium wird das Aufwecken schwieriger, die EEG-Oszillationen werden langsamer und die Amplituden dieser Oszillationen werden immer grösser. Im EEG treten „Spindeln" im Frequenzbereich 10–15 Hz mit Amplituden zwischen 50–150 μVolt auf. Der Blutdruck und die Herzfrequenz sinken während sich gleichzeitig auch die Stoffwechselfunktionen verlangsamen. Diese ersten zwei Stadien des NREM-Schlafs werden auch als die beiden Leichtschlafphasen bezeichnet. Rund 45 % der Gesamtdauer des Schlafes verbringt der Mensch in diesem Schlafstadium 2. Das dritte Schlafstadium, auch als **NREM-Stadium 3** bezeichnet, setzt sich aus zwei ähnlichen Stadien zusammen, die ehemals als getrennt angesehen wurden, nämlich Stadium 3 und Stadium 4. NREM-Stadium 3 beginnt üblicherweise 35–45 Minuten nach dem Einschlafen. Die EEG-Oszillationen werden langsamer und deutlich hochamplitudiger. Während dieses Stadiums setzt dann auch der REM-Schlaf mit seinen typischen Augenbewegungen ein. Im NREM-Stadium 3 reagiert das Gehirn nicht mehr auf die meisten der potenziellen Schlafbeeinträchtigungen (z.B. Geräusche und Bewegungen) und wir sind schwer weckbar. Werden wir trotzdem in diesem Schlafstadium geweckt, sind wir einige Minuten lang etwas desorientiert. Dieses Schlafstadium wird auch als Tiefschlaf oder Deltaschlaf bezeichnet.

Der zuvor bereits erwähnte **REM-Schlaf** ist ein besonderes Schlafstadium, er ist das letzte Stadium eines normalen Schlafzyklus. Die erste REM-Schlafphase ist etwa 10 Minuten lang und tritt meist ein, nachdem wir schon mindestens 90 Minuten lang geschlafen haben. Wie der Name „Rapid Eye Movement" schon andeutet, kommt es in dieser Phase zu schnellen Augenbewegungen. Während dieses Stadiums schlafen wir am tiefsten und haben die intensivsten Träume, bzw. Träume, die wir nach dem Aufwachen auch gelegentlich erinnern. Auch eher unerwünschte Verhaltensweisen wie Schlafwandeln und Bettnässen werden mit der REM-Phase assoziiert. Die Atmungs- und Herzfrequenz sind in diesem Stadium nicht nur erhöht, sondern auch unregelmäßig. Die Dauer des REM-Schlafes nimmt zum Ende der Nacht hin zu, sodass die letzte REM-Phase bis zu einer Stunde lang andauern kann. Der REM-Schlaf ist auch als „paradoxer Schlaf" bekannt, vor allem deswegen, weil die EEG-Oszillationen denen ähnlich sind, die man auch im Wachzustand messen kann. Ebenfalls „paradox" erscheint die Tatsache, dass das Gehirn zwar eine erhöhte Aktivität zeigt, die Muskulatur aber größtenteils entspannt, ja gelähmt, ist. Zusammengefasst sind die Schlafstadien (im Vergleich zum Wachzustand) durch folgende Charakteristika gekennzeichnet:

1. **Wachzustand**: EEG-Oszillationen in einem breiten Frequenzbereich mit deutlichen Beta-Band- und Gamma-Band-Frequenzen (15–60 Hz). Die Amplituden dieser hochfrequenten Oszillationen sind niedrig. Die Augen sind geöffnet und die Personen reagieren auf Umweltreize.
2. **NREM-Stadium 1:** Die EEG-Oszillationen verlangsamen sich (4–8 Hz = Theta-Band-Frequenz) bei gleichzeitig zunehmenden Amplituden (50–100 µVolt). Die Personen sind leicht weckbar.
3. **NREM-Stadium 2:** Im EEG treten „Spindeln“ im Frequenzbereich 10–15 Hz mit Amplituden zwischen 50–150 µVolt auf. Diese Spindeln erscheinen periodisch und dauern einige wenige Sekunden an.
4. **NREM-Stadium 3:** In diesem Stadium verlangsamen sich die EEG-Oszillationen zunehmend und das Frequenzband 2–4 Hz (100–150 µV) dominiert.
5. **NREM-Stadium 4:** Im EEG treten vermehrt Delta-Wellen auf (0.5–2 Hz) mit großen Amplituden (100–200 µV). In diesem Stadium sind die Personen schwer weckbar.
6. **REM-Schlaf:** Hier treten schnelle Augenbewegungen auf und der Körper ist ruhig. Das EEG ist durch niedrigamplitudige und hochfrequente EEG-Oszillationen charakterisiert.

Der Übergang der Hirnaktivität vom Wachsein zum Schlaf ist sehr gut untersucht worden. Zum Beispiel kann man mittels des EEGs recht genau die sich ändernde Hirnaktivität von den Perioden unmittelbar vor dem Schlaf bis nach dem Einsetzen des Schlafes messen. Dabei vollziehen sich innerhalb recht kurzer Zeit massive Hirnaktivitätsveränderungen (Marzano et al., 2013), die in **Abbildung 22-7** dargestellt sind. Man erkennt, dass unmittelbar vor dem Einschlafen die Energie im Delta-Band zunimmt und auch danach nimmt die Delta-Band-Energie weiter zu. Der Energieverlauf ist für das Theta-Band recht ähnlich,

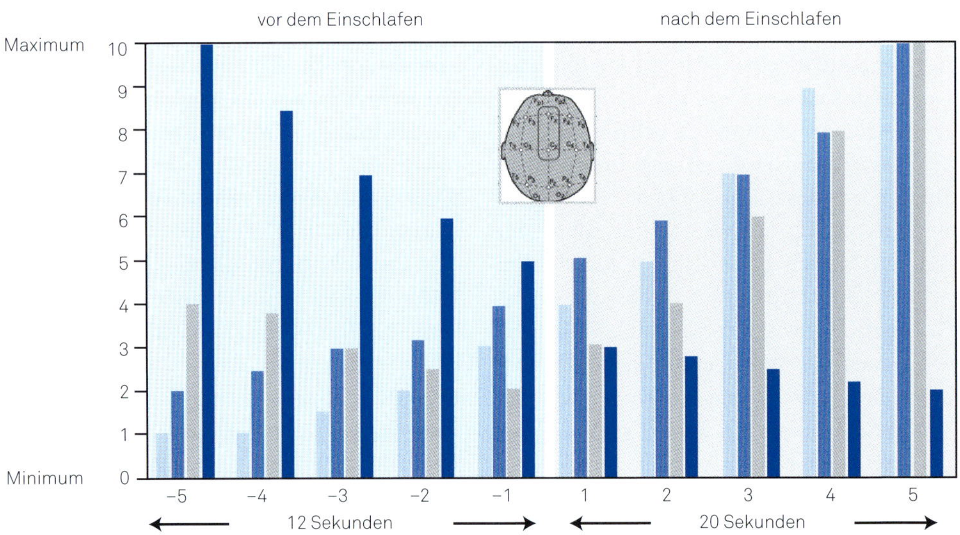

Abbildung 22-7: Verlauf der Energieveränderungen für die einzelnen Frequenzbänder (Delta, Theta, Alpha und Beta) unmittelbar vor und nach dem Einschlafen. Die Energiewerte der einzelnen Frequenzbänder sind jeweils auf ihre einzelnen Maxima bezogen. Delta: hellblau; Theta: mittelblau; Alpha: grau; Beta: dunkelblau.

für das Alpha-Band findet man allerdings einen etwas anderen Verlauf: Bis vor dem Einschlafen nimmt die Alpha-Band-Energie kontinuierlich ab, danach nimmt die Alpha-Band-Energie allerdings wieder zu und wird sogar größer als kurz vor dem Einschlafen. Die Beta-Band-Energie nimmt dagegen kontinuierlich ab. Sie ist noch 12 Sekunden vor dem Einschlafen recht stark und fällt bis vor dem Einschlafen deutlich ab, nach dem Einschlafen verringert sich die Beta-Band-Energie noch mehr.

Im Schlaf verändert sich die funktionelle Netzwerkarchitektur des Gehirns teilweise beträchtlich, aber mitunter auch subtil. Zunächst ist festzuhalten, dass das Default-Mode-Netzwerk auch im Schlaf, insbesondere im leichten Schlaf (also in den Stadien 1 und 2), „aktiv" ist. In manchen Arbeiten wird berichtet, dass einzelne Komponenten dieses Netzwerkes etwas schwächer aktiv sind als im Wachzustand. Dies wurde insbesondere für (1) das posteriore Cingulum, (2) den in der Nähe des Cingulums liegenden retrosplenialen Cortex und (3) die parahippocampale Region berichtet. Im EEG findet man auch eine zunehmende Synchronisation der Signale in verschiedenen Frequenzbändern (siehe mehr dazu im Folgenden Teil).

Im Tiefschlaf bricht die „Konnektivität" insbesondere zwischen fronto-parietalen Hirnbereichen zusammen. Diesen „Zusammenbruch" der Konnektivität konnten Massimini und Kollegen (2005) in einer bemerkenswerten Arbeit nachweisen, indem sie in einer kombinierten EEG- und TMS-Studie während des Wachstadiums und im Tiefschlaf die Hirnaktivität mittels EEG gemessen haben. Des Weiteren haben sie in den beiden Zuständen kurze TMS-Impulse über dem Frontalkortex appliziert, um dann die Ausbreitung der Hirnaktivität zu messen. Im Wachzustand hat sich die induzierte Hirnaktivität vom Ort der Induktion innerhalb von 280 ms nahezu über das gesamte Gehirn ausgebreitet (**Abb. 22-8**). Offenbar bietet das im Wachzustand gut „verkoppelte" Hirnnetzwerk also die Möglichkeit für eine passive Erregungsausbreitung vom Ort der Erregungsinduktion zu anderen Hirngebieten. Im Tiefschlaf konnte eine solche Aktivitätsausbreitung dagegen nicht festgestellt werden. Offenbar ist das Gehirn im Tiefschlaf nicht so gut vernetzt, so dass sich die induzierte Erregung nicht ausbreiten kann. Diese geringere funktionelle Vernetzung ist wahrscheinlich auch der Grund dafür, dass wir im Tiefschlaf unser „Bewusstsein" verlieren.

Detailliertere Netzwerkanalysen während des Schlafes kann man mittels grafentheoretischer Modelle auf der Basis des „Kleine-Welt-Prinzips" (*small world*) berechnen. Die mit diesen Methoden zu berechnenden Kleine-Welt-Netzwerke sind nicht klein, sondern eher effizient geknüpft, was für die Kontrolle von kognitiven Funktionen von besonderer Bedeutung ist. Da die einzelnen Neurone im Vergleich zu Computern eher langsam arbeiten, ist es für die neuronalen Netzwerke umso wichtiger, dass sie kurze Wege der Informationsübertragung finden. Solche kurzen Informationswege setzen allerdings voraus, dass auch Netzwerkknoten (Hubs genannt) Informationen sammeln und entsprechend verarbeiten. Diese Netzwerkknoten sind vielfältig mit anderen Hirnregionen verbunden und können die Informationen an verschiedene Stellen des Gehirns weiterleiten. Gesunde Hirnnetzwerke weisen demzufolge typische Merkmale von Kleine-Welt-Netzwerken auf: (1) **hohes lokales Clustern** in Hubs und (2) **kurze Informationswege**. Andere Netzwerke sind „Gitternetzwerke", bei denen jeder Hub mit allen anderen Hubs verbunden ist, oder Zufallsnetzwerke (der Grad der „Zufälligkeit" der Netzwerke wird als *Randomness* bezeichnet), bei denen die Verbindungen zufällig angeordnet sind. Bei den Gitternetzwerken ist jeder Hub mehr oder weniger gleichmäßig mit dem Netz verbunden. Das bedeutet, es gibt

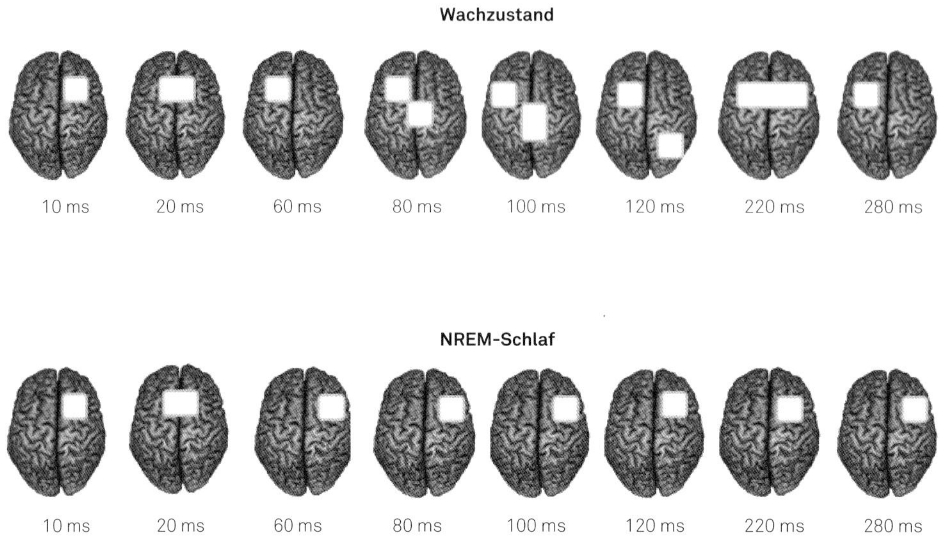

Abbildung 22-8: Schematische Darstellung der Ergebnisse aus dem Experiment von Massimini und Kollegen (2005). Dargestellt sind Gehirnansichten, in welche die Orte neurophysiologischer Erregungen als Rechtecke eingezeichnet sind. Neurophysiologische Erregungen wurden durch TMS-Stimulationen über dem Frontalkortex induziert. Diese Stimulationen fanden im Wachzustand und im NREM-Schlaf statt. Im Wachzustand breitet sich die induzierte neurophysiologische Erregung vom Ort der Stimulation innerhalb von 280 ms in weite Teile des Gehirns aus. Im NREM-Schlaf bleibt dagegen die Stimulation praktisch am Ort der Induktion (nachgezeichnet nach Massimini et al., 2005).

keine besonderen bzw. besonders vernetzten Hubs. Bei den Zufallsnetzwerken sind einige Hubs zufällig stark vernetzt. Diese Netzwerke sind dann auch mit unnötig langen Informationswegen (*path length*) assoziiert, was für das effiziente Funktionieren von Netzwerken unnötig ist. Beide Netzwerktypen sind für Hirnnetzwerke ungünstig, da der Informationsaustausch innerhalb dieser Netzwerke ineffizient ist. Die in der Realität berechneten Hirnnetzwerke weisen in der Regel die bereits beschriebenen Eigenschaften von Kleine-Welt-Netzwerken auf (hohes lokales Clustern und kurze Informationswege).

Berechnet man die Netzwerkarchitektur für verschiedenen Schlafstadien, zeigt sich konsistent, dass in den leichten Schlafstadien (NREM-Stadium 1 und NREM-Stadium 2) die lokale Vernetzung der Hubs im Vergleich zum Wachzustand zunimmt. Das bedeutet, dass prinzipiell die Konnektivität des Gehirns in den leichten Schlafstadien zunimmt. Allerdings ist diese Konnektivitätszunahme in den leichten Schlafstadien mit einer Zunahme der „Randomness", also der Zufälligkeit der Netzwerkverbindungen der funktionellen Netzwerke, verbunden. Das bedeutet, dass dies eine eher ungünstige und ineffiziente Zunahme der Vernetzung ist. Im Tiefschlaf nimmt die Vernetzung dann stärker ab und es sind weniger gut vernetzte Hubs zu identifizieren. Die Informationswege (also die *path length* in der Fachsprache) werden zu lang. Als Folge davon spielt sich die Informationsverarbeitung im Tiefschlaf eher lokal ab, ohne dass diese so verarbeiteten und generierten Informationen den Weg in ein weit verteiltes Netzwerk finden. Dies könnte vielleicht erklären, warum wir im Tiefschlaf merkwürdige und skurrile Träume haben. Träume sind Wahrnehmungsphänomene, die durch bestimmte Netzwerkcluster generiert werden. Wenn diese Netzwerkcluster im Tiefschlaf nicht gut an benachbarte Hirngebiete angekoppelt sind, können die Informationen nicht gut genug mit Informationen aus anderen Netzwerken angeglichen werden. Die eher lokalen Netzwerke sind weniger zur Informationsintegration verschiedener Informationen aus einem verteilten Netzwerk geeignet, sondern eher zur Konsolidierung von in diesen Netzwerken gespeicherten Informationen. Deshalb ist der Schlaf womöglich besonders zur Konsolidierung von im Wachzustand gelernten Informationen geeignet.

22.6. Zusammenfassung

- Im Ruhezustand verbraucht das Gehirn ungefähr 20 % des gesamten Energiebedarfs des menschlichen Körpers. In anderen Worten: Das Gehirn des Menschen ist ein enormer „Energievampir".
- Weitere Untersuchungen haben ergeben, dass zirka 60–80 % des Energieverbrauchs des Gehirns vom Glutamat-Zyklus verbraucht werden, der bekanntlich wesentlich für die neuronale Signalübertragung verantwortlich ist.
- Bei kognitiver Tätigkeit, also wenn Hirnaktivitäten infolge geistiger Tätigkeit evoziert werden, nimmt der Energieverbrauch lediglich um weniger als 5 % zu. Das bedeutet, dass der überwiegende Teil des Energieverbrauchs durch das Gehirn in die Aufrechterhaltung des Ruhezustandes des Gehirns fließt. Demzufolge muss dieser Ruhezustand eine enorme Bedeutung für den Menschen haben.
- In neuerer Zeit wird zur Erforschung des Ruhezustands das fluktuierende BOLD-Signale mittels fMRT gemessen. Diese BOLD-Signale oszillieren recht langsam mit einer Frequenz von weniger als 0.1 Hz (in der Regel zwischen 0.01–0.08 Hz). Es handelt sich also um sehr langsame Durchblutungsveränderungen und nicht um Veränderungen der neuronalen Aktivität.
- Anhand der fluktuierenden BOLD-Signale konnten bislang bis zu 10 Ruhe-Netzwerke identifiziert werden.
- Das bekannteste Netzwerk ist das **Default-Mode-Netzwerk.** Dieses Netzwerk umfasst vor allem (1) das posteriore Cingulum mit dem Precuneus, (2) den Lobulus parietalis inferior, (3) den medialen Frontalkortex mit dem anterioren Cingulum und (4) den Hippocampus mit dem Gyrus parahippocampalis. Dieses Netzwerk ist interessanterweise während kognitiver Tätigkeiten weniger stark durchblutet. Man nennt es deshalb gelegentlich auch „Task-Negative-Network".
- Weitere Ruhenetzwerke neben dem Default-Mode-Netzwerk (Basisnetzwerk) sind: (1) Tonisches Alertness-Netzwerk, (2) dorsales Aufmerksamkeits-Netzwerk, (3) linksseitiges Arbeitsgedächtnis- und Sprach-Netzwerk, (4) rechtsseitiges Arbeitsgedächtnis- und Sprach-Netzwerk, (5) somatomotorisches kortikales Netzwerk, (6) auditorisch kortikales Netzwerk, (7) occipitales visuelles Netzwerk, (8) ventrales visuelles Netzwerk und (9) dorsales visuelles Netzwerk.
- Das Messen der fluktuierenden BOLD-Signale in Ruhe ist mit eher störenden Begleitphänomenen (Messgeräusche, Körperschall, Enge etc.) assoziiert, die eigentlich für die Erfassung der neurophysiologischen Grundlagen der Ruheaktivität des Gehirns eher ungeeignet sind.
- Die Messung der Hirnaktivität in Ruhe mittels EEG-Registrierung bietet einige Vorteile, vor allem da die EEG-Registrierung im Unterschied zur MRT-Messung in einer leisen und wenig belastenden Umgebung stattfindet.

- EEG-Untersuchungen der Ruheaktivität des Gehirns finden in einer sehr ruhigen Atmosphäre statt und sind weniger belastend, insbesondere wenn man entsprechende Elektroden verwendet. Ein weiterer erheblicher Vorteil gegenüber der MRT-Messung ist, dass man neurophysiologische Signale im Millisekundenbereich messen kann. Dies ermöglicht eine Analyse der Dynamik der sich ändernden Hirnaktivität im Millisekundenbereich.
- Im EEG erkennt man im Ruhezustand vor allem sehr viel Energie im Alpha-Band insbesondere über parieto-occipitalen Hirngebieten. Bei geöffneten Augen nimmt die Alpha-Band-Aktivität an diesen Elektrodenpositionen deutlich ab (Alpha-Band-Unterdrückung).
- Vergleicht man die Augen-auf- mit den Augen-zu-Bedingungen, sind auch in anderen Frequenzbändern deutliche Unterschiede zwischen beiden Bedingungen feststellbar. Die Delta-, Theta-, Beta1- und Beta2-Band-Energie ist in der Augen-zu-Bedingung stärker über den parieto-occipitalen Positionen ausgeprägt. In der Augen-offen-Bedingung dagegen findet man erhöhte Energiewerte für das Beta2- und das Gamma-Band über frontalen und temporalen Elektrodenpositionen.
- Mit der *Independent Component Analyse* (ICA) kann man die EEG-Ruheaktivität in voneinander unabhängige „Komponenten" (ICs) zerlegen. Die intrakortikalen Quellen dieser ICs stimmen mit einigen der oben bereits dargestellten Ruhe-Netzwerke überein.
- Aufgrund der sehr guten zeitlichen Auflösung des EEGs kann man die Dynamik der Hirnaktivität auch im Ruhezustand gut erfassen. Eine interessante Möglichkeit diese Dynamik darzustellen besteht darin, sogenannte **Mikrozustände** (*microstates*) anhand der EEG-Aktivität zu identifizieren. Diese Mikrozustände sind spezifische topographische Muster der Hirnaktivität, die für einen bestimmten Zeitraum mehr oder weniger stabil auftreten. Sie dauern im Durchschnitt zirka 100 Millisekunden, um dann in einen anderen Zustand zu wechseln. Bislang sind vier Mikrozustände identifiziert worden, die sich im Verlauf des Ruhezustands abwechseln, wobei die jeweilige Sequenz typisch für bestimmte Personengruppen sein kann. Jeder Mikrozustand mit seiner typischen Topografie ist mit spezifischen intrakortikalen Aktivierungsmustern oder neuronalen Netzwerken assoziiert.
- Dietrich Lehmann formulierte die Hypothese, dass diese Mikrozustände kleinste und elementare neurophysiologische Repräsentationen von Hirnaktivierungszuständen sind, die ganz bestimmte mentale Zustände repräsentieren. Lehmann bezeichnete die Mikrozustände gar als „Gedankenatome" oder „Atome des Denkens" (*atoms of thought*), aus denen sich unsere komplexen Gedanken, Wahrnehmungen und Bewusstseinsphänomene zusammensetzen.
- Die Architektur der Ruhenetzwerke (also deren spezifische Charakteristika) ist interindividuell sehr unterschiedlich. Diese Unterschiede hängen mit folgenden Aspekten zusammen: (1) Expertise in verschiedenen Bereichen, (2) Alter, (3) Intelligenz, (4) Kultur, (5) psychiatrische Erkrankungen und (6) Persönlichkeit.
- Der Schlaf ist ein besonderer Ruhezustand, der vieles mit dem bisher besprochenen Ruhezustand gemein hat. Auch im Schlaf verbraucht das Gehirn recht viel an Energie; in etwa so viel wie im Wachzustand.
- Im Unterschied zum Wachstadium werden verschiedene Schlafstadien unterschieden:
    - (1) **Wachzustand**: EEG-Oszillationen in einem breiten Frequenzbereich mit deutlichen Beta-Band- und Gamma-Band-Frequenzen (15–60 Hz). Die Am-

plituden dieser hochfrequenten Oszillationen sind niedrig. Die Augen sind geöffnet und die Personen reagieren auf Umweltreize.
  - (2) **NREM-Stadium 1:** Die EEG-Oszillationen verlangsamen sich (4–8 Hz = Theta-Band-Frequenz) bei gleichzeitig zunehmenden Amplituden (50–100 µVolt). Die Personen sind in diesem Stadium leicht weckbar.
  - (3) **NREM-Stadium 2:** Im EEG treten „Spindeln" im Frequenzbereich von 10–15 Hz mit Amplituden zwischen 50–150 µVolt auf. Diese Spindeln erscheinen periodisch und dauern einige wenige Sekunden an. Die „Weckschwelle" nimmt im Vergleich zu dem vorherigen Stadium zu.
  - (4) **NREM-Stadium 3:** In diesem Stadium verlangsamen sich die EEG-Oszillationen zunehmend und das Frequenzband 2–4 Hz (100–150 µV) dominiert. Die „Weckschwelle" nimmt im Vergleich zu dem vorherigen Stadium zu.
  - (5) **NREM-Stadium 4:** Im EEG treten vermehrt Delta-Wellen (0.5–2 Hz) mit großen Amplituden (100–200 µV) auf. Das Wecken ist in diesem Stadium besonders erschwert.
  - (6) **REM-Schlaf:** In diesem Stadium treten schnelle Augenbewegungen auf und der Körper ist ruhig. Das EEG ist durch niedrigamplitudige und hochfrequente EEG-Oszillationen charakterisiert.
- Im Verlauf der Abfolge der verschiedenen Schlafstadien verändert sich die funktionelle Vernetzung des Gehirns:
  - (1) In den leichten Schlafstadien (NREM-Stadium 1 und NREM-Stadium 2) nimmt die lokale Vernetzung der Hubs im Vergleich zum Wachzustand zu.
  - (2) Diese Konnektivitätszunahme in den leichten Schlafstadien ist allerdings mit einer Zunahme der „Randomness", also der Zufälligkeit der Netzwerkverbindungen der funktionellen Netzwerke, verbunden. Das bedeutet, dass dies eine eher ungünstige und ineffiziente Zunahme der Vernetzung ist.
  - (3) Im Tiefschlaf nimmt die Vernetzung dann stärker ab und es sind weniger gut vernetzte Hubs zu identifizieren. Die Informationswege (also die *path length* in der Fachsprache) werden zu lang. Als Folge davon spielt sich die Informationsverarbeitung im Tiefschlaf eher lokal ab, ohne dass die so verarbeiteten und generierten Informationen den Weg in ein weit verteiltes Netzwerk finden.
  - (4) Die eher lokalen Netzwerke sind weniger zur Informationsintegration verschiedener Informationen aus einem verteilten Netzwerk geeignet, sondern eher zur Konsolidierung von in diesen Netzwerken gespeicherten Informationen.

22.7. Fragen

- Warum ist das Gehirn in Ruhe so interessant für die Neurowissenschaften und Psychologie?
- Wieviel % des gesamten Energieverbrauchs des Körpers werden in etwa zur Aufrechterhaltung des Ruhezustandes des Gehirns verwendet?
- Kann man durch anstrengende geistige Tätigkeit an Körpergewicht verlieren?
- Mit welchen Methoden misst man den Ruhezustand des Gehirns?
- Welche Vor- und Nachteile bietet die Messung des Ruhezustandes des Gehirns mit der funktionellen Magnetresonanztomografie?
- Welche Ruhe-Netzwerke sind bislang beschrieben worden?
- Was ist das Besondere des Default-Mode-Netzwerkes?

- Welche Vor- und Nachteile bietet die Messung des Ruhezustandes des Gehirns mit der EEG-Technologie?
- Was versteht man unter den Mikrozuständen (*microstates*)?
- Was ist das Besondere des Schlafs?
- Welche Schlafstadien unterscheidet man?
- Wie kann man die typischen Hirnaktivierungen in den verschiedenen Schlafstadien beschreiben?
- Wie verändert sich das funktionelle Netzwerk in den verschiedenen Schlafstadien?

22.8. Weiterführende Literatur

Lehmann, D., Pascual-Marqui, R., Michel, C.M. (2009). EEG microstates. Scholarpedia, 4(3), 7632.

Raichle, M.E., MacLeod, A.M., Snyder, A.Z., Powers, W.J., Gusnard, D.A., & Shulman, G.L. (2001). A default mode of brain function. Proc Natl Acad Sci U S A, 98, 676–682.

Raichle, M.E., Mintun, M.A. (2006). Brain work and brain imaging. Annu Rev Neurosci, 29, 449–476.

23. Das alternde Gehirn

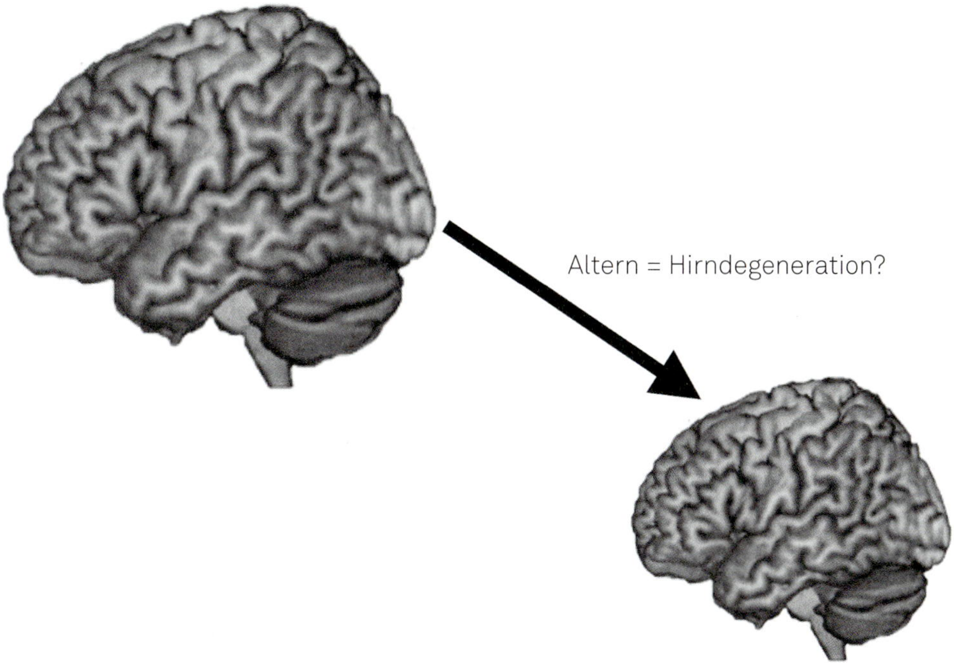

23.1. Altersdemografie

Europa steht vor einer demografischen Herausforderung, denn der Kontinent altert zunehmend. Mit einer Gesamtbevölkerung von etwa 744 Millionen Menschen ist fast ein Fünftel (19 %) der Einwohner über 64 Jahre alt, während die jüngere Generation unter 15 Jahren lediglich 16 % ausmacht. Die Altersgruppe zwischen 15 und 64 Jahren bildet mit 65 % den größten Bevölkerungsteil. Im globalen Vergleich zeigt sich, dass der Anteil der über 64-Jährigen in Europa fast dem der Vereinigten Staaten entspricht, wo 17 % der Bevölkerung zu dieser Altersgruppe gehören.

Ein deutlicher Unterschied wird erkennbar, wenn man Europa mit Afrika und Asien vergleicht, wo nur 4 bis 7 % der Menschen über 64 Jahre alt sind. In diesen Regionen dominiert die jüngere Generation, mit 26 % der Bevölkerung in Asien (China ausgenommen) und 40 % in Afrika unter 15 Jahren (**Tab. 23-1**).

In den Ländern Deutschland, Österreich und Schweiz bestätigen die Zahlen den europäischen Trend zur Alterung der Gesellschaft.

Altersstrukturen werden häufig in Alterspyramiden dargestellt, welche die Altersverteilung einer Bevölkerung visualisieren. Die Pyramiden zeigen auf zwei Seiten die Altersgruppen der männlichen und der weiblichen Bevölkerung an. Eine breite Basis deutet auf eine hohe Anzahl junger Menschen hin, während eine breite Spitze eine große Anzahl älterer Menschen anzeigt. Diese Diagramme sind essenziell für die Analyse demografischer Trends. Vergleicht man die **Alterspyramiden** über die letzten 100 Jahre für typische europäische Länder, erkennt man markante Veränderungen. Während die Pyramiden um 1900 noch mit einer breiten Basis ausgestattet waren, verdünnt sich bis 2024 diese Basis zunehmend (**Abb. 23-1**). Das bedeutet, dass immer weniger junge Menschen in diesen Gesellschaften leben. Man erkennt auch an den aktuellen „Alterspyramiden", dass in den mittelalten und alten Lebensjahren immer mehr Menschen aufgeführt sind. Insofern kann man zunehmend kaum noch die Form einer Pyramide erkennen, sondern eher die Form eines breiten Pfeils mit einem schlanken Pfeilschaft und einem breiten unteren Pfeilteil. Dies hat enorme Auswirkungen auf das gesellschaftliche Leben, aber vor allem für den sogenannten Generationenvertrag, der für die Renten- und Krankenkassenfinanzierung von essenzieller Bedeutung ist.

Die Alterspyramide ist ein wichtiges Werkzeug für Demografen, Soziologen, Ökonomen und Politikwissenschaftler, um Trends in der Bevölkerungsstruktur zu analysieren. Sie kann Informationen über Geburtenraten, Sterberaten, Migration und andere demografische

Tabelle 23-1: Altersstruktur auf verschiedenen Kontinenten und in den USA. Quelle: Population Reference Bureau, 2021 World Population Data Sheet, www.prb.org/worldpopdata/.

Kontinent	< 15 Jahre	15–64 Jahre	>64 Jahre
Europa	16 %	65 %	19 %
Nordamerika	18 %	65 %	17 %
Lateinamerika	24 %	67 %	9 %
Asien (ohne China)	26 %	67 %	7 %
Afrika	40 %	56 %	4 %
Ozeanien	23 %	64 %	13 %
Gesamte Welt	26 %	64 %	10 %

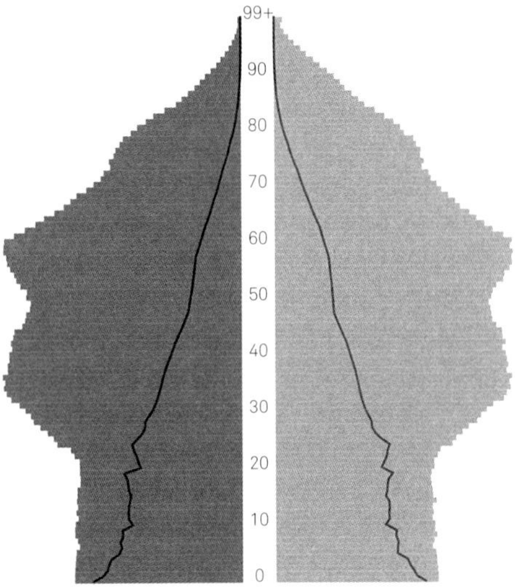

Abbildung 23-1: Alterspyramiden für die Schweiz aus dem Jahr 2024 (die in Graustufen ausgefüllte Pyramide) und aus dem Jahr 1900 (durchgezogene Linien innerhalb der ausgefüllten Flächen). In Hellgrau ist die Bevölkerungsentwicklung für die Frauen und in Dunkelgrau jene für die Männer dargestellt. Die Breite der Pyramiden gibt die Anzahl der Personen (in 10000) an (je breiter, desto mehr Personen). In der Mitte ist das Lebensalter in Jahren eingetragen. Nachgezeichnet auf der Grundlage der Daten des Bundesamtes für Statistik der Schweiz.

Faktoren liefern, die für die Planung von Politik und sozialen Diensten von großer Bedeutung sind.

Die höchste **Lebenserwartung** weltweit findet man in den sogenannten Blue Zones. In diesen fünf Regionen – Ogliastra auf Sardinien, Okinawa in Japan, Ikaria in Griechenland, Loma Linda in den USA und Nicoya in Costa Rica – leben Menschen nicht nur signifikant länger, oft über 115 Jahre, sondern bleiben auch gesünder. Die Lebensweise in diesen Blue Zones liefert wertvolle Erkenntnisse darüber, wie Lebensumstände und Gewohnheiten zu Langlebigkeit und Gesundheit beitragen können. Wichtige, die hohe Lebenserwartung begünstigende Faktoren sind nicht nur die fettarme, aber eiweißreiche Ernährung, sondern auch die selbstständige und aktive Lebensweise. Diese Senioren sind bis ins hohe Alter kognitiv, sozial und körperlich aktiv (siehe hierzu auch Abschnitt „Lernen im Alter“, Seite 718).

In den vergangenen 100 Jahren hat sich die **Lebenserwartung** in Europa sowie speziell in Deutschland, der Schweiz und Österreich deutlich erhöht. Zu Beginn des 20. Jahrhunderts lagen die durchschnittlichen Lebenserwartungen deutlich niedriger als heute (**Abb. 23-2**). Die Gründe für die Zunahme sind vielfältig, wobei sechs Punkte wesentlich sind: 1) Fortschritte in der Medizin, 2) verbesserte Hygiene, 3) verbesserte und ausreichende Ernährung, 4) gute Gesundheitssysteme, 5) Wohlstand und 6) verbesserte Arbeitssicherheit.

Diese Faktoren begünstigten den Anstieg der Lebenserwartung in Deutschland, der Schweiz und Österreich seit etwa 1920 von rund 45–50 Jahren auf über 80 Jahre im 21. Jahrhundert. Ein heute geborenes Mädchen kann mit einer Lebenserwartung von 86 Jahren oder mehr rechnen. Regionale Unterschiede innerhalb Europas müssen hierbei natürlich berücksichtigt werden. Menschen, die in westlichen und nördlichen Ländern leben, haben tendenziell eine höhere Lebenserwartung als Menschen aus Ländern im Osten und Süden. In der Schweiz zum Beispiel ist die Lebenserwartung traditionell eine der höchsten weltweit. Dies liegt unter anderem an einem exzellenten Gesundheitssystem und einem hohen Lebensstandard. Ähnliche Faktoren gelten auch für Österreich und Deutschland, die ebenfalls von diesen positiven Bedingungen profitieren. In allen drei Ländern ist die durchschnittliche Lebenserwartung von Frauen in der Regel höher als die von Männern.

Zusammenfassend lässt sich sagen, dass die Menschen in Europa, insbesondere in Deutschland, Österreich und der Schweiz, heute viel länger leben als vor 100 Jahren. Dies

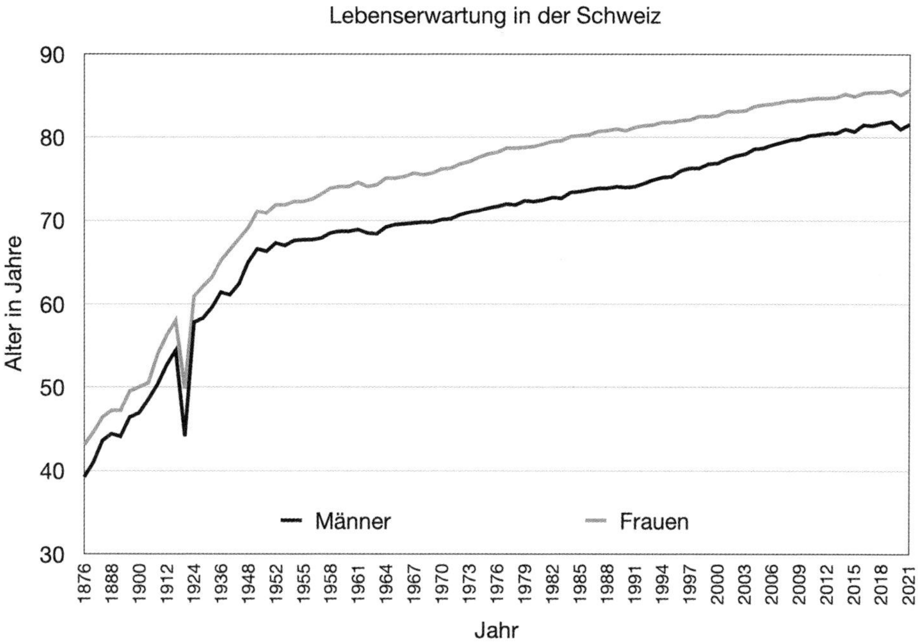

Abbildung 23-2: Entwicklung der Lebenserwartung in der Schweiz. Bundesamt für Statistik, Schweiz (2022). In Deutschland und Österreich sind ähnliche Verläufe der Lebenserwartung berichtet worden.

stellt die Gesellschaft vor neue Herausforderungen wie die Betreuung älterer Menschen und die Sicherstellung der finanziellen Stabilität von Renten- und Gesundheitssystemen.

Prognosen zur zukünftigen Entwicklung der Lebenserwartung in Europa basieren auf verschiedenen Annahmen über medizinischen Fortschritt, Veränderungen im Lebensstil, Umweltfaktoren und gesundheitspolitische Entscheidungen. Im Allgemeinen wird erwartet, dass die Lebenserwartung weiterhin steigen wird, wenn auch möglicherweise nicht im gleichen Tempo wie im letzten Jahrhundert.

Die Alterung der Bevölkerung in Europa hat weitreichende Auswirkungen auf 1) die Sozialsysteme und Rentensysteme, 2) die Gesundheitsversorgung, 3) den Arbeitsmarkt, 4) das Wirtschaftswachstum, 5) die Stadtplanung und Wohnraumgestaltung, 5) die Bildung und das lebenslange Lernen und 6) die Veränderung der politischen Prioritäten.

Die Überalterung der Bevölkerung in Europa entfaltet auch enorme Auswirkungen auf die Neurowissenschaften. So bekommt die **Forschung zu neurodegenerativen Erkrankungen** eine immer größere Bedeutung. Mit der steigenden Zahl älterer Menschen nimmt auch die Prävalenz von neurodegenerativen Erkrankungen wie Alzheimer und Parkinson zu. Dies führt zu einem erhöhten Bedarf an Forschungsarbeit in diesem Bereich, um die Ursachen besser zu verstehen, Behandlungsmöglichkeiten zu verbessern und präventive Strategien zu entwickeln.

Auch die aktuellen Erkenntnisse der **Gehirnplastizität** sind für die Altersforschung von enormer Bedeutung. Es besteht ein großes Interesse daran zu verstehen, wie sich das Gehirn im Laufe des Lebens verändert und wie die Plastizität des Gehirns im Alter erhalten oder gefördert werden kann.

Im Bereich der psychologisch orientierten Wissenschaften ergeben sich weitere Herausforderungen. Die **Psychologie des Älterwerdens** ist ein zunehmend bedeutender Forschungszweig, der uns helfen soll zu verstehen, wie das Alter das psychische Wohlbefinden beeinflusst und wie ältere Menschen auch psychisch gesund bleiben können. Das Altern ist auch für die **Arbeitspsychologie** von zunehmender Bedeutung. Da ältere Menschen möglicherweise länger im Berufsleben stehen, müssen wir Strategien entwickeln, um Arbeitsplätze altersgerecht zu gestalten und die Arbeitszufriedenheit sowie -leistung älterer Mitarbeiter zu fördern. Psychologen müssen auch **Therapieansätze** anpassen oder entwickeln, die speziell auf die Bedürfnisse älterer Menschen zugeschnitten sind. Dabei geht es insbesondere um altersbedingte Krankheiten und den Umgang mit Verlusten. Des Weiteren wird die Entwicklung **präventiver Maßnahmen** und Interventionsstrategien zur Förderung geistiger Gesundheit, Resilienz und sozialer Teilhabe im Alter immer wichtiger werden. Letztlich ist wichtig, **Bildungs- und Weiterbildungsprogramme** für Gesundheitsfachkräfte auszuweiten, um den wachsenden Bedarf an spezialisiertem Wissen über das Altern und altersbedingte psychische Erkrankungen abzudecken.

Insgesamt wird der demografische Wandel dazu führen, dass sich sowohl die Neurowissenschaft als auch die psychologische Forschung verstärkt auf das Thema Alter und Altern fokussieren müssen. Dadurch können sowohl die Herausforderungen als auch die Chancen einer alternden Gesellschaft herausgearbeitet werden.

23.2. Demenzen

Demenzen sind eine Gruppe von Erkrankungen, die durch einen fortschreitenden Verlust von kognitiven Fähigkeiten gekennzeichnet sind, welche schwerwiegend genug sind, um den Alltag der Betroffenen zu beeinträchtigen. Sie sind vorwiegend durch Störungen des Gedächtnisses, der Sprache, des Problemlösens und anderer Denkfähigkeiten definiert, die durch den Untergang von Nervenzellen und die Verbindung zwischen ihnen verursacht werden. Es werden grundsätzlich folgende Arten von Demenzen unterschieden:

- **Primäre Demenzen** (70–90 %): Diese Kategorie umfasst Demenzen, bei denen die neurodegenerative Erkrankung selbst die primäre und direkte Ursache der Symptome ist. Die Alzheimer-Krankheit ist hier die bei Weitem häufigste Form (circa 60 % der primären Demenzen), gefolgt von Demenzen mit Lewy-Körperchen (circa 10–15 % der primären Demenzen) und der frontotemporalen Demenz (circa 5 % der primären Demenzen). Zirka 15 % der primären Demenzen sind entweder andere seltene Typen oder Mischformen aus verschiedenen Demenztypen.
- **Vaskuläre Demenzen** (15–20 %): Diese Form der Demenz tritt als Folge von Problemen mit den Blutgefäßen auf, die das Gehirn mit Blut versorgen, wie nach einem Schlaganfall. Sie kann plötzlich nach einem solchen Ereignis beginnen oder sich schrittweise durch kleinere, unbemerkte Schläge entwickeln.
- **Sekundäre Demenzen** (5–10 %): Bei sekundären Demenzen sind die kognitiven Beeinträchtigungen die Konsequenz einer anderen Grundkrankheit oder eines anderen Zustands. Dazu zählen Demenzen aufgrund von Infektionen (wie HIV), langfristigem Alkoholkonsum oder bestimmten metabolischen Erkrankungen.

Die **Prävalenz** von Demenzen in den sogenannten D-A-CH-Ländern (Deutschland, Österreich und Schweiz) wird wie folgt angegeben:

- In Deutschland gibt es ca. 1,6 Millionen Demenzerkrankte.
- In Österreich sind es ca. 106 000 Betroffene.
- Die Schweiz zählt ca. 124 000 Demenzerkrankte.
- Insgesamt leben in der D-A-CH-Region ca. 1,8 Millionen Menschen mit Demenz.

Täglich kommen in diesen Ländern insgesamt rund 900 neue Fälle von Demenz hinzu. 32 % der Demenzpatienten sind männlich und 68 % weiblich.

Demenz ist stark **altersabhängig**. Die Prävalenz steigt mit zunehmendem Alter signifikant an. Unter 65 Jahren ist Demenz relativ selten, aber ab dem 65. Lebensjahr verdoppelt sich das Risiko etwa alle fünf Jahre. Bei Menschen über 85 Jahren ist die Prävalenz besonders hoch (**Abb. 23-3**).

Verschiedene **Risikofaktoren** tragen zur Entwicklung von Demenzen bei:

- **Alter:** Das Risiko steigt mit dem Alter (wie oben dargestellt).
- **Genetische Prädisposition:** Bestimmte Gene können das Risiko für Demenzen, insbesondere Alzheimer, erhöhen.
- **Kardiovaskuläre Faktoren:** Hypertonie, Herzkrankheiten, Schlaganfall, Diabetes und hoher Cholesterinspiegel können das Risiko einer vaskulären Demenz erhöhen.
- **Lebensstil:** Rauchen, übermäßiger Alkoholkonsum, schlechte Ernährung und mangelnde körperliche Aktivität können das Demenzrisiko erhöhen.
- **Psychosoziale Faktoren:** Bildungsniveau, soziale Einbindung und geistige Aktivität spielen ebenfalls eine Rolle.

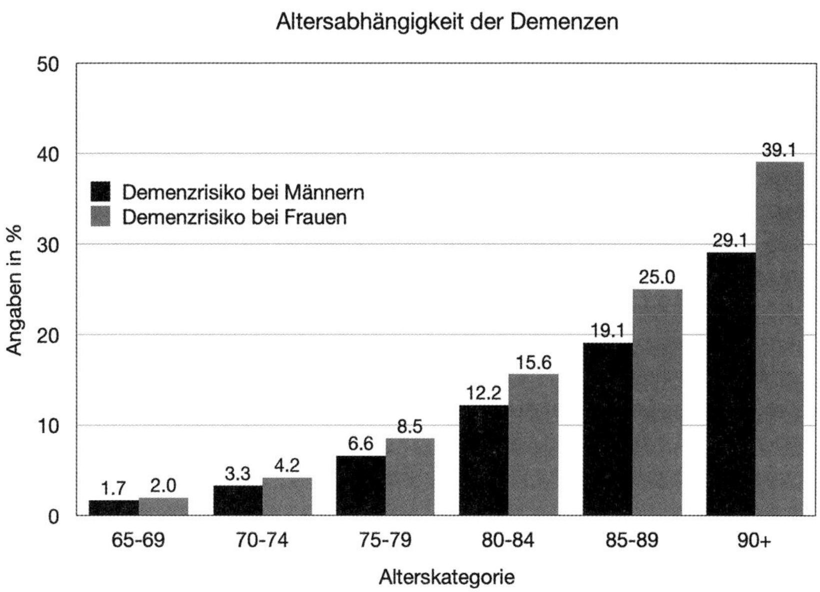

Abbildung 23-3: Altersabhängigkeit der Demenzen. Nachgezeichnet gemäß den Daten der Deutschen Alzheimer Gesellschaft e.V.

23.3. Kognitive Leistungen im Alter

Die „Seattle-Längsschnittstudie“ (SLS) ist eine der ältesten kontinuierlichen Forschungsarbeiten zur kognitiven Entwicklung bei Erwachsenen. In dieser Studie bearbeiten die teilnehmenden Personen über viele Jahre dieselben psychologischen Tests in regelmäßigen Abständen (ursprünglich alle 7 Jahre). Dadurch können Leistungsveränderungen im Laufe der Zeit gemessen werden, und es ist möglich, altersbedingte Veränderungen in kognitiven Funktionen in Abhängigkeit des Bildungsniveaus, des Berufs oder des Gesundheitszustands zu untersuchen.

Die Ergebnisse dieser Studie sind zusammengefasst in **Abbildung 23-4** dargestellt. Die Daten zeigen, dass kognitive Leistungen ab etwa dem 65. oder 67. Lebensjahr abnehmen. Besonders deutlich wird dieser Rückgang ab dem 74. Lebensjahr. Die in dieser Abbildung dargestellten Befunde sind Mittelwerte, die über eine relative große Stichprobe berechnet wurden. Sie geben jedoch keinen Aufschluss über die Variabilität der Befunde und vor allem der individuellen Vielfalt. Individuelle Unterschiede in der kognitiven Alterung werden durch verschiedene Faktoren beeinflusst, wie genetische Veranlagungen, Bildungsniveau, Berufswahl, soziale Interaktionen, Lebensstil und Gesundheitszustand.

Eine sorgfältige Auswertung der SLS nach Alterskohorten zur Veränderung der kognitiven Leistungsfähigkeit im Laufe von sieben Jahren ergab interessante zusätzliche Ergebnisse (Martin & Kliegel, 2014) (siehe **Abb. 23-5**). Die kognitiven Leistungen blieben in zwei untersuchten Altersgruppen (60–67 Jahre und 67–74 Jahre) über den betrachteten Zeitraum von sieben Jahren bei mehr als 60 % der Personen stabil. Selbst bei der ältesten Kohorte

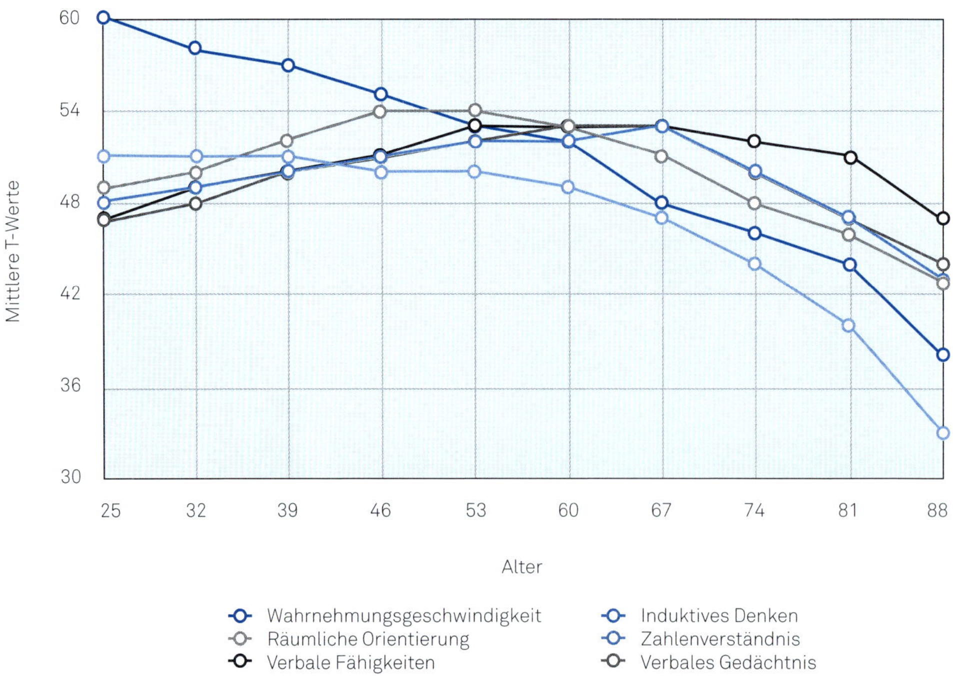

Abbildung 23-4: Leistungen in Tests zur Messung wichtiger kognitiver Leistungen

(74–81 Jahre) waren die intellektuellen Leistungen bei über der Hälfte der Senioren praktisch unverändert. Es überraschte auch, dass sich sogar 7–10 % der Personen in allen Altersgruppen im Laufe von sieben Jahren in ihren Intelligenztestergebnissen verbesserten. Andererseits verschlechterten sich 27–40 % der Teilnehmer, wobei die größte Verschlechterung in der ältesten Gruppe festgestellt wurde.

Diese Ergebnisse fordern die gängige Vorstellung heraus, dass die kognitive Leistungsfähigkeit im Alter grundsätzlich abnimmt. Sie zeigen stattdessen, dass eine beträchtliche Anzahl älterer Menschen ein stabiles kognitives Leistungsniveau aufweisen. Manche Personen verbessern sich sogar. Dieses Phänomen offenbart einen optimistischen Blick auf das kognitive Altern. Auch im fortgeschrittenen Alter ist (unter bestimmten Bedingungen) mit stabilen oder sogar verbesserten kognitiven Leistungen zu rechnen.

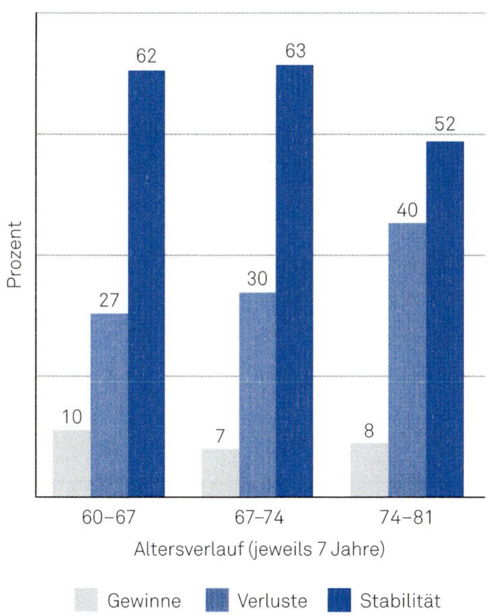

Abbildung 23-5: Anteil Personen mit Gewinnen, Verlusten und Stabilität über einen 14-Jahres-Zeitraum (nach Schaie, 1996, und Martin & Kliegel, 2014).

23.4. Neuroanatomie des alternden Gehirns

Zur Untersuchung von altersbedingten neuroanatomischen Veränderungen nutzt man Querschnitt- und Längsschnittstudien. Bei einer Querschnittuntersuchung vergleicht man neuroanatomische Kennwerte von Teilnehmern unterschiedlicher Altersstufen zu einem festen Untersuchungszeitpunkt, während man bei Längsschnittstudien neuroanatomische Veränderungen wiederholt über verschiedene Zeiträume bei denselben Individuen misst und analysiert.

In neurowissenschaftlichen Längsschnittstudien analysiert man „Level-Level-Beziehungen", „Level-Change-Beziehungen" und „Change-Change-Beziehungen" (Oschwald et al., 2021). Die Berechnung dieser statistischen Beziehungen erfolgt mittels komplexer statistischer Wachstumsmodelle.

Level-Level-Beziehungen: Hierunter versteht man den Zusammenhang zwischen den Messwerten verschiedener Variablen zu einem bestimmten Ausgangszeitpunkt. Am Beispiel des Volumens der grauen Substanz und der kognitiven Leistungen könnte man die „Level-Level-Beziehung" zwischen diesen beiden Messwerten betrachten. Hierbei interessiert zum Beispiel, ob Personen mit einem größeren Volumen der grauen Substanz zu Studienbeginn (Level 1) auch bessere kognitive Leistungen oder höhere IQ-Werte (Level 2) aufweisen. Es handelt sich also um eine Korrelation zwischen den Ausgangswerten verschiedener gemessener Merkmale.

Level-Change-Beziehungen: Diese Beziehungen beschreibt den Zusammenhang zwischen dem Ausgangswert einer Variablen (Level) und der Veränderung einer anderen Variablen über die Zeit (Change). Im Rahmen der Gehirnalterung könnte man zum Beispiel untersuchen, wie das anfängliche Volumen der grauen Substanz (Level) mit der Veränderungsrate dieses Volumens (Change) oder der kognitiven Leistung (Change) über einen bestimmten Zeitraum korreliert. Man möchte also herausfinden, ob Individuen mit einem größeren Ausgangsvolumen der grauen Substanz eine langsamere Abnahme desselben oder eine stabilere kognitive Leistung über die Zeit aufweisen.

Change-Change-Beziehungen: Die Analyse dieser Beziehungen konzentriert sich auf die Untersuchung des Zusammenhangs zwischen den Veränderungsraten verschiedener Variablen über die Zeit. Anders ausgedrückt: Es wird analysiert, ob die Art und Weise, wie sich eine Variable über einen bestimmten Zeitraum verändert, mit der Veränderung einer anderen Variable korreliert. Eine typische Frage ist, ob die Rate der Volumenabnahme der grauen Substanz (Change bei Variable 1) mit der Rate der Zunahme des Seitenventrikelvolumens (Change bei Variable 2) oder mit der Veränderung in den kognitiven Leistungswerten (Change bei Variable 3) zusammenhängt. Im Rahmen derartiger Analysen können Change-Change-Beziehungen komplexe Interaktionen zwischen verschiedenen Aspekten der Hirnalterung aufdecken.

Diese Analysen ermöglichen, individuelle Unterschiede im Alternsprozess zu erkennen und zu verstehen. Sie können dabei helfen, vorherzusagen, welche Personen ein höheres Risiko für bestimmte neurodegenerative Erkrankungen haben, und können Hinweise darauf geben, wie präventive Maßnahmen gestaltet werden sollten.

Ein typisches Beispiel für solche längsschnittlichen Alterungsstudien ist die lHAB-Studie aus Zürich (Zöllig et al., 2011). Dies ist eine über 14 Jahre angelegte Längsschnittstudie, die mit über 230 Personen begann, die beim Beginn der Studie älter als 65 Jahre waren. In dieser Studie werden hirnanatomische und psychologische Veränderungen bei nicht dementen Senioren untersucht. Weltweit gibt es nur wenige Längsschnittstudien zum alternden Gehirn. Die Zürcher lHAB-Studie zeichnet sich durch eine Vielzahl von Messzeitpunkten aus. Bislang sind acht solcher Zeitpunkte vorhanden.

In einer der lHAB-Arbeiten wurden über einen Zeitraum von vier Jahren mehrere globale anatomische Gehirnmaße erfasst, darunter das Volumen der grauen und der weißen Substanz (GM und WM), das Volumen der Seitenventrikel (SV) sowie das Volumen der WM-Hypointensitäten (WMH) (Jäncke et al., 2020). WMHs sind Bereiche im Gehirn, die auf T2-gewichteten Magnetresonanztomografie-Aufnahmen (MRT) heller erscheinen. Diese Veränderungen im weißen Hirngewebe stehen im Zusammenhang mit kleinen Gefäßkrankheiten, die durch chronische Minderdurchblutung und Ischämien des Gehirngewebes verursacht werden. WMHs sind häufig bei älteren Menschen zu finden und werden mit verschiedenen neurologischen und kognitiven Störungen in Verbindung gebracht, einschließlich Demenz, Schlaganfall und Multipler Sklerose. In MRT-Bildern entspricht „hypointens" einem Bereich, der im Vergleich zum umgebenden Gewebe dunkler erscheint, aber bei WMHs bezieht sich der Begriff paradoxerweise auf Bereiche, die heller als das normale weiße Hirngewebe erscheinen.

Die Analysen ergaben, dass sowohl das Volumen der grauen als auch der weißen Substanz signifikant abnahm, mit jährlichen Prozentänderungen von –0,73 % und –0,79 %. Im Gegensatz dazu nahmen die Volumina der WMHs und der Seitenventrikel zu, mit jährlichen Zuwachsraten von 7,3 % und 4 %. (**Tab. 23-2**).

Interessanterweise blieben die verbalen und nonverbalen IQ-Maße über die vier Jahre hinweg stabil. Die Studie lieferte auch Hinweise auf Level-Level- und Level-Change-Assoziationen zwischen einigen der anatomischen Gehirnmaße und der Intelligenz. Insbesondere wurde eine positive Assoziation zwischen größeren Volumina von GM und WM

Tabelle 23-2: Jährliche Volumenveränderungen für die graue (GM) Substanz, die weiße Substanz (WM), die Seitenventrikel (SV) und die weißen Substanzhyperintensitäten (WMH) (Jäncke et al., 2020).

Region	Jährliche Volumenveränderungen in %	
GM	0,73 %	Abnahme
WM	0,79 %	Abnahme
SV	4 %	Zunahme
WMH	7,3 %	Zunahme

und höheren IQ-Maßen festgestellt. Die Korrelationen sind zwar klein, aber im Bereich der bislang berichteten Zusammenhänge zwischen Gehirnvolumen und der psychometrischen Intelligenz (Luders et al., 2009) (**Tab. 23-3**).

Level-Change-Korrelationen konnten zwischen den Gehirnmetriken und den IQ-Maßen nicht festgestellt werden. Dafür fielen moderate Level-Change-Zusammenhänge zwischen den Volumina der Seitenventrikel (Level: SV und Change: SV), der weißen (Level: WM) und grauen Substanz (Change: GM) auf. Je größer das Seitenventrikelvolumen zu Beginn der Studie war, desto größer waren auch die Volumenänderungen der Seitenventrikel über die vier Jahre. Analoges konnte für die Level-Change-Beziehung zwischen WM und GM festgestellt werden. Je größer das WM-Volumen, desto größer waren auch die Veränderungen des GM-Volumens (**Tab. 23-4**).

Tabelle 23-3: Level-Level-Assoziationen zwischen globalen Hirnkennwerten und der psychometrischen Intelligenz zum Beginn der Messung (Baseline) (Jäncke et al., 2020).

Level	Level	Zusammenhang
GM	IQ	R = 0.24
GM	IQ nonverbal	R = 0.25
WM	IQ nonverbal	R = 0.24

Tabelle 23-4: Level-Change-Assoziationen zwischen globalen Hirnkennwerten zu Beginn der Messung (Baseline) und den Veränderungen der IQ-Werte im Verlauf von 4 Jahren (Jäncke et al., 2020).

Level	Change	Zusammenhang
GM	IQ	Kein Zusammenhang
WM	IQ	Kein Zusammenhang
SV	IQ	Kein Zusammenhang
WMH	IQ	Kein Zusammenhang
SV	SV	R = 0.51
WM	GM	R = 0.48

Tabelle 23-5: Change-Change-Assoziationen zwischen Veränderungen von globalen Hirnkennwerten im Verlauf von 4 Jahren (Jäncke et al., 2020).

Change	Change	Zusammenhang
SV	GM	R = –0.51
SV	WM	R = –0.50
SV	WMH	R = 0.50
WMH	GM	R = –0.50

Des Weiteren fielen vier Change-Change-Assoziationen auf (**Tab. 23-5**). Die Veränderungen der Volumina der Seitenventrikel korrelieren negativ mit Veränderungen der Volumina der grauen und der weißen Substanz. Die über vier Jahre gemessenen Veränderungen (in der Regel Zunahmen) des Seitenventrikelvolumens korrelieren mit Verringerungen des Volumens der grauen und der weißen Substanz. Zudem fiel ein positiver Zusammenhang zwischen der Veränderung des Seitenventrikelvolumens und des Volumens der WMHs auf. Ferner korreliert die Zunahme der WMHs mit einer Abnahme des Volumens der grauen Substanz.

Zusammengefasst zeigen diese Ergebnisse, dass gesunde ältere Erwachsene über einen Zeitraum von vier Jahren zwar altersbedingte neuroanatomische Volumenreduktionen der grauen und der weißen Substanz aufweisen, diese aber nicht notwendigerweise mit einer gleichzeitigen kognitiven Verschlechterung einhergehen. Solche Erkenntnisse sind für das Verständnis der Alterungsprozesse des menschlichen Gehirns und für die Entwicklung von Strategien zur Aufrechterhaltung der kognitiven Gesundheit im Alter von entscheidender Bedeutung. Was allerdings deutlich wird, ist der Umstand, dass die Zunahme der WMHs mit einer Vergrößerung des Volumens der Seitenventrikel einhergeht. Das ist gleichzeitig mit einer Volumenabnahme der weißen und der grauen Substanz verbunden. Auf die WMHs werden wir unten nochmals eingehen. Diese weißen Substanzhyperintensitäten im MRT indizieren kleine Läsionen, die infolge von zerebralen Gefäßerkrankungen und Durchblutungsstörungen entstehen. Sie können sich im Alter ansammeln und damit zu einer Reduktion des „gesunden" Hirngewebes führen.

In einer weiteren Studie im Kontext des lHAB-Projektes wurden nicht nur globale hirnanatomische Volumen-Kennwerte analysiert, sondern auch kleinere kortikale und subkortikale Regionen. Auf der Basis der Volumen-Kennwerte im Alter von 65 Jahren schätzten die Autoren mittels statistischer Wachstumsmodelle die Volumenreduktion für die folgenden 20 Jahre (Sele et al., 2021. In **Tabelle 23-6** sind die Schätzungen zusammengefasst dargestellt. Man erkennt hier, dass für einige Hirngebiete erhebliche Volumenreduktionen vorausgesagt werden. Für den Nucleus accumbens, der für Verstärkung, Belohnung und Lust essenziell ist, sind die stärksten Volumenreduktionen zu erwarten. Aber auch für den Hörkortex (Heschlscher Gyrus), den Hippocampus, den Temporalpol und den entorhinalen Kortex sind erhebliche Volumenreduktionen zu erwarten. Hippocampus, entorhinaler Kortex und Temporalpol sind im Übrigen für Gedächtnisprozesse besonders wichtig. Für die Hirnstammstrukturen und Teile der Basalganglien werden die geringsten Volumenveränderungen vorhergesagt.

Die oben dargestellten Befunde zeigen altersabhängige Volumenänderungen in den Gehirnen von Senioren. Das Hirnvolumen ist allerdings das Produkt von kortikaler Fläche und der Kortexdicke. Aus neuroanatomischen Studien weiß man, dass sich die Dicke und die Fläche des Kortex unterschiedlich entwickeln. Außerdem korrelieren diese beiden Eigenschaften nur schwach miteinander. Insofern lohnt es sich, diese beide Kennwerte separat anzuschauen. In einer neueren Arbeit wurden diese anatomischen Kennwerte separat über einen Zeitraum von sieben Jahren analysiert (Sele et al., 2021). Dabei ergaben sich zusammengefasst folgende Ergebnisse, getrennt für die drei Kennwerte:

Kortikale Fläche:

- Die kortikale Fläche aller Hirnregionen nahm über sieben Jahre zwischen –1 % bis –5 % ab.
- Im entorhinalen Kortex, in der Inselrinde und im parazentralen Gyrus ist der Flächenrückgang bei über 65-Jährigen etwas geringer.
- Trotz allem sind große individuelle Schwankungen bei den Veränderungen der Hirnfläche im Alter vorhanden.

Kortikale Dicke:

- Der durchschnittliche Abbau der kortikalen Dicke ist in den meisten Hirnregionen gering und beträgt ausgehend vom 65. Lebensjahr über sieben Jahre zwischen 0 % und 2 %.
- Es gibt keinen generellen Rückgang der kortikalen Dicke mit zunehmendem Alter.

Volumen:

- Von allen anatomischen Hirnkennwerten ist der Volumenrückgang über sieben Jahre am größten. Die Volumenreduktionen bewegen sich zwischen –3 % bis –6 % für die meisten Hirnregionen bei 65-Jährigen. Das

Tabelle 23-6: Geschätzte Volumenreduktionen für die nächsten 20 Jahre relativ zu den gemessenen Volumina im Alter von 65 Jahren (Sele et al., 2021).

Regionen	Geschätzter Volumenverlust über 20 Jahre in Prozent relativ zum Volumen im Alter von 65 Jahren
Accumbens	−28
Gyri transversali/Heschlsche Gyri	−22
Hippocampus	−22
Temporalpol	−18
Entorhinaler Cortex	−17
Gyrus fusiformis	−16
Thalamus	−15
Precuneus	−15
Posteriores Cingulum	−15
Lobulus parietalis inferior	−15
Frontalpol	−15
Pars orbitalis	−14
Gyrus temporalis superior	−14
Gyrus temporalis inferior	−14
Gyri occipitalis lateralis	−14
Gyrus supramarginalis	−14
Parahippocampalis	−14
Gyrus temporalis superior	−14
Gyrus präcentralis	−13
Pars opercularis	−13
Sulcus temporalis superior	−13
Lobulus parietalis superior	−13
Pars triangularis	−13
Gyrus frontalis medius (caudal)	−13
Gyrus postcentralis	−13
Gyrus frontalis superior	−12
Cingulum (Isthmus)	−12
Gyrus lingualis	−11
Amygdala	−11
Insula	−11
Gyrus frontalis medius (rostral)	−11
Paracentrale Hirnregion	−11
Cuneus	−11
Cerebellum (Cortex)	−10

Regionen	Geschätzter Volumenverlust über 20 Jahre in Prozent relativ zum Volumen im Alter von 65 Jahren
Orbito-Frontalcortex (medial)	–10
Orbito-Frontalcortex (lateral)	–10
Ventraler Thalamus	-9
Pericalcarine Region	-8
Ncl. caudatus	-8
Hirnstamm	-8
Putamen	-8
Anteriores Cingulum (caudal)	-8
Anteriores Cingulum (rostral)	-6
Pallidum	–1

entspricht den Befunden der oben berichteten Studie, die über vier Jahre lief.

- Geringere Volumenveränderungen finden sich um den Sulcus calcarinus sowie im lateralen und medialen Orbitofrontalkortex.
- Subkortikale Volumenveränderungen sind sehr unterschiedlich; Nucleus accumbens und Hippocampus weisen den größten Abbau auf.
- Putamen und Caudatus zeigen abnehmende Rückgänge mit zunehmendem Alter. Das Pallidum-Volumen bleibt fast unverändert.

Kognitive Tests:

- Die Intelligenztestleistungen (hier gemessen mit dem LPS) bleiben fast unverändert. Es zeigen sich lediglich leichte Rückgänge im vorangeschrittenen Alter.
- Die Verarbeitungsgeschwindigkeit zeigt ein ähnliches Muster wie die Intelligenztestleistungen.
- Anders ist dies bei der Gedächtnisleistung, die sich im Verlauf von sieben Jahren um etwa -7 % verringert.
- Man muss allerdings festhalten, dass starke individuelle Schwankungen in allen kognitiven Tests vorliegen. Die damit assoziierten Messfehler der kognitiven Tests sind relativ groß. Sie resultieren deshalb zu ungenauen Schätzungen.
- Change-Change-Assoziationen zwischen anatomischem Abbau und den Intelligenztestleistungen sind praktisch nicht vorhanden. Es gibt einige wenige Zusammenhänge, die in **Tabelle 23-7** zusammengefasst sind. Man muss diese Zusammenhänge allerdings mit Vorsicht (also deskriptiv) interpretieren, da in dieser Studie 204 Change-Change-Assoziationen berechnet wurden (der Zufall kann nicht ausgeschlossen werden). Auffällig ist die hohe Korrelation zwischen der Veränderung der Verarbeitungsgeschwindigkeit und der kortikalen Dicke im Lobulus parietalis inferior ($r = 0.8$).

Mit zunehmendem Alter steigt die Wahrscheinlichkeit für zerebrale Gefäßerkrankungen (cerebral small vessel disease: CSVD). Diese werden oft mit einem altersbedingten kognitiven Abbau in Verbindung gebracht. Eine neue Studie aus dem lHAB-Projekt hat diese Marker näher untersucht (Hotz et al., 2021). Hierbei wurden der Ausgangsstatus und die Veränderung des Volumens von weißen Substanzhyperintensitäten (WMH), normal erscheinender weißer Substanz (NAWM), dem Hirnvolumen (BPV) und der Verarbei-

Tabelle 23-7: Change-Change-Assoziationen zwischen kognitiven Leistungen und anatomischen Kennwerten (Sele et al., 2021).

	Intelligenz			Gedächtnis			Verarbeitungs-geschwindigkeit		
	Volume	Area	Kortikale Dicke	Volume	Area	Kortikale Dicke	Volume	Area	Kortikale Dicke
Sulcus temporalis superior	**0.5**	0.4	0.4	0.2	0.3	0.0	0.2	0.2	0.2
Gyrus frontalis medius	**0.5**	0.3	0.4	0.2	0.0	0.2	0.4	0.3	0.2
Gyrus fusiformis	**0.5**	0.4	**0.5**	0.1	0.1	0.0	0.3	0.2	0.3
Lobulus parietalis inferior	**0.5**	0.4	0.4	−0.1	−0.1	0.0	0.4	0.2	0.4
Gyrus präcentralis	**0.5**	0.0	**0.5**	−0.1	0.0	−0.1	0.4	−0.1	0.4
Lobulus parietalis superior	**0.5**	0.3	0.3	−0.1	−0.1	−0.1	0.3	−0.1	**0.8**

tungsgeschwindigkeit über sieben Jahre untersucht. Berücksichtigt wurden in den statistischen Analysen mittels der latenten Wachstumskurvenmodelle auch verschiedene Kovariaten (Alter, Geschlecht etc.). Hierbei zeigte sich, dass die Verarbeitungsgeschwindigkeit mit zunehmendem Volumen dieser anatomischen Marker abnahm.

Interessant war allerdings, dass eine höhere Bildung statistisch betrachtet einen schützenden Effekt auf die WMHs und den kognitiven Leistungen (z. B. die Verarbeitungsgeschwindigkeit) ausübt. Blutdrucksenkende Medikamente entfalteten auch einen günstigen Einfluss auf die Volumenentwicklung (geringeres Volumen bei Medikamenteneinnahme) der WMHs.

Das Altern ist also mit markanten Veränderungen der Hirnanatomie assoziiert. Mittlerweile ist man in der Lage, anhand hirnanatomischer Kennwerte das Alter zu schätzen (Franke et al. 2010; Valizadeh et al., 2017). Dabei fällt auf, dass die Schätzungen zwar insgesamt sehr genau sind (ca. 95–98 % erklärte Varianz), aber mit zunehmendem Alter der Gehirne die Schätzungen immer ungenauer werden (**Abb. 23-6**). Der Grund dafür ist wahrscheinlich, dass mit zunehmendem Alter viele Faktoren die Neuroanatomie beeinflussen (z. B. Bildung, Lernen, Krankheiten etc.).

Die hier beschriebenen altersbedingten anatomischen Veränderungen sind mittels Magnetresonanztomografie erhoben worden. Post-mortem-Analysen von Gehirnen Verstorbener und aus vergleichenden Tieruntersuchungen konnten weitere Grundlagenerkenntnisse zum Alterungsprozess beitragen. Diese Untersuchungen offenbarten einen Rückgang der Anzahl der Neuronen, eine Abnahme der Größe und Anzahl der Dendriten und die Zunahme der Ablagerungen bestimmter Proteine. Des Weiteren konnten Reduktionen der Transmitter Acetylcholin, Dopamin und Serotonin festgestellt werden.

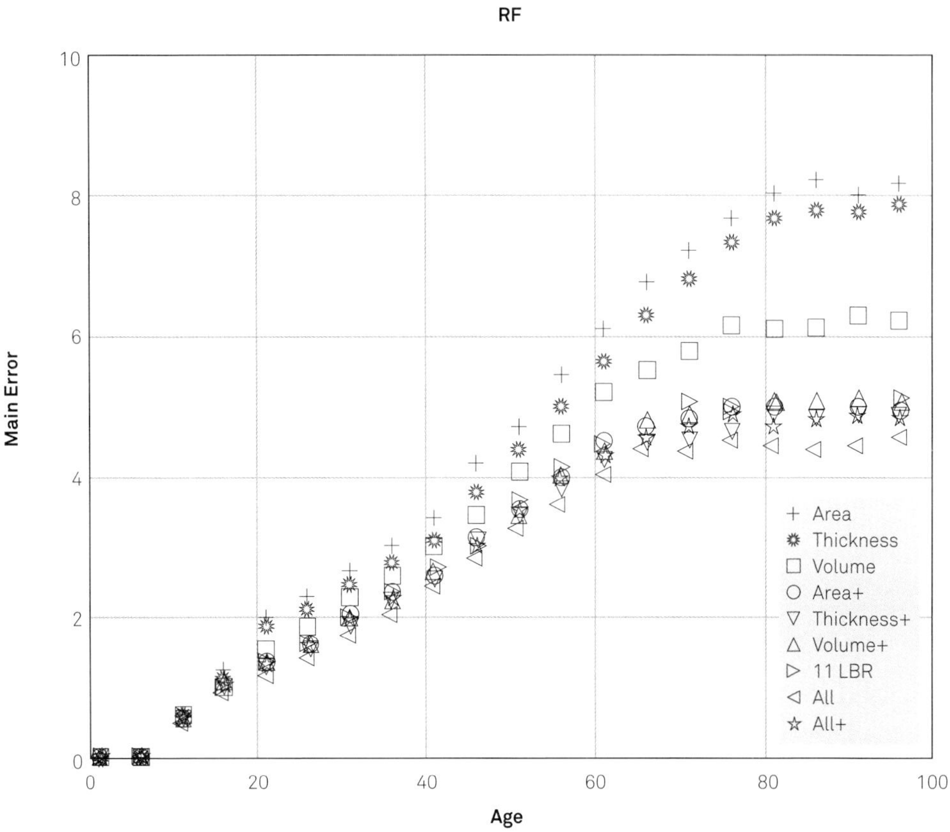

Abbildung 23-6: Schätzfehler der Altersschätzung anhand von hirnanatomischen Massen. Mit zunehmendem Alter nimmt der Schätzfehler zu. Die Symbole in der Grafik repräsentierten unterschiedliche anatomische Kennwerte. Area: kortikale Fläche, Thickness: kortikale Dicke, Volume: kortikales Volumen, 11BR: 11 ausgewählte anatomische Kennwerte; ALL: alle Kennwerte. Dargestellt sind die Schätzungen mittels des Random-Forrest-Models. Andere Schätztechniken erbrachten ähnliche Ergebnisse (nach Valizadeh et al., 2017).

23.5. Neurophysiologie im Alter

23.5.1. Allgemeine Aspekte der Hirnaktivierung

Während des Alterns verändert sich auch die tonische Durchblutung des Gehirns. Möglicherweise bedingt die sich im Alter einstellende Veränderung der Hirndurchblutung auch die häufig abnehmenden kognitiven Funktionen. Eine neue Studie hat die Hirndurchblutung während des Alterns mittels einer speziellen MRT-Technik untersucht (Juttukonda et al., 2021). Die Radiologen verwendeten die arterielle Spinmarkierung (*arterial spin labeling*), um das MRT-Signal vom Wasser in den Blutgefäßen zu isolieren. Damit kann man den zerebralen Blutfluss oder die Rate der Blutzufuhr zum Gehirngewebe messen. Diese Messungen wurden an einer großen Kohorte von Erwachsenen im Martinos Center for Biomedical Imaging in

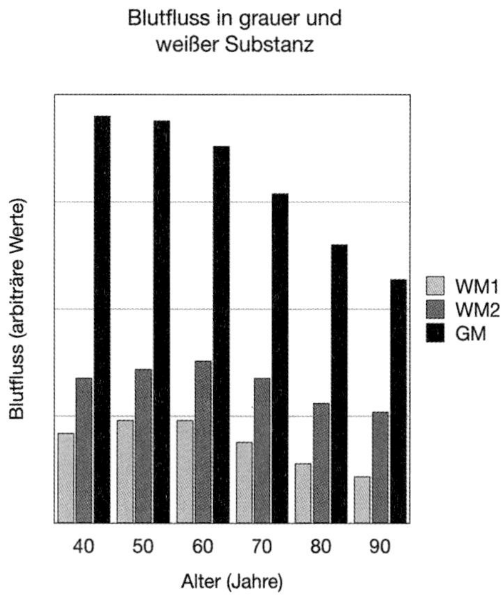

Abbildung 23-7: Geschätzter zerebraler Blutfluss über verschiedene Alterskohorten (nachgezeichnet nach Juttukonda et al., 2021). Schwarz: Blutflussänderungen in der grauen Substanz (GM). Dunkelgrau: Durchblutungsveränderungen der weißen Substanz (WM1). Hellgrau: Durchblutungsveränderungen in tief liegenden Gebieten der weißen Substanz (WM2).

Massachusetts als Teil des multizentrischen Human-Connectome-Aging-Project durchgeführt. Bei Personen im Alter von 36 bis über 100 Jahren ohne ernsthafte medizinische Probleme scannten die Neuroradiologen die Gehirne mit dieser speziellen Technik. Des Weiteren erfassten sie auch die kognitive Leistungsfähigkeit und allgemeine Gesundheitsdaten (die geschätzte Durchblutung ist in **Abbildung 23-7** dargestellt).

Die Analysen ergaben, dass der Blutfluss in der grauen Substanz des Gehirns höher ist als in der weißen Substanz. Dies ist nicht verwunderlich, denn dort befinden sich die energieverbrauchenden Nervenzellen. Die für das Verständnis des Alterns wichtigen Schlüsselerkenntnisse dieser Studie sind: (1) Der zerebrale Blutfluss nimmt mit zunehmendem Alter insgesamt ab, aber der Verlauf der Blutflussabnahme über das Alter war für die graue und die weiße Substanz unterschiedlich. Die Abnahme des Blutflusses in der grauen Substanz war stärker als in der weißen Substanz. (2) Die periventrikulären Regionen der weißen Substanz sind am geringsten durchblutet. Dies liegt unter anderem daran, dass diese Regionen am weitesten vom Gefäßbaum entfernt sind. Diese Kombination aus niedrigem Blutfluss und längerer Ankunftszeit des Blutes ist möglicherweise dafür verantwortlich, dass diese Regionen der weißen Substanz besonders anfällig für ischämische Läsionen sind. Diese Läsionen sind bei älteren Erwachsenen häufig und bei Menschen mit Demenz sehr verbreitet.

Neben diesen Durchblutungsveränderungen im Alter wandelt sich auch die EEG-Aktivität. Im Allgemeinen zeigen ältere Menschen eine Tendenz zu langsameren EEG-Oszillationen im Vergleich zu jüngeren Menschen. Dies bedeutet, dass die Frequenz der EEG-Oszillationen im Durchschnitt abnimmt. Bei Kindern und jungen Erwachsenen sind schnellere Wellen wie Alpha- und Beta-Wellen häufiger, während bei älteren Erwachsenen langsamere Theta- und Delta-Wellen häufiger auftreten. Oft zeigt sich auch eine reduzierte Amplitude der EEG-Oszillationen mit zunehmendem Alter. Dies bedeutet, dass die EEG-Signale im Gehirn weniger intensiv sind und die Frequenzbänder eine geringere Energie (Power in der EEG-Terminologie) aufweisen. Gelegentlich verändert sich die EEG-Musterung im Laufe des Lebens. Zum Beispiel können sich bestimmte Muster im Schlafzyklus ändern, und es können mehr Artefakte (störende Signale) auftreten, die das EEG beeinflussen. Mit zunehmendem Alter steigt die Anfälligkeit für verschiedene neurologische Störungen wie Demenz, Parkinson und Epilepsie. Diese Erkrankungen können sich im EEG durch abnormale Muster oder Aktivitäten manifestieren. Es ist allerdings wichtig, dass die Veränderungen im EEG mit dem Alter individuell variieren können und nicht zwangsläufig mit gesundheitlichen Problemen assoziiert sind. Ein alterndes Gehirn kann immer noch flexibel und anpassungsfähig sein.

Mit der funktionellen Magnetresonanztomografie gemessene Ruheaktivitäten (bzgl. allgemeiner Aspekte des Gehirns in Ruhe siehe auch Kapitel 22) ergeben ein uneinheitliches Bild. Häufig wird allerdings eine Abnahme der funktionellen Konnektivität mit zunehmendem Alter berichtet. Das bedeutet, dass die Kommunikation zwischen verschiedenen Gehirnregionen während des Ruhezustands beeinträchtigt sein kann. Dies kann sich in einer geringeren Kohärenz der Aktivierungsmuster zwischen verschiedenen Hirnregionen äußern.

Neuere Längsschnittuntersuchungen bei nicht-dementen und kognitiv aktiven Senioren zeigen allerdings, dass mit zunehmendem Alter die abnehmende tonische Kohärenz zwischen den Hirngebieten anders zu interpretieren ist. Ältere Personen weisen eine größere Flexibilität hinsichtlich der Konnektivität wischen den Hirnmodulen auf. Sie sind flexibler und wechseln auch im Ruhezustand zwischen den Hirnmodulen (Malagurski et al., 2020). Das bedeutet, dass einzelne neuronale Netzwerkteile (die Module) mal stärker und ein anderes Mal schwächer oder gar nicht in das jeweilige Ruhenetzwerk eingebunden sind. Vor allem das frontoparietale Kontroll- und das somatomotorische Netzwerk sind variabler bzw. flexibler. Offenbar ist ein höheres Alter mit einer höheren Variabilität in der modularen Organisation der Ruhenetzwerke assoziiert. Möglicherweise sind diese Aktivierungsmuster Ausdruck von Kompensationsmechanismen für altersbedingte anatomische und physiologische Veränderungen. Dies kann darauf hinweisen, dass das Gehirn im Alter versucht, seine Funktionen aufrechtzuerhalten, indem es zusätzliche Ressourcen mobilisiert.

23.5.2. Hirnaktivierung im Alter

In der Literatur wird oft von einer erhöhten präfrontalen Aktivität bei älteren Erwachsenen während der Bearbeitung verschiedener Aufgaben berichtet. Verschiedene Theorien versuchen, diese altersbedingte präfrontale Überaktivierung zu erklären. Eine populäre Variante ist die **HAROLD**-Theorie (Hemispheric Asymmetry Reduction in Older Adults). Die Theorie wurde von der Neuropsychologin Cheryl Grady (2012) formuliert und besagt, dass ältere Erwachsene im Vergleich zu jüngeren Erwachsenen eine geringere hemisphärische Asymmetrie vorwiegend im Präfrontalkortex bei der Durchführung kognitiver Aufgaben aufweisen. Das bedeutet, dass der Präfrontalkortex mehr bilateral bei älteren Menschen aktiv ist (**Abb. 23-8**). Dafür existieren in der Tat einige experimentelle Hinweise aus fMRT- und PET-Studien an älteren Erwachsenen. Insbesondere bei der Bearbeitung komplexer kognitiver Aufgaben ist diese präfrontale bihemisphärische Aktivitätsverlagerung zu beobachten.

Eine weitere Theorie, die sogenannte **Posterior-Anterior-Shift-in-Aging**-Theorie (PASA) (Grady et al., 1994), postuliert eine verringerte Aktivierung der hinteren Hirnbereiche (occipitale und parietale) bei gleichzeitiger erhöhter Aktivierung der vorderen Bereiche (vorwiegend des Präfrontalkortex) bei älteren Erwachsenen im Vergleich zu jungen Kontrollpersonen (**Abb. 23-8**). Die PASA-Theorie wird durch eine Reihe von Studien belegt, die unterschiedliche Aufgaben nutzen. Offenbar ist der Posterior-Anterior-Shift nicht auf eine spezifische kognitive Funktion beschränkt. Er wird auch in einer Reihe von Studien berichtet, die sich mit der Hirnaktivität im Ruhezustand beschäftigen.

Dieser Shift wird oft als Anpassungsstrategie interpretiert, mit der das Gehirn auf altersbedingte Abnahmen in der Funktion spezifischer Hirnregionen reagiert. Bei kognitiven

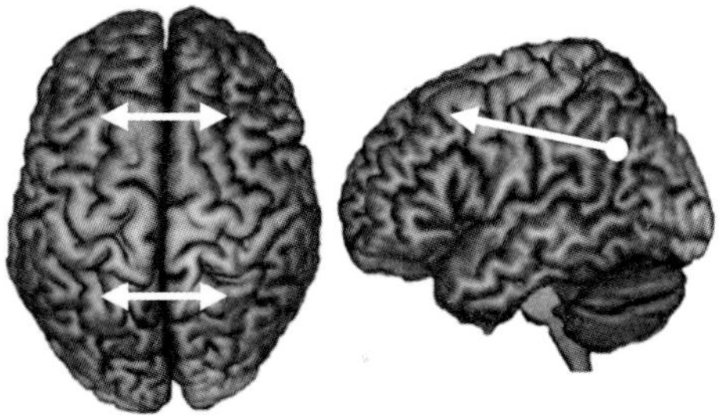

Abbildung 23-8: Schematische Darstellung der HAROLD- und der PASA-Hypothese. Dargestellt sind die im Alter postulierten Zunahmen bilateraler Aktivierungen (HAROLD) und die Verschiebung der Aktivität mehr nach frontal (PASA).

Herausforderungen, die normalerweise mehr occipitale Aktivität erfordern würden, werden also zunehmend frontale Regionen rekrutiert. Diese Theorie ergänzt andere Modelle wie die HAROLD-Theorie und bietet eine weitere Perspektive auf die neurokognitive Anpassung im Alterungsprozess.

Beide Theorien stehen im Zusammenhang mit der Pareto-frontalen-Integrationstheorie (PFIT) (Jung & Haier, 2007) (**Abb. 23-9**). Diese Theorie ist ein neurowissenschaftlicher Ansatz zur Erklärung, wie parietale und frontale Hirngebiete zusammenarbeiten, um komplexe kognitive Aufgaben zu lösen. Diese beiden Bereiche sind entscheidend für Aufmerksamkeit, Arbeitsgedächtnis und verschiedene andere kognitive Funktionen, die mit Intelligenzleistungen in Verbindung gebracht werden (Langer et al., 2012). Deswegen wird sie insbesondere im Zusammenhang mit den neurowissenschaftlichen Grundlagen der Intelligenz verwendet.

Im Kontext des Alterns trägt PFIT dazu bei, verminderte kognitive Leistungen zu erklären, die im Laufe des Lebens auftreten. Mit dem Alter können Veränderungen in der Gehirnstruktur und -funktion wie eine verminderte neuronale Plastizität und Volumenverlust in frontalen und parietalen Gehirnregionen Einfluss auf die kognitive Leistungsfähigkeit entfalten. Das könnte sich in einer veränderten Integration zwischen den parietalen und frontalen Hirnregionen manifestieren, was möglicherweise zu einer Abnahme der kognitiven Flexibilität, der Problemlösungsfähigkeiten und anderer intelligenzbezogener Funktionen führt. Die oben dargestellten Theorien (HAROLD und PASA) können demzufolge als altersspezifische Varianten der PFIT-Theorie aufgefasst werden.

Obwohl diese Theorien interessante Ideen sind, um allgemeine Aktivitätsveränderungen im Alter zu verstehen, darf man nicht außer Acht lassen, dass das menschliche Gehirn sehr individuell agiert. Insofern wird es sicherlich ältere Personen geben, bei denen die mit HAROLD und PASA beschriebenen Phänomene nicht zu beobachten sind. Wenn kortikale und psychologische Einschränkungen vorliegen, dann wird das Gehirn mit Kompensationsstrategien reagieren. Diese könnten dann auch individuell aufgrund persönlicher Lernerfahrungen erfolgen.

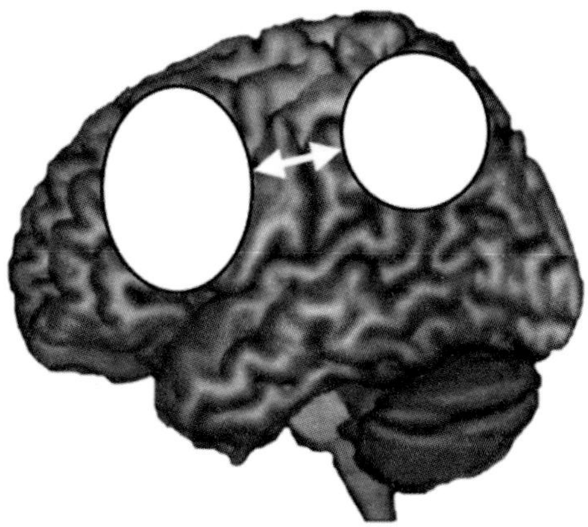

Abbildung 23-9: Schematische Darstellung der PFIT-Theorie. Die Stärke der parieto-frontalen Verbindung determiniert das Ausmaß der Intelligenz und der kognitiven Leistungen.

23.6. Lernen im Alter

Viele Studien belegen, dass das Lernen im Alter möglich ist und viele positive Auswirkungen auf die geistige Gesundheit und Lebensqualität entfaltet. Die Lernfähigkeit und -geschwindigkeit können bei älteren Menschen im Vergleich zu jüngeren Personen variieren. Ein wichtiger Faktor ist die Verarbeitungsgeschwindigkeit, die mit zunehmendem Alter oft abnimmt. Dadurch benötigen ältere Erwachsene manchmal mehr Zeit, um neue Informationen zu erfassen. Das Arbeitsgedächtnis, das für die kurzfristige Speicherung und Verarbeitung von Informationen wichtig ist, kann ebenfalls im Alter leicht beeinträchtigt sein und sich auf die Fähigkeit älterer Menschen auswirken.

Ältere Menschen sind bis zum Alter von nahezu 80 Jahren noch außergewöhnlich gut in der Lage, sensomotorische Koordinationen zu lernen. Bremer Forscher konnten das anhand von Trainingsleistungen beim Lernen von Drei-Ball-Jonglier-Aufgaben eindrücklich zeigen (Voelcker-Rehage & Willimczik, 2006). Ältere Erwachsene verfügen auch oft über ein umfangreiches Wissen und eine reichhaltige Lebenserfahrung, was in bestimmten Lernsituationen von Vorteil sein kann. Sie können ihr vorhandenes Wissen nutzen und Verbindungen zwischen neuem Material und bereits Gelerntem herstellen. Ferner entwickeln ältere Erwachsene häufig effektivere Lernstrategien, um Informationen besser zu organisieren und zu verstehen, was ihre Lernqualität und -effizienz verbessern kann. Im Alter gehen aber auch gelegentlich die Lernstrategien verloren, sodass die Lernleistungen schlechter werden. Diese Verschlechterung ist allerdings kein direktes Altersproblem, sondern eher ein Problem des Strategieverlustes oder des Nichtgebrauchs von Lernstrategien. Durch entsprechendes Training kann man die verlorenen Strategien wieder erwecken oder gar neu implementieren. Dann verbessern sich die Lernleistungen wieder.

Als Beispiel soll ein interessantes Experiment von Logan und Kollegen (2002) dienen. Sie haben bei älteren und jüngeren Versuchspersonen die Hirnaktivität während des Lernens von Wortlisten gemessen. Dabei stellten sie fest, dass beim Lernen jüngere Personen typischerweise bilaterale Aktivierungen vorwiegend im Frontalkortex aufweisen. Ältere Person hingegen zeigen beim Lernen keine bilateralen Aktivierungen im Frontalkortex. Man könnte nun annehmen, dass Senioren über eine Durchblutungsstörung oder grundsätzliche Unteraktivierung des Frontalkortex verfügen. Wenn man ältere Personen allerdings unterweist, die Lernlisten mit der Strategie des vertieften assoziativen Lernens in ihr Gedächtnis einzuprägen, verändert sich die Hirnaktivierung. Man erkennt dann die für das vertiefte Lernen typische linksseitige Frontalkortex auch bei älteren Personen (**Abb. 23-10**).

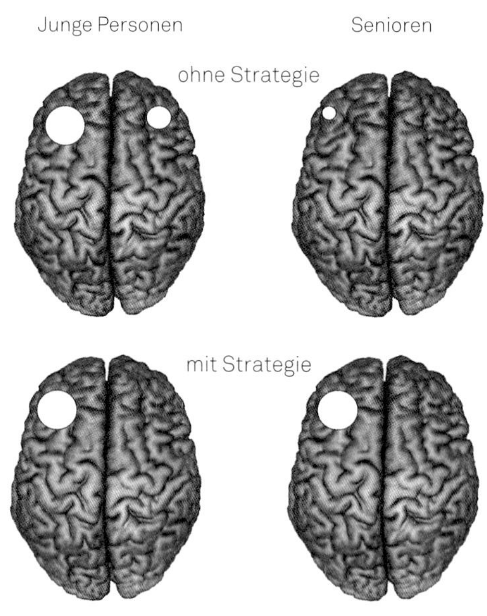

Abbildung 23-10: Unterschiedliche Durchblutungsänderungen bei jungen und älteren Versuchspersonen in Abhängigkeit der genutzten Strategie (nachgezeichnet nach Logan et al., 2002.

Die Motivation und das Interesse spielen sowohl für Senioren als auch für junge Menschen eine wichtige Rolle beim Lernen. Wenn ältere Erwachsene motiviert sind und Interesse zeigen, können sie genauso effektiv lernen wie jüngere Altersgruppen. Dennoch können gesundheitliche Faktoren wie der Gesundheitszustand, die Schlafqualität und der Stress sowohl bei Senioren als auch bei jungen Menschen Auswirkungen auf die Lernfähigkeit haben.

Letztlich variiert die Lernfähigkeit stark je nach den individuellen Unterschieden, und es gibt keine eindeutige Aussage darüber, ob ältere Menschen schneller oder langsamer lernen als junge Menschen. Es hängt von vielen Faktoren ab, wie die spezifische Lernaufgabe, die Gesundheit und die angewandten Lernstrategien. Ältere Menschen können effektiv lernen und geistig aktiv bleiben, in erster Linie dann, wenn sie motiviert sind und angemessene Strategien anwenden.

Die Neuroplastizität bleibt im Alter erhalten, wenn auch in einem reduzierten Ausmaß im Vergleich zur Jugend. Einen interessanten Befund hierzu hat vor einiger Zeit eine Arbeitsgruppe vom Salk Institute in San Diego publiziert (Erickson et al., 2011). In ihrer randomisierten, über ein Jahr dauernden Studie mit 120 älteren Erwachsenen zeigten die Autoren, dass intensives aerobes Training (in diesem Fall war es Nordic-Walking) mit einer Volumenvergrößerung des vorderen Hippocampus und einer Verbesserung des räumlichen Gedächtnisses assoziiert war. Das Training steigerte das Hippocampusvolumen um zirka 2 %, was effektiv den altersbedingten Volumenverlust um 1 bis 2 Jahre rückgängig macht. Sie konnten auch belegen, dass ein größeres Hippocampusvolumen mit höheren Serumspiegeln von BDNF (Brain-Derived Neurotrophic Factor), einem Vermittler der Neurogenese im Gyrus dentatus, assoziiert ist. Diese Befunde deuten darauf hin, dass aerobes Training im höheren Erwachsenenalter wirksam ist, um den Volumenverlust des Hippocampus umzukehren, was mit einer verbesserten Gedächtnisleistung einhergeht.

Körperliche Fitness entfaltet also einen günstigen Einfluss auf die Hirnanatomie und in diesem Fall auf die Gedächtnisleistungen. Zu dem gleichen Schluss gelangt auch die Studie von Voelcker-Rehage und Kollegen (2010). Diese Autoren haben eine große Gruppe von älteren Personen mithilfe spezieller Untersuchungsmethoden in körperlich und motorisch fitte Personen eingeteilt. Dann sollten diese Personen komplexe Aufgaben aus dem Bereich der exekutiven Funktionen durchführen. Während des Durchführens dieser Aufgaben registrierten die Autoren die Hirnaktivität der Versuchspersonen mit der funktionellen Magnetresonanztomografie. Dabei stellten sie fest, dass die körperlich und motorisch fitten Personen während des Lösens der komplexen psychologischen Aufgaben deutlich geringere Aktivierungen vorwiegend im Frontalkortex aufwiesen (**Abb. 23-11**). In anderen Worten: Die körperlich und motorisch fitten Personen benötigten weniger kognitiven und neurophysiologischen Aufwand, um die komplexen Exekutivfunktionsaufgaben zu kontrollieren. Ihr Frontalkortex arbeitet offenbar effizienter. Die genauen Ursachen für diesen Einfluss sind bislang nicht bekannt. Man kann allerdings festhalten, dass die fitten Personen den Frontalkortex weniger für Kompensationsmechanismen nutzen müssen. Körperliche und motorische Fitness setzt voraus, dass man Selbstdisziplin walten lässt. Man benötigt Selbstdisziplin, um körperliches und motorisches Üben durchzuführen. Selbstdisziplin wird über das Top-down-System des Frontalkortex kontrolliert. Diese Strukturen inhibieren die aufsteigenden Impulse aus dem Lustzentrum und dem limbischen System. Um zu trainieren und zu üben, muss man emotionale Impulse (Lust, Faulheit etc.) aus den Bottom-up-Strukturen inhibieren, um sich den selbst gesetzten Zielen zuzuwenden. Die häu-

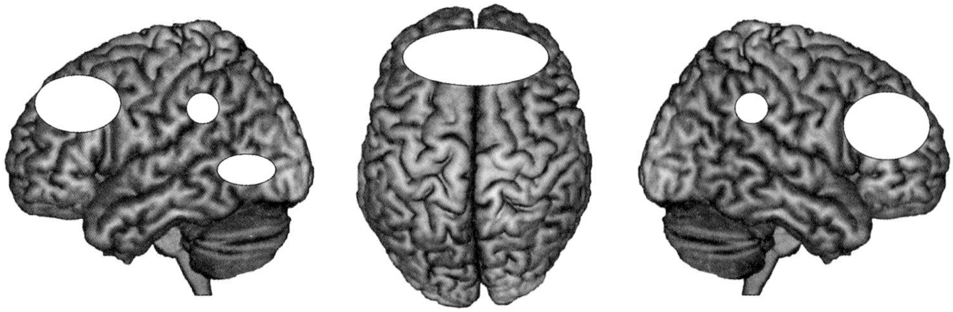

Abbildung 23-11: Schematische Darstellung der Hirnaktivierung beim Lösen von Exekutivfunktionsaufgaben bei Senioren, die motorisch und körperlich fit waren im Vergleich zu weniger fitten Senioren (nachgezeichnet nach Voelcker-Rehage et al., 2010).

figere Aktivierung des Frontalkortex zum Abruf und Durchführen der Selbstdisziplin könnte demzufolge dazu führen, dass der Frontalkortex häufiger aktiviert ist und damit vor dem Abbau gemäß der Metapher „use it or lose it" geschützt wird.

Auch ein vierwöchiges Arbeitsgedächtnistraining verbessert nicht nur die Arbeitsgedächtnisleistungen, sondern beeinflusst auch wichtige Kabelsysteme, die in die Kontrolle der Aufmerksamkeit eingebunden sind. In der Studie von Dziemian und Kollegen (2021) untersuchten die Autoren die Wirkung des Arbeitsgedächtnistrainings auf zwei wichtige Kabelsysteme (Fasciculus longitudinalis inferior und superior), die frontale mit den parietalen und temporalen Hirngebieten verbinden. Nach dem Training offenbarte sich eine Abnahme der mittleren Diffusivität in diesen Kabelsystemen, was als eine Zunahme der Integrität der weißen Substanz und hier der beiden Kabelsysteme gewertet wurde.

Oben wurde bereits dargestellt, dass man heute anhand hirnanatomischer Kennwerte das biologische Alter recht gut schätzen kann. Kürzlich konnten Rogenmoser und Kollegen (2020) zeigen, dass ältere Menschen, die bis ins hohe Alter musizieren, über ein um zirka 5 Jahre jüngeres Gehirn verfügen. Die Kollegen hatten das geschätzte biologische Alter mit dem chronologischen Alter verglichen. Dieser Befund deckt sich auch mit einflussreichen Längsschnittstudien, welche die günstige Wirkung des Musizierens auf die kognitiven Leistungen im Alter hervorheben (z. B. Verghese et al., 2003). Aber nicht nur Musizieren, sondern auch andere Tätigkeiten, die vor allem den Einsatz exekutiver Funktionen (Aufmerksamkeit, Selbstkontrolle und Selbstdisziplin) erfordern, wirken sich günstig auf das Altern aus.

Offenbar kann man durch anhaltendes Nutzen der exekutiven Funktionen sein Gehirn vor vorzeitigem Altern schützen. Dies hatte bereits der Neurowissenschaftler Yaakov Stern im Rahmen seiner **Reservehypothese des Alterns** vorgeschlagen (Stern, 2002). Diese Hypothese geht davon aus, dass verschiedene geistig anregende Aktivitäten eine anatomische und kognitive „Reserve" im Gehirn begünstigen können. Diese Reserve soll gewissermaßen als Schutzmechanismus wirken und die Fähigkeit des Gehirns verbessern, mit altersbedingten Pathologien wie leichten kognitiven Beeinträchtigungen und Demenz umzugehen. Laut dieser Überlegung können einige Menschen trotz Veränderungen oder Schäden im Gehirn ihre kognitiven Funktionen aufgrund dieser Reserve aufrechterhalten.

Eine Reihe von Metaanalysen haben sich mit jenen Faktoren beschäftigt, die einen

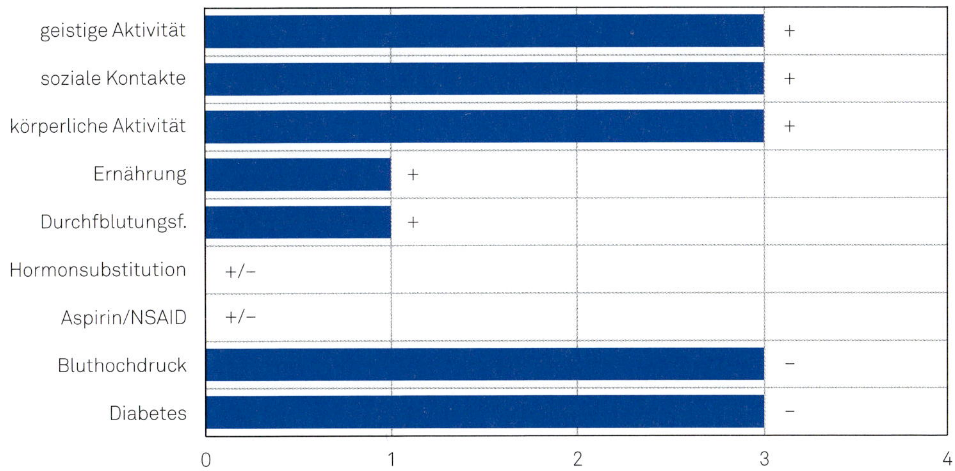

Abbildung 23-12: Schematische Darstellung der in der Literatur bislang beschriebenen günstigen Einflussgrößen auf das kognitive Altern. Auf der x-Achse sind die geschätzten Effektgrößen dargestellt. Ein (+) hinter den Balken indiziert einen günstigen Effekt. Ein (–) indiziert einen negativen Effekt. Ein (+/–) bedeutet, dass diese Einflüsse widersprüchlich bewertet werden. Die Effekte wurden nach Corey (2006) geschätzt.

günstigen Einfluss auf das „gesunde“ kognitive Altern entfalten (z.B. Corey, 2006). In diesen Studien zeigt sich konsistent, dass 1) geistige, 2) körperliche und 3) soziale Aktivität bis ins hohe Alter die besten Anti-Aging-Einflüsse entfalten (siehe auch Verghese et al., 2003, 2006). Natürlich muss man ggf. einen hohen Blutdruck und Diabetes medikamentös behandeln und kontrollieren (**Abb. 23-12**). Neben den in **Abbildung 23-12** dargestellten Einflüssen sind in den Metaanalysen noch viele weitere „Interventionen“ untersucht worden. Dabei sind Einflüsse der Ernährung, Lebensstil oder verschiedene Varianten von medikamentösen Behandlungen einer statistischen Analyse unterzogen worden. Lebensstil und Ernährung sind auch wichtige Aspekte, deren Einflussstärke aber nicht an die oben erwähnten heranreicht. Dabei ist zu bedenken, dass Lebensstil und Art der Ernährung auch mit den oben dargestellten Einflüssen zusammenhängen. Sich kontrolliert, nicht zu fett und ausgewogen zu ernähren, erfordert kognitive Kontrolle inklusive Selbstdisziplin. Ähnliches gilt für die Bedeutung der körperlichen Aktivität. Auch sie erfordert ein gewisses Ausmaß exekutiver Kontrolle.

All dies soll allerdings nicht implizieren, dass diese Einflussgrößen demenzielle Erkrankungen heilen oder gar verhindern können. Einige dieser Erkrankungen sind genetisch bedingt und werden durch eine Reihe von biologischen Risikofaktoren begünstigt. Die oben besprochenen Anti-Aging-Effekte können vielmehr zu einer vermehrten kognitiven und anatomischen Reserve führen.

23.7. Zusammenfassung

- Europa steht vor dem Problem des zunehmenden Alterns der Bevölkerung.
- Fast 19 % der Europäer sind über 64 Jahre alt, während nur 16 % unter 15 Jahre alt sind.
- Im Gegensatz dazu sind in Afrika und Asien nur 4–7 % der Bevölkerung über 64 Jahre alt.

- Alterspyramiden visualisieren die Altersverteilung in einer Bevölkerung.
- In Europa veränderten sich die Alterspyramiden in den vergangenen 100 Jahren sehr stark. Die Basis ist schmaler geworden, was auf weniger junge Menschen hinweist. Dafür ist der Anteil der mittelalten und älteren Menschen deutlich größer geworden.
- Die Lebenserwartung in Europa und speziell in Deutschland, der Schweiz und Österreich ist in den vergangenen 100 Jahren stark gestiegen.
- Gründe sind medizinischer Fortschritt, verbesserte Hygiene, Ernährung, Gesundheitssysteme, Wohlstand und Arbeitssicherheit.
- Die Lebenserwartung wird voraussichtlich weiter steigen, aber mit langsameren Zuwachsraten.
- Die Alterung der Bevölkerung hat Auswirkungen auf Sozialsysteme, Gesundheitswesen, Arbeitsmarkt, Wirtschaftswachstum, Städteplanung, Bildung, Politik und Einwanderungspolitik.
- Strategien zur Bewältigung dieser Herausforderungen könnten Anpassungen der Rentensysteme, Gesundheitsinvestitionen, Geburtenförderung und Einwanderungspolitik umfassen.
- Forschung zu neurodegenerativen Erkrankungen, Gehirnplastizität und gesundem Altern wird wichtiger.
- Alterspsychologie, Arbeitspsychologie, Therapieansätze und Prävention sind Schlüsselbereiche der psychologischen Forschung.

- Demenzen sind durch fortschreitenden Verlust von kognitiven Fähigkeiten gekennzeichnet.
- Primäre Demenzen (70–90 %): Alzheimer-Krankheit, Demenzen mit Lewy-Körperchen, frontotemporale Demenz und andere seltene Typen.
- Vaskuläre Demenzen (15–20 %): Verursacht durch Durchblutungsprobleme im Gehirn, oft nach einem Schlaganfall.
- Sekundäre Demenzen (5–10 %): Verursacht durch andere Grundkrankheiten wie Infektionen, Alkoholkonsum oder metabolische Erkrankungen.
- Prävalenz in D-A-CH-Ländern: Deutschland: 1,6 Millionen Demenzerkrankte, Österreich: 106 000 Betroffene, Schweiz: 124 000 Demenzerkrankte, insgesamt ca. 1,8 Millionen Menschen mit Demenz in der Region.
- Täglich kommen etwa 900 neue Fälle von Demenz in den D-A-CH-Ländern hinzu.
- Demenz ist altersabhängig und steigt mit dem Alter signifikant an. Unter 65 Jahren selten, aber ab 65 verdoppelt sich das Risiko alle fünf Jahre.
- Besonders hohe Prävalenz bei Menschen über 85 Jahren.
- Bestimmte Gene erhöhen das Risiko.
- Kardiovaskuläre Risikofaktoren: Hypertonie, Herzkrankheiten, Schlaganfall.
- Diabetes und hoher Cholesterinspiegel erhöhen das Risiko.
- Rauchen, übermäßiger Alkoholkonsum, schlechte Ernährung und mangelnde körperliche Aktivität erhöhen das Risiko.
- Bildungsniveau, soziale Einbindung und geistige Aktivität spielen eine Rolle. In der Regel gehen sie mit einem reduzierten Demenzrisiko einher.

- Die „Seattle-Longitudinal-Study" (SLS) untersucht die kognitive Entwicklung im Erwachsenenalter seit 1956.
- Generell zeigt die SLS, dass kognitive Leistungen ab dem 65. Lebensjahr deutlich abnehmen.
- Ab dem 74. Lebensjahr ist ein markanterer Rückgang kognitiver Leistungen zu beobachten.
- Individuelle Unterschiede in der kognitiven Alterung können durch Genetik, Bildung, Beruf, Lebensstil und Gesundheit verursacht werden.

- Eine wichtige Studie zeigt, dass mehr als 60 % der Menschen in den Altersgruppen von 60 bis 81 Jahren über stabile kognitive Fähigkeiten verfügen.
- Einige Menschen verbessern ihre Intelligenztestleistungen im Laufe der Zeit.

- Längsschnitt- und Querschnittstudien werden verwendet, um Veränderungen im Gehirn mit dem Alter zu untersuchen.
- Unterschiedliche Beziehungen wie Level-Level, Level-Change und Change-Change werden analysiert.
- Level-Level-Beziehungen beschreiben Korrelationen zwischen verschiedenen Merkmalen zu einem bestimmten Zeitpunkt.
- Level-Change-Beziehungen betrachten, wie der Ausgangswert einer Variable mit der Veränderung einer anderen über die Zeit zusammenhängt.
- Change-Change-Beziehungen analysieren, wie sich Veränderungsraten verschiedener Variablen über die Zeit zueinander verhalten.
- Das Gehirnvolumen nimmt im Alter ab, aber die kognitive Leistung bleibt oft relativ stabil.
- Die kortikale Fläche und die kortikale Dicke des Gehirns verändern sich unterschiedlich.
- Jährliche Volumenreduktion für große Gehirnkompartimente ab 65: GM = 0.73 %, WM = 0.79 %, SV = 4 %, WMH = 7.3 %.
- Jährliche Reduktion der kortikalen Flächen ab 65 bei Analysen einzelner Hirngebiete = 0.05- 0.1 %.
- Jährliche Reduktion der kortikalen Dicke ab 65 bei Analysen einzelner Hirngebiete = 0–2 %.
- Jährliche Reduktion des Volumens ab 65 bei Analysen einzelner Hirngebiete = 0.5–1 %.
- Bildung und blutdrucksenkende Medikamente können schützende Effekte auf die Hirnanatomie haben.
- Die altersbedingten neuroanatomischen Veränderungen korrelieren praktisch nicht mit den altersbedingten kognitiven Veränderungen.

- Der Blutfluss in der grauen Substanz (GM) des Gehirns nimmt im Alter ab, während die periventrikulären Regionen der weißen Substanz (WM) am wenigsten durchblutet sind und anfällig für Läsionen sind.
- Die EEG-Aktivität bei älteren Menschen ist in der Regel durch langsamere Oszillationen und reduzierte Amplituden im Vergleich zu jüngeren Menschen gekennzeichnet.
- Ältere Menschen sind anfälliger für neurologische Störungen wie Demenz, Parkinson und Epilepsie sein, die sich im EEG manifestieren können.
- Die funktionelle Konnektivität im Ruhezustand zwischen verschiedenen Gehirnregionen kann mit zunehmendem Alter abnehmen.
- Neuere Studien zeigen jedoch, dass ältere Menschen eine größere Flexibilität in der Konnektivität zwischen Hirnmodulen aufweisen können, was auf Kompensationsmechanismen für altersbedingte Veränderungen hinweisen könnte.

- Die HAROLD-Theorie (Hemispheric Asymmetry Reduction in Older Adults) besagt, dass ältere Erwachsene weniger hemisphärische Asymmetrie im Präfrontalkortex aufweisen, was zu bilateral erhöhter Aktivität führt.
- Die PASA-Theorie (Posterior-Anterior-Shift-in-Aging) besagt, dass ältere Erwachsene weniger Aktivierung in hinteren Hirnbereichen und mehr Aktivierung im Präfrontalkortex zeigen.
- Diese Verschiebungen können als Anpassungsstrategien des Gehirns an altersbedingte Veränderungen interpretiert werden.
- Die Parieto-Frontal-Integrationstheorie (PFIT) beschäftigt sich mit der Zusammen-

arbeit von parietalen und frontalen Hirnbereichen bei kognitiven Aufgaben.
- Im Alter können Veränderungen in der Gehirnstruktur und -funktion zu verminderten kognitiven Leistungen führen.
- Die HAROLD- und PASA-Theorien sind altersspezifische Varianten der PFIT-Theorie.
- Das menschliche Gehirn reagiert individuell auf Alterungsprozesse, und Kompensationsstrategien können eine Rolle spielen.

- Lernen im Alter ist möglich und hat positive Auswirkungen auf die geistige Gesundheit und Lebensqualität.
- Die Lernfähigkeit im Alter kann variieren.
- Ältere Erwachsene können jedoch von ihrem umfangreichen Wissen und ihrer Lebenserfahrung profitieren und effektive Lernstrategien entwickeln.
- Die Motivation, das Interesse und gesundheitliche Faktoren beeinflussen die Lernfähigkeit bei Senioren und jungen Menschen.
- Die Neuroplastizität bleibt im Alter erhalten, wenn auch in einem reduzierten Ausmaß im Vergleich zur Jugend.
- Aerobes Training kann die Größe des vorderen Hippocampus erhöhen und die Gedächtnisleistung verbessern.
- Körperliche Fitness kann die Effizienz des Frontalkortex bei der Bewältigung komplexer Aufgaben steigern.
- Arbeitsgedächtnistraining kann nicht nur die Leistung verbessern, sondern auch die Integrität wichtiger Gehirn-Kabelsysteme erhöhen.

23.8. Fragen und Aufgaben

- Wie groß ist der Anteil der über 65-Jährigen in mitteleuropäischen Gesellschaften?
- Was können Sie zur Lebenserwartung in Europa sagen?
- Welche Demenzformen kennen Sie?
- Wie häufig sind die verschiedenen Demenzen in den D-A-CH-Ländern?
- Nennen Sie Risikofaktoren der Demenz.
- Wie entwickeln sich die kognitiven Leistungen im Alter?
- Welche ergänzenden Befunde zur Seattle-Längsschnittstudie kennen Sie?
- Wie stark nimmt im Alter jährlich das Volumen globaler Hirnmasse ab?
- Welche Level-Change-Beziehungen zwischen hirnanatomischen Kennwerten und kognitiven Leistungen kennen Sie im Zusammenhang mit dem Altern?
- Welche Change-Change-Beziehungen zwischen anatomischen Kennwerten kennen Sie im Zusammenhang mit dem Altern?
- Welche Hirngebiete weisen die stärksten Veränderungen im Alter auf?
- Kann man das biologische Alter anhand hirnanatomischer Kennwerte schätzen?
- Welche altersabhängigen allgemeinen Aspekte der Hirnaktivierung kennen Sie?
- Wie verändert sich die Hirndurchblutung mit zunehmendem Alter?
- Welche Modelle der Hirnaktivierung kennen Sie?
- Was können Sie zum Lernen im Alter sagen?
- Ist das Gehirn im Alter plastisch? Kennen Sie wichtige Untersuchungen zu diesem Thema?
- Nennen Sie die effektivsten Anti-Aging-Einflüsse auf das kognitive Altern.

23.9. Weiterführende Literatur

Grady, C. (2012). The cognitive neuroscience of ageing. *Nature Reviews. Neuroscience, 13*(7), 491–505.

Reuter-Lorenz, P.A., & Cappell, K.A. (2008). Neurocognitive aging and the compensation hypothesis. *Current Directions in Psychological Science, 17*(3), 177–182.

Schaie, K.W., & Willis, S.L. (2010). *Handbook of the Psychology of Aging.* Amsterdam, London, New York: Academic Press.

Literatur

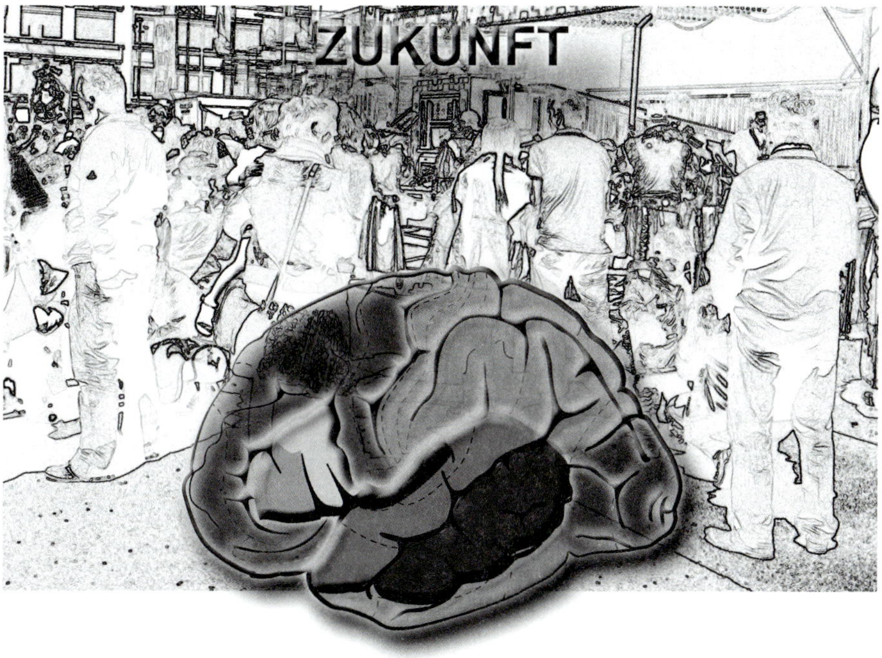

Aboitiz, F., Scheibel, A.B., Fisher, R.S., & Zaidel, E. (1992). Fiber composition of the human corpus callosum. Brain Research, 598(1–2), 143–153.

Adolphs, R. (2010). Emotion. Current Biology, 20(13), 549–52.

Afraz, S.R., Kiani, R., & Esteky, H. (2006). Microstimulation of inferotemporal cortex influences face categorization. Nature, 442(7103), 692–695.

Aftanas, L., Varlamov, A., Pavlov, S., Makhnev, V., & Reva, N. (2001). Event-related synchronization and desynchronization during affective processing: emergence of valence-related time-dependent hemispheric asymmetries in theta and upper alpha band. Int J Neurosci, 110(3–4), 197–219.

Alexander, G.E., Crutcher, M.D., & DeLong, M.R. (1990). Basal ganglia-thalamocortical circuits: parallel substrates for motor, oculomotor, prefrontal and limbic functions. Progress in Brain Research, 85, 119–146.

Allard, T., Clark, S.A., Jenkins, W.M., & Merzenich, M.M. (1991). Reorganization of somatosensory area 3b representations in adult owl monkeys after digital syndactyly. Journal of Neurophysiology, 66(3), 1048–1058.

Altenmüller, E., Schürmann, K., Lim, V.K., & Parlitz, D. (2002). Hits to the left, flops to the right: different emotions during listening to music are reflected in cortical lateralisation patterns. Neuropsychologia, 40(13), 2242–2256.

Amodio, D.M., Jost, J.T., Master, S.L., & Yee, C.M. (2007). Neurocognitive correlates of liberalism and conservatism. Nature Neuroscience, 10(10), 1246–1247.

Amunts, K., Jäncke, L., Mohlberg, H., Steinmetz, H., & Zilles, K. (2000). Interhemispheric asymmetry of the human motor cortex related to handedness and gender. Neuropsychologia, 38(3), 304–312.

Amunts, K., Schlaug, G., Jäncke, L., Steinmetz, H., Schleicher, A., Dabringhaus, A., & Zilles, K. (1997). Motor cortex and hand motor skills: structural compliance in the human brain. Human Brain Mapping, 5(3), 206–215.

Andrade, P.E., & Bhattacharya, J. (2003). Brain tuned to music. Journal of the Royal Society of Medicine, 96(6), 284–287.

Anguera, J.A., Boccanfuso, J., Rintoul, J.L., Al-Hashimi, O., Faraji, F., Janowich, J., Kong, E., Larraburo, Y., Rolle, C., Johnston, E., & Gazzaley, A. (2013) Video game training enhances cognitive control in older adults. Nature, 501, 97–101.

Annett, M. (1970). A classification of hand preference by association analysis. British Journal of Psychology, 61(3), 303–321.

Ariely, D. (2009). Predictably Irrational: The Hidden Forces that Shape Our Decisions. London: HarperCollins.

Arns, M., de Ridder, S., Strehl, U., Breteler, M., & Coenen, A. (2009). Efficacy of neurofeedback treatment in ADHD: The effects on inattention, impulsivity and hyperactivity: A meta-analysis. Clinical Electroencephalography and Neuroscience, 40(3), 180–189.

Backus, B.T., Fleet, D.J., Parker, A.J., & Heeger, D.J. (2001). Human cortical activity correlates with stereoscopic depth perception. Journal of Neurophysiology, 86(4), 2054–2068.

Baddeley, A. (2010). Working memory. Current Biology, 20(4), R136–40.

Badre, D. (2008). Cognitive control, hierarchy, and the rostro-caudal organization of the frontal lobes. Trends in Cognitive Science, 12(5), 193–200.

Bangert, M., Peschel, T., Schlaug, G., Rotte, M., Drescher, D., Hinrichs, H., Heinze, H.-J. & Altenmüller, E. (2006). Shared networks for auditory and motor processing in professional pianists: evidence from fMRI conjunction. Neuroimage, 30(3), 917–926.

Bartels, A., & Zeki, S. (2000). The architecture of the colour centre in the human visual brain: new results and a review. The European Journal of Neuroscience, 12(1), 172–193.

Baumann, S., Koeneke, S., Schmidt, C.F., Meyer, M., Lutz, K., & Jäncke, L. (2007). A network for audio-motor coordination in skilled pianists and non-musicians. Brain Research, 1161, 65–78.

Baumann, S., Meyer, M., & Jäncke, L. (2008). Enhancement of auditory-evoked potentials in musicians reflects an influence of expertise but not selective attention. Journal of Cognitive Neuroscience, 20(12), 2238–2249.

Baumgartner, T., Fischbacher, U., Feierabend, A., Lutz, K., & Fehr, E. (2009). The neural circuitry of a broken promise. Neuron, 64(5), 756–770.

Baumgartner, T., Heinrichs, M., Vonlanthen, A., Fischbacher, U., & Fehr, E. (2008). Oxytocin shapes the neural circuitry of trust and trust adaptation in humans. Neuron, 58(4), 639–650.

Baumgartner, T., Knoch, D., Hotz, P., Eisenegger, C., & Fehr, E. (2011). Dorsolateral and ventromedial prefrontal cortex orchestrate normative choice. Nature Neuroscience, 14(11), 1468–1474.

Baumgartner, T., Lutz, K., Schmidt, C.F., & Jäncke, L. (2006). The emotional power of music: how music enhances the feeling of affective pictures. Brain Research, 1075(1), 151–164.

Bechara, A. (2005). Decision making, impulse control and loss of willpower to resist drugs: a neurocognitive perspective. Nature Neuroscience, 8(11), 1458–1463.

Bechara, A., & Van Der Linden, M. (2005). Decision-making and impulse control after frontal lobe injuries. Current Opinion Neurology, 18(6), 734–739.

Beck, D.M., & Kastner, S. (2005). Stimulus context modulates competition in human extrastriate cortex. Nature Neuroscience, 8(8), 1110–1116.

Beeli, G., Casutt, G., Baumgartner, T., & Jäncke, L. (2008). Modulating presence and impulsiveness by external stimulation of the brain. Behavioral and Brain Functions, 4, 33.

Beeli, G., Koeneke, S., Gasser, K., & Jäncke, L. (2008). Brain stimulation modulates driving behavior. Behavioral and Brain Functions, 4, 34.

Bejot, Y., Caillier, M., Osseby, G.-V., Didi, R., Ben Salem, D., Moreau, T., & Giroud, M. (2008). Involuntary masturbation and hemiballismus after bilateral anterior cerebral artery infarction. Clinical Neurology and Neurosurgery, 110(2), 190–193.

Bender, A. (2018). Sprache. In H. Spada & A. Kiesel (Hrsg.), Lehrbuch Allgemeine Psychologie (4. Aufl., pp. 272–336). Bern: Hogrefe.

Bendixen, A., Sanmiguel, I., & Schröger, E. (2012). Early electrophysiological indicators for predictive processing in audition: A review. International Journal of Psychophysiology, 83(2), 120–31.

Bengtsson, S.L., Nagy, Z., Skare, S., Forsman, L., Forssberg, H., & Ullén, F. (2005). Extensive piano practicing has regionally specific effects on white matter development. Nature Neuroscience, 8(9), 1148–1150.

Bentin, S., Golland, Y., Flevaris, A., Robertson, L.C., & Moscovitch, M. (2006). Processing the trees and the forest during initial stages of face perception: electrophysiological evidence. Journal of Cognitive Neuroscience, 18(8), 1406–1421.

Berger, H. (1929). Über das Elektrenkephalogramm des Menschen. Archiv für Psychiatrie, 87, 527–570.

Berns, G.S., Cohen, J.D., & Mintun, M.A. (1997). Brain regions responsive to novelty in the absence of awareness. Science, 276(5316), 1272–1275.

Berridge, K.C. (2004). Motivation concepts in behavioral neuroscience. Physiology and Behavior, 81(2), 179–209.

Berridge, K.C., & Robinson, T.E. (2003). Parsing reward. Trends in Neuroscience, 26(9), 507–513.

Bezzola, L., Mérillat, S., Gaser, C., & Jaencke, L. (2011). Training-Induced Neural Plasticity in Golf Novices. Journal of Neuroscience: the official journal of the Society for Neuroscience, 31(35), 12444–12448.

Bezzola, L., Mérillat, S., & Jäncke, L. (2012). The effect of leisure activity golf practice on motor imagery: an fMRI study in middle adulthood. Frontiers in Human Neuroscience, 6, 67.

Bhattacharya, J., & Petsche, H. (2001). Enhanced phase synchrony in the electroencephalograph γ band for musicians while listening to music. Physical Review E, 64(1), 1–4.

Bigler, E.D. (2003). Neurobiology and neuropathology underlie the neuropsychological deficits associated with traumatic brain injury.

Archives of clinical neuropsychology: the official journal of the National Academy of Neuropsychologists, 18(6), 595–621- discussion 623–7.

Bilz, F.E. (1894). Das neue Naturheilverfahren (75. Jubiläumsausgabe). Leipzig: F.E. Bilz Verlag.

Binder, J.R. (2017). Current Controversies on Wernicke's area and its role in language. Current Neurology and Neuroscience Report, 17, 58.

Bindra, D. (1974). A motivational view of learning, performance, and behavior modification. Psychological Review, 81(3), 199–213.

Bindra, D. (1978). How adaptive behavior is produced: a perceptual-motivation alternative to response reinforcement. Behavior and Brain Science, 41–91.

Birbaumer, N., & Schmidt, R.F. (2005). Biologische Psychologie (6. Aufl.). Berlin: Springer.

Bischof, N. (1998). Struktur und Bedeutung. Bern: Huber.

Bisiach, E., & Luzzatti, C. (1978). Unilateral neglect of representational space. Cortex, 14(1), 129–133.

Blood, A.J., Zatorre, R.J., Bermudez, P., & Evans, A.C. (1999). Emotional responses to pleasant and unpleasant music correlate with activity in paralimbic brain regions. Nature Neuroscience, 2(4), 382–387.

Blum, J., Lutz, K., & Jäncke, L. (2007). Coherence and phase locking of intracerebral activation during visuo- and audio-motor learning of continuous tracking movements. Experimental Brain Research, 182(1), 59–69. doi:10.1007/s00221-007-0963-7

Bolger, D.J., Perfetti, C.A., & Schneider, W. (2005). Cross-cultural effect on the brain revisited: Universal structures plus writing system variation. Human Brain Mapping, 25(1), 92–104.

Bolognini, N., Vallar, G., Casati, C., Latif, L.A., El-Nazer, R., Williams, J., ... Fregni, F. (2011). Neurophysiological and behavioral effects of tDCS combined with constraint-induced movement therapy in poststroke patients. Neurorehabilitation and Neural Repair, 25(9), 819–829.

Bornstein, B. (1963). Prosopagnosia. In L. Halpern (Ed.), Problems of dynamic neurology (pp. 283–318). Jerusalem: Hadassah Medical School.

Bornstein, B., Sroka, H., & Munitz, H. (1969). Prosopagnosia with animal face agnosia. Cortex, 5(2), 164–169.

Bouchard, T.J., Lykken, D.T., McGue, M., Segal, N.L., & Tellegen, A. (1990). Sources of human psychological differences: the Minnesota Study of Twins Reared Apart. Science, 250(4978), 223–228.

Bourassa, D.C., McManus, I.C., & Bryden, M.P. (1996). Handedness and eye-dominance: a meta-analysis of their relationship. Laterality, 1(1), 5–34.

Boyke, J., Driemeyer, J., Gaser, C., Buchel, C., & May, A. (2008). Training-induced brain structure changes in the elderly. Journal of Neuroscience, 28(28), 7031–7035.

Brauer, J., Anwander, A., & Friederici, A.D. (2011). Neuroanatomical prerequisites for language functions in the maturing brain. Cerebral Cortex, 21(2), 459–466.

Brechmann, A., Baumgart, F., & Scheich, H. (2002). Sound-level-dependent representation of frequency modulations in human auditory cortex: a low-noise fMRI study. Journal of Neurophysiology, 87(1), 423–433.

Broca, P. (1861). Remarques sur le siege du language articulè survie dùne observation d'aphemie (perte de la parole). Bull Soc Anat Paris, 36, 330–357.

Broca, P. (1878). Anatomie comparrée des cirvonvolutions cerebrales. Le grand lobe limbique et al scissure limbique dans la série des mammifiéres. Rev Antropol Ser., 2, 384–498.

Brodmann, K. (1909). Vergleichende Lokalisationslehre der Großhirnrinde: in ihren Prinzipien dargestellt auf Grund des Zellenbaues. Leipzig: Ambrosius Barth Verlag.

Brookshire, G., Lu, J., Nusbaum, H.C., Goldin-Meadow, S., & Casasanto, D. (2017). Visual cortex entrains to sign language. Proceedings of the National Academy of Sciences of the United States of America, 114, 6352–6357.

Brown, T.G. (1914). On the nature of the fundamental activity of the nervous centres; together with an analysis of the conditioning of rhythmic activity in progression, and a theory of the evolution of function in the nervous system. J Physiol, 48(1), 18–46.

Bruce, C., Desimone, R., & Gross, C.G. (1981). Visual properties of neurons in a polysensory area in superior temporal sulcus of the macaque. Journal of Neurophysiology, 46(2), 369–384.

Bryden, M.P., Hecaen, H., & DeAgostini, M. (1983). Patterns of cerebral organization. Brain and Language, 20(2), 249–262.

Buchanan, T.W. (2007). Retrieval of emotional memories. Psychological Bulletin, 133(5), 761–779.

Buchanan, T.W., Denburg, N.L., Tranel, D., & Adolphs, R. (2001). Verbal and nonverbal emotional memory following unilateral amygdala damage. Learning & Memory, 8(6), 326–335.

Büchel, C., & Dolan, R.J. (2000). Classical fear conditioning in functional neuroimaging. Current Opinion Neurobiology, 10(2), 219–223.

Bu, G. (2009). Apolipoprotein E and its receptors in Alzheimer's disease: pathways, pathogenesis and therapy. Nature Review Neuroscience, 10(5), 333–344.

Buckner, R.L., Koutstaal, W., Schacter, D.L., & Rosen, B.R. (2000). Functional MRI evidence for a role of frontal and inferior temporal cortex in amodal components of priming. Brain, 123(3), 620–640.

Bullmore, E., & Sporns, O. (2009). Complex brain networks: graph theoretical analysis of structural and functional systems. Nature Review Neuroscience, 10(3), 186–198.

Bunzeck, N., Wuestenberg, T., Lutz, K., Heinze, H.J., & Jäncke, L. (2005). Scanning silence: mental imagery of complex sounds. Neuroimage, 26(4), 1119–1127.

Busey, T.A., & Vanderkolk, J.R. (2005). Behavioral and electrophysiological evidence for configural processing in fingerprint experts. Vision Res, 45(4), 431–448.

Bush, G., Luu, P., & Posner, M.I. (2000). Cognitive and emotional influences in anterior cingulate cortex. Trends in cognitive sciences, 4(6), 215–222.

Buxhoeveden, D.P., Switala, A.E., Litaker, M., Roy, E., & Casanova, M.F. (2001). Lateralisation of minicolumns in human planum temporale is absent in nonhuman primate cortex. Brain, Behavior and Evolution, 57, 349–358

Campbell, R., MacSweeney, M., & Waters, D. (2008). Sign language and the brain: a review. Journal of Deaf Studies and Deaf Education, 13, 3–20.

Casey, B.J., Tottenham, N., Liston, C., & Durston, S. (2005). Imaging the developing brain: what have we learned about cognitive development? Trends in Cognitive Science, 9(3), 104–110.

Castles, A., & Coltheart, M. (2004). Is there a causal link from phonological awareness to success in learning to read? Cognition, 91(1), 77–111.

Catani, M. & Mesulam, M. (2008). The arcuate fasciculus and the disconnection theme in language and aphasia: history and current state. Cortex, 44, 953–961.

Cavanagh, J.F., Frank, M.J., Klein, T.J., & Allen, J.J.B. (2010). Frontal theta links prediction errors to behavioral adaptation in reinforcement learning. Neuroimage, 49(4), 3198–3209.

Chao, L.L., Martin, A., & Haxby, J.V. (1999). Are face-responsive regions selective only for faces? Neuroreport, 10(14), 2945–2950.

Chee, M.W., Weekes, B., Lee, K.M., Soon, C.S., Schreiber, A., Hoon, J.J., & Chee, M. (2000). Overlap and dissociation of semantic processing of Chinese characters, English words, and pictures: evidence from fMRI. Neuroimage, 12(4), 392–403.

Christiansen, M.H. & Chater, N. (2008). Language as shaped by the brain. Behavioral and Brain Sciences, 31, 489–558.

Chugani, H.T. (1998). A critical period of brain development: Studies of cerebral glucose utilization with PET. Preventive Medicine, 27(2), 184–188.

Cicek, M., Deouell, L.Y., & Knight, R.T. (2009). Brain activity during landmark and line bisection tasks. Frontiers in Human Neuroscience, 3, 7.

Clarke, D., & Sokoloff, L. (1999). Circulation and energy metabolism of the brain. In B.W. Agranoff & G.J. Siegel (Eds.), Basic neurochemistry. Molecular, cellular and medical aspects (Vol. 6, pp. 637–670). Philadelphia: Lippincott-Raven.

Cloutier, J., Heatherton, T.F., Whalen, P.J., & Kelley, W.M. (2008). Are attractive people rewarding? Sex differences in the neural substrates of facial attractiveness. Journal of Cognitive Neuroscience, 20(6), 941–951.

Coley, N., Andrieu, S., Gardette, V., Gillette-Guyonnet, S., Sanz, C., Vellas, B., & Grand, A. (2008). Dementia prevention: methodological explanations for inconsistent results. *Epidemiologic Reviews, 30,* 35–66.

Collins, A.M., & Quillian, M.R. (1969). Retrieval time from semantic memory. Journal of Verbal Learning and Verbal Behavior, 8(2), 240–247.

Corballis, M.C. (2002). From Hand to Mouth: The Origins of Language. Princeton Oxford: Princeton University Press.

Corballis, M. (2009). The evolution of language. Annals of the New York Academy of Sciences, 1156, 19–43.

Corballis, M. (2010). Mirror neurons and the evolution of language. Brain and Language, 112, 25–35.

Corbetta, M., & Shulman, G.L. (2002). Control of goal-directed and stimulus-driven attention in the brain. Nature Review Neuroscience, 3(3), 201–215.

Corder, E.H., Saunders, A.M., Strittmatter, W.J., Schmechel, D.E., Gaskell, P.C., Small, G.W., ... Pericak-Vance, M.A. (1993). Gene dose of apolipoprotein E type 4 allele and the risk of Alzheimer's disease in late onset families. Science, 261(5123), 921–923.

Costafreda, S.G., Fu, C.H.Y., Lee, L., Everitt, B., Brammer, M.J., & David, A.S. (2006). A systematic review and quantitative appraisal of fMRI studies of verbal fluency: role of the left inferior frontal gyrus. Human Brain Mapping, 27(10), 799–810.

Cottereau, B.R., McKee, S.P., Ales, J.M., & Norcia, A.M. (2011). Disparity-tuned population responses from human visual cortex. Journal of Neuroscience: the official journal of the Society for Neuroscience, 31(3), 954–965.

Cowan, N. (2011). The focus of attention as observed in visual working memory tasks: making sense of competing claims. Neuropsychologia, 49(6), 1401–1406.

Cowey, A. (2010). The blindsight saga. Experimental Brain Research, 200(1), 3–24.

Cramer, S.C., Sur, M., Dobkin, B.H., O'Brien, C., Sanger, T.D., Trojanowski, ... Vinogradov, S. (2011). Harnessing neuroplasticity for clinical applications. Brain, 134(), 1591–1609.

Culham, J.C., & Kanwisher, N.G. (2001). Neuroimaging of cognitive functions in human parietal cortex. Current Opinion Neurobiology, 11(2), 157–163.

D'Esposito, M., Postle, B.R., Ballard, D., & Lease, J. (1999). Maintenance versus manipulation of information held in working memory: an event-related fMRI study. Brain and Cognition, 41(1), 66–86.

Damasio, A.R. (1990). Category-related recognition defects as a clue to the neural substrates of knowledge. Trends in Neuroscience, 13(3), 95–98.

Damasio, A.R. (1996). The somatic marker hypothesis and the possible functions of the prefrontal cortex. Pholosophical Transactions of the Royal Society B: Biological Sciences, 351(1346), 1413–1420.

Damasio, H., Grabowski, T., Frank, R., Galaburda, A.M., & Damasio, A.R. (1994). The return of Phineas Gage: clues about the brain from the skull of a famous patient. Science, 264(5162), 1102–1105.

Daselaar, S.M., Fleck, M.S., & Cabeza, R. (2006). Triple dissociation in the medial temporal lobes: recollection, familiarity, and novelty. Journal of Neurophysiology, 96(4), 1902–1911.

Davies, P.L., Segalowitz, S.J., & Gavin, W.J. (2004). Development of error-monitoring event-related potentials in adolescents. Ann N Y Acad Sci, 1021, 324–328.

Daw, N.D., & Doya, K. (2006). The computational neurobiology of learning and reward. Current opinion in neurobiology, 16(2), 199–204.

De Bruin, A., Smits, N., Rikers, R., & Schmidt, H. (2008). Deliberate practice predicts performance over time in adolescent chess players and drop-outs: A linear mixed models analysis. British Journal of Psychology, 99(4), 473–497.

de Quervain, D.J., Henke, K., Aerni, A., Coluccia, D., Wollmer, M.A., Hock, C., Nitsch, R.M. & Papassotiropoulos, A. (2003). A functional genetic variation of the 5-HT2a receptor affects human memory. Nature Neuroscience, 6(11), 1141–1142.

Debaere, F., Wenderoth, N., Sunaert, S., Van Hecke, P., & Swinnen, S.P. (2004). Changes in brain activation during the acquisition of a new bimanual coodination task. Neuropsychologia, 42(7), 855–67.

Declerck, C.H., Boone, C., Pauwels, L., Vogt, B., & Fehr, E. (2020) A registered replication study on oxytocin and trust. Nat Hum Behav, 4, 646–655.

Deco, G., & Zihl, J. (2004). A biased competition based neurodynamical model of visual neglect. Medical engineering & physics, 26(9), 733–743.

Dehaene, S., Naccache, L., Cohen, L., Bihan, D.L., Mangin, J.F., Poline, J.B., & Riviere, D. (2001). Cerebral mechanisms of word masking and unconscious repetition priming. Nature Neuroscience, 4(7), 752–758.

Dehaene-Lambertz, G., Hertz-Pannier, L., & Dubois, J. (2006). Nature and nurture in language acquisition: anatomical and functional brain-imaging studies in infants. Trends in neurosciences, 29(7), 367–373.

Della Sala, S., Gray, C., Baddeley, A., Allamano, N., & Wilson, L. (1999). Pattern span: a tool for unwelding visuo-spatial memory. Neuropsychologia, 37(10), 1189–99.

Derrfuss, J., Vogt, V.L., Fiebach, C.J., von Cramon, D.Y., & Tittgemeyer, M. (2012). Functional organization of the left inferior precentral sulcus: dissociating the inferior frontal eye field and the inferior frontal junction. Neuroimage, 59(4), 3829–3837.

Desimone, R., & Duncan, J. (1995). Neural mechanisms of selective visual attention. Annual review of neuroscience, 18, 193–222.

Desimone, R., & Schein, S.J. (1987). Visual properties of neurons in area V4 of the macaque: sensitivity to stimulus form. Journal of Neurophysiology, 57(3), 835–868.

Desmurget, M., Reilly, K.T., Richard, N., Szathmari, A., Mottolese, C., & Sirigu, A. (2009). Movement intention after parietal cortex stimulation in humans. Science, 324(5928), 811–813.

Diekelmann, S., & Born, J. (2010). The memory function of sleep. Nature Review Neuroscience, 11(2), 114–126.

Diels, H., & Kranz, W. (1952). Die Fragmente der Vorsokratiker, Band 1 (6. Aufl.). Dublin: Weidmann.

Dien, J. (2009). The neurocognitive basis of reading single words as seen through early latency ERPs: a model of converging pathways. Biological psychology, 80(1), 10–22.

Dietrich, T., Krings, T., Neulen, J., Willmes, K., Erberich, S., Thron, A, & Sturm, W. (2001). Effects of blood estrogen level on cortical activation patterns during cognitive activation as measured by functional MRI. Neuroimage, 13(3), 425–32.

Ding, N., Melloni, L., Zhang, H., Tian, X., & Poeppel, D. (2016). Cortical tracking of hierarchical linguistic structures in connected speech. Nature Neuroscience, 19, 158–164.

Ding, N., Patel, A.D., Chen, L., Butler, H., Luo, C., & Poeppel, D. (2017). Temporal modulations in speech and music. Neuroscience and Biobehavioral Reviews, 81, 181–187.

Dörner, D. (2003). Die Logik des Mißlingens. Strategisches Denken in komplexen Situationen (10. Aufl.). Reinbek: Rowohlt.

Doyon, J., & Benali, H. (2005). Reorganization and plasticity in the adult brain during learning of motor skills. Current Opinion Neurobiology, 15(2), 161–167.

Draganski, B., Gaser, C., Busch, V., Schuierer, G., Bogdahn, U., & May, A. (2004). Neuroplasticity: changes in grey matter induced by training. Nature, 427(6972), 311–312.

Draganski, B., Gaser, C., Kempermann, G., Kuhn, H.G., Winkler, J., Buchel, C., & May, A. (2006). Temporal and spatial dynamics of brain structure changes during extensive learning. Journal of Neuroscience, 26(23), 6314–6317.

Draganski, B., Moser, T., Lummel, N., Ganssbauer, S., Bogdahn, U., Haas, F., & May, A. (2006). Decrease of thalamic gray matter following limb amputation. Neuroimage, 31(3), 951–957.

Drechsler, R. (2007). Exekutive Funktionen. Zeitschrift für Neuropsychologie, 18(3), 233–248.

Düker, H. (1963). Über reaktive Anspannungssteigerung. Zeitschrift für experimentelle und angewandte Psychologie, 10, 46–72.

Duncan, J., & Owen, A.M. (2000). Common regions of the human frontal lobe recruited by diverse cognitive demands. Trends in Neuroscience, 23(10), 475–483.

Duus, P. (2001). Neurologisch-topische Diagnostik (7. Aufl.). Stuttgart: Thieme Verlag.

Dziemian, S., Appenzeller, S., von Bastian, C.C., Jäncke, L., & Langer, N. (2021). Working Memory Training Effects on White Matter Integrity in Young and Older Adults. *Frontiers in Human Neuroscience, 15,* 605213.

Eisenegger, C., Treyer, V., Fehr, E., & Knoch, D. (2008). Time-course of „off-line" prefrontal rTMS effects – a PET study. Neuroimage, 42(1), 379–384.

Ekman, P. (1993). Facial expression and emotion. American Psychologist, 48(4), 384–392.

Ekstrom, A.D., Kahana, M.J., Caplan, J.B., Fields, T.A., Isham, E.A., Newman, E.L., & Fried, I. (2003). Cellular networks underlying human spatial navigation. Nature, 425(6954), 184–188.

Elbert, T., Pantev, C., Wienbruch, C., Rockstroh, B., & Taub, E. (1995). Increased cortical representation of the fingers of the left hand in string players. Science, 270(5234), 305–307.

Enard, W. (2011). FOXP2 and the role of corticobasal ganglia circuits in speech and language evolution. Current Opinion Neurobiology, 21, 415–424.

Engel, A.K., Fries, P., & Singer, W. (2001). Dynamic predictions: oscillations and synchrony in top-down processing. Nature Review Neuroscience, 2(10), 704–716.

Englich, B., & Mussweiler, T. (2001). Sentencing under uncertainty: anchoring effects in the courtroom. J Appl Soc Psychol, 31(7), 1535–1551.

Englich, B., Mussweiler, T., & Strack, F. (2006). Playing dice with criminal sentences: the influence of irrelevant anchors on experts' judicial decision making. Pers Soc Psychol Bull, 32(2), 188–200.

Epstein, R.A. (2008). Parahippocampal and retrosplenial contributions to human spatial navigation. Trends in cognitive sciences, 12(10), 388–396.

Erickson, K.I., Voss, M.W., Prakash, R.S., Basak, C., Szabo, A., Chaddock, L., Kim, J.S., Heo, S., Alves, H., White, S.M., Wojcicki, T.R., Mailey, E., Vieira, V.J., Martin, S.A., Pence, B.D., Woods, J.A., McAuley, E., & Kramer, A.F. (2011). Exercise training increases size of hippocampus and improves memory. Proc. Natl. Acad. Sci. U.S.A., 108, 3017–3022.

Ericsson, K.A. (2004). Deliberate practice and the acquisition and maintenance of expert performance in medicine and related domains. Academic medicine: journal of the Association of American Medical Colleges, 79(10 Suppl), 70–81.

Exner S. (1881). Untersuchungen über die Lokalisation der Functionen in der Grosshirnrinde des Menschen. Wien: Wilhelm Braunmüller.

Fehr, E., & Fischbacher, U. (2004). Social norms and human cooperation. Trends in Cognitive Science, 8(4), 185–190.

Fiebach, C.J., Rissman, J., & D'esposito, M. (2006). Modulation of inferotemporal cortex activation during verbal working memory maintenance. Neuron, 51(2), 251–261.

Fischmeister, F.P.S., & Bauer, H. (2006). Neural correlates of monocular and binocular depth cues based on natural images: a LORETA analysis. Vision research, 46(20), 3373–3380.

Fitch, T.C. (2010). Evolution of language. New York: Cambridge University Press.

Fitch, W.T. (2000). The evolution of speech: a comparative review. Trends in Cognitive Science, 4(7), 258–267.

Fitch, W.T. (2011). The evolution of syntax: an exaptationist perspective. Front Evol Neurosci 3, 9.

Fitch, W.T., & Hauser, M.D. (2004). Computational constraints on syntactic processing in a nonhuman primate. Science, 303(5656), 377–380.

Fitts, P.M. (1954). The information capacity of the human motor system in controlling the amplitude of movement. J Exp Psychol, 47(6), 381–391. Not Available.

Flinker, A., Doyle, W.K., Mehta, A.D., Devinsky, O., & Poeppel, D. (2019). Spectrotemporal modulation provides a unifying framework for auditory cortical asymmetries. Nature Human Behavior, 3, 393–405.

Formisano, E., Kim, D.S., Di Salle, F., van de Moortele, P.F., Ugurbil, K., & Goebel, R. (2003). Mirror-symmetric tonotopic maps in human primary auditory cortex. Neuron, 40(4), 859–69.

Fox, P.W., Hershberger, S.L., & Bouchard, T.J. (1996). Genetic and environmental contributions to the acquisition of a motor skill. Nature, 384(6607), 356–358.

Franke, K., Ziegler, G., Klöppel, S., Gaser, C., & Alzheimer's Disease Neuroimaging Initiative. (2010). Estimating the age of healthy subjects from T1-weighted MRI scans using kernel methods: exploring the influence of various parameters. *NeuroImage, 50*(3), 883–892.

Friederici, A.D. (2002). Towards a neural basis of auditory sentence processing. Trends in Cognitive Science, 6(2), 78–84.

Friederici, A.D. (2011). The brain basis of language processing: from structure to function. Physiological Reviews, 91, 1357–1392.

Friederici, A.D. (2017). Language in our brain. The origins of a uniquely human capacity. Cambridge, MA: MIT Press.

Friederici, A.D. & Singer, W. (2015). Grounding language processing on basic neurophysiological principles. Trends in Cognitive Science, 19, 329–338.

Frith, U., & Frith, C.D. (2003). Development and neurophysiology of mentalizing. Pholosophical Transactions of the Royal Society B: Biological Sciences, 358(1431), 459–473.

Frost, J.A, Binder, J.R., Springer, J.A, Hammeke, T.A., Bellgowan, P.S., Rao, S.M., & Cox, R.W. (1999). Language processing is strongly left lateralized in both sexes. Evidence from functional MRI. Brain, 122(2), 199–208.

Funke, J. (2003). Problemlösendes Denken. Stuttgart: Kohlhammer Verlag.

Fuster, J.M. (2001). The prefrontal cortex — an update: time is of the essence. Neuron, 30(2), 319–333.

Gaab, N., Gaser, C., Zaehle, T., Jäncke, L., & Schlaug, G. (2003). Functional anatomy of pitch memory — an fMRI study with sparse temporal sampling. Neuroimage, 19(4), 1417–1426. United States.

Galaburda, A.M., & Kemper, T.L. (1979). Cytoarchitectonic abnormalities in developmental dyslexia: a case study. Annals of Neurology, 6(2), 94–100.

Gaser, C., & Schlaug, G. (2003). Brain structures differ between musicians and non-musicians. Journal of Neuroscience, 23(27), 9240–9245. United States.

Gasser, T., Rousson, V., & Schreiter Gasser, U. (2003). EEG power and coherence in children with educational problems. Journal of clinical neurophysiology : official publication of the American Electroencephalographic Society, 20, 273–282.

Gauthier, I., Skudlarski, P., Gore, J.C., & Anderson, A.W. (2000). Expertise for cars and birds recruits brain areas involved in face recognition. Nature Neuroscience, 3(2), 191–197.

Gazzaniga, M.S., Ivry, R. & Mangun, G. (2002). Cognitive Neuroscience. The biology of mind.W.W. Norton & Company, New York.

Gegenfurtner, K.R., & Kiper, D.C. (2003). Color vision. Annual Review of Neuroscience, 26, 181–206.

Gegenfurtner, K.R., Kiper, D.C., & Fenstemaker, S.B. (1996). Processing of color, form, and motion in macaque area V2. Vis Neurosci, 13(1), 161–172.

Gevins, A., Smith, M.E., McEvoy, L., & Yu, D. (1997). High-resolution EEG mapping of cortical activation related to working memory: effects of task difficulty, type of processing, and practice. Cerebral cortex (New York, NY : 1991), 7(4), 374–385.

Giedd, J.N., Blumenthal, J., Jeffries, N.O., Castellanos, F.X., Liu, H., Zijdenbos, A., ... Rapoport, J.L. (1999). Brain development during childhood and adolescence: a longitudinal MRI study. Nature Neuroscience, 2(10), 861–863.

Gigerenzer, G. (2008). Bauchentscheidungen: Die Intelligenz des Unbewussten und die Macht der Intuition. Goldmann Verlag.

Gilbert, A.N., & Wysocki, C.J. (1992). Hand preference and age in the United States. Neuropsychologia, 30(7), 601–608.

Giraud, A.L., Kleinschmidt, A., Poeppel, D., Lund, T.E., Frackowiak, R.S., & Laufs, H. (2007). Endogenous cortical rhythms determine cerebral specialization for speech perception and production. Neuron, 56, 1127–1134.

Giraud, A.-L., & Poeppel, D. (2012). Cortical oscillations and speech processing: emerging computational principles and operations. Nature Neuroscience, 15(4), 511–517. Nature Publishing Group.

Glasser M.F. & Rilling, J.K. 2008. DTI tractography of the human brain's language pathways. Cerebral Cortex 18: 2471–2482.

Glimcher, P.W., Fehr, E., Rangel, A., Camerer, C., Poldrack, R.A. (2008). Neuroecono- mics: Decision Making and the Brain. Academic Press.

Gluck, M.A., Mercado, E., Myers, C.E. (2007). Learning and Memory: From Brain to Behavior. Worth Publishers.

Gogtay, N., Giedd, J.N., Lusk, L., Hayashi, K.M., Greenstein, D., Vaituzis, A.C., ... Thompson, P.M. (2004). Dynamic mapping of human cortical development during childhood through early adulthood. Proceedinsg of the National Academy of Sciences, 101(21), 8174–8179.

Goldenberg, G. (2003). Apraxia and beyond: life and work of Hugo Liepmann. Cortex, 39(3), 509–524.

Goldenberg, G. (2007). Neuropsychologie: Grundlagen, Klinik, Rehabilitation (4. Aufl.). München: Urban & Fischer Verlag/Elsevier GmbH.

Goldman-Rakic, P.S. (1996). The prefrontal landscape: implications of functional architecture for understanding human mentation and the central executive. Pholosophical Transactions of the Royal Society B: Biological Sciences, 351(1346), 1445–1453.

Goldstein, E.B. (2007). Wahrnehmungspsychologie: Der Grundkurs (7. Aufl., S. 528). Spektrum Akademischer Verlag.

Graf, P., & Mandler, G. (1984). Activation makes words more accessible, but not necessarily more retrievable. Journal of Verbal Learning and Verbal Behavior, 23, 533–568.

Grady, C. (2012). The cognitive neuroscience of ageing. Nature Reviews. *Neuroscience, 13*(7), 491–505.

Grady, C.L., Maisog, J.M., Horwitz, B., Ungerleider, L.G., Mentis, M.J., Salerno, J.A., Pietrini, P., Wagner, E., & Haxby, J.V. (1994). Age-related changes in cortical blood flow activation during visual processing of faces and location. *The Journal of Neuroscience, 14*(3 Pt 2), 1450–1462.

Gramann, K., Muller, H.J., Schonebeck, B., & Debus, G. (2006). The neural basis of ego- and allocentric reference frames in spatial navigation: evidence from spatio-temporal coupled current density reconstruction. Brain Research, 1118(1), 116–129.

Griesmayr, B., Gruber, W.R., Klimesch, W., & Sauseng, P. (2010). Human frontal midline theta and its synchronization to gamma during a verbal delayed match to sample task. Neurobiology of learning and memory, 93(2), 208–215.

Griffiths, T.D. (2000). Musical hallucinosis in acquired deafness. Phenomenology and brain substrate. Brain: a journal of neurology, 123(1), 2065–76.

Griffiths, T.D., & Warren, J.D. (2002). The planum temporale as a computational hub. Trends in Neuroscience, 25(7), 348–353.

Griffiths, T.D., & Warren, J.D. (2004). What is an auditory object? Nature Review Neuroscience, 5(11), 887–892.

Grill-Spector, K., & Malach, R. (2004). The human visual cortex. Annual review of neuroscience, 27(1), 649–677.

Gruber, T., Tsivilis, D., Giabbiconi, C.M., & Müller, M.M. (2008). Induced electroencephalogram oscillations during source memory: familiarity is reflected in the gamma band, recollection in the theta band. Journal of Cognitive Neuroscience, 20(6), 1043–1053.

Haberlandt, K. (1994). Cognitive Psychology. Boston : Allyn & Bacon.

Haberlandt, K. (1998). Human Memory: Exploration and Application. Boston : Allyn & Bacon.

Hadziselimovic, H., & Cus, M. (1966). The appearance of internal structures of the brain in relation to configuration of the human skull. Acta Anat (Basel), 63(3), 289–299.

Hagenmuller, F., Hitz, K., Darvas, F., & Kawohl, W. (2011). Determination of the loudness dependence of auditory evoked potentials: single-electrode estimation versus dipole source analysis. Human psychopharmacology, 26(2), 147–154.

Haggard, P. (2008). Human volition: towards a neuroscience of will. Nature reviews Neuroscience, 9(12), 934–946.

Halpern, D.F., & Coren, S. Do right-handers live longer? (1988). Nature, 333(6170), 213.

Hänggi, J., Fövenyi, L., & Jäncke, L. (n.d.). The hypothesis of neuronal interconnectivity as a function of brain size – A cennectomal organisation principle? submitted.

Hänggi, J., Fövenyi, L., Liem, F., Meyer, M., & Jäncke, L. (2014). The hypothesis of neuronal interconnectivity as a function of brain size-a general organization principle of the human connectome. Front Hum Neurosci, 8, 915.

Hänggi, J., Wotruba, D., & Jäncke, L. (2011). Globally altered structural brain network topology in grapheme-color synesthesia. Journal of Neuroscience, 31(15), 5816–5828.

Hanslmayr, S., Leipold, P., Pastötter, B., & Bäuml, K.H. (2009). Anticipatory signatures of voluntary memory suppression. Journal of Neuroscience, 29(9), 2742–2747.

Hare, T.A., Camerer, C.F., & Rangel, A. (2009). Self-Control in Decision-Making Involves Modulation of the vmPFC Valuation System. Science, 324(5927), 646–648.

Harris, L.J.- Do left-handers die sooner than right-handers? Commentary on Coren and Halpern's (1993) „Left-handedness: a marker for decreased survival fitness". Psychol Bull, 114:203–34; discussion 235–47.

Hauser, M.D., Chomsky, N., & Fitch, W.T. (2002). The faculty of language: what is it, who has it, and how did it evolve? Science, 298, 1569–1579.

Hausmann, M., & Güntürkün, O. (2000). Steroid fluctuations modify functional cerebral asymmetries: the hypothesis of progesterone-mediated interhemispheric decoupling. Neuropsychologia, 38(10), 1362–74.

Haxby, J.V., Hoffman, E.A., & Gobbini, M.I. (2000). The distributed human neural system for face perception. Trends in cognitive sciences, 4(6), 223–233.

Hazy, T.E., Frank, M.J., & O'reilly, R.C. (2007). Towards an executive without a homunculus: computational models of the prefrontal cortex/basal ganglia system. Pholosophical Transactions of the Royal Society B: Biological Sciences, 362(1485), 1601–1613.

Hebb, D.O. (1949). The organization of behavior. New York: Wiley.

Heilman, K.M. (1997). The neurobiology of emotional experience. J Neuropsychiatry Clinical Neuroscience, 9(3), 439–448.

Heilman, K.M., & Valenstein, E. (2003). Clinical Neuropsychology (Medicine) (4 ed.). Oxford University Press, USA.

Heinrich, A., Szostek, A., Meyer, P., Reinhard, I., Gilles, M., Paslakis, G., ... Nees, F. (2014). Women are more strongly affected by dizziness in static magnetic fields of magnetic resonance imaging scanners. Neuroreport, 25(14), 1081–1084.

Henke, K. (2010). A model for memory systems based on processing modes rather than consciousness. Nature Review Neuroscience, 11(7), 523–532.

Henson, R.N., Shallice, T., & Dolan, R.J. (1999). Right prefrontal cortex and episodic memory retrieval: a functional MRI test of the monitoring hypothesis. Brain, 122(7), 1367–1381.

Herculano-Houzel, S. (2009). The human brain in numbers: a linearly scaled-up primate brain. Frontiers in human neuroscience, 3, 31. doi:10.3389/neuro.09.031. 2009

Herrmann, C.S., Fründ, I., & Lenz, D. (2010). Human gamma-band activity: a review on cognitive and behavioral correlates and network models. Neurosci Biobehav Rev, 34(7), 981–992. doi:10.1016/j.neubiorev.2009.09.001.

Herrmann, C., & Kaiser, J. (2011). EEG gamma-band responses reflect human behavior: an overview. Int J Psychophysiol, 79(1), 1–2.

Hickok, G. & Poeppel, D. 2007. The cortical organization of speech processing. Nature Neuroscience 8: 393–402.

Hochberg, L.R., Serruya, M.D., Friehs, G.M., Mukand, J.A., Saleh, M., Caplan, A.H., ... Donoghue, J.P. (2006). Neuronal ensemble control of prosthetic devices by a human with tetraplegia. Nature, 442(7099), 164–171.

Holstein, D.H., Vollenweider, F.X., Jäncke, L., Schopper, C., & Csomor, P.A. (2010). P50 suppression, prepulse inhibition, and startle reactivity in the same patient cohort suffering from posttraumatic stress disorder. J Affect Disord, 126(1–2), 188–197.

Hon, N., Epstein, R.A., Owen, A.M., & Duncan, J. (2006). Frontoparietal activity with minimal decision and control. Journal of Neuroscience : the official journal of the Society for Neuroscience, 26(38), 9805–9809.

Hotz, I., Deschwanden, P.F., Mérillat, S., Liem, F., Kollias, S., & Jäncke, L. (2021). Associations of subclinical cerebral small vessel disease and processing speed in non-demented subjects: A 7-year study. *NeuroImage Clinical, 32*, 102884.

Hugdahl, K. (1995). Dichotic listening: Probing temporal lobe functional integrity. In R.J. Davidson & K. Hugdahl (Eds.), (pp. 123–156). Cambridge, MA: MIT Press.

Hugdahl, K. (1998). Cortical control of human classical conditioning: autonomic and positron emission tomography data. Psychophysiology, 35(2), 170–178.

Hundt, M. (1501). Antropologium de hominis dignitate, natura et proprietatibus, de elementis, partibus et membris humani corporis. Ausgewählte, gescannte Seiten aus dem originalen Werk Hundts, auf: Historical Anatomies on the Web. US National Library of Medicine.

Hyde, K.L., Lerch, J., Norton, A., Forgeard, M., Winner, E., Evans, A.C., & Schlaug, G. (2009). Musical training shapes structural brain development. Journal of Neuroscience: the official journal of the Society for Neuroscience, 29(10), 3019–3025.

Imfeld, A., Oechslin, M.S., Meyer, M., Loenneker, T., & Jäncke, L. (2009). White matter plasticity in the corticospinal tract of musicians: a diffusion tensor imaging study. Neuroimage, 46(3), 600–607.

James, C., Morand, S., Barcellona-Lehmann, S., Michel, C.M., & Schnider, A. (2009). Neural transition from short- to long-term memory and the medial temporal lobe: a human evoked-potential study. Hippocampus, 19(4), 371–378.

James, W. (1890). The principles of psychology. New York, London: Holt and Macmillian.

Jäncke, L., & Shah, N.J. (2002). Does dichotic listening probe temporal lobe functions? Neurology, 58(5), 736–743.

Jäncke, L. (2007). Hinter den Kulissen des Geistes. Gehirn und Geist, 1, 61–65.

Jäncke, L. (2008). Is there a (neuro)-psychological perspective on mass murderer? Z Neuropsychol, 19(1), 41–45.

Jäncke, L. (2009). The plastic human brain. Restor Neurol Neurosci, 27(5), 521–538.

Jäncke, L. (2010). Hirnforschung: sinnvolle Ergänzung oder überflüssiges Anhängsel der Psychologie? Psychologische Rundschau, 61(4), 191–198.

Jäncke, L. (2012). The dynamic audio-motorsystem in pianists. Annals of the New York Academy of Sciences, 1–7.

Jäncke, L. (2015). Ist das Hirn vernünftig? Erkenntnisse eines Neuropsychologen (1. Aufl.). Bern: Hans Huber.

Jäncke, L., & Alahmadi, N. (2016a). Resting State EEG in Children With Learning Disabilities: An Independent Component Analysis Approach. Clin EEG Neurosci, 47(1), 24–36.

Jäncke, L. & Alahmadi, N. (2016b). Detection of independent functional networks during music listening using electroencephalogram and sLORETA-ICA. Neuroreport, 27, 455–461.

Jäncke, L., Buchanan, T.W., Lutz, K., & Shah, N.J. (2001). Focused and nonfocused attention in verbal and emotional dichotic listening: an FMRI study. Brain and Language, 78(3), 349–363.

Jäncke, L., Cheetham, M., & Baumgartner, T. (2009). Virtual reality and the role of the prefrontal cortex in adults and children. Front Neurosci, 3(1), 52–59.

Jäncke, L., Gaab, N., Wustenberg, T., Scheich, H., & Heinze, H.J. (2001). Short-term functional plasticity in the human auditory cortex: an fMRI study. Cogn Brain Research, 12(3), 479–485.

Jäncke, L., Koeneke, S., Hoppe, A., Rominger, C., & Hänggi, J. (2009). The architecture of the golfer's brain. PLoS ONE, 4(3), e4785.

Jäncke, L., & Langer, N. (2011). A strong parietal hub in the small-world network of coloured-hearing synaesthetes during resting state EEG. J Neuropsychol, 5(2), 178–202.

Jäncke, L., Langer, N., & Hänggi, J. (2012). Diminished Whole-brain but Enhanced Perisylvian Connectivity in Absolute Pitch Musicians. Journal of Cognitive Neuroscience, 24(6), 1447–61.

Jäncke, L., Mirzazade, S., & Shah, N.J. (1999a). Attention modulates the blood oxygen level dependent response in the primary visual cortex measured with functional magnetic resonance imaging. Naturwissenschaften, 86(2), 79–81.

Jäncke, L., Mirzazade, S., & Shah, N.J. (1999b). Attention modulates activity in the primary and the secondary auditory cortex: a functional magnetic resonance imaging study in human subjects. Neurosci Lett, 266(2), 125–128.

Jäncke, L., & Petermann, F. (2010). On the relationship between biology and psychology. Psychol Rundsch, 61(4), 175–179.

Jäncke, L, Schlaug, G., Huang, Y., & Steinmetz, H. (1994). Asymmetry of the planum parietale. Neuroreport, 5(9), 1161–1163.

Jäncke, L., Sele, S., Liem, F., Oschwald, J., & Merillat, S. (2020). Brain aging and psychometric intelligence: a longitudinal study. Brain Struct. Funct., 225, 519–536.

Jäncke, L., & Shah, N.J. (2004). Hearing syllables by seeing visual stimuli. Eur Journal of Neuroscience, 19(9), 2603–2608.

Jäncke, L., Shah, N.J., & Peters, M. (2000). Cortical activations in primary and secondary motor areas for complex bimanual movements in professional pianists. Cognitive Brain Research, 10(1–2), 177–83.

Jäncke, L., Shah, N.J., Posse, S., Grosse-Ryuken, M., & Müller-Gärtner, H.W. (1998). Intensity coding of auditory stimuli: an fMRI study. Neuropsychologia, 36(9), 875–883.

Jäncke, L., Specht, K., Shah, J.N., & Hugdahl, K. (2003). Focused attention in a simple dichotic listening task: an fMRI experiment. Cognitive Brain Research, 16(2), 257–266.

Jäncke, L., Staiger, J.F., Schlaug, G., Huang, Y., & Steinmetz, H. (1997). The relationship between corpus callosum size and forebrain volume. Cerebral Cortex, 7(1), 48–56.

Jäncke, L., & Steinmetz, H. (2003). Anatomical brain asymmetries and their relevance for functional asymmetries. In K. Hugdahl & R.J. Davidson (Eds.), The asymmetical brain (pp. 187–229). Cambridge, MA: MIT Press.

Jäncke, L., Steinmetz, H., Benilow, S., & Ziemann, U. (2004). Slowing fastest finger movements of the dominant hand with low-frequency rTMS of the hand area of the primary motor cortex. Experimental Brain Research, 155(2), 196–203.

Jäncke, L., Wüstenberg, T., Schulze, K., & Heinze, H.J. (2002). Asymmetric hemodynamic responses of the human auditory cortex to monaural and binaural stimulation. Hearing research, 170(1–2), 166–78.

Jasper, H.H. (1958). The ten-twenty electrode system of the International Federation. Electroencephalography and clinical neurophysiology, 10, 371–375.

Jenkins, W.M., Merzenich, M.M., & Recanzone, G. (1990). Neocortical representational dynamics in adult primates: implications for neuropsychology. Neuropsychologia, 28(6), 573–584.

Jerison, H.J. (1973). Evolution of the brain and intelligence. New York: Academic Press.

Jerison, H.J. (2000). Evolution of intellgence. In G. Sternberg (Ed.), Handbook of human intelligence (pp. 216–244). Cambridge, England: Cambridge University Press.

Jordan, K., Schadow, J., Wuestenberg, T., Heinze, H.J., & Jäncke, L. (2004). Different cortical activations for subjects using allocentric or egocentric strategies in a virtual navigation task. Neuroreport, 15(1), 135–140.

Jordan, K., Wustenberg, T., Heinze, H.J., Peters, M., & Jäncke, L. (2002). Women and men exhibit different cortical activation patterns during mental rotation tasks. Neuropsychologia, 40(13), 2397–2408.

Juckel, G., Gudlowski, Y., Müller, D., Ozgürdal, S., Brüne, M., Gallinat, J., ... Meisenzahl, E.-M. (2008). Loudness dependence of the auditory evoked N1/P2 component as an indicator of serotonergic dysfunction in patients with schizophrenia — a replication study. Psychiatry research, 158(1), 79–82.

Jung, R.E., & Haier, R.J. (2007). The Parieto-Frontal Integration Theory (P-FIT) of intelligence: converging neuroimaging evidence. *The Behavioral and Brain Sciences, 30*, 135–187.

Jürgens, U. (2003). Phylogenese der sprachlichen Kommunikation. In: Gert Rickheit, Theo Herrmann, Werner Deutsch (Hrsg.), Psycholinguistik (S. 33–57). Berlin, New York: Walter de Gruyter.

Juttukonda, M.R., Li, B., Almaktoum, R., Stephens, K.A., Yochim, K.M., Yacoub, E., Buckner, R.L., & Salat, D.H. (2021). Characterizing cerebral hemodynamics across the adult lifespan with arterial spin labeling MRI data from the Human Connectome Project-Aging. *NeuroImage, 230*, 117807.

Kahle, W., Leonhardt, H., Platzer, W. (1986). Taschenatlas der Anatomie (5. Aufl.). Stuttgart: Thieme Verlag.

Kahneman, D., & Tversky, A. (1979). Prospect theory – Analysis of decision under risk. Econometrica, 47(2), 263–291.

Kalveram, K.T. (1998). Wie das Individuum mit seiner Umwelt interagiert: Psychologische, biologische und kybernetische Betrachtungen über die Funktion von Verhalten. Lengerich: Pabst Science.

Karnath, H.O., Fetter, M., & Dichgans, J. (1996). Ocular exploration of space as a function of neck proprioceptive and vestibular input – observations in normal subjects and patients with spatial neglect after parietal lesions. Experimental Brain Research, 109(2), 333–342.

Karnath, H.O., Fruhmann Berger, M., Küker, W., & Rorden, C. (2004). The anatomy of spatial neglect based on voxelwise statistical analysis: a study of 140 patients. Cerebral cortex, 14(10), 1164–1172.

Kast, M., Meyer, M., Vögeli, C., Gross, M., & Jäncke, L. (2007). Computer-based multisensory learning in children with developmental dyslexia. Restorative neurology and neuroscience, 25(3–4), 355–369.

Kastner, S., & Ungerleider, L.G. (2001). The neural basis of biased competition in human visual cortex. Neuropsychologia, 39(12), 1263–1276.

Keele, S.W., Ivry, R., Mayr, U., Hazeltine, E., & Heuer, H. (2003). The cognitive and neural architecture of sequence representation. Psychological Review, 110(2), 316–339.

Keele, S.W., & Posner, M.I. (1968). Processing of visual feedback in rapid movements. J Exp Psychol, 77(1), 155–158.

Keller, S.S., Crow, T., Foundas, A., Amunts, K., & Roberts, N. (2009). Broca's area: Nomenclature, anatomy, typology and asymmetry. Brain and Language, 109, 29–48.

Kerkhoff, G. (2000). Störungen der visuellen Raumwahrnehmung bei Patienten mit Hirnschädigung. Haag + Herchen.

Kermer, D.A., Driver-Linn, E., Wilson, T.D., & Gilbert, D.T. (2006). Loss aversion is an affective forecasting error. Psychol Sci, 17(8), 649–653.

Kerr, A., & Zelazo, P.D. (2004). Development of „hot" executive function: the children's gambling task. Brain Cogn, 55(1), 148–157.

Kimberg, D.Y., & Farah, M.J. (1993). A unified account of cognitive impairments following frontal lobe damage: the role of working memory in complex, organized behavior. J Exp Psychol Gen, 122(4), 411–428.

Kimura, D. (1980). Neuromotor mechanisms in the evolution of human communication. In H.D. Steklis & M.J. Raleigh (Eds.), Neurobiology of social communication. New York: Academic Press.

King-Casas, B., Tomlin, D., Anen, C., Camerer, C.F., Quartz, S.R., & Montague, P.R. (2005). Getting to know you: reputation and trust in a two-person economic exchange. Science, 308(5718), 78–83.

Kirsch, P., Esslinger, C., Chen, Q., Mier, D., Lis, S., Siddhanti, ... Meyer-Lindenberg, A. (2005). Oxytocin modulates neural circuitry for social cognition and fear in humans. Journal of Neuroscience, 25(49), 11489-11493.

Klein, C., Liem, F., Hänggi, J., Elmer, S., & Jäncke, L. (2016). The „silent“ imprint of musical training. Hum Brain Mapp, 37(2), 536–546.

Kleist, K. (1934). Kriegsverletzungen des Gehirns in ihrer Bedeutung für die Hirnlokalisation und Hirnpathologie. Leipzig: Johann Ambrosius Barth-Verlag.

Klimesch, W. (1999). EEG alpha and theta oscillations reflect cognitive and memory performance: a review and analysis. Brain Research reviews, 29, 169–195.

Klimesch, W., Sauseng, P., & Gerloff, C. (2003). Enhancing cognitive performance with repetitive transcranial magnetic stimulation at human individual alpha frequency. Eur Journal of Neuroscience, 17(5), 1129–1133.

Klimesch, W., Sauseng, P., & Hanslmayr, S. (2007). EEG alpha oscillations: the inhibition-timing hypothesis. Brain Research Reviews, 53(1), 63–88.

Knecht, S., Dräger, B., Deppe, M., Bobe, L., Lohmann, H., Floel, A., Ringelstein, E.-B., & Henningsen, H. (2000). Handedness and hemispheric language dominance in healthy humans. Brain, 123, 2512–2518.

Knoch, D. (2007). Funktionelle Hemisphärenasymmetrie der Selbstkontrolle? Zeitschrift für Neuropsychologie, 18(3), 183–192.

Knowlton, B.J., Mangels, J.A., & Squire, L.R. (1996). A neostriatal habit learning system in humans. Science, 273(5280), 1399–1402.

Kobatake, E., & Tanaka, K. (1994). Neuronal selectivities to complex object features in the ventral visual pathway of the macaque cerebral cortex. Journal of Neurophysiology, 71(3), 856–867.

Koelsch, S., Kasper, E., Sammler, D., Schulze, K., Gunter, T., & Friederici, A.D. (2004). Music, language and meaning: brain signatures of semantic processing. Nature Neuroscience, 7(3), 302–307.

Koeneke, S., Lutz, K., Herwig, U., Ziemann, U., & Jäncke, L. (2006). Extensive training of elementary finger tapping movements changes the pattern of motor cortex excitability. Experimental Brain Research, 174(2), 199–209.

Koenig, T., Prichep, L., Lehmann, D., Sosa, P., Braeker, E., Kleinlogel, H., ... John, E. (2002). Millisecond by millisecond, year by year: normative EEG microstates and developmental stages. Neuroimage, 16(1), 41–48.

Kolb, B., & Whishaw, I.Q. (2001). An introduction to brain and behavior(1. Ed.). Worth Publishers.

Kong, X.-Z., Mathias, S.R., Guadalupe, T., Glahn, D.C., Franke, B., Crivello, F., Tzourio-Mazoyer, N., Fisher, S.E., Thompson, P.M., Francks, C., & ENIGMA Laterality Working Group. (2018). Mapping cortical brain asymmetry in 17,141 healthy individuals worldwide via the ENIGMA Consortium. In Proceedings of the National Academy of Sciences (Vol. 115, Issue 22, pp. E5154–E5163). https://doi.org/10.1073/pnas.1718418115

Konorski, J. (1948). Conditioned reflexes and neuron organization. Translated from the Polish manuscript under the author's supervision. Cambridge: Cambridge University Press.

Kosfeld, M., Heinrichs, M., Zak, P.J., Fischbacher, U., & Fehr, E. (2005) Oxytocin increases trust in humans. Nature, 435, 673–676.

Kosslyn, S.M. (1999). If neuroimaging is the answer, what is the question? Pholosophical Transactions of the Royal Society B: Biological Sciences, 354(1387), 1283–1294.

Kosslyn, S.M. (2006). You can play 20 questions with nature and win: categorical versus coordinate spatial relations as a case study. Neuropsychologia, 44(9), 1519–1523.

Kosslyn, S.M., Thompson, W.L., Kim, I.J., & Alpert, N.M. (1995). Topographical representations of mental images in primary visual cortex. Nature, 378(6556), 496–498.

Kotz, S. & Schwartze, M. (2010). Cortico-speech processing unplugged: a timely subcortico-cortical framework. Trends Cog Sci, 14, 392–399.

Kourtzi, Z., & Kanwisher, N. (2000). Cortical regions involved in perceiving object shape. Journal of Neuroscience, 20(9), 3310–3318.

Koutstaal, W., Wagner, A.D., Rotte, M., Maril, A., Buckner, R.L., & Schacter, D.L. (2001). Perceptual specificity in visual object priming: functional magnetic resonance imaging evidence for a laterality difference in fusiform cortex. Neuropsychologia, 39(2), 184–199.

Kraus, N., & Chandrasekaran, B. (2010). Music training for the development of auditory skills. Nature Review Neuroscience, 11(8), 599–605.

Kress, T., & Daum, I. (2003). Event-related potentials reflect impaired face recognition in patients with congenital prosopagnosia. Neuroscience letters, 352(2), 133–136.

Kropotov, J.D., Ponomarev, V.A., Hollup, S., & Mueller, A. (2011). Dissociating action inhibition, conflict monitoring and sensory mismatch into independent components of event related potentials in GO/NOGO task. Neuroimage, 57(2), 565–575.

Laeng, B., & Peters, M. (1995). Cerebral lateralization for the processing of spatial coordinates and categories in left-and right-handers. Neuropsychologia, 33(4), 421–439.

Langer, N., Hanggi, J., Muller, N.A., Simmen, H.P., & Jäncke, L. (2012). Effects of limb immobilization on brain plasticity. Neurology, 78(3), 182–188.

Langer, N., von Bastian, C.C., Wirz, H., Oberauer, K., & Jäncke, L. (2013). The effects of working memory training on functional brain network efficiency. Cortex, 49(9), 2424–2438. Lashley, K. (1929). Brain mechanisms and intelligence: A quantitative study of injuries to the brain. Chicago: Chicago University Press.

Laufs, H., Kleinschmidt, A., Beyerle, A., Eger, E., Salek-Haddadi, A., Preibisch, C., & Krakow, K. (2003). EEG-correlated fMRI of human alpha activity. Neuroimage, 19(4), 1463–1476.

LeDoux, J.E. (1994). Emotion, memory and the brain. Sci Am, 270(6), 50–57.

Lee, S.-H., Kravitz, D.J., & Baker, C.I. (2012). Disentangling visual imagery and perception of real-world objects. Neuroimage, 59(4), 4064–4073.

Lehmann, D., Faber, P.L., Gianotti, L.R.R., Kochi, K., & Pascual-Marqui, R.D. (2006). Coherence and phase locking in the scalp EEG and between LORETA model sources, and microstates as putative mechanisms of brain temporo-spatial functional organization. Journal of physiology, 99(1), 29–36.Lehmann, D., Ozaki, H., & Pal, I. (1987). EEG alpha map series: brain micro-states by space-oriented adaptive segmentation. Electroencephalogr Clin Neurophysiol, 67(3), 271–288.

Lenneberg, E.H. (1967). Biological foundation of language. New York: John Wiley & Sons, Inc.

Lenneberg, E. (1972). Biologische Grundlagen der Sprache. Frankfurt: Suhrkamp.

Lerner, J.S., Small, D.A., & Loewenstein, G. (2004). Heart strings and purse strings: Carryover effects of emotions on economic decisions. Psychol Sci, 15(5), 337–341.

Lewis, P., Critchley, H., Rotshtein, P., & Dolan, R. (2006). Neural Correlates of Processing Valence and Arousal in Affective Words. Cerebral cortex, 17(3), 742–748.

Lhermitte, F. (1986). Human autonomy and the frontal lobes. Part II: Patient behavior in complex and social situations: the „environmental dependency syndrome". Annals of Neurology, 19(4), 335–343.

Libet, B., Gleason, C.A., Wright, E.W., & Pearl, D.K. (1983). Time of conscious intention to act in relation to onset of cerebral activity (readiness-potential). The unconscious initiation of a freely voluntary act. Brain, 106(3), 623–642.

Liem, F., Hurschler, M., Jäncke, L., & Meyer, M. (2014). On the planum temporale lateralization in speech perception. Evidence from a study investigating behavior, structure, and function. Human Brain Mapping, 35, 1779–1789.

Light, L.L., & Singh, A. (1987). Implicit and explicit memory in young and older adults. J Journal of Experimental Psychology Learning Memory and Cognition, 13(4), 531–541.

Linden, D.E. (2008). Brain imaging and psychotherapy: methodological considerations and practical implications. Eur Arch Psychiatry Clinical Neuroscience, 258, 71–75.

Livingstone, M.S., & Hubel, D.H. (1984). Anatomy and physiology of a color system in the primate visual cortex. Journal of Neuroscience, 4(1), 309–356.

Logan, J.M., Sanders, A.L., Snyder, A.Z., Morris, J.C., & Buckner, R.L. (2002). Under-recruitment and nonselective recruitment: dissociable neural mechanisms associated with aging. *Neuron, 33*(5), 827–840.

Logothetis, N.K. (2008). What we can do and what we cannot do with fMRI. Nature, 453(7197), 869–878.

Longcamp, M., Zerbato-Poudou, M.-T., & Velay, J.-L. (2005). The influence of writing practice on letter recognition in preschool children: a comparison between handwriting and typing. Acta psychologica, 119(1), 67–79.

Luders, E., Narr, K.L., Thompson, P.M., & Toga, A.W. (2009). Neuroanatomical Correlates of Intelligence. *Intelligence, 37*(2), 156–163.

Maeder, P.P., Meuli, R.A., Adriani, M., Bellmann, A., Fornari, E., Thiran, J.P., ...Clarke, S : (2001). Distinct pathways involved in sound recognition and localization: a human fMRI study. Neuroimage, 14(4), 802–816.

Maguire, E.A., Gadian, D.G., Johnsrude, I.S., Good, C.D., Ashburner, J., Frackowiak, R.S., & Frith, C.D. (2000). Navigation-related structural change in the hippocampi of taxi drivers. Proceedings of the National Academy of Sciences, 97(8), 4398–4403.

Maguire, E.A., Nannery, R., & Spiers, H.J. (2006). Navigation around London by a taxi driver with bilateral hippocampal lesions. Brain, 129(11), 2894–2907.

Makin, J.G., Moses, D.A., & Chang, E.F. (2020) Machine translation of cortical activity to text with an encoder-decoder framework. Nat. Neurosci., 23, 575–582.

Malagurski, B., Liem, F., Oschwald, J., Mérillat, S., & Jäncke, L. (2020). Longitudinal functional brain network reconfiguration in healthy aging. *Human Brain Mapping, 41*(17), 4829–4845.

Malmivuo, J. (2011). Comparison of the Properties of EEG and MEG in Detecting the Electric Activity of the Brain. Brain Topography, 25(1), 1–19.

Malt, B.C., & Smith, E.E. (1984). Correlated properties in natural categories. Journal of Verbal Learning and Verbal Behavior, 23(2), 250–269.

Manning, J.T., & Peters, M. (2009). Digit ratio (2D:4D) and hand preference for writing in the BBC Internet Study. Laterality, 14(5), 528–540.

Marco-Pallares, J., Krämer, U.M., Strehl, S., Schröder, A., & Münte, T.F. (2010). When decisions of others matter to me: an electrophysiological analysis. BMC Neuroscience, 11, 86.

Marshall, J.C., & Newcombe, F. (1973). Patterns of paralexia: a psycholinguistic approach. J Psycholinguist Res, 2(3), 175–199.

Martin, A., & Chao, L.L. (2001). Semantic memory and the brain: structure and processes. Current Opinion Neurobiology, 11(2), 194–201.

Martin, M. & Kliegel, M. (2014). Psychologische Grundlagen der Gerontologie. In C. Tesch-Römer, H.-W. Wahl, S. Weyerer & S. Zank (Reihenhrsg.), *Grundriss Gerontologie: Band 3* (4. Aufl.). Stuttgart: Kohlhammer.

Martin, B.A., Tremblay, K.L., & Korczak, P. (2008). Speech evoked potentials: from the laboratory to the clinic. Ear and hearing, 29(3), 285–313.

Marzano, C., Moroni, F., Gorgoni, M., Nobili, L., Ferrara, M., & De Gennaro, L. (2013). How we fall asleep: regional and temporal differences in electroencephalographic synchronization at sleep onset. Sleep Med, 14(11), 1112–1122.

Massimini, M., Ferrarelli, F., Huber, R., Esser, S.K., Singh, H., & Tononi, G. (2005). Breakdown of cortical effective connectivity during sleep. Science, 309(5744), 2228–2232.

Mataró, M., Jurado, M.A., García-Sánchez, C., Barraquer, L., Costa-Jussà, F.R., & Junqué, C. (2001). Long-term effects of bilateral frontal brain lesion: 60 years after injury with an iron bar. Archives of neurology, 58(7), 1139–1142.

Mathews, A., & MacLeod, C. (1985). Selective processing of threat cues in anxiety states. Behav Res Ther, 23(5), 563–569.

Matlin, M., &Foley, H.J. (1997). Sensation and Perception. Boston: Allyn & Bacon.

Maurer, U., Brem, S., Liechti, M., Maurizio, S., Michels, L., & Brandeis, D. (2015) Frontal midline theta reflects individual task performance in a working memory task. Brain Topogr., 28, 127–134.

May, A. (2011). Experience-dependent structural plasticity in the adult human brain. Trends in Cognitive Science, 15(10), 475–482.

McCandliss, B.D., Cohen, L., & Dehaene, S. (2003). The visual word form area: expertise for reading in the fusiform gyrus. Trends in cognitive sciences, 7(7), 293–299.

McClure, S.M., Berns, G.S., & Montague, P.R. (2003). Temporal prediction errors in a passive learning task activate human striatum. Neuron, 38(2), 339–346.

McClure, S.M., Li, J., Tomlin, D., Cypert, K.S., Montague, L.M., & Montague, P.R. (2004). Neural correlates of behavioral preference for culturally familiar drinks. Neuron, 44(2), 379–387.

McFie, J. (1960). Psychological testing in clinical neurology. J Nerv Ment Dis, 131, 383–393.

Meiers, G.F. (1755). Anfangsgründe aller schönen Wissenschaften. Halle: Carl Hermann Hemmerde.

Meister, I., Krings, T., Foltys, H., Boroojerdi, B., Müller, M., Töpper, R., & Thron, A. (2005). Effects of long-term practice and task complexity in musicians and nonmusicians performing simple and complex motor tasks: implications for cortical motor organization. Human Brain Mapping, 25(3), 345–352.

Melby-Lervag, M., Lyster, S.A., & Hulme, C. (2012). Phonological skills and their role in learning to read: a meta-analytic review. Psychol Bull, 138 (2), 322–352.

Menning, H., Roberts, L.E., & Pantev, C. (2000). Plastic changes in the auditory cortex induced by intensive frequency discrimination training. Neuroreport, 11(4), 817–822.

Menon, V. (2002). Neural Correlates of Timbre Change in Harmonic Sounds. Neuroimage, 17(4), 1742–1754.

Meyer, H., Rösler, F., Roth, G., Scheich, H., Singer, W., Elger, C.E., Friederici, A.D., ... Menzel, R. (2004). Das Manifest. Gehirn und Geist, 6, 30–32.

Meyer, M., Baumann, S., & Jäncke, L. (2006). Electrical brain imaging reveals spatio-temporal dynamics of timbre perception in humans. Neuroimage, 32(4), 1510–1523.

Meyer, M., Elmer, S., Baumann, S., & Jäncke, L. (2007). Short-term plasticity in the auditory system: Differential neural responses to perception and imagery of speech and music. Restorative neurology and neuroscience, 25(3–4), 411–431.

Meyer, M., Elmer, S., & Jäncke, L. (2012). Musical expertise induces neuroplasticity of the planum temporale. Ann N.Y. Acad Sci, 1252, 116–123.

Meyer, M., Elmer, S., Ringli, M., Oechslin, M.S., Baumann, S., & Jäncke, L. (2011). Long-term exposure to music enhances the sensitivity of the auditory system in children. The European journal of neuroscience, 34(5), 755–765.

Meyer, M., Keller, M., & Giroud, N. (2018). Suprasegmental speech prosody and the human brain: The acoustic and vocal features and the evolutionary architecture of the brain. In S. Frühholz & P. Belin (Eds.), The Oxford Handbook of Voice Perception (pp. 143–166). Oxford, UK: Oxford University Press.

Meyer, M., Liem, F., Hirsiger, S., Jäncke, L., & Hänggi, J. (2014). Cortical surface area and cortical thickness demonstrate differential structural asymmetry in auditory-related areas of the human cortex. Cerebral Cortex, 24, 2541–2552.

Meyer, L., Sun, Y., & Martin, A.E. (2019). Synchronous, but not entrained: exogenous and endogenous cortical rhythms of speech and language processing. Language, Cognition, and Neuroscience, https://doi.org/10.1080/23273798.2019.1693050

Milgram, S. (1967). The small world problem. Psychology Today, 60–67.

Miller, G.A., Galanter, E., & Pribran, K.A. (1960). Plans and structure of behavior. New York: Holt, Rhinehart & Winston.

Miltner, W.H., Braun, C., Arnold, M., Witte, H., & Taub, E. (1999). Coherence of gamma-band

EEG activity as a basis for associative learning. Nature, 397(6718), 434–436.

Miyake, A., Friedman, N.P., Emerson, M.J., Witzki, A.H., Howerter, A., & Wager, T.D. (2000). The unity and diversity of executive functions and their contributions to complex frontal lobe tasks: a latent variable analysis. Cognitive psychology, 41(1), 49–100.

Mondadori, C.R., de Quervain, D.J., Buchmann, A., Mustovic, H., Wollmer, M.A., Schmidt, C.F., Boesiger P, Hock C, Nitsch RM, Papassotiropoulos A, Henke K. (2007). Better memory and neural efficiency in young apolipoprotein E epsilon4 carriers. Cerebral Cortex, 17(8), 1934–1947.

Moore, B.C.J. (1997). An introduction to the psychology of hearing. San Diego: Academic Press.

Moran, J., & Desimone, R. (1985). Selective attention gates visual processing in the extrastriate cortex. Science, 229(4715), 782–784.

Moro, V., Urgesi, C., Pernigo, S., Lanteri, P., Pazzaglia, M., & Aglioti, S.M. (2008). The neural basis of body form and body action agnosia. Neuron, 60(2), 235–246.

Morosan, P., Rademacher, J., Schleicher, A., Amunts, K., Schormann, T., & Zilles, K. (2001). Human primary auditory cortex: cytoarchitectonic subdivisions and mapping into a spatial reference system. Neuroimage, 13(4), 684–701.

Mühlnickel, W., Elbert, T., Taub, E., & Flor, H. (1998). Reorganization of auditory cortex in tinnitus. Proceedings of the National Academy of Sciences of the United States of America, 95(17), 10340–10343.

Müller, A., Candrian, G., & Kropotov, J. (2011). ADHS - Neurodiagnostik in der Praxis. Berlin/ Heidelberg: Springer.

Münte, T.F., Altenmüller, E., & Jäncke, L. (2002). The musician's brain as a model of neuroplasticity. Nature reviews Neuroscience, 3(6), 473–478.

Newhouse, P.A., Potter, A.S., Dumas, J.A., & Thiel, C.M. (2011). Functional brain imaging of nicotinic effects on higher cognitive processes. Biochem Pharmacol, 82(8), 943–951.

Niedeggen, M., & Jörgens, S. (2005). Visuelle Wahrnehmungsstörungen. Göttingen: Hogrefe-Verlag.

Noesselt, T., Hillyard, S.A., Woldorff, M.G., Schoenfeld, A., Hagner, T., Jäncke, L. & Heinze, H.J. (2002). Delayed striate cortical activation during spatial attention. Neuron, 35(3), 575–587.

Nolan, K.A., & Caramazza, A. (1983). An analysis of writing in a case of deep dyslexia. Brain and Language, 20(2), 305–328.

Norman, D.A., & Shallice, T. (1980). Attention to action: Willed and automatic control of behavior. University of California, CHIP Report.

Norman, D.A., & Shallice, T. (1986). Attention to action: Willed and automatic control of behavior. In R.J. Davidson, G.E. Schwartz, & D. Shapiro (Eds.), Consciousness and self regulation. Advances in research (pp. 1–18). New York: Plenum Press.

Nunn, F.F. (1996). Ancient Egyptian Medicine. Norman: University of Oklahoma Press.

O'Doherty, J., Critchley, H., Deichmann, R., & Dolan, R.J. (2003). Dissociating valence of outcome from behavioral control in human orbital and ventral prefrontal cortices. Journal of Neuroscience, 23(21), 7931–7939.

O'Reilly, R.C., & Munakata, Y. (2000). Computational explorations in cognitive neuroscience: Understanding the mind by stimulating the brain. Cambridge, MA: The MIT Press.

Oberauer, K. (2009). Design for a Working Memory. Psychology of Learning and Motivation: Advances in Research and Theory, 51, 45–100.

Oberauer, K., Mayr, U., & Kluwe, E.R. (2006) Gedächtnis und Wissen. In: H. Spada (Hrsg.) Lehrbuch Allgemeine Psychologie (pp. 116–196). Bern: Huber.

Oechslin, M.S., Meyer, M., & Jäncke, L. (2010). Absolute Pitch — Functional Evidence of Speech-Relevant Auditory Acuity. Cerebral Cortex, 20, 447–455.

Oldfield, R.C. (1971). The assessment and analysis of handedness: The Edinburgh inventory. Neuropsychologia, 9, 97–113.

Oliveri, M., & Vallar, G. (2009). Parietal versus temporal lobe components in spatial cognition: Setting the mid-point of a horizontal line. J Neuropsychol, 3(2), 201–211.

Oostenveld, R., & Praamstra, P. (2001). The five percent electrode system for high-resolution EEG and ERP measurements. Clin Neurophysiol, 112(4), 713–719.

Opwis, K., Beller, S., Spada, H., & Lüer, G. (2006). Problemlösen, Denken, Entscheiden. In: H. Spada (Hrsg.). Lehrbuch Allgemeine Psychologie. (pp. 197–276). Bern: Hans Huber.

Oschwald, J., Mérillat, S., Jäncke, L., & Seidler, R.D. (2021). Fractional Anisotropy in Selected, Motor-Related White Matter Tracts and Its Cross-Sectional and Longitudinal Associations With Motor Function in Healthy Older Adults. *Frontiers in Human Neuroscience, 15*, 621263.

Ott, C.G., Langer, N., Oechslin, M., Meyer, M., & Jancke, L. (2011). Processing of voiced and unvoiced acoustic stimuli in musicians. Front Psychol, 2, 195.

Otten, L.J., Quayle, A.H., Akram, S., Ditewig, T.A., & Rugg, M.D. (2006). Brain activity before an event predicts later recollection. Nature Neuroscience, 9(4), 489–491.

Panksepp, J. (2003). At the interface of the affective, behavioral, and cognitive neurosciences: decoding the emotional feelings of the brain. Brain Cogn, 52(1), 4–14.

Panksepp, J. (2011). The basic emotional circuits of mammalian brains: do animals have affective lives? Neurosci Biobehav Rev, 35(9), 1791–1804.

Pantev, C., Oostenveld, R., Engelien, A., Ross, B., Roberts, L.E., & Hoke, M. (1998). Increased auditory cortical representation in musicians. Nature, 392(6678), 811–814.

Pantev, C., Roberts, L.E., Schulz, M., Engelien, A., & Ross, B. (2001). Timbre-specific enhancement of auditory cortical representations in musicians. Neuroreport, 12(1), 169–174.

Parkin, A.J., & Streete, S. (1988). Implicit memory in young children adults. British Journal of Psychology, 79, 361–369.

Pascual-Leone, A., Nguyet, D., Cohen, L.G., Brasil-Neto, J.P., Cammarota, A., & Hallett, M. (1995). Modulation of muscle responses evoked by transcranial magnetic stimulation during the acquisition of new fine motor skills. Journal of Neurophysiology, 74(3), 1037–1045.

Passarotti, A.M., Smith, J., DeLano, M., & Huang, J. (2007). Developmental differences in the neural bases of the face inversion effect show progressive tuning of face-selective regions to the upright orientation. Neuroimage, 34(4), 1708–1722.

Patston, L.L., Kirk, I.J., Rolfe, M.H., Corballis, M.C., & Tippett, L.J. (2007). The unusual symmetry of musicians: musicians have equilateral interhemispheric transfer for visual information. Neuropsychologia, 45(9), 2059–2065.

Paulesu, E., McCrory, E., Fazio, F., Menoncello, L., Brunswick, N., Cappa, S.F., ... Frith, U. (2000). A cultural effect on brain function. Nature Neuroscience, 3(1), 91–96.

Pedroni, A., Langer, N., Koenig, T., Allemand, M., & Jäncke, L. (2011). Electroencephalographic Topography Measures of Experienced Utility. Journal of Neuroscience: the official journal of the Society for Neuroscience, 31(29), 10474–10480.

Peelen, M.V., Glaser, B., Vuilleumier, P., & Eliez, S. (2009). Differential development of selectivity for faces and bodies in the fusiform gyrus. Dev Sci, 12(6), 16–25.

Pessoa, L., Gutierrez, E., Bandettini, P., & Ungerleider, L. (2002). Neural correlates of visual working memory: fMRI amplitude predicts task performance. Neuron, 35(5), 975–987.

Peters, M. (1988). Footedness: asymmetries in foot preference and skill and neuropsychological assessment of foot movement. Psychol Bull, 103(2), 179–192.

Peters, M., Reimers, S., & Manning, J.T. (2006). Hand preference for writing and associations with selected demographic and behavioral variables in 255,100 subjects: the BBC internet study. Brain Cogn, 62(2), 177–189.

Peterson, D.A., & Thaut, M.H. (2007). Music increases frontal EEG coherence during verbal learning. Neuroscience letters, 412(3), 217–21.

Petrides, M. (2005). Lateral prefrontal cortex: architectonic and functional organization. Pholosophical Transactions of the Royal Society B: Biological Sciences, 360(1456), 781–795.

Petrovic, P., Kalisch, R., Singer, T., & Dolan, R.J. (2008). Oxytocin attenuates affective evaluations of conditioned faces and amygdala activity. Journal of Neuroscience: the official journal of the Society for Neuroscience, 28(26), 6607–6615.

Phelps, E.A., O'Connor, K.J., Gatenby, J.C., Gore, J.C., Grillon, C., & Davis, M. (2001). Activation of the left amygdala to a cognitive representation of fear. Nature Neuroscience, 4(4), 437–441.

Pitcher, D., Walsh, V., & Duchaine, B. (2011). The role of the occipital face area in the cortical face perception network. Experimental Brain Research, 209(4), 481–493.

Poeppel, D. (2001). Pure word deafness and the bilateral processing of the speech code. Cognitive Science, 25, 679–693.

Poeppel, D. (2003). The analysis of speech in different temporal integration windows: cerebral lateralization as asymmetric sampling in time. Speech Communication 41, 245–255.

Poeppel, D. (2012). The maps problem and the mapping problem: Two challenges for a cognitive neuroscience of speech and language. Cog. Neuropsychol., 29, 34–55.

Poeppel, D. & Assaneo, M.F. (2020). Speech rhythms and their neural foundations. Nature Reviews Neuroscience, 21, 322–334.

Poeppel, D., Emmorey, K., Hickok, G., Pylkkanen, L. (2012). Towards a new neurobiology of language. J. Neurosci., 32, 14125–14131.

Posner, M.I., & Petersen, S.E. (1990). The attention system of the human brain. Annual Review of Neuroscience, 13, 25–42.

Pourtois, G., Peelen, M.V., Spinelli, L., Seeck, M., & Vuilleumier, P. (2007). Direct intracranial recording of body-selective responses in human extrastriate visual cortex. Neuropsychologia, 45(11), 2621–2625.

Previc, F.H. (1991). A general theory concerning the prenatal origins of cerebral lateralization in humans. Psychological review, 98(3), 299–334.

Price, C.J. (2012). A review and synthesis of the first 20 years of PET and fMRI studies of heard speech, spoken language and reading. Neuroimage 62(2), 575–1324.

Price, C.J., Winterburn, D., Giraud, A.L., Moore, C.J., & Noppeney, U. (2003). Cortical localisation of the visual and auditory word form areas: a reconsideration of the evidence. Brain and Language, 86(2), 272–286.

Prigatano, G. (2004). Neuropsychologische Rehabilitation. Berlin, Heidelberg, New York: Springer-Verlag.

Pritzel, M., Brand, M. & Markowitsch, H.J. (2003). Gehirn und Verhalten. Ein Grundkurs der physiologischen Psychologie. Heidelberg, Berlin: Spektrum Akademischer Verlag.

Pulvermüller, F., & Fadiga, L. (2010). Active perception: sensorimotor circuits as a cortical basis for language. Nature Review Neuroscience, 11(5), 351–360.

Quiroga, R.Q. (2012). Concept cells: the building blocks of declarative memory functions. Nature Review Neuroscience, 13(8), 587–597.

Raichle, M.E., & Mintun, M.A. (2006). Brain work and brain imaging. Annu Rev Neurosci, 29, 449–476.

Ramachandran, V.S. (1993). Behavioral and magnetoencephalographic correlates of plasticity in the adult human brain. Proceedings of the National Academy of Sciences of the United States of America, 90(22), 10413–10420.

Ramsden, S., Richardson, F.M., Josse, G., Thomas, M.S.C., Ellis, C., Shakeshaft, C., ... Price, C.J. (2011). Verbal and non-verbal intelligence changes in the teenage brain. Nature, 1–4.

Rapoport., A., & Chammah, A.M. (1965). Prisoner's dilemma: a study in conflict and cooperation. Ann Arbor : University of Michigan Press.

Recanzone, G.H., Schreiner, C.E., & Merzenich, M.M. (1993). Plasticity in the frequency representation of primary auditory cortex following discrimination training in adult owl monkeys. Journal of Neuroscience, 13(1), 87–103.

Reisch, G. (1503). Margarita Philosophica; weitere Auflagen 1504 (mit der ersten Abbildung von Freiburg) sowie 1508, 1517 und 1519; zu unterscheiden von den nicht autorisierten und z.T. veränderten Ausgaben durch Hans Grüninger in Straßburg von 1504, 1508, 1512 und 1515.

Rescorla, R.A., & Wagner, A.R. (1972). A theory of Pavlovian conditioning: Variations in the effectiveness of reinforcement and nonreinforcement. In A.H. Black & W.F. Prokasy (Eds.), Classical conditioning II: Current research and theory. New York: Appleton-Century-Crofts.

Riddoch, M.J., & Humphreys, G.W. (2001). Object recognition. In B. Rapp (Ed.), Handbook of cognitive neuropsychology. Hove: Psychology Press.

Rilling, J.K. (2006). Human and nonhuman primate brains: Are they allometrically scaled versions of the same design? Evol Anthropol, 15(2), 65–77.

Rilling, J.K., Glasser, M.F., Preuss, T.M., Ma, X., Zhao, T., Hu, X., & Behrens, T.E. (2008). The evolution of the arcuate fasciculus revealed with comparative DTI. Nature Neuroscience, 11(4), 426–428.

Ringo, J.L., Doty, R.W., Demeter, S., & Simard, P.Y. (1994). Time is of the essence: a conjecture that hemispheric specialization arises from interhemispheric conduction delay. Cerebral Cortex, 4(4), 331–343.

Ritter, P., Moosmann, M., & Villringer, A. (2009). Rolandic alpha and beta EEG rhythms' strengths are inversely related to fMRI-BOLD signal in primary somatosensory and motor cortex. Human brain mapping, 30, 1168–1187.

Rizzolatti, G., & Arbib, M.A. (1998). Language within our grasp. Trends in Neuroscience, 21,188–196.

Robinson, T.E., & Berridge, K.C. (2003). Addiction. Annu Rev Psychol, 54, 25–53.

Rodriguez-Fornells, A., Rotte, M., Heinze, H.-J., Nösselt, T., & Münte, T.F. (2002). Brain potential and functional MRI evidence for how to handle two languages with one brain. Nature, 415(6875), 1026–1029.

Roffwarg, H.P., Muzio, J.N., & Dement, W.C. (1966). Ontogenetic development of the human sleep-dream cycle. Science, 152(3722), 604–619.

Rosenbaum, R.S., Kohler, S., Schacter, D.L., Moscovitch, M., Westmacott, R., Black, S.E., & Tulving, E. (2005). The case of K.C.: contributions of a memory-impaired person to memory theory. Neuropsychologia, 43(7), 989–1021.

Roth, G., & Dicke, U. (2005). Evolution of the brain and intelligence. Trends in Cognitive Science, 9(5), 250–257.

Roth, G. & Dicke, U. (2012). Evolution of the brain and intelligence in primates. In M.A. Hofman, D. Falk(Eds.), Progress in Brain Research 195 413–430.

Rotshtein, P., Vuilleumier, P., Winston, J., Driver, J., & Dolan, R. (2007). Distinct and convergent visual processing of high and low spatial frequency information in faces. Cerebral cortex, 17(11), 2713–2724.

Roux, F.-E., Draper, L., Köpke, B., & Démonet, J.-F. (2010). Who actually read Exner? Returning to the source of the frontal „writing centre" hypothesis. Cortex, 46(9), 1204–10.

Rüsseler, J. (2006). Neurobiologische Grundlagen der Lese-Rechtschreibschwäche. Zeitschrift für Neuropsychologie, 17(2), 101–111.

Sachs, O., Weis, S., Zellagui, N., Sass, K., Huber, W., Zvyagintsev, M., ... Kircher, T. (2011). How different types of conceptual relations modulate brain activation during semantic priming. Journal of Cognitive Neuroscience, 23(5), 1263–1273.

Sadaghiani, S., Scheeringa, R., Lehongre, K., Morillon, B., Giraud, A., & Kleinschmidt, A. (2010). Intrinsic connectivity networks, alpha oscillations, and tonic alertness: a simultaneous electroencephalography/functional magnetic resonance imaging study. J Neurosci, 30(30), 10243–10250.

Sadato, N., Pascual-Leone, A., Grafman, J., Ibañez, V., Deiber, M.P., Dold, G., & Hallett, M. (1996). Activation of the primary visual cortex by Braille reading in blind subjects. Nature, 380(6574), 526–528.

Sammler, D., Grigutsch, M., Fritz, T., & Koelsch, S. (2007). Music and emotion: Electrophysiological correlates of the processing of pleasant and unpleasant music. Psychophysiology, 44, 293–304.

Sammler, D., Grosbras, M.H., Anwander, A., Bestelmeyer, P.E., & Belin, P. (2015). Dorsal and ventral pathways for prosody. Current Biology, 25, 3079–2085.

Sammler, D., Koelsch, S., Ball, T., Brandt, A., Elger, C.E., Friederici, A.D., ... Schulz-Bonhage, A. (2009). Overlap of musical and linguistic syntax processing: intracranial ERP evidence. Annals of the New York Academy of Sciences, 1169, 494–8.

Sarnthein, J., Petsche, H., Rappelsberger, P., Shaw, G.L., & von Stein, A. (1998). Synchronization between prefrontal and posterior association cortex during human working memory. Proceedinsg of the National Academy of Sciencess, 95(12), 7092–7096.

Sauseng, P., Klimesch, W., Freunberger, R., Pecherstorfer, T., Hanslmayr, S., & Doppelmayr, M. (2006). Relevance of EEG alpha and theta oscillations during task switching. Exp Brain Res, 170, 295–301.

Schacter, D.L., Curran, T., Galluccio, L., Milberg, W.P., & Bates, J.F. (1996). False recognition and the right frontal lobe: a case study. Neuropsychologia, 34(8), 793–808.

Schadow, J., Lenz, D., Thaerig, S., Busch, N.A., Fründ, I., & Herrmann, C.S. (2007). Stimulus intensity affects early sensory processing: sound intensity modulates auditory evoked gamma-band activity in human EEG. International Journal of Psychophysiology, 65(2), 152–61.

Schaie, K.W. (1996). *Intellectual Development in Adulthood: The Seattle Longitudinal Study*. Cambridge: Cambridge University Press.

Scheperjans, F., Eickhoff, S.B., Homke, L., Mohlberg, H., Hermann, K., Amunts, K., & Zilles, K. (2008). Probabilistic maps, morphometry, and variability of cytoarchitectonic areas in the human superior parietal cortex. Cerebral Cortex, 18(9), 2141–2157.

Schultz, W. (2004). Neural coding of basic reward terms of animal learning theory, game theory, microeconomics and behavioural ecology. Current Opinion Neurobiology, 14(2), 139–147.

Schulze, K., Luders, E., & Jäncke, L. (2002). Intermanual transfer in a simple motor task. Cortex, 38(5), 805–815.

Schulze, K., Zysset, S., Mueller, K., Friederici, A.D., & Koelsch, S. (2011). Neuroarchitecture of verbal and tonal working memory in nonmusicians and musicians. Human Brain Mapping, 32(5), 771–783.

Schupp, H.T., Stockburger, J., & Bublatzky, F. (2007). Explicit attention interferes with selective emotion processing in human extrastriate cortex. BMC Neuroscience, 8, 16.

Scott, S.K., Blank, C.C., Rosen, S., & Wise, R.J. (2000). Identification of a pathway for intelligible speech in the left temporal lobe. Brain, 123(12), 2400–2406.

Seidenberg, M.S., Waters, G.S., Sanders, M., & Langer, P. (1984). Pre- and postlexical loci of contextual effects on word recognition. Memory, Language and Cognition, 12(4), 315–328.

Sele, S., Liem, F., Mérillat, S., & Jäncke, L. (2021). Age-related decline in the brain: a longitudinal study on inter-individual variability of cortical thickness, area, volume, and cognition. *NeuroImage, 240*, 118370.

Semendeferi, K., Lu, A., Schenker, N., & Damasio, H. (2002). Humans and great apes share a large frontal cortex. Nature Neuroscience, 5(3), 272–276.

Sergent, J., & Signoret, J.L. (1992). Varieties of functional deficits in prosopagnosia. Cerebral Cortex, 2(5), 375–388.

Serrien, D.J., & Spapé, M.M. (2009). The role of hand dominance and sensorimotor congruence in voluntary movement. Experimental Brain Research, 199(2), 195–200.

Shaw, P., Greenstein, D., Lerch, J., Clasen, L., Lenroot, R., Gogtay, N., ... Giedd, J. (2006). Intellectual ability and cortical development in children and adolescents. Nature, 440(7084), 676–679.

Sherrington, C.S. (1906). The integrative action of the nervous system. New Haven, CT: Yale UP.

Shibahara, N., Zorzi, M., Hill, M.P., Wydell, T., & Butterworth, B. (2003). Semantic effects in word naming: evidence from English and Japanese Kanji. Quarterly Journal of Experimental Psychology A, 56(2), 263–286.

Shulman, G.L., Corbetta, M., Buckner, R.L., Fiez, J.A., Miezin, F.M., Raichle, M.E., & Petersen, S.E. (1997a). Common Blood Flow Changes across Visual Tasks: I. Increases in Subcortical Structures and Cerebellum but Not in Nonvisual Cortex. J Cogn Neurosci, 9(5), 624–647.

Shulman, G.L., Fiez, J.A., Corbetta, M., Buckner, R.L., Miezin, F.M., Raichle, M.E., & Petersen, S.E. (1997b). Common Blood Flow Changes across Visual Tasks: II. Decreases in Cerebral Cortex. J Cogn Neurosci, 9(5), 648–663.

Shulman, R.G., Rothman, D.L., Behar, K.L., & Hyder, F. (2004). Energetic basis of brain activity: implications for neuroimaging. Trends Neurosci, 27(8), 489–495.

Simon, H.A. (1950). Administrative Behavior – A Study Of Decision Making Processes In Administrative Organization. New York: Macmillan.

Singer, T., Critchley, H.D., & Preuschoff, K. (2009). A common role of insula in feelings, empathy and uncertainty. Trends in Cognitive Science, 13(8), 334–340.

Slotnick, S.D., & Moo, L.R. (2006). Prefrontal cortex hemispheric specialization for categorical and coordinate visual spatial memory. Neuropsychologia, 44(9), 1560–1568.

Slotnick, S.D., Moo, L.R., Tesoro, M.A., & Hart, J. (2001). Hemispheric asymmetry in categorical versus coordinate visuospatial processing revealed by temporary cortical deactivation. Journal of Cognitive Neuroscience, 13(8), 1088–1096.

Smith, E.E., & Jonides, J. (1999). Storage and executive processes in the frontal lobes. Science, 283(5408), 1657–1661.

Solomon, R.L. (1980). The opponent-process theory of acquired motivation: the costs of pleasure and the benefits of pain. American Psychologist, 35(8), 691–712.

Sommer, I.E.C., Aleman, A., Bouma, A., & Kahn, R.S. (2004). Do women really have more bilateral language representation than men? A meta-analysis of functional imaging studies. Brain, 127(8), 1845–52.

Specht, K., Lie, C.-H., Shah, N.J., & Fink, G.R. (2009). Disentangling the prefrontal network for rule selection by means of a non-verbal variant of the Wisconsin Card Sorting Test. Human Brain Mapping, 30(5), 1734–1743.

Sperry, R.W. (1974). Lateral specialization in the surgically separated hemispheres. In F.O. Schmitt & F.G. Warden (Eds.), The neurosciences. Cambridge: MIT Press.

Spierer, L., Bellmann-Thiran, A., Maeder, P., Murray, M.M., & Clarke, S. (2009). Hemispheric competence for auditory spatial representation. Brain, 132(7), 1953–1966.

Squire, L.R., Stark, C.E., & Clark, R.E. (2004). The medial temporal lobe. Annual Review of Neuroscience, 27, 279–306.

Steiger, V.R., Bruhl, A.B., Weidt, S., Delsignore, A., Rufer, M., Jäncke, L., & Hanggi, J. (2016). Pattern of structural brain changes in social anxiety disorder after cognitive behavioral group therapy: a longitudinal multimodal MRI study. Mol Psychiatry.

Steiger, T.K., Herweg, N.A., Menz, M.M., & Bunzeck, N. (2019) Working memory performance in the elderly relates to theta-alpha oscillations and is predicted by parahippocampal and striatal integrity. Sci. Rep., 9, 706.

Stephan, K.E., & Friston, K.J. (2010). Analyzing effective connectivity with fMRI. Wiley Interdisciplinary Reviews: Cognitive Science, 1(3), 446–459.

Steriade, M. (1999). Cellular substrates of brain rhythms. In E. Niedermeyer & F.H. Lopes da Silva (Eds.), Electroencephalography – Basic principles, clinical applications, and related fields (4th ed., pp. 28–75). Baltimore: Williams & Wilkins.

Stern, Y. (2002). What is cognitive reserve? Theory and research application of the reserve concept. *Journal of the International Neuropsychological Society: JINS, 8*(3), 448–460.

Stoerig, P., & Cowey, A. (2007). Blindsight. Current biology, 17(19), 822–824.

Sturm, W. (2009). Aufmerksamkeitsstörungen. In W. Sturm, M. Herrmann, & T. Münte (Hrsg.), Lehrbuch der Klinischen Neuropsychologie (S. 421–444). Heidelberg: Spektrum Akademischer Verlag.

Sturm, W., Longoni, F., Fimm, B., Dietrich, T., Weis, S., Kemna, S., ...Willmes, K. (2004).

Network for auditory intrinsic alertness: a PET study. Neuropsychologia, 42(5), 563–568.

Sturm, W., Schmenk, B., Fimm, B., Specht, K., Weis, S., Thron, A., & Willmes, K. (2006). Spatial attention: more than intrinsic alerting? Experimental Brain Research, 171(1), 16–25.

Stuss, D.T., & Alexander, M.P. (2007). Is there a dysexecutive syndrome? Pholosophical Transactions of the Royal Society B: Biological Sciences, 362(1481), 901–915.

Sugihara, G., Kaminaga, T., & Sugishita, M. (2006). Interindividual uniformity and variety of the „Writing center": a functional MRI study. Neuroimage, 32(4), 1837–1849.

Taki, Y., Hashizume, H., Sassa, Y., Takeuchi, H., Wu, K., Asano, M., & Kawashima, R. (2011). Correlation between gray matter density-adjusted brain perfusion and age using brain MR images of 202 healthy children. Hum Brain Mapp, 32(11), 1973–1985.

Talairach, J., & Tournoux, P. (1988). Co-planar Stereotaxic Atlas of the Human Brain: 3-Dimensional Proportional System – an Approach to Cerebral Imaging. New York: Thieme Medical Publishers.

Taubert, M., Draganski, B., Anwander, A., Muller, K., Horstmann, A., Villringer, A., & Ragert, P. (2010). Dynamic properties of human brain structure: learning-related changes in cortical areas and associated fiber connections. Journal of Neuroscience, 30(35), 11670–11677.

Tereshchenko, E., Ponomarev, V., Muller, A., & Kropotov, I. (2010). Normative EEG spectral characteristics in healthy subjects from 7 to 89 years. Fiziol Cheloveka, 36(1), 5–17.

Thach, W.T., Goodkin, H.P., & Keating, J.G. (1992). The cerebellum and the adaptive coordination of movement. Annu Rev Neurosci, 15, 403–442.

Thiel, C.M., & Fink, G.R. (2008). Effects of the cholinergic agonist nicotine on reorienting of visual spatial attention and top-down attentional control. Neuroscience, 152(2), 381–390.

Thompson, P.M., Cannon, T.D., Narr, K.L., van Erp, T., Poutanen, V.P., Huttunen, M., ... Toga, A.W. (2001). Genetic influences on brain structure. Nature Neuroscience, 4(12), 1253–1258.

Thorpe, S., Fize, D., & Marlot, C. (1996). Speed of processing in the human visual system. Nature, 381(6582), 520–522.

Tremblay, P. & Dick, A.S. (2016). Broca and Wernicke are dead, or moving past the classical model of language neurobiology. Brain and Language 162, 60–71.

Tshibanda, L., Vanhaudenhuyse, A., Boly, M., Soddu, A., Bruno, M.-A., Moonen, G., ... Noirhomme, Q. (2010). Neuroimaging after coma. Neuroradiology, 52(1), 15–24.

Turkheimer, E., Haley, A., Waldron, M., D'Onofrio, B., & Gottesman, I.I. (2003). Socioeconomic status modifies heritability of IQ in young children. Psychological science, 14(6), 623–628.

Uhlhaas, P.J., Roux, F., Rodriguez, E., Rotarska-Jagiela, A., & Singer, W. (2010). Neural synchrony and the development of cortical networks. Trends in Cognitive Science, 14(2), 72–80.

Unterrainer, J.M., & Owen, A.M. (2006). Planning and problem solving: from neuropsychology to functional neuroimaging. Journal of physiology, 99(4–6), 308–317.

van Strien, N.M., Scholte, H.S., & Witter, M.P. (2008). Activation of the human medial temporal lobes by stereoscopic depth cues. Neuroimage, 40(4), 1815–1823.

Vaina, L.M., Solomon, J., Chowdhury, S., Sinha, P., & Belliveau, J.W. (2001). Functional neuroanatomy of biological motion perception in humans. Proceedings of the National Academy of Sciences of the United States of America, 98(20), 11656–11661.

Valizadeh, S.A., Liem, F., Mérillat, S., Hänggi, J., & Jäncke, L. (2018) Identification of individual subjects on the basis of their brain anatomical features. Sci. Rep., 8, 5611.

Valizadeh, S.A., Riener, R., Elmer, S., & Jäncke, L. (2019) Decrypting the electrophysiological individuality of the human brain: Identification of individuals based on resting-state EEG activity. Neuroimage, 197, 470–481.

Valizadeh, S.A., Hänggi, J., Mérillat, S., & Jäncke, L. (2017) Age prediction on the basis of brain anatomical measures. Hum. Brain Mapp., 38, 997–1008.

Verghese, J., LeValley, A., Derby, C., Kuslansky, G., Katz, M., Hall, C., Buschke, H., & Lipton, R.B. (2006). Leisure activities and the risk of amnestic mild cognitive impairment in the elderly. *Neurology, 66*(6), 821–827.

Verghese, J., Lipton, R.B., Katz, M.J., Hall, C.B., Derby, C.A., Kuslansky, G., Ambrose, A.F., Sliwinski, M., & Buschke, H. (2003). Leisure activities and the risk of dementia in the elderly. *The New England Journal of Medicine, 348*(25), 2508–2516.

Vesalius, A. VESALIUS Projekt. Infos zu der neuen DVD „De Humani Corporis Fabrica", produziert von der Bibliothek der Gesundheitswissenschaften des Universitätskrankenhauses Ferrara – Italien.

Vigneau, M., Beaucousin, V, Hervé, P.Y., Duffau, F., Crivello, F., Houdé, O., Mazoyer, B., & Tzourio-Mazoyer, N. (2006). Meta-analyzing left hemisphere language areas: phonology, semantics, and sentence processing. Neuroimage, 30, 1414–1432.

Vigneau, M., Beaucousin, V, Hervé, P.Y., Jobard, G., Petit, L., Crivello, F., ... Tzourio-Mazoyer, N. (2011). What is right-hemisphere contribution to phonological, lexico-semantic, and sentence processing? Insights from meta-analysis. Neuroimage, 54, 577–593.

Voelcker-Rehage, C., & Willimczik, K. (2006). Motor plasticity in a juggling task in older adults-a developmental study. *Age and Ageing, 35*(4), 422–427.

Voelcker-Rehage, C., Godde, B., & Staudinger, U.M. (2010). Physical and motor fitness are both related to cognition in old age. *The European Journal of Neuroscience, 31*(1), 167–176.

Volkmann, J., Schnitzler, A., Witte, O.W., & Freund, H. (1998). Handedness and asymmetry of hand representation in human motor cortex. Journal of Neurophysiology, 79(4), 2149–2154.

Von Staden, H. (1989). Herophilus: The art of medicine in early Alexandria. Cambridge: Cambridge University Press.

Voyer, D. (1996). On the magnitude of laterality effects and sex differences in functional lateralities. Laterality, 1(1), 51–83.

Vuilleumier, P. (2005). How brains beware: neural mechanisms of emotional attention. Trends in Cognitive Science, 9(12), 585–594.

Wager, T.D., & Smith, E.E. (2003). Neuroimaging studies of working memory: a meta-analysis. Cognitive, Affective, & Behavioral Neuroscience, 3(4), 255–274.

Walsh, K.W. (1978). Neuropsychology. A clinical approach. Edinburgh : Churchill Linvingstone..

Walter, H. (2004). Willensfreiheit, Verantwortlichkeit und Neurowissenschaft. Psychologische Rundschau, 55, 171.

Warrington, E.K., & James, M. (1988). Visual apperceptive agnosia: a clinico-anatomical study of three cases. Cortex, 24(1), 13–32.

Watts, D.J., & Strogatz, S.H. (1998). Collective dynamics of ‚small-world' networks. Nature, 393(6684), 440–442.

Weiller C., Bormann T., Saur D., Musso M., & Rijntjes M. (2011). How the ventral pathway got lost: and what its recovery might mean. Brain and Language, 118, 29–39.

Weis, S., Hausmann, M., Stoffers, B., Vohn, R., Kellermann, T., & Sturm, W. (2008). Estradiol modulates functional brain organization during the menstrual cycle: an analysis of interhemispheric inhibition. Journal of Neuroscience, 28(50), 13401–13410.

Weisberg, D.S., Keil, F.C., Goodstein, J., Rawson, E., & Gray, J.R. (2008). The seductive allure of neuroscience explanations. Journal of Cognitive Neuroscience, 20(3), 470–477.

Weldon, M.S., & Roediger, H.L. 3rd. (1987). Altering retrieval demands reverses the picture superiority effect. Memory and Cognition, 15(4), 269–280.

Weniger, D. (2006). Aphasien. In H.-O. Karnath & P. Thier(Hrsg.), Kognitive Neurowissenschaften (S. 357–371). Berlin: Springer.

Wernicke, C. (1874). Der aphasische Symptomenkomplex. Breslau: Cohn & Weigert.

Whalen, P.J., Rauch, S.L., Etcoff, N.L., McInerney, S.C., Lee, M.B., & Jenike, M.A. (1998). Masked presentations of emotional facial expressions modulate amygdala activity without explicit knowledge. Journal of Neuroscience, 18(1), 411–418.

Whitford, T.J., Rennie, C.J., Grieve, S.M., Clark, C.R., Gordon, E., & Williams, L.M. (2007). Brain maturation in adolescence: concurrent changes in neuroanatomy and neurophysiology. Hum Brain Mapp, 28(3), 228–237.

Wilms, M., Eickhoff, S.B., Hömke, L., Rottschy, C., Kujovic, M., Amunts, K., & Fink, G.R. (2010). Comparison of functional and cytoarchitectonic maps of human visual areas V1, V2, V3d, V3v, and V4(v). Neuroimage, 49(2), 1171–1179.

Wöstmann, M., Fiedler, L., & Obleser, J. (2017). Tracking the signal, cracking the code: speech and speech comprehension in non-invasive human electroencephalography. Language, Cognition, and Neuroscience, 32, 855–869.

Yu, X., Zhang, S., Liu, H., & Chen, Y. (2006). The activation of the cortical hand area by toe tapping in two bilateral upper-extremities amputees with extraordinary foot movement skill. Magnetic resonance imaging, 24(1), 45–50.

Zatorre, R.J., Belin, P., & Penhune, V.B. (2002). Structure and function of auditory cortex: music and speech. Trends in cognitive sciences, 6(1), 37–46.

Zatorre, R.J., Fields, R.D., & Johansen-Berg, H. (2012) Plasticity in gray and white: neuroimaging changes in brain structure during learning. Nat. Neurosci., 15, 528–536.

Zeki, S. (1980). The representation of colours in the cerebral cortex. Nature, 284(5755), 412–418.

Ziegler, G., Dahnke, R., Jäncke, L., Yotter, R.A., May, A., & Gaser, C. (2012). Brain structural trajectories over the adult lifespan. Human Brain Mapping, 33(10), 2377–2389.

Zihl, J., von Cramon, D., & Mai, N. (1983). Selective disturbance of movement vision after bilateral brain damage. Brain, 106(2), 313–340.

Zilles, K., & Amunts, K. (2010). Centenary of Brodmann's map – conception and fate. Nature Review Neuroscience, 11(2), 139–145.

Zilles, K., & Rehkämper, G. (1998). Funktionelle Neuroanatomie. Lehrbuch und Atlas (3. Aufl.). Heidelberg: Springer.

Zink, C.F., Pagnoni, G., Martin, M.E., Dhamala, M., & Berns, G.S. (2003). Human striatal response to salient nonrewarding stimuli. Journal of Neuroscience, 23(22), 8092–8097.

Zöllig, J., Mérillat, S., Eschen, A., Röcke, C., Martin, M., & Jäncke, L. (2011). Plasticity and imaging research in healthy aging: core ideas and profile of the International Normal Aging and Plasticity Imaging Center (INAPIC). *Gerontology, 57*(2), 190–192.

Index

A

B

C

D

E

F

G

H

I

J

K

L

M

N

O

Q

R

S

T

Y

Z

Anzeigen